Cirurgia de Cabeça e Pescoço

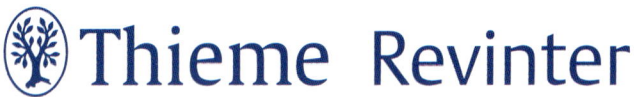

Cirurgia de Cabeça e Pescoço

Tópicos Essenciais

Francisco Monteiro de Castro Junior
Médico pela Universidade Federal do Ceará (UFC)
Residência Médica no Instituto Nacional de Câncer (INCA-RJ)
Especialista em Cirurgia de Cabeça e Pescoço pela Pontifícia Universidade Católica do Rio de Janeiro (PUC-Rio)
Mestre em Cirurgia pela Universidade Federal Fluminense (UFF)
Professor do Departamento de Cirurgia da Faculdade de Medicina da UFC
Ex-Presidente da Sociedade Brasileira de Cirurgia de Cabeça e Pescoço (SBCCP)
Orientador da Liga de Cirurgia de Cabeça e Pescoço da Faculdade de Medicina da UFC

Thieme
Rio de Janeiro • Stuttgart • New York • Delhi

Dados Internacionais de Catalogação na Publicação (CIP)

J95c

    Junior, Francisco Monteiro de Castro
        Cirurgia de Cabeça e Pescoço: Tópicos Essenciais/Francisco Monteiro de Castro Junior – 1. Ed. – Rio de Janeiro – RJ: Thieme Revinter Publicações, 2019.

        368 p.: il; 21,3 x 27,7 cm.

        Inclui Índice Remissivo e Bibliografia
        ISBN   978-85-5465-173-2

        1. Cirurgia. 2. Cabeça e pescoço. 3. Tratamento. 4. Doença. 5. Reabilitação. I. Título.

                                        CDD: 611.9
                                        CDU: 617.51/.53

Contato com o autor:
fmonteiro.cirurgiacp@gmail.com

Nota: O conhecimento médico está em constante evolução. À medida que a pesquisa e a experiência clínica ampliam o nosso saber, pode ser necessário alterar os métodos de tratamento e medicação. Os autores e editores deste material consultaram fontes tidas como confiáveis, a fim de fornecer informações completas e de acordo com os padrões aceitos no momento da publicação. No entanto, em vista da possibilidade de erro humano por parte dos autores, dos editores ou da casa editorial que traz à luz este trabalho, ou ainda de alterações no conhecimento médico, nem os autores, nem os editores, nem a casa editorial, nem qualquer outra parte que se tenha envolvido na elaboração deste material garantem que as informações aqui contidas sejam totalmente precisas ou completas; tampouco se responsabilizam por quaisquer erros ou omissões ou pelos resultados obtidos em consequência do uso de tais informações. É aconselhável que os leitores confirmem em outras fontes as informações aqui contidas. Sugere-se, por exemplo, que verifiquem a bula de cada medicamento que pretendam administrar, a fim de certificar-se de que as informações contidas nesta publicação são precisas e de que não houve mudanças na dose recomendada ou nas contraindicações. Esta recomendação é especialmente importante no caso de medicamentos novos ou pouco utilizados. Alguns dos nomes de produtos, patentes e design a que nos referimos neste livro são, na verdade, marcas registradas ou nomes protegidos pela legislação referente à propriedade intelectual, ainda que nem sempre o texto faça menção específica a esse fato. Portanto, a ocorrência de um nome sem a designação de sua propriedade não deve ser interpretada como uma indicação, por parte da editora, de que ele se encontra em domínio público.

© 2019 Thieme
Todos os direitos reservados.
Rua do Matoso, 170, Tijuca
20270-135, Rio de Janeiro – RJ, Brasil
http://www.ThiemeRevinter.com.br

Thieme Medical Publishers
http://www.thieme.com

Capa: Thieme Revinter Publicações Ltda.
Imagem da capa: projetado por kjpargeter/Freepik.

Impresso no Brasil por ARFernandez Gráfica Ltda.
5 4 3 2 1
ISBN 978-85-5465-173-2

Todos os direitos reservados. Nenhuma parte desta publicação poderá ser reproduzida ou transmitida por nenhum meio, impresso, eletrônico ou mecânico, incluindo fotocópia, gravação ou qualquer outro tipo de sistema de armazenamento e transmissão de informação, sem prévia autorização por escrito.

DEDICATÓRIA

Este livro é dedicado, *in memorian*, a dois grandes amigos que muito contribuíram para o crescimento e difusão da especialidade de Cirurgia de Cabeça e Pescoço no Brasil e responsáveis diretos pela formação de dezenas de especialistas de todas as regiões do país: Professores Alberto Rosetti Ferraz (Faculdade de Medicina da Universidade de São Paulo) e Geraldo Matos de Sá (Instituto Nacional de Câncer – Inca/RJ). Ambos Membros Efetivos Fundadores e Ex-Presidentes da Sociedade Brasileira de Cirurgia de Cabeça e Pescoço.

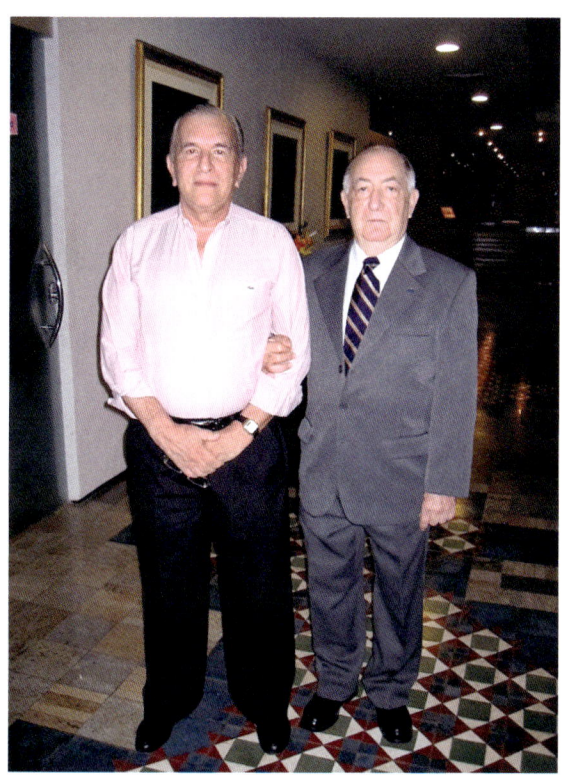

AGRADECIMENTOS

Aos integrantes da Liga de Cirurgia de Cabeça e Pescoço da Faculdade de Medicina da Universidade Federal do Ceará (UFC) pelo entusiasmo científico. Eles são responsáveis diretos por todas as fases da elaboração deste livro, como também pela persistência na busca permanente da consecução deste objetivo.

Aos alunos e residentes da Faculdade de Medicina da UFC, cuja ânsia e curiosidade no descobrimento da cirurgia de cabeça e pescoço nos estimulam ao estudo e aprimoramento contínuo para atender suas expectativas.

Aos integrantes do Corpo Clínico do Serviço de Cirurgia de Cabeça e Pescoço do Hospital das Clínicas da UFC pela oportunidade da convivência e por compartilhar nossas incertezas nos planejamentos terapêuticos complexos de nossos pacientes.

Aos nossos carentes pacientes que nos dedicam tanta fé e esperança na cura de seus padecimentos, algumas vezes não correspondidas.

Aos autores e coautores deste livro pelo tempo e trabalho dispensados em compartilhar seus conhecimentos e experiências.

À editora Thieme Revinter pelo acolhimento de nossa ideia, pelo profissionalismo, pela permanente disponibilidade e pela paciência.

APRESENTAÇÃO

A Cirurgia de Cabeça e Pescoço foi historicamente estigmatizada por atuar em uma área do corpo humano de grande exposição, gerando efeito devastador sobre a qualidade de vida nos primórdios de sua prática cirúrgica. Ocasionava impacto na aparência, prejuízos em funções vitais, como a fala, deglutição e respiração, afastando, com frequência, os pacientes do convívio familiar e social, determinando distúrbios psicossociais.

Além disso, por atuar em uma área anatômica complexa, envolvendo estruturas vasculares e nervosas importantes, ocasionava temor e receio aos mais intrépidos e habilidosos cirurgiões, o que pode ser exemplificado pela cirurgia da tireoide. Em 1850, tinham sido relatadas cerca de 70 tireoidectomias realizadas com uma taxa de mortalidade proibitiva de 41%. Isto levou a Academia Francesa de Medicina, na época, a tomar a drástica medida de proibir sua prática no território francês.

O decurso histórico do avanço do conhecimento humano, em qualquer área científica, necessita da intervenção de pessoas notáveis no sentido de imprimir sua evolução. No caso específico da tireoidectomia, a atuação de Theodor Kocher, um dos cirurgiões mais notáveis de sua época, foi transformadora. Kocher era inventivo, criou as pinças hemostáticas, ostentava uma técnica operatória precisa e meticulosa, valorizando a hemostasia e a antissepsia mais do que a velocidade. Reduziu a mortalidade da tireoidectomia para 0,5% e foi o primeiro cirurgião a receber o Prêmio Nobel, em 1909, pelo seu trabalho em cirurgia.

A sucessão de vários outros eventos assegurou o destino vitorioso do surgimento da especialidade de cirurgia de cabeça e pescoço. É importante ressaltar, neste sentido, como marco da cirurgia oncológica cervical, a publicação do artigo "Excisão do câncer da cabeça e pescoço", na revista JAMA, em 1906, por George Crile, que sistematizou a técnica do Esvaziamento Cervical, procedimento cirúrgico emblemático da especialidade.

Foram inúmeros os eventos e contribuições que nos levaram à conquista da prática atual e segura da cirurgia de cabeça e pescoço. Os especialistas de hoje são formados nos 38 serviços credenciados pela nossa Sociedade, distribuídos em várias cidades do país, e capacitam-se com adequado suporte teórico-prático para conduzir com habilidade os pacientes desde o diagnóstico até sua reabilitação. Operamos hoje com um grande suporte tecnológico, vivenciamos a era da cirurgia robótica, nossas indicações terapêuticas e prognósticos são, em parte, embasados em diagnósticos genéticos e moleculares, e inúmeras e promissoras inovações estão em constante aplicação.

O câncer de cabeça e pescoço é o sexto mais comum do mundo e envolve uma grande diversidade de tumores, muitos deles com alta prevalência no Brasil, e com importantes implicações médico-sociais, como o câncer de boca e da faringe, respectivamente o quinto e o oitavo mais frequente no país, segundo dados do Instituto Nacional de Câncer.

Como professor da Faculdade de Medicina da UFC, observei grande deficiência de informações por parte alunos da graduação quanto às patologias cirúrgicas de cabeça e pescoço, o que me motivou a buscar a mudança deste cenário. Instituímos, em 2003, a primeira Residência Médica de Cirurgia de Cabeça e Pescoço de todo o norte e nordeste do país e, posteriormente, criamos a disciplina optativa em cirurgia de cabeça e pescoço. Dispomos de um atuante e bem-estruturado Serviço Assistencial com importante atividade científica e cirúrgica, já tendo formado 16 especialistas de vários Estados do Nordeste.

Recentemente (2019), nosso serviço foi credenciado, também, para a especialidade de cirurgia craniomaxilofacial pelo Programa Nacional de Residência Médica, ofertando vaga para residentes que já concluíram a residência médica nas especialidades de cirurgia de cabeça e pescoço, cirurgia plástica ou otorrinolaringologia. Sem dúvidas, a nossa especialidade ganhou grande expressão e reconhecimento não somente no meio acadêmico, mas em toda a comunidade do nosso Estado.

A publicação deste livro é um coroamento de todas estas ações e certamente será um importante instrumento na divulgação e disseminação de informações da nossa especialidade. *Cirurgia de Cabeça e Pescoço – Tópicos Essenciais* abrange, de forma clara e acessível, os assuntos importantes da especialidade, e é de interesse para o estudante de medicina, residente e especialista de cirurgia de cabeça e pescoço, bem como para o cirurgião geral, que tem interesse neste assunto, como também para os profissionais de outras áreas cuja interação multidisciplinar é imprescindível para a boa prática de nossa atividade, como cirurgiões-dentistas, fisioterapeutas, fonoaudiólogos, enfermeiros e nutricionistas.

Francisco Monteiro de Castro Junior

PREFÁCIO

Acompanho a evolução da Cirurgia de Cabeça e Pescoço no Estado do Ceará desde a vinda do primeiro residente ao INCA a pedido do Dr. Paulo Ernesto Montenegro Cavalcante, o Dr. Emilson Queiroz Freitas, a quem aproveitei como Titular do Serviço de Cabeça e Pescoço do INCA e que se tornou um entusiasmado e competente formador de novos profissionais que militam em todo o Brasil.

Este livro, capitaneado pelo professor Francisco Monteiro de Castro Junior, sobre os principais Tópicos de Cirurgia de Cabeça e Pescoço, coroa todo o esforço do grupo do Serviço de Cabeça e Pescoço da Faculdade de Medicina da UFC, que ministra o módulo optativo no curso de graduação de Cirurgia de Cabeça e Pescoço, e expõe, com clareza, e atualização a complexidade da especialidade.

Jacob Kligerman
Membro Titular da Academia Nacional de Medicina
Ex-Diretor Geral do INCA
Titular do Colégio Brasileiro de Cirurgiões (CBC)
Fellow da American Head and Neck Society (AHNS) e da
American Academy of Otolaryngology – Head and Neck Surgery (AAOHNS)
Ex-Chefe do Serviço de Cabeça e Pescoço do INCA

COLABORADORES

ALEXANDRE SIMÕES NOGUEIRA
Graduado em Odontologia pela Universidade Federal do Ceará (UFC)
Mestre em Cirurgia e Traumatologia Bucomaxilofacial pela Universidade Federal de Pelotas (UFPel)
Doutor em Estomatologia pela Faculdade de Odontologia de Bauru da Universidade de São Paulo (FOB-USP)

ANA CARLA ALBUQUERQUE DOS SANTOS
Graduada em Medicina pela Pontifícia Universidade Católica de Campinas (PUC-Campinas)
Residência Médica em Cirurgia Geral pela Universidade Estadual de Campinas (UNICAMP)
Residente de Cirurgia de Cabeça e Pescoço pela Universidade Federal do Ceará (UFC)

ANA PAULA MARTINS CAMPOS
Bacharel em Fonoaudiologia pela Universidade de Fortaleza (UNIFOR)
Especialista em Voz pelo CEFAC com Registro no Conselho Federal de Fonoaudiologia

ANDRÉ PIRES CORTEZ
Graduado em Medicina pela Universidade Federal do Ceará (UFC)
Cirurgião Geral e de Cabeça e Pescoço pela Santa Casa de Fortaleza, CE
Preceptor da Residência Médica de Cirurgia de Cabeça e Pescoço da Santa Casa de Fortaleza, CE
Cirurgião Geral e de Cabeça e Pescoço no Hospital Geral Dr. César Cals – Fortaleza, CE

ANTÔNIO CARLOS COSTA E SILVA NETO
Graduado em Medicina pela Universidade Federal do Ceará (UFC)
Residência em Cirurgia Geral pelo Hospital da Restauração – Recife, PE
Residente de Cirurgia Pediátrica pelo Hospital da Restauração – Recife, PE

BRENO BEZERRA GOMES DE PINHO PESSOA
Formado pela Faculdade de Medicina da Universidade Federal do Ceará (UFC)
Residência Médica em Cirurgia Geral pela Universidade Federal do Ceará (UFC)
Residência Médica em Cirurgia Plástica pela UFC

BRUNO PINTO RIBEIRO
Residência em Cirurgia Geral pela Universidade Federal do Maranhão (UFMA)
Residência em Cirurgia de Cabeça e Pescoço pela Universidade Federal do Ceará (UFC)
Membro da Sociedade Brasileira de Cirurgia de Cabeça e Pescoço (SBCCP)

CAMILA LIMA FONSECA BRAYNER
Graduada em Medicina pela Universidade Federal do Ceará (UFC)
Ex-membro da Liga de Cirurgia de Cabeça e Pescoço.

CRISTIANO BENÍCIO DOS SANTOS
Graduado em Medicina pela Universidade Federal do Ceará (UFC)
Ex-Membro da Liga de Cirurgia de Cabeça e Pescoço

DANIEL GURGEL FERNANDES TÁVORA
Graduado em Medicina pela Universidade Federal do Ceará (UFC)
Residência Médica em Radiologia pelo Complexo Hospitalar Heliópolis, SP
Mestrado em Ciências Médicas pela UFC

DANIEL RUBENS MENEZES DE SIQUEIRA BRITO
Graduação em Fisioterapia e em Medicina pela Faculdade de Ciências Médicas de Campina Grande (UFCG)

EDILSON ROZENDO DE SOUSA NETO
Graduado em Medicina pela Universidade Federal do Ceará (UFC)
Ex-membro da Liga de Cirurgia de Cabeça e Pescoço.

EDUARDO SANT'ANA
Graduado em Odontologia pela Universidade Estadual Paulista (UNESP)
Mestre em Odontologia – Diagnóstico Bucal pela Universidade de São Paulo (USP)
Doutorado em Odontologia e Periodontia pela USP

EMANUEL SARAIVA CARVALHO FEITOSA
Acadêmico da Faculdade de Medicina da Universidade Federal do Ceará (UFC)
Ex-membro da Liga de Cirurgia de Cabeça e Pescoço

FABRÍCIO BITU SOUSA
Graduação em Odontologia pela Universidade Estadual da Paraíba (UEPB)
Especialização em Odontopediatria pela Associação Brasileira de Odontologia (ABO/CE)
Doutor em Odontologia – Patologia Bucal pela Universidade de São Paulo (USP)
Pós-Doutor em Dermatologia da Faculdade de Medicina da USP (FMUSP)

FRANCIEUDO JUSTINO ROLIM
Cirurgião de Cabeça e Pescoço pela Universidade Federal do Ceará (UFC)
Cirurgião Geral pela Universidade Federal da Paraíba (UFPB)
Médico pela UFPB
Ex-Médico do Serviço de Atendimento Móvel de Urgência (SAMU) de João Pessoa, PB

FRANCILENE JANE RODRIGUES PEREIRA
Graduada em Enfermagem pela Universidade Federal da Paraíba (UFPB)
Licenciatura Plena em Enfermagem pela UFPB
Pós-Graduada *Lato Sensu* em Enfermagem do Trabalho pela Faculdade Integrada de Patos (FIP)

FRANCISCO JANUÁRIO FARIAS PEREIRA FILHO
Graduado em Medicina pela Universidade Federal do Ceará (UFC)
Residência Médica em Cirurgia Geral pela UFC
Residência Médica em Cirurgia de Cabeça e Pescoço e em Cirurgia Craniomaxilofacial pela Universidade de São Paulo (HCFMRP-USP)

GABRIEL SILVA LIMA
Graduado em Medicina pela Universidade Federal do Ceará (UFC)
Ex-membro da Liga de Cirurgia de Cabeça e Pescoço.

GAUDENCIO BARBOSA JUNIOR
Especialista em Cirurgia de Cabeça e Pescoço pela Sociedade Brasileira de Cirurgia de Cabeça e Pescoço (SBCCP)
Cirurgião de Cabeça e Pescoço do Hospital Universitário Presidente Dutra (HU-UFMA), MA

GILSON ARAGÃO JÚNIOR
Graduado em Medicina pela Universidade Federal do Ceará (UFC)
Residência em Radiologia e Diagnóstico por Imagem pelo Hospital Heliópolis – São Paulo, SP
Mestre em Medicina pelo Hospital Heliópolis – São Paulo, SP
Título de Especialista pelo Colégio Brasileiro de Radiologia (CBR)

GIOVANNA PERANTONI
Cirurgiã de Cabeça e Pescoço da Liga Norte Rio-Grandense Contra o Câncer, RN
Médica e Cirurgiã Geral pela Universidade Federal do Rio Grande do Norte (UFRN)
Especialista em Cirurgia de Cabeça e Pescoço pela Universidade de São Paulo (USP)

GLEBERT MONTEIRO PEREIRA
Graduado em Medicina pela Universidade Federal do Ceará (UFC)
Residência Médica em Cirurgia Geral pelo Hospital Barão de Lucena – Recife, PE
Cirurgião do Serviço de Cirurgia de Cabeça e Pescoço do Centro Regional Integrado de Oncologia e da Santa Casa de Fortaleza, CE

HELENA FROGATA TORRALVO
Médica pela Universidade Federal São Paulo (EPM-UNIFESP)
Residência em Clínica Médica e Oncologia Clínica pela EPM-UNIFESP
Fellow em oncologia pela Universidade de Barcelona

HUGO LEONARDO DE MOURA LUZ
Cirurgião de Cabeça e Pescoço do Hospital São Carlos e do Centro Regional Integrado de Oncologia (CRIO), CE
Colaborador da Disciplina de Cirurgia Cabeça e Pescoço da Universidade Federal do Ceará (UFC)
Médico e Especialista em Cirurgia de Cabeça e Pescoço pela Universidade de São Paulo (USP)

HUMBERTO DAVID MENEZES DE SIQUEIRA BRITO
Graduado em Medicina pela Universidade Federal de Campina Grande (UFCG)
Residência Médica em Cirurgia Geral pela UFCG
Residência Médica em Cirurgia de Cabeça e Pescoço no Hospital Universitário Walter Cantídio (HUWC-UFC), CE

IGOR CORREIA DE FARIAS
Graduado em Medicina pela Faculdade de Medicina do Juazeiro do Norte, CE
Residência em Cirurgia Geral pela Irmandade Beneficente da Santa Casa da Misericórdia de Fortaleza, CE
Residência em Cirurgia Oncológica pelo A. C. Camargo Cancer Center de São Paulo
Cirurgião Oncológico do Departamento de Cirurgia Abdominal do A. C. Camargo Cancer Center

IGOR FURTADO SOARES MELO
Graduado em Medicina pela Universidade Federal do Ceará (UFC)
Residência Médica em Anestesiologia pelo Instituto Doutor José Frota (IJF) – Fortaleza, CE

IGOR MOREIRA VERAS
Médico Radioterapeuta do Centro Regional Integrado de Oncologia (CRIO), CE
Residência Médica em Radioterapia pelo Instituto Nacional do Câncer (INCA-RIO)
Residência Médica em Cirurgia Geral pelo Hospital Geral César Cals, CE
Graduado em Medicina pela Universidade Federal do Ceará (UFC)

JOÃO ERIVAN FAÇANHA BARRETO
Médico pela Universidade Federal do Ceará (UFC)
Cirurgião Geral pelo Hospital das Clínicas da UF
Especialista em Morfologia pela UFC
Mestre em Ciências Fisiológicas pela Universidade Estadual do Ceará (UECE)
Especialista em Neuropsicologia pela UNICHRISTUS
Professor-Assistente de Anatomia Humana na UFC

JOBERT MITSON SILVA DOS SANTOS
Graduado em Medicina na Universidade Federal do Ceará (UFC)
Médico-Residente de Medicina de Emergência pela Escola de Saúde Pública do Ceará
Instrutor *Trainee* do Suporte Avançado de Vida em Cardiologia (SAVC)
Médico Plantonista da Emergência do Hospital Otoclínica e da Sala de Parada do Hospital de Messejana, CE

JÔNATAS CATUNDA DE FREITAS
Médico-Cirurgião de Cabeça e Pescoço pela Universidade Federal do Ceará (UFC)
Cirurgião Geral pelo Hospital Instituto Dr. José Frota – Fortaleza, CE
Graduação em Medicina pela UFC
Coorientador da Liga Acadêmica de Cirurgia de Cabeça e Pescoço da UFC
Mestrando em Cirurgia – Hipoparatireoidismo na UFC

JOSÉ FERNANDO BASTOS DE MOURA
Doutor em Cirurgia pela Universidade Federal do Ceará (UFC)
Consultor do Hospital Universitário Walter Cantídio (HUWC-UFC), CE

JOSÉ MARIA SAMPAIO MENEZES JÚNIOR
Graduado em Odontologia pela Universidade Federal do Ceará (UFC)
Mestrado em Técnicas Clínicas em Odontoestomatologia pela Universitat de Barcelona, Espanha
Doutorando pela Universitat de Barcelona, Espanha

JOSÉ WILSON MOURÃO DE FARIAS
Cirurgião de Cabeça e Pescoço
Mestre em Medicina (Clínica Médica) pela Universidade Federal do Ceará, Brasil (2003)
Professor da Faculdade Christus, Brasil

JOSENÍLIA MARIA ALVES GOMES
Mestre e Doutora em Ciências Médicas pela Faculdade de Medicina de Ribeirão Preto da Universidade de São Paulo (FMRP-USP)
Título Superior em Anestesiologia pela Sociedade Brasileira de Anestesiologia (SBA)
Título de Especialista em Terapia de Dor pela Associação Médica Brasileira (AMB)
Graduada em Medicina pela Universidade Federal do Ceará (UFC)

JÚLIO MARCUS SOUSA CORREIA
Médico-Chefe dos Serviços de Medicina Nuclear do Instituto do Câncer do Ceará e da Sonimagem
Residência Médica em Medicina Nuclear pela Universidade Estatual de Campinas (UNICAMP)
Graduação em Medicina pela Universidade Federal do Ceará (UFC)

KHADIJA NEIDE ALEXANDRINO REGINO
Residente em Anestesiologia pelo Hospital Alemão Oswaldo Cruz, SP
Graduada em Medicina pela Universidade Federal do Ceará (UFC)

KLECIUS LEITE FERNANDES
Graduado em Medicina e Cirurgia Geral pela Universidade Federal da Paraíba (UFPB)
Residência em Cirurgia de Cabeça e Pescoço pelo Instituto Nacional do Câncer (INCA-RJ)
Especialista em Cirurgia de Cabeça e Pescoço e Cirurgia Craniofacial
Chefe do Serviço de Cirurgia de Cabeça e Pescoço do Hospital São Vicente de Paulo em João Pessoa, PB

LARISSA GLADYA VIANA SANTOS
Graduada em Medicina pela Universidade Federal do Ceará (UFC)
Ex-membro da Liga de Cirurgia de Cabeça e Pescoço.

LIANDRA RAYANNE DE SOUSA BARBOSA
Graduada em Medicina pela Universidade Federal do Ceará (UFC)
Ex-membro da Liga de Cirurgia de Cabeça e Pescoço.

LUCAS MACHADO GOMES DE PINHO PESSOA
Médico pela Universidade Estadual do Ceará (UECE)
Residência Médica em Cirurgia Geral pela Universidade Federal do Ceará (UFC)
Residência Médica em Andamento em Cirurgia Plástica

LUCIANA CAMPOS MONTEIRO DE CASTRO
Médica Oncologista do Centro Regional Integrado de Oncologia (CRIO), CE
Residência Médica em Cancerologia Clínica pela Universidade Federal de São Paulo (UNIFESP)
Residência Médica em Clínica Médica pelo Hospital Universitário Dr. Mário Gatti – Campinas, SP
Graduação em Medicina pela Faculdade de Medicina de Jundiaí (FMJ)

LUCIANA GOMES DA ROCHA DE ARRUDA
Graduada em Medicina pela Universidade Federal de Pernambuco (UFPE)
Residência Médica em Anatomia Patológica pela Universidade de São Paulo (USP)
Mestre em Patologia pela Universidade Federal do Ceará (UFC)
Diretora Técnica do Laboratório Pathus – Fortaleza, CE

LUIS ALBERTO ALBANO FERREIRA
Graduado em Medicina pela Universidade Federal do Ceará (UFC)
Experiência na Área de Medicina, com Ênfase em Cirurgia

LUIZ ROBERTO DE OLIVEIRA
Médico pela Universidade Federal do Ceará (UFC)
Especialista em Cirurgia de Cabeça e Pescoço, com Residência no Instituto Nacional de Câncer (INCA-RJ)
Especialização pela Pontifícia Universidade Católica do Rio de Janeiro (PUC-Rio)

MADSON CORREIA DE FARIAS
Médico Assistente do Serviço de Hematologia, Hemoterapia e Terapia Celular do Hospital das Clínicas da Faculdade de Medicina da Universidade de São Paulo
Médico Hematologista da Oncologia D'Or, SP

MANOEL RICARDO ALVES MARTINS
Médico Preceptor do Serviço de Endocrinologia e Diabetes da Universidade Federal do Ceará (UFC)
Mestre e Doutor em Endocrinologia Clínica pela Universidade Federal de São Paulo (UNIFESP)
Residência Médica em Endocrinologia e Metabologia pela UNIFESP
Graduação em Medicina pela UFC

MARCELO ESMERALDO HOLANDA
Cirurgião de Cabeça e Pescoço
Médico Assistente e Preceptor do Serviço de Cirurgia de Cabeça e Pescoço e da Residência em Cirurgia de Cabeça e Pescoço da Santa Casa de Fortaleza, CE

MÁRCIO RIBEIRO STUDART DA FONSECA
Graduado em Medicina pela Universidade Federal do Ceará (UFC)
Residência Médica em Cirurgia Geral pelo Hospital das Clínicas da Universidade de São Paulo (USP)
Residência Médica em Cirurgia Oncológica pelo A. C. Camargo Cancer Center, SP
Título de Especialista em Cirurgia de Cabeça e Pescoço

MARIA CECÍLIA MARTINS COSTA
Graduada pela Universidade Federal do Ceará (UFC)
Residência em Clínica Médica pelo Hospital Universitário Walter Cantídio (HUWC-UFC), CE
Residência em Endocrinologia e Metabologia pela UNIFESP
Mestre e Doutor em Endocrinologia Clínica pela Universidade Federal de São Paulo (UNIFESP)
Preceptora do Serviço de Endocrinologia do Hospital Geral de Fortaleza, CE
Professora de Medicina da Universidade de Fortaleza (UNIFOR)

MÁRIO SÉRGIO ROCHA MACÊDO
Médico-Cirurgião de Cabeça e Pescoço do Hospital Infantil Albert Sabin (HIAS), CE
Residência Médica em Cirurgia Geral e em Cirurgia de Cabeça e Pescoço pelo Hospital Universitário Walter Cantídio (HUWC-UFC), CE
Graduação em Medicina pela Universidade Federal do Ceará (UFC)

MATEUS FRANCELINO SILVA
Acadêmico da Faculdade de Medicina da Universidade Federal do Ceará (UFC)
Ex-membro da Liga de Cirurgia de Cabeça e Pescoço

MAURO CABRAL DE ROSALMEIDA
Médico Radioterapeuta do Centro Regional Integrado de Oncologia (CRIO)
Residência Médica em Radioterapia pela Faculdade de Medicina da Universidade de São Paulo (USP)
Graduado em Medicina pela Universidade Federal do Ceará (UFC)

MILENA DO CARMO ARAÚJO
Graduada em Fisioterapia pela Universidade de Fortaleza (UNIFOR)
Especialização em Fisioterapia Cardiorrespiratória pela Universidade Tuiuti do Paraná
Especialização em Fisioterapia em Oncologia pelo Instituto Nacional do Câncer (INCA-RIO)

NATÁLIA ALMEIDA FALCÃO COSTA
Graduada em Medicina pela Universidade Federal do Ceará (UFC)
Ex-membro da Liga de Cirurgia de Cabeça e Pescoço.

PEDRO COLLARES MAIA FILHO
Cirurgião de Cabeça e Pescoço da Santa Casa de Misericórdia de Fortaleza e do Hospital Geral Waldemar Alcântara (HGWA) – Fortaleza, CE
Mestrando no Departamento de Cirurgia da Universidade Federal do Ceará (UFC)
Residência Médica em Cirurgia de Cabeça e Pescoço no Instituto Nacional de Câncer (INCA-RIO)

PEDRO MIGUEL AZEVEDO PINHEIRO
Médico Rádio-Oncologista com Residência Médica em Radioterapia pela Faculdade Estadual de Campinas (UNICAMP)
Serviço de Radioterapia do Centro Regional Integrado de Oncologia, na OncoClinic e Santa Casa da Misericórdia de Fortaleza – Fortaleza, CE

PEDRO SABINO GOMES NETO
Médico do Serviço de Atendimento Móvel de Urgência (SAMU)
Médico Contratado pelo Ministério da Saúde pelo PROVAB
Especialização em Medicina de Família e Comunidade
Graduado em Medicina pela Universidade Federal do Ceará (UFC)
Ex-Membro da Liga de Cirurgia de Cabeça e Pescoço

PRISCILA DA SILVA MENDONÇA
Nutricionista do Hospital Universitário Walter Cantídio (HUWC-UFC), CE
Especialista em Nutrição Clínica Funcional e Fitoterapia pelo IAPP
Mestre em Nutrição Clínica pela Universidade Estadual do Ceará (UECE)
Doutoranda em Ciências Médicas pela Universidade Federal do Ceará (UFC)
Integrante da Equipe de Referência Multiprofissional em Onco-Hematologia no HUWC-UFC

PRISCILA TAUMATURGO HOLANDA MELO
Nutricionista do Hospital Universitário Walter Cantídio (HUWC-UFC), CE
Especialista em Nutrição Clínica e Metabolismo pela Universidade Gama Filho (UGF)
Residência Multiprofissional em Saúde da Família pela Universidade Veiga de Almeida (UVA)
Integrante da Equipe de Referência Multiprofissional em Transplante Renal do HUWC-UFC

PRISCILLA KELLY SOARES TORRES BRITO
Médica Graduada pela Universidade Federal de Minas Gerais (UFMG)
Residência Médica em Dermatologia no Hospital Universitário Lauro Wanderley da Universidade Federal da Paraíba (HULW-UFPB)
Membro Titular da Sociedade Brasileira de Dermatologia (SBD)

RAFAEL LEITE FREITAS
Residência em Otorrinolaringologia na Clínica Othos – Imperatriz, MA

RAFAEL LIMA VERDE OSTERNE
Graduado em Odontologia pela Universidade Federal do Ceará (UFC)
Mestre em Odontologia, Área Temática de Estomatologia pela UFC
Doutor em Odontologia pala UFC

RAFAELA JUCÁ LINHARES
Acadêmica da Faculdade de Medicina da Universidade Federal do Ceará (UFC)
Ex-membro da Liga de Cirurgia de Cabeça e Pescoço

RENAN MAGALHÃES MONTENEGRO JÚNIOR
Graduado em Medicina e Residência em Clínica Médica pela Universidade Federal do Ceará (UFC)
Residência em Endocrinologia e Metabolismo pela Faculdade de Medicina de Ribeirão Preto da Universidade de São Paulo (FMRP-USP)
Doutor em Clínica Médica pela FMRP-USP
Professor-Associado da Faculdade de Medicina da UFC

RENATA KELLEN CAVALCANTE ALEXANDRINO MENDONÇA
Nutricionista do Hospital Universitário Walter Cantídio (HUWC-UFC)
Especialista em Nutrição Clínica e Metabolismo pela Universidade Gama Filho (UGF)
Integrante da Equipe de Referência Multiprofissional em Cirurgia de Cabeça e Pescoço no (HUWC-UFC)
Nutricionista do Serviço de Geriatria da Universidade de Federal do Ceará (UFC)

RENATO LUIZ MAIA NOGUEIRA
Graduado em Odontologia pela Faculdade de Farmácia, Odontologia e Enfermagem da Universidade Federal do Ceará (FFOE-UFC)
Especialização em Cirurgia e Traumatologia Bucomaxilofacial pela UFC
Mestre em Patologia Humana e Doutor em Cirurgia pela Faculdade de Medicina da UFC

RITA DE CÁSSIA DE ARAÚJO ALMEIDA
Graduada em Fonoaudiologia pela Universidade de Fortaleza (UNIFOR)
Especialização em Disfagia pelo A. C. Camargo Cancer Center, SP
Especialização em Voz pelo Centro de Estudos da VOZ (CEV), SP
Especialista em Disfagia pelo Conselho Federal de Fonoaudiologia (CFFa)

ROBERTA BARROSO CAVALCANTE
Graduada em Odontologia pela Universidade Federal do Ceará (UFC)
Mestre em Patologia Experimental pela Faculdade de Medicina de Ribeirão Preto da Universidade de São Paulo (USP)
Doutora em Patologia Oral pela Universidade Federal do Rio Grande do Norte (UFRN)
Pós-Doutora pela UA Zuckerman College of Public Health, EUA

SALUSTIANO GOMES DE PINHO PESSOA
Graduado em Medicina pela Universidade Federal do Ceará (UFC)
Residência em Cirurgia Geral pela Santa Casa de Misericórdia de Fortaleza, CE
Residência em Cirurgia Plástica e Microcirurgia Reconstrutiva pela UFC
Mestre em Cirurgia pela UFC
Doutorando pela UFC

SARAH BARROS LEAL CARVALHO DE VASCONCELOS
Graduada em Medicina pela Universidade Federal do Ceará (UFC)
Residência Médica em Radioterapia pelo Hospital Haroldo Juaçaba – Instituto do Câncer do Ceará (ICC)
Membro Titular da Sociedade Brasileira de Radioterapia (SBRT)

SÉRGIO DE BARROS LIMA
Término da Residência em Cirurgia de Cabeça e Pescoço pelo Hospital Universitário Walter Cantídio (HUWC-UFC)
Membro Titular da Sociedade Brasileira de Cirurgia de Cabeça e Pescoço (SBCCP)
Chefe do Serviço de Cirurgia de Cabeça e Pescoço do Hospital Fernandes Távora – Fortaleza, CE
Cirurgião da Santa Casa de Misericórdia de Fortaleza, CE
Preceptor de Residência Médica da Santa Casa de Misericórdia de Fortaleza, CE

SÉRGIO LUIZ ARARUNA DA SILVA
Médico pela Universidade Federal do Ceará (UFC)
Ex-Membro da Liga de Cirurgia de Cabeça e Pescoço
Residente de Cirurgia Geral na Santa Casa de Misericórdia de São Paulo, SP

SÍLVIO MELO TORRES
Graduado em Medicina pela Universidade Federal do Ceará (UFC)
Ex-Membro da Liga de Cirurgia de Cabeça e Pescoço

TERESA NEUMA ALBUQUERQUE GOMES NOGUEIRA
Graduada em Medicina pela Universidade Federal do Ceará (UFC)
Especialização em Anatomia Patológica após Residência Médica no Departamento de Patologia e Medicina Legal da UFC
Especialização em Citopatologia pela Sociedade Brasileira de Citopatologia (SBC)
Mestre em Farmacologia
Patologista e Citopatologista do Departamento de Patologia da Faculdade de Medicina da UFC
Professora da Faculdade de Medicina da Universidade de Fortaleza (UNIFOR)

UBIRANEI OLIVEIRA SILVA
Médico-Cirurgião de Cabeça e Pescoço da Clínica Othos – Imperatriz, MA

VIRGÍNIA OLIVEIRA FERNANDES CORTEZ
Graduada em Medicina pela Universidade Federal do Ceará (UFC)
Residência em Clínica Médica pelo Hospital César Cals/Escola de Saúde Pública do Estado do Ceará
Residência em Endocrinologia pelo Hospital Universitário Walter Cantídio (HUEC-UFC)
Mestre em Saúde Pública
Doutora em Ciências Médicas pela UFC
Médica-Endocrinologista do Centro de Saúde Anastácio Magalhães – Fortaleza, CE

WAGNER ARAÚJO DE NEGREIROS
Graduado em Odontologia pela Universidade Federal do Ceará (UFC)
Especialização em Prótese Dental pela UFC
Especialização em Implantodontia pela Associação Brasileira de Cirurgiões-Dentistas (APCD- Piracicaba)
Mestre e Doutor em Clínica Odontológica com Área de Concentração em Prótese Dental pela Universidade Estadual de Campinas (UNICAMP)

WALBER DE OLIVEIRA MENDES
Graduado em Medicina pela Universidade Federal do Ceará (UFC)
Residente de Radiologia e Diagnóstico por Imagem do Hospital Universitário Walter Cantídio (HUWC-UFC)

WELLINGTON ALVES FILHO
Médico Graduado pela Universidade Federal do Ceará (UFC)
Residência em Cirurgia Geral pela Universidade Estadual de Campinas (UNICAMP)
Cirurgião de Cabeça e Pescoço e Doutor em Clínica Cirúrgica pela Universidade de São Paulo (USP)
Médico Assistente Cirurgião de Cabeça e Pescoço do Hospital Universitário Walter Cantídio (HUWC-UFC)
Professor Adjunto da Disciplina de Oncologia da Faculdade de Medicina - UFC

COLABORADORES E MEMBROS DA LIGA DE CIRURGIA DE CABEÇA E PESCOÇO

ALESSANDRA FREIRE DA SILVA
Acadêmica da Faculdade de Medicina da Universidade Federal do Ceará

ANA CAROLINA MONTES RIBEIRO
Acadêmica da Faculdade de Medicina da Universidade Federal do Ceará

ANDESON ABNER DE SOUZA LEITE
Acadêmico da Faculdade de Medicina da Universidade Federal do Ceará

GABRIEL JUCÁ BEZERRA
Acadêmico da Faculdade de Medicina da Universidade Federal do Ceará

IGOR ALMEIDA DE OLIVEIRA
Acadêmico da Faculdade de Medicina da Universidade Federal do Ceará

MATEUS JEREISSATI PINHO
Acadêmico da Faculdade de Medicina da Universidade Federal do Ceará

ORIENTADORES DA LIGA DE CIRURGIA DE CABEÇA E PESCOÇO

DR. FRANCISCO MONTEIRO DE CASTRO JÚNIOR

DR. JÔNATAS CATUNDA DE FREITAS

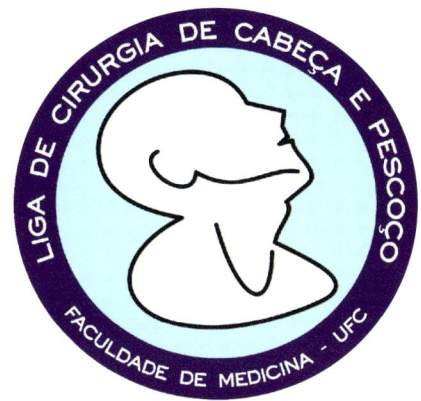

SUMÁRIO

PARTE I
ASPECTOS GERAIS DA CIRURGIA DE CABEÇA E PESCOÇO

1 INTRODUÇÃO À CIRURGIA DE CABEÇA E PESCOÇO 3
Francisco Monteiro de Castro Junior ▪ Jônatas Catunda de Freitas
Igor Almeida de Oliveira ▪ Ana Carolina Montes Ribeiro

2 ANATOMIA DA CABEÇA E DO PESCOÇO 9
Wellington Alves Filho ▪ Sérgio Luiz Araruna da Silva
Sílvio Melo Torres ▪ João Erivan Façanha Barreto

3 EXAME REGIONAL DE CABEÇA E PESCOÇO 17
Bruno Pinto Ribeiro ▪ Rafaela Jucá Linhares
Larissa Gladya Viana Santos

4 EMBRIOLOGIA E ANOMALIAS CONGÊNITAS DE CABEÇA E PESCOÇO 21
Luis Alberto Albano Ferreira ▪ Humberto David Menezes de Siqueira Brito
Jobert Mitson Silva dos Santos ▪ Alessandra Freire da Silva
Natália Almeida Falcão Costa

5 ULTRASSONOGRAFIA EM CABEÇA E PESCOÇO 27
Gilson Aragão Júnior ▪ Alessandra Freire da Silva
Igor Almeida de Oliveira

6 TOMOGRAFIA COMPUTADORIZADA EM CABEÇA E PESCOÇO 40
Daniel Gurgel Fernandes Távora ▪ Mateus Jereissati Pinho
Liandra Rayanne de Sousa Barbosa ▪ Gabriel Silva Lima

7 RESSONÂNCIA MAGNÉTICA EM CABEÇA E PESCOÇO 58
Walber de Oliveira Mendes ▪ Mateus Jereissati Pinho
Mateus Francelino Silva ▪ Andeson Abner de Souza Leite

8 DIAGNÓSTICO DIFERENCIAL DOS TUMORES CERVICAIS . 67
Francisco Monteiro de Castro Junior ▪ Ana Carla Albuquerque dos Santos
Alessandra Freire da Silva

9 ACESSO CIRÚRGICO ÀS VIAS AÉREAS SUPERIORES 72
Mário Sérgio Rocha Macêdo ▪ Francisco Monteiro de Castro Junior

10 CUIDADOS PRÉ E PÓS-OPERATÓRIOS EM CIRURGIA DE CABEÇA E PESCOÇO 77
Gaudencio Barbosa Junior ▪ Larissa Gladya Viana Santos
Ana Carolina Montes Ribeiro

PARTE II
DIAGNÓSTICO E TRATAMENTO DAS NEOPLASIAS DE CIRURGIA DE CABEÇA E PESCOÇO

11 CÂNCER DE BOCA 83
Marcelo Esmeraldo Holanda ▪ Jônatas Catunda de Freitas
Antônio Carlos Costa e Silva Neto

12 CÂNCER DE OROFARINGE 87
José Wilson Mourão de Farias ▪ Igor Correia de Farias
Madson Correia de Farias

13 CÂNCER DE NASOFARINGE 93
José Fernando Bastos de Moura
Sarah Barros Leal Carvalho de Vasconcelos

14 TUMORES NASAIS E DE SEIOS PARANASAIS 100
Ubiranei Oliveira Silva ▪ Rafael Leite Freitas
Gabriel Silva Lima ▪ Edilson Rozendo de Sousa Neto

15 TUMORES DAS GLÂNDULAS SALIVARES 104
Márcio Ribeiro Studart da Fonseca ▪ Igor Furtado Soares Melo

16 CÂNCER DE PELE NÃO MELANOMA (CPNM) 108
Humberto David Menezes de Siqueira Brito
Priscilla Kelly Soares Torres Brito ▪ Alessandra Freire da Silva
Ana Carolina Montes Ribeiro

17 MELANOMA DE PELE EM CIRURGIA DE CABEÇA E PESCOÇO 117
Francieudo Justino Rolim ▪ Glebert Monteiro Pereira
Ana Carla Albuquerque dos Santos

18 CÂNCER DOS LÁBIOS 123
Humberto David Menezes de Siqueira Brito
Daniel Rubens Menezes de Siqueira Brito ▪ Klecius Leite Fernandes

19 TUMORES ORBITÁRIOS 127
Hugo Leonardo de Moura Luz ▪ Giovanna Perantoni
Walber de Oliveira Mendes

20 CIRURGIA CRANIOFACIAL 132
Márcio Ribeiro Studart da Fonseca ▪ Jônatas Catunda de Freitas
Gabriel Silva Lima ▪ Edilson Rozendo de Sousa Neto

21 CÂNCER DE LARINGE 135
Luiz Roberto de Oliveira ■ Natália Almeida Falcão Costa
Rafaela Jucá Linhares

22 ESVAZIAMENTO CERVICAL 142
Giovanna Perantoni ■ Hugo Leonardo de Moura Luz

23 CARCINOMA PRIMÁRIO DESCONHECIDO DE CABEÇA E PESCOÇO (CPDCP) 148
Pedro Miguel Azevedo Pinheiro ■ Mateus Jereissati Pinho
Andeson Abner de Souza Leite

24 TUMORES DO ESPAÇO PARAFARÍNGEO 151
Jônatas Catunda de Freitas ■ Emanuel Saraiva Carvalho Feitosa
Gabriel Jucá Bezerra

PARTE III
DOENÇAS DA TIREOIDE E DAS PARATIREOIDES

25 CONDUTA NOS NÓDULOS TIREÓIDEOS E TIREOIDECTOMIAS 157
Pedro Collares Maia Filho

26 TIREOIDECTOMIAS PARA CARCINOMA: TIPOS, TÉCNICAS E TÁTICAS 164
Francisco Monteiro de Castro Junior ■ Mário Sérgio Rocha Macêdo
Jônatas Catunda de Freitas ■ Gabriel Silva Lima

27 CARCINOMAS BEM DIFERENCIADOS DA TIREOIDE 170
Pedro Collares Maia Filho

28 CITOLOGIA NOS TUMORES BEM DIFERENCIADOS DA TIREOIDE: ASPECTOS ATUAIS 174
Teresa Neuma Albuquerque Gomes Nogueira
Gabriel Silva Lima ■ Igor Almeida de Oliveira

29 CARCINOMA ANAPLÁSICO DA TIREOIDE 181
André Pires Cortez ■ Renan Magalhães Montenegro Júnior
Virgínia Oliveira Fernandes Cortez ■ Walber de Oliveira Mendes

30 CARCINOMA MEDULAR DE TIREOIDE 186
Maria Cecília Martins Costa

31 PATOLOGIA DOS TUMORES DA TIREOIDE ... 194
Luciana Gomes da Rocha de Arruda ■ Alessandra Freire da Silva

32 DOENÇAS FUNCIONAIS DA TIREOIDE 212
Manoel Ricardo Alves Martins ■ Larissa Gladya Viana Santos
Rafaela Jucá Linhares

33 DOENÇAS DA PARATIREOIDE 217
Wellington Alves Filho

PARTE IV
ONCOLOGIA EM CIRURGIA DE CABEÇA E PESCOÇO

34 MANEJO DA DOR EM CIRURGIA DE CABEÇA E PESCOÇO 225
Josenília Maria Alves Gomes ■ Cristiano Benício dos Santos
Khadija Neide Alexandrino Regino

35 PRINCÍPIOS DE RADIOTERAPIA EM TUMORES DE CABEÇA E PESCOÇO 231
Igor Moreira Veras ■ Mauro Cabral de Rosalmeida

36 PRINCÍPIOS DE QUIMIOTERAPIA EM CIRURGIA DE CABEÇA E PESCOÇO 237
Luciana Campos Monteiro de Castro ■ Pedro Sabino Gomes Neto
Helena Frogata Torralvo

37 MEDICINA NUCLEAR 243
Júlio Marcus Sousa Correia ■ Alessandra Freire da Silva
Ana Carolina Montes Ribeiro

PARTE V
REABILITAÇÃO, RECONSTRUÇÃO E ASPECTOS MULTIPROFISSIONAIS EM CIRURGIA DE CABEÇA E PESCOÇO

38 COMPLICAÇÕES EM CCP 251
Sérgio de Barros Lima

39 REABILITAÇÃO VOCAL APÓS LARINGECTOMIA TOTAL .. 255
Ana Paula Martins Campos

40 DEGLUTIÇÃO E DISFAGIA NO CÂNCER DE CABEÇA E PESCOÇO 261
Rita de Cássia de Araújo Almeida ■ Pedro Sabino Gomes Neto

41 SUPORTE NUTRICIONAL AO PACIENTE PORTADOR DE CÂNCER DE CABEÇA E PESCOÇO 266
Renata Kellen Cavalcante Alexandrino Mendonça
Priscila da Silva Mendonça ■ Priscila Taumaturgo Holanda Melo
Ana Carolina Montes Ribeiro

42 FISIOTERAPIA EM CABEÇA E PESCOÇO 271
Milena do Carmo Araújo

43 ASSISTÊNCIA DE ENFERMAGEM EM CABEÇA E PESCOÇO 277
Francieudo Justino Rolim ■ Francilene Jane Rodrigues Pereira
Camila Lima Fonseca Brayner ■ Edilson Rozendo de Sousa Neto

44 RECONSTRUÇÕES EM CIRURGIA DE CABEÇA E PESCOÇO 282
Breno Bezerra Gomes de Pinho Pessoa
Salustiano Gomes de Pinho Pessoa
Lucas Machado Gomes de Pinho Pessoa

45 TUMORES ODONTOGÊNICOS 288
Renato Luiz Maia Nogueira ■ Rafael Lima Verde Osterne
Roberta Barroso Cavalcante ■ Eduardo Sant'Ana

46 CISTOS MAXILOFACIAIS 300
Renato Luiz Maia Nogueira ■ José Maria Sampaio Menezes Júnior
Fabrício Bitu Sousa ■ Rafael Lima Verde Osterne

47 TRATAMENTO ODONTOLÓGICO E REABILITAÇÃO PROTÉTICA 309
Wagner Araújo de Negreiros ■ Alexandre Simões Nogueira
Liandra Rayanne de Sousa Barbosa

48 ATUALIDADES EM CIRURGIA DE CABEÇA E PESCOÇO ... 319
Francisco Januário Farias Pereira Filho ■ Ana Carolina Montes Ribeiro
Rafaela Jucá Linhares ■ Liandra Rayanne de Sousa Barbosa

49 LIGA DE CIRURGIA DE CABEÇA E PESCOÇO 324
Walber de Oliveira Mendes ■ Natália Almeida Falcão Costa

ÍNDICE REMISSIVO 329

Cirurgia de Cabeça e Pescoço

Thieme Revinter

Parte I Aspectos Gerais da Cirurgia de Cabeça e Pescoço

INTRODUÇÃO À CIRURGIA DE CABEÇA E PESCOÇO

CAPÍTULO 1

Francisco Monteiro de Castro Junior
Jônatas Catunda de Freitas
Igor Almeida de Oliveira
Ana Carolina Montes Ribeiro

NOTAS HISTÓRICAS

A região da cabeça e pescoço, por suas peculiaridades anatômicas, sempre despertou temor e respeito, mesmo aos mais intrépidos e habilidosos operadores. Nela se localizam, no segmento cefálico, quatro dos nossos cinco sentidos. Além disto, transitam pelo pescoço importantes estruturas vasculares e nervosas, além dos condutos alimentar e respiratório, tornando esta região, nos primórdios da cirurgia, um santuário quase inexpugnável.

Aqueles que se aventuravam a atuar neste segmento do corpo humano, com frequência, levavam seus pacientes a óbito, muitas vezes por hemorragia incontrolável ou os deixavam com graves sequelas mutilantes, ocasionando transtornos estéticos e/ou funcionais. Tais resultados tornavam ainda mais raras as intervenções nesta parte do corpo, por recusa dos pacientes.

Mesmo assim, desde o período Védico (2.000 a 500 anos a.C.), na Índia Antiga, quando o adultério era punido com a amputação do nariz, já existiam relatos de cirurgias reparadoras realizadas na região nasal.[1] Sushruta Shamita apresentou (600 a.C.) uma técnica para reconstrução de todo o nariz,[1] procedimento este que é utilizado com frequência em nossa prática cirúrgica atual (Fig. 1-1). Ainda antes da era cristã, é atribuído a Celsus (178 a.C.) a primeira descrição de um procedimento cirúrgico realizado na região da cabeça e pescoço, ao extirpar um câncer do lábio inferior.[2]

Dessa forma, a evolução da cirurgia da cabeça e pescoço processou-se de forma mais lenta, mas o acometimento por câncer neste segmento do corpo, por personalidades públicas de expressão (Quadro 1-1) passou a despertar mais interesse aos médicos e à população em geral. Dentro deste contexto um fato histórico interessante e relevante era a falta de identificação microscópica do câncer antes do final dos anos de 1880. O Dr. George Elliottin, em 1885, promoveu o interesse pela histopatologia publicando uma descrição do câncer do presidente dos EUA, Ulisses Grant, acometido de câncer da base da língua e amígdala, que teve expressiva repercussão na época.[2]

Outro acontecimento histórico relevante foi o acometimento de câncer de laringe pelo Príncipe Frederico, herdeiro do grandioso império da Prússia e casado com a Princesa Vitó-

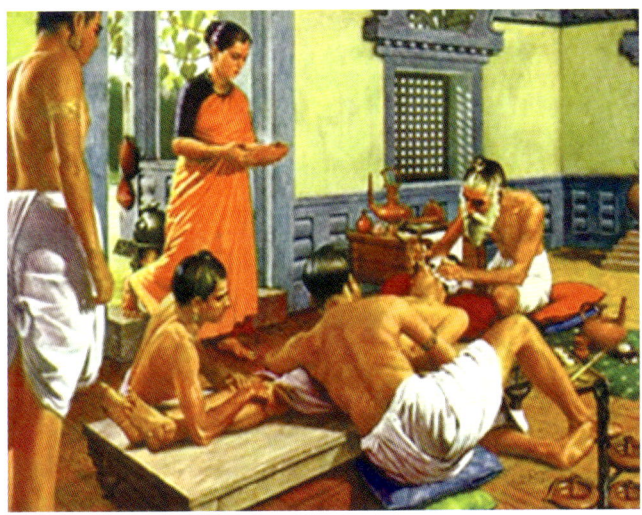

Fig. 1-1. Médico indiano procedendo a reparação do nariz amputado.

Quadro 1-1. Personalidades Públicas Acometidas de Câncer da Região da Cabeça e Pescoço

1885 – Ulysses Grant (base da língua) – Presidente dos EEUU

1887 – Príncipe Frederic I (laringe) – Imperador da Alemanha

1893 – Grover Cleveland (seio maxilar) – Presidente dos EEUU

1923 – Sigmund Freud (boca) – Psicanalista

ria, filha da poderosa Rainha Vitória da Inglaterra. O Príncipe foi acometido de um tumor de laringe cuja biópsia realizada por 3 vezes e examinada pelo renomado patologista na época, Virchow, não revelava câncer, motivo pelo qual o laringologista inglês, Morell Mackenzie, foi contra a indicação da cirurgia proposta inicialmente pelos médicos alemães. Posteriormente houve progressão da doença e o príncipe chegou a ascender ao trono, com o título de Frederico III, traqueostomizado, tendo passado por grande sofrimento, vindo a falecer da doença (1888) e reinado por apenas 99 dias.

Dois outros fatos relevantes, de divulgação pública, foram o acometimento de câncer de palato pelo também presidente dos EUA, Grover Cleveland, operado por duas vezes de câncer do seio maxilar com invasão do palato. Posteriormente, em 1923, o pai da psicanálise, Sigmund Freud, tabagista, teve a confirmação do diagnóstico de câncer de boca. Realizou 33 procedimentos cirúrgicos, para tentar controlar a doença, o que não foi obtido, vindo dela a falecer, sem parar o hábito de fumar.[3]

Observa-se que a virada do século XIX para o século XX marcou um significativo desenvolvimento da cirurgia praticada com maior embasamento científico, agregando a anestesia com éter (1846), emprego de agentes antimicrobianos (1877), a transfusão sanguínea (1906), a descoberta da penicilina (1929) entre outras, que estabeleceram as bases para o crescimento da cirurgia em geral e impulsionaram, particularmente, as cirurgias na região da cabeça e pescoço, até então evitadas por razões aqui já explicitadas.

Necessário registrar a grande contribuição, neste período, que marcou o domínio da cirurgia da tireoide, pelas importantíssimas contribuições de Billroth (Viena) e Kocher (Berna). Billroth, que teve uma decepção inicial com tireoidectomia (40% de mortalidade), posteriormente suplantada, realizou também com sucesso a primeira laringectomia total por câncer (1873). Kocher considerado "o pai da cirurgia da tireoide" conseguiu baixar a então indomável mortalidade da tireoidectomia para 0,5% e foi o primeiro cirurgião da história a receber o Prêmio Nobel de Medicina, em 1909.

Havia assim uma efervescência de avanços cirúrgicos na Europa. William Halsted (1852-1922), notável cirurgião americano, foi um amigo próximo de Kocher, e frequentemente viajava para Berna, onde participava das intervenções cirúrgicas. Sobre esta sua experiência na Europa, Halsted escreveu: "A arte da operação tireoidiana foi tão perfeitamente desenvolvida por Billroth e Kocher que pouco resta para aperfeiçoá-la ainda mais".[4] Haslted introduziu nos EUA a meticulosa técnica de cirurgia empregada por Kocher, priorizando hemostasia, disseminando-a para eminentes cirurgiões americanos, incluindo os irmãos Mayo, Lahey e Crile.[5] Haslted estabeleceu o treinamento de residência médica em cirurgia, no Johns Hopkins Hospital,[5] modelo seguido até hoje para formação de cirurgiões.

William Hasted desenvolveu também a mastectomia radical para tratamento do câncer de mama, defendendo a inclusão do esvaziamento axilar, onde apresentava alta taxa de recorrência da doença, além da retirada do tumor primário. Este conceito foi, de certa forma, transposto para o câncer de boca, por George Crile (1864-1943), que estabeleceu os princípios e a técnica do Esvaziamento Radical do Pescoço, em memorável publicação na revista JAMA, em 1906 (Fig. 1-2),[6] que se tornou uma referência clássica para o delineamento da futura especialidade de cirurgia de cabeça e pescoço. Crile era também referência em cirurgia da tireoide, foi reconhecido como o primeiro cirurgião a realizar uma transfusão sanguínea com sucesso (1906) e foi fundador da Cleveland Clinic.[7]

Outro cirurgião americano que permanece na história como o fundador e o pai da cirurgia de cabeça e pescoço foi Hayes Martin (1892-1957).[8] Ele estabeleceu a importância da cirurgia radical no controle do câncer de cabeça e pescoço e demonstrou sua superioridade comparadas a outras formas de tratamento. Tais fundamentos e conceitos, introduzidos por ele, permanecem como o marco na história da cirurgia

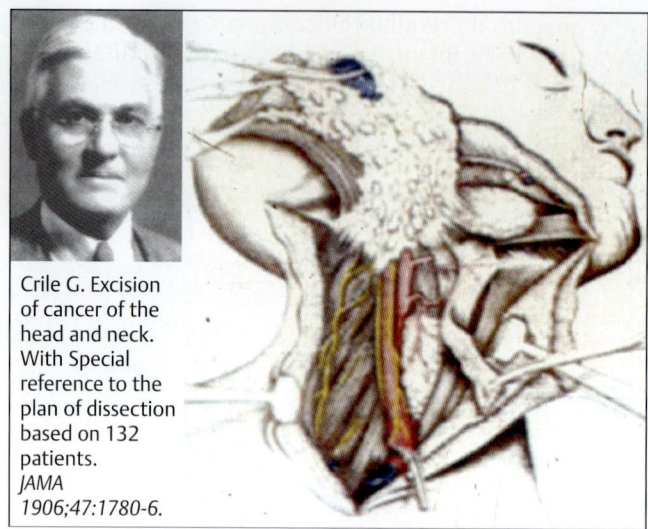

Crile G. Excision of cancer of the head and neck. With Special reference to the plan of dissection based on 132 patients.
JAMA 1906;47:1780-6.

Fig. 1-2. Artigo publicado por George Crile considerado um marco para a especialidade de Cirurgia de Cabeça e Pescoço.[6]

de cabeça e pescoço, influenciando na formação de inúmeros especialistas de todo o mundo. Ele fundou a Society of Head and Neck Surgeons, em 1954, e foi seu presidente nos dois primeiros mandatos. Foi o terceiro chefe do Serviço de Cirurgia de Cabeça do Memoral Sloan Kettering Cancer Center (NY) no período de 1934 a 1957.

O Serviço de Cirurgia de Cabeça e Pescoço do Memorial Hospital de Nova Iorque teve uma decisiva e vital importância para o estabelecimento da cirurgia de cabeça e pescoço, como especialidade, em todo o mundo. Foi o Primeiro Serviço de Cirurgia de Cabeça e Pescoço do mundo, criado em 1914, como especialidade individualizada, pois, até então, a cirurgia de cabeça e pescoço era tida como uma subespecialidade da cirurgia oncológica. Foi e continua sendo um importante centro de treinamento e de referência para a nossa especialidade, como muito bem afirmou o Dr. Jatin Shah, que chefia este serviço desde 1992: "Este Departamento tornou-se uma Mecca para a cirurgia de cabeça e pescoço".[9] Em especial, este Serviço teve uma influência direta na formação e crescimento da especialidade no Brasil, cuja fundação da nossa Sociedade se concretizou em 1967.

Um dos grandes percalços para o avanço e emprego mais sistemático da cirurgia de cabeça e pescoço, foram os maus resultados, ainda no início do século XX, relacionados às sequelas estéticas e funcionais dos pacientes operados, que ficavam fortemente estigmatizados pelos processos da radicalidade das ressecções cirúrgicas.

O desenvolvimento de novas técnicas de reconstruções cirúrgicas foi fundamental na transposição desta dificuldade. Dessa forma o surgimento do retalho deltopeitoral por Bakamjian, em 1965, foi um avanço, mas sua confecção ainda apresentava grandes inconvenientes.[10] Primeiro, por ser um retalho com base nas artérias intercostais, necessitava de um pedículo largo e era realizado em dois estágios cirúrgicos para retorno do pedículo. Além disso, quando utilizado para reparação da boca ou da faringe, necessitava da permanência temporária de uma fístula salivar.

O advento do retalho miocutâneo peitoral maior por Ariyan, em 1979, foi um grande avanço na reabilitação dos pacientes,[11] pela sua versatilidade, segurança e relativa facilidade de execução em um único tempo cirúrgico. É atualmente muito utilizado na nossa prática cirúrgica. Os melhores resultados de reparação, são, no entanto, obtidos pelos retalhos livres, microvacularizados, quando indicados e disponíveis.

NORMATIZAÇÃO DA ESPECIALIDADE DE CIRURGIA DE CABEÇA E PESCOÇO NO BRASIL

A formação do especialista em cirurgia de cabeça e pescoço exige, como pré-requisito, a formação de pelo menos dois anos em cirurgia geral e posteriormente a realização de residência médica, por no mínimo dois anos, em serviço credenciado pela Sociedade Brasileira de Cirurgia de Cabeça e Pescoço (SBCCP) e/ou pelo Programa Nacional de Residência Médica do MEC.

A especialidade de cirurgia de cabeça e pescoço é eminentemente oncológica, mas é também de competência do especialista, como atividade não exclusiva, a condução e tratamento dos traumas incidentes no pescoço, a atuação em cirurgia craniomaxilofacial e nos processos reconstrutivos da cirurgia oncológica na região da cabeça e pescoço.

Os locais de origem dos tumores da cabeça e pescoço estão relacionados no Quadro 1-2.

A difusão da especialidade no Brasil se processou por três serviços já estruturados no modelo dos serviços americanos, funcionado nas seguintes Instituições: Serviço de Cirurgia de Cabeça e Pescoço do Instituto Nacional de Câncer (INCA), chefiado por Jorge de Marsillac, Hospital A. C. Camargo, chefiado por Jorge Fairbanks Barbosa e Hospital das Clínicas da Faculdade de Medicina da USP, chefiado por Anísio da Costa Toledo.

Estes Serviços, por meio de seus programas de treinamento de residência médica, foram os propulsores do crescimento da especialidade no Brasil, sendo a SBCCP forte instrumento científico e normativo, responsável por todos os processos de regularização da especialidade no país, conforme demonstrado no Quadro 1-3. A Sociedade Brasileira de Cirurgia de Cabeça e Pescoço (SBCCP) foi fundada em 8 de dezembro de 1967, na cidade de São Paulo.

Quadro 1-2. Locais Primários de Tumores da Cabeça e Pescoço

1. Nasofaringe
2. Nariz/seios paranasais
3. Glândulas salivares
4. Lábios/cavidade oral
5. Orofaringe
6. Hipofaringe
7. Laringe
8. Tireoide/paratireoide
9. Esôfago cervical
10. Estruturas vasculares e nervosas
11. Tegumento/partes moles da cabeça e pescoço

Quadro 1-3. Cronologia das Fases de Regularização da Especialidade de Cirurgia de Cabeça e Pescoço no Brasil

1. Em junho de 1979 foi criada a Seção de Cirurgia de Cabeça e Pescoço do Colégio Brasileiro de Cirurgiões
2. Em 2 de julho de 1980 foi reconhecida como especialidade pela Associação Médica Brasileira
3. Em 3 de março de 1982, foi reconhecida como especialidade médica pelo Conselho Federal de Medicina, pela resolução 1.078/82, publicada no DOU de 23/03/82
4. No final de 1981 foi legalizada junto aos poderes públicos municipal, estadual e federal
5. Em 27/09/82 foi instituído o Programa de Residência Médica em Cirurgia de Cabeça e Pescoço, passando a ser reconhecida a especialidade em termos de Residência Médica pelo ofício CNRM 967/82, com base no 3º das Resoluções CNRM 01/81 e 03/82
6. Em 14/09/83 foi realizado o primeiro concurso para obtenção do Título de Especialista em Cirurgia de Cabeça e Pescoço
7. Em 27/03/85 foi constituído o Estatuto para Fundação das Regionais da Sociedade Brasileira de Cirurgia de Cabeça e Pescoço com personalidade jurídica própria

PECULIARIDADES DA CIRURGIA DE CABEÇA E PESCOÇO

A região da cabeça e pescoço apresenta uma grande variedade de estruturas anatômicas, em áreas contíguas, proporcionando a ocorrência de uma grande multiplicidade de tumores benignos e malignos, e ainda de malformações congênitas, que exigem, em quase sua totalidade, tratamento cirúrgico. Apresenta comportamento biológico, abordagem terapêutica e prognósticos variáveis.

A menção, de modo genérico, a câncer de Cabeça e Pescoço refere-se aos tumores malignos incidentes na mucosa do trato aerodigestivo superior que se estende da nasofaringe até o esôfago cervical. São tumores cujo diagnóstico precoce ainda é muito negligenciado na nossa realidade médica assistencial, incorrendo numa alta taxa de mortalidade, a despeito da realização de tratamento cirúrgico radical, complementado por tratamento adjuntivo multidisciplinar. Todo este esforço e dispêndio de gastos, muitas vezes, mostram-se infrutíferos em decorrência do estágio avançado da doença, representando esta realidade um antigo problema de saúde pública.

Este conjunto de tumores, apesar de apresentarem quadro clínico, forma de abordagem terapêutica e prognósticos diferentes, apresenta algumas peculiaridades em comum, conforme expostas no Quadro 1-4.

Costuma-se dizer que o câncer de cabeça e pescoço é um câncer social pela relevância que os hábitos de tabagismo e etilismo representam na etiologia destes tumores. Estes fatores acrescentam um grande risco para os pacientes principalmente quando atuando de forma concomitante pelo seu sinergismo. Além disso favorecem à má nutrição que é outro elemento importante na gênese destes tumores. O perfil epidemiológico destes pacientes, de forma geral, é representado por homens do sexo masculino, fumantes e/ou com mais de 50 anos de idade, de baixa condição social, mal nutridos e com má higiene oral.

Quadro 1-4. Câncer de Cabeça e Pescoço

Peculiaridades

1. Etiologia
- Fumo
- Álcool
2. Disseminação
3. Metástases linfonodais
- Previsíveis
- Sequenciais
4. Segundo primário – teoria de campo de cancerização
5. Tipo histológico (90% CEC)

No entanto, nos últimos dez anos, passamos a observar, em nossos ambulatórios, pacientes totalmente diversos deste perfil epidemiológico clássico. Jovens, de melhor condição social, não fumantes e não etilistas, com bom estado nutricional e de higiene oral, geralmente acometidos de câncer da orofaringe, mas ocorrendo também na cavidade oral. Trata-se de casos de tumores provocados pelo HPV (papilomavírus), sendo mais frequente pelo subtipo 16. Estes tumores apresentam melhor prognóstico do que a forma clássica, e é considerada uma doença sexualmente transmissível. Felizmente já temos a vacina como medida importante na prevenção desta doença.

Outra característica muita própria destes tumores é a sua forma de propagação que difere do padrão de outros sítios anatômicos, onde a metástase a distância representa uma grande preocupação. Ao contrário, no câncer de cabeça e pescoço esta ocorrência é muito baixa e talvez parcialmente explicada, pela grande concentração de tecido linfoide no pescoço (cerca de 1/3 de todo o corpo), como magistralmente descrito por Rouviére, em 1938.[12] Estas cadeias de linfonodos do pescoço funcionam como uma barreira de contenção, dificultando a propagação da doença para outros órgãos. Isto, de certa forma, justifica a execução de extensos procedimentos cirúrgicos onde o controle locorregional possa ser obtido.

Uma outra importante observação na disseminação metastática do pescoço é que o aparecimento das metástases linfonodais se processam de forma previsível e sequencial, segundo a localização do tumor primário. Isto tem grande importância clínica, dando suporte para a indicação de esvaziamentos seletivos, mesmo no caso de pescoço clinicamente negativo.

Outra peculiaridade muito conhecida no câncer de cabeça e pescoço é a ocorrência de múltiplos tumores, fato este já observado por Billroth.[13] É muito comum a identificação de um segundo tumor primário no acompanhamento dos pacientes tratados por carcinoma do trato aereodigestivo superior. A incidência varia consideravelmente, conforme a série analisada, sendo clássico o trabalho publicado por Slaughter, que detectou a ocorrência de 11,2% de tumores múltiplos entre os seus 783 pacientes estudados.[14]

No que se refere ao diagnóstico histopatológico a quase totalidade dos tumores, cerca de 90%, é do tipo carcinoma epidermoide, com diferentes graus de diferenciação.

RESENHA HISTÓRICA DA CIRURGIA DE CABEÇA E PESCOÇO NO CEARÁ

As primeiras incursões efetivas de tratamento oncológico no Ceará ocorreram nos meados do século XX, com a criação do Instituto de Câncer do Ceará, em 1944, e cuja atividade assistencial se efetivou no ano seguinte com a instalação do ambulatório de cancerologia na Santa Casa de Misericórdia de Fortaleza. O primeiro equipamento de radioterapia (bomba de cobalto) do Estado chegou ao Instituto de Câncer, em 1969, havendo na época um encaminhamento preferencial dos pacientes por esta modalidade de tratamento.

Os cirurgiões habilitados para tratamento de câncer eram basicamente os Professores Haroldo Gondim Juaçaba, que havia realizado Residência Médica no Ruverside Hospital em Kentucky (EUA) e Roberto Cabral que fez treinamento no Hospital A. C. Camargo, ambos realizando, inclusive, procedimentos de cirurgia de cabeça e pescoço.

O marco do início da prática moderna da cirurgia de cabeça e pescoço se efetivou em nosso Estado, com a chegada do cirurgião Paulo Ernesto Montenegro Cavalcante, no início de 1970, após concluir Residência Médica no Instituto Nacional de Câncer (RJ), passando a operar no Serviço de Oncologia da Santa Casa de Misericórdia de Fortaleza, na ocasião chefiado pelo Dr. José de Aguiar Ramos. Cerca de dois anos depois, retornava à Fortaleza, após concluir sua Residência Médica no Hospital A. C. Camargo, o Dr. Cândido Pinheiro de Lima, com formação em Cirurgia de Cabeça e Pescoço e ingressando também no Serviço de Oncologia da Santa Casa.

Em 1975, um grupo de médicos, liderados pelos cirurgiões Paulo Ernesto, Cândido Pinheiro, Francisco Álvaro e pelo radioterapeuta Ananias Magalhães, fundou o Centro Regional Integrado de Oncologia (CRIO), que seria o segundo serviço de radioterapia da cidade, passando posteriormente a atuar também nas especialidades de cirurgias oncológica e de quimioterapia, contando com o suporte do Hospital Fernandes Távora, que funciona anexo ao prédio da Instituição. Atualmente o CRIO desempenha uma relevante função médico-social no Estado do Ceará, ofertando um qualificado atendimento na especialidade de cirurgia de cabeça e pescoço, com experientes e qualificados especialistas.

No início de 1980, retorna à Fortaleza, após permanência de quatro anos no Rio de Janeiro, onde concluiu Residência Médica no Instituto Nacional de Câncer (RJ) e o Curso de Mestrado em Cirurgia na Universidade Federal Fluminense, o Dr. Francisco Monteiro de Castro Júnior, iniciando suas atividades cirúrgicas no Serviço de Oncologia da Santa Casa.

Nos dois anos seguintes novos cirurgiões, todos com formação em cirurgia de cabeça e pescoço, ingressaram no Serviço de Oncologia da Santa Casa, após conclusão de suas Residências Médicas: Dr. Jorge Ferreira de Azevedo (Residência no Hospital A.C.Camargo), Dr. Wilson Mourão de Farias (Residência no Hospital A. C. Camargo) e José Wilson Meireles da Trindade (Residência no Instituto Nacional de Câncer).

Esta quase simultaneidade de ingressos de cirurgiões jovens, com formação em cirurgia de cabeça e pescoço, no Serviço de Oncologia da Santa Casa, propiciou uma significativa produção científica e cirúrgica, tendo todo o apoio do Dr. Paulo Ernesto, que já respondia pela chefia do Serviço.

Neste período foi realizado o primeiro retalho miocutâneo peitoral maior do Estado do Ceará, pelos Drs. Francisco Monteiro e Jorge Azevedo, em um paciente com câncer de parótida com ulceração para pele. Este grupo adquiriu grande experiência com a cirurgia reparadora, agregada com o ingresso, no Serviço da Santa Casa, do cirurgião plástico, João Erfon Ramos.

Destaque especial para o Dr. Jorge Ferreira de Azevedo que desenvolveu meticuloso trabalho de estudo anatômico e de pesquisa clínica para procedimentos reparadores da mandíbula, com retalhos osteomusculares do trapézio e escápula e da costela com o peitoral menor. Seus excelentes resultados renderam grande reconhecimento, inclusive com a publicação de um importante artigo na "Head and Neck Surgery", em 1987.[15]

Observando a excessiva centralização da atuação da Sociedade Brasileira de Cirurgia de Cabeça e Pescoço, atuando essencialmente no eixo Rio-São Paulo, o Dr. Francisco Monteiro idealiza a realização da primeira Jornada Regional do país, a ser sediada em Fortaleza. Para tanto escreve, em 1981, ao então Presidente da Sociedade Brasileira, Prof. Dr. Alberto Rosetti Ferraz, solicitando seu apoio, no que foi prontamente atendido.

No período de 13 a 15 de maio de 1982, ano em que a Sociedade Brasileira de Cirurgia de Cabeça e Pescoço completava 15 anos, era realizada a Primeira Jornada Regional do Brasil, contando com a presença, além do Presidente da Sociedade, Dr. Alberto Ferraz, dos renomados cirurgiões Drs. Geraldo Matos de Sá, Jacob Kligerman, Mário Jorge Noronha e Josias de Andrade Sobrinho.

Um desdobramento importante da realização desta Jornada inédita no Brasil foi a percepção pelo Presidente da Sociedade Brasileira, Dr. Alberto Ferraz, de que se fazia necessária a expansão da Sociedade para outros centros do país. Desse modo na Assembleia Ordinária do Congresso Brasileiro em Guarujá (1983), presidida por ele, foi proposto alteração do Estatuto da SBCCP, possibilitando a criação das Regionais, o que foi aprovado no Congresso de 1985, no Rio de Janeiro. O Estado do Ceará foi o primeiro do Brasil a fundar a sua Regional, tendo como primeiro Presidente o Dr. Francisco Monteiro de Castro Júnior.

Em 1981, regressa de sua Residência no Instituto Nacional de Câncer e de seu Mestrado em Cirurgia na Universidade Federal Fluminense o Dr. Luis Roberto de Oliveira, ingressando, em 1983, como Professor do Departamento de Cirurgia da Faculdade de Medicina da UFC. Em 1985, o Prof. Luis Roberto viaja para Botucatu/SP, onde obtém seu Doutorado, desenvolvendo estudo de pesquisa em cirurgia microvascular. Após a conclusão de seus estudos retorna às suas atividades docentes na Faculdade de Medicina.

Posteriormente ingressa como médico assistente no Hospital das Clínicas da Faculdade de Medicina da UFC, após conclusão da Residência Médica em Cirurgia de Cabeça e Pescoço, no Instituto Nacional de Câncer, o Dr. Luis Alberto Albano Ferreira e passa a trabalhar junto com o Professor Luis Roberto, no Hospital das Clínicas, desenvolvendo, ambos, grande atividade cirúrgica da especialidade.

O trabalho por ambos desenvolvido obteve repercussão, e a especialidade passou a ganhar notoriedade e respeito, pela complexidade dos procedimentos realizados com sucesso, em um ambiente hospitalar onde predominava uma excelente prática de cirurgia geral.

No Sessão Ordinária do Departamento de Cirurgia da Faculdade de Medicina, do dia 13/02/1989, eram cedidos leitos de cirurgia geral da Enfermaria A, para internamento exclusivo dos pacientes de cabeça e pescoço, configurando-se assim o surgimento do Primeiro Serviço da Especialidade do Estado do Ceará, sob a Chefia do Prof. Luis Roberto de Oliveira.

Por sua vez, o Serviço de Oncologia da Santa Casa, apesar de um grande volume cirúrgico na especialidade de cabeça e pescoço, permanecia sem uma individualidade própria, o que somente ocorreria anos depois com a nova chefia do Serviço sob a responsabilidade do Dr. Wilson Meireles.

O Estado do Ceará já contava com um relevante número de especialistas desenvolvendo uma grande atividade cirúrgica e científica, inclusive com a realização de procedimentos reconstrutivos de microcirurgia vascular, executados pelos Professores Luis Roberto de Oliveira e Salustiano Pinho Pessoa. Isto credenciou o nosso Estado a reivindicar a realização do Congresso Brasileiro em Fortaleza, sendo escolhido com expressiva votação. Seria a segunda ocasião que um Congresso Nacional se realizava fora do eixo Rio-São Paulo, tendo sido a primeira vez no VII Congresso, realizado em Salvador, em 1979.

No período de 28 de agosto a 1 de setembro de 1989, realizou-se em Fortaleza o XII Congresso Brasileiro de Cirurgia de Cabeça e Pescoço, tendo a Comissão Executiva a seguinte composição:

- Presidente – Francisco Monteiro de Castro Júnior.
- Secretário – José Wilson Mourão de Farias.
- Tesoureiro – Jorge Ferreira de Azevedo.

O Congresso teve uma excelente aprovação, pelo cumprimento rigoroso dos horários e pela sistemática inovadora em permitir tempo livre aos congressistas, para maior congraçamento. O Congresso contou com a presença dos convidados estrangeiros: Dr. Robert Byers (EUA) e Dr. Gordon Snow (Holanda).

Em decorrência do grande êxito do Congresso em Fortaleza, e por estar exercendo o cargo de Segundo Vice-Presidente da Diretoria da Sociedade Brasileira de CCP no biênio 1991-1993, o Dr. Francisco Monteiro é eleito, sem oposição, para o cargo de Presidente da Sociedade Brasileira, para o mandato de 1993-1995, sendo o primeiro especialista do Norte/Nordeste a exercer essa elevada função. Dentre várias realizações de sua administração destaca-se a Normatização dos Serviços Formadores no Brasil, estabelecendo-se os critérios de admissão e de avaliação periódica.

Em 1994, o Dr. Francisco Monteiro é aprovado para Professor do Departamento de Cirurgia da Faculdade de Medicina da Universidade Federal do Ceará, tendo de encerrar suas atividades no Serviço de Oncologia da Santa Casa de Misericórdia de Fortaleza.

Além das atividades docentes passa a atuar na rotina assistencial do Serviço de Cirurgia de Cabeça e Pescoço. Em 1996, assume a Chefia do Serviço, sucedendo ao Prof. Luis Roberto, na ocasião bastante motivado e envolvido com o Núcleo de EAD da Faculdade de Medicina, por ele criado.

O grande desafio para a nova Chefia era estruturação da Residência Médica em cirurgia de cabeça e pescoço que foi criada em outubro de 2003, inicialmente credenciada pela Sociedade Brasileira de Cirurgia de Cabeça e Pescoço, sendo o seu primeiro residente o Dr. Sérgio Barros de Lima.

Em 16/09/2004, passa a ser credenciada pelo Programa Nacional de Residência Médica do MEC, com o parecer 62/2044, configurando-se como a primeira Residência Médica em cirurgia de cabeça e pescoço de todo o Norte e Nordeste do país. A Residência tem mantido ininterrupta atividade em seus 15 anos de existência, com excelentes programas prático e teórico, já tendo formado 15 especialistas oriundos de vários Estados do Nordeste, todos exercendo plena atividade profissional.

Além do corpo clínico do Serviço, formado pelos cirurgiões Francisco Monteiro, Luís Roberto, Luiz Albano, Márcio Studart e Carlos Felipe, emprestaram também colaboração ao Serviço, em períodos distintos, os especialistas, Erick Fernandes, Marcelo Esmeraldo e Pedro Colares.

Outros Programas de Residência surgiram, então, em Fortaleza, estimulados, de certa forma, pela Residência do Hospital das Clínicas: na Santa Casa de Misericórdia, no Instituto de Câncer do Ceará e no Hospital Geral de Fortaleza, cujo Programa foi suspenso.

A excelente estrutura do Serviço de Cirurgia de Cabeça e Pescoço do Hospital das Clínicas, detentor de uma grande atividade assistencial, propiciou a criação, em 2004, da Disciplina Optativa de Cirurgia de Cabeça e Pescoço, sendo ofertada semestralmente aos alunos do Curso de Graduação, inclusive disponibilizando vaga de monitoria e que se mantém até hoje, desfrutando de grande conceito perante o corpo discente.

Ainda como desdobramentos destas iniciativas foi criada a Liga de Cirurgia de Cabeça e Pescoço, em 2007, sob a orientação do Prof. Francisco Monteiro que tem exercido grande importância na divulgação da especialidade, dentro e fora da Faculdade, desenvolvendo ações de Extensão, oferecendo estágios em Serviços de Fortaleza e fora do Estado do Ceará, desempenhando significativo amparo nas atividades científicas do Serviço.

Com a criação da Empresa Brasileira de Serviços Hospitalares (EBSERH), foram admitidos por concurso, no Serviço do Hospital das Clínicas, no período de 2014-2015, os especialistas, Januário F. Pereira Filho, Glebert Monteiro e Welington Alves Filho, todos com excelente formação e experiência cirúrgica, criando uma nova sistemática de funcionamento do Serviço, agregando maior volume de atendimento e resolutividade.

A partir de 2016, a chefia do Serviço passou a ser exercida pelo Dr. Luiz Alberto Albano Ferreira. Importante destacar o recente credenciamento do Serviço, pelo Programa de RM do MEC, disponibilizando uma vaga em Cirurgia Craniomaxilofacial aos cirurgiões com Residências, já concluídas nas especialidades de cirurgia de cabeça e pescoço, otorrinolaringologia ou cirurgia plástica, com duração de 1 ano de treinamento. Será na verdade um Curso direcionado para cirurgia de base de crânio, coordenado pelo Dr. Márcio Studart, que tem grande *expertise* neste campo de atuação, tornando o Serviço uma referência Regional nesta subespecialidade cirúrgica.

Não pode deixar de ser registrado a escolha da cidade de Fortaleza para sediar, pela segunda vez, o Congresso Brasileiro, 20 anos após a realização do primeiro evento. Assim, no período de 2 a 5 de setembro de 2009, foi realizado, em Fortaleza, o XXII Congresso Brasileiro de Cirurgia de Cabeça e Pescoço, respaldando a importância e reconhecimento da prática da nossa especialidade no Estado do Ceará.

É inegável que a especialidade de Cirurgia de Cabeça e Pescoço no Estado do Ceará empreendeu, nos últimos 40 anos, uma trajetória de grande sucesso, obtendo reconhecimento e respeito de toda a comunidade médica do Estado. Isto se deve ao exemplar relacionamento de todos os especialistas, convivendo num ambiente de respeito e amizade, sem a prática de concorrências e deslealdades, valorizando a interação científica, com absoluta ética profissional.

REFERÊNCIAS BIBLIOGRÁFICAS

1. Melega JM. *Cirurgia plástica - fundamentos e arte: cirurgia reparadora de cabeça e pescoço*. Vol. II. Rio de Janeiro: Medsi; 2002.
2. Goldstein JC, Sisson GA. The history of head and neck surgery. *Otolaryngol Head Neck Surg* 1996;115(5):379-85.
3. http://www.oralcancerfoundation.org/people/famous_historical_people.htm
4. Cernea CR, Brandão LC. Kocher e a história da tireoidectomia. *Rev Bras Cir Cabeça Pescoço* 2008 Out-Dez;37(4):240-3.
5. Shah PJ. *A Century of Progress in Head and Neck Canncer*. Philadelphia: Jaypee Brothers Medical Publishers; 2014. p. 192.
6. Crile GW. Excision of cancer of head and neck. With special reference of the plan of dissection based on one hundred and thirty-two operations. *JAMA* 1907;47:1780-6.
7. Grunfeld GB. George Crile performs the first direct blood transfusion. In: Magill FN. *Great Events from History: Science and Technology II*. Pasadena, CA: Salem Press; 1991. pp. 275-9.
8. Shah JP. The Legacy of Hayes Martin. *AJR Medi Solutions* 2014. (Preface).
9. Head and Neck Service 1914-2014 A Century of Progress. Memorial Sloan Kettering Cancer Center, pag 7.
10. Bakamjian VY. A two-stage method for pharyngoesophageal reconstruction with a primary pectoral skin flap. *Plast Reconstr Surg* 1965 Aug;36:173-84.
11. Ariyan S. The pectoralis major myocutaneous flap. A versatile flap for reconstruction in the head and neck. *Plast Reconstr Surg* 1979;63:73.
12. Rouviére H, Morris JT. Anatomy of the human lymphatic system. Michigan: Ann Arbor. Edwards Brothers Inc; 1938.
13. Warren S, Gates O. Multiple primary malignant tumors: a survey of the literature and a statistical study. *Am J Cancer* 1932;16:1358-403.
14. Slaughter DP, Southwick HM, Smejkal W. Field Cancerization in oral stratified squamous epithelium: clinical implications of multicentric origin. *Cancer* 1953;6;963-968.
15. Azevedo JF. Pectoralis Minor Flaps: An Experimental Study And Clinical Applications Of Osteomuscular, Osteomyocutaneous, And Myocutaneous Models. *Head Neck Surg* 1987 Mar-Apr; 211-222.

ANATOMIA DA CABEÇA E DO PESCOÇO

CAPÍTULO 2

Wellington Alves Filho
Sérgio Luiz Araruna da Silva
Sílvio Melo Torres
João Erivan Façanha Barreto

INTRODUÇÃO

A anatomia humana consiste em uma ciência básica para qualquer especialidade cirúrgica. O estudo da anatomia da cabeça e do pescoço compreende o conhecimento de estruturas, como: cérebro, ossos, músculos, vasos sanguíneos, nervos, glândulas, olhos, órbitas, orelhas, nariz, boca, faringe, laringe entre outras. Neste capítulo, não entraremos em detalhes na anatomia do cérebro e sistema nervoso central, que é área de interesse do neurocirurgião. Por motivos didáticos dividiremos o capítulo em dois tópicos: a cabeça e o pescoço, estudando separadamente cada região.

CABEÇA
Crânio
Couro Cabeludo

A superfície óssea do crânio é revestida pelo couro cabeludo, que é composto por diversas estruturas, dispostas na seguinte ordem, de superficial para profundo: pele, tecido conjuntivo, aponeurose epicrânica (gálea aponeurótica), tecido conjuntivo frouxo e periósteo do crânio. Podemos utilizar a mnemônica **SCALP** para permitir a memorização (**S**kin, **C**onnective tissue, **A**poneurosis, **L**oose connective tissue e **P**eriosteum).

É amplamente irrigado pelas artérias supraorbitárias e supratrocleares anteriormente; pelos ramos terminais da artéria temporal superficial lateralmente; e posteriormente pelos vasos occipitais. Essa rica vascularização permite a confecção de retalhos pediculados para reconstrução de defeitos cirúrgicos, bastante utilizados em cirurgia de cabeça e pescoço. A inervação sensitiva é provida por ramos terminais de nervos cranianos e de nervos do plexo cervical.

Calota Craniana

Consiste em um conjunto de ossos cranianos, que recobre boa parte do encéfalo e seus revestimentos membranáceos (as meninges), fornecendo proteção para o mesmo. Também chamado de **neurocrânio**, seus ossos são assim dispostos: um osso frontal anteriormente, dois ossos parietais laterossuperiormente, um osso occipital posteriormente; e lateroinferiormente completados pelas asas maiores de ambos os esfenoides e pelos ossos temporais. Os ossos cranianos consistem em duas camadas corticais densas, entrepostas por uma camada de osso esponjoso (**díploe**). Por meio dos forames diploicos, dá-se a irrigação da calota craniana.

Fossas Cranianas

De maior interesse neurocirúrgico, as fossas cranianas correspondem às depressões observadas no assoalho do crânio ao se remover a calota craniana. Para o cirurgião de cabeça e pescoço, entretanto, é fundamental o seu conhecimento em razão dos inúmeros forames por onde passam vasos, nervos e outras estruturas de grande importância cirúrgica. A parte interna do crânio é dividida em três fossas.

A **fossa anterior** (ou frontal) contém os lobos frontais e permite acesso à cavidade nasal pela **lâmina cribriforme**. Seus muitos forames dão passagem aos axônios olfatórios do primeiro par craniano (NC I), que caminharão até o bulbo olfatório. Continuando-se com o septo nasal inferiormente, a **crista etmoidal** (*gali*) é uma protuberância em que se insere a foice cerebral.

A **fossa média** contém, por sua vez, os lobos temporais e diversos forames, destacando-se: **forame espinhoso,** por onde passa a artéria meníngea média, ramo da artéria maxilar, importante para a irrigação da dura-máter; **forames oval e redondo,** por onde passam, respectivamente, a divisão mandibular (V3), e maxilar (V2) do nervo trigêmeo (5º nervo craniano – NC V), enquanto o nervo oftálmico (V1) comunica-se com a órbita pela **fissura orbitária superior**, juntamente com o nervo oculomotor (NC III), nervo troclear (NC IV), nervo abducente (NC VI) e as veias oftálmicas. Pelo **canal óptico** passam o nervo óptico (NC II) e a artéria oftálmica.

A fossa posterior abriga os hemisférios cerebelares e o tronco cerebral. Pelo **meato acústico interno** passam o nervo vestíbulo-coclear (NC VIII) e o nervo facial (NC VII), este último saindo do crânio pelo **forame estilomastóideo**. Observamos, ainda nessa porção, o **canal carotídeo**, por onde passa a artéria carótida interna e o **forame jugular**, abertura pela qual passam a veia jugular interna, além dos nervos glossofaríngeo (NC IX), vago (NC X) e acessório (NC XI). O nervo hipoglosso percorre, em sua saída do crânio, o **canal do hipoglosso**, situado medialmente ao forame jugular. Por fim, uma grande abertura circular pode ser observada: o **forame magno**, por onde passam o bulbo e outras estruturas do tronco cerebral.

Órbitas
Órbitas e Pálpebras
As órbitas são cavidades ósseas do esqueleto da face, que se assemelham a pirâmides quadrangulares ocas com suas bases voltadas anterolateralmente e seus ápices, posteromedialmente. As órbitas contêm e protegem os bulbos dos olhos. Sua porção medial é separada da cavidade nasal pelos ossos etmoidal, lacrimal e parte do nasal, enquanto que o seu assoalho é majoritariamente constituído pelo teto da maxila. O seu teto é principalmente composto pelo osso frontal, enquanto que sua parede lateral é garantida pelo osso zigomático. Na porção mais interna, encontramos a junção do osso esfenoide, etmoide, frontal e maxilar, delimitando as fissuras orbitárias superior e inferior, bem como o canal óptico.

Revestindo o arcabouço ósseo, encontramos as pálpebras superiores e inferiores, sendo bastante similares em estrutura, apesar de a superior ser mais móvel. São separadas pela **fissura palpebral**, pela qual se permite a abertura do olho. Uma fina camada mucosa (a conjuntiva) reveste a parte interna das pálpebras (conjuntiva palpebral) e se continua com a superfície do globo ocular (conjuntiva bulbar). Entre a pele e a conjuntiva localiza-se, em ambas as pálpebras, uma membrana de tecido conjuntivo denso, denominada **tarso**, que juntas formam o "esqueleto das pálpebras".

A irrigação das órbitas se dá pelas artérias supratrocleares e supraorbitárias, provenientes da artéria oftálmica, juntamente com a artéria angular, ramo terminal da artéria facial, constituindo uma verdadeira rede anastomótica entre as artérias carótida externa e interna. As veias que acompanham as artérias não dispõem de válvulas, podendo ser áreas perigosas para propagação de infecções de pele para dentro do sistema nervoso central.

Globo Ocular e Sistema Lacrimal
O globo ocular é constituído pela córnea e esclera anteriormente, que, por sua vez, reveste todo o restante do globo ocular. A musculatura extrínseca do olho é composta de sete músculos voluntários: o levantador da pálpebra superior: os retos superior, inferior, medial e lateral; além dos oblíquos superior e inferior. Todos são inervados pelo nervo **oculomotor** (NC III), com a exceção do reto lateral e do oblíquo superior, inervados pelos nervos **abducente** (NC VI) e **troclear** (NC IV), respectivamente. A vascularização se dá pelos vasos oftálmicos: a artéria oftálmica, ramo da artéria cerebral anterior e a veia oftálmica, que drena diretamente para o seio cavernoso. A anatomia interna do globo ocular não será aqui discutida por ter pouca importância cirúrgica ao especialista em cirurgia de cabeça e pescoço.

O sistema lacrimal consiste em duas glândulas lacrimais dispostas na parede laterossuperior da órbita, drenando sua secreção pelos ductos lacrimais até o **saco lacrimal**, este localizado no canto medial; e comunicando-se com a cavidade nasal pelo ducto nasolacrimal.

Orelha
A orelha é dividida em três porções: externa, média e interna (que é de interesse da neurocirurgia e otorrinolaringologia, não sendo abordado neste capítulo). A **orelha externa** possui duas porções, a aurícula e o meato acústico externo. A **aurícula** é uma estrutura irregular em forma de concha, composta por tecido cartilaginoso elástico recoberto por pele. É irrigada pela artéria temporal superficial e inervada pelos nervos auriculotemporal e auricular magno (comumente seccionado durante esvaziamentos cervicais, levando à perda da sensibilidade do pavilhão auditivo). No interior da aurícula, encontramos o **meato acústico externo:** uma abertura, seguida de um canal tortuoso; que termina na **membrana timpânica**.

A **orelha média** é também chamada de cavidade timpânica, sendo uma estreita câmera aerada da parte petrosa do osso temporal.

Contém a orelha média os **ossículos auditivos** (estribo, bigorna e martelo) e os seus respectivos músculos, assim como o óstio timpânico da tuba auditiva, comunicando o ouvido médio com a nasofaringe.

Nariz e Seios Paranasais
Nariz Externo
Em sua porção externa, o nariz possui formato piramidal. O seu esqueleto é constituído de duas porções, sendo uma parte óssea e outra cartilaginosa. Os dois **ossos nasais**, situados sob a pele do dorso do nariz, articulam-se com o osso frontal superiormente e com a maxila lateralmente. Em continuação com os ossos nasais lateralmente, situam-se as cartilagens laterais ou **alares**, que se prolongam no plano mediano para formar o **septo nasal**, e lateralmente para formar a asa do nariz. A sua irrigação se dá principalmente pelas artérias angulares e labiais superiores, ambas com origem na artéria facial.

Cavidade Nasal
As cavidades ou fossas nasais são separadas pelo septo nasal, que possui uma porção cartilaginosa anteriormente, e posteriormente é constituído principalmente por dois ossos: o vômer e a lâmina perpendicular do etmoide. As paredes laterais são constituídas pelas **conchas nasais**, comumente observadas em número de três. Entre as conchas, temos sulcos revestidos por mucosa, denominados **meatos nasais**. Por meio deles drenam os seios paranasais e o ducto lacrimal.

A irrigação das cavidades nasais é bastante rica, sendo principalmente suprida pela artéria esfenopalatina, ramo da artéria maxilar. Por esse motivo, procedimentos invasivos na região costumam apresentar sangramentos importantes, denominados de **epistaxe**, quadro que também pode ocorrer de forma espontânea por causa da ruptura da fina camada de mucosa que recobre o plano vascular.

Seios Paranasais
Os seios paranasais (frontais, etmoidais, maxilares e esfenoidais) são cavidades aeradas revestidas por mucosas, contidas dentro dos ossos da face. A pneumatização dos seios desenvolve-se e aumenta com a idade.

Os seios frontais estão localizados no osso frontal e drenam para o meato nasal inferior pelo **ducto nasofrontal**.

Através da sua abertura pode-se obter acesso ao interior da fossa cerebral anterior em procedimentos neurocirúrgicos.

As células etmoidais são pequenas loculações no interior do osso etmoidal, drenando nos meatos superior e médio. A **bula etmoidal**, projeção óssea revestida por mucosa nasal, pode ser encontrada no meato médio e corresponde a uma célula etmoidal de tamanho maior.

O seio esfenoidal drena no recesso esfenoetmoidal, atrás da concha nasal superior. Através da sua abertura é possível acessar a sela túrcica (cirurgias da hipófise por via endonasal).

Situados no interior da maxila, os seios maxilares são os maiores seios paranasais. Relaciona-se lateralmente com as cavidades nasais superiormente com o assoalho das órbitas, com importância cirúrgica em cirurgias craniofaciais (p. ex., maxilectomia).

Face

A face constitui o chamado **viscerocrânio** e é formada pela maxila, mandíbula, ossos zigomáticos e ossos palatinos. Os músculos da face (mímica facial) são em número de 18 e recebem inervação do nervo facial (NC VII) e possuem inserções cutâneas. O **platisma** é uma fina camada muscular no plano gorduroso subcutâneo, sendo importante para a confecção de retalhos de pele durante os acessos cervicais.

Maxila

O osso maxilar (ou maxila) abriga os alvéolos da arcada dentária superior, local de inserção dos dentes superiores. Na sua porção mais anterior, encontra-se o **forame infraorbitário**, por onde passa o nervo homônimo, ramo do nervo maxilar (V2).

A porção mais posterior da maxila é arredondada e abaulada, chamada de **túber da maxila**, relacionando-se posteriormente com o processo pterigoide do osso esfenoide. Duas projeções da maxila, os processos palatinos da maxila, formam, juntamente com os ossos palatinos, o **palato duro**.

Mandíbula

A mandíbula (ou maxilar inferior) é um osso ímpar, contendo os dentes inferiores. Sua articulação com a maxila se dá pelo côndilo mandibular, projeção do ramo da mandíbula que juntamente com a cavidade glenoide do osso temporal formam a **articulação temporomandibular**, ou ATM, única articulação sinovial da face.

O seu ramo é revestido em sua porção externa pelo músculo masseter e na sua porção interna pelo músculo pterigóideo medial, que juntamente com os músculos temporal e pterigóideo lateral formam os **músculos mastigatórios**, inervados pelo nervo mandibular (V3), importantes na movimentação da ATM.

Possui um canal, o **canal mandibular**, pelo qual percorre o nervo alveolar inferior, ramo sensitivo do nervo mandibular (V3) responsável pela inervação dos dentes inferiores.

Glândula Parótida

A parótida, maior das glândulas salivares, possui formato piramidal, é localizada no plano subcutâneo à frente da orelha, e tem ápice apontado para o ângulo da mandíbula. É atravessada pelo **nervo facial** (NC VII), embora não receba inervação do mesmo, sendo dividida em duas porções, superficial e profunda, ambas de interesse cirúrgico. Durante a dissecção de tumores parotídeos, é fundamental a identificação e preservação dos ramos do nervo facial, no intuito de evitar paresias ou paralisias faciais. A inervação parassimpática da glândula se dá pelo **nervo auriculotemporal**, nervo sensitivo derivado do nervo trigêmeo, que recebe fibras parassimpáticas do **gânglio ótico**.

Nas ressecções parotídeas, axônios terminais parassimpáticos recém-seccionados podem-se anastomosar de maneira errática com glândulas sudoríparas da pele suprajacente. Quando isso ocorre, pode acontecer a chamada síndrome de Frey, ou sudorese gustatória, que consiste em rubor facial e saída de suor na região malar, quando do início da mastigação de alimentos.

Nervo Facial

Corresponde ao 7º par craniano e é responsável pela inervação da musculatura da mímica facial. Após deixar o crânio pelo **forame estilomastóideo**, o seu tronco curto adentra a glândula parótida em sua porção posterior para logo dividir-se em dois troncos menores, o cervicotemporal e o cervicofacial. Ambos se dividem em diversos outros ramos menores, agrupados em 5 divisões, de cefálico para caudal: temporal, zigomático, bucal, marginal da mandíbula e cervical, sendo esse último responsável pela inervação do platisma. É fundamental a preservação dos principais ramos durante a cirurgia da parótida, em razão da possibilidade de sequela de paralisia facial após a lesão dos mesmos.

Exerce ainda a função de inervar as glândulas submandibular e sublingual, bem como de realizar a sensibilidade gustatória dos dois terços anteriores da língua.

Região Oral e suas Estruturas

A região oral inclui a cavidade oral, os dentes, as gengivas, os lábios, as bochechas, a língua, o palato e a região das tonsilas palatinas.

Cavidade Oral

É composta pelo vestíbulo e pela cavidade oral propriamente dita. A primeira é a porção entre os lábios e a face anterior (ou vestibular) dos dentes, enquanto que a cavidade oral propriamente dita corresponde ao espaço entre a face lingual das arcadas dentárias, superior e inferior; e os pilares tonsilares (limite posterior).

Lábios, Bochechas e Gengivas

Os lábios são dobras de pele e músculo que envolvem a boca, com função importante de esfíncter e fonação. São compostos por diversos músculos que atuam conjuntamente, sob a ação do nervo facial (NC VII). Recebem irrigação das artérias labiais, que formam verdadeiras arcadas ao redor da boca.

As bochechas continuam-se com os lábios no interior da cavidade oral e formam as paredes laterais desta última. Sua mucosa, também chamada de **mucosa jugal**, é lisa e pode conter numerosas glândulas salivares menores. O **ducto parotídeo** (de Stenon ou Stensen) desemboca na cavidade oral por um orifício na mucosa jugal, ao nível dos molares superiores.

As gengivas são compostas por tecido conjuntivo fibroso, sendo firmemente aderida ao processo alveolar e às raízes dos dentes.

Apesar de estrutura histológica semelhante entre as três estruturas acima, o câncer de lábio tem como fator etiológico principal a radiação ultravioleta decorrente da exposição solar prolongada. Já a etiologia do câncer das mucosas da cavidade oral, como a gengiva e bochecha, se dá principalmente pela exposição a agentes carcinógenos derivados do tabaco.

Palato

O teto arqueado da cavidade oral, comumente chamado de céu da boca, recebe o nome de palato. É basicamente dividido em duas porções, palato duro e palato mole.

O palato duro, de localização anterior, é constituído por mucosa, revestindo firmemente a superfície óssea adjacente formada pelas maxilas e ossos palatinos. Recebe irrigação pela artéria palatina maior, que passa pelo forame homônimo, localizado na sua borda lateral.

O palato mole é também considerado parte da orofaringe e localiza-se no terço posterior do palato, aderido à borda posterior do palato duro. É constituído por diversos músculos que têm como função principal auxiliar na deglutição, impedindo o refluxo do bolo alimentar para a cavidade nasal.

Em sua porção mediana a aponeurose dos músculos forma a **úvula**, enquanto que lateralmente se curva para formar as **pregas palatoglosso** e **palatofaríngea**, também chamados de pilares anterior e posterior, respectivamente. As pregas descritas formam arcos com o mesmo nome, constituindo a chamada **fauce**. Entre os arcos, na denominada fossa tonsilar, repousam as **amígdalas** (tonsilas palatinas).

Língua

A língua é um órgão muscular, que exerce funções de deglutição, fala, gustação e limpeza oral. É composta de três porções, a raiz, o corpo e a ponta; e duas faces, a dorsal (revestida por epitélio queratinizado) e a ventral (lisa). É formada por músculos extrínsecos e intrínsecos, inervados pelo nervo hipoglosso (NC XII). Os músculos extrínsecos (genioglosso, hioglosso, palatoglosso e estiloglosso) originam-se fora da língua, inserindo-se nela. Já os músculos intrínsecos (longitudinal inferior, transversos e verticais) têm origem e inserção na própria língua.

O dorso da língua é áspero, revestido de epitélio queratinizado, possuindo diversas estruturas sensitivas, denominadas papilas linguais. Um grupo especializado de papilas, denominadas de papilas circunvaladas, organizam-se posteriormente em forma de "V", denominado **"V" lingual**, separando a parte oral da parte faríngea da língua. Em sua porção posterior, atrás do "V" lingual, localiza-se ainda a **tonsila lingual**, correspondendo à porção linfoide localizada na base da língua.

Seus dois terços anteriores recebem inervação sensitiva do nervo lingual, oriundo do nervo mandibular (V3), contendo fibras de sensibilidade geral. A sensibilidade gustatória dessa mesma porção vem do nervo facial (NC VII) pelo nervo corda do tímpano, que se junta com o nervo lingual para ganhar o ventre lingual. A sensibilidade geral e gustativa do terço posterior é oriunda no nervo glossofaríngeo (NC IX).

A irrigação da língua se dá principalmente pelas artérias linguais, ramo da artéria carótida externa, que não se anastomosam na linha média em decorrência da existência do septo lingual. Incisões cirúrgicas nesse plano normalmente apresentam pouco sangramento em decorrência dessa particularidade anatômica.

PESCOÇO

O pescoço é uma região de transição entre a cabeça e o tórax, que contém estruturas nervosas, musculares, vasculares, endócrinas (glândula tireoide, paratireoide, pequena porção do timo) e do trato aerodigestório (laringe, metade superior da traqueia e porção cervical do esôfago), compartilhando espaços mínimos.

Limites

Os limites anatômicos cervicais são:

1. *Inferior:* margem formada pela incisura supraesternal (fúrcula), margem superior da clavícula e o processo espinhoso da sétima vértebra cervical posteriormente.
2. *Superior:* linha iniciada na borda inferior da mandíbula, da região mentual até seu ângulo; e traçada pelo ápice do processo mastoide e protuberância occipital externa do crânio ósseo.
3. *Lateralmente:* o músculo esternocleidomastóideo tem um trajeto oblíquo, e as bordas do músculo trapézio formam os limites com a região posterior.

Observa-se que os principais órgãos de interesse cirúrgico cervical situam-se em posições anterior e lateral do pescoço.

Plano Muscular Superficial

Os músculos superficiais do pescoço (mm. platisma, esternocleidomastóideo, trapézio) são delimitados pela lâmina superficial da fáscia cervical, a exceção do m. platisma que se encontra no tecido subcutâneo.

- *Fáscias:* são estruturas laminares de tecido conjuntivo fibroso, que envolvem estruturas, como músculos, vasos, nervos e linfáticos. A fáscia cervical é subdividida em três lâminas: **superficial** (ou tela subcutânea; formada por uma camada externa, gordurosa, e uma interna, elástica), **pré-traqueal** (porções muscular e visceral) e **pré-vertebral** (posterior).
- *Platisma* (grego, *placa plana*): possui um ventre quadrilátero que se origina na tela subcutânea e na pele sobre as partes superiores dos mm. deltoide e peitoral maior. Sua inserção se dá na margem da borda inferior da mandíbula, modíolo (ponto de fixação comum dos mm. que atuam no ângulo da boca) e a pele desta topografia. Estas inserções delimitam suas respectivas partes: mandibular, modiolar e labial.
  - Inervação: ramo cervical do n. facial.
  - Função: tencionar a pele e produzir pregas cutâneas verticais, deprimir a mandíbula e o ângulo da boca.
- *Esternocleidomastóideo:* marco anatômico para dividir regiões cervicais anterior e posterior. Possui duas fixações proximais (ossos esternos e clavícula) e uma fixação distal (processo mastóideo). Sua cabeça clavicular é a porção mais lateralizada com largura bastante variável, porém, geralmente, mais espessa que a cabeça esternal, que se encontra

em um plano mais central, fixando-se no osso esterno e na cápsula da articulação esternoclavicular.
- Inervação: NC XI (acessório).
- Função: a contração unilateral realiza flexão lateral do pescoço, já a contração bilateral realiza a aproximação entre o mento e a região esternal (flexão do pescoço), além de auxiliar o movimento de **inspiração forçada**, sendo considerado um m. acessório da respiração.

- Trapézio: possui um ventre triangular e achatado que tem como origem o terço medial da linha nucal superior, a protuberância occipital externa, o ligamento nucal e os processos espinhosos de C7-T12. Por ser um músculo largo, sua inserção depende do ponto de origem. A porção que se origina no ligamento nucal, protuberância occipital externa insere-se no terço lateral da clavícula. As demais porções inserem-se no acrômio e na espinha da escápula.
  - Inervação: NC XI.
  - Função: eleva, retrai e gira a escápula no sentido anti-horário.

- Bainha carotídea: com a fusão das três fáscias (superficial, pré-traqueal e pré-vertebral) forma-se a bainha carotídea. Que se estende desde a base do crânio até o tórax. Percorre um plano profundo em relação ao músculo esternocleidomastóideo (ECM). Envolve as artérias carótidas comum e interna, a veia jugular interna e o nervo vago.

Plano Muscular Profundo

Os músculos cervicais situados nesse plano são envolvidos pelas lâminas pré-traqueal e pré-vertebral da fáscia cervical. A porção muscular da fáscia pré-traqueal envolve os mm. pré-tireóideos (omo-hióideo, esterno-hióideo e esternotireóideo) e o m. tíreo-hióideo, formando a musculatura infra-hióidea situada em um plano profundo intermediário.

- M. omo-hióideo: é um músculo digástrico (ventres superior e inferior) com origem na borda superior da escápula próximo da incisura escapular e inserção na borda inferior do corpo do osso hióideo.
  - Inervação: ventre superior (r. superior da alça cervical, que é derivado do 1º n. cervical) e ventre inferior (alça cervical, especificamente do 2º e 3º nn. cervicais).
  - Função: abaixa o osso hioide, juntamente com os outros músculos infra-hióideos. Importante para divisão do triângulo anterior do pescoço.

- M. esterno-hióideo: possui um ventre estreito que se estende da parte posterior do manúbrio do esterno até a borda inferior do corpo do osso hióideo, se fixando medialmente ao ventre superior do m. omo-hióideo.
  - Inervação: alça cervical (1º, 2º e 3º nn. cervicais).
  - Função: abaixamento do osso hióideo após a fala, a deglutição e a mastigação. Importante para divisão do triângulo anterior do pescoço.

- M. esternotireóideo: possui um ventre mais curto e mais largo do que o m. esterno-hióideo situado à frente. Sua fixação proximal é no manúbrio esternal logo abaixo da origem do m. esterno-hióideo, e sua fixação distal é na linha oblíqua da cartilagem tireóidea.
  - Inervação: alça cervical (1º, 2º e 3º nn. cervicais).
  - Função: abaixamento do osso hioide juntamente com a laringe.

- M. tireo-hióideo: considerada continuação do m. esternotireóideo. Sua fixação proximal é a linha oblíqua da cartilagem tireóidea, e sua fixação distal seria a borda inferior do corno maior do osso hióideo em um plano mais profundo em relação aos mm. omo-hióideo e esterno-hióideo.
  - Inervação: um ramo do n. hipoglosso que contém fibras do 1º n. cervical.
  - Função: abaixamento do osso hioide ou levantamento da laringe.

A lâmina pré-vertebral envolve os músculos mais profundos do pescoço (mm. escalenos anterior, médio e posterior, longo do pescoço), sendo considerados mm. vertebrais anterior e lateral.

Vascularização

A **vascularização arterial** cervical é fornecida basicamente pelos ramos da a. **subclávia** e da a. **carótida externa**.

1. **Artéria subclávia** (**troncos tireocervical** e **costocervical**, a. vertebral, a. torácica interna e a. dorsal da escápula).
- Tronco tireocervical: surge da primeira região da a. subclávia que é dividida pelo músculo escaleno anterior em três partes. Os ramos que surgem desse tronco são: aa. tireóidea inferior, supraescapular e cervical transversa. A **artéria tireóidea inferior** suprirá o polo inferior da glândula tireóidea, os mm. infra-hióideos, musculatura paravertebral e estruturas laríngeas e faríngeas, mantendo relação íntima com a borda medial do m. escaleno anterior durante seu trajeto ascendente. A **artéria supraescapular** comporá a rede anastomótica posterior da escápula. A **artéria cervical transversa** segue no sentido posterolateral no trígono cervical lateral, suprindo os mm. adjacentes a ela.
- Tronco costocervical: ramo da primeira parte da artéria subclávia emite os seguintes sub-ramos: a. cervical profunda e a. intercostal suprema. A **artéria cervical profunda** ascende profundamente e posterior aos processos transversos das vértebras cervicais, suprindo a musculatura profunda do pescoço e anastomosa-se com o ramo descendente da artéria occipital. A **artéria intercostal suprema** irriga os primeiros espaços intercostais posteriores, principalmente o 1º e 2º espaços.

2. **Ramos da artéria carótida externa** (aa. tireóidea superior, faríngea ascendente, lingual, facial, occipital, auricular posterior, temporal superficial e maxilar).
- Artéria tireóidea superior: desce no sentido do polo superior da glândula tireoide, compondo o pedículo superior da mesma juntamente com a v. tireóidea superior e o r. externo do n. laríngeo superior. Ela emite ramos que se dirigem para laringe, como o ramo laríngeo interno, e faringe. Subdivide-se ao alcançar o polo superior da glândula tireoide em ramos anterior, posterior e lateral.
- Artéria faríngea ascendente: menor ramo da a. carótida externa e supre a faringe acima de sua origem, emite ramos, como a. timpânica inferior e ramos meníngeos posteriores.
- Artéria lingual: na região cervical irriga os mm. supra-hióideos. Seus ramos (rr.) são: a. dorsal da língua e a. sublingual.

- Artéria facial: na sua origem cervical ela é superficial sendo cruzada pelo n. hipoglosso. Seus ramos são: r. tonsilar, rr. glandulares salivares e r. submental, aa. labiais inferior e superior e r. lateral do nariz.
- Artéria occipital: segue sentido oposto ao da a. facial, seguindo, inicialmente, medial ao ventre posterior do m. digástrico e cruzando o n. hipoglosso próxima da a. carótida interna. Seus ramos são: r. esternocleidomastóideo, r. mastóideo, a. estilomastóidea, ramúsculos, r. descendente, rr. meníngeos e rr. occipitais.
- Artéria auricular posterior: origina-se logo acima da origem carotídea da a. occipital, segue no sentido poserossuperior até alcançar a parte posterior do meato acústico externo. Seus ramos são: a. estilomastóidea, r. auricular e rr. occipitais.
- Artéria temporal superficial: é o r. terminal da a. carótida externa que corre anteriormente à parede anterior do meato acústico externo e até o osso temporal, onde se localiza sobre o m. temporal. Seus ramos são: a. facial transversa, rr. auriculares anteriores, a. zigomático-orbital, a. temporal média, r. frontal e r. parietal.
- Artéria maxilar: localiza-se na fossa pterigopalatina, onde passa entre as duas cabeças do m. pterigóideo lateral, sendo dividida em três partes: mandibular, pterigóidea e pterigopalatina. Seus ramos são: a. auricular profunda, a. timpânica anterior, a. meníngea média, a. meníngea acessória, a. alveolar inferior, rr. temporais profundos, rr. pterigóideos, a. massetérica, a. bucal, a. alveolar superior posterior, a. infraorbital, a. palatina maior, r. faríngeo, a. do canal pterigóideo e a. esfenopalatina.

A **vascularização venosa** cervical é formada pela drenagem venosa da face pelo ramo posterior da v. retromandibular, que se junta com a v. auricular posterior e forma a v. jugular externa. Esta percorre a região cervical lateral, cruzando obliquamente o m. esternocleidomastóideo, coberta pelo platisma, desembocando em um tronco comum na v. subclávia juntamente com a v. cervical transversa, v. supraescapular e v. jugular anterior. O sangue dos seios venosos do sistema nervoso central conflui e forma a v. jugular interna que desce na região lateral do pescoço envolvida pela bainha carotídea juntamente com a a. carótida interna na porção superior do pescoço e a a. carótida comum no segmento inferior juntamente com o n. vago. Nesse trajeto a v. jugular interna recebe suas tributárias: vv. occipitais, tronco comum das vv. facial, retromandibular e lingual, vv. tireóideas superior e média.

Drenagem Linfática

O grupo de linfonodos cervicais pode ser classificado como terminais e intermediários externos. Os linfonodos terminais compõem a cadeia que se localiza dentro da bainha carótica e recebe a linfa que é drenada para os linfonodos intermediários externos. No lado direito do pescoço essa cadeia linfática pode drenar de forma direta no ângulo venoso direito (junção da v. jugular e subclávia direita) pelo tronco jugular direito ou de forma indireta drenando no ducto linfático direito. No lado esquerdo a linfa pode desembocar de forma direta no ângulo venoso esquerdo pelo tronco jugular esquerdo ou de forma indireta pelo ducto torácico.

Os linfonodos intermediários externos ou superficiais se localizam ao longo do trajeto da v. jugular externa (drena linfa da região cervical posterolateral) e da v. jugular anterior (drena linfa da região cervical anterolateral). Os principais são os linfonodos occipitais, retroauriculares, parotídeos superficiais, submandibulares e submentais.

Os linfonodos terminais ou profundos estão situados ao longo da v. jugular interna e são divididos em grupos superior, médio e inferior. Os principais são os linfonodos perivisceriais (pré-laríngeo, retrolaríngeo, pré-traqueais e paratraqueais), júgulo-digástrico e júgulo-omo-hióideo.

Nervos

O **plexo cervical** é representado pelos quatros primeiros ramos ventrais dos nn. cervicais, que se unem em uma trama nervosa, inervando a pele, alguns músculos do pescoço e o diafragma. A inervação cutânea cervical é realizada pelos nervos superficiais: nn. supraclaviculares (C3,4), nn. cervicais transversos (C2,3), n. auricular magno(C2,3) e n. occiptal menor (C2,3). Todos estes ramos superficiais emergem próximo ao ponto médio da borda posterior do m. esternocleidomastóideo. A alça cervical é responsável pelo suprimento nervoso dos músculos infra-hióideos. O n. frênico (C3,4,5) irriga o m. diafragma, a pleura mediastinal e diafragmática. Seu trajeto cervical se inicia na borda lateral do m. escaleno anterior e em seguida se dirige para sua face anterior até passar entre a v. e a. subclávia e cruzar a a. torácica interna, tomando seu caminho torácico.

Os nervos cranianos que possuem trajeto cervical são: glossofaríngeo (NC IX), vago (NC X), acessório (NC XI) e hipoglosso (NC XII).

O NC IX emerge da base do crânio pelo forame jugular, logo após sua emersão na região do pescoço ele passa entre a v. jugular interna e a a. carótida interna, descendo anterior a esta artéria e profundamente ao processo estiloide. Seus ramos são: n. timpânico, r. comunicante, r. para o seio carótico, rr. faríngicos, r. motor do estilofaríngico, rr. tonsilares e rr. linguais.

O NC X emerge do crânio pelo forame jugular e desce dentro da bainha carótica entre a v. jugular interna e, sucessivamente, aa. carótidas interna e comum. Ramos na cabeça e pescoço: r. meníngico, r. auricular, rr. faríngicos, n. laríngeo superior, n. depressores ou rr. caróticos e nervo laríngeo recorrente. Dentre estes se destacam o n. laríngeo superior e o n. laríngeo recorrente pela sua relação anatômica com a glândula tireoide. O **nervo laríngeo superior** desce ao longo da face posterior da a. carótida interna e depois se projeta na face medial da mesma até se dividir em ramos interno e externo na altura do corno superior da cartilagem tireóidea. O ramo interno perfura a membrana tireo-hióidea em sua porção mais lateralizada juntamente com a a. e v. laríngea interna.

O r. externo estabelece relação com o pedículo vascular superior da glândula tireóidea, ele emerge do pedículo a uma distância variável do tubérculo tireóideo para inervar o m. cricotireóideo.

O **nervo laríngeo recorrente** direito origina da recorrência do nervo vago em torno da face anterior da a. subclávia direita, já o esquerdo origina-se da recorrência do NC X em torno do arco da aorta entre a origem da a. carótida comum direita e subclávia direita. Em seu percurso cervical, ascende no sulco traqueoesofágico.

O NC XI emerge da base do crânio pelo forame jugular e magno (raízes espinais do n. acessório), dirigindo-se nos sentidos posterior e anterior à v. jugular interna. Ele é cruzado em seu caminho pelo r. esternocleidomastóideo da a. occipital.

O NC XII emerge da base do crânio pelo canal do nervo hipoglosso, descendo atrás da a. carótida interna e em seguida forma uma alça que passa pela face posterior do ventre posterior do m. digástrico e cruza a a. occipital. Seus ramos são rr. meníngicos, r. tireo-hióideo, rr. terminais linguais e a raiz superior da alça cervical (r. descendente).

Vísceras Cervicais

As vísceras próprias do pescoço são representadas pela glândula tireoide e paratireoide e por uma pequena porção do timo.

A glândula tireoide possui um formato similar à letra "H" ou "U" que abraça a traqueia ao nível dos primeiros anéis traqueais (2º, 3º e 4º anéis). Os lobos tireoidianos são ligados entre si pelo istmo. Seu suprimento arterial se dá pelas aa. tireóideas superiores, inferiores e, ocasionalmente, pela a. tireóidea imã. Sua drenagem venosa é pelas vv. tireóideas superiores, médias e inferiores. A drenagem linfática tireoidiana é para os linfonodos cervicais profundos inferiores e paratraqueais.

As **glândulas paratireóideas** são de coloração amarelo-rosado ou amarronzado e geralmente são em número de quatro. Suas localizações mais frequentes são nas porções mediais e posteriores dos lobos tireoidianos, sendo classificadas como superiores e inferiores. A drenagem arterial e venosa é por ramos dos vasos tireóideos inferiores. O **timo** é um órgão torácico que se estende até a região cervical. Ele é anterior e lateral à traqueia, tendo ocasionalmente comunicação com os tecidos peritireóideos por feixes fibrosos. Seu suprimento vascular se dá pelos ramos mediastinais anteriores.

Laringe

A laringe é um complexo formado por nove cartilagens unidas por ligamentos e revestidas por mucosa que tem como principais funções respiração, esfíncter e fonação. As cartilagens que formam a laringe são: tireoide, epiglote, cricoide, aritenoide, corniculada e cuneiforme. Esse complexo é dividido anatomicamente em ádito da laringe e cavidade laríngea.

O **ádito** da laringe é a abertura que comunica a laringofaringe com a cavidade da laringe e tem como limites as pregas ariepiglóticas lateralmente, a margem superior da cartilagem epiglótica anteriormente e a prega interaritenoide posteriormente. O fechamento do ádito durante a deglutição evita que o alimento se desloque para via aérea. A **cavidade da laringe** é dividida em três partes: vestíbulo, ventrículos e cavidade infraglótica. O **vestíbulo** se estende do ádito até as margens superiores das pregas vestibulares. As pregas vestibulares ou "prega vocal falsa" tem função esfincteriana e de proteção à prega vocal. O espaço delimitado entre as pregas vestibulares é chamado de rima do vestíbulo que é a parte mais estreita da cavidade laríngica. As pregas vocais são anteparos musculomembranáceos móveis, de cor branco-pérola, localizadas abaixo das pregas vestibulares e medialmente a elas.

A glote compreende os processos e as pregas vocais, juntamente com o espaço e a rima da glote, sendo o aparelho vocal da laringe, ou seja, responsável pela formação e qualidade (timbre) da voz. Os **ventrículos** ou **seios da laringe** são espaços cegos que se localizam entre as pregas vestibulares e vocais ipsolaterais. Eles permitem movimento livre das pregas vocais. Lá encontramos o sáculo da laringe (apêndice do ventrículo) que consiste num divertículo que se estende em direção superior. Os sáculos possuem glândulas secretoras de muco que tem como finalidade lubrificar as pregas vocais. A **cavidade infraglótica** se estende da margem inferior da prega vocal até a margem superior do primeiro anel traqueal.

Partes Cervicais da Traqueia e do Esôfago

A **traqueia** é formada por uma série de anéis incompletos conectados uns ao outros pelos ligamentos anulares. A parte cervical da traqueia se relaciona com o arco venoso jugular, o istmo tireoidiano, os mm. cervicais, n. laríngeo recorrente, linfonodos entre outras estruturas. O **esôfago** se inicia ao nível da cartilagem cricoide e na sua porção cervical apresenta uma constrição (anel esofágico superior), que é formada pela parte cricofaríngeo do m. constritor inferior da faringe.

O esôfago se relaciona com a face posterior da traqueia e se conecta à mesma pelas membranas (trabéculas) fibroelásticas. Recebe suprimento arterial pelos rr. esofágicos das a. tireóideas inferiores.

Triângulos e Trígonos do Pescoço

Triângulo Anterior do Pescoço

Limites:

- *Superior:* borda inferior do corpo da mandíbula e prolongamento desta linha até o processo mastóideo.
- *Inferior:* clavícula.
- *Posterior:* borda do m. trapézio.
- *Lateral:* borda anterior do músculo ECM até região esternal.
- *Medial:* linha mediana.
- *Assoalho:* faringe, laringe e glândula tireóidea.
- *Teto:* m. platisma e fáscia cervical superficial.

Subdivisão: dividido pelo complexo muscular digástrico-estilo-hióideo, superiormente e pelo m. omo-hióideo, inferiormente, em 4 trígonos: submandibular, submental, carotídeo e muscular.

Trígono Submandibular (ou Digástrico)

Limites:

- *Superior/lateral:* borda inferior da mandíbula (até a mastoide).
- *Inferior:* pelo ventre posterior do m. digástrico e m. estilo-hióideo.
- *Teto:* pele, tela subcutânea, m. platisma e fáscia cervical superficial.

Conteúdo:

- *Anterior:* glândula submandibular, artéria facial (profunda à glândula), nervo marginal da mandíbula, gânglios linfáticos submandibulares e NC XII.
- *Posterior:* glândula parótida, artéria carótida externa, nervo facial, artéria carótida interna, v. jugular interna e os NC X e NC IX.

Trígono Submentoniano
Limites:

- *Lateral:* ventre anterior do m. digástrico.
- *Medial:* dado pela linha mediana.
- *Inferior:* corpo do osso hioide.
- *Assoalho:* m. milo-hióideo.

Conteúdo: veias tributárias para v. jugular anterior, gânglios submentuais.

Trígono Carotídeo Superior (Carotídeo)
Limites:

- *Posterolateral:* borda anterior do m. ECM.
- *Inferior:* ventre superior do m. omo-hióideo.
- *Superior:* ventre posterior do m. digástrico e m. estilo-hióideo.
- *Assoalho:* mm: tiro-hióideo, hioglosso e constritores médio e inferior da faringe.

Conteúdo: componentes da bainha carotídea, alça cervical, ramos das artérias carótida comum, interna e externa, veia jugular interna, pares cranianos IX, X, XI e XII, ramos de nervos cervicais.

Trígono Carotídeo Inferior (ou Muscular)
Limites:

- *Anteromedial:* linha mediana do pescoço.
- *Posterolateral:* ventre superior do m. omo-hióideo da borda anterior da porção inferior do m. ECM.

Conteúdo: glândula tireoide, laringe, traqueia, a. carótida comum com a bainha carotídea (veia jugular interna e NC X), alça do hipoglosso, tronco cervical simpático, n. recorrente e esôfago.

Triângulo Posterior do Pescoço
Limites:

- *Inferior:* clavícula, em sua metade.
- *Superior:* linha nucal superior do osso occipital.
- *Medial:* limite posterior do m. ECM.
- *Lateral:* limite anterior do m. trapézio.
- *Assoalho:* músculos esplênio da cabeça, escaleno (médio e posterior), levantador da escapular.

Conteúdo: plexo cervical e nervo acessório (XI.), ramos cutâneos do plexo cervical, NC XI, linfonodos.

Subdivisão: através do ventre inferior do músculo omo-hióideo é dividido em: trígonos posteriores superior e inferior.

Trígono Posterior Superior (Occipital)
Limites:

- *Inferior:* ventre inferior do m. omo-hióideo.
- *Superior:* osso occipital.
- *Anterior:* limite posterior do m. ECM.
- *Posterior:* limite anterior do m. trapézio.

Conteúdo: n. acessório, plexo braquial.

Trígono Posterior Inferior (Subclávio)
Limites:

- *Anterior:* músculo ECM.
- *Superior:* ventre inferior do m. omo-hióideo.
- *Inferior:* clavícula.
- *Assoalho:* primeira costela (tórax).

Conteúdo: a. subclávia, v. jugular externa e plexo braquial.

BIBLIOGRAFIA

Bayley BJ et al. *Head & Neck Surgery: Otolaryngology.* 2nd, CDROM, 1998, Lippincott-Raven.

Cummings C. *Otolaringology – Head & Neck Surgery.* 2nd. Mosby YearBook. v. 2; 1993.

Filho LA, Câdido PL, Laroso PRR, Cardoso EA. *Anatomia Topográfica da Cabeça e Pescoço.* São Paulo: Manole; 2005.

Gray FRSH. *Anatomia.* 29 ed. Rio de Janeiro: Editora Guanabara Koogan; 1988.

John SD, Maves MD. Surgical Anatomy of The Head and Neck [internet]. Houston: Houston Medical School; 2004 [acesso em 2013 mar 16]. Disponível em: http://anatomedunesa.weebly.com/uploads/1/8/7/1/1871495/surgical_anatomy_of_the_head_and_neck.pdf

Moore KL, Dalley AF, Agur AMR. *Clinically Oriented Anatomy.* 6th ed. Baltimore: Lippincott Williams & Wilkins; 2010.

Moore KL, Dalley AF. *Anatomia orientada para a clínica.* Rio de Janeiro: Guanabara Koogan; 2001.

Netter FH. *Atlas de Anatomia Humana.* 5. ed. Rio de Janeiro: Elsevier; 2011.

Rohen JW, Yokochi C. *Anatomia Fotográfica do Corpo Humano.* São Paulo: Manole; 1998/2002.

Snell RS. *Anatomia Clínica para Estudantes de Medicina.* 5. ed. Rio de Janeiro: Guanabara Koogan; 1999.

SOCIEDADE BRASILEIRA DE ANATOMIA. *Terminologia Anatômica.* São Paulo, Manole; 2007.

Williams PL, Warwick R, Dyson M. *Gray's anatomy,* 37th ed. Edinburgh: Churchill Livingstone; 1989.

EXAME REGIONAL DE CABEÇA E PESCOÇO

Bruno Pinto Ribeiro
Rafaela Jucá Linhares
Larissa Gladya Viana Santos

INTRODUÇÃO

O primeiro passo para o diagnóstico de qualquer patologia é uma anamnese e exame físicos criteriosos. Neste capítulo iremos abordar o exame físico da região de cabeça e pescoço em detalhes. Nem todos os passos são necessários, sendo realizados de acordo com o critério do profissional e detalhes da história da doença do paciente e com base nestas informações justificar a solicitação de exames complementares a fim de confirmar o diagnóstico e orientar a melhor conduta possível.

HISTÓRIA CLÍNICA

A queixa principal e a duração dos sintomas devem iniciar e orientar este segmento. Lembrando que deve ser anotado com as palavras do paciente – por exemplo: "Ferida na língua há 6 meses".

Em seguida vem a história da doença atual, onde devem ser anotados, por ordem cronológica, os dados referentes à doença atual. Queixa de dor deve ser detalhada quanto à intensidade, duração, fatores de melhora e piora. No caso de linfonodos deve ser pesquisado o início, localização, mobilidade a deglutição e fatores associados, como dor e sinais flogísticos.

Na suspeita de doença tireóidea, tanto por presença de massa ou nódulo na região anterior do pescoço ou sinais e sintomas de hipo ou hipertireoidismo, a história deve ser conduzida na pesquisa destas patologias. Sintomas inespecíficos, como fraqueza, sonolência, inchaço ou nervosismo, devem ser interpretados com cuidado, pois podem ter sua origem em outras patologias não de origem tireóidea.

Importante lembrar que nas doenças do pescoço, na região da linha média, as patologias mais comuns são o cisto tireoglosso superiormente, doenças tireóideas inferiormente e linfonodomegalias seguidas de cistos e fístulas branquiais na face lateral do pescoço.

A rouquidão é o sintoma mais relevante nas doenças laríngeas, devendo ser investigada se estiver presente há mais de 15 dias, para afastar a suspeita de doença maligna. Alterações na qualidade da voz podem indicar a topologia da doença, sendo a voz empastada indicativa de alteração em base de língua e anasalada em seios paranasais.

Nas doenças faríngeas a odinofagia e a dor irradiada para a orelha são importantes, pois são sugestivas de doença maligna. A disfagia é mais rara, sendo mais associada a doenças do esôfago cervical e hipofaringe.

Na investigação das linfonodomegalias, devem ser consideradas as hipóteses diagnósticas de doenças infecciosas, neoplasias benignas e malignas. Inflamações e processos infecciosos nas regiões vizinhas, como pele, dentes, orofaringe, não esquecendo de processos sistêmicos, como infecções bacterianas e virais como mononucleose, rubéola etc. Neoplasias decorrentes de tumores epiteliais, conjuntivos e linfomas. Sintomas, como emagrecimento, febre, anorexia, mal-estar, são sugestivos de processos sistêmicos, como as infecções e linfomas.

O interrogatório por órgão e sistemas deve ser realizado rotineiramente, com orientação para sinais e sintomas relacionados com patologias de cabeça e pescoço, de modo a complementar a história. Interessante acrescentar detalhes como o uso de próteses dentárias, principalmente se mal adaptadas e a presença de feridas em boca de longa duração.

Muito importante a documentação dos hábitos do paciente, visto que o tabagismo e o etilismo estão diretamente relacionados com a presença de doença maligna nesta região. Na avaliação de comorbidades, perguntas genéricas, como o uso de medicações e internações anteriores, são de grande importância.

Sempre lembrar da máxima – se os sintomas duram anos, possivelmente doença congênita, se duram meses, neoplásica, possivelmente maligna e se dias, mais provável doença inflamatória.

EXAME CLÍNICO

Devem ser iniciados pela ectoscopia, descrevendo o estado geral, detalhes, como estado de mucosas, nível de hidratação, de consciência e o estado psicológico. Em seguida devem ser avaliados sinais vitais, como pulso, pressão arterial, frequências cardíaca e respiratória e dados como peso e altura.

O exame físico deve ser segmentado, atentando para inspeção, palpação, percussão e ausculta, quando praticáveis.

Exame Físico Regional

Iniciando pela cabeça, observar a pele e couro cabeludo à procura de lesões, com descrição detalhada quanto à localização, tamanho, cor, ulceração, mobilidade ou dor. Atentar para alterações de face, na mímica facial, mobilidade de face, ocular, lingual e de palato mole.

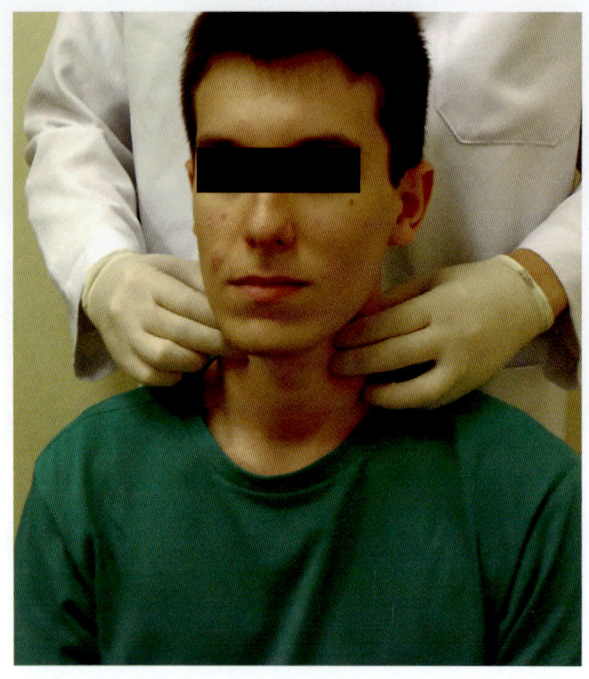

Fig. 3-1. Palpação de cadeias laterais do pescoço.

Em seguida temos o exame do pescoço. Iniciando pela inspeção atentando para abaulamentos, retrações, cicatrizes e nódulos. Inclusive observar a mobilidade destes à deglutição. Os linfonodos podem ser localizados utilizando a classificação em níveis cervicais, a saber: nível I – submandibular, níveis II, III e IV – júgulo-carotídeos superior, médio e inferior, respectivamente e nível V – posterior ao músculo esternocleidomastóideo e nível IV – anteriores ou paratraqueais.

A palpação das cadeias linfonodais cervicais pode ser realizada com o examinador à frente ou por trás do paciente com o uso de dois ou três dedos, comprimindo levemente as cadeias contra os dedos para maior sensibilidade, iniciando superficialmente e, em seguida, profundamente (Fig. 3-1).

Em seguida a palpação da tireoide é feita na loja tireóidea após a identificação da cartilagem tireoide e traqueia, que por vezes pode estar desviada da linha média por alterações tireóideas. Se o examinador estiver à frente do paciente pode fazer uso dos polegares e se atrás do paciente, os dedos indicadores e médios (Fig. 3-2), pedindo para que o paciente realize deglutição a fim de facilitar a identificação da glândula, que se move junto à traqueia. Após a identificação, deve ser caracterizada quanto a tamanho, consistência, presença de nódulos ou outras alterações anatômicas.

O exame da cavidade oral é um dos passos mais importantes do exame físico de cabeça e pescoço, devendo ser realizado rotineiramente e de forma criteriosa (Fig. 3-3). A sequência de exame não é rígida, porém cada profissional deve adotar uma com o objetivo de evitar esquecer alguns dos passos. Uma opção é iniciar observando os lábios abertos e fechados e palpar procurando nódulos ou espessamentos. Então, partir para o sulco gêngivo-labial inferior, tracionando o lábio observando superfície interna, o sulco em si, freio e face vestibular das gengivas, seguido de palpação; repetir o procedimento superiormente. Em seguida observar as mucosas jugais

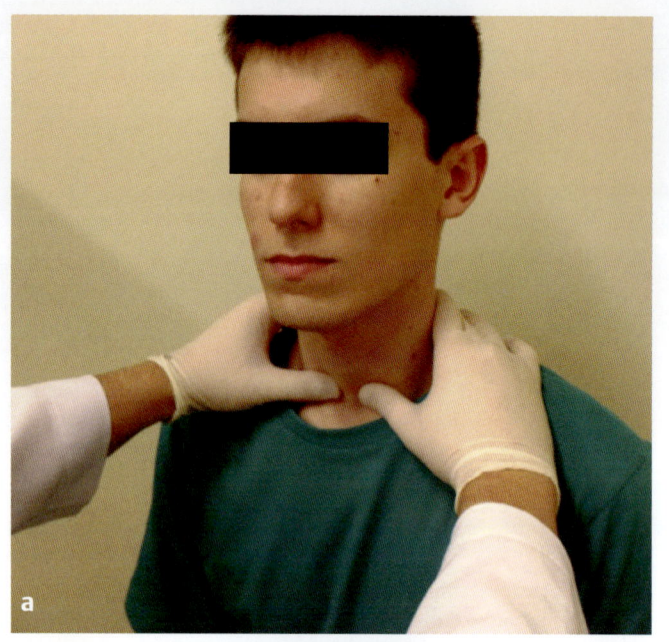

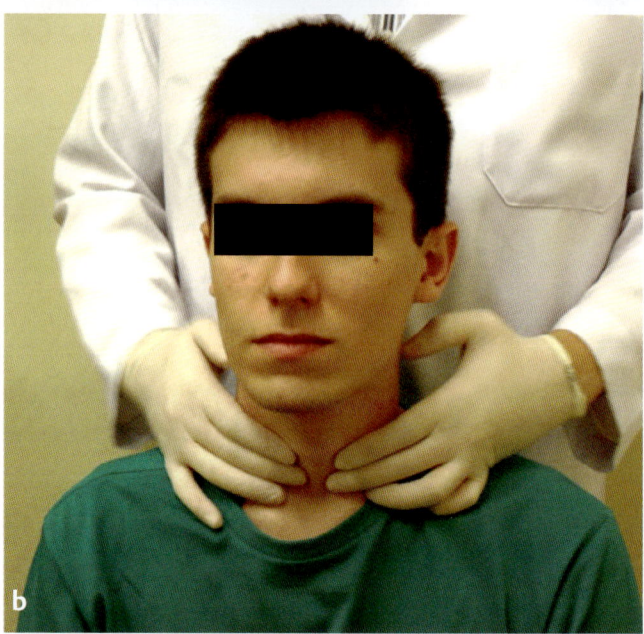

Fig. 3-2. Palpações anterior (**a**) e posterior (**b**) da tireoide.

(Fig. 3-4), os palatos duro e mole, e mais posteriormente a região retromolar, amígdalas palatinas e paredes laterais e posterior da orofaringe. Deve ser realizada a inspeção associada à palpação da língua e assoalho (este bimanual) à procura de nodulações (Figs. 3-5 e 3-6), alterações de consistência ou de superfície, atentando que a língua deve ser mobilizada para melhor observar suas laterais e o assoalho.

Juntamente com o assoalho da boca devem ser palpadas as glândulas salivares da região submandibular identificando-se as papilas do ducto e analisando quanto a tamanho, superfície e presença de cálculos. De maneira similar, devem ser avaliadas as parótidas, lembrando que, se necessário, pode ser realizada a compressão para observar as características da saliva.

CAPÍTULO 3 ▪ EXAME REGIONAL DE CABEÇA E PESCOÇO

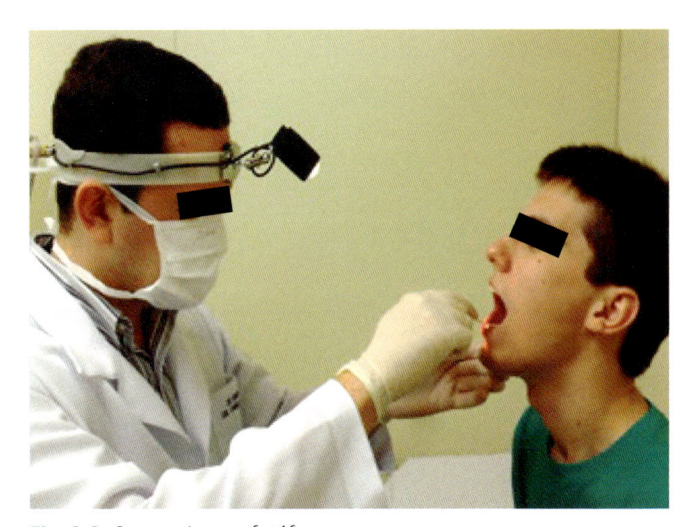

Fig. 3-3. Oroscopia com fotóforo.

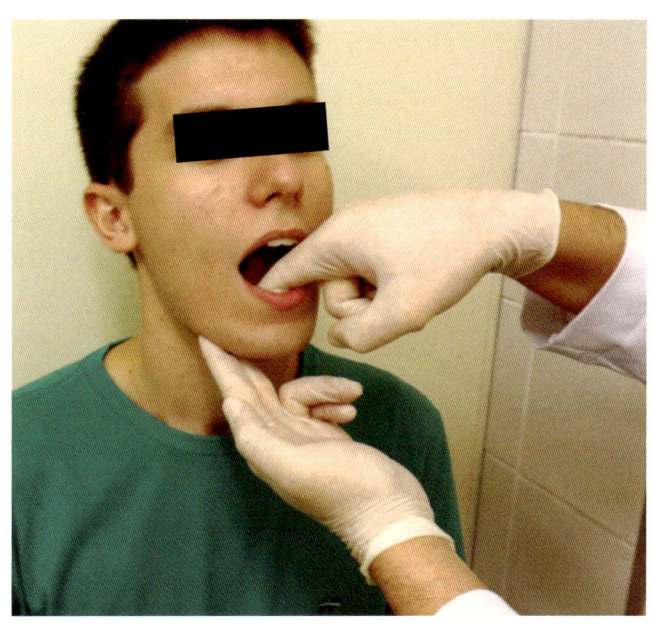

Fig. 3-6. Palpação bimanual do assoalho da boca.

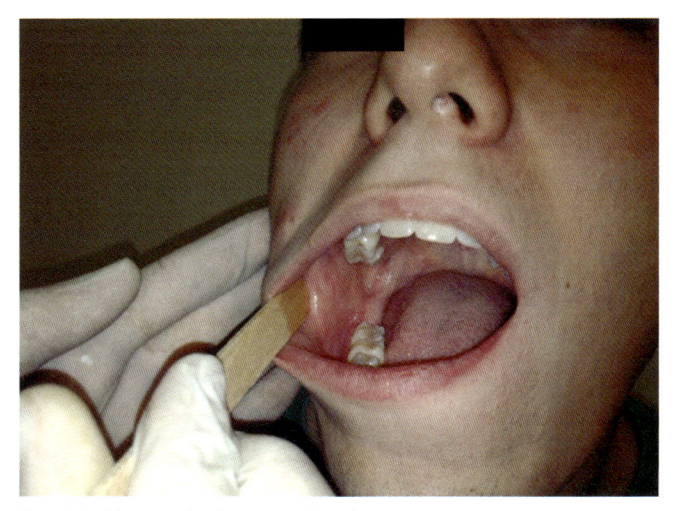

Fig. 3-4. Observação de mucosa jugal.

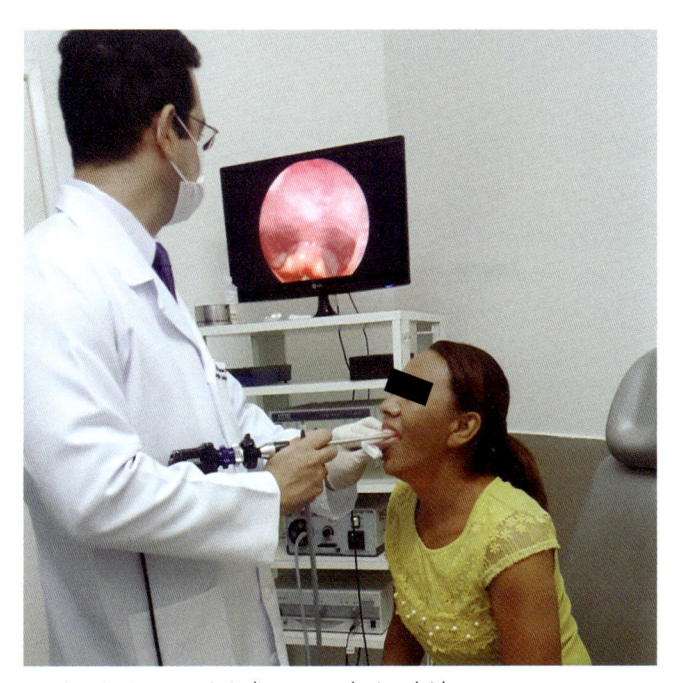

Fig. 3-7. Laringoscopia indireta com óptica rígida.

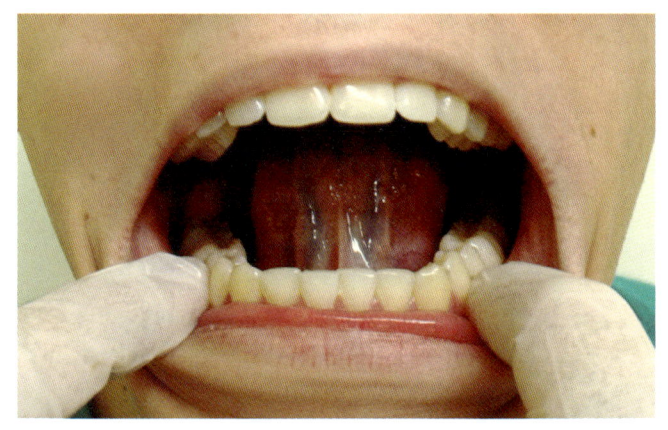

Fig. 3-5. Visualização do assoalho da boca.

Laringoscopia Indireta

Pode ser realizada com a utilização do espelho de Garcia juntamente com o fotóforo ou com equipamentos mais modernos como a óptica rígida de 70 ou 90° associada ou não à câmera de vídeo e a luz estroboscópica ou o nasofibroscópio (Fig. 3-7). Devem ser tomados os cuidados para evitar náuseas e diminuir reflexos, sendo utilizada xilocaína *spray* nos pacientes mais sensíveis.

O paciente é posicionado sentado, respirando pela boca, com a língua tracionada com gaze pelo examinador. O paciente deve pronunciar as vogais "I" e/ou "E" para verificar a movimentação das cordas vocais e deslocar a epiglote. Devendo ser avaliadas a região de orofaringe, hipofaringe e laringe (base da língua, valéculas, regiões glótica e supraglótica). Atentando para alterações na mucosa destas regiões ou de movimentação das cordas vocais.

Otoscopia/Rinoscopia

Nos pacientes com queixas relacionadas, devem ser realizados com o uso de espéculo nasal e otoscópio à procura de lesões.

BIÓPSIAS

Devem ser realizadas quando for encontrada lesão suspeita de malignidade. Se possível, por visão direta podem ser realizadas ao nível ambulatorial com anestesia local e, se necessário, anestesia local, sedação ou o uso de laringoscopia de suspensão, em centro cirúrgico.

BIBLIOGRAFIA

Menezes MB, Kavabata NK, Antonio JK. *Clínica e Cirurgia de Cabeça e Pescoço*. Ribeirão Preto, São Paulo, 2005.

Walker HK, Hall WD, Hurst JW (eds). *Clinical Methods: The History, Physical, and Laboratory Examinations*. 3rd ed. Boston: Butterworths, 1990.

Mayer D. *Essential Evidence-based Medicine*, 2nd ed. New York: Albany Medical College, 2009.

EMBRIOLOGIA E ANOMALIAS CONGÊNITAS DE CABEÇA E PESCOÇO

Luis Alberto Albano Ferreira
Humberto David Menezes de Siqueira Brito
Jobert Mitson Silva dos Santos
Alessandra Freire da Silva
Natália Almeida Falcão Costa

EMBRIOLOGIA DA CABEÇA E DO PESCOÇO

Entre a quarta e a sétima semana do desenvolvimento embrionário humano se forma a maioria das estruturas importantes do segmento cabeça/pescoço, e as alterações dismorfogenéticas acontecidas nesse período crítico levarão às alterações congênitas mais frequentemente vistas na prática da especialidade de cirurgia de cabeça e pescoço. Essas estruturas se desenvolvem a partir do aparelho branquial – uma massa organizada de tecidos dispostos em camada, compostos pelos três folhetos embrionários: endoderma, mesoderma e ectoderma. Com o crescimento do embrião e a diferenciação celular, cada um desses folhetos ou, às vezes, mais de um folheto se organizará e dará forma às diversas estruturas constituintes do segmento cranial do corpo humano.

> O principal período de desenvolvimento embrionário das estruturas da cabeça e do pescoço se dá entre a 4ª e 7ª semanas!

Na quarta semana do desenvolvimento embrionário, a região da cabeça e do pescoço do embrião é caracterizada por apresentar as seguintes estruturas primordiais:

- Bolsas faríngeas são evaginações de endoderma do aparelho branquial e constituem a porção mais interna desse aparelho. Originarão importantes órgãos, como a paratireoide e também tecido linfático.
- Arcos faríngeos são pilares de mesoderma, em número de seis pares, que originarão boa parte das estruturas ósseas, musculares e nervosas. Cada arco tem sua própria vascularização e inervação, e as estruturas deles originadas conservarão o mesmo padrão.
- Sulcos ou fendas faríngeas, formadas por uma invaginação do ectoderma, que, à medida que progridem, separam alguns arcos faríngeos, são estruturas diametralmente opostas às bolsas faríngeas.

Bolsas Faríngeas

O componente branquial mais interno é representado pelas bolsas faríngeas. Elas estão em número de cinco, apesar de a quinta ter características atípicas e ser considerada parte da quarta bolsa. Apresentam revestimento epitelial endodérmico, dando origem a importantes estruturas.

A primeira bolsa faríngea é caracterizada por formar um divertículo em forma de pedículo (recesso tubotimpânico), que se evagina pelo mesoderma entre o primeiro e o segundo arco, até entrar em contato com o revestimento ectodérmico da primeira fenda faríngea, na região desse encontro, forma-se a membrana do tímpano, que carrega na sua constituição resquícios dos três folhetos primitivos. A porção distal do divertículo sofre alargamento em uma estrutura em forma de saco, que é a cavidade timpânica primitiva, enquanto que a porção proximal permanece estreita, formando a tuba auditiva.

O revestimento endodérmico localizado na segunda bolsa faríngea prolifera e forma brotos que penetram no mesênquima circunjacente. Esses brotos são, então, invadidos por tecido de origem mesodérmica, formando a tonsila palatina primitiva, que será posteriormente infiltrada por tecido linfático durante o terceiro e o quinto mês de desenvolvimento embrionário.

A terceira e quarta bolsas apresentam, em sua extremidade distal, um par de asas, sendo uma dorsal e outra ventral. Por volta da quinta semana, o epitélio da asa dorsal da terceira bolsa se diferencia nas paratireoides inferiores, enquanto que a asa ventral forma o timo. O epitélio da asa dorsal da quarta bolsa forma as paratireoides superiores, por conta de haver uma migração no sentido caudal das paratireoides primitivas. Nessas bolsas também se formam os corpos ultimobranquiais que darão origem às células C (parafoliculares) que se fundirão à tireoide e produzirão calcitonina.

Arcos Faríngeos

O início da formação dos arcos faríngeos se dá na quarta semana do desenvolvimento embrionário, período em que há a migração das células da crista neural para a região da cabeça e do pescoço. Eles estão em um total de 6 pares, sendo o 5º e o 6º rudimentares e não visíveis na superfície do embrião.

Os quatro restantes são os responsáveis pela formação das estruturas mais importantes. Eles se caracterizam por possuir seus próprios componentes musculares, nervosos e arteriais.

O primeiro arco faríngeo, também chamado arco mandibular, aparece como um conjunto de elevações laterais à faringe em desenvolvimento. Representa o primórdio dos ossos gnáticos e de boa parte do aparelho mastigatório. Divide-se precocemente em dois processos: o processo maxilar (cranial) e o mandibular (caudal). Ressalta-se que deles também se originam os músculos envolvidos na mastigação (temporal, masseter, pterigoides, ventre anterior do digástico, milo-hióideo e tensor palatino), além do tensor do tímpano. Seu componente nervoso apresenta a parte inferior do ramo mandibular do nervo trigêmeo (V). Assim, todos os músculos provenientes desse arco são inervados pelo 5º par craniano.

O denominado arco hióideo (segundo arco faríngeo) apresenta uma importante contribuição para a formação do osso hioide, dando origem ao corno menor desse osso e a porção superior dele. Forma também o processo estiloide do osso temporal e o ligamento estiloide associado. Outra de suas competências é a formação de variados músculos da mímica, como o m. bucinador, o m. auricular anterior, a parte labial do m. orbicular da boca, a parte palpebral do m. orbicular do olho, o ventre posterior do digástrico, o m. estilo-hióideo, o músculo do estribo e um dos principais componentes da lâmina superficial do pescoço, o platisma. Seu componente nervoso contém o sétimo par craniano, o nervo facial (VII), e, por conseguinte, os componentes musculares oriundos do segundo arco não inervados pelo sétimo par craniano.

O terceiro arco faríngeo é caracterizado por originar, em seu componente ósseo, o corno maior e a porção inferior do corpo do osso hioide. Ele é responsável por formar um único músculo: o estilofaríngeo, que auxilia na elevação da faringe e é inervado pelo glossofaríngeo (IX).

O quarto arco faríngeo se funde ao quinto e ao sexto, sendo eles os denominados arcos caudais. Eles formam as cartilagens laríngeas pares (aritenoides, corniculadas e cuneiformes) e ímpares (tireoide e cricoide). O componente muscular dos arcos fundidos dá origem aos seguintes músculos: m. cricotireóideo, m. levantador do véu palatino, mm. constritores da faringe e mm. intrínsecos da laringe. O nervo vago (X) e seus ramos são os responsáveis pela inervação dos músculos originados desse arco, sendo o laríngeo superior o nervo do 4º arco, e o laríngeo recorrente o nervo do 6º arco.

1º arco → V par	2º arco: VII par
3º arco → IX par	4º e 5º arcos → X par

Fendas Faríngeas

Os sulcos faríngeos ou fendas faríngeas separam os arcos faríngeos externamente. Eles estão em número de quatro (de cada lado), mas apenas um par de sulcos contribui efetivamente para a formação de estruturas clinicamente importantes no adulto. O primeiro persiste como o meato acústico externo. Os outros se unem e formam o chamado seio cervical, uma cavidade em forma de fenda localizada na região cervical lateral do embrião. À medida que o desenvolvimento segue seu curso, o seio cervical geralmente é obliterado, porém, caso persista, formará um cisto branquial.

Embriologia da Tireoide

A glândula começa a se formar apenas 24 dias após a fertilização, sendo ela a primeira glândula endócrina a se desenvolver no embrião. A tireoide aparece sob forma de uma proliferação epitelial no assoalho da faringe entre o 2º e 3º arcos faríngeos, em um ponto correspondente ao forame cego. Subsequentemente a tireoide desce pelo assoalho da faringe primitiva em direção ao seu local definitivo, por um divertículo bilobado caudalmente (ducto tireoglosso), que tende a desaparecer ao longo do desenvolvimento. Caso persista formar-se-ão cisto(s) ao longo de seu trajeto, chamados cistos de ducto tireoglosso.

A glândula começa a se tornar funcionante ao final do terceiro mês intraútero, momento em que se podem visualizar os folículos tireóideos com o coloide em seu interior (este produzido pelas células foliculares), e representa uma fonte de tri-iodotironina (T3) e tiroxina (T4) além das células C ou parafoliculares, produtoras de calcitonina.

PRINCIPAIS ANOMALIAS CONGÊNITAS DE CABEÇA E PESCOÇO

Definição e Classificação

São doenças benignas originadas de uma malformação das estruturas embrionárias que dão origem aos órgãos da face e do pescoço. Manifestam-se mais comumente por cistos no pescoço ou também por pequenas aberturas na pele, chamadas fístulas. Na maioria dos casos o tratamento é cirúrgico. As principais anomalias congênitas de cabeça e pescoço podem ser classificadas de acordo com o tipo de fenômeno ocorrido durante o desenvolvimento embrionário:

- Alterações do desenvolvimento do aparelho branquial.
- Alteração da migração da glândula tireoide.
- Outros cistos.
- Desenvolvimento anômalo do sistema vascular.

Alterações do Desenvolvimento do Aparelho Branquial (Cistos ou Fístulas Branquiais)

São alterações benignas causadas pela malformação de estruturas do aparelho branquial ou algum problema na migração da tireoide para o pescoço. Nem sempre apresenta um diagnóstico evidente, principalmente por ser o diagnóstico diferencial das massas cervicais um campo muito vasto, tendo como alguns exemplos simples linfonodomegalias reativas, tuberculose ganglionar, malformações vasculares e linfomas.

As anomalias branquiais apresentam mesma incidência em ambos os sexos. Tendência familiar e uma possível bilateralidade são marcas reconhecidas da doença. A PAAF (punção aspirativa por agulha fina) nos casos dos cistos apresenta-se como um importante método para diagnóstico, cujo princípio é o estudo citológico do conteúdo da massa/cisto evidenciando uma secreção amarela citrina, com a presença de minúsculos cristais reluzentes (cristais de colesterol).

Anomalias do Primeiro Arco e Fenda Branquial

Os cistos e *sinus* (seios) do primeiro **arco branquial** ocorrem na região do *tragus*, sendo sempre laterais ao trajeto do nervo facial (VII) e não apresentam relação com o conduto auditivo externo.

As anomalias da primeira **fenda branquial** correspondem à duplicação da parte membranosa do canal auditivo externo, podendo se apresentar com cistos ou fístulas, sendo classificadas em dois tipos (Work, 1972):

- *Tipo I:* anomalias de origem ectodérmica, duplicação membranosa do conduto auditivo externo, com formação de cisto ou fístula posterior à concha auditiva.
- *Tipo II:* anomalias compostas de ectoderma e mesoderma, com formação de cisto ou fístula na concha, no canal auditivo externo, mandíbula ou no pescoço. Guardando relação com o n. facial (VII) e parótida.

Anomalias do Segundo Arco Branquial

Podem-se apresentar como cistos ou fístulas, estas com abertura ao longo da borda anterior do músculo esternocleidomastóideo, geralmente em seu terço médio. Podem haver fístulas completas, incompletas internas e incompletas externas. O trajeto pode seguir estruturas profundas, como a bainha carotídea, cruzar o nervo hipoglosso e até chegar à tonsila faríngea. Podem ser classificados, em quatro tipos (Proctor, 1955):

- *Tipo I:* na borda anterior do músculo esternocleidomastóideo.
- *Tipo II:* sobre a veia jugular interna e aderida ao esternocleidomastóideo.
- *Tipo III:* localizados no meio das artérias carótidas interna e externa.
- *Tipo IV:* têm estreito contato com a parede faríngea.

Anomalias do Terceiro Arco Branquial

As anomalias congênitas do terceiro arco branquial são bastante raras e geralmente caracterizadas por fístulas. O orifício externo pode-se localizar na mesma posição das fístulas do segundo arco. O trajeto segue a bainha carotídea, posteriormente à carótida interna, sobre o nervo hipoglosso e segue o nervo laríngeo superior até o recesso piriforme.

Anomalias do Quarto Arco Branquial

As malformações que acometem o quarto arco branquial são consideradas por muitos apenas uma possibilidade teórica, embora seja conhecida a existência de alguns relatos de casos na literatura. Seu trajeto seria descendente, em direção ao tórax, recorrendo ao pescoço após passar ou sob o arco da aorta ou sob a artéria subclávia direita (dependendo do lado) e tendo o orifício interno no esôfago cervical.

Tratamento, Cuidados e Complicações das Anomalias Branquiais

O tratamento das anomalias branquiais é a excisão cirúrgica da lesão e/ou do trajeto fistuloso. Os cuidados e complicações são inerentes às relações anatômicas de cada um dos tipos. No caso dos cistos e fístulas do primeiro arco, a preocupação principal é com o nervo facial (VII). Nas de segundo e terceiro arcos, com os nervos hipoglosso (XII), acessório (XI), vago (X) e seus ramos, artérias carótidas comum e interna e veia jugular interna. Nas fístulas, as incisões de pele devem ser escalonadas, evitando-se uma grande cicatriz longitudinal.

Alteração na Migração da Tireoide (Cisto do Ducto Tireoglosso)

Epidemiologia

Entre os cistos diagnosticados na região cervical, o cisto tireoglosso é o mais comum, correspondendo a 70% dos casos. Origina-se da permanência do ducto tireoglosso, após a descida da tireoide até sua posição normal, na região cervical anterior, inferiormente à cartilagem cricóidea. O diagnóstico costuma ser feito na infância, principalmente até os 10 anos de idade (mais de 30% dos casos), porém não raro é diagnosticado em outras faixas etárias: 10-20 anos (20%) e 20-30 anos (15%).

> A massa cervical de linha média mais comum é o cisto tireoglosso!

Quadro Clínico

O cisto representa a não obliteração do ducto e/ou uma falha na migração da tireoide entre a quinta e a décima semana de desenvolvimento embrionário. Os cistos podem estar localizados em qualquer região da linha média do pescoço, mais frequentes em posição infra-hióidea do que supra-hióidea e raramente encontrados (2% dos casos) em região intralingual. Podem ocorrer infecções secundárias do cisto, inclusive com fístula para a pele e vias aéreas superiores (cisto do ducto tireoglosso fistulizado). O sinal de Sistrunk (retração do cisto após deglutição ou protrusão da língua) representa um importante passo diagnóstico para a correta propedêutica dessa anomalia.

Diagnóstico

Dentre os possíveis métodos de se diagnosticar um cisto de ducto tireoglosso podem citar-se:

1. Exame clínico: uma das maiores marcas do cisto, como dito anteriormente, é o sinal de Sistrunk. Tal sinal clínico tem sido bastante utilizado para um diagnóstico inicial da anomalia, sendo possível diferenciá-la de outras malformações, como o cisto dermoide, hemangiomas etc.
2. Ultrassonografia cervical: utilizada principalmente para revelar a natureza cística na linha média do pescoço e para avaliar se existe tecido tireóideo eutópico.
3. Punção aspirativa por agulha fina (PAAF): método citológico de análise do conteúdo do cisto, sendo capaz de revelar principalmente células epiteliais de descamação e cristais de colesterol, característica do cisto. Em raríssimos casos pode apontar suspeita de alguma alteração sugestiva de malignidade em seu conteúdo.
4. Dosagem de TSH e T4 livre: para avaliar se a atividade tireóidea é normal, já que existe a possibilidade de que toda a tireoide ou parte importante dela possa estar contida no interior do cisto e o indivíduo esteja com função alterada, geralmente hipotireoidismo.

Tratamento e Complicações

O tratamento consiste na excisão cirúrgica completa do cisto, por intermédio da chamada cirurgia de Sistrunk, que consiste na retirada conjunta do cisto, do trajeto do ducto e da porção central do corpo do osso hioide, seguindo cranialmente o trajeto do ducto até próximo ao forame *cecum*, não adentrando a cavidade oral. A importância da retirada do arco central do hioide reside no fato de sua íntima relação com esse osso (o ducto pode ser anterior, posterior ou mesmo trans-hióideo), e caso não seja removido todo o trajeto, será elevada a taxa de recidiva. Quando adequadamente excisado, o cisto tireoglosso dificilmente recidiva.

> Com a técnica de Sistrunk: recorrência de < 4% dos casos.
> Sem a técnica de Sistrunk: recorrência de 20-49% dos casos.

Embora a neoplasia maligna mais comum do cisto tireoglosso seja o carcinoma papilífero derivado de resquícios tireóideos, sua incidência é infrequente (menor que 1%), e raramente o diagnóstico é feito no pré-operatório. Há controvérsias sobre a realização ou não de tireoidectomia total nesta situação. No entanto, se a tireoide não apresentar alterações estruturais (nódulos), a cirurgia de Sistrunk associada à supressão com tiroxina tem-se mostrado eficaz.

Outros Cistos
Epidemiologia
Os cistos epiteliais da cabeça e do pescoço são mais comuns no sexo masculino, sendo diagnosticados principalmente dos 15-35 anos e podem acometer qualquer região do corpo (apenas 7% ocorrem na cabeça e no pescoço). Eles têm sua patogênese provavelmente relacionada com remanescentes de tecido embrionário pluripotente do primeiro e segundo arcos branquiais, podendo ser de 3 tipos histológicos (Meyer, 1955):

- *Epidermoide:* sem anexos dérmicos em seu epitélio de revestimento.
- *Dermoide:* presença de anexos cutâneos como glândulas sudoríparas e folículo piloso.
- *Teratoide:* revestimento contendo estruturas derivadas das três camadas germinativas.

Quadro Clínico
Geralmente são massas de consistência macia, móveis e recobertas por pele/mucosa normal. Possuem crescimento lento e não se comunicam com estruturas profundas. A principal queixa é a simples presença de tumoração local assintomática. Na cabeça/pescoço são mais frequentes em região fronto-orbital, no quadrante superior externo da órbita, linha média do nariz ou pescoço e região sublingual. Nas lesões de linha média do crânio, sobretudo na infância, fazer diagnóstico diferencial com meningoencefalocele.

Diagnóstico
Dentre os métodos de diagnóstico utilizam-se:

- *Ultrassonografia cervical:* mostra um aspecto amorfo na região cervical, anecoico, característico do cisto.
- *Punção aspirativa por agulha fina (PAAF):* o aspirado consta de um epitélio escamoso com *debris*.

Tratamento
O tratamento para o cisto dermoide é a exérese completa do cisto. Para os cistos localizados acima do assoalho bucal, a via de acesso preferencial é a intraoral, com a incisão sendo feita no assoalho da boca, com o devido cuidado para não se lesionar o ducto da glândula submandibular.

Desenvolvimento Anômalo do Sistema Vascular
Hemangiomas
Epidemiologia
Caracterizado por ser o tumor mais frequente na infância, presente em 10-12% das crianças menores de 1 ano. Tem relação com crianças nascidas com baixo peso (< 1.000 g) ocorrendo em 30% destas e é 10 vezes mais frequente em recém-nascidos submetidos à biópsia de vilo corial do que na população comum. Há uma incidência preferencial no sexo feminino (3 a 7:1).

Quadro Clínico e Classificação
Na grande maioria das vezes são lesões que incomodam muito mais aos pais do que à criança, principalmente pela localização preferencial no segmento cefálico, que está sempre à mostra. Hemangiomas representam malformações de vasos sanguíneos (veias e artérias). Podem ocorrer em qualquer região do corpo. Cerca de 60% do total dos casos ocorrem em cabeça e pescoço e 25% em tronco. Geralmente não estão presentes no nascimento, porém na primeira semana surge a lesão precursora, que passa pela fase de crescimento rápido (6-12 meses) e depois começa a fase de remissão (50% das lesões regridem total ou parcialmente até os cinco anos de idade e 90% até os 10 anos de idade). Há manifestação logo após nascimento em cerca de 30% dos casos e 90% se manifestam até o primeiro ano de vida. Mais de 80% dos casos ocorrem sob a forma de lesão única.

Uma característica inerente a essa patologia é a regressão espontânea até o final da infância. Entretanto, mesmo nessa situação ainda é possível observar localmente sequelas cicatriciais e lesões residuais, como telangiectasias, hipopigmentação da pele e atrofias da epiderme. A completa resolução do hemangioma não é influenciada por tamanho da lesão, profundidade, sexo da criança ou idade de apresentação, mas parece estar relacionada com o início precoce da involução.

Para os hemangiomas existem diversas classificações propostas na literatura (p. ex., venosos/arteriais/mistos, superficiais/profundos mistos, cavernosos/capilares/mistos), que não interferem de modo significativo no atual tratamento.

Diagnóstico
O diagnóstico de hemangioma pode ser dado por observação clínica, na grande maioria das vezes, pela evidência de massa violácea de tamanho variável e presença de aumento da temperatura local decorrente do hiperfluxo. Em raros casos são necessários exames complementares, que podem ser:

1. *Ultrassom com Doppler:* demonstra a baixa resistência arterial e velocidades arterial e venosa aumentadas.
2. *Tomografia computadorizada:* avaliar extensão, sendo a ressonância exame preferível.

3. *Ressonância magnética:* melhor exame para avaliar características teciduais da lesão e relações anatômicas/extensão, quando se planeja tratamento cirúrgico.
4. *Arteriografia:* não usada para o diagnóstico, apenas se indicada embolização.

Tratamento
Existem diversas formas de se tratar os hemangiomas; na atualidade, os meios mais usados são o tratamento conservador pelo uso tópico ou sistêmico de diversas substâncias: corticoides (prednisona, prednisolona, triancinolona, betametasona, clobetasol) e betabloqueadores (propranolol e timolol) nos caso em que não houve remissão satisfatória da lesão com as medidas mais conservadoras e naqueles em que, por causa do grande volume e localização que ameace a vida (obstrução de vias aéreas ou sangramento), pode ser optado pelo tratamento cirúrgico. Quando é indicado o tratamento cirúrgico, uma embolização pré-operatória pode ser realizada.

> Atualmente a maioria dos hemangiomas é adequadamente tratada com o uso de medicamentos: betabloqueadores e corticoides.

Outras formas de tratamento podem ser tentadas em casos selecionados ou refratários: quimioterapia (vincristina, ciclofosfamida ou interferon alfa), *laser* e crioterapia.

Linfangiomas (Higromas Císticos)
Epidemiologia
Os linfangiomas ou higromas císticos são anomalias proliferativas derivadas dos vasos linfáticos em formação. A maior parte (80% dos casos) localiza-se no trígono posterior do pescoço. Cerca de 70% dos casos são diagnosticados no nascimento, e até 90% no decorrer do desenvolvimento da criança. Não há preferência de incidência entre os sexos.

Quadro Clínico
Considerados tumores de natureza benigna, os linfangiomas comumente aparecem como uma tumefação amolecida, recoberta por pele íntegra, de forma arredondada e com crescimento progressivo (dias a meses) geralmente localizada na cabeça/pescoço. Consiste em grandes cavidades, uniloculares ou multiloculares cheias de líquido. São indolores, porém podem causar obstrução respiratória ou disfagia, por conta de seu efeito de massa.

Diagnóstico
O diagnóstico geralmente é dado pela história e exame clínico. Podendo o médico lançar mão de exames complementares:

1. Transiluminação: fonte de luz forte em contato direto com a pele por sobre a lesão, demonstrando a característica cística da massa (usado nos casos mais superficiais).
2. Ultrassonografia: avalia as características da formação cística (volume e extensão).
3. PAAF: Geralmente não é necessária, mas é um exame simples, efetivo e barato que pode ser feito nos casos duvidosos para se firmar o diagnóstico.
4. Ressonância magnética*.
5. Angiorressonância*.
6. Angiotomografia*.

*Avaliam com maior eficiência a extensão e a profundidade das lesões, bem como demonstram quais as estruturas que mantêm relação próxima.

Tratamento
O tratamento atual dessas lesões tende mais para terapias conservadoras pela injeção intralesional de substâncias esclerosantes, como a bleomicina, alfa 2-a interferon e OK 432, este último apresentando os melhores resultados. A cirurgia vem perdendo cada vez mais espaço para a terapia farmacológica com o advento das substâncias esclerosantes, por causa da baixa toxicidade dessas e do número significativo de morbidade relacionado com o procedimento cirúrgico. Atualmente, a cirurgia é mais indicada para remoção de lesões com componente sólido fibrogorduroso, após o tratamento das áreas císticas com escleroterapia.

BIBLIOGRAFIA

Anand SS, Sood V, Kumar PG *et al*. Lingual thyroid. *MJAFI* 2006;62(2):184-5.

Baik SH, Choi JH, Lee HM. Dual ectopic thyroid. *Eur Arch Otorhinolaryngol* 2002;259(2):105-7.

Basaria S, Cooper DS. Graves' disease and recurrent ectopic thyroid tissue. *Thyroid* 1999;9(12):1261-4.

Bonini FK, Souza EM, Bellodi FS. Hemangioma infantil tratado com propranolol. *An Bras Dermatol* 2011 Aug;86(4):763-6.

Bremerich J, Pippert H. Ectopic thyroid tissue: an unusual differential diagnosis of space-occupying mediastinal lesions [Article in German]. *Schweiz Med Wochenschr* 1997;127(7):266-70.

Byrd MC, Thompson LD, Wieneke JA. Intratracheal ectopic thyroid tissue: a case report and literature review. *Ear Nose Throat J* 2003;82(7):514-8.

Castro RAG, Filho ASR, Silva VV. Dermoid cyst of the anterior fontanelle in adults: case report. *Arq Neuro-Psiquiatr* 2007 Mar;65(1):170-2.

Dias NH, Ximenes Filho JA, Mazeto GMFS, Bachi CE, Tagliarini JV. Tireóide ectópica cervical lateral. Relato de caso e revisão da literatura. *Rev Bras Otorrinolaringol* 2002 May;68(1).

Gillam MP, Kopp P. Genetic regulation of thyroid development. *Curr Opin Pediatr* 2001;13(4):358-63.

Gontijo B, Silva CMR, Pereira LB. Hemangioma da infância. *An Bras Dermatol* 2003 Nov/Dez;78(6):651-73.

Güngör B. Intra-abdominal Ectopic Thyroid Presenting with Hyperthyroidism: Report of a Case. *Surg Today* 2002;32:148-150.

Hazarika P, Siddiqui SA, Pujary K *et al*. Dual ectopic thyroid: a report of two cases. *J Laryngol Otol* 1998;112(4):393-5.

Herter NT. Cistos, Fístulas e neoplasias do ducto tireoglosso. In: Kowalski LP. *Afecções cirúrgicas do pescoço*. São Paulo: Atheneu; 2005. p. 105-114.

Kambe F, Seo H. Thyroid-specific transcription factors. *Endocr J* 1997;44(6):775-84.

Kanda JL, Fava AS. Cistos e Fístulas Branquiais. In: Kowalski LP. *Afecções cirúrgicas do pescoço*. São Paulo: Atheneu; 2005. p. 115-121.

Kumar V, Nagendhar Y, Prakash B *et al*. Lingual thyroid gland: clinical evaluation and management. *Indian J Pediatr* 2004;71(12):e62-4.

Kumar V, Nagendhar Y, Prakash B *et al.* Lingual thyroid gland: clinical evaluation and management. *Indian J Pediatr* 2004;71(12):e62-4.

Lazaridis E, Tepedino MM, Esquenazi D. Cisto Epidermóide de Orelha Externa e Hipoacusia: Relato de Caso. *Int Arch Otorrinolaryngol* 2007 Oct/Dec;11(4).

Macchia PE, Lapi P, Krude H *et al.* PAX8 mutations associated with congenital hypothyroidism caused by thyroid dysgenesis. *Nat Genet* 1998;19(1):83-6.

Macchiarini P, Ostertag H. Uncommon primary mediastinal tumours. *Lancet Oncol* 2004;5(2):107-18.

Manohar K, Bhattacharya A, Kashyap R, Kamaleshwaran KK, Mittal BR. Concurrent sublingual thyroid and thyroglossal cyst with functioning thyroid tissue in the absence of an orthotopic thyroid gland. *Jpn J Radiol* 2010;28:552-54.

Mello-Filho FV, Mamede RCM, Ricz HMA. Linfangioma Cervicofacial. In: Kowalski LP. *Afecções cirúrgicas do pescoço*, São Paulo: Atheneu; 2005. p. 105-114.

OPAS-Organização Panamericana da Saúde, 1984, Prevenção e controle das enfermidades genéticas e dos defeitos congênitos. Publicação científica Nº 460, 1984 (http://www.opas.org.br/opas.cfm)

Rodríguez Z *et al.* Tiroides lingual: un nuevo abordaje quirúrgico. *Rev Esp Cirug Oral y Maxilofac* 2004 Set/Oct;26(5).

Rubió, IGS. Genética e epigenética da ectopia tireoidiana. *UNIFESP* 2012 Nov.

Ruiz E Jr, Valera ET, Veríssimo F, Tone, LG. Uso de OK-432 em crianças com linfangioma. *J Pediatr* 2004 Mar/Apr; 80(2):154-8.

Sakorafas GH, Vlachos A, Tolumis G, Kassaras GA, Anagnostopoulos GK, Gorgogiannis D. Ectopic intrathoracic thyroid: case report. *Mt Sinai J Med* 2004;71(2):131-3.

Sand J, Pehkonen E, Mattila J *et al.* Pulsating mass at the sternum: a primary carcinoma of ectopic mediastinal thyroid. *J Thorac Cardiovasc Surg* 1996;112(3):833-5.

Specker R, Curti G, Müller W, Stulz P. Intrathoracic goiter--a rare mediastinal tumor [Article in German]. *Swiss Surg* 2001;7(3):134-8.

Tincani AJ, Martins AS, Del Negro A *et al.* Lingual thyroid causing dysphonia: evaluation and management. *Case report São Paulo Med J* 2004;122(2):67-9.

Toso A, Colombani F, Averono G *et al.* Lingual thyroid causing dysphagia and dyspnoea. Case reports and review of the literature. *Acta Otorhinolaryngol Ital* 2009 August; 29(4): 213–217.

Utumi ER *et at.* Recidiva de Cisto Dermoide Congênito de Localização Paramediana. *Int Arch Otorrinolaryngol* 2010 Jul/Sep;14(3).

Van Vliet G. Development of the thyroid gland: lesions from congenitally hypothyroid mice and men. *Clin Genet* 2003;63(6):445-55.

Waner M, Kastenbaum J, Scherer K. Hemangiomas of the Nose Surgical Management Using a Modified Subunit. *Approach Arch Facial Plast Surg* 2008;10(5):329-334.

ULTRASSONOGRAFIA EM CABEÇA E PESCOÇO

Gilson Aragão Júnior
Alessandra Freire da Silva
Igor Almeida de Oliveira

INTRODUÇÃO

A ultrassonografia é um método fácil, rápido, amplamente disponível e com custo relativamente baixo, permitindo avaliação de estruturas superficiais da cabeça e pescoço. Além disso, é um método que não tem contraindicações e pode ser realizado sempre que necessário. O seu maior problema é que, por se tratar de um exame operador-dependente, sua eficácia está muito relacionada com a formação e a experiência do executante do exame.

Dentro da especialidade de cabeça e pescoço, suas grandes utilidades são:

A) Avaliação da tireoide.
B) Avaliação de linfonodos cervicais.
C) Avaliação das paratireoides.
D) Guiar procedimentos diagnósticos, como punções aspirativas e biópsias de fragmento.
E) Guiar marcações pré-cirúrgicas de lesões no pescoço.
F) Guiar procedimentos terapêuticos, como alcoolizações de lesões.
G) Avaliação de massas cervicais.
H) Avaliação das glândulas salivares.
I) Avaliação de neofaringe em pacientes laringectomizados.

ULTRASSONOGRAFIA NA TIREOIDE

A ultrassonografia é o método de imagem ideal para a avaliação da tireoide.

Devemos avaliar a localização, o tamanho, a ecotextura parenquimatosa e a presença ou ausência de nódulos.

Anatomia e Embriologia

A tireoide situa-se ao nível da quinta à sétima vértebra cervical e tem o formato em borboleta, constituída pelos lobos direito e esquerdo, conectados pelo istmo. Pode haver um terceiro lobo, piramidal, que representa um remanescente da porção inferior do ducto tireoglosso, sendo uma extensão que parte do istmo e podendo estar fixado ao osso hioide por um tecido fibroso. O lobo piramidal pode estar presente em até 35% da população e é mais frequentemente visto em população jovem, pois tende a atrofiar-se até a idade adulta.

Quando não identificada em sua topografia habitual e sem relato de cirurgia prévia, as possibilidades de agenesia, hemiagenesia, hipoplasia e ectopia devem ser consideradas.

A tireoide origina-se da mesma estrutura que forma a faringe, os pulmões e o trato digestório alto, pela fusão do primórdio tireoidiano medial com o primórdio tireoidiano lateral ou corpos ultimobranquiais, por volta da sétima à oitava semana de gestação. Antes da fusão, por volta da quarta semana de gestação, ocorre a migração do primórdio medial, iniciada a partir do assoalho da boca, concomitantemente com a descida do coração, mantendo uma conexão que normalmente desaparece até a oitava semana de gestação. Tal conexão pode persistir na vida adulta como uma estrutura tubuliforme, sede de dilatações císticas, chamadas de cisto do ducto tireoglosso. O primórdio medial origina as células foliculares, que produzem a tireoglobulina, precursora do hormônio tireoidiano, e os corpos ultimobranquiais originam as células C ou parafoliculares, produtoras da calcitonina.

As disgenesias tireoidianas respondem por cerca de 85% dos casos de hipotireoidismo congênito. Compreendem: agenesia ou atireose, hemiagenesia, hipoplasias e ectopias. Deve-se lembrar de que 24% dos hipotireoidismos congênitos estão associados a malformações, notadamente cardíacas. A ultrassonografia é o principal exame de imagem na avaliação do hipotireoidismo congênito, pois permite diferenciar agenesia/hipoplasia daquelas que cursam com glândula de tamanho normal ou aumentado.

A agenesia refere-se à completa ausência de tecido tireoidiano, quer seja tópico ou ectópico.

A hemiagenesia é uma forma incomum em que um dos lobos tireoidianos não se forma, sendo muito mais frequente à esquerda. A maioria dessas pessoas é eutireóidea e apresenta uma hipertrofia compensatória contralateral.

A hipoplasia ocorre por um defeito nos genes que controlam seu desenvolvimento; por vezes, ela pode ser tão acentuada que, mesmo nos exames, como ultrassonografia ou cintilografia, pode ser interpretada como agenesia.

A ectopia tireoidiana é um defeito no processo de migração, ocorrendo mais frequentemente ao longo do trajeto da base da língua até seu local habitual, no pescoço. A ectopia pode ser o único tecido tireoidiano presente, mas pode apresentar-se juntamente com uma tireoide ortotópica. Das ectopias, a tireoide lingual é a que a ultrassonografia mais frequentemente detecta. Diversos outros locais têm sido descritos como sede de ectopia, como paralaringeal, traqueal, esofágica, e, ainda, em sítios remotos, como pulmão, duodeno, suprarrenal, sela turca, parótida.

Dimensões

A volumetria tireoidiana varia de acordo com o sexo, idade, doenças associadas, peso corporal entre outros, pesando cerca de 1 a 4 g nos neonatos até 6,5 a 15,5 g nos adultos. A ultrassonografia é o método mais preciso para calcular o volume da tireoide, sendo útil para avaliar e mensurar bócio, cálculo da dose de iodo nas tireotoxicoses e programar cirurgias. É necessário fazer três medidas de cada lobo para se calcular o volume (Fig. 5-1).

Ecotextura

A ecotextura da tireoide deve ser homogênea, e sua ecogenicidade deve ser maior que a glândula submandibular e os músculos pré-tireoidianos (Fig. 5-2). A tireoide é envolta por uma cápsula contínua que se apresenta homogênea e ecogênica na ultrassonografia, e sua integridade deve sempre ser avaliada quando houver nódulos suspeitos.

Pode ser classificada como:

- *Grau I:* ecogenicidade maior que a da glândula submandibular e do músculo pré-tireoidiano.
- *Grau II:* ecogenicidade menor que a da glândula submandibular e maior que do músculo pré-tireoidiano (Fig. 5-3a).
- *Grau III:* ecogenicidade menor que a da glândula submandibular e do músculo pré-tireoidiano (Fig. 5-3b).

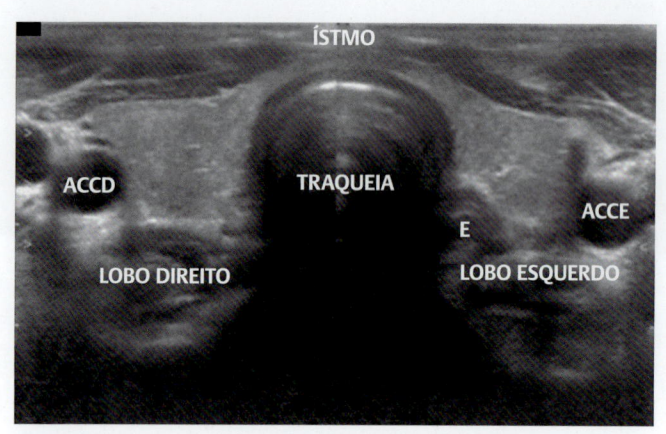

Fig. 5-2. Corte axial demonstrando tireoide com ecotextura hiperecoica normal e suas relações. ACCD: artéria carótida comum direita; ACCE: artéria carótida comum esquerda; E: esôfago.

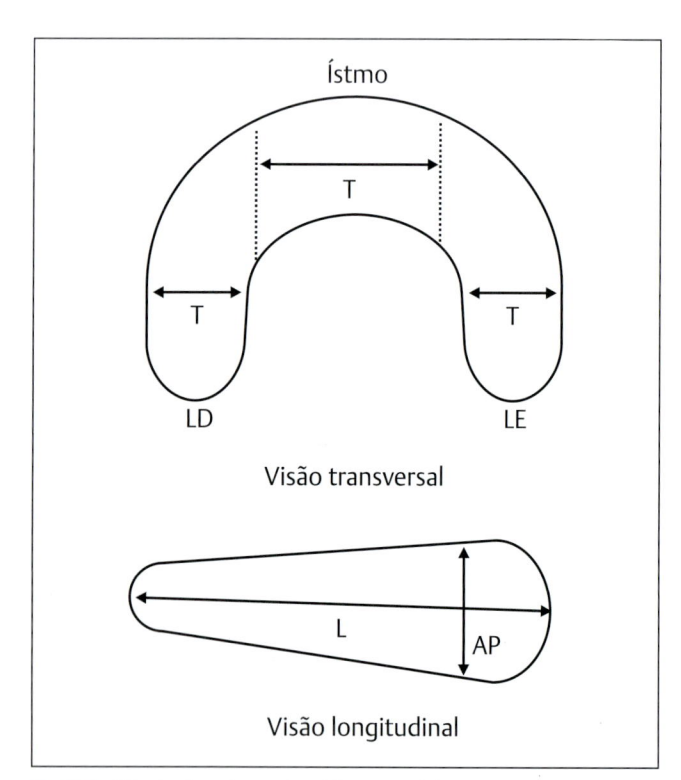

Fig. 5-1. Cálculo do volume tireoidiano. Medidas transversas na imagem em axial (T) e as medidas longitudinais (L) e anteroposteriores (AP) no corte longitudinal. Volume de cada lobo = T x L x AP x 0,52.

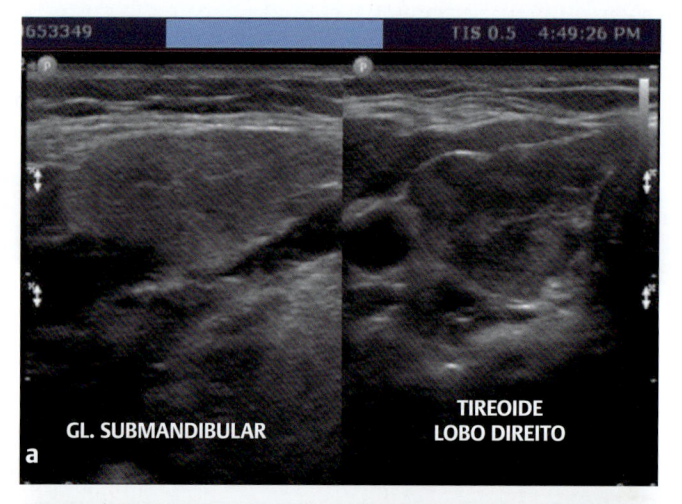

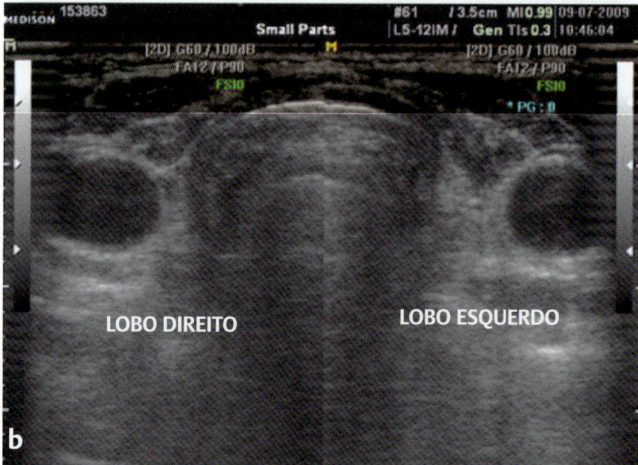

Fig. 5-3. (a) Tireoide com ecotextura menor que a glândula submandibular, exibindo áreas hipoecoicas, por vezes pseudonodulares, compatível com tireoidite. (b) Tireoide de dimensões bastante reduzidas e difusamente hipoecoica, compatível com tireoidite crônica.

Doenças Difusas da Tireoide

A hiperplasia é uma resposta fisiológica do epitélio folicular a alterações hormonais que resultam em distúrbios do *feedback* do TRH e do TSH, levando a uma hiperplasia difusa dos ácinos. Com a progressão da doença, os micronódulos multiplicam-se e aumentam de tamanho, caracterizando hiperplasias ou bócios uni ou multinodulares.

É a patologia mais comum, representando cerca de 80 a 85% destas e presente em cerca de 5% da população. Pode ter origem por deficiência de iodo (endêmica), herança familiar (alteração da hormoniogênese) ou decorrente da pequena utilização do iodo induzido por alimentos ou drogas.

Quando a hiperplasia resulta em aumento glandular é chamada de bócio.

Nos casos de hiperplasia com hiperfunção, é denominada doença de Graves. Nesses casos, a ultrassonografia mostra uma tireoide com dimensões aumentadas, ecotextura heterogênea e hipoecoica causada por infiltração linfocitária e redução do conteúdo coloide nos folículos. Caracteristicamente, o Doppler demonstra um aumento difuso da vascularização do parênquima, com vasos mais calibrosos no seu interior, presença de microfístulas e fluxo turbulento, causas das velocidades sistólicas mais elevadas encontradas em tireopatias (50 a 120 cm/s). Este padrão foi denominado "inferno tireoidiano" (Fig. 5-4). A ultrassonografia tem papel na avaliação da resposta terapêutica, pois pacientes, que respondem bem à terapia, demonstram uma redução das dimensões glandulares, assim como uma redução da vascularização do parênquima. Se a hipervascularização persistir, mesmo em pacientes eutireóideos, a possibilidade de recidiva é maior.

Nos casos de hiperplasia nodular, o aspecto mais comum é um nódulo isoecoico com fino halo hipoecoico completo e com vascularização exclusivamente periférica. Quando o nódulo é hiperfuncionante (tóxico), há vascularização intranodular. Os bócios nodulares podem apresentar calcificações grosseiras, periféricas e em "casca de ovo"; estas últimas são consideradas o único achado isolado de benignidade. Em até 25% dos casos, pode haver degeneração coloido-cística ou hemorrágica, levando a um padrão de nódulo misto, com componente líquido no seu interior.

Cabe à ultrassonografia, com seus recursos diagnósticos, orientar quais nódulos têm maior grau de suspeição, necessitando prosseguir investigação com punção aspirativa.

Doença Nodular da Tireoide

A ultrassonografia tem papel fundamental na detecção e caracterização de nódulos da tireoide. Sua função é determinar critérios de suspeição para cada nódulo, definindo, assim, a necessidade ou não de punções aspirativas ou de acompanhamento.

No intuito de melhorar a comunicação, classificar os achados e sugerir uma conduta, foi criado um sistema chamado TIRADS® (Thyroid Imaging Reporting and Data System) que informa o grau de suspeição e a melhor conduta para aquele nódulo. Apesar de ser uma ideia interessante, ainda não é amplamente utilizada. O sistema classifica a tireoide conforme descrito no Quadro 5-1.

As características de suspeição de um nódulo da tireoide são:

A) Hipoecogenicidade ou marcada hipoecogenicidade (Fig. 5-5).
B) Presença de microcalcificações (Fig. 5-6).
C) Contornos irregulares (Fig. 5-7).

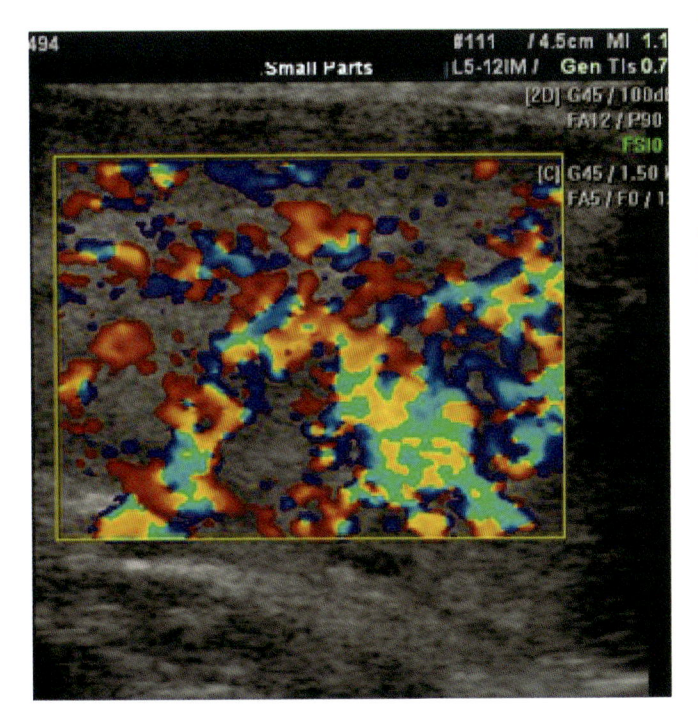

Fig. 5-4. Padrão acentuado de vascularização do parênquima tireoidiano encontrado na doença de Graves – "inferno tireoidiano".

Quadro 5-1. Classificação TIRADS para Achados Tireoidianos

Classificação	Descrição	% malignidade
TIRADS 1	Tireoide normal	0%
TIRADS 2	Achados benignos	0%
TIRADS 3	Achados provavelmente benignos	2-3%
TIRADS 4	Achados suspeitos	5-90%
TIRADS 4a	Baixa suspeição	2-10%
TIRADS 4b	Moderada suspeição	10-50%
TIRADS 4c	Alta suspeição	50-90%
TIRADS 5	Achados provavelmente malignos	90%
TIRADS 6	Malignidade já comprovada	Já comprovada

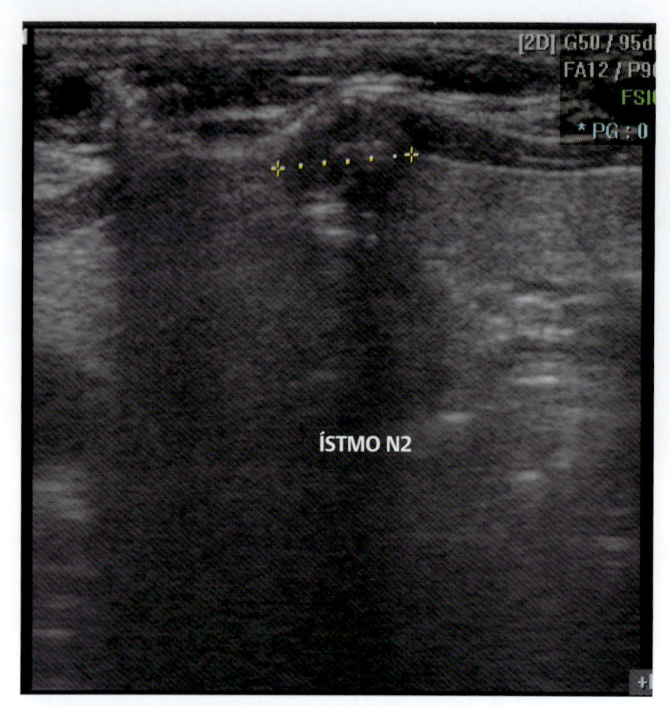

Fig. 5-5. Nódulo sólido hipoecoico com ecotextura interna heterogênea com focos hiperecoicos sugestivos de calcificações e abaulando a cápsula da tireoide, medindo 0,83 cm. Carcinoma papilífero.

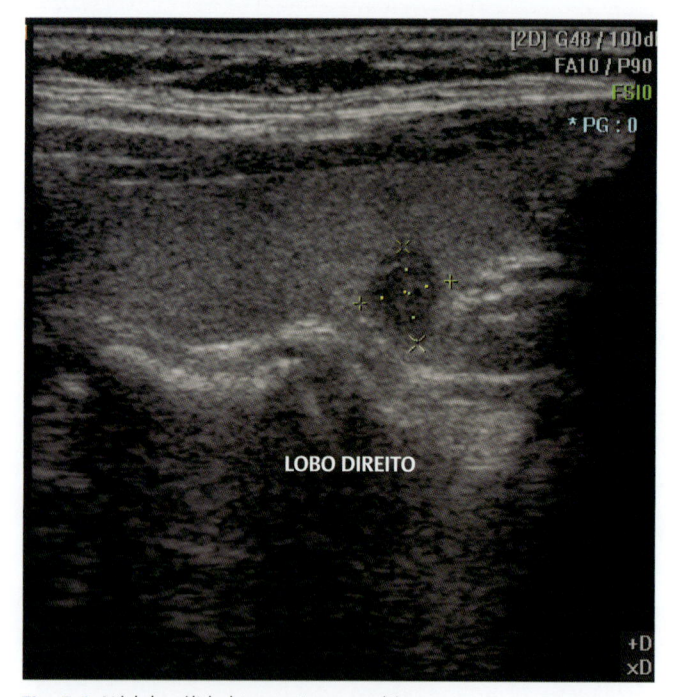

Fig. 5-6. Nódulo sólido hipoecoico com diâmetro anteroposterior maior que o transverso. Critério de suspeição.

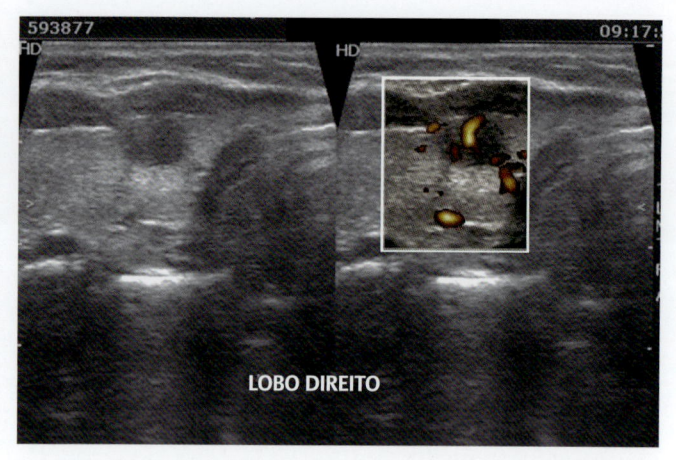

Fig. 5-7. Nódulo sólido hipoecoico com Doppler demonstrando vascularização predominantemente central, aumentando o grau de suspeição; há ainda perda da definição da cápsula da tireoide anterior ao nódulo.

D) Diâmetro anteroposterior dominante (Fig. 5-8).
E) Vascularização predominantemente ou exclusivamente central.
F) Infiltração da lesão com descontinuidade da cápsula tireoidiana.
G) Halo espesso e incompleto.

A presença de halo ao redor do nódulo pode representar cápsula fibrosa, edema ou mesmo compressão do nódulo no parênquima adjacente. A ausência de halo e a presença de um halo espesso e irregular também são considerados por alguns como critérios de suspeição. Halos finos e completos estão associados a lesões benignas.

O exame de ultrassonografia deve definir a quantidade e as características de cada nódulo. Os dados da literatura são conflitantes quanto à suspeição de nódulo com base na uninodularidade *versus* multinodularidade. O câncer da tireoide está inserido em até 30% das tireoides multinodulares, e o exame de US é fundamental para definir qual ou quais nódulos devem ser puncionados. Além disso, o câncer papilífero é multinodular em até 20% dos casos. Sabe-se que dois terços dos cânceres em tireoide multinodular apresentam-se como nódulo dominante; portanto, um terço desses cânceres são nódulos não dominantes. Se múltiplos nódulos presentes, sem critérios de suspeição e com as mesmas características, realizar PAAF do nódulo dominante; se houver mais de um suspeito, realizar punção de até quatro deles. Portanto, multinodularidade não é critério de benignidade.

Já bem consolidada na avaliação do fígado, a elastografia tem sido, recentemente, utilizada como uma ferramenta para ajudar na diferenciação dos nódulos da tireoide. De forma geral, ela avalia a dureza e a compressibilidade do nódulo de duas formas. Na primeira, a *strain*, é aplicada uma compressão

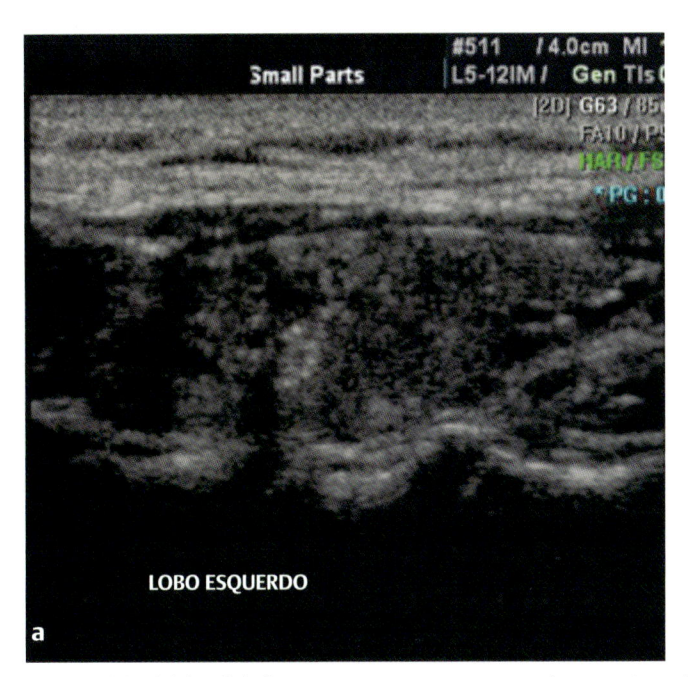

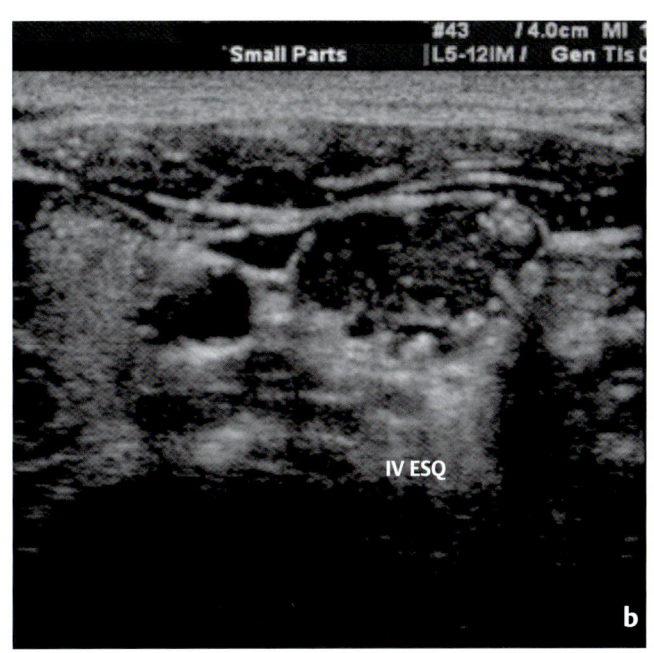

Fig. 5-8. (**a**) Nódulo sólido hipoecoico com margens irregulares e microcalcificações. Diagnóstico presumido à US e confirmado pela citologia de carcinoma papilífero com metástase linfonodal. (**b**) Linfonodo arredondado hipoecoico com microcalcificações na cadeia IV esquerda. Diagnóstico presumido à US e confirmado pela citologia de carcinoma papilífero com metástase linfonodal.

com o transdutor sobre o nódulo e avaliado o grau de deformidade - "dureza"- que aquele nódulo sofre, sendo gerado um mapa de cores (elastograma). Os nódulos duros são suspeitos e, em geral, são representados em azul; enquanto os tecidos moles, em vermelho (Figs. 5-9 e 5-10a). Na segunda forma de avaliar, tem a elastografia por ondas de cisalhamento, onde um pulso de alta energia é gerado pelo transdutor da US, causando uma onda de cisalhamento que é captada pelo aparelho, e a velocidade dessa onda é medida. Os nódulos suspeitos têm velocidades superiores a 3,41 m/s (Fig. 5-10b).

Câncer de Tireoide

O câncer de tireoide expressa um espectro de patologia com apresentação clínica semelhante, mas com prognósticos bem diferentes. Representa 1,1% de todas as neoplasias, sendo de

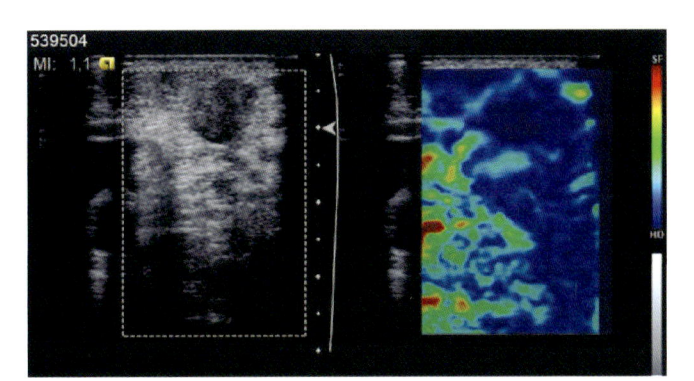

Fig. 5-9. Nódulo sólido hipoecoico com elastograma mostrando nódulo duro; na PAAF, confirmou lesão neoplásica.

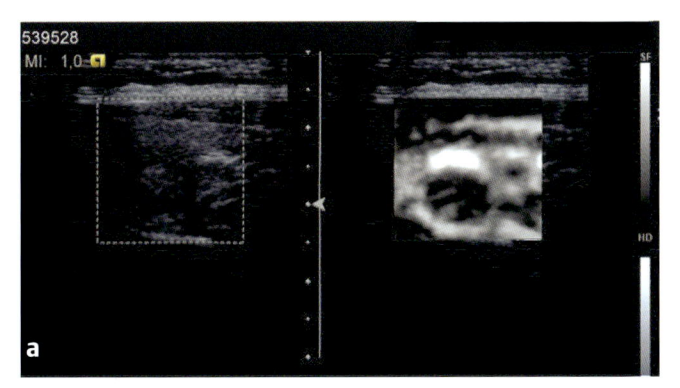

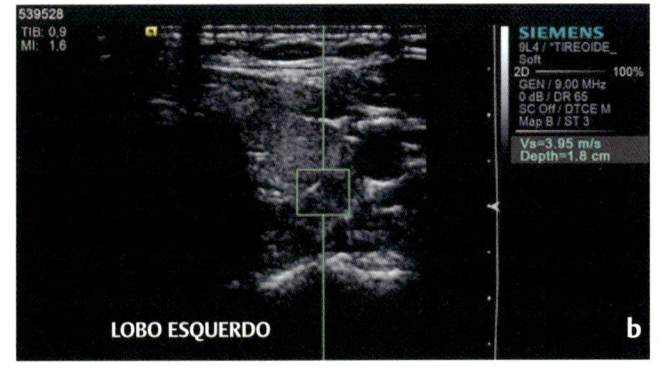

Fig. 5-10. (**a**) Nódulo isoecoico regular de baixa suspeição ao Modo B. No elastograma, observamos que o nódulo é preto, que, na escala de cor, representa lesão dura. (**b**) Nódulo sólido isoecoico de contornos regulares; a avaliação com curva de cisalhamento demonstrou velocidade de 3,95 m/s, aumentando o grau de suspeição. Na PAAF, veio resultado Bethesda VI.

2 a 3 vezes mais frequentes em mulheres, com pico de incidência entre a quinta e sexta décadas de vida.

A incidência do câncer da tireoide vem crescendo nas últimas três décadas, principalmente no tipo papilífero. A razão desse aumento ainda não é totalmente certa, mas acredita-se que isto se deva, em parte, à melhoria da detecção desses tumores com ultrassonografia e PAAF.

Fatores ambientais podem aumentar o risco de câncer de tireoide. Exposição à radiação ionizante é um fator de risco bem estabelecido para o câncer papilífero. Áreas de ingesta deficiente de iodo têm associação a câncer folicular e anaplásico.

Fator hormonal pode explicar a maior incidência em mulheres de todos os tipos de câncer de tireoide. Essa diferença é significativamente maior durante a idade reprodutiva, reduzindo na menopausa.

Doença nodular benigna da tireoide aumenta o risco de desenvolver câncer, sendo esse risco maior nos primeiros 10 anos do diagnóstico. O mecanismo molecular para haver essa diferenciação ainda não é bem entendido. Acredita-se que possa estar relacionado com mutação do gene RAS, particularmente nos casos em que o TSH é elevado.

Predisposição genética está bem estabelecida para os tumores medulares, causados por mutações no gene RET. Cerca de 25% desses tumores estão associados a NEM 2A e 2B e na forma familiar da doença.

Câncer de origem folicular pode estar associado à ocorrência familiar em até 5% dos casos. Polipose familiar adenomatosa, síndrome de Cowden, síndrome de Werner e de Peutz-Jeghers estão associadas a câncer de tireoide.

A mortalidade geral do câncer da tireoide é baixa, em torno de 0,6%, mas varia significativamente com a idade, o estágio tumoral e o tipo histológico.

Câncer Papilífero

É o tipo histológico mais comum, representando até 85% das neoplasias malignas da tireoide. Sua principal apresentação é a de nódulo hipoecoico, sendo frequente sua associação a microcalcificações (Fig. 5-8a) ou a macrocalcificações (Fig. 5-11a). Em cerca de 22 a 35% dos casos, apresenta-se como doença multifocal, podendo representar tanto tumores primários independentes, como uma disseminação intraglandular de um tumor primário. Pode, ainda, estar associado a áreas de necrose ou apresentar-se como lesão tumoral intracística (Fig. 5-11b); nesses casos, o Doppler ajuda na diferenciação de componente sólido tumoral de conteúdo coloide espesso de lesões benignas (Fig. 5-11c).

A maioria dos tumores restringe-se ao interior da glândula, mas em até 25% dos casos pode haver extensão extratireoidiana, por infiltração da cápsula da tireoide para tecidos circunjacentes.

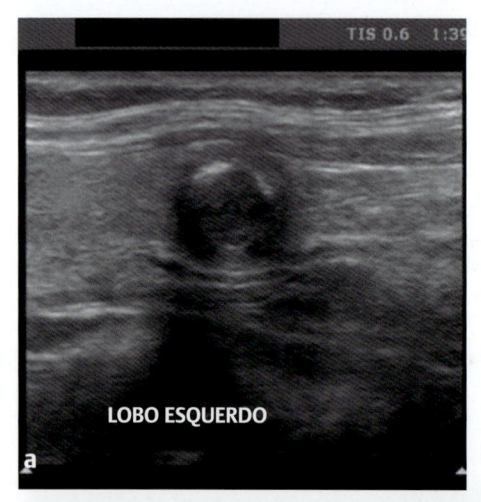

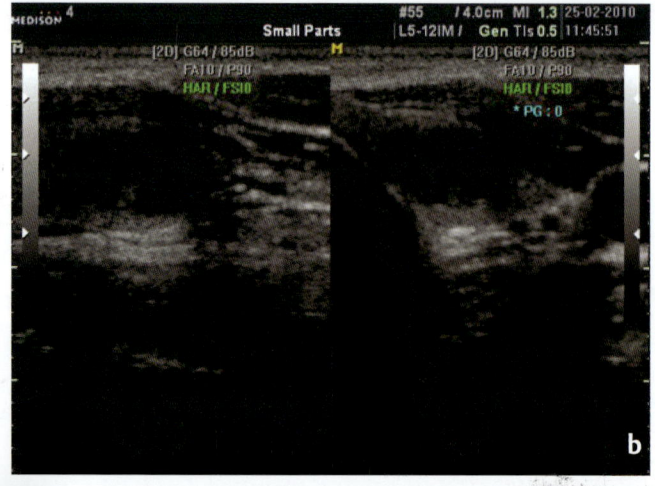

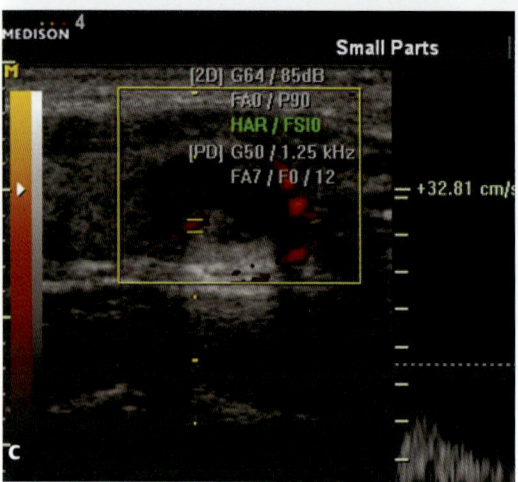

Fig. 5-11. (a) Nódulo sólido hipoeoico arredondado e com calcificação grosseira. PAAF: carcinoma papilífero. (b) Lesão cística com nódulo hipoecoico mural. No Modo B, a diferenciação entre conteúdo sólido tumoral de componente coloidal espesso ou hemorragia é difícil. (c) Ao Doppler, observamos presença de vascularização no interior do componente hipoecoico, sugerindo lesão sólida e afastando a possibilidade de ser apenas *debris* ou coloide espesso, tornando-o suspeito. PAAF: carcinoma papilífero.

Metástase linfonodal é descrita em até 27% dos casos no momento do diagnóstico, acometendo principalmente linfonodos das cadeias VI, IV e V. As características desses linfonodos são discutidas na sessão de linfonodos.

Metástase a distância é pouco frequente, acometendo cerca de 2-5% dos casos, sendo os sítios mais acometidos os pulmões (70% dos casos) e os ossos (20%) e outros, de menor frequência, como mediastino e cérebro.

Câncer Folicular

É a segunda neoplasia mais comum da tireoide, correspondendo a cerca de 15% dos casos, e apresenta-se mais frequentemente como nódulo isoecoico, ou seja, tem a ecotextura semelhante ao parênquima normal, podendo justificar o diâmetro médio maior no momento da detecção, pois só após imprimir efeito de massa local é que ele é detectado no exame. Geralmente, não cursam com metástases linfonodais, exceto quando há sinais de invasão local ou extensão direta para os linfonodos e nos casos do subtipo oncocítico.

Carcinoma Medular

O carcinoma medular da tireoide (CMT) é um tumor neuroendócrino da tireoide originado das células parafoliculares ou células C (produtoras de calcitonina), e representa de 2 a 4% dos tumores malignos da tireoide. Em até 85% dos casos, o CMT ocorre de forma esporádica, numa faixa etária entre a quinta e sexta décadas de vida, com leve predominância no sexo feminino. Já na forma familiar, responsável por cerca de 15 a 30% dos casos, não há predominância de sexo e ocorre numa faixa etária mais jovem, entre a segunda e terceira décadas de vida, podendo ainda acometer crianças. Essa forma está associada a uma mutação do proto-oncogene RET e está relacionada com a neoplasia endócrina múltipla (NEM 2), dividida em três subtipos:

- **NEM 2A:** forma mais comum, responsável por 75 a 90% dos casos familiares; suas manifestações são o CMT (em 90 a 100%), feocromocitoma (50%), hiperplasia primária da paratireoide com hiperparatireoidismo (10 a 30% dos casos).
- **NEM 2B:** forma menos comum e mais agressiva, geralmente com o CMT ocorrendo em crianças menores que 10 anos e com uma progressão da doença mais rápida. Em 100% dos casos, o CMT estará presente, e o feocromocitoma, em 50%; outros achados são: hábito marfanoide, ganglioneuromas intestinais e neuroma de mucosas; raramente observa-se hiperplasia da paratireoide. Corresponde a 5% dos casos familiares.
- **CMT FAMILAR:** caracterizado pela presença única do CMT; o prognóstico é o mais favorável das formas hereditárias, e a doença apresenta-se entre a quinta e sexta décadas, correspondendo a 15% dos casos.

Normalmente, na forma esporádica, o CMT é limitado a um único lobo da tireoide, enquanto que, em cerca de 75% da forma hereditária, pode haver bilateralidade.

Importante lembrar que aproximadamente 50% dos pacientes com CMT cursam inicialmente com metástases linfonodais, podendo chegar a 90% se o tumor for maior que 4,0 cm. Metástase a distância é relatada em cerca de 5% dos casos, principalmente para fígado, pulmões, ossos e cérebro.

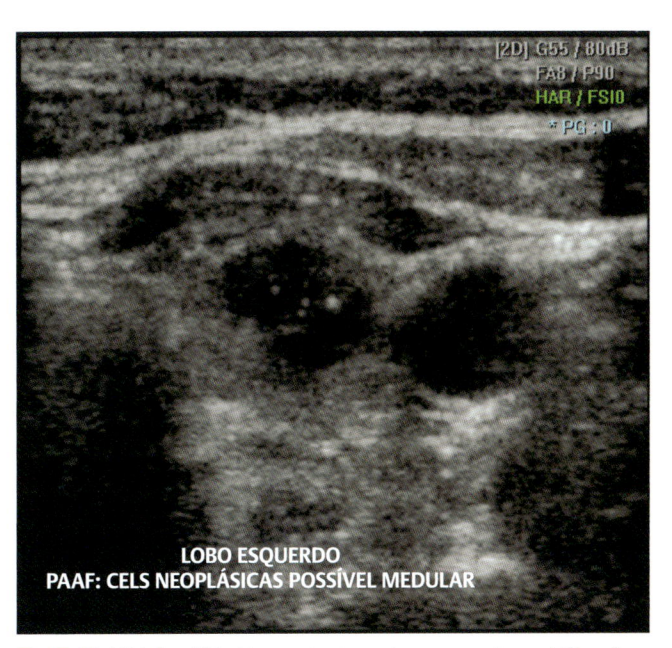

Fig. 5-12. Nódulo sólido hipoecoico irregular e com microcalcificações: altamente suspeito. Na PAAF: diagnóstico de células neoplásicas, possivelmente medular.

Na ultrassonografia (Fig. 5-12), o CMT é, na maioria das vezes, hipoecoico e, menos frequentemente, isoecoico, de contornos irregulares e com halo espesso, estando associado a microcalcificações em 80 a 90% dos casos, sendo mais numerosas e maiores que a do papilífero, decorrentes de focos calcificados de depósito amiloide.

Carcinoma Anaplásico ou Indiferenciado

Representa 1 a 1,7% dos tumores da tireoide, podendo ser maior em populações com deficiência de iodo e em áreas de bócio endêmico. Há predominância nas mulheres (2,5:1) e em pessoas acima de 60 anos. O principal fator de risco para esse tipo de tumor é a presença de doença tireoidiana prévia, quer seja benigna ou maligna, podendo ocorrer um processo de desdiferenciação de um tumor prévio. Sua apresentação é de uma massa de crescimento muito rápido, com diâmetro médio de 6,0 cm, agressivo, endurecido e invadindo estruturas adjacentes, como esôfago, traqueia e laringe, fato observado em até 50% dos casos e responsável pelas queixas de rouquidão, disfagia e paralisia de prega vocal que levam o paciente a procurar auxílio médico. Cerca de 45 a 50% dos pacientes apresentam metástases a distância para pulmão, ossos e cérebro. Por seu caráter agressivo e volumoso, a ultrassonografia é apenas o exame inicial, devendo ser associada a métodos, como TC e RM para avaliação da extensão tumoral. A mortalidade chega a 95% dos casos nos primeiros cinco anos. Na ultrassonografia, a lesão apresenta-se como massa irregular hipoecoica, com sinais de infiltração de estruturas locais, incluindo grandes vasos, além de poder observar linfonodos metastáticos em cerca de metade dos casos.

Carcinoma Pouco Diferenciado

É um tumor de origem nas células foliculares e caracteriza-se por uma perda parcial da diferenciação celular, determinando comportamento intermediário entre os tumores bem diferenciados e os anaplásicos. Tem predominância no sexo feminino. Em cerca de 90% dos casos, há invasão vascular associada, e 20% deles têm metástase linfonodal ou a distância.

AVALIAÇÃO DE LINFONODOS

Os linfonodos são numerosos e fáceis de palpar, mas são subestadiados clinicamente, sendo a ultrassonografia o exame de imagem de escolha para avaliação destes, notadamente quando seguida de punção aspirativa ou biópsia. Por serem superficiais e de fácil visibilidade por esse método, a US tem importância fundamental na localização e caracterização dos linfonodos.

Existem entre 200 e 300 linfonodos no pescoço, e o aumento de suas dimensões leva muitos pacientes aos consultórios de endocrinologistas, cirurgiões de cabeça e pescoço e otorrinolaringologistas com queixa de "nódulo palpável". Quando presentes em pacientes oncológicos, não devem ser ignorados. A avaliação clínica não tem uma boa eficácia no estadiamento, ocorrendo subestadiamento em parte significativa dos casos, tornando imprescindível a avaliação pela US.

No caso de tumores da tireoide, entre 20 a 50% dos cânceres diferenciados da tireoide terão apresentação inicial com linfonodos metastáticos; além disso, até 20 a 25% destes recidivam, e o local mais frequente são os linfonodos do pescoço. A presença de linfonodos metastáticos no pescoço e sua localização são fatores que contribuirão na decisão do tipo de cirurgia e da necessidade de radioiodoterapia. Os linfonodos da cadeia central respondem por 13 a 43% destes, enquanto os da cadeia lateral representam entre 3 a 44,5%. A presença de linfonodos nas cadeias laterais é preditora de recorrência e de metástases a distância.

Isto explica a grande necessidade de uma avaliação precisa dos linfonodos cervicais, tanto no pré-operatório, quanto na avaliação pós-cirúrgica. Estudos mostram que a avaliação pré-operatória detecta até 30% mais de linfonodos não suspeitos clinicamente, alterando a abordagem cirúrgica em 5 a 24% dos casos.

Deve-se considerar biópsia em pacientes com linfonodopatia persistente por mais de 3 semanas com uso de antibiótico. Notadamente, se houver fatores de risco, como idade avançada, história de neoplasia, fixação do pescoço ou aqueles fatores de suspeição relacionados com as características dos linfonodos conforme descrito a seguir.

A ultrassonografia avalia a localização, a morfologia, a ecogenicidade, a espessura da cortical, a presença e a morfologia do hilo e, com o Doppler, o padrão de vascularização do linfonodo.

O linfonodo normal tem morfologia reniforme ou fusiforme, com cortical uniforme e hipoecoica e o hilo caracterizado por uma região central ecogênica; ao Doppler, um linfonodo normal pode demonstrar vascularização exclusivamente central ou mesmo uma ausência de vascularização.

As características de suspeição ultrassonográfica dos linfonodos são:

- Hipoecogenicidade.
- Morfologia arredondada.
- Microcalcificações.
- Degeneração cística.
- Irregularidade de contorno.

Localização

Havia uma falta de padronização, e muitos termos eram utilizados para descrição da localização. Termos confusos e a falta de uniformidade das descrições da posição dos linfonodos causavam equívocos na hora das cirurgias e mesmo no acompanhamento de lesões focais. Para uniformizar, Som *et al.* propuseram uma classificação nodal reprodutível, melhor e mais consistente, em que divide os linfonodos em cadeias de I a VII, além dos retrofaríngeos e supraclaviculares. Essa classificação foi primeiramente descrita utilizando como referência estruturas anatômicas identificadas nas imagens axiais, como tomografia computadoriza e ressonância magnética, mas podendo ser reproduzida na ultrassonografia com outras estruturas, na maioria dos casos. Excetuando-se os linfonodos retrofaríngeos e alguns da cadeia VII, todos os demais são muito bem avaliados pela US.

- *Nível I:* acima do osso hioide; abaixo do músculo milo-hióideo; anterior à porção posterior da glândula submandibular.
  - IA: entre as margens mediais dos ventres anteriores dos músculos digástricos.
  - IB: posterolateral ao nível IA.
- *Nível II:* estende-se da base do crânio ao nível da base do osso hioide, posteriormente à glândula submandibular e anteriormente à margem posterior do músculo esternocleidomastóideo; para a US, pode-se considerar a bifurcação da carótida como referência anatômica no lugar do osso hioide.
  - IIA: anterior, medial, lateral ou posterior à veia jugular interna; neste último caso, o linfonodo é inseparável da veia.
  - IIB: quando o linfonodo é posterior à veia jugular interna e apresenta um plano de clivagem gorduroso.
- *Nível III:* estende-se da base do osso hioide à margem inferior do osso cricoide, anteriormente à margem posterior do músculo esternocleidomastóideo; na ultrassonografia, pode-se utilizar a bifurcação da carótida e o istmo da tireoide, respectivamente, como referências anatômicas.
- *Nível IV:* estende-se da margem inferior da cartilagem cricoide, ao nível da clavícula; lateral às artérias carótidas e anterior a uma linha que conecta a margem posterior do músculo esternocleidomastóideo e à margem posterolateral do músculo escaleno anterior.
- *Nível V:* estende-se da base do crânio à clavícula; posterior à margem posterior do músculo esternocleidomastóideo.
  - VA: da base do crânio até a cartilagem cricoide, posterior à linha que conecta a margem posterior do músculo esternocleidomastóideo e à margem posterolateral do músculo escaleno anterior.
  - VB: da cartilagem cricoide até a clavícula, anterior à margem anterior do músculo trapézio.
- *Nível VI:* encontra-se entre as artérias carótidas; estende-se da base do osso hioide ao topo do manúbrio esternal.
- *Nível VII:* entre as artérias carótidas; abaixo do nível do manúbrio esternal e acima da veia inominada.
- *Supraclaviculares:* na altura ou caudal à clavícula; lateral à artéria carótida.
- *Retrofaríngeos:* entre as carótidas e na região supra-hióidea.

Dimensões e Morfologia

As dimensões de um linfonodo não são critérios tão relevantes para sua caracterização quanto benigno ou maligno; outros critérios, como morfologia, ecogenicidade e padrão de vascularização, são mais importantes que as dimensões.

A morfologia tem forte influência no grau de suspeição do linfonodo. Os linfonodos reacionais apresentam-se fusiformes com uma relação entre o maior e o menor eixo > 2,0, enquanto os linfonodos malignos apresentam-se arredondados (relação maior/menor eixo < 2,0). Esta relação é menor nos linfonodos metastáticos (1,2 ± 0,3) e maior nos linfonodos reativos (2,2 ± 0,9), observando-se valores intermediários nos linfomas (1,5 ± 0,4) e na tuberculose (1,8 ± 0,6); entretanto, há uma sobreposição entre esses valores, notadamente na distinção entre tuberculose e linfonodos metastáticos e linfomatosos e, por isso, outros critérios devem ser utilizados para essa caracterização.

Ecogenicidade/Ecotextura Interna/Vascularização

Aqui, devemos avaliar a ecogenicidade da cortical, observando-se sua relação com o hilo e se há alguma alteração no padrão habitual como presença de necrose/degeneração cística ou microcalcificações. Ao Doppler, devemos atentar para alterações do padrão habitual da distribuição exclusivamente hilar da vascularização do linfonodo normal.

Linfonodos tuberculosos apresentam-se hipoecoicos, arredondados e sem o hilo central, podendo ainda conter áreas de necrose e de calcificações grosseiras. O padrão de vascularização desses linfonodos é variável, podendo apresentar-se com padrões que se assemelham aos linfonodos reacionais ou mesmo com distribuição anárquica.

Linfonodos acentuadamente hipoecoicos são descritos nos casos de linfoma. Estes apresentam-se arredondados e com perda do hilo, exibindo um padrão reticulado intranodal.

Linfonodos metastáticos são hipoecoicos, arredondados e sem hilo ecogênico. Podem ter necrose com apresentação anecoica/cística ou, ainda, hemorragia, com área hipercoica (Fig. 5-13).

No início da infiltração tumoral, a única apresentação pode ser a de uma área de espessamento cortical assimétrico.

A presença de microcalcificações tem alta especificidade para câncer de tireoide, sendo os cânceres papilíferos e medular os responsáveis por essa apresentação. Também podem estar presentes nas metástases dos carcinomas espinocelulares.

Margens mal definidas e paredes espessadas com borramento dos planos gordurosos adjacentes são sinais de extravasamento extracapsular que têm forte indicador de mau prognóstico.

Outras condições, como as doenças de Kimura e Kikuchi (linfogranuloma hiperplásico eosinofílico e a linfadenite histiocítica necrosante, respectivamente), cursam com linfonodomegalias cervicais com padrão de aspecto reacional, tendendo à hipoecogenicidade, mas preservando a ecogenicidade do hilo e a vascularização hilar ao Doppler. Já em pacientes com doença de Rosai-Dorfman, os linfonodos têm aparência similar aos metastáticos tanto no aspecto do Modo B, quanto no padrão de vascularização ao Doppler.

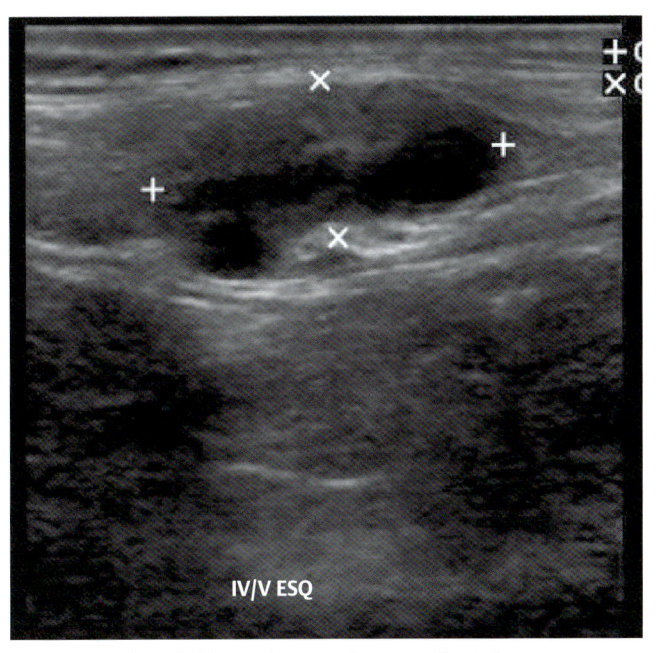

Fig. 5-13. Linfonodo hipoecoico com degeneração cística.

PROCEDIMENTO CERVICAL

A ultrassonografia é de extrema valia para guiar procedimentos na cabeça e pescoço, entre elas podemos citar:

- PAAF de nódulos na tireoide (Figs. 5-14 e 5-15), glândulas salivares ou de linfonodos.
- PAAF de nódulos no pescoço.
- *Core-biopsy* de massa cervical.
- Ablação por radiofrequência.
- Alcoolização de nódulos.
- Marcação pré-cirúrgica.

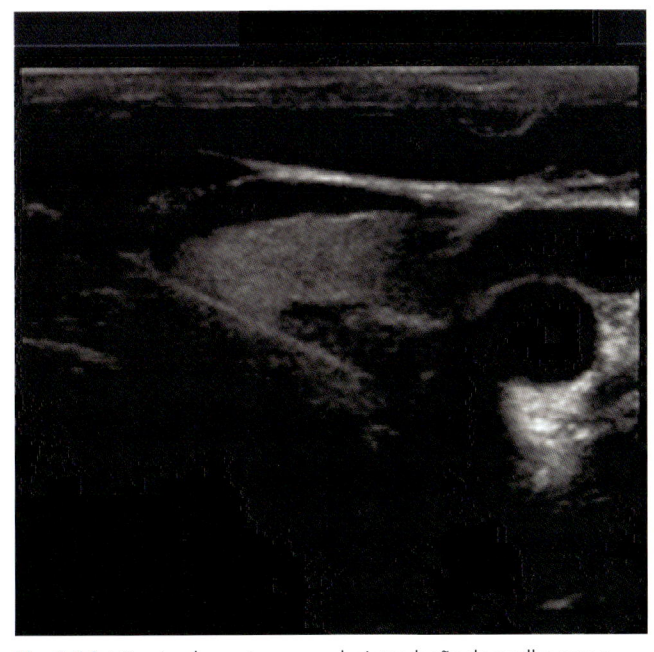

Fig. 5-14. US guiando em tempo real a introdução da agulha para o interior do nódulo na tireoide.

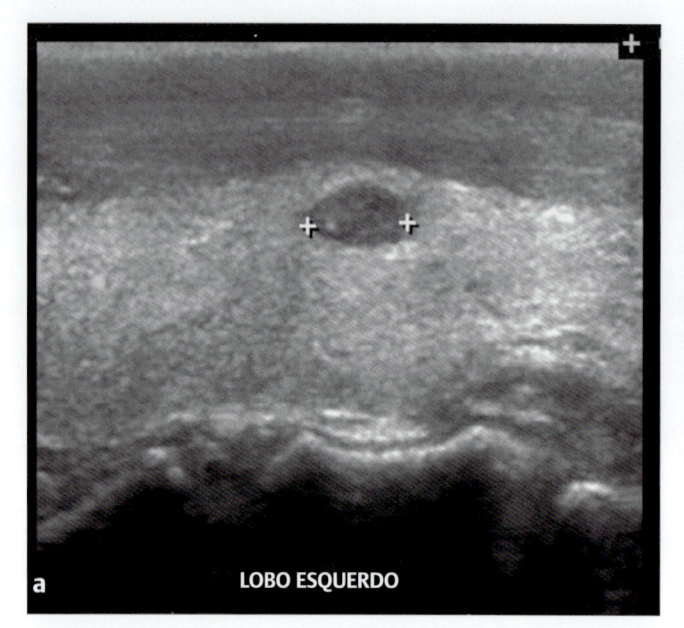

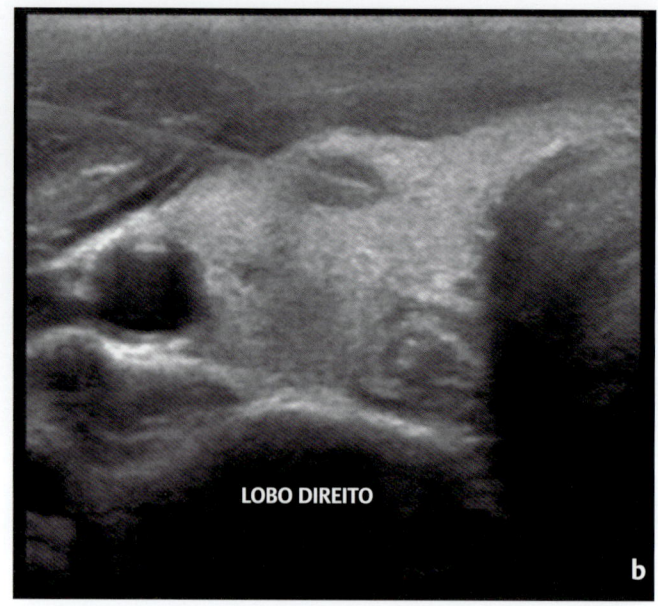

Fig. 5-15. (a) Nódulo hipoecoico com microcalcificação. (b) Apesar de ser um nódulo pequeno, a US permite guiar a agulha com segurança para o seu interior para retirar amostra citológica.

PAAF

Pode ser realizada em nódulos da tireoide, glândulas salivares, linfonodos ou em qualquer outra região acessível à ultrassonografia.

Punção aspirativa da tireoide é um procedimento bastante seguro e com a melhor acurácia (85%) dentre os métodos diagnósticos. Utiliza-se agulha fina, de 22 a 27 G, que deve ser guiada pela ultrassonografia até o alvo, permitindo ainda que se escolha a melhor área da lesão a ser atingida, evitando, por exemplo, as áreas císticas de pouca celularidade. Para um diagnóstico celular seguro são necessários cinco a seis grupos de dez a quinze células. As complicações mais frequentes são: dor local, dor retroauricular, hematoma, reação vasovagal e torcicolo.

A sensibilidade da PAAF para nódulos da tireoide é de cerca de 92%, com acurácia de 85%; entretanto, para o carcinoma medular da tireoide, essa sensibilidade é menor, em torno de 63%. Dosagens de calcitonina, tireoglobulina e paratormônio podem ser feitas com o material colhido das punções, aumentando a sensibilidade e a acurácia do método em algumas situações:

A) Tireoglobulina: é uma proteína produzida exclusivamente pelas células da tireoide e armazenada nos seus folículos; a dosagem do material colhido na PAAF é muito útil para ajudar a diferenciar metástases linfonodais originadas em tumores diferenciados da tireoide de outras linfonodopatias.
B) Calcitonina: secretado pelas células parafoliculares (células C), sua dosagem auxilia nos casos de nódulos suspeitos de CMT e suas metástase linfonodais; a dosagem da calcitonina do material colhido na PAAF eleva a sensibilidade para 98% (lembrando que a sensibilidade de PAAF para CMT é mais baixa que para tumores papilíferos da tireoide).
C) Paratormônio: secretado por células da paratireoide, é utilizado para avaliar nódulos que possam representar lesões na paratireoide; na prática, auxilia na diferenciação das lesões posteriores à tireoide que podem representar linfonodos, nódulos tireoidianos exofíticos ou mesmo em paratireoide.
D) Pode ainda ser útil na coleta de material para cultura, quando houver suspeita de infecção associada.

Core-biopsy

Consiste numa biópsia por fragmento, em que se retiram amostras para estudo anatomopatológico, fornecendo material mais representativo das lesões, sendo útil naquelas lesões em que a PAAF foi inconclusiva e naqueles casos em que se precisa estudo imuno-histoquímico. Como no pescoço há estruturas vitais e em compartimentos pequenos, a realização de *core-biopsy* deve ser bem indicada para evitar complicações que podem ser bem mais graves que as de uma PAAF. Mais frequentemente, é usada para avaliar massas e linfonodomegalias quando há suspeita de doença linfoproliferativa, podendo ser evitada uma biópsia cirúrgica. Um fator limitante são as dimensões da lesão, sendo indicada para lesões maiores que 2 cm e que não estejam perto do feixe júgulo-carotídeo, a fim de evitar lesão vascular grave (Fig. 5-16).

Ablação por Radiofrequência

A ablação por radiofrequência de nódulos tireoidianos é uma indicação de tratamento de nódulos volumosos benignos (> 2 cm) em pacientes que não são elegíveis para um tratamento cirúrgico. Consta de um eletrodo introduzido no interior do nódulo, ligado a um gerador de radiofrequência. Os riscos do procedimento podem ser divididos em complicações maiores, como: alterações na voz que ocorrem por lesão direta ou térmica do nervo laríngeo recorrente ou do próprio nervo vago, ruptura de nódulos, hipotireoidismo ou lesão de plexo braquial e complicações menores: hematoma, vômitos e queimaduras na pele.

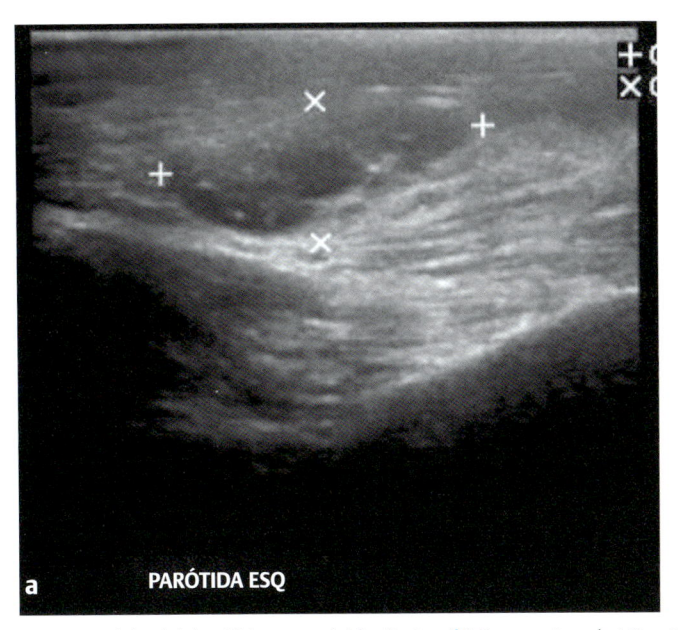

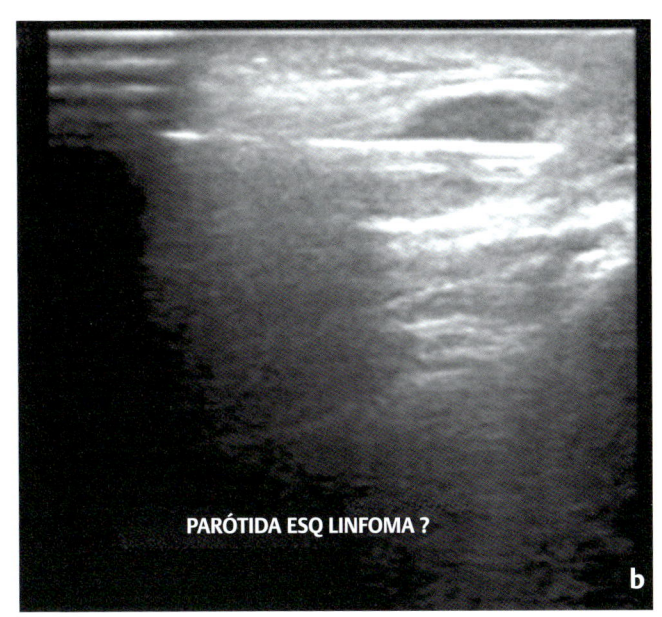

Fig. 5-16. (**a**) Nódulo sólido na parótida direita. (**b**) Demonstrando US guiando agulha de *core-biopsy* para o interior do nódulo para diagnóstico histopatológico.

Marcação Pré-Cirúrgica

A incidência de recorrência linfonodal após cirurgia de carcinoma da tireoide varia entre 20 e 30%, sendo os linfonodos a sede mais frequente; destes, metade dos casos ocorre nas cadeias III e IV, e a outra metade, no compartimento central (cadeia VI) (Fig. 5-17a). O exame de eleição para a detecção dessas metástases é a ultrassonografia cervical. A taxa de detecção de metástase por palpação é de apenas 18%, sendo a grande maioria das metástases linfonodais detectada pela US cervical (96%).

A recorrência de metástases linfonodais pós-cirúrgica de carcinomas tireoidianos varia entre 20 e 30%, e o tratamento indicado é a ressecção cirúrgica. Entretanto, a nova abordagem pode ser dificultada por vários fatores: fibrose decorrente da cirurgia prévia, a localização da metástase e/ou o tamanho do linfonodo. Por ser a reabordagem um procedimento de maior risco cirúrgico, a marcação de um linfonodo cervical torna o procedimento mais rápido, melhorando a visibilidade do linfonodo marcado melhor, além de determinar que aquele é o linfonodo previamente avaliado, evitando que não seja retirado o linfonodo-alvo. Esta marcação pode ser realizada de diversas formas: corante (azul de metileno), ROLL (Radioguided Occult Lesion Localization), fio metálico e carvão ativado.

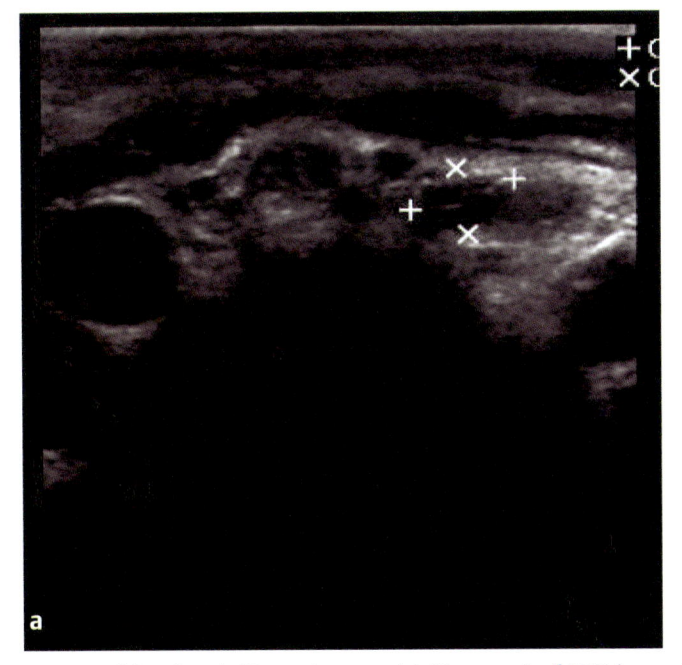

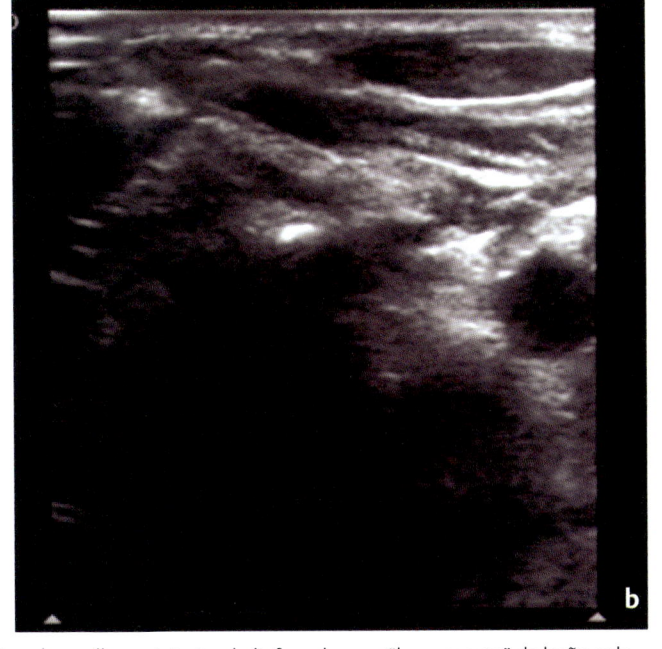

Fig. 5-17. (**a**) Linfonodo hipoecoico na cadeia VI esquerda. (**b**) US demonstrando agulha no interior do linfonodo com "borramento" da lesão pela injeção do carvão no seu interior.

A utilização do corante tem a desvantagem de ele dispersar-se nos tecidos adjacentes, podendo dificultar a dissecção e o referencial anatômico da região; o ROLL tem a desvantagem de necessitar de mais um profissional, acarretando um custo a mais na operacionalização do procedimento; o fio metálico, por sua vez, é posicionado dentro da lesão, e o cirurgião disseca ao longo do fio até o alvo, podendo o mesmo deslocar-se e gerar complicações maiores, tornando o procedimento inadequado. O carvão ativado é um produto relativamente barato e que, dispensado em um local, ele se restringe àquela área, tornando escuro o linfonodo e facilitando a visualização dele pelo cirurgião.

A injeção de carvão ativado no interior do linfonodo é realizada com agulha fina guiada por ultrassonografia, que direcionará a injeção para o interior do linfonodo ou outra lesão em tempo real (Fig. 5-17b). O volume injetado varia de 0,5 a 0,7 cc, sendo uma técnica segura, relativamente barata e de muito baixo risco. Além disso, o procedimento realizado com fio ou ROLL deve ser realizado no mesmo dia ou com intervalo mínimo, enquanto que, com o carvão ativado, por ser partícula estável por dias, a cirurgia pode ser remarcada com segurança, aproveitando o procedimento.

ULTRASSONOGRAFIA NA AVALIAÇÃO DAS GLÂNDULAS PARATIREOIDES

As glândulas paratireoides superiores derivam do quarto arco branquial junto com os lobos laterais da tireoide e têm situação mais consistente, localizando-se, em até 90% dos casos, em região posterior aos terços superior ou médio da tireoide. Por vezes, elas podem estar localizadas em situação intratireoidiana (estas podem também estar associadas às paratireoides inferiores).

As glândulas paratireoides inferiores derivam, junto com o timo, do terceiro arco branquial e têm uma posição variável ao longo do trato tireotímico. Cerca de 60% delas situam-se na região posterior ao polo inferior da tireoide, na bifurcação ou ao longo da carótida, podendo, ainda, serem intratímicas.

Ectopias das paratireoides não são incomuns. Além das mencionadas anteriormente, ainda podem-se localizar, no mediastino, regiões retrofaríngea e periesofágica, podendo estar, como já mencionado anteriormente, dentro da glândula tireoide (1-3%), mediastinais, intratímicas ou ao longo da cadeia júgulo-carotídea.

Durante as tireoidectomias, ocorre a ressecção não intencional das glândulas intratireoidianas em cerca de 1,3% dessas cirurgias, levando ao hipoparatireoidismo. As glândulas intratireoidianas podem ser as responsáveis pelo hiperparatireoidismo persistente ou recorrente após paratireoidectomias.

Glândulas supranumerárias são vistas em 3 a 5% dos casos.

As glândulas paratireoides normais medem cerca de 5 × 3 × 1 mm e não são visualizadas em exame ultrassonográfico.

Hiperparatireoidismo Primário

A ultrassonografia e a cintilografia têm sensibilidade e especificidade semelhantes na detecção de nódulo único na paratireoide (Figs. 5-18 e 5-19). Entretanto, a acurácia pré-operatória é maior quando esses dois métodos são associados.

A maioria dos casos de hiperparatireoidismo primário decorre de nódulo único (89%). As outras causas são: hiperplasia das glândulas (6%), adenoma duplo (4%) ou, mais raramente, carcinomas.

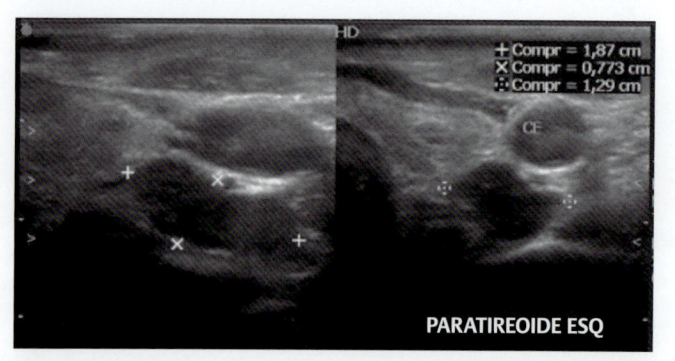

Fig. 5-18. Paciente com diagnóstico de hiperparatireoidismo primário submetida à US que demonstrou nódulo sólido em situação posterior ao terço médio do lobo tireoidiano compatível com lesão em paratireoide.

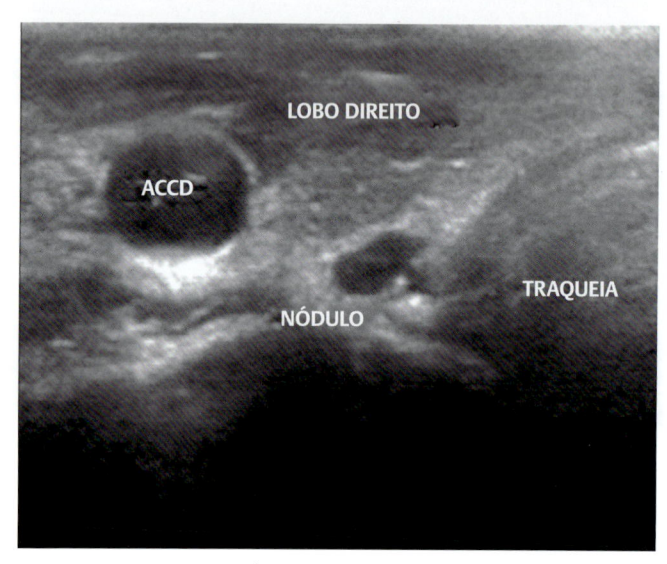

Fig. 5-19. Hiperparatireoidismo primário: corte transversal ultrassonográfico demonstrando nódulo na região paratraqueal direita, posterior à tireoide, compatível com lesão de paratireoide.

A sensibilidade da US varia entre 72 a 89%. Entretanto, depende de fatores, como:

A) Localização (tópica ou ectópica): se o adenoma estiver numa paratireoide ectópica, a acurácia do método cai, devendo-se considerar outras possibilidades de método diagnóstico como a TC 4D.
B) Tamanho da lesão: quanto maior o nódulo, maior será a chance de detecção.
C) Número de lesões.
D) Associação a bócio ou cirurgia prévia: esses fatores podem dificultar a detecção de nódulos nas paratireoides pela US.

As características do adenoma são de nódulo hipoecoico, ovalado e de contornos lobulados. Ao Doppler, apresenta-se com uma artéria nutridora – artéria polar– que, ao entrar no nódulo, tem um padrão de distribuição periférica, dando uma aparência em arco ou arciforme.

A diferenciação de um linfonodo no compartimento central do pescoço, nível VI, de um nódulo de paratireoide pode ser uma tarefa difícil. Para isso, a PAAF com dosagem de PTH do aspirado pode ser uma alternativa diagnóstica.

Portanto, havendo dúvidas quanto à natureza do nódulo, para dar mais segurança ao cirurgião na abordagem desses pacientes, pode-se realizar PAAF associada à dosagem do paratormônio. Esse procedimento, em estudo realizado por Stephen *et al.*, gerou uma especificidade de 100%, ausência de falso-positivo e apenas 3 casos falso-negativos em 54 casos estudados.

Paratireomatose é uma condição que ocorre pela presença de células funcionantes da paratireoide no pescoço e mediastino, sendo uma causa de hiperparatireoidismo persistente ou recorrente após as paratireoidectomias. A ruptura da cápsula durante o procedimento cirúrgico com disseminação do tecido glandular no pescoço é a explicação para isso. Em teoria, a paratireomatose pode ocorrer após a PAAF; porém, estudos têm mostrado que a punção com agulha fina não está associada a essa condição.

Ablação com etanol guiado por ultrassonografia de nódulos funcionantes da paratireoide é uma opção terapêutica, mas o procedimento cirúrgico resulta em melhores resultados; sendo assim, esta técnica é uma alternativa para aqueles pacientes que têm risco elevado de complicações ou que não podem ser submetidos à cirurgia.

BIBLIOGRAFIA

Baek JH, Lee JH, Sung JY, Bae JI, Kim KT, Sim J *et al.* Complications encountered in the Treatment of Benign Thyroid Nodules with US-guided radiofrequency ablation: a multicenter study. *Radiology* 2012;262(1):335-42.

Frates MC, Benson CB, Charboneau JW, Cibas ES, Clark OH, Coleman BG *et al.* Radiology Management of Thyroid Nodules Detected at US: Society of Radiologists in Ultrasound Consensus Conference Statement. *Radiology* 2005;237(3):794-800.

Horvath E, Majlis S, Rossi R, Franco C, Niedmann JP, Castro A *et al.* An Ultrasonogram Reporting System for Thyroid Nodules Stratifying Cancer Risk for Clinical Management. *J Clin Endocrinol Metab* 2014;94(5):1748-51.

Kwak JY, Han KH, Yoon JH, Moon HJ, Son EJ, Park SH *et al.* Thyroid Imaging Reporting and Data System for US Features of Nodules: A Step in Establishing Better Stratification of Cancer Risk. *Radiology* 2011;260(3):892-9.

Menzilcioglu MS, Duymus M, Avcu S. Sonographic Elastography of the Thyroid Gland. *Pol J Radiol* 2016;81:152-156.

Monroy-Santoyo S1, Ibarra-González I, Fernández-Lainez C, Greenawalt-Rodríguez S, Chacón-Rey J, Calzada-León R *et al.* Development Higher incidence of thyroid agenesis in Mexican newborns with congenital hypothyroidism associated with birth defects. *Early Hum Dev* 2012;88(1):61-74.

Na AG, Lee JH, Jung SL, Kim A, Sung JY, Shin JH *et al.* Radiofrequency Ablation of Benign Thyroid Nodules and Recurrent Thyroid Cancers: Consensus Statement and Recommendations. *Korean J Radiol* 2012;13(2):117-125.

Nachiappan AC, Metwalli ZA, Hailey BS, Patel RA, Ostrowski ML, Wynne DM. The Thyroid: Review of Imaging Features and Biopsy Techniques with Radiologic-Pathologic. *Radiographics* 2014;34(2):276-93.

Russ G, Bigorgne C, Royer B, Rouxel A, Bienvenu-Perrard M. Le système TIRADS en échographie thyroïdienne the thyroid. *J Radiol* 2011;92(7-8):701-13.

Som PM, Curtin HD, Mancuso AA. Imaging-Based Nodal Classification for Evaluation of Neck Metastatic. *AJR Am J Roentgenol* 2000;174(3):837-44.

TOMOGRAFIA COMPUTADORIZADA EM CABEÇA E PESCOÇO

Daniel Gurgel Fernandes Távora
Mateus Jereissati Pinho
Liandra Rayanne de Sousa Barbosa
Gabriel Silva Lima

INTRODUÇÃO

O manejo correto de pacientes com doenças da região da cabeça e do pescoço depende da avaliação da natureza da lesão e de sua extensão local, permitindo o adequado estadiamento. A anatomia da região do pescoço apresenta alta complexidade, dificultando a sua avaliação. A limitação do exame físico em algumas regiões, como a dificuldade em se avaliar a extensão submucosa dos tumores, torna o estadiamento clínico uma tarefa bastante desafiadora. Modernas técnicas de diagnóstico por imagem, como a tomografia computadorizada (TC), ressonância magnética (RM) e *Positron Emission Computed Tomography* (PET-TC), têm a capacidade de demonstrar com resolução espacial suficiente as alterações morfológicas nos diversos processos patológicos que envolvem o pescoço.[1] Dentro deste contexto o Radiologista tem função primordial como parte da equipe multidisciplinar, tendo atuação fundamental na escolha precisa da estratégia terapêutica a ser utilizada. Além da correta escolha terapêutica, os métodos de diagnóstico por imagem, particularmente a TC, são de suma importância na avaliação da resposta tumoral ao tratamento.

A proposta do presente capítulo é realizar uma revisão do papel da TC na avaliação dos pacientes com doenças do pescoço, dando ênfase aos processos neoplásicos da cavidade oral, faringe e laringe.

ASPECTOS TÉCNICOS

Atualmente tanto a TC quanto a RM podem ser usadas para avaliação pré-terapêutica de patologias da cabeça e pescoço. A TC tem algumas vantagens sobre a RM, entre as quais podemos citar a maior disponibilidade, menor custo, menor tempo de exame, menos artefatos de movimentação do paciente, melhor avaliação de estruturas ósseas e a possibilidade de reformatação multiplanar. As principais desvantagens da TC são o uso de contraste iodado e a exposição à radiação ionizante.

Na maioria das instituições a TC é o método de escolha para avaliação de lesões da laringe, orofaringe, hipofaringe e cavidade oral, sendo a RM utilizada para esclarecimento de dúvidas diagnósticas em casos individuais. Para as lesões de nasofaringe, seios paranasais, cavidade nasal e glândulas salivares, a RM é o método preferencial por causa da melhor resolução de contraste para partes moles.

Durante a realização do exame o paciente deve ser mantido em posição supina e respirando suavemente. A cabeça do paciente deve ser mantida alinhada e em leve extensão. Os ombros devem manter-se em posição mais rebaixada possível para se evitarem artefatos de endurecimento de feixe de raios X.

Para adequada avaliação das estruturas da cabeça e pescoço é fundamental a utilização de meio de contraste iodado endovenoso. Com o uso do meio de contraste podemos diferenciar tecidos patológicos de tecidos normais, além de identificar estruturas vasculares arteriais e venosas. A administração endovenosa do meio de contraste pode ser feita em *bolus* único, com injeção lenta, a cerca de 1 mL/s. O volume de contraste necessário para um exame padrão de TC de pescoço em adulto é de cerca de 100 mL. Não é necessária a injeção de meio de contraste com fluxo elevado por causa da necessidade de difusão do meio de contraste nos tecidos para melhor caracterização dos mesmos. Após a injeção em *bolus* de contraste iodado, sugere-se a injeção de solução salina a 0,9% em sequência.

A área estudada pela TC deve incluir desde a margem superior do seio esfenoide até a borda inferior da articulação esternoclavicular. Em caso de necessidade de avaliação da base do crânio ou de estruturas da face e cavidades paranasais, recomenda-se que o exame seja iniciado a partir da margem superior do seio frontal. O campo de visão aplicado deve ser entre 16 e 20 cm. A espessura de corte empregada deve ser de, no mínimo, 3 mm para exames de rotina. Para o estudo de estruturas ósseas das cavidades nasais e seios da face, assim como estudo da laringe e hipofaringe, recomendam-se cortes com espessura de, no mínimo, 2 mm. Para a avaliação de estruturas do osso temporal é necessário o estudo com cortes em alta resolução entre 0,6 e 1 mm. As imagens devem ser reconstruídas com filtro ósseo para avaliação de eventuais erosões ósseas e com filtro de partes moles.

O plano de corte adequado para se avaliarem exames de TC de cabeça e pescoço deve ser paralelo ao palato duro em avaliações da base do crânio até a cavidade oral. Para avaliação de lesões da orofaringe até o mediastino superior deve-se utilizar o plano de corte paralelo às cordas vocais (Fig. 6-1).

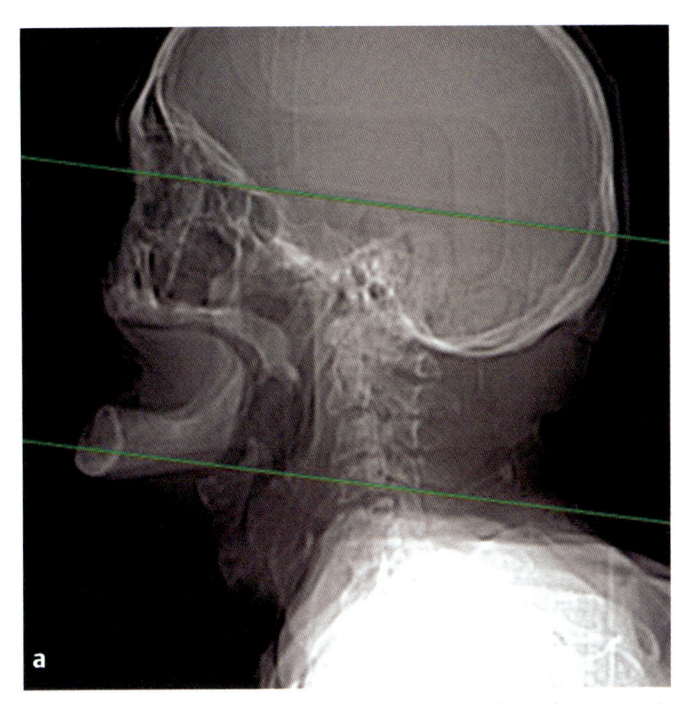

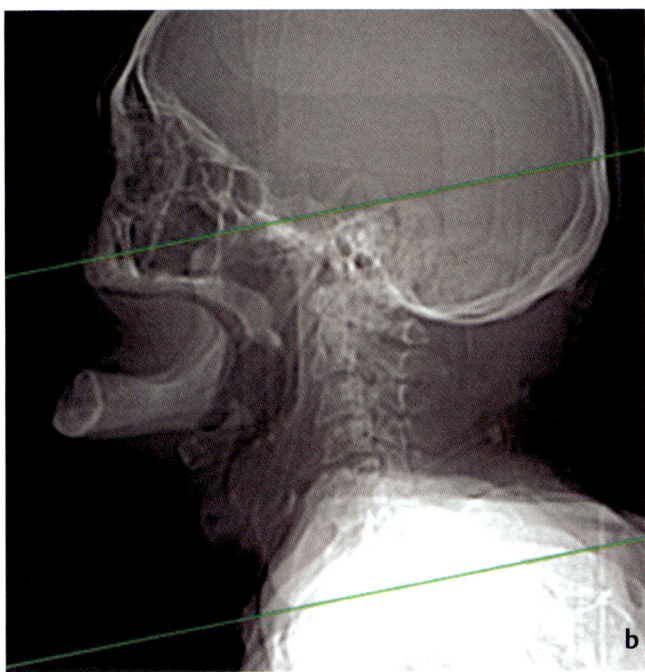

Fig. 6-1. (**a**) Plano de corte adequado para estudo de base de crânio até a cavidade oral. (**b**) Plano de corte usado para estudar a faringe e laringe.

A realização de manobras dinâmicas durante o exame de TC é outro recurso disponível para situações específicas. Pode-se, por exemplo, realizar a aquisição das imagens durante fonação prolongada para se avaliar a mobilidade das cartilagens aritenoides, assim como para se ter uma melhor visibilidade dos ventrículos laríngeos e leve distensão dos seios piriformes. A manobra de Valsalva modificada consiste na distensão gasosa da cavidade oral, mantendo-se os lábios fechados. Consegue-se assim distensão ideal dos seios piriformes. É uma manobra útil para avaliação da hipofaringe das mucosas gengival e jugal da cavidade oral (Fig. 6-2). Deve-se salientar, porém, que a avaliação de mobilidade das cordas vocais é mais bem realizada pelo exame clínico.

ANATOMIA TOMOGRÁFICA DO PESCOÇO

O estudo da anatomia do pescoço exige compreensão das camadas fasciais que delimitam os espaços cervicais. A importância da divisão anatômica em planos fasciais no pescoço reside no fato de que os compartimentos formados limitam a disseminação de infecções e alguns tumores, além de facilitar o seu estudo, possibilitando a compartimentalização das lesões e correta elaboração de um diagnóstico diferencial.

A fáscia cervical superficial (FCS) compreende na verdade o plano subcutâneo, contendo tecidos adiposo e conjuntivo abaixo da pele e superficial à fáscia cervical profunda (FCP). Ela reveste a cabeça, face e pescoço. Inclui o músculo platisma, os músculos faciais e as veias jugulares externas. Contém ainda nervos, vênulas e linfáticos contidos no tecido subcutâneo.

A fáscia cervical profunda (FCP) é dividida em camadas superficial (CSFCP), média (CMFCP) e profunda (CPFCP), que são constituídas por tecido conjuntivo denso. A CSFCP compõe-se de uma lâmina de tecido fibroso que envolve completamente os músculos esternocleidomastóideo e trapézio, estando aderida posteriormente aos processos espinhosos das vértebras cervicais e ao ligamento nucal. Anteriormente reveste os músculos pré-tireoidianos, caudalmente inserindo-se no manúbrio esternal. A CPFCP origina-se também dos processos espinhosos das vértebras cervicais, estendendo-se anteriormente, recobrindo o assoalho do triângulo posterior do pescoço. Forma a bainha que reveste o plexo braquial e as artérias subclávias. Ventralmente forma a fáscia pré-vertebral, que se encontra justaposta aos corpos vertebrais, envolvendo os músculos longo da cabeça e longo do pescoço. Anteriormente à fáscia pré-vertebral a CPFCP forma ainda a fáscia alar, estando as duas separadas por tecido conjuntivo frouxo. A CMFCP é constituída pelos folhetos fasciais intermediários entre a CSFCP e a CPFCP. Determina a margem inferior do espaço mucoso faríngeo, contribui para a formação da bainha carotídea e envolve as estruturas do espaço visceral.[2]

Os espaços cervicais são compartimentos formados entre as diversas fáscias cervicais. São divididos ainda entre os compartimentos supra-hióideo e infra-hióideo. O compartimento supra-hióideo contém os espaços cervicais que se estendem desde a base do crânio até o nível do osso hioide, incluindo os espaços parafaríngeo, faringomucoso, mastigatório, parotídeo, submandibular e bucal. O compartimento infra-hióideo contém os espaços cervicais a partir do nível do osso hioide até o mediastino superior, englobando os espaços visceral e cervical posterior. Os espaços carotídeo, retrofaríngeo e perivertebral estendem-se longitudinalmente nos compartimentos supra e infra-hióideos.[3]

O espaço submandibular limita-se cranialmente no músculo milo-hióideo e superficialmente no músculo platisma. Contém a glândula submandibular, linfonodos, tecido adiposo e o ventre anterior do músculo digástrico (Fig. 6-3). Cranialmente ao milo-hióideo pode-se ainda identificar o espaço sublingual, que não tem limites fasciais e contém a glândula sublingual, o ducto submandibular, a porção profunda da glândula submandibular, o nervo, a artéria e a veia linguais.

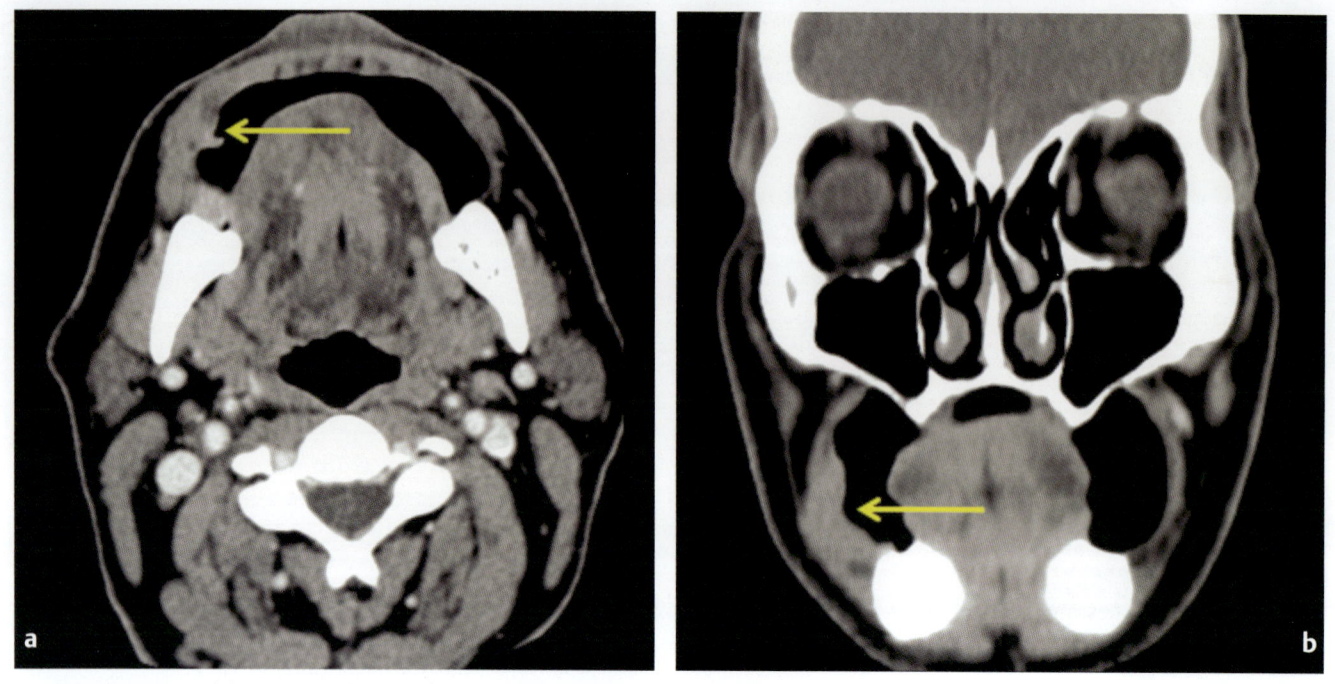

Fig. 6-2. (a) Corte axial durante manobra de Valsalva modificada demonstrando com clareza lesão (CEC) na mucosa jugal. **(b)** Reformatação coronal mostrando a extensão da lesão e sua relação com a mandíbula.

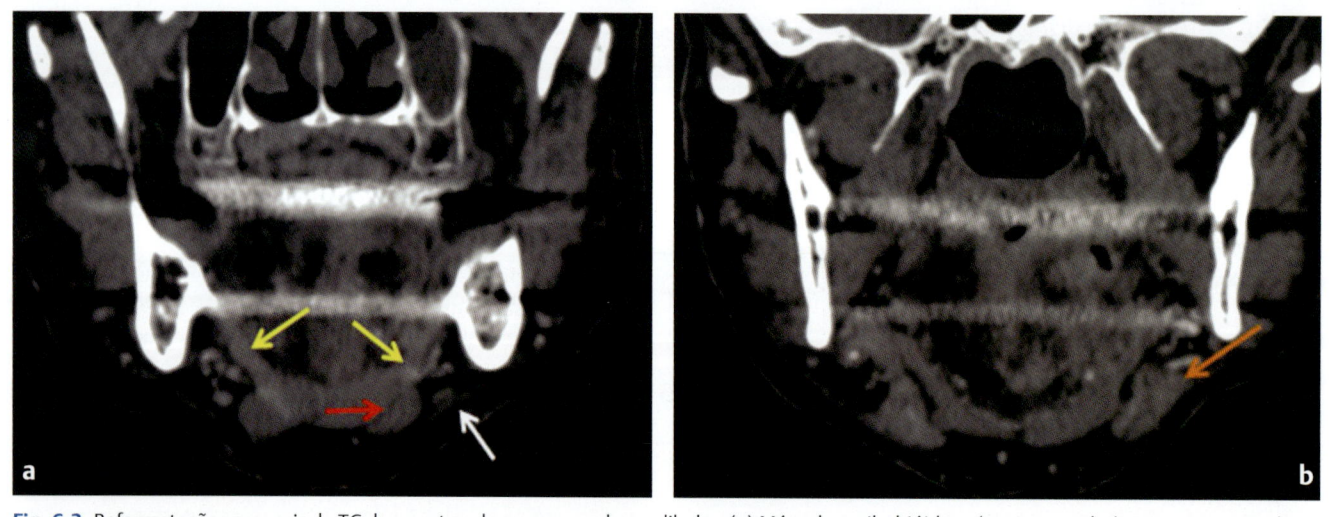

Fig. 6-3. Reformatações coronais de TC demonstrando o espaço submandibular. **(a)** Músculos milo-hióideos (setas amarelas), ventre anterior do digástrico (seta vermelha) e platisma (seta branca). **(b)** Glândula submandibular (seta laranja).

Lesões possíveis neste espaço incluem o higroma cístico, carcinoma epidermoide, sialoadenite, rânula mergulhante, tumores de glândulas salivares, adenopatia e linfoma.[4]

O espaço parafaríngeo tem um formato de pirâmide invertida, que se estende desde a superfície inferior do osso petroso até o nível do ângulo da mandíbula. Apresenta localização central no compartimento supra-hióideo. Seu limite medial é o componente mais profundo da camada média da fáscia cervical profunda que se encontra aderida a estruturas viscerais da faringe e laringe. Anterior e lateralmente limita-se nos espaços mastigatório e parotídeo, respectivamente. Sua margem posterior é dada pela camada profunda da fáscia cervical profunda que reveste o espaço carotídeo. Contém tecido adiposo, tecido conjuntivo frouxo, plexo venoso pterigoide, artéria maxilar interna, artéria faríngea ascendente, ramos da divisão mandibular do nervo trigêmeo e glândulas salivares menores (Fig. 6-4). Lesões potenciais neste espaço incluem infecções, tumor misto benigno, lipoma, malformações venolinfáticas, cistos de arcos branquiais, Schwannoma, além de lesões de espaços vizinhos.[5]

O espaço mucoso faríngeo é constituído pela superfície mucosa da nasofaringe, orofaringe e hipofaringe. Sua margem profunda é constituída pela camada média da fáscia cervical profunda. Não contém fáscia limitando a sua superfície medial. Além da mucosa faríngea, este espaço contém o tecido linfático das tonsilas faríngea, palatina e lingual, glândulas salivares menores, músculos constritores da faringe e músculo elevador do véu palatino. As principais patologias deste espaço incluem o

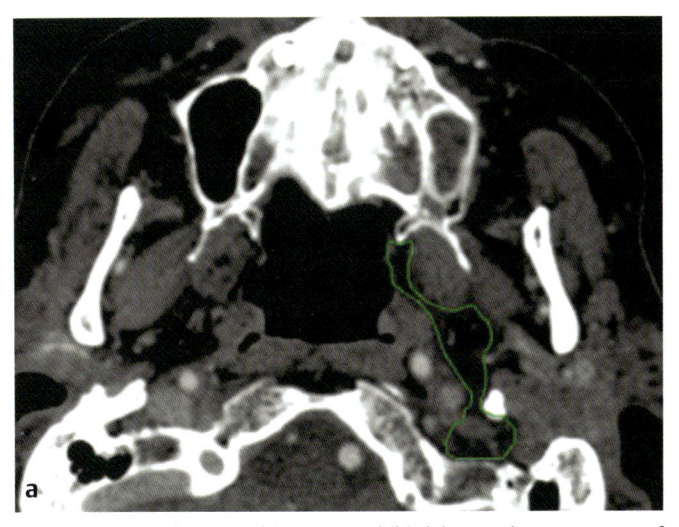

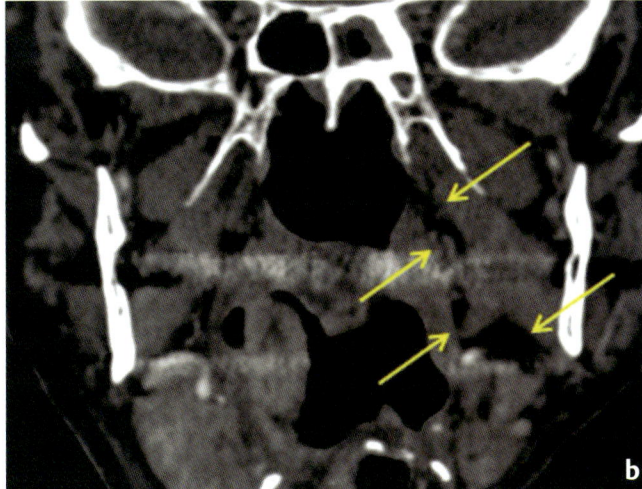

Fig. 6-4. TC nos planos axial (**a**) e coronal (**b**) delimitando o espaço parafaríngeo.

carcinoma de células escamosas, linfoma e tumores de glândulas salivares menores, além de lesões inflamatórias e infecciosas.[6]

O espaço mastigatório apresenta segmentos suprazigomático e infrazigomático. Estende-se desde a inserção do músculo temporal na calvária até o nível do ângulo da mandíbula. É envolvido por folhetos da camada superficial da FCP. Seu componente suprazigomático contém o ventre do músculo temporal na fossa temporal. O seu componente infrazigomático contém a musculatura mastigatória constituída pelo masseter, pterigoides lateral e medial, a divisão mandibular do nervo trigêmeo, plexo venoso pterigoide, ramo e corpo da mandíbula (Fig. 6-5). Processos inflamatórios no espaço mastigatório têm frequentemente origem odontogênica. Lesões benignas incluem tumores neurogênicos e leiomiomas, além de lesões vasculares. Tumores mandibulares podem apresentar-se como lesões neste espaço cervical. Lesões primárias malignas são raras, incluindo rabdomiossarcoma e lipossarcoma.[7] Tumores do espaço mastigatório podem atingir a fossa craniana média por disseminação perineural pelo forame oval.[8]

O espaço parotídeo é constituído principalmente pela glândula parótida, com seus lobos superficial e profundo. Contém ainda linfonodos intraparotídeos, veia retromandibular, ramos da artéria carótida externa e o nervo facial. Lesões deste espaço incluem tumores benignos e malignos da glândula parótida, linfoma, além de lesões inflamatórias.[6]

O espaço bucal situa-se lateralmente ao rebordo alveolar maxilar e contém tecido gorduroso, o ducto parotídeo, tecido parotídeo acessório, glândulas salivares menores, artéria e veia faciais, divisão bucal do nervo facial e ramo bucal da divisão mandibular do nervo trigêmeo. São condições associadas a este espaço as infecções odontogênicas, hemangioma, tumores de glândulas salivares, lipoma e tumores de bainha neural.[9]

O espaço visceral tem formato cilíndrico, localizado na linha média do compartimento infra-hióideo, revestido pela camada média da FCP. Estende-se desde o nível do osso hioide até o mediastino superior. Contém a laringe, traqueia, esôfago, glândula tireoide, glândulas paratireoides, tronco simpático e nervo laríngeo recorrente.[10]

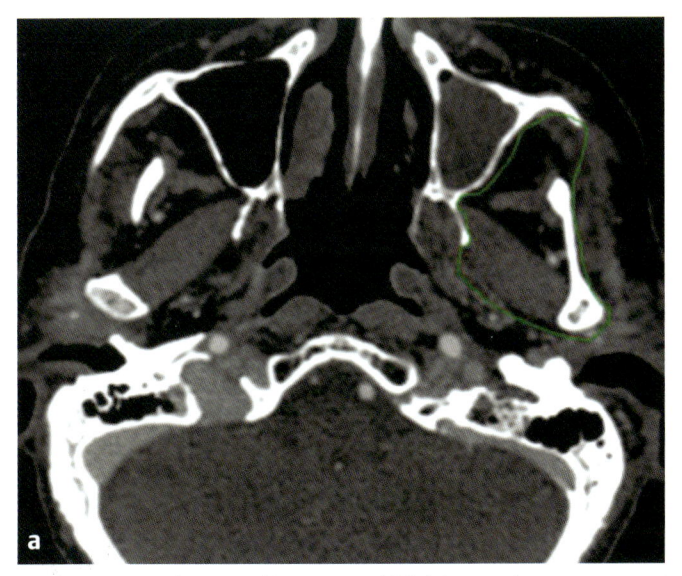

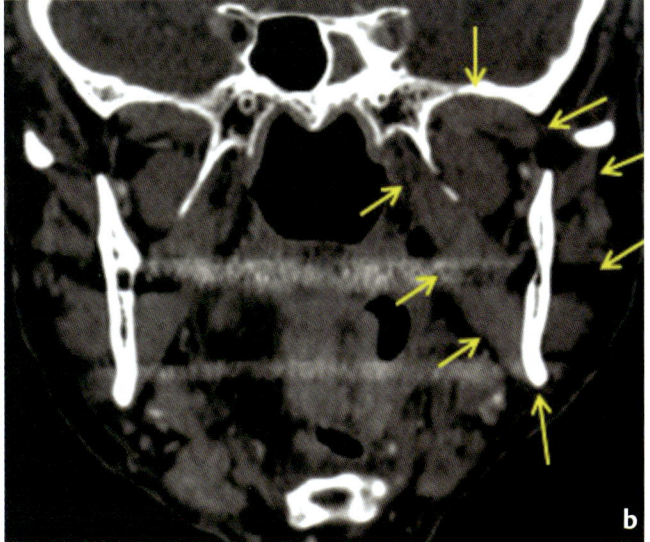

Fig. 6-5. TC nos planos axial (**a**) e coronal (**b**) delimitando o espaço mastigatório.

O espaço cervical posterior tem situação posterolateral, profundamente ao músculo esternocleidomastóideo. Estende-se da margem inferior da mastoide até a clavícula. Contém tecido adiposo, nervo acessório, nervo escapular dorsal e linfonodos. Linfonodopatias constituem as lesões mais frequentes nesta topografia.[10]

O espaço perivertebral inclui os tecidos localizados profundamente à camada profunda da FCP, ao redor da coluna vertebral. Inclui a musculatura paravertebral, músculos pré-vertebrais, músculos escalenos, as raízes do plexo braquial, o nervo frênico, a artéria e veia vertebrais. A maioria das lesões oriundas deste espaço é representada por lesões ósseas da coluna primárias ou metastáticas, além de lesões inflamatórias e infecciosas.

O espaço retrofaríngeo é limitado anteriormente pela fáscia visceral, formado pela camada média da fáscia cervical profunda, adjacente ao espaço mucoso faríngeo. Seu limite posterior é dado pela fáscia alar, componente da camada profunda da fáscia cervical profunda. No compartimento infra-hióideo contém apenas gordura, enquanto que no compartimento supra-hióideo abriga ainda dois grupos de linfonodos retrofaríngeos, sendo uma cadeia medial e outra lateral. Destaca-se ainda o espaço perigoso que se situa entre a fáscia alar e a fáscia pré-vertebral, ambas componentes da camada profunda da FCP. O espaço perigoso estende-se desde a base do crânio até o diafragma, e é um espaço virtual, normalmente sem conteúdo (Fig. 6-6).

O espaço carotídeo é delimitado pelas três camadas da FCP. A camada superficial forma sua parede lateral, a camada profunda, sua parede posterior, e a camada média constitui sua parede anterior. Estende-se desde o arco aórtico até a base do crânio. Na base do crânio envolve o canal carotídeo, forame jugular e canal do hipoglosso. Este espaço contém superiormente as artérias carótidas internas, veias jugulares internas, nervos cranianos glossofaríngeo, vago, acessório e hipoglosso, plexo simpático e linfonodos. Abaixo do osso hioide contém apenas o nervo vago, artérias carótidas comuns e veias jugulares internas. Aneurismas, paragangliomas, tumores de bainha neural e linfonodopatias constituem as principais patologias do espaço carotídeo.[6]

TOMOGRAFIA COMPUTADORIZADA NA AVALIAÇÃO DE NEOPLASIAS DA LARINGE

A laringe consiste em um esqueleto cartilaginoso, uma superfície mucosa e uma camada de tecidos moles que contém gordura, ligamentos e tecido muscular. O aspecto tomográfico das cartilagens da laringe é variável de acordo com o grau de ossificação endocondral, que tem início a partir da terceira década de vida. A cartilagem cricoide é o único anel cartilaginoso completo da laringe. É composta de um arco horizontal e uma lâmina posterior. Apresenta duas facetas que se articulam com as cartilagens aritenoides. A cartilagem tireoide consiste na maior cartilagem laríngea e é composta de duas asas ou lâminas. A epiglote apresenta uma margem livre supra-hióidea e uma base que se adere à margem interna da cartilagem tireoide (Fig. 6-7). As pregas vocais verdadeiras consistem no músculo tireoaritenoide recoberto por mucosa. Denomina-se glote a parte da laringe composta pelas pregas vocais verdadeiras, comissura anterior e comissura posterior. A supraglote é composta pelas bandas ou pregas ventriculares (pregas vocais falsas), cartilagens aritenoides, pregas ariepigloticas em seu aspecto ventral e epiglote. Os ventrículos laríngeos, ou Seios de Morgagni, são recessos simétricos entre as pregas vocais falsas e verdadeiras, recobertos por mucosa. A área abaixo do nível da glote, adjacente à superfície interna da cartilagem cricoide, denomina-se subglote. O tecido gorduroso localizado entre a mucosa e as cartilagens da laringe denomina-se espaço pré-epiglótico anteriormente à epiglote, e lateralmente denomina-se espaço paraglótico (Fig. 6-8).

O carcinoma de células escamosas (CEC) é o tumor mais frequente da laringe. O CEC apresenta comumente extensão submucosa para planos profundos, o que dificulta a avaliação clínica isolada. O correto estadiamento TNM da laringe depende da avaliação dos diversos subsítios e da mobilidade das cordas vocais (Quadros 6-1 a 6-3).[11] A avaliação dos linfonodos cervicais para cânceres da laringe é semelhante à realizada para avaliação da orofaringe e hipofaringe (Quadro 6-4). A importância da TC consiste na possibilidade de avaliação de extensão profunda dos tumores laríngeos, notadamente para os espaços

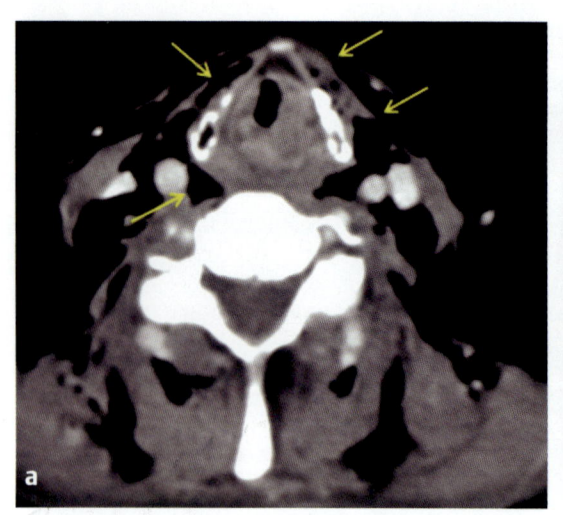

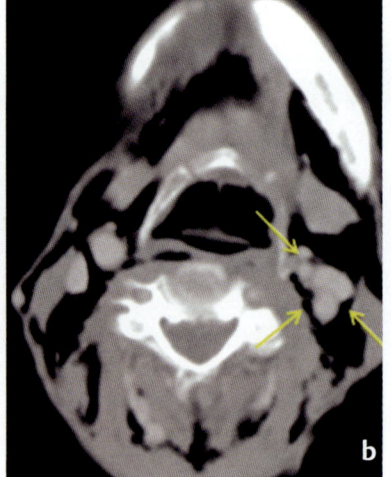

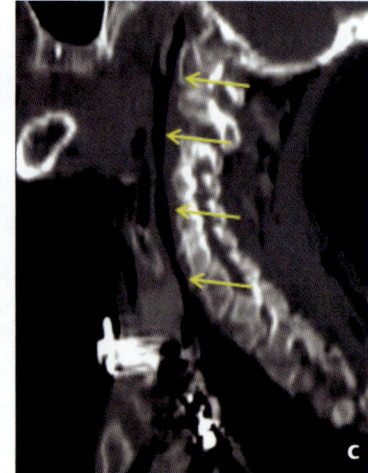

Fig. 6-6. Paciente com acentuado enfisema cervical. O enfisema disseca as fáscias, facilitando a delimitação dos espaços cervicais, conforme demonstrado. Espaço visceral (**a**). Espaço carotídeo (**b**). Espaço perigoso (*Danger space*) (**c**).

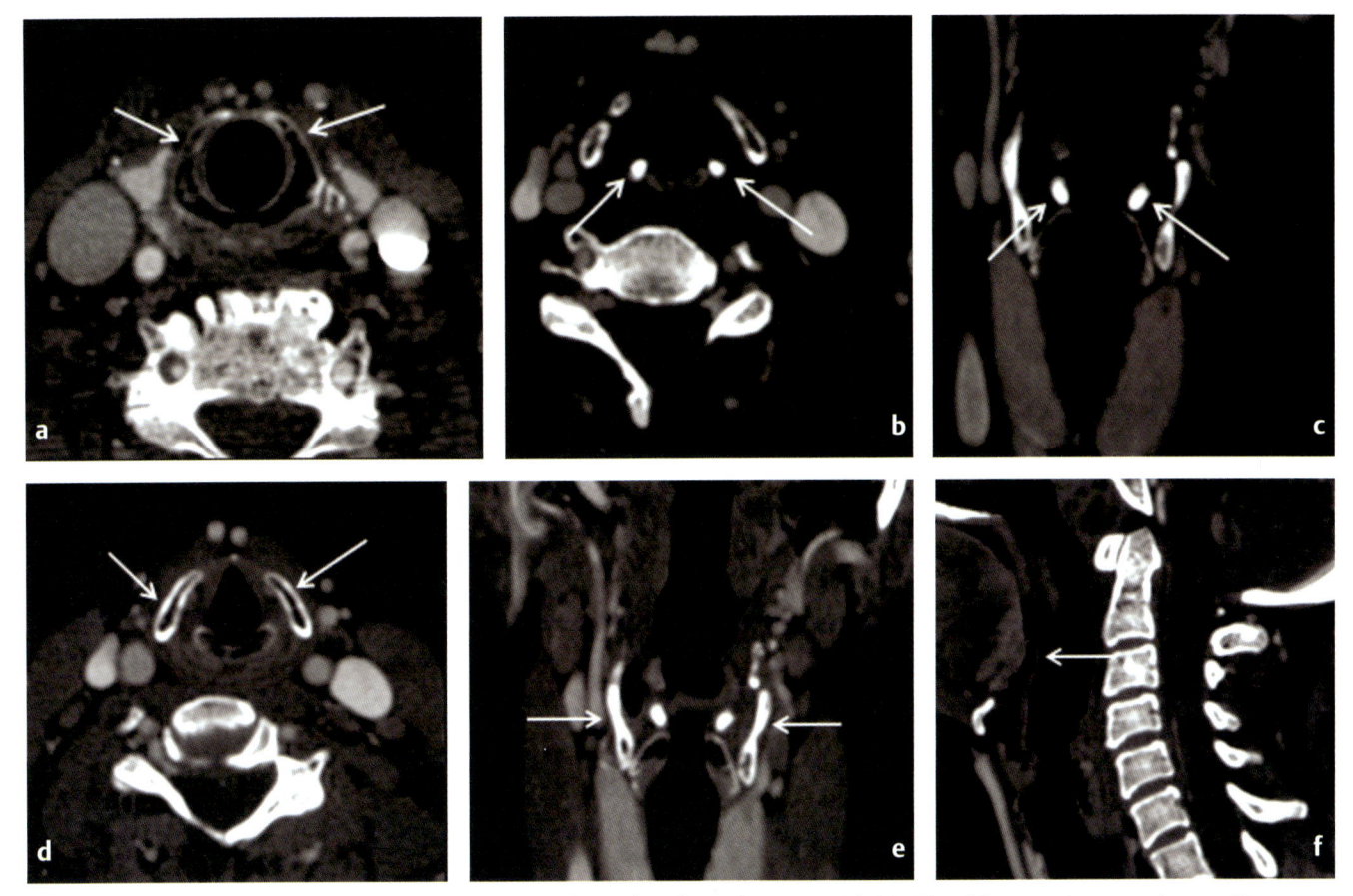

Fig. 6-7. Cartilagens da laringe. TC axial demonstrando o anel completo da cartilagem cricoide (**a**). TCs axial e coronal mostrando as cartilagens aritenoides (**b, c**). TCs axial e coronal evidenciando a cartilagem tireoide (**d, e**). TC sagital apontando a epiglote (**f**).

Quadro 6-1. Estadiamento T – Supraglote

T1	Tumor limitado a um subsítio na supraglote
T2	Tumor envolve mais de um subsítio na supraglote, ou a glote, ou sítio fora da laringe
T3	Fixação da corda vocal ou invasão de: área pós-cricoide, espaço pré-epiglótico, espaço paraglótico ou córtex interno da cartilagem tireoide
T4a	Infiltração pela cartilagem tireoide ou de tecidos extralaríngeos
T4b	Tumor envolve a carótida, invade o espaço pré-vertebral ou mediastino

Quadro 6-2. Estadiamento T – Glote

T1a	Tumor limitado a uma corda vocal, com mobilidade preservada
T1b	Tumor envolvendo as duas cordas vocais, com mobilidade preservada
T2	Tumor estende-se à supraglote/subglote, ou perda de mobilidade
T3	Fixação da corda vocal ou invasão de: espaço paraglótico ou córtex interno da cartilagem tireoide
T4a	Infiltração pela cartilagem tireoide ou de tecidos extralaríngeos
T4b	Tumor envolve a carótida, invade o espaço pré-vertebral ou mediastino

Quadro 6-3. Estadiamento T – Subglote

T1	Tumor limitado à subglote
T2	Tumor estende-se à glote
T3	Fixação da corda vocal
T4a	Infiltração pelas cartilagens cricoide ou tireoide ou de tecidos extralaríngeos
T4b	Tumor envolve a carótida, invade o espaço pré-vertebral ou mediastino

pré-epiglótico, paraglótico, cartilagens laríngeas e base de língua, geralmente resultando em mudança no estadiamento.

O CEC apresenta-se como espessamento de partes moles com realce heterogêneo ao meio de contraste iodado, tendo aspecto infiltrativo que envolve frequentemente o tecido adiposo adjacente da submucosa. Lesões muito pequenas, restritas à mucosa, podem ser de difícil avaliação pelo método tomográfico. Alterações edematosas peritumorais podem também simular uma infiltração neoplásica, superestimando o estadiamento.

Invasão cartilaginosa grosseira pode ser prontamente detectada pela TC. A presença de tecido tumoral em topografia extralaríngea é um achado específico para invasão cartilaginosa. Esclerose da cartilagem é um achado sensível, porém pouco específico, enquanto que erosão da cartilagem é altamente específico para invasão neoplásica.[12] Esclerose isolada das cartilagens aritenoides geralmente não representam

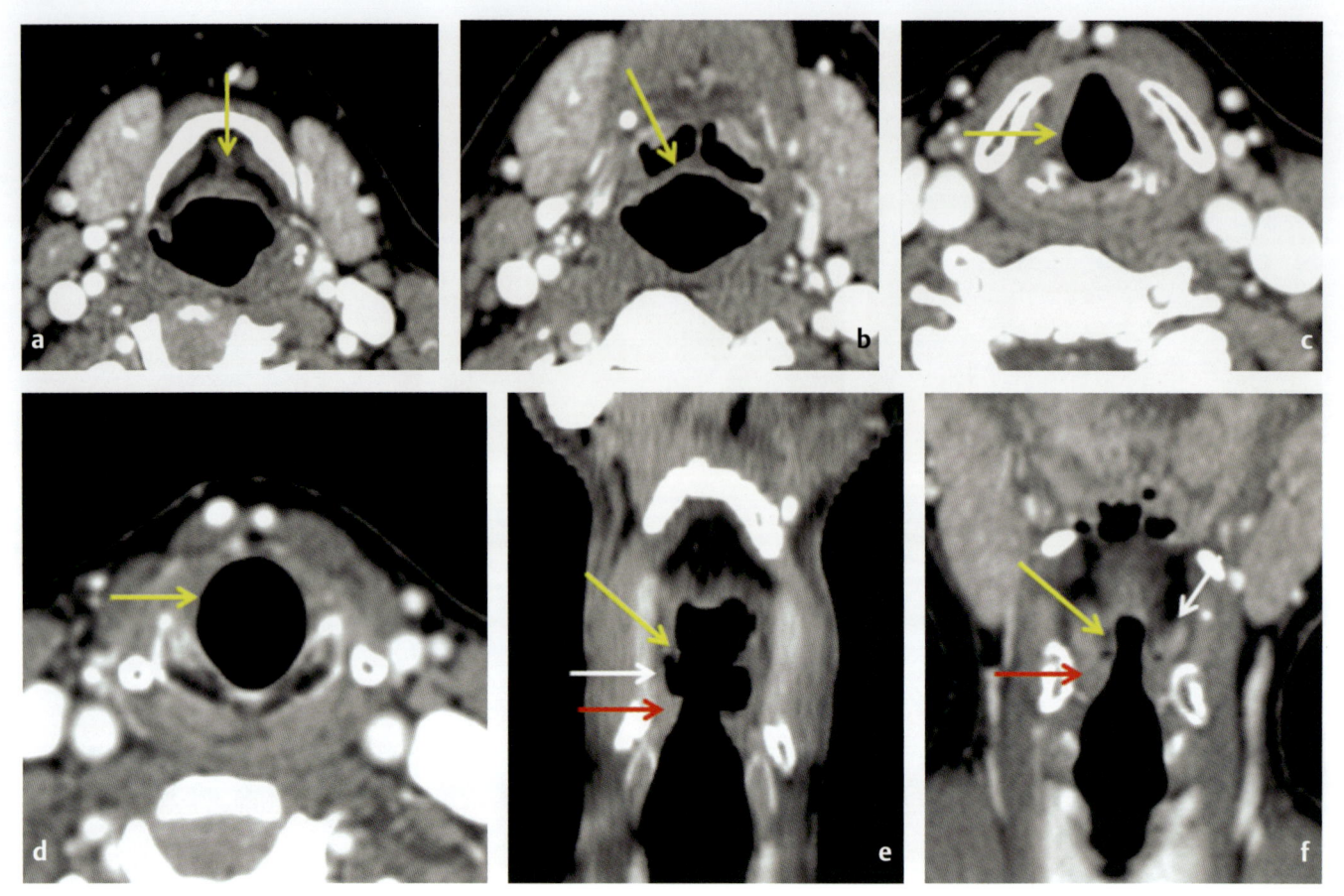

Fig. 6-8. (**a**) Gordura do espaço pré-epiglótico. (**b**) Base da epiglote no nível das valéculas. (**c**) Cordas vocais no nível da glote. (**d**) Mucosa da subglote. (**e**) TC coronal com setas mostrando a prega vocal (vermelha), ventrículo laríngeo (branca) e banda ventricular (amarela). (**f**) Mesmas estruturas demonstradas em outro paciente, sem distensão gasosa dos ventrículos laríngeos.

Quadro 6-4. Estadiamento N

NX	Linfonodos cervicais não podem ser avaliados
N1	Metástase em linfonodo único ipsilateral < 3 cm
N2a	Metástase em linfonodo único ipsilateral entre 3 e 6 cm
N2b	Metástase em múltiplos linfonodos ipsilaterais < 6 cm
N2c	Metástase em linfonodo contralateral ou bilateral < 6 cm
N3	Metástase em linfonodo > 6 cm

invasão tumoral, porém se as cartilagens aritenoide e cricoide apresentarem-se escleróticas, a probabilidade de infiltração tumoral aumenta.[13] Esclerose isolada de cartilagem pode representar processo inflamatório reacional ao tumor adjacente. No entanto, deve-se salientar o excelente valor preditivo negativo da TC para avaliação de invasão cartilaginosa.

Tumores originados na glote acometem mais frequentemente a sua porção anterior. Nestes casos ocorre o envolvimento frequente da comissura anterior, e a lesão pode atravessar a linha média e atingir a prega vocal contralateral (Fig. 6-9). Tumores avançados nesta topografia podem atingir a pele e tecido subcutâneo. Quando se origina na região posterior das pregas vocais, pode haver infiltração das cartilagens aritenoides ou da comissura posterior. Extensão tumoral para a subglote faz-se pela mucosa ou submucosa. A presença de tecido tumoral junto à margem interna da cartilagem cricoide sugere infiltração da subglote. A extensão lateral dos tumores glóticos causa infiltração do músculo tireo-aritenoide, e em seguida do espaço paraglótico, e tumores mais avançados podem atingir a cartilagem tireoide adjacente. Extensão posterior para a hipofaringe e até o esôfago pode acontecer. Tumores que se estendem cranialmente pelo ventrículo laríngeo atingindo as falsas cordas são denominados transglóticos por envolverem a glote e supraglote (Fig. 6-10). Este termo pode também ser utilizado em tumores que atingem a glote e subglote.[14]

Tumores da supraglote geralmente são mais volumosos e frequentemente apresentam extensão submucosa. É comum o envolvimento dos espaços pré-epiglótico e paraglótico. Lesões iniciadas na epiglote podem acometer estruturas adjacentes que incluem as valéculas e a base de língua. Tumores que se originam nas pregas ariepiglóticas disseminam-se para as falsas cordas vocais e podem estender-se inferiormente para a glote. Outro sítio que pode ser acometido é o seio piriforme, sendo difícil nestes casos a distinção de tumores primários da hipofaringe. Neoplasias que se originam nas bandas ventriculares invadem geralmente os espaços paraglóticos e frequentemente atingem as pregas vocais verdadeiras, podendo inclusive estender-se à subglote.

A subglote geralmente é acometida por tumores primários da glote, sendo raramente o sítio primário. Quando ocorre primariamente neste sítio geralmente as lesões têm aspecto

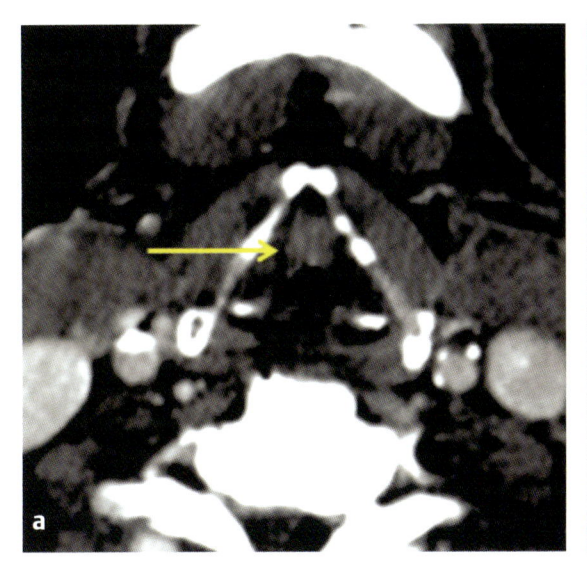

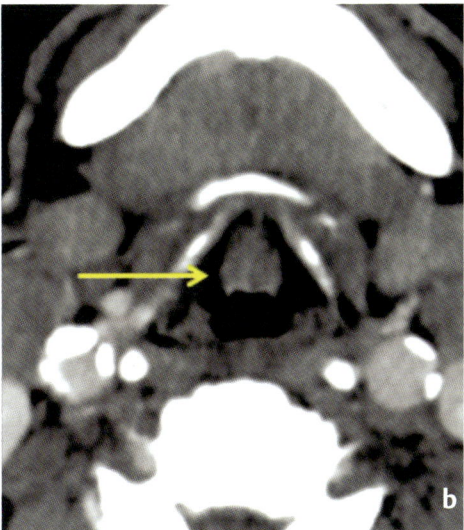

Fig. 6-9. (**a**) CEC de laringe envolvendo a glote na comissura anterior. (**b**) O tumor apresenta discreta extensão cranial. Não há erosão de cartilagens laríngeas.

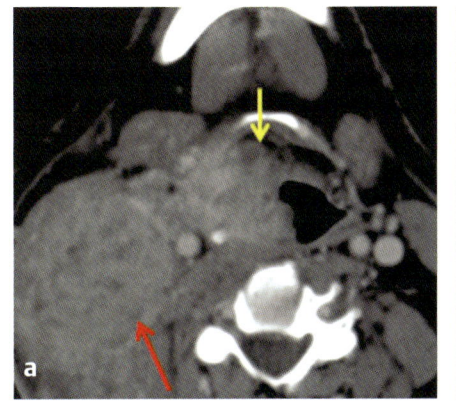

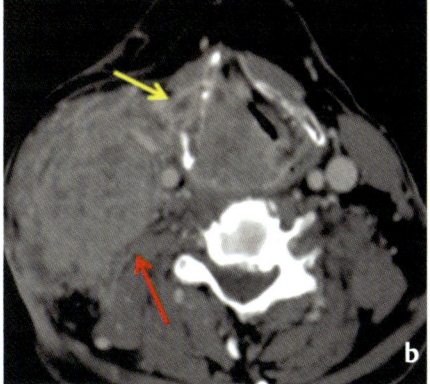

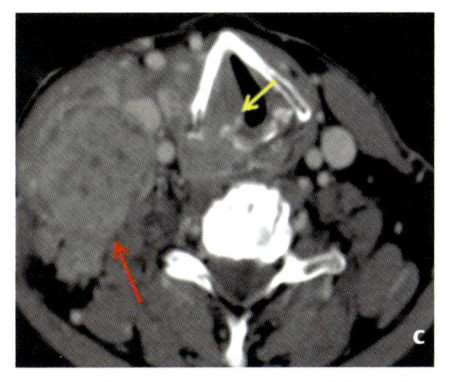

Fig. 6-10. CEC transglótico nos níveis da supraglote (**a**, **b**) e da glote (**c**). Setas amarelas mostrando o tumor infiltrando o espaço pré-epiglótico (**a**), a lâmina da cartilagem tireoide (**b**) e a cartilagem aritenoide (**c**). Setas vermelhas demonstram bloco linfonodal metastático.

circunferencial, com invasão precoce da cartilagem cricoide ou membrana cricotireoide (Fig. 6-11). Pode haver ainda extensão inferior da lesão atingindo a traqueia.

Tumores originários da glote disseminam-se mais frequentemente para linfonodos cervicais do nível III no lado afetado. Tumores primários da supraglote apresentam acometimento preferencial para o nível II. Já os tumores que se originam na subglote têm disseminação linfática preferencial para o nível VI e linfonodos paratraqueais.[15]

Os achados de TC após o tratamento dependem da modalidade terapêutica realizada. Laringectomias parciais são realizadas em casos selecionados visando à preservação da função laríngea. Exemplos de laringectomia parcial incluem a laringectomia supraglótica, laringectomia parcial supracricoide e a hemilaringectomia vertical (Fig. 6-12).[16] Em casos de tumores mais avançados ou após falha de tratamento radioterápico, recorre-se à laringectomia total. Resulta na separação completa da via aérea e do trato digestório superior, sendo necessária a traqueostomia. O trato digestório superior resultante denomina-se neofaringe (Fig. 6-13). Em casos de ressecção extensa pode ser necessário ainda o uso de retalhos musculocutâneos. Após estes procedimentos podem-se observar em estudos de imagem achados complexos que podem simular lesões. Com o decorrer do tempo ocorrem denervação das estruturas musculares do retalho e consequente substituição gordurosa. Deve-se atentar nestas situações para não haver equívoco diagnóstico em relação à recorrência tumoral.[17]

TOMOGRAFIA COMPUTADORIZADA NA AVALIAÇÃO DE NEOPLASIAS DA CAVIDADE ORAL

A cavidade oral situa-se entre os lábios anteriormente, músculo milo-hióideo inferiormente, palato duro superiormente, mucosa bucal lateralmente e as papilas circunvaladas e pilares tonsilares posteriormente. Compõe-se dos seguintes sítios anatômicos: mucosa labial, mucosa bucal, rebordo alveolar inferior, rebordo alveolar superior, trígono retromolar, assoalho da boca, palato duro e língua oral.

Por causa da boa acessibilidade clínica, as lesões da orofaringe são prontamente diagnosticadas pelo exame físico. Os estudos de imagem são solicitados para estadiamento, tendo importância na avaliação de possível filtração profunda dos tumores (Quadro 6-5) e de metástases linfonodais (Quadro 6-4).[11]

Dentre os processos benignos que podem acometer a cavidade oral, destacamos as malformações vasculares, cistos dermoides, cistos epidermoides e tireoide lingual. Processos

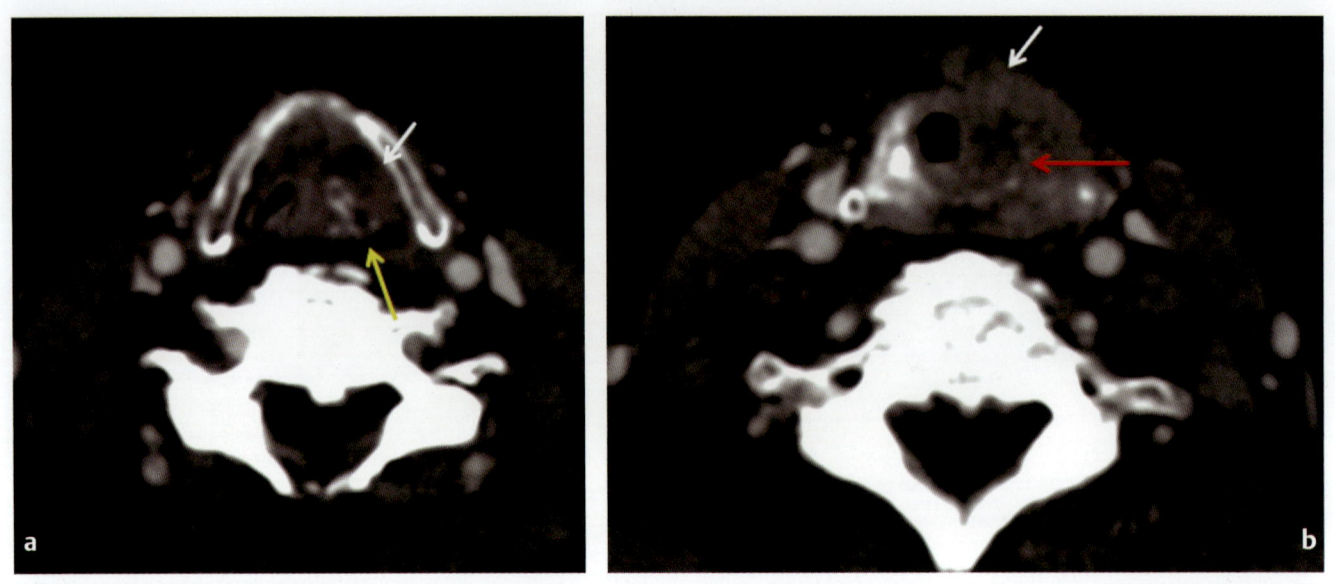

Fig. 6-11. CEC envolvendo a glote (**a**) e subglote (**b**). (**a**) Tumor infiltrando o espaço paraglótico (seta branca) e causando esclerose da cartilagem aritenoide (seta amarela). (**b**) Tumor infiltrando tecidos extralaríngeos na musculatura pré-tireoidiana (seta branca) e causando erosão da cartilagem cricoide (seta vermelha).

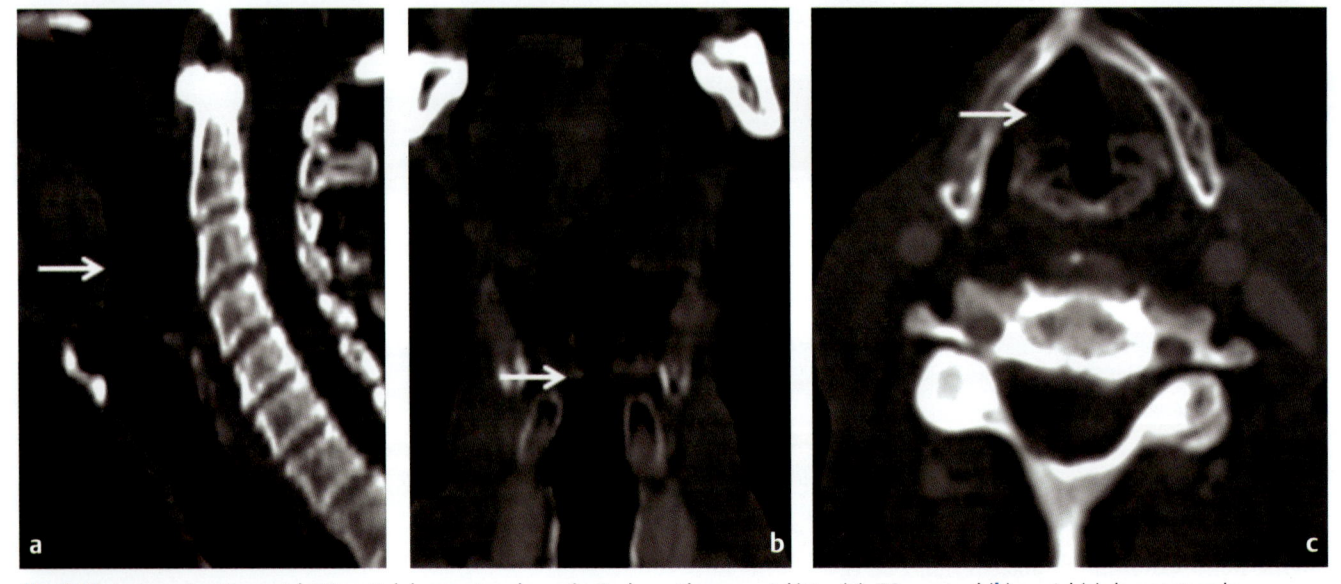

Fig. 6-12. Laringectomia parcial. TC sagital demonstrando ausência da cartilagem epiglótica (**a**). TCs coronal (**b**) e axial (**c**) demonstrando preservação da glote.

Quadro 6-5. Estadiamento T – Cavidade Oral

Tx	Tumor primário não pode ser acessado
T0	Não há evidência de tumor primário
Tis	Carcinoma *in situ*
T1	Tumor medindo 2 cm ou menos
T2	Tumor medindo entre 2 e 4 cm
T3	Tumor medindo mais de 4 cm
T4a	Tumor invade: cortical óssea, nervo alveolar inferior, assoalho da boca, pele, músculos extrínsecos da língua (genioglosso, hioglosso, palatoglosso ou estiloglosso), seios maxilares
T4b	Tumor invade: espaço mastigatório, placas pterigoides, base do crânio, ou envolve artéria carótida interna

inflamatórios e infecciosos podem acontecer secundários a infecções odontogênicas ou de glândulas salivares. Cistos de retenção mucosa proveniente da glândula sublingual, denominado rânula, são comuns. Em relação aos tumores benignos destacamos o adenoma pleomórfico, lipoma, rabdomioma, hemangioma e Schwannoma.[18]

O tumor maligno mais comum nesta região é o CEC. Tais pacientes geralmente já são encaminhados aos serviços de imagem com o diagnóstico histológico, necessitando de estadiamento. O sítio mais comum de acometimento de CEC na cavidade oral é a mucosa labial inferior, seguida do assoalho da boca e do trígono retromolar. O aspecto de imagem na TC é de uma lesão infiltrativa, com impregnação heterogênea ao contraste. Lesões maiores podem ainda conter áreas de necrose central. A TC tem papel importante na avaliação de

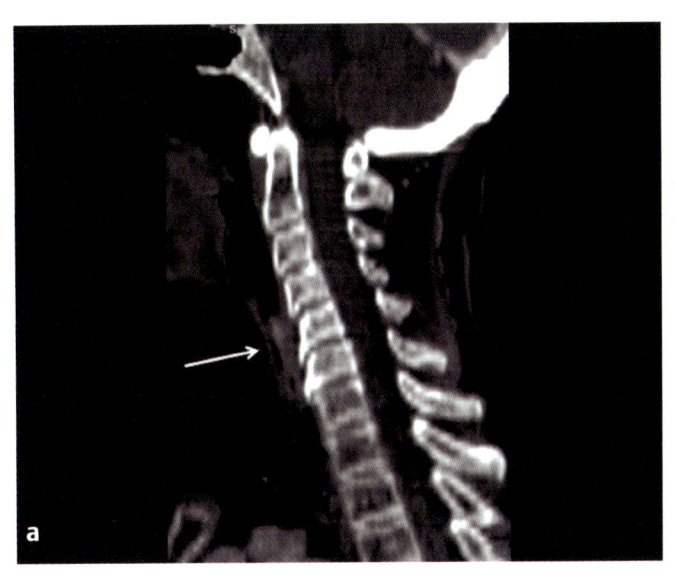

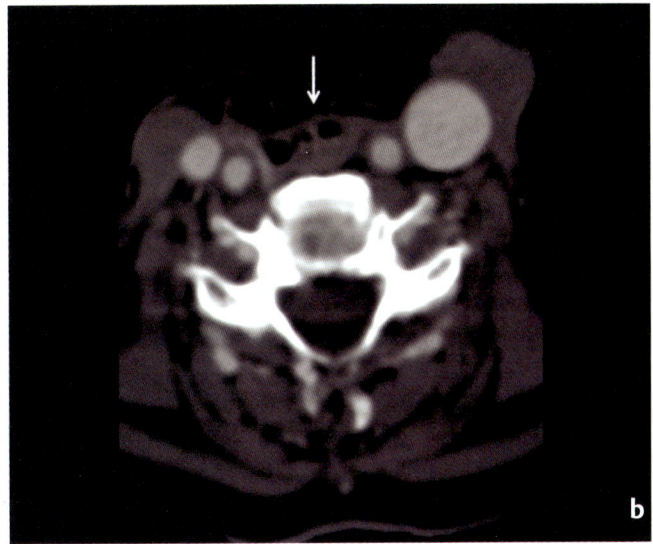

Fig. 6-13. Laringectomia total. TCs sagital (**a**) e axial (**b**) demonstrando a neofaringe, sem sinais de recidiva tumoral.

infiltração profunda, possível erosão de cortical óssea e de infiltração neurovascular, resultando em extensão perineural.

Metástases linfonodais ocorrem em aproximadamente 50% dos pacientes com CEC de cavidade oral. Lesões que cruzam a linha média frequentemente apresentam linfonodopatias metastáticas bilaterais.

Carcinomas da mucosa labial são facilmente acessíveis por avaliação clínica, raramente necessitando de estudo tomográfico. Em lesões de grandes dimensões a TC pode ser útil para avaliar o córtex do arco central da mandíbula adjacente.

Tumores do assoalho da boca comumente apresentam infiltração profunda, sendo a avaliação por imagem indispensável. Frequentemente cruzam a linha média e infiltram a língua oral. Dorsalmente podem atingir o espaço submandibular. Linfonodomegalias metastáticas são mais comumente identificadas nos níveis 1a e 1b.

Lesões do trígono retromolar comumente estendem-se para a orofaringe. Em decorrência do difícil acesso ao exame físico nesta topografia, os exames de imagem são fundamentais na sua avaliação. Deve-se investigar extensão dorsal para a loja amigdaliana adjacente e para o palato mole. A extensão profunda dos tumores pode infiltrar a mandíbula, os processos pterigoides e músculos pterigóideos. Ventralmente pode estender-se pelas mucosas gengival e bucal, atingindo o rebordo alveolar (Fig. 6-14).

CEC da língua oral mais comumente envolve a sua superfície ventral e lateral acometendo a sua musculatura intrínseca (Fig. 6-15). É comum a extensão para a base da língua, assoalho da boca, mucosa gengival e eventualmente para loja amigdaliana e palato mole.

A presença de CEC no palato duro torna indispensável avaliação da cortical óssea adjacente, sendo a TC o método de escolha. É de suma importância e também avaliar os forames incisivo e palatino maior e menor, em busca de possível extensão tumoral perineural.[19]

Tumores malignos menos frequentes da cavidade oral incluem as neoplasias de glândulas salivares menores, destacando-se o carcinoma adenoide-cístico e o carcinoma mucoepidermoide.

TOMOGRAFIA COMPUTADORIZADA NA AVALIAÇÃO DE NEOPLASIAS DA NASOFARINGE

A nasofaringe limita-se superiormente com o assoalho do seio esfenoidal e *clivus*. Anteriormente seu limite se faz com as coanas e posteriormente com o espaço pré-vertebral. Estruturas anatômicas importantes da nasofaringe identificáveis na TC incluem o recesso faríngeo lateral, também conhecido como fossa de Rosenmuller, o *torus tubarius* e o orifício da tuba auditiva que atinge a nasofaringe pelo seio de Morgagni. Profundamente ao espaço mucoso da nasofaringe, no sentido lateral, encontramos os espaços parafaríngeo e mastigatório.

Carcinomas epiteliais são os tumores malignos mais frequentes da nasofaringe. Entre os carcinomas da nasofaringe, podem existir três subtipos que são o carcinoma de células escamosas (CEC), o carcinoma pouco diferenciado e o carcinoma indiferenciado. O CEC compreende cerca de 70 a 98% de todos os tumores malignos da nasofaringe em adultos. O carcinoma de nasofaringe apresenta comportamento particularmente agressivo, com extensa infiltração local e alta frequência de metástases linfonodais precocemente.[20]

A maioria dos tumores origina-se na fossa de Rosenmuller. Anteriormente podem infiltrar a fossa nasal e o seio maxilar, e a partir daí atingir a fossa pterigopalatina pelo forame esfenopalatino. A extensão lateral atinge o espaço parafaríngeo, podendo nos tumores mais avançados chegar ao espaço mastigatório. Nesta topografia pode haver disseminação perineural pelo nervo mandibular, atingindo o compartimento intracraniano pelo forame oval. A extensão posterior dos tumores atinge o espaço retrofaríngeo e possivelmente a musculatura pré-vertebral. A disseminação posterolateral pode invadir o espaço carotídeo. Por meio da parede da faringe, pode haver extensão inferior para a orofaringe, muitas vezes por trajeto submucoso. Superiormente podem erodir o *clivus* e o assoalho do seio esfenoidal. Lesões com erosão da base do crânio devem ser avaliadas quanto à presença de doença intracraniana que se manifesta comumente por espessamento da dura-máter. Metástases linfonodais estão presentes em cerca de 75% dos carcinomas de nasofaringe já na sua apresentação

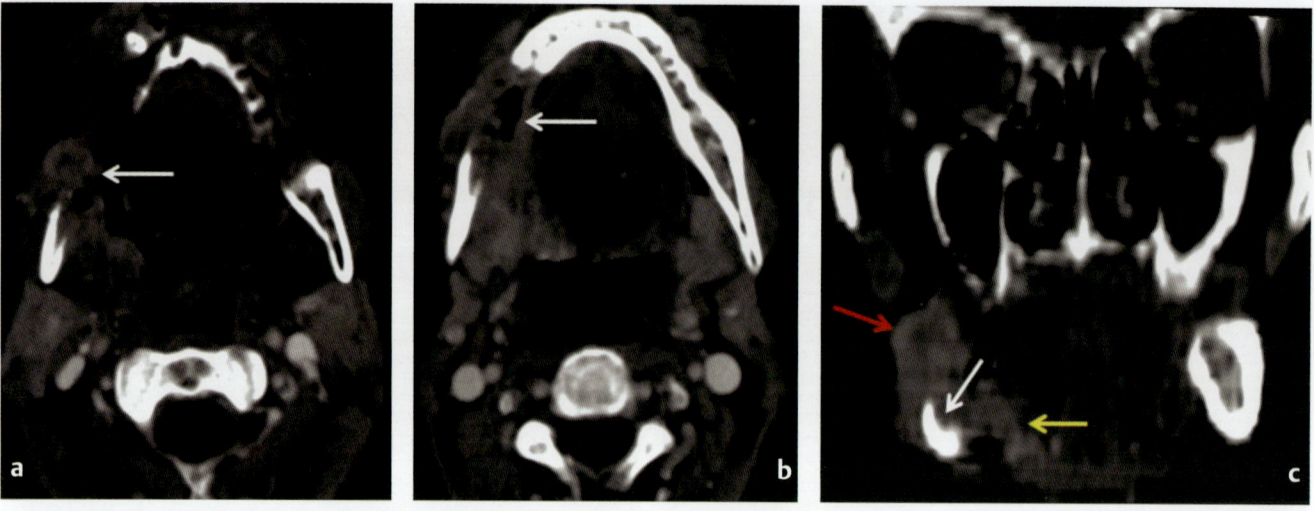

Fig. 6-14. CEC de cavidade oral. Lesão infiltrando o trígono retromolar (**a**) e o rebordo alveolar inferior (**b**). (**c**) Notamos erosão da mandíbula (seta branca), infiltração da mucosa jugal (seta vermelha) e do assoalho da boca (seta amarela).

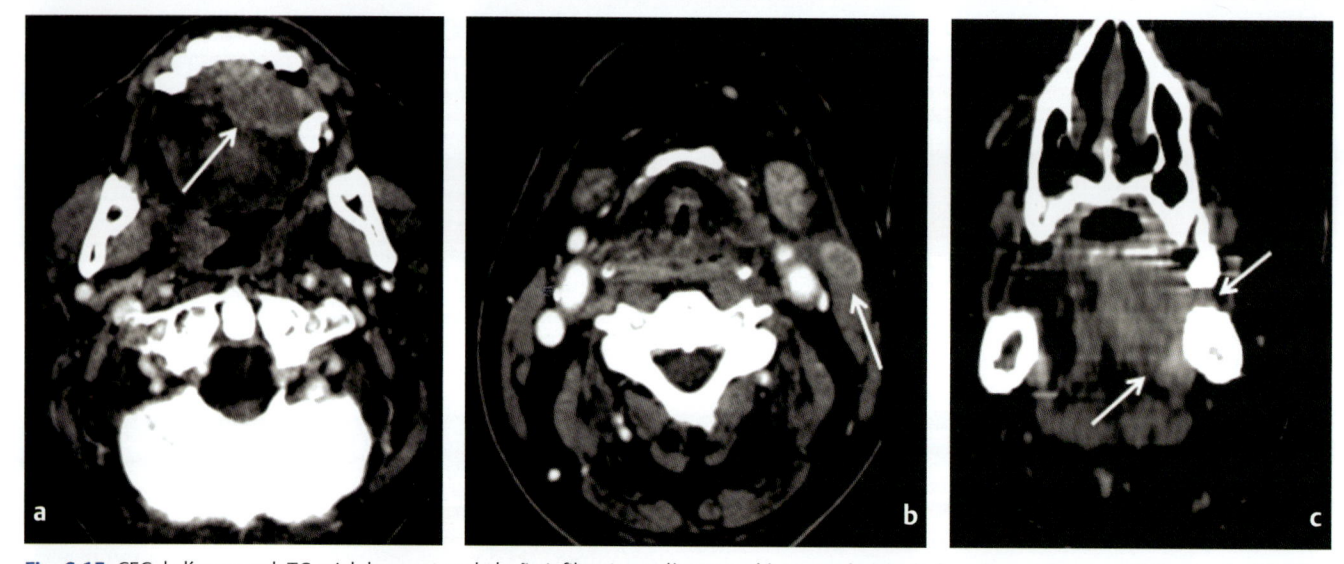

Fig. 6-15. CEC de língua oral. TC axial demonstrando lesão infiltrativa na língua oral à esquerda (**a**) e linfonodomegalia metastática no nível III (**b**). (**c**) Notamos relação da lesão com o corpo da mandíbula, porém sem sinais de erosão da cortical óssea.

e são frequentemente bilaterais. Os linfonodos mais acometidos estão nas cadeias cervicais superiores. Linfonodopatias retrofaríngeas podem estar presentes em até 65% dos pacientes (Fig. 6-16).[21] Os métodos de imagem auxiliam no estadiamento clínico pelo sistema TNM (Quadros 6-6 e 6-7).[11]

A TC pode ser particularmente útil nos casos de linfonodopatia metastática cervical sem tumor primário identificado endoscopicamente. Nestes casos a TC pode identificar lesões localizadas no recesso faríngeo lateral. A TC tem ainda o papel de identificar extensão submucosa de lesões visíveis clinicamente, modificando o estadiamento local (Fig. 6-17).

A TC tem importante papel no acompanhamento dos pacientes com carcinoma de nasofaringe após o tratamento radioterápico. O desafio dos métodos de imagem é diferenciar tumor recorrente de tecido fibrótico. Esta diferenciação

Quadro 6-6. Estadiamento T – Nasofaringe

Tx	Tumor primário não pode ser acessado
T0	Não há evidência de tumor primário
Tis	Carcinoma *in situ*
T1	Tumor confinado à nasofaringe, ou que se estende à orofaringe ou cavidade nasal, sem extensão parafaríngea
T2	Tumor com extensão parafaríngea
T3	Tumor envolvendo estruturas ósseas da base do crânio ou seios paranasais
T4	Tumor com extensão intracraniana ou envolvimento de nervos cranianos, hipofaringe, órbita, fossa infratemporal ou espaço mastigatório

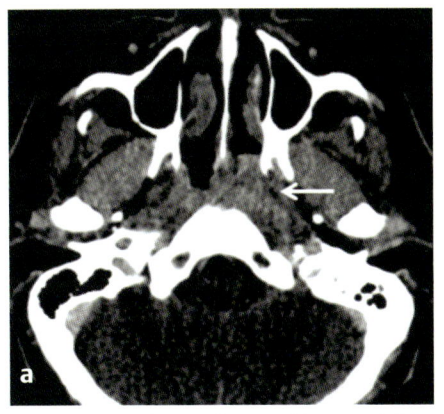

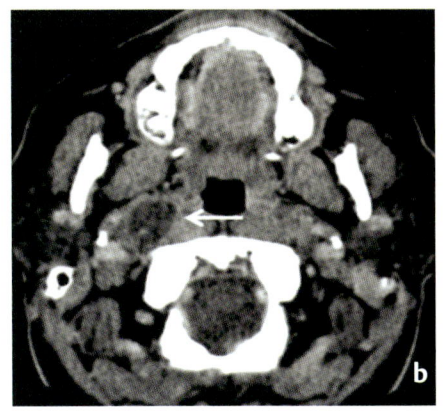

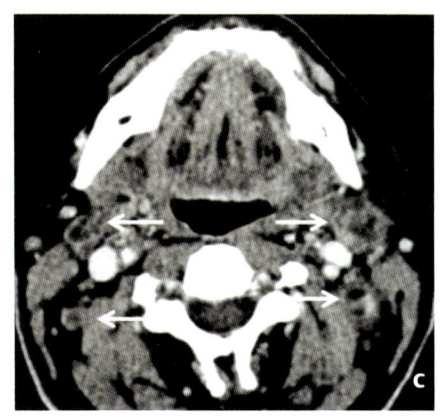

Fig. 6-16. CEC da nasofaringe. (**a**) TC axial demonstrando lesão infiltrativa na nasofaringe à esquerda da linha média obliterando o recesso lateral e a coana. Mesmo paciente apresentando linfonodomegalias na cadeia retrofaríngea direita (**b**) e no nível II bilateralmente (**c**).

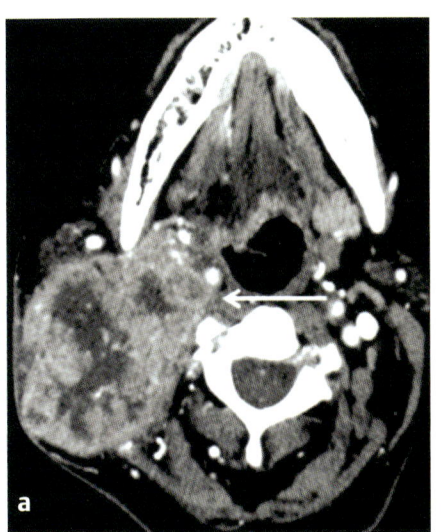

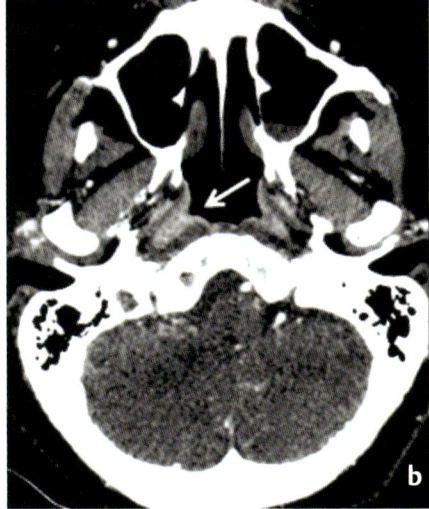

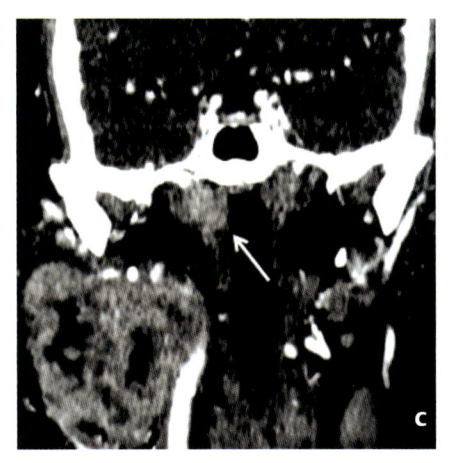

Fig. 6-17. CEC de nasofaringe. Paciente com conglomerado linfonodal à direita. Laringoscopia sem lesões aparentes. TC axial demonstrando o bloco linfonodal (**a**). TC identifica lesão infiltrativa na mucosa do recesso faríngeo lateral à direita nos planos axial (**b**) e reformatação coronal (**c**).

Quadro 6-7. Estadiamento N – Nasofaringe

NX	Linfonodos cervicais não podem ser avaliados
N1	Metástase em linfonodo único ipsolateral < 6 cm acima da fossa supraclavicular Metástase em linfonodo retrofaríngeo unilateral ou bilateral < 6 cm
N2	Metástase bilateral em linfonodo cervical < 6 cm acima da fossa supraclavicular
N3a	Metástase em linfonodo cervical > 6 cm
N3b	Metástase em linfonodo na fossa supraclavicular

é particularmente difícil nos meses iniciais após o tratamento. Nesta fase o tecido fibroso encontra-se hipercelular e com possível realce ao meio de contraste, dificultando a sua diferenciação. O tecido fibrótico maduro não apresenta impregnação, facilitando a sua diferenciação em relação à recidiva tumoral. Sugerem-se exames de acompanhamento periódicos a partir de estudo de base realizado após 6 meses da realização do tratamento radioterápico. A estabilidade dos achados nos exames sequenciais sugere fibrose pós-terapêutica.[22]

TOMOGRAFIA COMPUTADORIZADA NA AVALIAÇÃO DE NEOPLASIAS DA OROFARINGE

A orofaringe situa-se posteriormente à cavidade oral. Sua parede posterolateral é uma estrutura contínua que se estende superiormente para a nasofaringe e inferiormente para a hipofaringe. O limite superior com a nasofaringe é feito pelo palato mole; o limite inferior com a hipofaringe é dado pelas pregas faringo-epiglóticas; o limite anterior com a cavidade oral é feito pela transição entre os palatos duro e mole, pelo pilar tonsilar anterior e também pelas papilas circunvaladas da língua. Os subsítios da orofaringe incluem: a base da língua, as valéculas, as tonsilas palatinas e seus pilares tonsilares anteriores e posteriores (fossa tonsilar), sua parede posterior e a superfície inferior do palato mole e úvula.

A neoplasia maligna mais frequente da orofaringe é o CEC. A TC é utilizada para auxiliar no estadiamento TNM dos tumores da orofaringe (Quadros 6-8 e 6-9).[11]

Os tumores originados na fossa tonsilar comumente iniciam-se a partir do seu pilar tonsilar anterior, podendo disseminar-se anteriormente para a base da língua, superiormente para o palato mole, anterolateralmente para o trígono retromolar, lateralmente para o espaço parafaríngeo e nos

Quadro 6-8. Estadiamento T – Orofaringe

Tx	Tumor primário não pode ser acessado
T0	Não há evidência de tumor primário
Tis	Carcinoma in situ
T1	Tumor menor que 2,0 cm na maior dimensão
T2	Tumor medindo entre 2,0 e 4,0 cm na maior dimensão
T3	Tumor maior que 4,0 cm na maior dimensão ou envolvendo a face lingual da epiglote
T4a	Tumor invade a laringe, musculatura extrínseca da língua, músculo pterigoide medial, palato duro ou mandíbula
T4b	Tumor invade o músculo pterigoide lateral, placa pterigoide, nasofaringe, base do crânio ou envolve a artéria carótida

Quadro 6-9. Estadiamento N – Orofaringe

NX	Linfonodos cervicais não podem ser avaliados
N0	Ausência de metástases linfonodais regionais
N1	Metástase em linfonodo único ipsolateral < 3 cm
N2a	Metástase em linfonodo ipsolateral único medindo entre 3,0 e 6,0 cm
N2b	Metástase em múltiplos linfonodos ipsolaterais < 6,0 cm
N2c	Metástase em linfondo contralateral ou linfonodos bilaterais < 6,0 cm
N3	Metástase em linfonodo cervical > 6 cm

casos mais avançados pode ainda determinar erosão óssea da mandíbula. Os carcinomas que se originam na base da língua podem atingir lateralmente o pilar tonsilar anterior, anteriormente o assoalho da boca ou língua oral, posteriormente estender-se para o espaço parafaríngeo ou carotídeo e inferiormente podem atingir as valéculas e o espaço pré--epiglótico. Os tumores do palato mole lateralmente atingem as fossas tonsilares, superiormente podem chegar à nasofaringe. Os tumores da parede posterior da orofaringe podem disseminar-se inferiormente para a hipofaringe ou superiormente para a nasofaringe. Nestes casos é importante a avaliação da musculatura pré-vertebral, pois sua infiltração constitui critério de irressecabilidade. A preservação do plano gorduroso retrofaríngeo tem alto valor preditivo negativo para invasão da fáscia pré-vertebral.[23] As metástases linfonodais dos carcinomas da orofaringe ocorrem mais comumente para o nível 2. Os tumores da parede posterior da orofaringe têm particular predisposição para metástases em linfonodos retrofaríngeos. Lesões da base de língua ou do palato mole frequentemente apresentam metástases bilaterais (Figs. 6-18 e 6-19).[24]

Recomenda-se estudo de acompanhamento pós-tratamento em tumores da orofaringe após 3 a 6 meses da terapia. A presença de impregnação ao contraste na topografia primitiva da lesão original pode indicar remanescente ou recidiva tumorais. Caso não haja correlação clínica nestes casos pode-se realizar estudo de *follow-up* em um intervalo de até 4 meses.[25]

TOMOGRAFIA COMPUTADORIZADA NA AVALIAÇÃO DE NEOPLASIAS DA HIPOFARINGE

A hipofaringe interpõe-se entre a orofaringe e o esôfago cervical. Anteriormente limita-se com a laringe e posteriormente com o espaço retrofaríngeo. Os subsítios da hipofaringe incluem: seio piriforme, área pós-cricoide e parede posterior da hipofaringe. As pregas ariepiglóticas separam os seios piriformes da laringe. A área pós-cricoide constitui a sua parede anterior e localiza-se imediatamente posterior à cartilagem cricoide. A parede posterior da hipofaringe constitui o seu limite dorsal, estendendo-se desde o nível das pregas ariepiglóticas até a transição faringoesofágica, não havendo limites bem definidos.

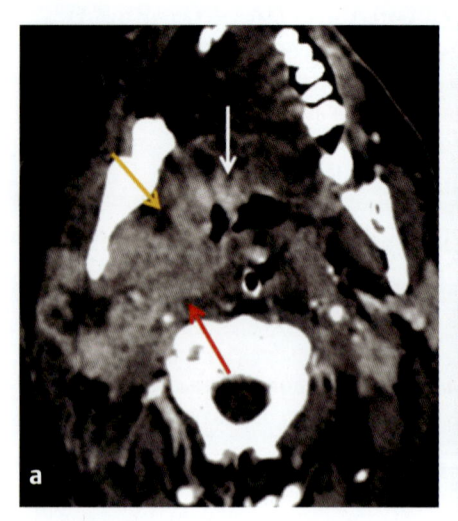

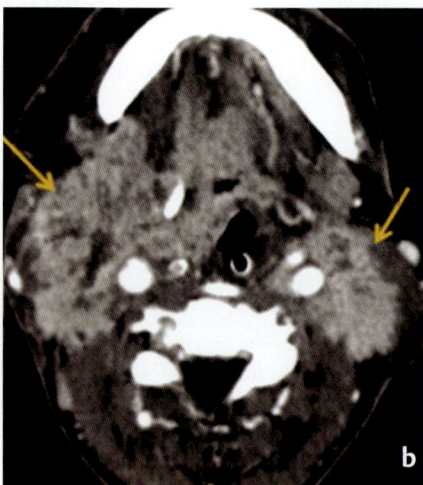

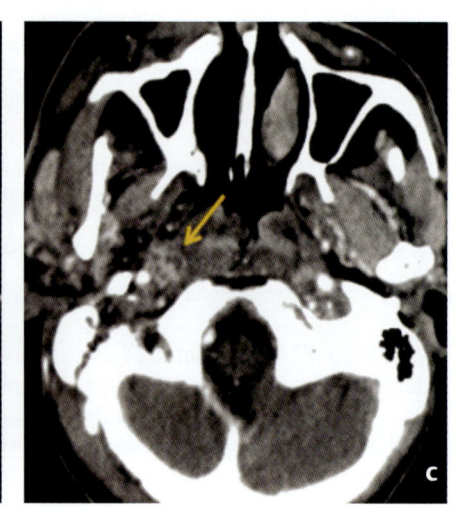

Fig. 6-18. CEC de orofaringe. Lesão infiltrando a base de língua (seta branca), loja tonsiliana (seta amarela) e parede lateral da orofaringe, fusionada com linfonodomegalia metastática (seta vermelha) (**a**). Mesmo paciente apresentando conglomerados linfonodais bilaterais nos níveis 1b e 2 (**b**), além de linfonodomegalia retrofaríngea à direita (**c**).

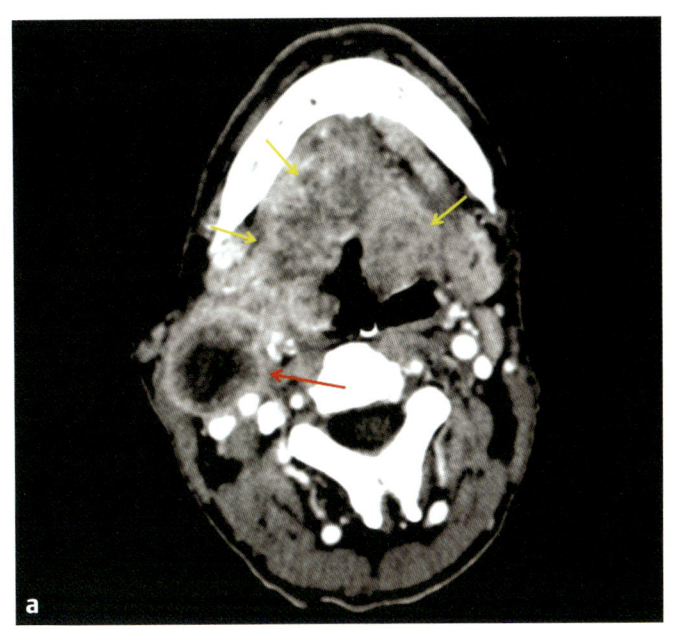

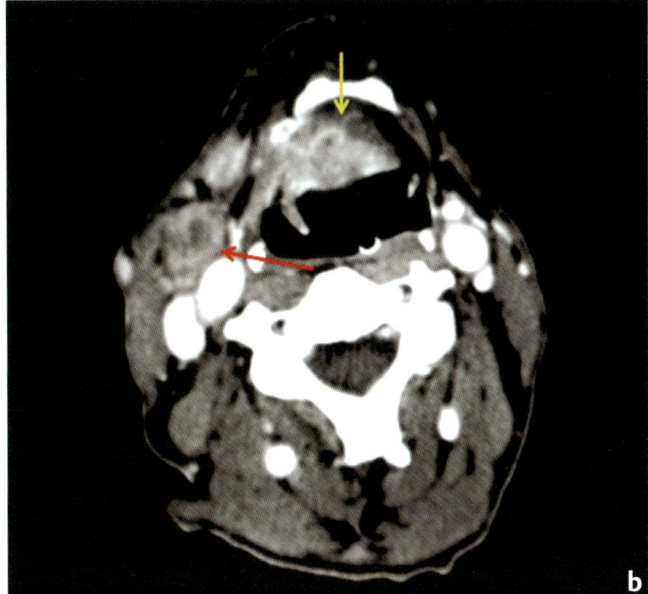

Fig. 6-19. CEC de orofaringe. Setas amarelas apontando extensa lesão infiltrativa envolvendo a base da língua e assoalho oral (**a**), detendo-se inferiormente nas valéculas, com infiltração do espaço pré-epiglótico (**b**). Setas vermelhas demonstrando linfonodomegalias com centro necrótico nos níveis 2 (**a**) e 3 (**b**).

A neoplasia maligna mais comum da hipofaringe é o CEC. Pacientes com carcinomas da hipofaringe apresentam-se comumente com massas cervicais decorrentes de linfonodomegalia metastática decorrente da tendência de disseminação linfonodal regional precoce durante a sua evolução. Estima-se que cerca de 75% de pacientes apresentem linfonodopatias metastáticas na apresentação.[26]

Recomenda-se a classificação TNM para o estadiamento dos tumores da hipofaringe (Quadros 6-10 e 6-11).[11]

Tumores originários da área pós-cricoide frequentemente invadem a laringe, causando infiltração glótica e paralisia de pregas vocais. Estendem-se lateralmente para os seios piriformes e inferiormente para o esôfago cervical. Tumores inicialmente localizados nos seios piriformes tendem a infiltrar a sua parede lateral, atingindo o espaço paraglótico e podendo erodir a cartilagem tireoide, detendo-se no compartimento lateral do pescoço. Lesões da parede posterior da hipofaringe têm uma predileção para disseminação superior atingindo a orofaringe ou inferior para o esôfago cervical. Em lesões mais avançadas pode haver ainda a infiltração da fáscia pré-vertebral. Da mesma forma que em outros sítios da faringe, a preservação do plano gorduroso retrofaríngeo exclui a invasão da fáscia pré-vertebral (Figs. 6-20 e 6-21).[27]

Os exames de imagem são fundamentais na avaliação inicial dos carcinomas de hipofaringe e causam na maioria dos pacientes um aumento nos estadiamentos local e linfonodal. A avaliação por TC também é recomendada após 3 ou 4 meses do término do tratamento por causa da possibilidade de detecção precoce de recorrência tumoral.[28]

Quadro 6-10. Estadiamento T – Hipofaringe

Tx	Tumor primário não pode ser acessado
T0	Não há evidência de tumor primário
Tis	Carcinoma *in situ*
T1	Tumor limitado a um subsítio na hipofaringe, < 2 cm na maior dimensão
T2	Tumor envolvendo mais de um subsítio na hipofaringe ou sítio adjacente, ou medindo entre 2,0 e 4,0 cm, sem fixação da hemilaringe
T3	Tumor medindo mais de 4,0 cm, ou com fixação da hemilaringe ou com invasão do esôfago
T4a	Tumor invade a cartilagem tireoide ou cricoide, osso hioide, glândula tireoide, musculatura pré-laríngea ou tecido subcutâneo do compartimento central
T4b	Tumor invade a fáscia pré-vertebral, envolve a artéria carótida ou as invade estruturas mediastinais

Quadro 6-11. Estadiamento N – Hipofaringe

NX	Linfonodos cervicais não podem ser avaliados
N0	Ausência de metástases linfonodais regionais
N1	Metástase em linfonodo único ipsolateral < 3 cm
N2a	Metástase em linfonodo ipsolateral único medindo entre 3,0 e 6,0 cm
N2b	Metástase em múltiplos linfonodos ipsolaterais < 6,0 cm
N2c	Metástase em linfonodo contralateral ou linfonodos bilaterais < 6,0 cm
N3	Metástase em linfonodo cervical > 6 cm

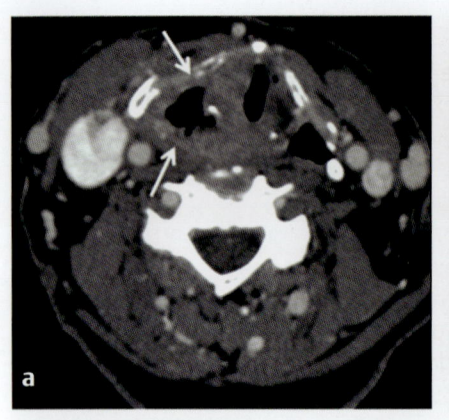

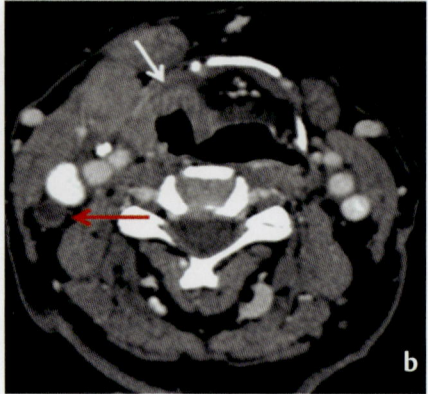

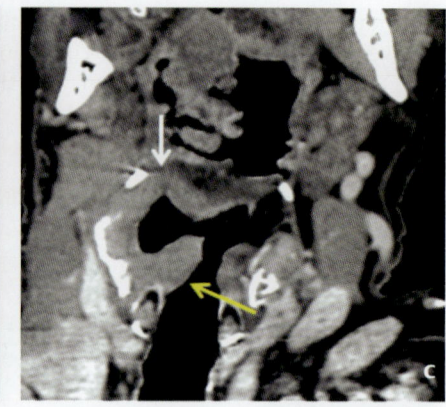

Fig. 6-20. CEC de hipofaringe. (**a**) Lesão infiltrativa no seio piriforme (setas brancas). (**b**) Lesão no seio piriforme (seta branca). Linfonodopatia necrótica (seta vermelha). (**c**) Lesão infiltrando o seio piriforme (seta branca), com extensão para a prega vocal direita (seta amarela).

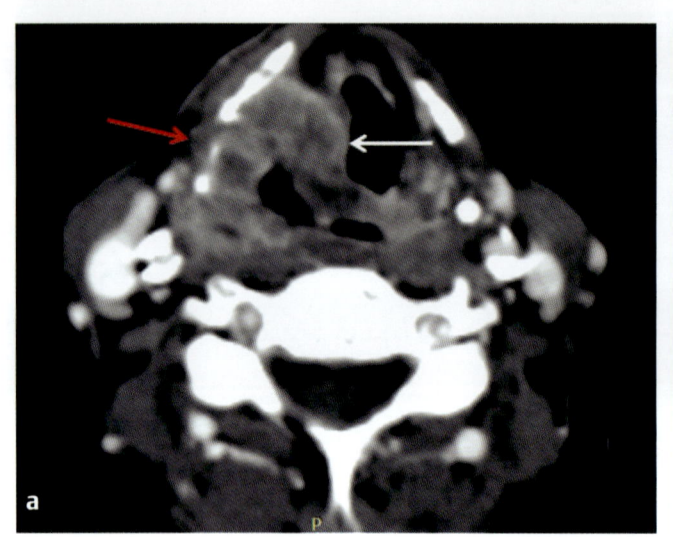

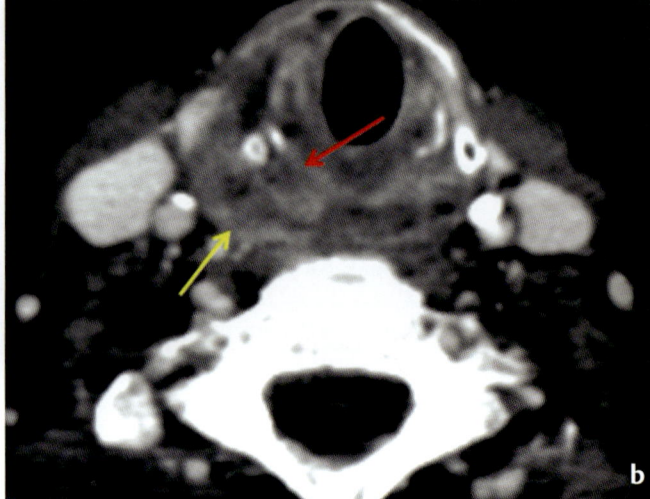

Fig. 6-21. CEC de hipofaringe. (**a**) Lesão infiltrativa no seio piriforme direito (seta branca), com sinais de erosão da cartilagem tireoide (seta vermelha). (**b**) A lesão estende-se para a área pós-cricoide (seta vermelha) e para a parede posterior da hipofaringe (seta amarela).

TOMOGRAFIA COMPUTADORIZADA NA AVALIAÇÃO DE LINFONODOS CERVICAIS

As metástases cervicais representam a disseminação mais comum dos tumores da cabeça e do pescoço, tendo uma importância fundamental para o prognóstico. Os métodos de imagem são importantes, principalmente por causa da baixa sensibilidade do exame físico para a detecção de linfonodopatias cervicais, sendo de aproximadamente 60%. Desta forma, a avaliação linfonodal por TC deve fazer parte da rotina do estadiamento dos tumores de cabeça e pescoço.[29] A TC é particularmente útil para detecção de linfonodomegalias retrofaríngeas, intraparotídeas e mediastinais, que são inacessíveis ao exame físico.

Os linfonodos cervicais estão distribuídos em 7 níveis de acordo com a American Head and Neck Society e American Academy of Otolaryngology-Head and Neck Surgery.[30] O nível 1a representa os linfonodos submentonianos que se localizam medialmente às margens dos ventres musculares dos músculos digástricos. O nível 1b inclui os linfonodos submandibulares, localizados acima do osso hioide, anteriores ao ventre posterior do músculo digástrico, adjacentes à glândula submandibular. O nível 2 representa os linfonodos jugulares internos superiores. Localizam-se desde a base do crânio até a margem inferior do osso hioide. Situam-se posteriormente ao nível da glândula submandibular e anteriormente ao limite posterior do músculo esternocleidomastóideo. Linfonodos situados anteriormente à veia jugular interna são localizados no grupo 2a, enquanto que os linfonodos posteriores a esta veia fazem parte do grupo 2b. O nível 3 representa os linfonodos jugulares internos que se situam entre a margem inferior do osso hioide e a margem inferior da cartilagem cricoide, anteriormente ao limite posterior do músculo esternocleidomastóideo. Linfonodos do nível 4 situam-se inferiormente ao limite caudal da cartilagem cricoide até o nível da clavícula. No nível 5 encontram-se os linfonodos situados posteriormente à margem dorsal do músculo esternocleidomastoideo, desde a base do crânio até a clavícula. Subdividem-se em nível 5a, superiormente à cartilagem cricoide e nível 5b, situados abaixo da margem caudal da cartilagem cricoide. O nível 6 inclui os linfonodos situados entre as artérias carótidas comuns, com limite superior representado pelo osso hioide e limite inferior no manúbrio esternal. Os linfonodos mediastinais superiores são classificados como nível 7.

Os métodos de imagem, incluindo a TC, têm papel fundamental no diagnóstico diferencial das linfadenopatias cervicais. Linfonodos devem ser avaliados de forma sistemática em relação ao seu tamanho, morfologia, formato, margens e distribuição.[31] A avaliação do tamanho dos linfonodos é complexa por causa da variabilidade de suas dimensões normais em diferentes níveis e da heterogeneidade nos métodos de medida. Existe certa unanimidade na literatura em considerar patológicos os linfonodos maiores que 10 mm no menor eixo. Porém, para se aumentar a sensibilidade do método, alguns autores consideram como patológicos linfonodos maiores que 10 mm no seu maior eixo.[32] A avaliação morfológica dos linfonodos baseia-se no fato de que doença metastática pode causar infiltração do hilo gorduroso, assim como determinar o aparecimento de necrose, degeneração cística, calcificações ou impregnação anômala ao contraste. Necrose central é o achado mais específico para metástase linfonodal cervical em pacientes acometidos de câncer de cabeça e pescoço. Nestes casos observamos baixos valores de atenuação na TC, além de hipocaptação do meio de contraste.[33] Degeneração cística linfonodal em pacientes com CEC da orofaringe deve levantar suspeita para a possibilidade de doença associada ao vírus do papiloma humano.[34] A presença de calcificações linfonodais deve ser valorizada, podendo estar associada à metástase de carcinoma medular ou papilífero da tireoide, metástase de adenocarcinoma, linfoma ou CEC tratados, ou tuberculose (Fig. 6-22).[35] Infiltração metastática pode alterar o formato reniforme normal dos linfonodos. Linfonodos arredondados no seu formato devem ser considerados suspeitos, particularmente em pacientes com malignidade conhecida. Linfonodos com margens irregulares também devem ser considerados anormais, com probabilidade aumentada de extravasamento extracapsular. A possibilidade de disseminação extracapsular deve ser investigada cautelosamente, por causa da importância deste achado, correspondendo a indicador de mau prognóstico, associado à importante redução da sobrevida dos pacientes.[36] Em relação à distribuição, devemos considerar suspeitos linfonodos aumentados em tamanho de forma assimétrica, principalmente se aumentados também em número, de forma contínua e localizados em cadeia linfonodal correspondente a sítio primário conhecido (Figs. 6-23 e 6-24).[37]

ACHADOS TOMOGRÁFICOS APÓS RADIOTERAPIA

Exames de controle pós-terapêutico devem ser realizados de rotina. O primeiro exame realizado após o final do tratamento servirá como *baseline* e deve ser feito entre três e seis meses após o final da terapêutica. Esta abordagem permite a detecção precoce de recorrência tumoral, caso haja alterações no padrão de imagem durante os exames de controle.

As alterações visibilizadas nos exames de TC após tratamento radioterápico dependem não apenas da dose de radiação, como também do volume de tecido irradiado e do tempo decorrido do final da terapia. Durante o primeiro mês após a radioterapia comumente ocorre processo inflamatório agudo, com aumento de permeabilidade vascular, causando extenso edema em partes moles da região irradiada. Com o decorrer do tempo inicia-se o processo de fibrose envolvendo o tecido conjuntivo. Frequentemente observa-se espessamento da pele e do músculo platisma. O edema interticial envolve geralmente o tecido subcutâneo e planos cervicais profundos. As glândulas salivares inicialmente sofrem processo inflamatório, com impregnação ao contraste. Posteriormente observamos atrofia do tecido glandular salivar e de tecido linfático. O espaço mucoso faríngeo geralmente apresenta-se espessado, porém com nenhum ou discreto realce ao contraste, apresentando-se de forma simétrica (Fig. 6-25). Os achados descritos tendem a reduzir com o passar dos meses após a radioterapia. Não deve haver alteração significativa nas cartilagens laríngeas por efeito de radioterapia. A presença de fluido adjacente às cartilagens, fragmentação cartilaginosa, bolhas gasosas no seu interior ou ainda luxação das cartilagens pode indicar radionecrose. Alterações proeminentes nas cartilagens associadas a mínimos achados em partes moles adjacentes também favorecem condronecrose em vez de recorrência tumoral.

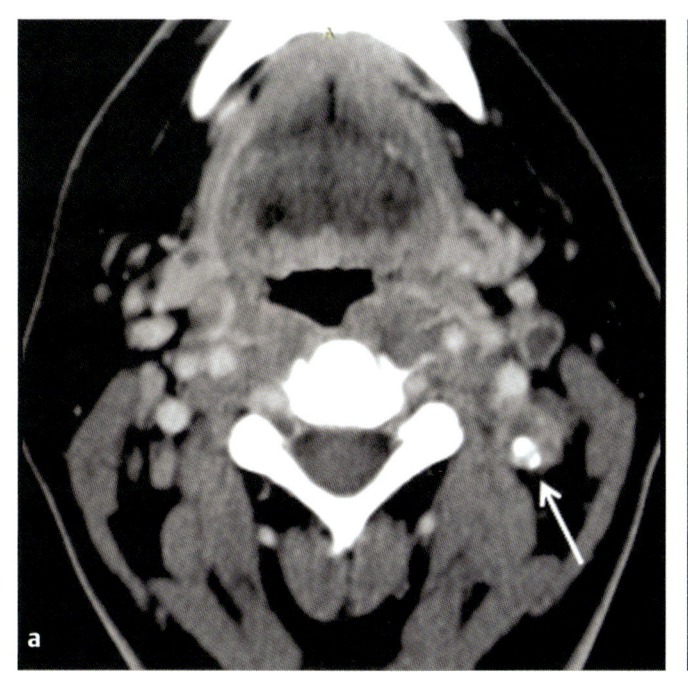

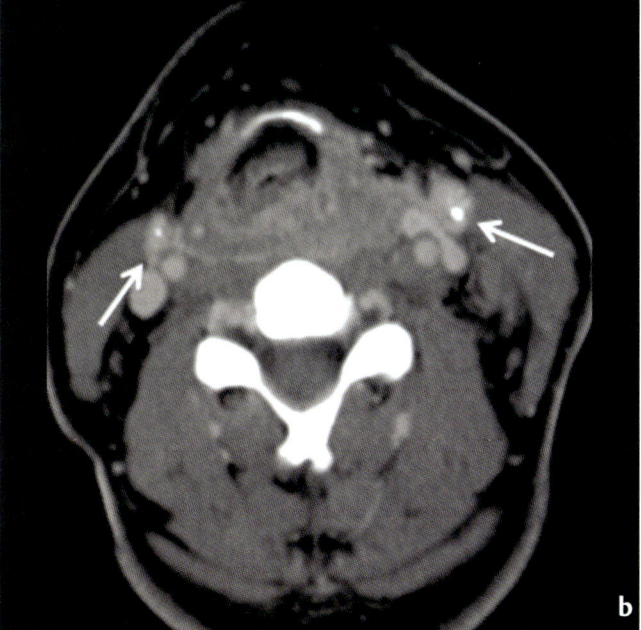

Fig. 6-22. Metástases linfonodais de carcinoma papilífero da tireoide. (**a**) Linfonodomegalias com centro necrótico e calcificadas (seta). (**b**) Linfonodos de dimensões normais, com calcificações patológicas, indicando metástases.

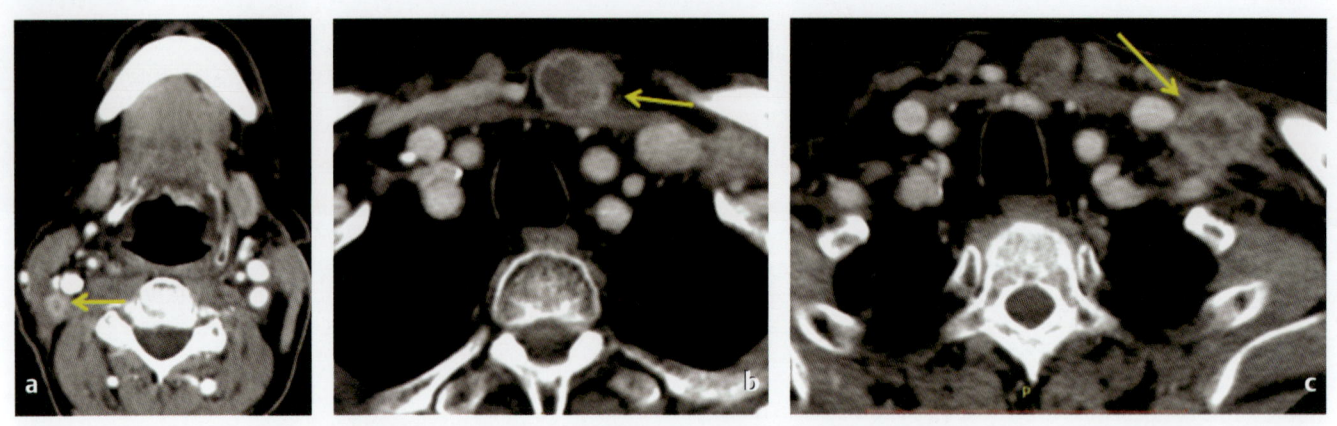

Fig. 6-23. CEC de laringe. (**a**) Linfonodopatia com necrose no nível 2b à direita. (**b**) Linfonodomegalia com extensa necrose no nível 6. (**c**) Linfonodomegalia com necrose, contornos irregulares e realce heterogêneo na cadeia supraclavicular esquerda.

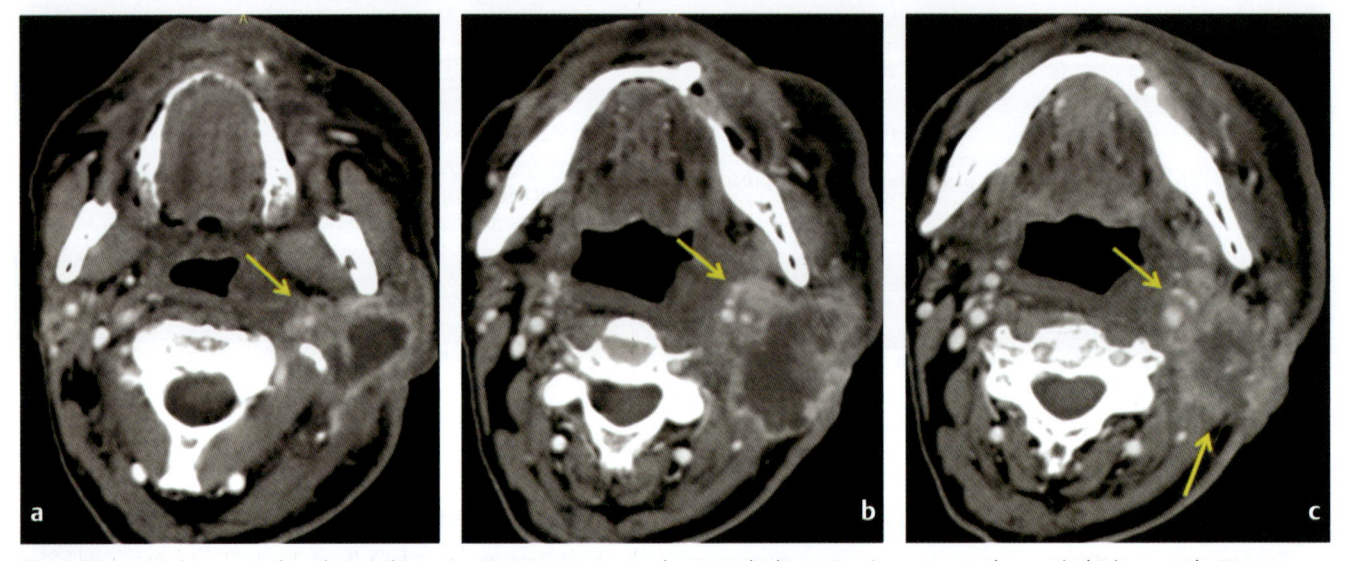

Fig. 6-24. CEC de laringe. Linfonodomegalia com extensa necrose central e sinais de disseminação extracapsular no nível 2 à esquerda. Notamos conglomerado linfonodal com contornos irregulares e realce que se estende além das margens linfonodais. Há envolvimento do espaço carotídeo (**a**, **b**) e sinais de infiltração da fáscia cervical superficial (**b**, **c**).

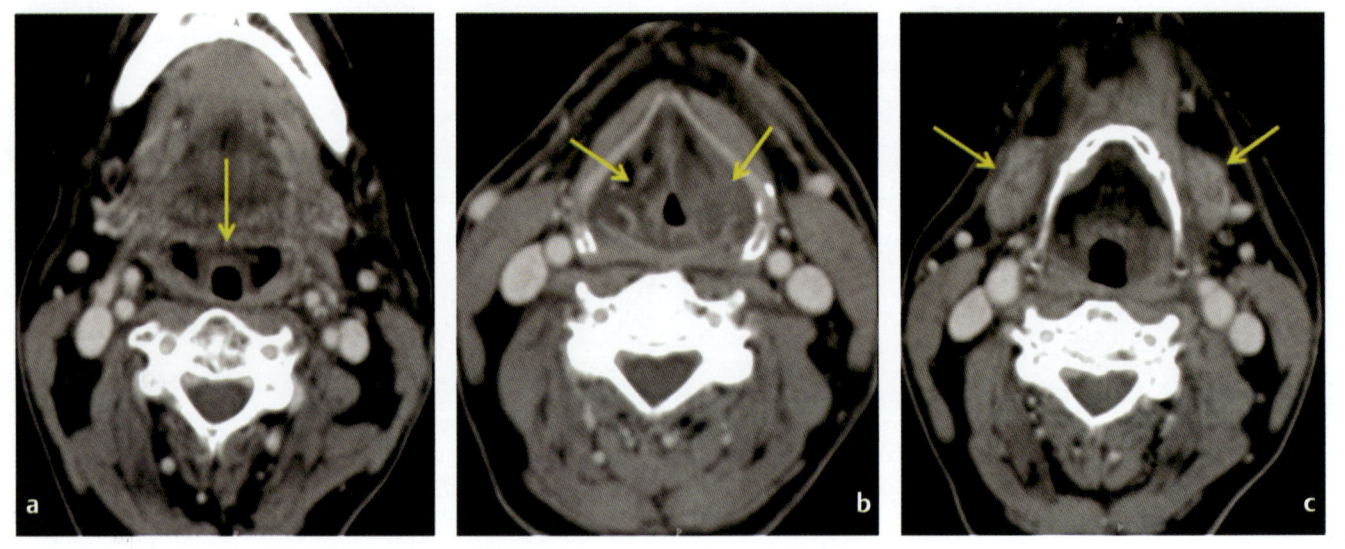

Fig. 6-25. CEC de laringe após radioterapia. Notamos espessamento mucoso simétrico e sem realce patológico indicando radiomucosite, envolvendo a epiglote (**a**) e as pregas ariepiglóticas com obliteração dos seios piriformes (**b**). Atrofia das glândulas submandibulares (**c**).

Caso as alterações descritas estejam associadas a efeito expansivo ou a linfonodomegalias cervicais, a possibilidade de recidiva tumoral deve ser considerada. Nestes casos, exames de controle ou biópsia devem ser realizados.[38]

REFERÊNCIAS BIBLIOGRÁFICAS

1. Abraham J. Imaging for head and neck cancer. *Surg Oncol Clin N Am* 2015 Jul;24(3):455-71.
2. Mukherji SK, Castillo M. A simplified approach to the spaces of the suprahyoid neck. *Radiol Clin North Am* 1998 Sep;36(5):761-80, v.
3. Chong VF, Mukherji SK, Goh CH. The suprahyoid neck: normal and pathological anatomy. *J Laryngol Otol* 1999 Jun;113(6):501-8.
4. Agarwal AK, Kanekar SG. Submandibular and sublingual spaces: diagnostic imaging and evaluation. *Otolaryngol Clin North Am* 2012 Dec;45(6):1311-23.
5. Gupta A, Chazen JL, Phillips CD. Imaging evaluation of the parapharyngeal space. *Otolaryngol Clin North Am* 2012 Dec;45(6):1223-32.
6. Gamss C, Gupta A, Chazen JL, Phillips CD. Imaging evaluation of the suprahyoid neck. *Radiol Clin North Am* 2015 Jan;53(1):133-44.
7. Fernandes T, Lobo JC, Castro R et al. Anatomy and pathology of the masticator space. *Insights Imaging* 2013 Oct;4(5):605-16.
8. Maroldi R, Farina D, Borghesi A et al. Perineural tumor spread. *Neuroimaging Clin N Am* 2008 May;18(2):413-29, xi.
9. Kim HC, Han MH, Moon MH et al. CT and MR imaging of the buccal space: normal anatomy and abnormalities. *Korean J Radiol* 2005 Jan-Mar;6(1):22-30.
10. Sigal R. Infrahyoid neck. *Radiol Clin North Am* 1998 Sep;36(5):781-99, v.
11. Edge SB, American Joint Committee on Cancer, American Cancer Society. AJCC cancer staging handbook : from the AJCC cancer staging manual. 7th ed. New York: Springer; 2010.
12. Becker M. Neoplastic invasion of laryngeal cartilage: radiologic diagnosis and therapeutic implications. *Eur J Radiol* 2000 Mar;33(3):216-29.
13. Hermans R, Van den Bogaert W, Rijnders A et al. Predicting the local outcome of glottic squamous cell carcinoma after definitive radiation therapy: value of computed tomography-determined tumour parameters. *Radiother Oncol* 1999 Jan;50(1):39-46.
14. Isaacs JH Jr, Mancuso AA, Mendenhall WM, Parsons JT. Deep spread patterns in CT staging of T2-4 squamous cell laryngeal carcinoma. *Otolaryngol Head Neck Surg* 1988 Nov;99(5):455-64.
15. Forghani R, Yu E, Levental M et al. Imaging evaluation of lymphadenopathy and patterns of lymph node spread in head and neck cancer. *Expert Rev Anticancer Ther* 2015 Feb;15(2):207-24.
16. Castro A, Sanchez-Cuadrado I, Bernaldez R et al. Laryngeal function preservation following supracricoid partial laryngectomy. *Head Neck* 2012 Feb;34(2):162-7.
17. Han MW, Kim SA, Cho KJ et al. Diagnostic accuracy of computed tomography findings for patients undergoing salvage total laryngectomy. *Acta Otolaryngol* 2013 Jun;133(6):620-5.
18. Law CP, Chandra RV, Hoang JK, Phal PM. Imaging the oral cavity: key concepts for the radiologist. *Br J Radiol* 2011 Oct;84(1006):944-57.
19. Trotta BM, Pease CS, Rasamny JJ et al. Oral cavity and oropharyngeal squamous cell cancer: key imaging findings for staging and treatment planning. *Radiographics* 2011 Mar-Apr;31(2):339-54.
20. Chan AT. Nasopharyngeal carcinoma. *Ann Oncol* 2010 Oct;21 Suppl 7:vii308-12.
21. Manavis J, Sivridis L, Koukourakis MI. Nasopharyngeal carcinoma: the impact of CT-scan and of MRI on staging, radiotherapy treatment planning, and outcome of the disease. *Clin Imaging* 2005 Mar-Apr;29(2):128-33.
22. Yan H, Wang D. [Evaluation of enhanced CT examination in the differential diagnosis of local recurrence and postradiation fibrosis in nasopharyngeal carcinoma]. *Zhonghua Zhong Liu Za Zhi* 1997 May;19(3):203-5.
23. Leijenaar RT, Carvalho S, Hoebers FJ et al. External validation of a prognostic CT-based radiomic signature in oropharyngeal squamous cell carcinoma. *Acta Oncol* 2015;54(9):1423-9.
24. Hamilton JD, Ahmed S, Sandulache VC et al. Improving imaging diagnosis of persistent nodal metastases after definitive therapy for oropharyngeal carcinoma: specific signs for CT and best performance of combined criteria. *AJNR Am J Neuroradiol* 2013 Aug;34(8):1637-42.
25. Taghipour M, Mena E, Kruse MJ et al. Post-treatment 18F-FDG-PET/CT versus contrast-enhanced CT in patients with oropharyngeal squamous cell carcinoma: comparative effectiveness study. *Nucl Med Commun* 2017 Mar;38(3):250-8.
26. Chung EJ, Kim GW, Cho BK et al. Pattern of lymph node metastasis in hypopharyngeal squamous cell carcinoma and indications for level VI lymph node dissection. *Head Neck* 2016 Apr;38 Suppl 1:E1969-73.
27. Stadler A, Kontrus M, Kornfehl J et al. Tumor staging of laryngeal and hypopharyngeal carcinomas with functional spiral CT: comparison with nonfunctional CT, histopathology, and microlaryngoscopy. *J Comput Assist Tomogr* 2002 Mar-Apr;26(2):279-84.
28. Hermans R, Pameijer FA, Mancuso AA et al. Laryngeal or hypopharyngeal squamous cell carcinoma: can follow-up CT after definitive radiation therapy be used to detect local failure earlier than clinical examination alone? *Radiology* 2000 Mar;214(3):683-7.
29. Kao J, Lavaf A, Teng MS et al. Adjuvant radiotherapy and survival for patients with node-positive head and neck cancer: an analysis by primary site and nodal stage. *Int J Radiat Oncol Biol Phys* 2008 Jun 01;71(2):362-70.
30. Robbins KT, Clayman G, Levine PA et al. Neck dissection classification update: revisions proposed by the American Head and Neck Society and the American Academy of Otolaryngology-Head and Neck Surgery. *Arch Otolaryngol Head Neck Surg* 2002 Jul;128(7):751-8.
31. Hoang JK, Vanka J, Ludwig BJ, Glastonbury CM. Evaluation of cervical lymph nodes in head and neck cancer with CT and MRI: tips, traps, and a systematic approach. *AJR Am J Roentgenol* 2013 Jan;200(1):W17-25.
32. Curtin HD, Ishwaran H, Mancuso AA et al. Comparison of CT and MR imaging in staging of neck metastases. *Radiology* 1998 Apr;207(1):123-30.
33. Kaji AV, Mohuchy T, Swartz JD. Imaging of cervical lymphadenopathy. *Semin Ultrasound CT MR* 1997 Jun;18(3):220-49.
34. Goldenberg D, Begum S, Westra WH et al. Cystic lymph node metastasis in patients with head and neck cancer: An HPV-associated phenomenon. *Head Neck* 2008 Jul;30(7):898-903.
35. Eisenkraft BL, Som PM. The spectrum of benign and malignant etiologies of cervical node calcification. *AJR Am J Roentgenol* 1999 May;172(5):1433-7.
36. Puri SK, Fan CY, Hanna E. Significance of extracapsular lymph node metastases in patients with head and neck squamous cell carcinoma. *Curr Opin Otolaryngol Head Neck Surg* 2003 Apr;11(2):119-23.
37. Som PM. Detection of metastasis in cervical lymph nodes: CT and MR criteria and differential diagnosis. *AJR Am J Roentgenol* 1992 May;158(5):961-9.
38. Brouwer J, Hooft L, Hoekstra OS et al. Systematic review: accuracy of imaging tests in the diagnosis of recurrent laryngeal carcinoma after radiotherapy. *Head Neck* 2008 Jul;30(7):889-97.

RESSONÂNCIA MAGNÉTICA EM CABEÇA E PESCOÇO

CAPÍTULO 7

Walber de Oliveira Mendes
Mateus Jereissati Pinho
Mateus Francelino Silva
Anderson Abner de Souza Leite

INTRODUÇÃO

A ressonância magnética (RM) foi um dos maiores avanços da radiologia no século XX. Atualmente, sua importância vem crescendo para o diagnóstico das afecções de cabeça e pescoço, pois se trata de método que não utiliza radiação ionizante e de grande valia principalmente na avaliação de partes moles.

Contudo, devem-se considerar na sua indicação aspectos relacionados principalmente com a disponibilidade no meio/sistema de saúde, a duração do exame, a presença de materiais metálicos (podem gerar artefatos de imagem) ou ferromagnéticos (geralmente contraindicados em razão do alto campo magnético gerado pelo aparelho). Comparativamente, a tomografia computadorizada (TC) *multislice* é um método mais rápido, de mais fácil acesso e, geralmente, de maior tolerância pelo paciente.

Vale lembrar que o gadolínio é o principal meio de contraste utilizado na RM, sendo imprescindível avaliar suas contraindicações, principalmente no que concerne à função renal. Quando administrado em pacientes com insuficiência renal crônica, a depender do estágio, existe o risco de complicações graves, como a fibrose sistêmica nefrogênica.

Atualmente, esse exame é mais utilizado para a avaliação das articulações temporomandibulares, das glândulas salivares maiores (parótidas e submandibulares), de lesões outras que invadem a base do crânio e as órbitas, na investigação de sinusite fúngica e nas afecções relacionadas com as mastoides.

Objetiva-se neste capítulo introduzir os principais aspectos técnicos e discorrer sucintamente sobre o papel do estudo por meio da ressonância magnética no âmbito das afecções de maior importância em cirurgia de cabeça e pescoço, exemplificando alguns achados de imagem. As estruturas, marcos e aspectos anatômicos mais importantes para o estudo por imagem em cabeça e pescoço já foram descritos em capítulos anteriores, não sendo necessário neste capítulo discorrer profundamente sobre estes assuntos.

ASPECTOS TÉCNICOS

Quatro fatores se destacam para caracterizar uma imagem de RM, entre eles está o *pixel*, a matriz, o FOV (*Field of View* – Campo de visão) e as ponderações. A área de estudo é dividida virtualmente em quadrados, formando uma grade. Cada quadrado é denominado *pixel*. Quando considerado tridimensionalmente, chama-se de *voxel* (Fig. 7-1). Para cada *pixel* em cada sequência de RM é definido um valor que é convertido em imagem em escala de cinza. Os *pixels* (ou *voxels*) são os menores pontos de uma imagem. A grade que é formada pelos *pixels* tem sempre um formato quadrado ou retangular e é denominada matriz, sendo descrita em valores (por exemplo, 128 × 128), indicando quantos *pixels* formam os lados desta área. Quanto maior o número de *pixels* em uma área, menor o tamanho destes e maior a definição da imagem (o que acontece quando se aumenta a matriz).

O FOV está relacionado com o tamanho da área de interesse. Mantendo-se o mesmo número de *pixels*, para que se possa aplicar uma matriz fixa a toda a área de estudo, é necessário que cada *pixel* tenha um tamanho maior, degradando a qualidade da imagem. Para evitar este problema, informamos ao computador a área de interesse, e só após isso é aplicada à matriz, aumentando sensivelmente a qualidade de imagem (Fig. 7-2). Logo, para uma imagem de maior resolução deve-se utilizar o menor FOV possível.

A física da ressonância magnética é complexa e extensa, envolvendo assuntos nos campos do magnetismo e da física quântica, o que foge dos objetivos deste capítulo. O aparelho de RM funciona como um ímã gigante (Fig. 7-3). Existem aparelhos de campo aberto e fechado. No instante em que o paciente é posicionado no interior do aparelho, os prótons de seu corpo se alinham imediatamente com o alto campo magnético do aparelho. Para comparação, o campo magnético da Terra varia entre 0,3 Gauss (na região equatorial) e 0,7 Gauss (nos polos), o que corresponde a 0,00003-0,00007 Tesla, sendo que a maioria dos aparelhos de RM atuais tem campo magnético de 1,5 a 3,0 Tesla. Vale ressaltar que, em aparelhos de campo fechado, o campo magnético permanece ligado constantemente, portanto, nunca se deve entrar com qualquer objeto de metal na sala de ressonância, bem como cartões magnéticos (podem ser inutilizados).

A RM funciona por sequências de pulsos de radiofrequência, que interage com os prótons, culminando na formação de um sinal para a bobina receptora. Porém, para a formação da imagem vários pulsos devem ser emitidos. O tempo que transcorre entre a emissão de um pulso e outro é chamado de tempo de repetição (TR). O tempo de demora entre a emissão

CAPÍTULO 7 ■ RESSONÂNCIA MAGNÉTICA EM CABEÇA E PESCOÇO

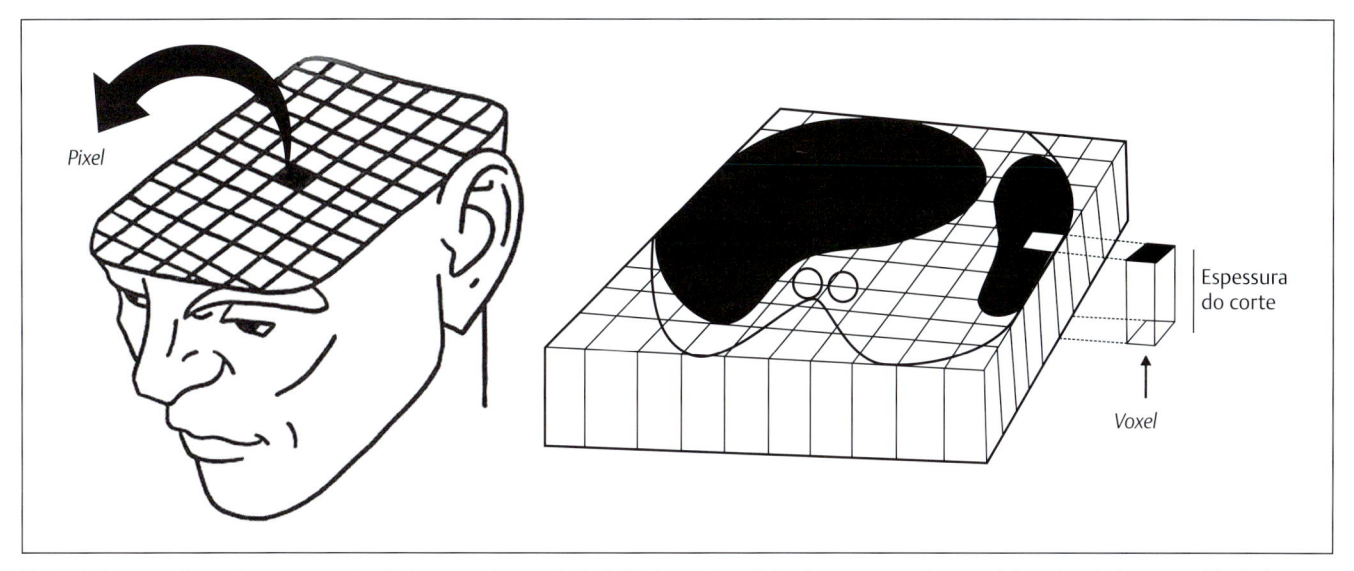

Fig. 7-1. Imagem ilustrativa representando à esquerda um *pixel* e à direita, após adição da espessura de corte à área do *pixel*, um *voxel* (cubo).

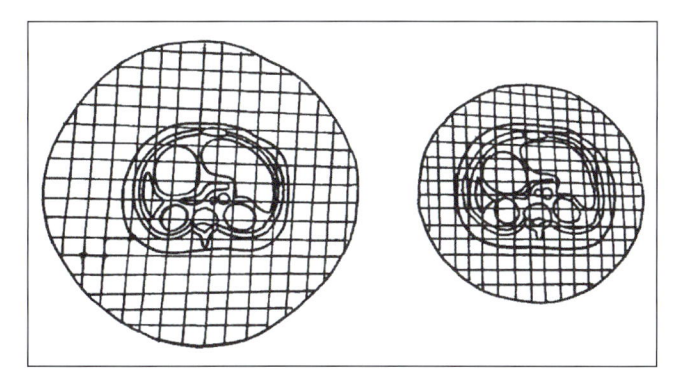

Fig. 7-2. Imagem ilustrativa representando como, para uma mesma matriz, a redução do FOV que ocorreu na imagem da direita proporciona redução do tamanho dos *pixels*, aumentando a resolução da imagem.

do pulso de radiofrequência e a geração de um sinal na bobina receptora é chamado de tempo de eco (TE). As diferentes sequências utilizadas em ressonância magnética baseiam-se, entre outros fatores, nos tempos de TR e TE.

Simplificadamente, as ponderações T1 e T2 "programam" o computador de maneira que, nas imagens formadas, a gordura apareça mais "branca" (hiperintensa) do que a água, ou vice-versa. Assim, nas imagens ponderadas em T2 a gordura aparecerá mais "escura" (hipointensa), e a água mais "branca" (hiperintensa) e, nas imagens ponderadas em T1, a gordura aparecerá mais hiperintensa, e a água mais hipointensa. Existem ainda vários métodos que geram as sequências de saturação de gordura, sendo a seleção da técnica dependente do objetivo do estudo, da quantidade de gordura do tecido, da força e da homogeneidade do campo magnético. Nestas sequências, há queda do sinal especificamente da gordura, podendo ser aplicada a técnica em sequências ponderadas em T1 e T2. Já a ponderação em densidade de prótons (DP) se baseia na quantidade de prótons que forma um tecido, não importando se água ou gordura. Quanto mais hiperintensa uma imagem em DP, maior a densidade de prótons.

Desta forma, as ponderações são reguladas da seguinte forma:

- Ponderação T1:
  - TR curto (água hipointensa).
  - TE curto (gordura hiperintensa).
- Ponderação T2:
  - TR longo (água hiperintensa).
  - TE longo (gordura hipointensa).
- Ponderação DP:
  - TR longo.
  - TE curto.

As sequências ponderadas em difusão são essenciais no estudo por ressonância no âmbito da cabeça e pescoço. Baseiam-se na mensuração do movimento browniano das moléculas de água em um determinado *voxel*. De modo geral, tecidos altamente celulares ou aqueles com edema celular exibem coeficientes de difusão baixos, sendo particularmente importante para caracterização tumoral.

VISÃO GERAL

A escolha do melhor método de imagem para a avaliação de afecções de cabeça e pescoço é bastante discutida, sendo necessária uma decisão individualizada e de cunho multifatorial. A ressonância magnética fornece informações importantes sobre a extensão dessas lesões, distinguindo as ocasionadas por edema e acúmulo de muco, sendo também possível avaliar infiltração de grandes vasos e/ou o comprometimento linfonodal, contribuindo para a tomada de decisão clínica em relação ao tratamento, acompanhamento e para a avaliação do prognóstico.

Este método vem sendo uma das principais ferramentas na avaliação por imagem de neoplasias malignas da região nasofaríngea, por causa da superioridade de detalhes anatômicos, sendo possível detectar infiltração de partes moles, além de avaliar a fáscia faringobasilar, seio de Morgagni, base do crânio, invasão perineural e envolvimento intracraniano de algumas neoplasias.

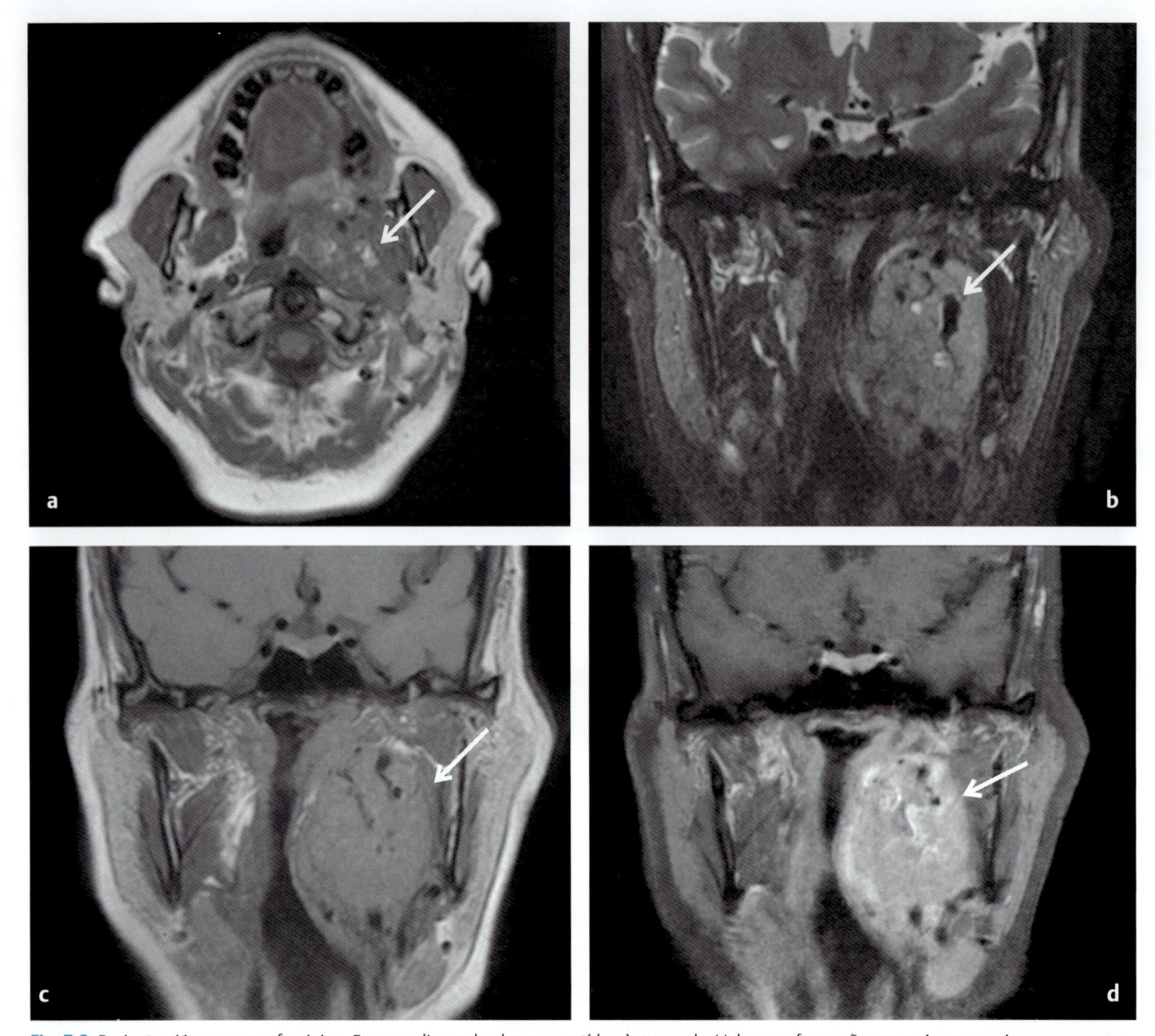

Fig. 7-3. Paciente, 41 anos, sexo feminino. Paraganglioma de *glomus* carotídeo à esquerda. Volumosa formação expansiva com origem no espaço carotídeo supra-hióideo à esquerda, de contornos lobulados e limites definidos. Notam-se áreas de alto sinal espontâneo em permeio na sequência T1, sugerindo meta-hemoglobina (sangramento prévio) (**a** – axial T1). Há ainda múltiplas imagens tortuosas de baixo sinal em T2 em permeio (**b** – coronal T2), representando alta vascularização (chamado de *flow-void*), corroborada por intenso realce homogêneo pelo meio de contraste (em **c** coronal T1 pré-contraste e em **d** coronal T1 com saturação de gordura pós-contraste). Observa-se ainda que a lesão rechaça anteromedialmente os espaços parafaríngeo e mucoso faríngeo esquerdos, com redução focal da coluna aérea.

É de grande valia, portanto, conhecer os principais aspectos que podem ser avaliados na RM. O aspecto de imagem das lesões varia bastante na dependência da composição tecidual, comportando-se de forma diferente nas várias sequências de estudo, não sendo possível generalizações. Exemplificando, em T1 os carcinomas espinocelulares (CEC) têm a intensidade do sinal equivalente ou mais baixa em relação aos músculos intrínsecos e extrínsecos da língua e da região do assoalho bucal, e comparado à gordura, a intensidade é baixa. Nas imagens em T2, a intensidade de sinal geralmente é igual ou maior do que o tecido muscular. Nessas lesões, nota-se realce (aumento da intensidade de sinal) ao meio de contraste. Nesses casos, portanto, podemos afirmar que a lesão em estudo teve uma maior captação do contraste paramagnético em relação aos tecidos circunvizinhos (Fig. 7-3). A invasão perineural é observada na RM pelo aumento de volume de um nervo na região próxima ao tumor primário.

A detecção de metástases para linfonodos de invasão extracapsular ou vascular é de extrema importância, pois, quando presentes, conferem pior prognóstico. Alguns estudos comparativos de acurácia entre RM e TC mostram que para avaliação de linfadenopatias não existe diferenças significativas entre as duas modalidades. Existem, ainda, atualmente, tecnologias que aprimoram a técnica da RM, permitindo uma melhor distinção entre metástases e adenopatias benignas, como as sequências de difusão, a PET-CT com 18-FDG e a TC de perfusão. Diante da situação supracitada, faz-se necessário o entendimento dos principais achados que apontam para comprometimento linfonodal por neoplasia, que serão discutidos posteriormente, em tópico específico.

RESSONÂNCIA MAGNÉTICA NA AVALIAÇÃO DE NEOPLASIAS DA CAVIDADE ORAL

Os tumores da cavidade oral correspondem a 5% de todas as neoplasias malignas, sendo o mais comum o carcinoma espinocelular (CEC). As lesões de CEC infiltram-se para os locais adjacentes e vasos linfáticos, podendo surgir em qualquer região da cavidade oral como lábios, língua, gengiva, palato, assoalho bucal, processos alveolares etc. No Brasil, o Instituto Nacional de Câncer (Inca) estimou para 2016 a ocorrência de 15.490 novos casos de câncer de boca, sendo 11.140 em homens e 4.350 em mulheres. Entretanto, mesmo com a alta incidência dessas neoplasias, o diagnóstico do câncer de boca na maioria dos casos é realizado em estágio avançado, sendo apenas 20% diagnosticados precocemente pelo exame físico, biópsia e exame anatomopatológico da lesão.

A cavidade oral é limitada superiormente pelo palato duro, lateralmente pela mucosa oral e posteriormente pelos pilares tonsilares. Compõe-se dos seguintes sítios anatômicos: lábio, mucosa oral, dentes, vestíbulo (espaço entre os dentes e a mucosa jugal), rebordo alveolar inferior, rebordo alveolar superior, trígono retromolar, assoalho da boca, palato e dorso da língua.

Ao ser utilizada na análise de neoplasias em cabeça e pescoço, a ressonância magnética, associada ao exame físico e ao diagnóstico clínico, contribui para a definição do estadiamento e a detecção de dano às partes moles (vasos sanguíneos, nervos, vasos linfáticos, músculos e tecido adiposo), em decorrência de sua maior resolução e contraste entre as diferentes estruturas, além de colaborar para a delimitação dos limites tumorais e consequentemente na definição do melhor tratamento para o paciente. Não utiliza radiação ionizante e possui riscos mínimos, quando bem indicada.

A RM, utilizada na análise dos casos, geralmente, ajuda a determinar a extensão da doença. Ademais, demonstra melhores resultados na identificação de lesões pequenas de até 4 cm (estadiamento T1 e T2) e iniciais. Nas imagens de RM os CECs apresentam intensidade de sinal equivalente ou inferior à musculatura adjacente na ponderação T1 e elevada em relação aos músculos intrínsecos e extrínsecos da língua na ponderação T2. Observa-se realce após a injeção do meio de contraste endovenoso. Caso haja invasão perineural, a RM permite a observação, entre outros aspectos, do aumento volumétrico do nervo adjacente à lesão. Por estes motivos a avaliação por RM mostra-se um método seguro e adequado para avaliação de possíveis recidivas ou remanescentes após a cirurgia, complementando as informações clínicas e de outros métodos de imagem, visando a dar suporte à conduta do cirurgião ou oncologista.

RESSONÂNCIA MAGNÉTICA NA AVALIAÇÃO DE NEOPLASIAS DA NASOFARINGE

A nasofaringe é divisão mais superior da faringe, incluindo os recessos faríngeos, o tórus e as tonsilas faríngeas.

Segundo dados da Organização Mundial da Saúde (OMS), o CEC e o carcinoma de células não queratinizadas compreendem a maior parte das neoplasias malignas da nasofaringe (70-98%), sendo o restante composto por linfomas (20%), adenocarcinomas, rabdomiossarcomas e carcinoma adenoide cístico (10%). Os locais mais acometidos são as paredes laterais da nasofaringe. As lesões podem ser pequenas, ter aspecto infiltrativo, causando ou não efeito de massa. Caso haja obliteração dos planos gordurosos e perda da definição das margens com o tecido muscular, a RM com uso do meio de contraste (gadolínio) associada a sequências com supressão de gordura tem-se mostrado superior à TC na avaliação das partes moles, além de corroborar na caracterização de tecido linfoide metastático.

As neoplasias da nasofaringe são um dos poucos tumores de cabeça e pescoço que não apresentam relação entre o tamanho tumoral e a presença de metástases linfonodais, devendo-se isto ao extenso plexo de drenagem linfática presente na região, em que há drenagem preferencial para os linfonodos retrofaríngeos e para os níveis cervicais II, III e V. Cerca de 90% dos casos apresentam-se com metástases linfonodais no momento do diagnóstico e, ainda, metade desses já apresentam doença bilateral.

Os carcinomas de nasofaringe em geral apresentam intensidade de sinal intermediária (isointensa à musculatura) nas sequências T1 e T2, exibindo intenso realce heterogêneo ao meio de contraste, devendo-se atentar inicialmente pela identificação de áreas suspeitas para dirigir a biópsia, sendo também essencial descrever os limites da lesão. A RM é mais sensível que a TC no que concerne à pesquisa de sinais precoces de infiltração da medula óssea e/ou de extensão perineural. O objetivo do exame é complementar o estadiamento e proporcionar um tratamento adequado aos portadores de câncer, sendo o tratamento de carcinomas, de linfomas e de outras lesões da nasofaringe muitas vezes realizado por meio de radioterapia. Contudo, no pós-cirúrgico, a RM apresenta sensibilidade de 56% e especificidade de 78-83% para detecção de recidiva, valores considerados relativamente baixos em comparação à TC.

Além disso, ao se utilizar o contraste paramagnético por via endovenosa (gadolínio) na RM, há uma melhor delimitação da lesão, evitando que se superestimem os limites das neoplasias. Quando não há contraste, eventualmente a delimitação das margens pode ficar dificultada em razão de edema e processo inflamatório local associado.

RESSONÂNCIA MAGNÉTICA NA AVALIAÇÃO DE NEOPLASIAS DA OROFARINGE

A orofaringe situa-se posteriormente à cavidade oral. Sua parede posterolateral é uma estrutura contínua que se estende superiormente para a nasofaringe e inferiormente para a hipofaringe, sendo lateralmente limitada pelas tonsilas palatinas anteriores e posteriores. O limite superior com a nasofaringe é feito pelo palato mole; o limite inferior é dado pela valécula. Anteriormente, com a cavidade oral, a delimitação é feita pela transição entre o palato duro e palato mole, pelo pilar tonsilar anterior e as papilas circunvaladas da língua. Os subsítios da orofaringe incluem: a base da língua, as valéculas, as tonsilas palatinas e seus pilares tonsilares anteriores e posteriores (fossa tonsilar), sua parede posterior e a superfície inferior do palato mole e úvula.

Entre os tumores que acometem a orofaringe, o CEC é o mais frequente, acompanhado por tumores de glândulas salivares menores e linfomas.

As imagens da RM de orofaringe são adquiridas em planos ortogonais, sendo importante avaliar, entre outras estruturas, a base da língua e o palato mole, pois são os locais mais acometidos. O uso do contraste paramagnético é fundamental, e uma sequência sem contraste em T1 deve ser obtida para diferenciação entre outros componentes teciduais. O palato é mais bem avaliado na RM por meio dos planos sagital e coronal. Mais uma vez a excelente diferenciação de partes moles proporcionada pela RM facilita o diagnóstico diferencial e a avaliação da extensão tumoral, sendo mais sensível que a TC para detecção de disseminação perineural, que é mais bem avaliada em sequências T1 com supressão de gordura pós-contraste. Alguns autores sugerem utilização de sequências sem saturação de gordura devido a artefatos de imagem que podem ocorrer na supressão de gordura. Assim como nas lesões de língua e assoalho da boca, é importante avaliar o acometimento dos feixes neurovasculares e o envolvimento da linha média, fatores que influenciam no estadiamento e no planejamento pré-operatório. Por exemplo, a hemiglossectomia é contraindicada na existência de acometimento dos feixes neurovasculares contralaterais ou se a lesão ultrapassar a linha média.

Já a base da língua, por seu aspecto irregular e por possuir as tonsilas linguais, é um sítio possível de tumor primário oculto. É importante nesses casos avaliar cuidadosamente a extensão da lesão e determinar se há evidências de metástases a distância, informação essencial no planejamento do tratamento cirúrgico, principalmente em pacientes candidatos à glossectomia total. O comprometimento de estruturas importantes no estadiamento e, consequentemente, no manejo desses pacientes deve ser avaliado, as quais: musculatura extrínseca da língua, superfície lingual da epiglote, laringe, músculos pterigoides, placa pterigoide, palato duro, mandíbula, nasofaringe lateral, base do crânio e artérias carótidas internas.

RESSONÂNCIA MAGNÉTICA NA AVALIAÇÃO DE NEOPLASIAS DA HIPOFARINGE E DA LARINGE

As neoplasias da região da hipofaringe e da laringe possuem semelhanças ao exame de imagem e serão abordadas de forma conjunta. A hipofaringe situa-se entre a orofaringe e o esôfago cervical, sendo limitada anteriormente pela laringe e posteriormente pelo espaço retrofaríngeo. A neoplasia mais comum nesta região é o CEC e, no nosso meio, muitas vezes os pacientes chegam ao consultório médico já apresentando massas cervicais decorrentes de metástases. A laringe consiste em um esqueleto cartilaginoso, com revestimento de uma camada de tecidos moles que contém gordura, ligamentos e tecido muscular. Em sua estrutura estão inseridas as cartilagens epiglote, cricóidea e tireóidea, além das pregas vocais, sendo dividida em três espaços: supraglótico, glótico e subglótico. Assim como na hipofaringe, o CEC é a neoplasia mais frequente nessa região e na maioria dos casos se apresenta muito aderido aos planos profundos e com extensão submucosa. Ambas as regiões, quando acometidas por neoplasias, também são submetidas à classificação TNM para o estadiamento, já discutida em outros capítulos.

Assim como na TC, uma das funções da RM na investigação dessas neoplasias é avaliar a extensão da lesão com exatidão. Na sequência T1, sem saturação de gordura, o tumor e a musculatura são mais hipointensos quando comparados ao tecido adiposo, sendo possível identificar infiltração tumoral na presença de tecido adiposo adjacente. Quando é feita a adição de contraste, lesões tumorais se destacam em meio ao tecido muscular, podendo ser delineadas com maior exatidão. A sequência T2 pode auxiliar na detecção de áreas necróticas tumorais. Sinais de malignidade na RM na região da hipofaringe e laringe são semelhantes aos sinais vistos na TC: presença de massa tumoral circunscrita, infiltração de tecido muscular, adiposo e submucoso, intensa captação de contraste, espessamento assimétrico de tecido, destruição do esqueleto cartilaginoso e presença linfonodos cervicais acometidos.

Invasões cartilaginosas por tumores dessas regiões são achados importantes nos exames de imagem e devem ser descritas, pois, por consequência, essas lesões serão classificadas como estágio T4. Na RM, existem critérios para avaliação de invasão cartilaginosa a depender se a cartilagem é ossificada ou não, como os descritos por Becker M *et al.* De modo geral, quando acometidas, as cartilagens exibem baixo sinal na sequência T1 e o mesmo sinal do tumor na sequência T2, além de captação de contraste também semelhante do tumor. É importante também diferenciar do acometimento inflamatório cartilaginoso, em que nas sequências T2 e T1 pós-contraste a cartilagem apresentará sinal mais alto do que o tumor. Alguns autores acrescentam que a sequência de difusão mostra alta acurácia na detecção de invasão da cartilagem tireóidea. Caso essas características não estejam presentes, a invasão pode ser praticamente descartada. No entanto, deve-se fazer diagnóstico diferencial com algumas outras alterações, como reação inflamatória (já comentado), edema e fibrose.

Apesar da vantagem de visualização de partes moles, a RM precisa de um longo tempo de imobilidade do paciente para a realização de uma imagem adequada, principalmente na região da hipofaringe e laringe, o que faz com que, muitas vezes, as imagens obtidas não sejam de boa qualidade em razão de artefatos de movimento. Logo, inicialmente a TC é o exame de escolha.

A RM também pode ser utilizada para pesquisa de invasão neoplásica do esôfago cervical. Quando visualizado um espessamento ou perda de definição das paredes esofágicas deve-se aventar a hipótese de invasão neoplásica. Essas alterações podem ser investigadas pela realização de uma punção aspirativa por agulha fina (PAAF) ou biópsia, ambas guiadas por ultrassonografia endoscópica.

NEOPLASIAS DAS GLÂNDULAS SALIVARES

Inicialmente, devemos recordar que as glândulas salivares são classificadas em: maiores (glândulas parótidas, submandibulares e sublinguais) e menores (normalmente distribuídas nas mucosas da cavidade oral).

A maioria das afecções neoplásicas de parótida é benigna, geralmente apresentando bom prognóstico, sendo os adenomas pleomórficos as lesões mais comuns. Estes comumente se apresentam circunscritos e homogêneos, quando pequenos. Lesões maiores podem ser heterogêneas. Geralmente apresentam-se hipointensos nas sequências T1 e hiperintensos nas sequências T2, com realce homogêneo pelo meio de contraste, por vezes exibindo um halo hipointenso, representando cápsula fibrosa. Estes são tumores pobremente encapsulados (diferentemente do aspecto que sugere as imagens), com significativa recorrência pós-cirúrgica no leito tumoral (Fig. 7-4). Os índices de recorrência variam amplamente nas publicações na dependência da técnica cirúrgica empregada.

Enquanto isso, os tumores encontrados nas glândulas salivares menores apresentam taxa de malignidade que alcança mais de 80%. Portanto, é fundamental a busca, pelo cirurgião de cabeça e pescoço, de um diagnóstico precoce dessas condições.

A ressonância magnética pode ser utilizada para avaliação de lesões em glândulas salivares, porém muitas vezes é difícil a diferenciação entre lesões malignas e benignas, podendo por vezes áreas de hemorragias e/ou fibrose já representarem indícios de malignidade, sendo essencial correlação clínico-epidemiológica. Mais uma vez, é ressaltada a importância de

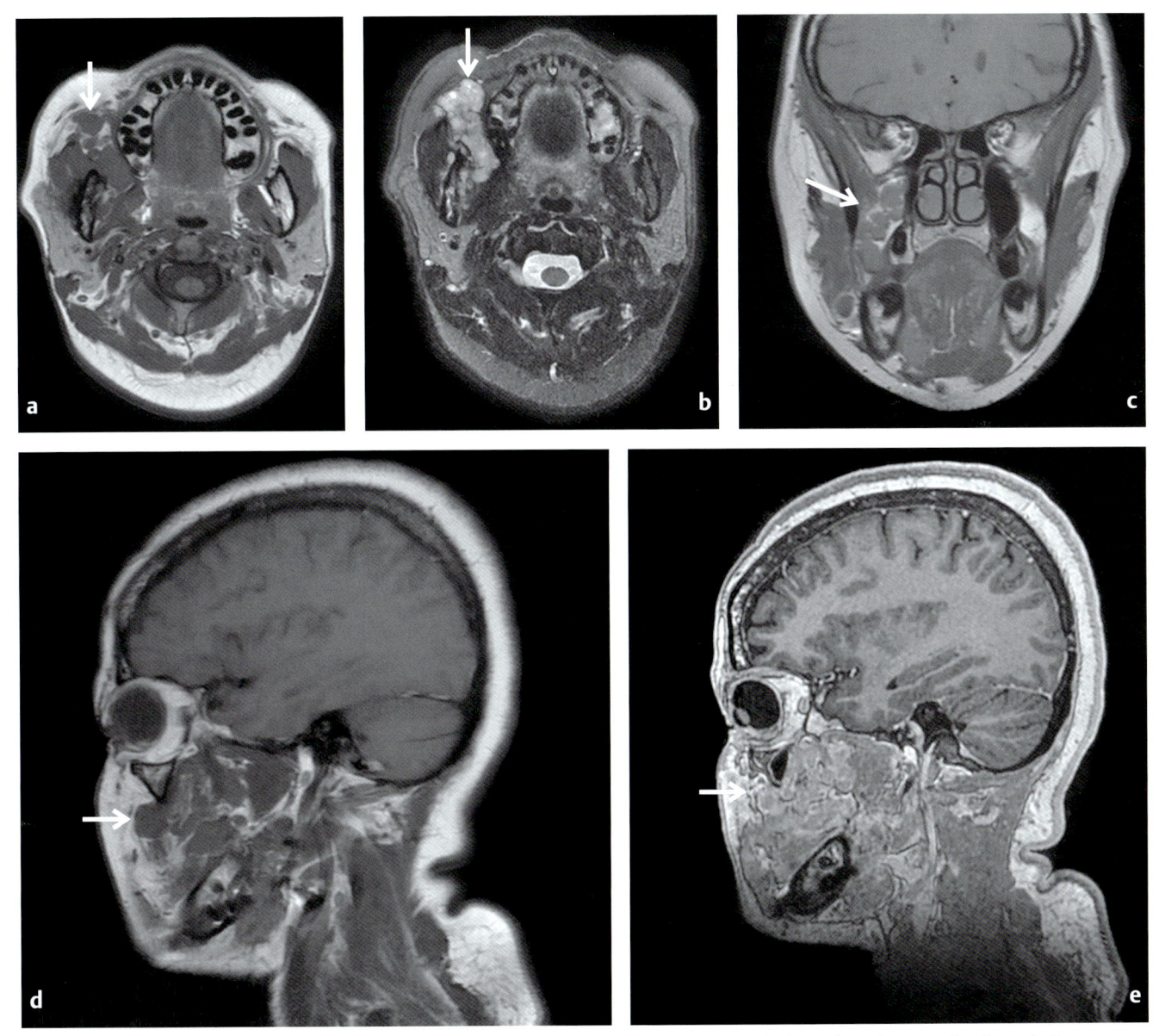

Fig. 7-4. Paciente, 52 anos, sexo feminino. Recidiva de adenoma pleomórfico da glândula parótida direita (setas). Formação alongada de aspecto multinodular e limites definidos, com baixo sinal nas sequências T1 (**a**, **c**, **d**, respectivamente, axial, coronal e sagital) e alto sinal na sequência axial T2 (**b**), heterogênea, situada no espaço mastigatório direito, junto ao processo coronoide da mandíbula, exibindo importante realce ao meio de contraste (ver sequências T1 pré-contraste em **d** e pós-contraste em **e**).

caracterizar o acometimento de estruturas adjacentes, como o nervo facial no caso de tumores parotídeos. Além disso, deve-se suspeitar de malignidade nos casos de infiltração de músculos e acometimento ósseo nessas regiões, assim como do espaço parafaríngeo. A presença de disseminação via perineural também aponta para mau prognóstico.

CELULITE ORBITÁRIA E PERIORBITÁRIA

A celulite orbitária caracteriza-se por um processo infeccioso pós-septal de etiologia variada (bacteriana, viral ou fúngica), que, geralmente, é resultante de uma sinusite paranasal, maxilar ou etmoidal. Suas complicações incluem a trombose de veia oftálmica superior, trombose do seio cavernoso, amaurose, meningite e abscesso intracraniano.

A clínica do paciente é notada por alterações ao exame físico, podendo se manifestar com proptose e edema periorbitário eritematoso, febre, restrição de movimentos e dor à mobilização ocular. Em decorrência do aumento da pressão na cavidade orbital, a função do nervo óptico pode ser comprometida rapidamente, causando déficit visual. Além da anamnese e do exame físico, exames complementares são essenciais para o diagnóstico da doença. Comumente, nos exames laboratoriais há leucocitose. Nos exames de imagem é possível visualizar a localização e delimitação locorregional do processo infeccioso, permitindo acompanhar a evolução do quadro clínico. Assim, tanto a tomografia computadorizada como a ressonância magnética (RM) podem ser utilizadas para uma acurada avaliação.

A doença consiste em cinco estágios. Resumidamente, o primeiro estágio, a celulite pré-septal, é a infecção restrita às pálpebras e aos tecidos moles perioculares. A órbita pode mostrar-se inflamada secundariamente, mas não é diretamente infectada. O segundo estágio caracteriza-se por celulite orbitária com proptose, levando a limitações nos movimentos e possível comprometimento do nervo óptico. No terceiro estágio, observa-se abscesso subperiosteal. No quarto estágio existe um verdadeiro abscesso dentro da gordura orbitária, e no quinto estágio há disseminação retro-orbitária da infecção para o interior do seio cavernoso.

Essa afecção pode ser tratada com antibióticos intravenosos, como a ceftriaxona, sendo, na presença de abscessos, recomendada abordagem cirúrgica para drenagem.

Atualmente, o método de imagem mais utilizado é a tomografia computadorizada, principalmente pela acessibilidade, pois possibilita caracterizar a localização e a extensão do processo infeccioso. No entanto, a RM de órbitas, em protocolo específico, permite melhor avaliação de partes moles, podendo contribuir principalmente para avaliação de complicações, como abscesso orbital, envolvimento encefálico (como observado na Figura 7-5) e na pesquisa de lesões na topografia do seio cavernoso.

RESSONÂNCIA MAGNÉTICA NA AVALIAÇÃO DE LINFONODOS CERVICAIS

A palpação de linfonodos aumentados durante o exame físico do paciente com neoplasia de cabeça e pescoço é um forte sugestivo de metástase regional, mas, infelizmente, nem todos os casos de metástases cervicais são detectáveis ao exame físico. Existem também linfonodos palpáveis que podem ser de natureza reacional. Para diagnóstico diferencial é necessária uma investigação complementar pelos exames de imagem ante a possibilidade de acometimento neoplásico, sendo geralmente feita por estudo tomográfico, exame com boa acurácia e, de certo modo, com avaliação facilitada pela presença de tecido adiposo circunjacente.

Nesse contexto, os métodos de imagem apresentam papel importante. Seja na ultrassonografia, na tomografia ou na ressonância magnética, existem critérios específicos de acometimento linfonodal, exigindo criteriosa avaliação do radiologista, uma vez que várias armadilhas podem estar presentes na interpretação da imagem. Contudo, determinadas características dos linfonodos sugerem a possibilidade de acometimento neoplásico, que são, de forma resumida: dimensões linfonodais aumentadas, formato globoso, contornos irregulares, perda, distorção ou excentricidade do hilo gorduroso, fusão linfonodal (podendo formar massas – "*bulky*" linfonodal), perda da arquitetura habitual, heterogeneidade, necrose central e invasão extracapsular.

Os mesmos critérios de distribuição nos sete níveis cervicais, os critérios de forma e de dimensões utilizados na TC para avaliação linfonodal, já discutidos em capítulo específico, podem ser utilizados na RM. Deve-se destacar que linfonodos pequenos ainda podem estar acometidos, sendo necessária avaliação das outras características, particularmente se localizados em níveis de drenagem de tumor primário. A necrose linfonodal na presença de câncer primário de cabeça e pescoço é o mais acurado sinal de envolvimento metastático, com especificidade entre 95 e 100%, sendo geralmente secundários a CEC. A necrose geralmente ocorre centralmente por obstrução do fluxo linfático, também podendo conter células tumorais, tecido fibrótico ou líquido por edema. Apresenta-se na RM com hiperintensidade em T2 e realce periférico irregular pós-contraste. Não se devem menosprezar lesões císticas em adultos e interpretá-las de imediato como cistos congênitos, uma vez que CEC associado ao HPV e metástases tireoidianas podem ser puramente císticos.

Em relação à drenagem, deve-se buscar inicialmente acometimento linfonodal nos níveis de drenagem tumoral de primeira ordem, destacando-se que tumores de linha média, nasofaríngeos, epiglóticos e de cavidade oral frequentemente drenam bilateralmente. De modo geral, se há acometimento de apenas um linfonodo, devem-se buscar outros acometidos, e se a doença for ipsolateral, deve-se procurar contralateralmente, sendo estes aspectos importantes para o estadiamento. Além disso, se um nível linfonodal inferior estiver acometido, os níveis superiores devem ser cuidadosamente avaliados. Especial atenção também deve ser dada aos linfonodos retrofaríngeos e parotídeos, uma vez que representam linfonodos que podem drenar tumores de localização remota. Por exemplo, neoplasias de tireoide podem drenar para linfonodos retrofaríngeos, e as neoplasias de nasofaringes podem drenar também para linfonodos parotídeos.

Particularmente, o linfonodo de Virchow situa-se na região supraclavicular esquerda, adjacente à junção do ducto torácico com a veia subclávia esquerda. Quando, por TC ou RM, é observado acometimento isolado deste linfonodo, deve-se aventar a possibilidade de neoplasia de tireoide ou de órgão tóraco-abdominal.

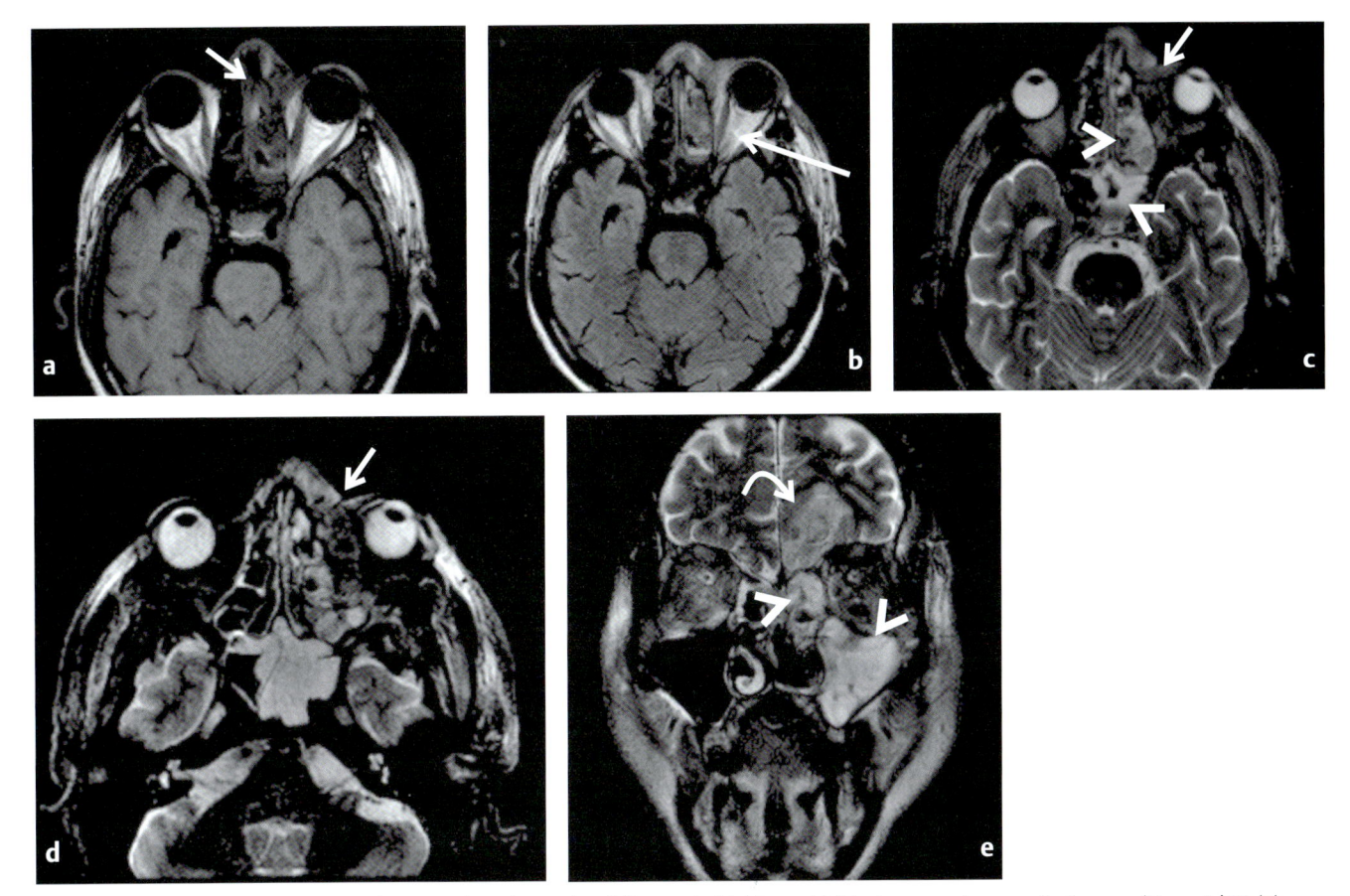

Fig. 7-5. Paciente, 50 anos, sexo masculino com diagnóstico de celulites periorbitária e orbitária. Imagens de ressonância magnética axial T1 (**a**), axial T2 FLAIR (**b**), axial T2 (**c**), axial STIR (**d**) e coronal TE (**e**), evidenciando sinais de pansinusopatia inflamatória, mais evidente nas cavidades paranasais à esquerda (ponta de seta em **c** e **e**), notando-se espessamento e alteração de sinal com edema nos planos pré-septais à esquerda (setas em **a**, **c**, **d**), caracterizando celulite pré-septal (periorbitária). Observa-se ainda alteração do sinal da gordura retro-orbitária, envolvendo o músculo reto medial (seta longa em **b**), caracterizando celulite pós-septal (orbitária). Destaca-se extensa alteração de sinal na base do lobo frontal esquerdo (seta curva em **e**), sugerindo extensão do processo inflamatório pelo teto etmoidal (cerebrite focal). Não há evidências de coleções organizadas.

Caso não existam critérios definitivos para malignidade pelos métodos seccionais (TC e RM), deve-se complementar avaliação, principalmente caso possa alterar o manejo do paciente (como o tipo de esvaziamento cervical ou planejamento de radioterapia). Nesse contexto, a ultrassonografia surge como uma boa alternativa, sendo direcionada para avaliação dos linfonodos suspeitos, podendo inclusive guiar PAAF para estudo citológico.

Métodos relativamente mais novos, como as sequências ponderadas em difusão, já introduzidas na sessão de aspectos técnicos deste capítulo, promoveram significativo avanço na caracterização de comprometimento linfonodal, diminuindo a discrepância entre os estudos por TC e RM, devendo, por este motivo, ser realizados de rotina. Outras técnicas recentemente introduzidas para avaliação de linfonodos cervicais são a PET-CT com 18-FDG, a imagem de perfusão com estudo contrastado dinâmico por ressonância magnética, além da TC de perfusão, sendo o primeiro (PET-CT) o método mais utilizado na prática clínica. Vários estudos demonstram aumento significativo de sensibilidade e especificidade na detecção de metástases nodais no estudo por PET-CT com 18-FDG em comparação à ultrassonografia, TC e RM.

RESSONÂNCIA MAGNÉTICA E SUA RELAÇÃO COM A RADIOTERAPIA

Por suas caraterísticas, a ressonância magnética permite imagens capazes de avaliar as estruturas de uma forma anatômica e funcional, tornando-se uma ferramenta importante para otimizar estratégias de radioterapia no tratamento das neoplasias de cabeça e pescoço. É possível avaliar com grande precisão as margens do tumor e estudar as estruturas vizinhas, como vasos e nervos. O estudo da lesão neoplásica por RM permite uma melhor avaliação das estruturas vizinhas que estão em risco de serem afetadas pelo próprio avançar da doença ou pelo tratamento radioquimioterápico, como algumas estruturas do sistema nervoso (medula espinhal, quiasma óptico e hipocampo).

Pacientes em tratamento radioterápico sofrem alterações anatômicas, que podem ser detectadas por RM, por vezes determinando alteração na dose de radiação. Algumas das alterações mais frequentes são: espessamento cutâneo e do músculo platisma, edema e espessamento de tecidos subcutâneos, da faringe e laringe, sialoadenite pós-radioterapia e atrofia do tecido linfático. Essas complicações podem ocorrer nos primeiros meses de tratamento. Além disso, trombose de vasos, como veia jugular interna e artéria carótida, também podem ocorrer durante o tratamento. Outra complicação bastante temida é a osteorradionecrose, necrose isquêmica causada pela radiação, onde há evidências clínicas e de imagem de necrose óssea, ocorrendo geralmente de 1 a 3 anos após o término da radioterapia. A região mais suscetível à osteorradionecrose é a mandíbula. Menos frequentemente, a base do crânio, o osso temporal e hioide podem ser acometidos. No entanto, por se tratar de lesão óssea, essa complicação pode ser mais bem avaliada por TC.

Devido a essas possíveis complicações, os pacientes podem apresentar queixas durante a realização do tratamento. Disfagia e dor são sintomas que frequentemente indicam a realização de exame de imagem. A depender do tipo de radioterapia, da área irradiada e da dose empregada, a radioterapia pode levar a lesões em tecidos adjacentes, como pulmão e cérebro, ou até mesmo contribuir ao surgimento de uma nova neoplasia, por exemplo, linfomas e schwannomas, participando a RM do arsenal de métodos diagnósticos destas condições.

Concluindo, por não lançar mão de radiação ionizante, com riscos mínimos aos pacientes quando bem indicada, por sua alta resolução espacial, maior resolução de partes moles, boa acurácia na detecção precoce de possíveis recidivas e remanescentes tumorais, de alterações precoces da medula óssea, além da alta sensibilidade na detecção de invasão perineural, tanto no sítio primário quanto nos forames da base do crânio, a ressonância magnética é exame de imagem com papel importante no diagnóstico das afecções de cabeça e pescoço, contribuindo também no seguimento pós-operatório dos pacientes. É especialmente aplicável na avaliação de carcinomas nasofaríngeos e de língua, sendo também útil para complementar avaliação após estudo tomográfico inicial, como, por exemplo, na avaliação de invasão cartilaginosa no câncer de laringe.

BIBLIOGRAFIA

Antoniou AJ, Marcus C, Subramaniam RM. Value of imaging in head and neck tumors. *Surg Oncol Clin N Am* 2014;23(4):685-707.

Becker M et al. Neoplastic invasion of laryngeal cartilage: reassessment of criteria for diagnosis at MR imaging. *Radiology* 2008;249(2): 551-9.

Instituto Nacional do Câncer Cabeça e Pescoço, 2016.

Chong VF, Fan YF. Detection of recurrent nasopharyngeal carcinoma: MR imaging versus CT. *Radiology* 1997;202(2):463-70.

Moore AG, Srinivasan A. Postoperative and postradiation head and neck: role of magnetic resonance imaging. *Top Magn Reson Imaging* 2015;24(1):3-13.

De Albuquerque Alves LF. *Conduta diante da celulite orbitária.*

De Paiva RR, Figueiredo PTS, Leite AF, Nascimento LA, Melo NS, Guerra ENS. Ressonância magnética no diagnóstico do câncer de boca: revisão da literatura e relato de caso. *Rev Clin Odontol* 2009;5(2)129-134.

Jesty Abraham DO. Imaging for Head and Neck Cancer. *Surg Oncol Clin N Am* 2015;24: 455–71.

Don DM et al. Evaluation of cervical lymph node metastases in squamous cell carcinoma of the head and neck. *Laryngoscope* 1995;105(7):669-674.

Gonçalves FG et al. Diffusion in the head and neck: an assessment beyond the anatomy. *Radiol Brasi* 2011;44(5):308-314.

Ingraham HJ et al. Streptococcal preseptal cellulitis complicated by the toxic Streptococcus syndrome. *Ophthalmology* 1995;102(8):1223-26.

Keberle M, Kenn W, Hahn D. Current concepts in imaging of laryngeal and hypopharyngeal cancer. *Eur Radiol* 2002;12(7):1672.

Lebedis CA, Sakai O. Nontraumatic orbital conditions: diagnosis with CT and MR imaging in the emergent setting. *Radiographics* 2008;28(6):1741-53.

Msk Som PM, Curtin HD, eds. Pharynx Head and neck imaging. 4th ed.,St. Louis: Mosby; 2003. p. 1470-1484,.

Pereira CU et al. Celulite orbitária bilateral: relato de caso. 2009.

Rocha AL et al. Osteorradionecrose: prevenção e tratamento odontológico. *DENS* 2007;15 (2).

Rumboldt Z, Day TA, Michel M. Imaging of oral cavity cancer. *Oral Oncology* 2006;42(9):854-865.

Souza RP et al. Diagnóstico por imagem dos tumores da orofaringe. *Rev Image São Paulo* 2005 Maio;2(27):127-133.

Som PM. Detection of metastasis in cervical lymph nodes: CT and MR criteria and differential diagnosis. AJR. *Am J Roentgenol* 1992;158(5):961-969.

Sumi M et al. Discrimination of metastatic cervical lymph nodes with diffusion-weighted MR imaging in patients with head and neck cancer. *Am J Neuroradiol* 2003;24(8):1627-34.

Weber AL, al-Arayedh S, Rashid A. Nasopharynx: clinical, pathologic, and radiologic assessment. *Neuroimag Clin N Am* 2003;13:465-483.

Werlang HZ. *Manual do residente de radiologia.* Rio de Janeiro: Guanabara Koogan, 2006.

Wong KH et al. The emerging potential of magnetic resonance imaging in personalizing radiotherapy for head and neck cancer: an oncologist's perspective. *Br J Radiol* 2017;90(1071):20160768.

Yamashiro I, Souza RP. Diagnóstico por imagem dos tumores da nasofaringe. *Radiol Bras* 2007;40(1):45-52.

DIAGNÓSTICO DIFERENCIAL DOS TUMORES CERVICAIS

Francisco Monteiro de Castro Junior
Ana Carla Albuquerque dos Santos
Alessandra Freire da Silva

INTRODUÇÃO E CONSIDERAÇÕES GERAIS

O pescoço é um segmento anatômico relativamente curto que interliga a cabeça com o restante do corpo. Por ele transitam importantes estruturas vasculares, linfáticas, nervosas e se alojam órgãos viscerais, como a faringe, laringe, esôfago, glândulas, incluído tireoide, paratireoides e salivares, além de músculos. Concentra, ainda, 1/3 de todos os linfonodos do nosso organismo. Todas estas estruturas podem dar origem a patologias inflamatórias, tumorais, de natureza benigna e maligna (primária e metastática), originando uma grande diversidade de condições clínicas que necessitam de esclarecimento diagnóstico e conduta terapêutica.

O achado de massas cervicais durante a avaliação clínica deve direcionar a investigação para três grandes possibilidades diagnósticas:

- Processos inflamatórios/infecciosos:
  - Inespecíficos ou específicos.
- Tumores congênitos.
- Neoplasias benignas e malignas:
  - Primárias ou metastáticas.

O objetivo deste capítulo é fornecer um guia prático de encaminhamento diagnóstico para diferenciar os tumores incidentes no pescoço. Não serão abordados aqui os tumores glandulares, os paragangliomas e os originários da mucosa do trato aereodigestório superior, já expostos em outros capítulos deste livro.

O encaminhamento diagnóstico obedece ao modelo convencional com base na anamnese, exame físico e exames complementares. Aspectos peculiares e específicos de cada uma destas fases, relativas aos tumores do pescoço, são relevantes e serão aqui mais detalhados.

HISTÓRIA CLÍNICA

Anamnese

A abordagem inicial do paciente com massa cervical deve ser detalhada: identificação, queixa principal, duração, história pregressa da moléstia, início, intensidade, fatores acompanhantes, irradiação, interferência em atividades habituais, evolução clínica, estilo de vida, antecedentes pessoais, epidemiológicos e familiares para orientar o raciocínio clínico.[1]

Faixa Etária

Por si só é um elemento importante na triagem diagnóstica destes tumores.

Crianças e adultos jovens apresentam maior incidência de massas cervicais de etiologia inflamatória, seguida de congênita; enquanto pacientes com idade acima de 40 anos têm maior possibilidade de etiologia neoplásica.[2,3]

Tempo de Evolução e Padrão de Crescimento

Massas presentes desde o nascimento ou com longo tempo de evolução são sugestivas de tumores congênitos. Os processos agudos ou com pouco tempo de evolução falam mais a favor de doenças inflamatórias e/ou infecciosas ou mais raramente a linfomas de caráter mais agressivo.

Tumores de crescimento intermediário, geralmente mensurado por meses, estão mais associados a neoplasias metastáticas, principalmente em pacientes na faixa etária acima dos 50 anos e relacionados com o tabagismo e etilismo.

Dor

As lesões tumorais geralmente são de crescimentos progressivo e indolor, o quadro álgico só aparece em estágios avançados quando as lesões se tornam infiltrantes ou ulceradas, comprometendo estruturas de partes moles e filetes nervosos. Contudo, nos processos inflamatórios e infecciosos, a dor está presente desde o início do quadro clínico, associada a outros sinais e sintomas de processo agudo.

Aspectos Sociais, Ambientais e Comportamentais

O estilo de vida é importante para direcionar a etiologia do quadro. Deve-se perguntar ao paciente sobre uso de álcool e tabaco, exposição prévia à radiação, antecedentes pessoais e familiares de neoplasias, fatores de risco para infecções virais, exposição ao papilomavírus humano (HPV), vírus da imunodeficiência adquirida (HIV), vírus Epstein-Barr (EBV) entre outros.

A epidemiologia da região em que reside, viagens para regiões endêmicas de doenças infecciosas, contato recente com outras pessoas com afecções semelhantes, também orientam o diagnóstico.[2-4]

> Cerca de 40% das crianças apresentam normalmente linfonodos palpáveis. No entanto, linfonodos acima de 2,0 cm já merecem uma investigação diagnóstica.

EXAMES FÍSICOS GERAL E LOCORREGIONAL

Os exames físicos geral e locorregional são essenciais, visto que grande parte dessas afecções pode ter o diagnóstico elucidado pelo conjunto de sinais e sintomas que acompanham o quadro clínico.[1]

Características da Massa

Durante a palpação, é importante definir localização da massa, os limites da lesão, tamanho, mobilidade, consistência, sensibilidade e aspecto da pele de revestimento.

Deve-se atentar para as características de um linfonodo normal: indolor, apresenta superfície lisa, forma um pouco elíptica e achatada, simetria, consistência elástica e mobilidade.[1]

Massas de consistência endurecida e fixas sugerem neoplasias malignas, enquanto lesões com aumento de temperatura local, eritematosas e por vezes flutuantes sugerem linfonodos infectados.

Nódulos macios e móveis sugerem massas congênitas císticas.

Massa pulsátil, firme que se move para os lados, mas não para cima e para baixo, sugere tumor de corpo carotídeo ou schwannoma vagal.

Localização

A localização da massa cervical é fundamental para o diagnóstico diferencial.

A presença de massas sugestivas de metástase linfonodal torna mandatória a busca semiológica da possível lesão primária, geralmente de um carcinoma epidermoide, encontrado na mucosa do trato aereodigestório superior. Importante lembrar que as metástases linfonodais do pescoço, nestas circunstâncias, são regra geral, PREVISÍVEIS e SEQUENCIAIS, isto é, um tumor maligno no assoalho de boca anterior, por exemplo, tem a previsibilidade de metastatizar inicialmente para os linfonodos do nível I (submentonianos e submandibulares e posteriormente de forma sequencial para os linfonodos do níveis II e III (júgulo-carotídeos). O nível linfonodal mais frequentemente acometido de metástases linfonodais é o nível II (júgulo-carotídeo alto).

Localização da Massa Cervical x Possível Diagnóstico Diferencial

- *Pré-auriculares, occiptais e ângulo da mandíbula:* sugerem tecido linfoide ou salivar do sistema parotídeo, geralmente aumentam em processos inflamatórios e infecciosos.
- *Linha média:* sugerem patologias benignas e malignas da tireoide ou massas congênitas, cisto dermoide, teratomas e cisto tireoglosso que é o tumor congênito mais frequente nesta localização.
- *Laterais, anteriores ao músculo esternocleidomastóideo:* região onde é frequente linfonodo aumentado; em pacientes pediátricos são comuns afecções congênitas, destacando-se o cisto branquial que assume uma localização muito própria na borda anterior do músculo esternocleidomastóideo.
- *Triângulo posterior:* região menos afetada de tumores, destacando-se os linfangiomas, nesta localização.
- *Supraclaviculares:* atenção para a ocorrência de tumores malignos nesta região (linfomas). Estão também presentes nesta região massas neoplásicas provenientes de metástase de um tumor primário frequentemente localizado abaixo das clavículas. Vale lembrar aqui o linfonodo de Virchow, representado por linfoadonopatia metastática, localizado na região supraclavicular esquerda, ocasionada por tumores malignos do trato digestório superior, configurando esta condição clínica, o chamado Sinal de Troisier.

Metástases Cervicais

Como dito anteriormente, o pescoço concentra cerca de 1/3 de todos os linfonodos do nosso corpo, justificando assim a alta prevalência de doenças linfonodais que acometem esta região anatômica. Dentre estas se destacam as metástases linfonodais, na sua quase totalidade provenientes de tumores malignos de origem epitelial, localizados na mucosa da boca e faringe ou ainda podem manifestar-se com tumores primários ocultos. Para demonstrar este fato é clássico o emprego da "Regra dos 80/20" ou Princípio de Pareto (Fig. 8-1).

> Pacientes acima de 50 anos de idade, com massa lateral no pescoço, principalmente se associado a hábitos de etilismo e/ou tabagismo, têm cerca de 50% de chance de ocorrência de metástase linfonodal de carcinoma epitelial da região da cabeça e pescoço.

TUMORES DO PESCOÇO
REGRA DOS 80/20 (Princípio de Pareto)

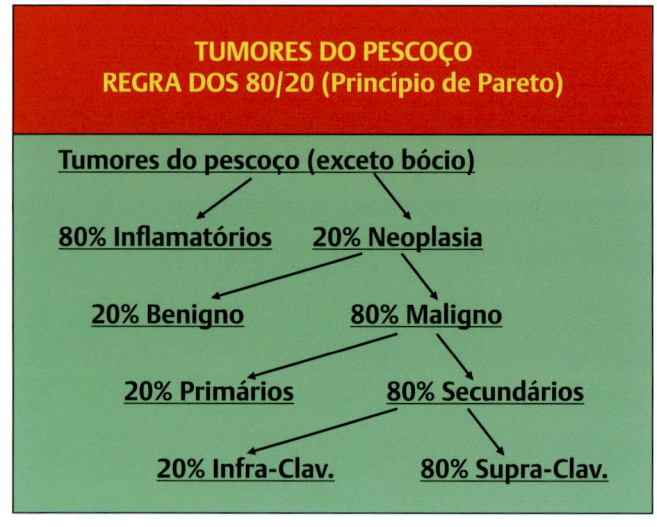

Tumores do pescoço (exceto bócio)
- 80% Inflamatórios
- 20% Neoplasia
  - 20% Benigno
  - 80% Maligno
    - 20% Primários
    - 80% Secundários
      - 20% Infra-Clav.
      - 80% Supra-Clav.

Fig. 8-1. Regra dos 80/20 (Princípio de Pareto).

PROPEDÊUTICA COMPLEMENTAR

Os exames complementares são necessários para a confirmação da suspeita diagnóstica, já estabelecida pela anamnese e exame físico, conforme cada situação clínica específica.

Exames Laboratoriais

- Hemograma.
- Marcadores de atividade inflamatória:
  - PCR (Proteína C-Reativa).
  - VHS (Velocidade de hemossedimentação).
- Sorologias:
  - HIV.
  - Rubéola.
  - Toxoplasmose.
  - Epstein-Barr.
  - HPV.
  - Citomegalovírus.
- Cultura e antibiograma.
- Baciloscopia – pesquisa de BK em escarro.

Exames de Imagem

- *Ultrassonografia:* método que permite o direcionamento diagnóstico pelas características da lesão: tamanho, textura (heterogênea ou homogênea), ecogenicidade (sólida ou cística), presença de vascularização, presença de calcificações, halo ecogênico e limites anatômicos, têm baixo custo, não utiliza radiação nem meio de contraste.[5,6]
- *Radiografia:* permite análise do comprometimento ósseo, metástase para a região torácica, ou mesmo diagnóstico de doença pulmonar, como a tuberculose.
- *Tomografia computadorizada:* permite delimitação de lesões e suas relações com estruturas anatômicas adjacentes; auxilia no diagnóstico e na busca de lesões ocultas. Na suspeita de neoplasias permite avaliar extensão/invasão da doença e estadiar lesões. Utiliza contraste iodado e radiação como inconveniente.[5,6]
- *Ressonância magnética:* método complementar à tomografia utiliza como contraste gadolínio, permite localização precisa de lesões, extensão profunda e relação topográfica; usada para melhor evidenciar partes moles, lesões expansivas e extensão perineural.
- *PET-CT (tomografia por emissão de pósitrons):* método, ainda pouco disponível, permite a obtenção de imagens a partir do metabolismo glicolítico (flúor-18-fluoro desoxi-D-glicose, FDG) quando empregado em casos específicos, é um excelente artifício na avaliação de neoplasias, doenças a distância ou mesmo investigação de sítio primário oculto.[5]
- *Cintilografia:* indicada na avaliação de nódulos tireoidianos, paratireoides e pesquisa de tireoide ectópica.

Análise Citológica e Histopatológica

- *PAAF (punção aspirativa por agulha fina):* método indispensável, permite análise citopatológica pela coleta de material com agulha fina (22-25 G), para diferenciar lesões benignas e malignas, procedimento pouco invasivo, baixo custo, rápido, baixa morbidade, objetiva o diagnóstico preciso com base no exame citológico.[1-3,5,7] Como fatores negativos temos a destacar a ocorrência de um razoável número de resultados com material insuficiente e a sua limitação diagnóstica em tumores não epiteliais (sarcomas e linfomas).

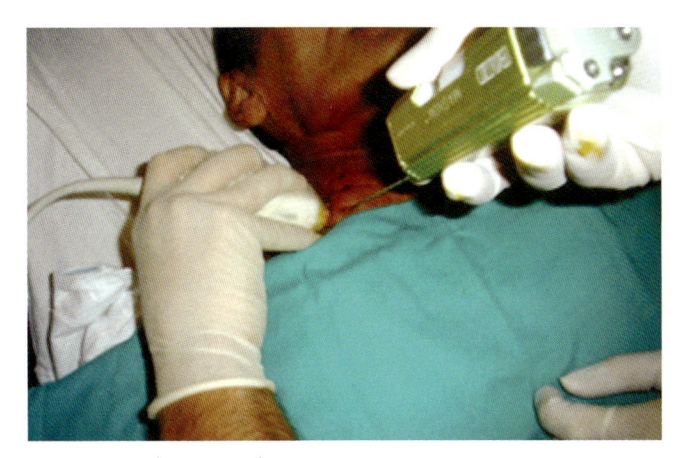

Fig. 8-2. *Core-biopsy* guiada por US.

- *Core-biopsy:* é uma metodologia intermediária entre a PAAF e a biópsia cirúrgica. Ao contrário da PAAF não se trata de uma citologia, mas de um exame com avaliação histopatológica. Possibilita o diagnóstico de sarcoma, fenotipagem de linfomas e pode ser utilizado subsequentemente a exames inconclusivos de PAAF. Por se tratar de método mais invasivo deve ser empregado por profissionais experientes com o método (Fig. 8-2).
- *Biópsia incisional:* diagnóstico pela análise histológica da lesão. Inconvenientes: risco de disseminação tumoral, dificuldades em alvos profundos, possibilidade de diagnóstico de patologias não tumorais e risco de complicações não desprezíveis. Deve ser um método de absoluta exceção para diagnóstico.

DIAGNÓSTICOS DIFERENCIAIS

Etiologia Inflamatória/Infectoparasitária

As massas cervicais de origem inflamatória/infecciosa representam a maioria dos diagnósticos diferenciais; geralmente apresentam-se de forma inespecífica, como manifestação de uma doença sistêmica ou localizada.

Podemos classificá-las em infecciosas agudas, subagudas, crônicas; ou ainda quanto à etiologia: bacteriana, viral, fúngica e parasitária.

Nas afecções de etiologia bacteriana, 60-80% dos linfonodos são unilaterais, associados a infecções por germes Gram-positivos (*Staphylococcus* e *Streptococcus*); relacionados com infecções de pele, conjuntivite, otites, faringotonsilites e infecções dentárias.[2,3]

Entre as etiologias agudas destacam-se as doenças do grupo *monolike* (caracterizadas por adenomegalia, febre e faringite): Citomegalovírus, Epstein-Barr, *Toxoplasma Gondii*, *Trypanosoma Cruzi*, *Bartonella* e Vírus da Imunodeficiência Humana.[4]

A mononucleose geralmente apresenta-se como adenopatia cervical acompanhada de febre, mal-estar, fadiga, faringotonsilite e hepatoesplenomegalia, sua confirmação diagnóstica é realizada por achados típicos no hemograma (linfocitose com atipia linfocitária), sorologias específicas e presença de anticorpo heterófilo.

As infecções por citomegalovírus são raras em crianças e adultos imunocompetentes; porém, quando em crianças a linfodenopatia cervical e a faringite são frequentes; para o diagnóstico dispomos de sorologia, e o anticorpo heterófilo será negativo.

Na infecção pelo vírus da imunodeficiência humana, é comum na fase primária de infecção a ocorrência de sintomas *like simili*, podendo estar acompanhada de *rash* maculopapular, a confirmação é realizada por sorologias específicas, teste rápido e ELISA.

Na rubéola a linfonodomegalia retroauricular é frequente, acompanhada de conjuntivite associada.

Na ceratite herpética as cadeias mais acometidas são as pré-auriculares.

Na toxoplasmose o quadro clínico é constituído por: linfadenite localizada, especialmente em mulheres e em geral envolvendo os nódulos linfáticos cervicais posteriores, ou linfadenopatia generalizada seguida de episódio febril, a confirmação também pode ser realizada por sorologias específicas.

A caxumba, causada pelo *Paramyxovirus*, também é causa frequente de massa cervical em topografia parotídea, associada a quadro de infecção de vias aéreas superiores, muito comum em crianças; o diagnóstico é clínico-epidemiológico, confirmado por testes sorológicos.

Outro diagnóstico menos frequente é a doença da arranhadura do gato, onde o microrganismo: *Bartonella henselae*, desencadeia lesão cutânea granulomatosa e pode acometer a região cervical.

Nas formas subagudas/crônicas, destaca-se em nossa epidemiologia o diagnóstico de tuberculose ganglionar, **forma mais comum extrapulmonar;** o diagnóstico é clínico-epidemiológico confirmado por BAAR e/ou cultura.

A paracoccidioidomicose, causada pelo *Paracoccidioides brasiliensis,* leva a enfartamento linfonodal localizado ou generalizado, é mais frequente em adultos jovens, do sexo masculino, associada à exposição ao agente etiológico.

A actinomicose também é uma infecção crônica, granulomatosa e supurativa, causada por microrganismo anaeróbio em cavidade oral, apresenta comprometimento linfonodal e frequentemente evolui para abscessos e supuração.[2,4]

Anomalias Congênitas

As anomalias congênitas localizam-se geralmente na linha média e região lateral do pescoço.

Anomalias da Linha Média

A mais comum delas é o cisto do ducto tireoglosso. Ele origina-se da permanência de uma porção do ducto, na linha média, durante a migração da tireoide, resultando em uma lesão cística preenchida por material coloide. Apresenta-se como uma massa em linha média que se eleva a protrusão da língua e deglutição, sinal de Sistrunk, na propedêutica complementar a confirmação diagnóstica é realizada por ultrassonografia e PAAF; seu tratamento foi consagrado por Sistrunk (1920) que descreveu a ressecção do cisto e seu trajeto até base da língua e porção média do hioide.[2,5,8,9]

Outra anomalia relacionada com migração da tireoide é a presença de tireoide ectópica, pode ser identificada por US e, em casos selecionados, a tomografia e a cintilografia podem ser de grande auxílio, como, por exemplo, nos casos de tireoide lingual.

Os cistos epidérmicos têm origem ectodérmica e não apresentam anexos cutâneos em seu interior, são frequentes e podem acometer a região cervical.

Os cistos dermoides consistem em uma cavidade formada por eptélio preenchida por anexos cutâneos (glândulas sudoríparas e folículo piloso), derivados de dois folhetos: ectoderma e mesoderma; podem ser encontrados na órbita, nasofaringe e cavidade oral. Apresentam-se como massas em linha média do pescoço, geralmente supra-hioide, frequentes em região submentoniana.

O tratamento para essas afecções é a ressecção completa das lesões com preservação das estruturas neurovasculares da região.

Os teratomas cervicais constituem-se de tecido derivado dos três folhetos embrionários: ectoderma, mesoderma e endoderma. O diagnóstico pode ser realizado por US pré-natal, ou ao nascimento, raro após o primeiro ano de vida. O tratamento é cirúrgico pelo risco de obstrução de via aérea.[2-8,10]

Anomalias Laterais

As anomalias do aparato branquial, localizadas no triângulo anterior, podem ser classificadas como: cistos (nódulo cístico, sem abertura externa ou interna), *sinus* (têm uma abertura externa ou interna, podem ou não ter um cisto ligado a ele) e fístulas branquiais (comunicam uma cavidade – 1º e 2º arcos possuem abertura para pele, e as de 3º e 4º arco possuem abertura para faringe).

São mais frequentes no segundo arco, apresentam-se como uma massa cervical mole, dolorosa, arredondada, ou mesmo fistulosa anterior ao esternocleidomastóideo, em geral notada na infância.

O tratamento consiste na ressecção cirúrgica, com preservação das estruturas neurovasculares da região, nos casos das fístulas deve-se ressecar todo trajeto, com incisão escalonada, se necessário, e sempre que infecções as tratar antes do procedimento.[2,5,11]

Malformações Vasculares

Os hemangiomas são os tumores mais comuns da infância, constituem-se de massa mole cística indolor e cor vinhosa. Na maioria dos casos, ocorre involução das lesões, sem necessidade de tratamento.[2,5]

Linfangiomas são tumores benignos raros, constituem-se histologicamente por canais de linfático dilatados, 80% localizam-se no terço inferior do pescoço, junto ao triângulo posterior. O tratamento pode ser expectante: observação; escleroterapia ou exérese: ressecção cirúrgica, com altos índices de recidiva.[2,5,11]

Doenças Linfoproliferativas

A doença de Hodking manifesta-se pela presença dos "sintomas B" (febre, perda de peso, massa cervical).

Os linfonodos apresentam crescimento lento, progressivo, indolor, confluentes, assimétricos, superfície lisa, consistência firme, elástica.[2,5]

Os linfomas não Hodking cursam com linfonodomegalia de evolução mais rápida, de forma disseminada; linfonodos simétricos, fixos, duros, indolores, com infiltração para tecido celular subcutâneo; é comum o comprometimento extranodal, frequente no anel de Waldeyer.[2,5]

Lipomas

Os lipomas são tumores mesenquimais benignos, na região cervical apresentam crescimento lento e indolor, limites precisos, móveis, superfície lisa ou lobulada.

Podem apresentar-se de forma isolada ou associados à doença de Madelung (patologia que consiste na deposição de tecido adiposo de forma disforme, desproporcional em região cervical).

REFERÊNCIAS BIBLIOGRÁFICAS

1. Porto CC. *Semiologia médica*. Rio de Janeiro: Guanabara Koogan; 2009.
2. De Carvalho MB. Tratado de cirurgia de cabeça e pescoço e otorrinolaringologia. São Paulo: Atheneu; 2001. p. 103-124.
3. Cummings CW, Haugheys BH, Thomas JR *et al*. *Mosby Cummings Otolaryngology: Head and Neck Surgery*. 4th. ed. Philadelphia: Elsevier; 2004.
4. Focaccia R. Veronesi:Tratado de Infectologia. 3. ed. SãoPaulo: Atheneu, 2005.
5. Araújo-Filho VJFD, Cernéa CR, Brandão LG. *Manual do residente de cirurgia de cabeça e pescoço*. 2. ed., São Paulo: Editora Manole; 2014.
6. Gebrim SEM, Chammas MC, Gomes RLE. *Radiologia e diagnóstico por imagem: cabeça e pescoço*. Rio de Janeiro: Guanabara Koogan; 2010.
7. Barbosa MM, Sá GM, Lima RA. *Diagnóstico e tratamento dos tumores de cabeça e pescoço*. Rio de Janeiro: Atheneu; 2001
8. Ganança FF, Ponte P. *Manual de Otorrinolaringologia e Cirurgia de Cabeça e Pescoço*. São Paulo: Manole; 2011.
9. Sistrunk WE. The surgical treatment of cysts of the thyroglossal tract. *Ann Surg* 1920;71:121-6.
10. Shah JP, Snehal GP, Bhuvanesh S. *Head and neck surgery and oncology*. Elsevier Health Sciences; 2012.
11. Kowalski LP, Tavares MR, Montenegro FLM, Lima RA. Afecções cirúrgicas do pescoço. São Paulo: Atheneu; 2005.

ACESSO CIRÚRGICO ÀS VIAS AÉREAS SUPERIORES

Mário Sérgio Rocha Macêdo
Francisco Monteiro de Castro Junior

INTRODUÇÃO

Traqueostomia é definida como a criação cirúrgica de uma abertura para dentro da traqueia através do pescoço, com a mucosa traqueal sendo trazida para continuidade com a pele; também, a abertura assim criada. O termo também é usado para designar a criação de uma abertura na traqueia anterior para inserção de um tubo para aliviar obstrução das vias aéreas superiores e facilitar a ventilação. Quando a abertura da via aérea se dá na membrana cricotireóidea denomina-se cricotireoidostomia.

Relatos históricos apontam a traqueostomia como procedimento realizado desde 2000 a.C., como aparece em livros de medicina Hindu. Por volta de 1500 a.C., médicos egípcios, seguindo os trabalhos de Imhotep, um misto de arquiteto, médico e mago, que viveu no século XXVII a.C., documentaram, de forma escrita, a primeira traqueostomia.

No século IV a.C., Alexandre o Grande, no período da história da traqueostomia definido por McClelland com a lenda, realizou este procedimento na tentativa de salvar um dos seus soldados que havia se asfixiado com um osso. Durante os séculos seguintes houve uma evolução da técnica cirúrgica. Em 1909, Chevalier Jackson padronizou o procedimento e, em seu trabalho "*High tracheostomy and Other Errors: The Chief Cause of Chronic Laryngeal Stenosis*", Jackson solicitou que a abertura da traqueia fosse realizada abaixo do segundo anel traqueal. Apesar do avanço na técnica cirúrgica, as indicações ainda se restringiam ao tratamento da obstrução de vias aéreas e asfixia. Entretanto, durante o século XX, um novo contexto, composto pela epidemia de poliomielite e o advento das unidades de terapia intensiva e dos ventiladores de pressão positiva, ampliou as indicações de traqueostomia, permitindo a substituição da cânula orotraqueal pelo traqueótomo também para suporte ventilatório e *toilet* brônquica.

Atualmente, a traqueostomia é um dos procedimentos mais realizados nas unidades de terapia intensiva, bem como em unidades de emergência e em cirurgias eletivas. Patologias que obstruem a via aérea como o câncer de orofaringe, hipofaringe, laringe e tireoide com invasão da traqueia, enfermidades do domínio do cirurgião de cabeça e pescoço, permitiram que o especialista em cirurgia de cabeça e pescoço desenvolvesse técnicas e táticas para o acesso à traqueia cervical, deixando este procedimento cada vez mais seguro para o doente.

Apesar dos benefícios, a realização deste procedimento cirúrgico apresenta controvérsias, principalmente, no que se refere à técnica utilizada (percutânea *vs.* aberta), localização do procedimento (UTI *vs.* centro cirúrgico), momento de indicação (precose *vs.* tardia).

ANATOMIA

O sucesso na intervenção da via aérea superior, diminuindo os riscos de complicações, necessita de bom conhecimento do complexo laríngeo e da traqueia.

Laringe

A laringe é um órgão que conecta a parte inferior da faringe com a traqueia. Suas principais funções são: proteção da via aérea, evitando aspiração da mesma; manter a via aérea permeável e vocalização. A laringe do adulto mede cerca de 5 cm, sendo um pouco menor no sexo feminino. É formada pelo osso hióideo e por 6 tipos diferentes de cartilagens, sendo 3 cartilagens ímpares: tireoide, cricoide, epiglote; e por 3 cartilagens pares: aritenoides, corniculadas e cuneiformes (Figs. 9-1 e 9-2).

A descrição detalhada da anatomia da laringe ultrapassa os objetivos desse capítulo.

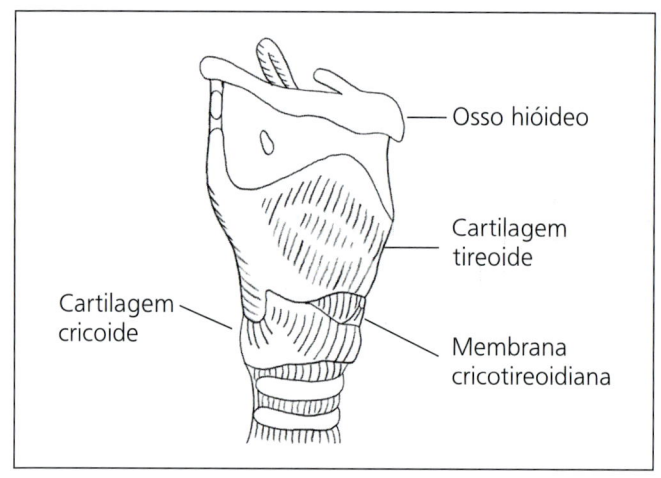

Fig. 9-1. Visão lateral da laringe.

Traqueia

A traqueia é um órgão tubular, que se inicia na borda inferior da cartilagem cricóidea e termina na carina, onde se divide em brônquio principal direito e brônquio principal esquerdo. Seu comprimento depende da estatura do indivíduo, da idade e da fase da respiração, variando de 9 a 15 cm. É formada de 16 a 20 anéis traqueais de cartilagem hialina, que fornece a rigidez que impede a traqueia de colapsar. Na face posterior de cada anel existe uma membrana hialina que possibilita a complacência ao órgão, enquanto a cartilagem cricoide possui um anel completo (Fig. 9-2).

A traqueia cervical mantém íntima relação com a tireoide, seu istmo se posiciona ao nível do 2º anel traqueal e seus vasos, com as artérias carótidas e veias jugulares e os nervos laríngeos recorrentes (Fig. 9-3).

CLASSIFICAÇÕES

Existem diversas maneiras de se classificar as traqueostomias, consideramos as duas principais.

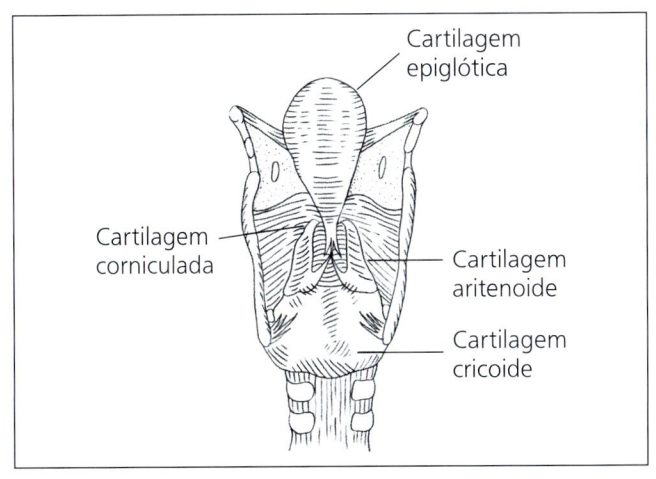

Fig. 9-2. Visão posterior da laringe.

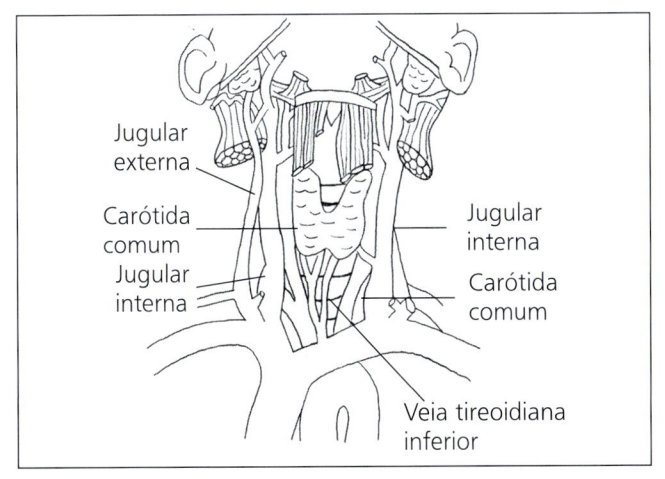

Fig. 9-3. Artérias e veias da região cervical.

Quanto ao Tempo Disponível para Sua Realização: Urgente ou Eletivo

A traqueostomia é um procedimento de caráter eminentemente eletivo, ou seja, deve existir uma programação da cirurgia, no qual devem ser observadas: as condições clínicas do paciente e as condições operacionais do local onde se deverá realizar o procedimento.

O paciente não deverá apresentar qualquer contraindicação ao procedimento. Deve-se incluir um estudo de coagulação antes da cirurgia. A maioria dos doentes submetidos a este procedimento é de pacientes de UTI, portanto, são pacientes com doenças graves, muitas vezes com distúrbio de coagulação e estão em ventilação mecânica com via aérea mantida através de um tubo orotraqueal.

O local onde se realizará a traqueostomia deverá oferecer uma boa iluminação, condições ideais de assepsia e antissepsia e apresentar um bom material cirúrgico, incluindo um bisturi elétrico que permitirá um bom controle da hemostasia.

> **NÃO ESQUEÇA:**
> TRAQUEOSTOMIA É UM PROCEDIMENTO ELETIVO!

Nos casos de urgência, ou seja, naqueles em que haja necessidade de uma via aérea com impossibilidade de intubação da traqueia e ventilação por máscara facial, as principais alternativas são: insuflação, em jato, da via aérea, cricotireoidostomia percutânea e cricotireoidostomia cirúrgica.

A insuflação, em jato, da via aérea é um procedimento útil, podendo converter uma emergência médica em urgência. Esta técnica é capaz de oferecer oxigênio por um período curto de tempo, 30 minutos aproximadamente, até que possa obter uma via aérea definitiva. A técnica consiste em puncionar a membrana cricotireoidiana, ou a traqueia, com um jelco número 12 ou 14 e conectá-lo a uma fonte de oxigênio a 15 litros/minuto, e, então, realizar insuflação intermitente, um segundo sim e quatro segundos não. Apesar de oferecer uma boa oxigenação, esta técnica não permite uma ventilação adequada, existindo, assim, um acúmulo gradativo de dióxido de carbono, o que limita o seu uso.

Uma alternativa à insuflação em jato da via aérea seria a cricotireoidostomia percutânea. Tem-se desenvolvido aparelhos (Fig. 9-4) que permitem a punção da membrana cricotireoidiana, possibilitando boa oxigenação e ventilação do paciente.

A cricotireoidostomia cirúrgica é preferível à traqueostomia quando se deseja uma via aérea de emergência, pois a cricotireoidostomia é mais fácil, com menos potencial de complicações e mais rápido de ser realizado. A técnica cirúrgica será detalhada mais adiante, neste capítulo.

Quanto ao Tempo de Permanência: Temporário ou Definitivo

A grande maioria das traqueostomias é realizada em caráter temporário; assim que o paciente possa retomar o fluxo aéreo através da cavidade nasal e oral, a traqueostomia é fechada.

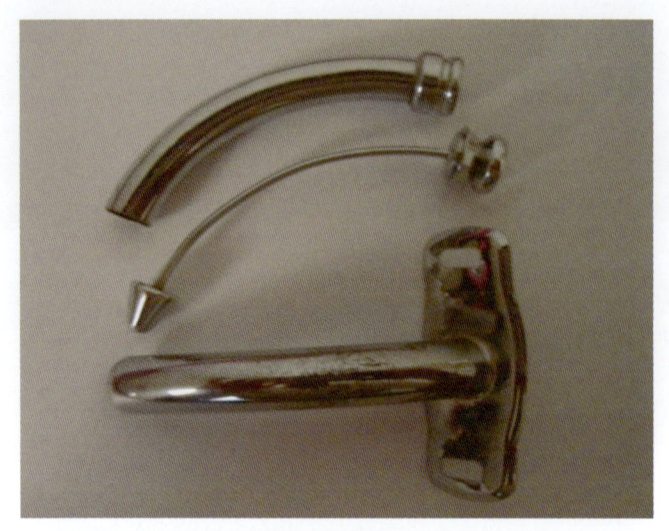

Fig. 9-4. Traqueostomo metálico (Jackson).

Contudo, alguns pacientes, como os submetidos à laringectomia total ou à glossectomia total, a traqueostomia torna-se a única via que permitirá a ventilação pulmonar.

INDICAÇÕES
As indicações das traqueostomias dividem-se em três grandes grupos:

1. Obstrução das vias aéreas:
   - Trauma.
   - Disfunção laríngea.
   - Corpos estranhos.
   - Queimaduras.
   - Infecções.
   - Neoplasias.
   - Manejo pós-operatório.
   - Apneia do sono.
2. Limpeza das vias aéreas:
   - Idade avançada.
   - Fraqueza muscular.
   - Doenças neuromusculares.
3. Suporte ventilatório:
   - Pacientes internados em unidades de terapia intensiva, necessitando permutar o tubo orotraqueal, pela traqueostomia.

> **CUIDADO!**
> No trauma, muitas vezes o paciente necessita de uma via aérea cirúrgica de urgência, portanto, deve-se optar pela CRICOTIREOIDOSTOMIA.

As principais indicações de traqueostomias, no Serviço de Cirurgia de Cabeça e Pescoço do Hospital Universitário Walter Cantídio (HUWC) – UFC, são devidas às neoplasias, ao manejo pós-operatório e ao suporte ventilatório.

Pacientes com câncer de laringe ou faringe que impeçam o fluxo aéreo normal e que necessitem de preparo pré-operatório adequado antes de se submeter ao tratamento definitivo, muitas vezes precisarão de traqueostomia para permitir ventilação pulmonar adequada.

Grandes cirurgias de cabeça e pescoço, como as pelviglossomandibulectomias, deixam edemas nas vias aéreas, de maneira que a traqueostomia se torna necessária para prevenir alguma dificuldade respiratória nos primeiros dias de pós-operatório.

Nos pacientes com suporte ventilatório prolongado, a traqueostomia apresenta grandes vantagens para os pacientes, como: menor taxa de autoextubação, melhor conforto para o paciente, possibilidade de ingesta oral, melhor higiene oral e melhor manuseio por parte da enfermagem. Mas quando indicar a traqueostomia em pacientes sob ventilação mecânica? Pacientes que tenham seu período de intubação de 10 a 14 dias, ou que se prevê antecipadamente uma intubação prolongada, deve-se levar em consideração a traqueostomia.

Nos últimos anos, a traqueostomia percutânea tem sido proposta como alternativa à traqueostomia aberta. Foi inicialmente descrita por Ciagla em 1985 e vem ganhando espaço nas unidades de terapia intensiva em virtude da diminuição de custos quando comparada à traqueostomia aberta e à tendência da cirurgia minimamente invasiva. Contudo, estas considerações comparam a traqueostomia percutânea com a traqueostomia aberta realizada no centro cirúrgico. Em trabalho publicado recentemente, Macêdo *et al.* demonstram que a traqueostomia aberta pode ser realizada de maneira segura e com baixa taxa de complicação na unidade de terapia intensiva.

Apesar de alguns trabalhos, contrariando as ideias de Chevalier Jackson, demonstrarem que a cricotireoidostomia pode ser realizada de maneira eletiva, demonstrando baixas taxas de complicações, principalmente a estenose subglótica, o Serviço de Cirurgia de Cabeça e Pescoço do HUWC-UFC deixa a opção deste procedimento para os casos de emergência.

TÉCNICA
Cricotireoidostomia
Ao estabilizar a laringe com uma das mãos, deve-se tentar palpar o espaço cricotireoidiano para orientar o local da incisão. Realiza-se uma incisão vertical de aproximadamente 2 cm abaixo desse espaço. A membrana cricotireoidiana é palpada e incisada horizontalmente e, em seguida, coloca-se uma cânula de traqueostomia.

Traqueostomia
A traqueostomia é iniciada com uma incisão cervical horizontal, entre a cartilagem cricoide e a fúrcula esternal, até o nível da musculatura pré-tireoidiana. Durante esta etapa evitam-se a lesão das veias jugulares anteriores. Ao identificar os músculos esterno-hióideos, estes devem ser dissecados em sua linha média e, com o auxílio de afastadores do tipo Farabeuf, separados. O mesmo procedimento deve ser repetido ao identificar o músculo esternotireoide logo abaixo. Neste momento, pode-se deparar com o istmo da tireoide que será dissecado, entre a tireoide e a traqueia, e levantado com a ajuda dos Farabeufs, para expor os anéis traqueais. Uma fina fáscia pré-traqueal é seccionada. Seguindo os princípios de Jackon uma incisão horizontal é realizada entre o segundo e o terceiro anel traqueal. O anel traqueal inferior deve ser reparado com um fio de sutura para ajudar na tração da traqueia. Em seguida, é colocada a cânula traqueal e fixada com cadarços ao redor do pescoço.

> **CUIDADO!**
> Antes de iniciar uma traqueostomia, deve-se verificar:
> - A indicação da traqueostomia.
> - Condições do paciente.
> - Exames de coagulação.
> - Posição adequada para o procedimento (hiperextensão cervical).
> - Condições de assepsia, antissepsia e iluminação.
> - Condições do material cirúrgico.
> - A escolha da cânula de traqueostomia de acordo com as necessidades do paciente.

CÂNULAS DE TRAQUEOSTOMIAS

As cânulas são tubos curvos, sólidos, colocados dentro da traqueia que possibilitam a passagem de ar através do seu interior, permitindo adequada ventilação pulmonar.

As cânulas de traqueostomias variam em tipo de material, diâmetro, comprimento, angulação, presença ou não de cânula interna, *cuff*, mandril, válvulas e fenestrações. Existem vários tipos de cânulas, incluindo-se os metálicos (Jackson – Fig. 9-4), plásticos (Portex – Fig. 9-5, Shirley) e os de silicone. A escolha do tipo, tamanho e diâmetro da cânula de traqueostomia depende da necessidade, do espaço entre a traqueia e a pele e do diâmetro da traqueia do paciente, respectivamente.

COMPLICAÇÕES

As complicações das traqueostomias são divididas em três tipos principais: intraoperatórias, precoce e tardia.

1. Intraoperatórias:
   - Sangramento.
   - Mau posicionamento do tubo.
   - Laceração traqueal e fístula traqueoesofágica.
   - Lesão do nervo laríngeo recorrente.
   - Pneumotórax e pneumomediastino.
   - Parada cardiorrespiratória.

2. Precoces:
   - Sangramento.
   - Infecção da ferida.
   - Enfisema subcutâneo.
   - Obstrução da cânula.
   - Desposicionamento da cânula (decanulação).
3. Tardias:
   - Estenose traqueal e subglótica.
   - Fístula traqueoinominada.
   - Fístula traqueoesofágica.
   - Fístula traqueocutânea.

O serviço de cirurgia de cabeça e pescoço do HUWC – UFC realizou, no período de janeiro de 2007 a julho de 2009, 107 traqueostomias na Unidade de Terapia Intensiva daquele hospital, tendo apenas 5 (4,7%) complicações. Sendo três descanulações e dois sangramentos, um de médio e outro de grande intensidade (lesão carotídea).

PACIENTES PEDIÁTRICOS

Algumas diferenças anatômicas e fisiológicas em crianças exigem atenção especial no que diz respeito ao acesso cirúrgico de suas vias aéreas superiores.

As vias aéreas infantis são mais estreitas, o que as torna mais suscetíveis à obstrução por edema e corpos estranhos. A laringe está posicionada mais superior e anteriormente em pacientes pediátricos, portanto, a hiperextensão do pescoço pode piorar a obstrução das vias aéreas superiores.

O acesso não invasivo das vias aéreas em pacientes pediátricos pode ser dificultado pela posição mais superior da laringe de crianças (a nível de C3 e C4) do que a de adultos (a nível de C4 e C5), criando um ângulo mais agudo entre a base da língua e a glote. A resposta vagal à introdução do laringoscópio é mais acentuada em crianças, o que, associado à hipóxia, leva a maior risco de bradicardia. Além disso, os músculos intercostais são mais suscetíveis à fadiga, exigindo intervenções rápidas e eficientes.

Crianças mais novas possuem pequena capacidade residual funcional, logo, o volume de oxigênio nos pulmões durante períodos de apneia é menor. Tal fato combinado com uma taxa metabólica que consome cerca de duas vezes mais oxigênio/kg/min que a de adultos, resulta em uma queda brusca da saturação de oxigênio.

Tais dificuldades podem levar o médico a preferir um acesso invasivo às vias aéreas desses pacientes em situações de emergência, como a cricotireoidostomia, e posterior substituição por traqueostomia no centro cirúrgico.

O sistema imune imaturo de crianças é mais vulnerável a infecções associadas ao acesso cirúrgico das vias aéreas. *Staphylococcus aureus*, *Streptococcus pneumoniae*, *Haemophilus influenzae*, *Moraxella catarrhalis*, *Klebsiella pneumoniae*, *Escherichia coli*, *Serratia marcescens*, espécies da família *Enterobacteriaceae* e *Pseudomonas aeruginosa* estão associadas a tais infecções.

O volume corrente é relativamente menor em crianças (6-8 mL/kg), tornando esses pacientes suscetíveis a barotrauma, quando submetidos à intensa ventilação com pressão positiva.

A traqueostomia em pacientes pediátricos está relacionada com maior morbidade e mortalidade em comparação

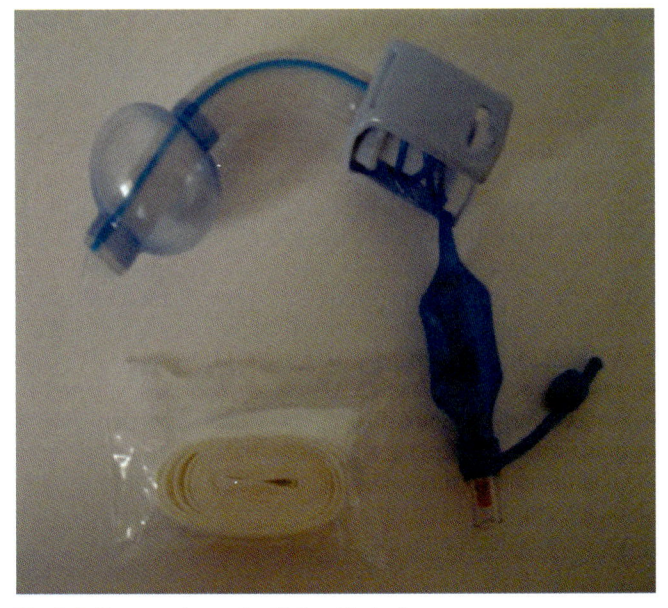

Fig. 9-5. Traqueostomo de plástico (Portex).

a adultos. Embora a mortalidade em crianças traqueostomizadas possa chegar a 40%, menos de 6% das mortes estão diretamente relacionadas com o procedimento cirúrgico em si.

As principais indicações de traqueostomia em crianças são decorrentes de causas alérgicas (p. ex., a asma), distúrbios do sono (hipertrofia de tonsilas, colapso de musculatura faríngea), doenças congênitas (atresia de cóanas, macroglossia), trauma, além de traqueostomias profiláticas em cirurgias de cabeça e pescoço.

Em pacientes já intubados, a recomendação da traqueostomia varia de acordo com a idade. Recém-nascidos são capazes de tolerar o tubo endotraqueal por meses, sem manifestar complicações laríngeas, como edema e inflamação. Já para crianças maiores e adolescentes sem perspectiva de extubação, recomenda-se a traqueostomia após 10-14 dias. Em contraste, se houver perspectiva de extubação, deve-se realizar fibrobroncoscopia semanal após o mesmo período. Se for detectado que o tubo endotraqueal está causando ulceração ou isquemia da mucosa respiratória, o paciente deve ser traqueostomizado.

Embora a técnica da traqueostomia em pacientes pediátricos seja bastante semelhante à de adultos, algumas observações devem ser feitas. Alguns autores indicam a incisão tanto dos 2º e 3º, como dos 3º e 4º anéis traqueais. Outros preferem incisão vertical nos 3º e 4º anéis. O médico deve realizar suturas de apresentação com fio inabsorvível nos anéis incisados e fixá-las à região lateral do pescoço com esparadrapos, para que a via aérea permaneça aberta em caso de decanulação.

Dentre as cânulas de metais, deve-se preferir a cânula de Hollinger para uso pediátrico, por ser menor e menos curva que a de Jackson. Contudo, cânulas de silicone, como as de Portex, Shiley e Aberdeen, são mais indicadas, até mesmo para uso prolongado.

A retirada da cânula de traqueostomia da criança é um procedimento difícil e exige realização de fibrobroncoscopia. Se o exame detectar doenças obstrutivas, estas devem ser tratadas antes de desfazer a traqueostomia.

Descartadas tais alterações obstrutivas, a cânula pode ser removida e a criança deve permanecer internada por pelo menos um dia.

A localização da membrana cricotireoide para realização de cricotireoidostomia é mais complicada em crianças mais novas, cuja proeminência laríngea pode ser de difícil palpação. Nesses pacientes, é mais fácil seguir os anéis traqueais superiormente até encontrar a membrana. Em adolescentes e crianças mais velhas, a cartilagem tireoide é facilmente palpada, podendo ser seguida, inferiormente, para localizar a membrana cricotireoide.

A cricotireoidostomia cirúrgica é pouco indicada para crianças, em razão do risco de desenvolvimento de estenose subglótica. Pode haver lesão da cartilagem cricoide, o que repercute mais gravemente em pacientes pediátricos, em decorrência do fato de os anéis traqueais infantis serem bastante tenros, logo, a cartilagem cricoide é o único suporte circunferencial da traqueia e a principal estrutura mantenedora da patência das vias aéreas.

Na cricotireoidostomia por punção, deve-se puncionar a membrana cricotireoide com uma agulha 20 G acoplada a uma seringa. A aspiração de ar garante que nenhum vaso seja atingido e que a agulha esteja corretamente posicionada. Deve-se, então, substituir a agulha por um cateter intravenoso 14 G ou 16 G (mais calibroso), introduzido abaixo da agulha em um ângulo de 45°. A aspiração de ar pelo cateter garante que ele está dentro da traqueia. A agulha é retirada e o cateter conectado a um circuito de ventilação, se disponível.

BIBLIOGRAFIA

Bailey P. *Basic airway management in children.* (Acesso em 2013 jul 13). UpToDate; 2013. Disponível em: http://www.uptodate.com/contents/basic-airway-management-in-children.

Bair AE. *Emergent surgical cricothyrotomy (cricothyroidotomy).* (Acesso em 2013 jul 17). UpToDate; 2013. Disponível em: http://www.uptodate.com/contents/emergent-surgical-cricothyrotomy-cricothyroidotomy?topicKey=EM%2F263&elapsedT.

De Oliveira NF. Respiratório. In: de Carvalho WB, de Souza N, de Souza RL (Eds.). *Emergência e terapia intensiva pediátrica,* 2. ed. São Paulo: Editora Atheneu; 2004. p. 731-4.

Fraga JC, de Souza JC, Kruel J. Pediatric tracheostomy. *J Pediatr* (Rio J). 2009;85(2):97-103.

Macedo MSR, Castro Junior FM, Bomfim Junior et al. Traqueostomia aberta à beira do leito da UTI em Hospital Universitário. *Rev Bras Cir Cabeça e Pescoço* (Impresso) 2011;40:21-5.

Mittal MK. *Needle cricothyroidotomy with percutaneous transtracheal ventilation.* (Acesso em 2013 jul 13). UpToDate; 2013. Disponível em: http://www.uptodate.com/contents/needle-cricothyroidotomy-with-percutaneous-transtracheal-ventilation?topicKey=EM%25.

Nagler J. *Emergency airway management in children: Unique pediatric considerations.* (Acesso em 2013 jul 17). UpToDate; 2013. Disponível em: http://www.uptodate.com/contents/emergency-airway-management-in-children-unique-pediatric-considerations?topicKey.

Woods CR. *Tracheal infections associated with tracheostomy tubes and endotracheal intubation in children.* (Acesso em 2013 jul 13). UpToDate; 2013. Disponível em: http://www.uptodate.com/contents/tracheal-infections-associated-with-tracheostomy-tubes-and-endotracheal-intubation-in-children.

CUIDADOS PRÉ E PÓS-OPERATÓRIOS EM CIRURGIA DE CABEÇA E PESCOÇO

Gaudencio Barbosa Junior
Larissa Gladya Viana Santos
Ana Carolina Montes Ribeiro

CONSIDERAÇÕES GERAIS

De modo geral os pacientes com indicação de cirurgia em cabeça e pescoço são, em sua maioria, idosos, portadores de comorbidades e tabagistas inveterados. Além disso, acrescenta-se que as cirurgias neste local anatômico complexo incrementam o risco cirúrgico neste grupo de pessoas.

Pacientes portadores de neoplasia, seja ela benigna seja maligna, já têm um componente psicológico importante. Impõe-se, então, um preparo pré-operatório meticuloso, que inclui planejamento terapêutico e estratégia cirúrgica. Além disso, os cuidados pós-operatórios são imprescindíveis para o sucesso terapêutico, melhorando sobretudo a morbimortalidade.

PRINCÍPIOS DO PLANEJAMENTO CIRÚRGICO

Uma porcentagem significativa de complicações cirúrgicas está diretamente relacionada com uma pobre avaliação pré-operatória do paciente e falha na otimização das condições clínicas que podem resultar em complicações perioperatórias. A avaliação pré-operatória pode também fornecer informações sobre algum problema potencial de vias aéreas e necessidade de monitorização adicional (por exemplo, monitorização hemodinâmica invasiva). Também é importante no pós-operatório, sobre a necessidade de internação do paciente em unidade de terapia intensiva.[1]

A princípio, uma avaliação clínico-cirúrgica, incluindo anamnese, exame físico geral e sobretudo locorregional. Avaliação de comorbidades, hábitos sociais e antecedentes pessoais e familiares de neoplasia fazem parte da anamnese e são importantes na avaliação do paciente oncológico.

A avaliação propedêutica básica inclui hemograma completo com tipagem sanguínea, coagulograma, avaliação laboratorial (função renal, glicemia, dosagem de eletrólitos), radiografia de tórax e eletrocardiograma em pacientes maiores de 30 anos e/ou pacientes com doença cardíaca. Outros exames são necessários de acordo com a avaliação geral do paciente, como, ecocardiograma, espirometria, dosagem de hormônios tireóideos e paratormônio etc.

É importante ressaltar que, durante a avaliação clínica, a determinação das condições gerais do paciente utilizando métodos de medida do *performance status*, como o *Karnofsky Status* ou o esquema do *Eastern Co-Operative Oncology Group (ECOG)*, é importante preditor do desfecho dos tratamentos propostos para estes pacientes.[2]

> **Escala de *performance*: ECOG**
>
> **0**: Completamente ativo; capaz de realizar todas as suas atividades sem restrição (Karnofsky 90-100 %).
> **1**: Restrição a atividades físicas rigorosas; é capaz de realizar trabalhos leves e de natureza sedentária (Karnofsky 70-80%).
> **2**: Capaz de realizar todos os autocuidados, mas incapaz de realizar qualquer atividade de trabalho; em pé aproximadamente 50% das horas em que o paciente está acordado (Karnofsky 50-60%).
> **3**: Capaz de realizar somente autocuidados limitados, confinado ao leito ou cadeira mais de 50% das horas em que o paciente está acordado (Karnofsky 30-40%).
> **4**: Completamente incapaz de realizar autocuidados básicos, totalmente confinado ao leito ou à cadeira (Karnofsky < 30%).

Para determinação do estadiamento clínico, faz-se necessário o exame físico locorregional e por vezes auxílio de exames de imagem. É necessário determinar o estadiamento clínico de um paciente oncológico juntamente do diagnóstico histopatológico para planejamento cirúrgico.

Após a avaliação laboratorial, às vezes se faz necessário correção de eventuais distúrbios, como anemia, alterações de eletrólitos, coagulação, arritmias, hipo ou hipertireoidismo em cirurgias da tireoide etc. Não se justifica uma cirurgia eletiva em um paciente descompensado.

A avaliação pré-anestésica é importante e sempre deve ser realizada. Uma forma bem-aceita e padronizada é a determinação do risco cirúrgico anestésico (ASA):

> **Sistema de classificação dos pacientes segundo a ASA[1]**
>
> **ASA I:** Sem distúrbios fisiológicos, bioquímicos ou psiquiátricos.
> **ASA II:** Leve a moderado distúrbio fisiológico, controlado. Sem comprometimento da atividade normal. A condição pode afetar a cirurgia ou anestesia.
> **ASA III:** Distúrbio sistêmico importante, de difícil controle, com comprometimento da atividade normal e com impacto sobre a anestesia e cirurgia.
> **ASA IV:** Distúrbio sistêmico grave, potencialmente letal, com grande impacto sobre a anestesia e cirurgia.
> **ASA V:** Moribundo. Expectativa de vida menor que 24 horas com ou sem cirurgia.
> **ASA VI:** Paciente em morte encefálica, com sinais vitais mantidos visando à doação de órgãos.
> **ASA E:** Categoria indicada para cirurgias de emergência, por exemplo, ASA III – E.

Quadro 10-1. Preditores Clínicos de Aumento na Morbimortalidade Cardíaca Perioperatória

Alto Risco
Síndromes coronarianas instáveis
Infarto do miocárdio agudo ou recente
Insuficiência cardíaca congestiva
Arritmias importantes
Valvulopatia severa
Risco intermediário
Angina pectoris
IAM prévio
Insuficiência cardíaca compensada
Diabetes Melito
Baixo risco
Idade maior que 70 anos
ECG anormal
Ritmo cardíaco anormal (não sinusal)
História de evento cerebrovascular
Hipertensão não controlada

Muitos dos procedimentos em cirurgia de cabeça e pescoço requerem uma relação simbiótica entre cirurgião e anestesista. Isto é especialmente verdadeiro em procedimentos difíceis envolvendo a via aérea. Em situações críticas onde o comprometimento da via aérea é antecipado, o cirurgião e o anestesista juntos podem avaliar melhor a gravidade da situação.[1]

AVALIAÇÃO DO PACIENTE COM DOENÇA CARDÍACA

Todos os pacientes maiores de 50 anos e pacientes com doença cardíaca devem ser submetidos a um eletrocardiograma.[3] Ondas Q anormais, vistas no ECG pré-operatório, sugerem infarto prévio.[3] Preditores clínicos de aumento da morbimortalidade cardíaca perioperatória estão listados no Quadro 10-1. Estes pacientes podem ser de alto risco para um evento cardíaco perioperatório e podem necessitar de mais avaliação, particularmente se houver limitações ao exercício.[4] Avaliação do estado funcional do paciente com testes de tolerância ao exercício, como teste de exercício com estresse; teste de exercício com Tálio; exame de imagem com Tálio para pacientes que não toleram o exercício; ecocardiograma e angiografia coronariana, pode determinar a necessidade de avaliação cardíaca.[5]

AVALIAÇÃO PULMONAR PRÉ-OPERATÓRIA

Pacientes com indicação de cirurgia de cabeça e pescoço podem-se apresentar com doença pulmonar coexistente. Para pacientes com doença pulmonar aguda, com indicação de cirurgia eletiva, esta pode ser postergada até a resolução da patologia pulmonar. Isto é especialmente verdadeiro para crianças e adultos com infecção de vias aéreas superiores. Se estes pacientes se apresentarem com história de febre e tosse produtiva, há a necessidade de postergar a cirurgia. Pacientes com infecção viral do trato respiratório alto podem, de forma adversa, afetar o sistema imune respiratório, predispondo assim os pacientes que requerem anestesia geral com intubação endotraqueal a uma infecção bacteriana durante o período perioperatório.[6]

Pacientes com doença pulmonar crônica podem-se beneficiar de uma avaliação pulmonar pré-operatória, que inclui gasometria arterial, radiografia do tórax e teste de função pulmonar. A presença de doença pulmonar pode aumentar a morbimortalidade perioperatória (Quadro 10-2).[7] A prova de função pulmonar pré-operatória mede a severidade da doença pulmonar e a eficácia da terapia broncodilatadora e pode prever a necessidade de ventilação mecânica pós-operatória.

Os dois mais comuns padrões respiratórios anormais determinados pela prova de função pulmonar são os padrões obstrutivo e restritivo.[7] Doença pulmonar obstrutiva é a disfunção pulmonar mais comum e afeta pacientes tabagistas com maior frequência. Asma, enfisema pulmonar, bronquite crônica, fibrose cística, bronquiectasia e bronquite são formas de doença pulmonar obstrutiva. A característica primária dessas doenças é a resistência ao fluxo de ar.[7]

Doença pulmonar restritiva é caracterizada pela diminuição da complacência pulmonar, e os volumes pulmonares estão tipicamente reduzidos. Taxas de fluxo expiratório são inalteradas. Doenças pulmonares restritivas incluem transtornos pulmonares intrínsecos, que podem ser agudos ou crônicos, bem como distúrbios extrapulmonares (doenças envolvendo a pleura, parede torácica, diafragma e função neuromuscular). Redução da complacência pulmonar resulta em aumento do trabalho respiratório, que resulta em padrão respiratório rápido, porém superficial. Troca gasosa respiratória geralmente está mantida até o estado avançado da doença.

Quadro 10-2. Fatores que Aumentam o Risco de Complicações Pulmonares Perioperatórias

- Doença pulmonar preexistente
- Cirurgia torácica ou abdominal alta
- História de tabagismo
- Obesidade (especialmente obesidade mórbida)
- Idade maior que 60 anos
- Anestesia geral prolongada com duração maior que 3 horas

CUIDADOS PÓS-OPERATÓRIOS

Antibioticoterapia

A profilaxia antibiótica em cirurgias limpas ainda é tema controverso. Preconiza-se o uso de cefalosporina de primeira geração durante a indução anestésica e até 24 horas de pós-operatório. Em cirurgias potencialmente contaminadas e/ou paciente portador de DPOC, sugere-se cefalosporina de terceira geração associada à lincosamida (clindamicina) por 7 a 10 dias.[8]

Proteção Gástrica

A nutrição enteral, por sonda, deve ser iniciada precocemente e mantida preferencialmente durante o tratamento radioterápico, com o objetivo de manter o estado nutricional adequado do paciente, visto que efeitos adversos da radioterapia dificultam a deglutição e consequentemente o aporte calórico adequado.

A supressão da acidez gástrica está indicada em cirurgias de emergência ou grandes cirurgias, choque, coagulopatias, falência de múltiplos órgãos, ventilação mecânica, história de sangramentos relacionados com as úlceras, uso de corticoides e anti-inflamatórios.[8]

Profilaxia do Tromboembolismo

Trombose venosa superficial ou trombose venosa profunda são causas de febre após a segunda semana de pós-operatório. Dor no trajeto do vaso afetado é o sintoma mais comum na trombose venosa superficial. O *duplex scan* é um exame não invasivo e muito útil para o diagnóstico. A venografia é o exame padrão ouro, porém invasivo. A complicação mais temida é a embolia pulmonar. Os métodos profiláticos mais eficazes para essa complicação são a deambulação precoce, o uso de meias elásticas e a utilização de anticoagulantes em doses profiláticas.[9]

Alterações do Cálcio

Podem ocorrer mais comumente nas cirurgias onde há retirada de uma ou mais glândulas paratireoides ou pela manipulação cirúrgica, levando à hipocalcemia.

Os achados clínicos são parestesias, mialgias, cãibras, tetania, agitação psicomotora, crises convulsivas. Pode haver evolução para nefrocalcinose e insuficiência renal. Os sinais de Trousseau e Chevostek podem estar presentes. A reposição de cálcio deve ser realizada utilizando-se o gluconato de cálcio a 10% em dose de ataque com 200 mg de cálcio elementar (22 mL) em soro fisiológico a 0,9% em 10 a 15 minutos, seguido de dose de manutenção com 1 a 2 mg de cálcio elementar/kg/h.[8]

REFERÊNCIAS BIBLIOGRÁFICAS

1. Eisele DW, Smith RV. *Complications in head and neck surgery*. Philadelphia, PA: Elsevier; 2009.
2. Whatkinson JC, Gilbert RW. *Stell & Maran´s Textbook of Head and Neck Surgery and Oncology*. 5th ed. Hodder Arnold; 2012.
3. Ozturk E, Yilmazlar T. Factors affecting the mortality risk in elderly patients undergoing surgery. *ANZ J Surg* 2007;77(3):156-159.
4. Dunkelgrwn M, Schouten O, Feringa HH *et al*. Perioperative cardiac risk stratification and modification in abdominal aortic aneurysm repair. *Acta Chis Belg* 2006;106(4):361-366.
5. Sista RR, Ernest KV, Ashley EA. Perioperative cardiac risk: pathophysiology, assessment and management. *Expert Rev Cardiovasc Ther* 2006;4(5):731-43.
6. Kehlet H. Multimodal approach to control postoperative pathophysiology and rehabilitation. *Br Journal Anesth* 1997;78:606–17.
7. Smetana GN. Preoperative pulmonary assessment of the older adult. *Clin Geriatr Med* 2003;19(1):35-55.
8. Gonçalves AJ, Alcadipani FAM. *Clínica e Cirurgia de Cabeça e Pescoço*. São Paulo: Tecmedd; 2005.
9. Monteiro ELC, Santana EM. *Técnica Cirúrgica*. Rio de Janeiro: Guanabara Koogan; 2006.

Parte II

Diagnóstico e Tratamento das Neoplasias de Cirurgia de Cabeça e Pescoço

CÂNCER DE BOCA

Marcelo Esmeraldo Holanda
Jônatas Catunda de Freitas
Antônio Carlos Costa e Silva Neto

INTRODUÇÃO

O câncer de boca é a lesão neoplásica mais frequente da cabeça e pescoço, apesar de ser a mais fácil de detectar. Segundo estimativas do INCA, para cada ano do biênio 2018-2019 espera-se 14.700 novos casos, sendo 11.200 em homens e 3.500 em mulheres. No Estado do Ceará espera-se 480 novos casos em 2018.

As regiões anatômicas mais acometidas são os 2/3 anteriores da língua e o assoalho da boca, que podem ser visualizados facilmente ao exame físico. Seria de se esperar que os tumores fossem diagnosticados em suas fases iniciais. Apesar disso, 70% dos pacientes com câncer de boca são diagnosticados em estados avançados, o que implica em um pior prognóstico e em diminuição da sobrevida dos pacientes acometidos. Esta situação é atribuída a fatores culturais, socioeconômicos e à dificuldade de acesso aos meios diagnósticos e tratamento.

A alta incidência desse tumor se deve principalmente ao baixo conhecimento da população sobre o câncer de boca, à demora em procurar atendimento nas fases iniciais da lesão e ao descuido de médicos e profissionais da saúde que não realizam preventivamente um adequado exame da boca em pacientes com fatores de risco para tal lesão. O diagnóstico precoce das lesões é a melhor forma de tratamento, por isso atividades voltadas à prevenção são importantes para esclarecer a população e rastrear pessoas com lesões suspeitas.

O carcinoma espinocelular (CEC) é responsável por 95% do total de casos, para o qual os fatores de risco já foram identificados. Os restantes 5% correspondem a sarcomas, neoplasias metastáticas, linfomas e leucemias, além de outras doenças mais raras. Indivíduos do sexo masculino com idade superior aos 50 anos, tabagistas e etilistas crônicos são os mais acometidos por essa neoplasia. Outros fatores são responsabilizados pelo desenvolvimento destes tumores, como papilomavírus humano (HPV), dieta e nutrição, mutações genéticas, traumas crônicos e exposição ocupacional a agentes carcinogênicos.

O carcinoma espinocelular apresenta disseminação por via linfática para as cadeias linfonodais do pescoço, de forma previsível e sequencial, permitindo que se evite a progressão dessas metástases pelo esvaziamento cervical dos níveis linfáticos do pescoço. Os linfonodos envolvidos são móveis e indolores inicialmente, tornando-se duros e fixos aos tecidos adjacentes com o passar do tempo. A frequência de metástases depende do tipo do tumor, do tamanho da lesão primária, da profundidade da invasão tumoral, da região anatômica afetada e de outras características moleculares ainda não completamente definidas. A presença de metástases linfonodais é um dos principais indicadores de prognóstico no câncer de boca, causando diminuição da sobrevida global e livre de doença em torno de 50%. No entanto, somente sua presença não pode ser considerada parâmetro isolado de prognóstico, devendo ser também analisados os aspectos quantitativos e qualitativos do linfonodo.

LESÕES PRECURSORAS

Alguns padrões de lesão encontrados na cavidade bucal não apresentam características neoplásicas, porém, são, geralmente, um estágio de alteração da mucosa oral que, provavelmente, culminará na geração de um carcinoma oral. Dentre os fatores provavelmente mais relacionados com a gênese do carcinoma bucal, destacam-se os seguintes: **fatores extrínsecos:** álcool, tabaco, sífilis, luz ultravioleta (UV), sendo este último fator mais relacionado com o câncer do vermelhão dos lábios; **fatores intrínsecos:** estados sistêmicos ou generalizados, como desnutrição geral ou anemia ferropriva, e fatores genéticos. Merece destaque o fato de numerosos trabalhos recentes terem demonstrado uma forte associação entre infecção por HPV na mucosa oral e o surgimento do carcinoma de células escamosas, tendo o paciente, nesse caso, um perfil diferente, pois é, em geral, um indivíduo jovem não tabagista; predominam, na infecção oral de HPV, pessoas do sexo feminino, indicando, possivelmente, associação a comportamento sexual.

As lesões pré-malignas orais podem ser tratadas por meio de excisão via oral, principalmente se forem localizadas e restritas a pequenas áreas de superfície mucosa, porém, lesões difusas ou multifocais envolvendo extensas áreas de mucosa não são indicadas para a retirada cirúrgica convencional. A profundidade da destruição tecidual, no caso de leucoplasias, é de 1 a 2 mm de espessura. Não há indicação para o uso de radioterapia no tratamento das lesões pré-malignas da boca.

Diversos tipos de lesões apresentam potencial de transformação maligna, dentre elas, podem ser listadas as seguintes: leucoplasia, palato nicotínico, quelite actínica e eritroplasia.

A **leucoplasia** é o tipo mais comum de lesão pré-maligna na mucosa oral (85% das lesões pré-malignas). Esse padrão lesional apresenta superfície lisa, rugosa ou verrucosa. De acordo com a OMS (Organização Mundial da Saúde), é definida como uma placa ou mancha branca que não pode ser caracterizada clínica ou patologicamente como qualquer doença. Geralmente, afeta pessoas com idade acima dos 40 anos, e a prevalência aumenta com a idade, especialmente para os homens. Os principais fatores de risco são uso de álcool e de tabaco. Apresenta como diagnóstico diferencial a candidíase oral, principalmente a do tipo pseudomembranosa, que é a candidíase oral mais comum e que, ao contrário da leucoplasia, é uma lesão destacável. Há transformação maligna em 0,13-17% dos casos, e os locais mais acometidos são mucosa jugal, língua e assoalho bucal.

A leucoplasia pode ser classificada em vários subtipos, como finas, granulares, verruciformes e homogêneas. Alguns autores sugerem que, a partir do momento da identificação das lesões leucoplásicas, elas devem ser biopsiadas, e, caso seja necessário, removidas. Outros autores defendem uma conduta expectante, suspendendo tabagismo e administrando retinoide, com o objetivo de se identificarem sinais sugestivos de malignização e, somente após sua confirmação, tratar de modo mais radical a lesão. A remoção pode ser realizada por criocirurgia, ablação por *laser*, excisão cirúrgica ou eletrocauterização e deve ser feita completamente, pois as recidivas são frequentes. Deve-se considerar que essas lesões precursoras também devem ser removidas com margem de segurança, a fim de se abranger a área de cancerização da lesão, pois, em torno da massa tumoral, pode haver células neoplásicas. Como o tabagismo e o etilismo são fatores de risco comuns a várias lesões na cavidade oral, podem estar associados, sincronicamente, a leucoplasias outros padrões lesionais, além do fato da possível existência de células com alterações neoplásicas. Alguns medicamentos tópicos também podem ser utilizados no tratamento, como agentes anti-inflamatórios, antimicóticos, carotenoides, retinoides, agentes citotóxicos, bleomicina entre outros. A medicação sistêmica também pode ser utilizada, como administração de vitamina A e licopeno. Contudo, a melhor forma de tramento ainda tem sido a eliminação de fatores de risco.

O **palato nicotínico (estomatite nicotínica ou palato do tabagista)** é mais comumente encontrado em pacientes do sexo masculino com idade superior a 45 anos; está fortemente associado à combustão gerada no uso do tabaco, assim, é mais comum no uso do cachimbo do que no uso de outras formas de fumo, como o cigarro, pois o cachimbo gera mais calor em sua combustão. É caracterizado como uma lesão ceratótica de coloração esbranquiçada; a mucosa do palato, por meio da exposição prolongada ao calor, torna-se cinza ou branca de modo difuso; geralmente observam-se pápulas levemente elevadas.

DIAGNÓSTICO

O diagnóstico do câncer oral pode ser realizado pelo exame clínico, pela biópsia da lesão ou pelo exame de imagem. Em geral, são realizadas a oroscopia (com fonte de luz, espátula e espelho de Garcia), a nasolaringofibroscopia e a endoscopia digestiva alta para detectar lesões sincrônicas. Em seguida, é realizada biópsia, sendo recomendadas a biópsia excisional para lesões de pequenas dimensões e/ou em locais de fácil acesso e a biópsia incisional para lesões de dimensões maiores e/ou em locais de difícil acesso, para confirmar o diagnóstico histológico. Solicita-se também, em seguida, tomografia computadorizada (TC) da face e cervical a fim de se avaliar a extensão do tumor primário e o possível comprometimento linfonodal. Os raios X de tórax também podem ser requisitados com o objetivo de se avaliar metástases para pulmões ou outras áreas torácicas.

O exame físico da cavidade oral, basicamente, consiste em inspeção e palpação. A **inspeção** deve ser realizada em duas etapas, que consistem nos seguintes passos:

1. *Inspeção geral:* deve-se realizar a ectoscopia da face e do pescoço, procurando por manchas, abaulamentos, assimetria e feridas que não cicatrizam ou que sangram.
2. *Inspeção da boca:* os lábios são analisados por sua consistência, coloração e flexibilidade, e devem ser avaliados com a boca fechada, inicialmente, e, posteriormente, com a boca aberta. Prossegue-se, então, com a inspeção das mucosas jugais e gengivais, do assoalho lingual, das regiões retromolares e do palato duro. Pode-se dispor de espátula, espelho bucal ou dedos cobertos por luvas.

A **palpação** é o passo seguinte, o examinador deve estar provido de luvas. Pede-se que o paciente abra a boca parcialmente e faz-se a palpação bimanual das mucosas do vestíbulo bucal (tanto inferior como superiormente). No exame da língua, pede-se uma abertura bucal máxima, e é feita a palpação do dorso da língua, inicialmente com essa estrutura dentro da cavidade oral, e, depois, com a língua para fora da boca para que se possa palpar uma área maior do dorso lingual, sempre procurando palpar lesões ou abaulamentos e avaliando se a língua está com coloração e consistência normais. Com o ápice lingual tocando o palato duro, palpa-se a parte ventral da língua. Segue-se à palpação das gengivas (inferior e superiormente), dos palatos duro e mole e das mucosas jugais. Após isso, faz-se a avaliação dos dentes, verificando o estado de conservação e a quantidade de dentes no paciente.

Exames Complementares

Os exames de imagem são de grande utilidade no diagnóstico do câncer de boca; permitem avaliar o comprometimento mandibular, o tumor primário e sua extensão ou comprometimento dos linfonodos locais.

O **estudo panorâmico da mandíbula** (raios X panorâmicos) é importante na análise da estrutura da mandíbula, na observação de possíveis invasões tumorais do arco central ou de áreas laterais do corpo mandibular.

A **tomografia computadorizada (TC)** é o principal exame de imagem no diagnóstico e na conduta terapêutica do câncer oral, pois fornece dados importantes sobre as dimensões tumorais, a infiltração de tecidos adjacentes, partes moles e de tecidos ósseos, e extensão para outros sítios anatômicos, como seios maxilares, assoalho nasal, fossa pterigopalatina, musculatura pterigóidea, orofaringe e laringe. Deve-se ressaltar que a presença de placas dentárias ou implantes metálicos podem atrapalhar significativamente a qualidade da TC.

A **tomografia por emissão de pósitrons (PET)** tem um excelente poder de detectar a presença de metástases linfonodais, pois detecta a elevada captação tecidual do átomo radioativo marcado, o que é bem característico da taxa metabólica aumentada e da rápida divisão celular da célula cancerígena, porém é um exame de elevado custo, sendo utilizado, preferencialmente, em casos seletos, como na presença de um tumor primário oculto ou nas situações de recidiva tumoral.

A **ressonância magnética (RM)** tem uma indicação excelente para ocasiões em que se deseja precisar melhor o comprometimento de partes moles. Os cortes sagitais na RM apresentam uma excelente definição de detalhes nos casos de tumores com crescimento endofítico que envolvem a musculatura supra-hióidea, a orofaringe e espaços das fáscias profundas do pescoço.

ESTADIAMENTO

O estadiamento da lesão de boca baseia-se principalmente na oroscopia, na palpação dos linfonodos cervicais e nos exames de imagem, para avaliar a extensão do tumor para tecidos profundos, acometimento de estruturas locais, presença de linfonodos metastáticos e metástases a distância.

A forma internacionalmente aceita para estadiamento das lesões segue a classificação TNM (*tumor-node-metastasis*) da American Joint Commitee on Cancer (AJCC), apresentada no Quadro 11-1.

TRATAMENTO

A cirurgia seguida ou não de radioterapia é a principal modalidade terapêutica para o câncer de boca, por causa de sua moderada radiossensibilidade. Em lesões iniciais (Estágios I e II) de andar superior, deve-se tratar o paciente com ressecção ampla (margem de 1 cm) com reconstrução primária ou com rotação de retalho local ou com prótese. Se, após a ressecção, houver margens comprometidas ou infiltração vascular ou perineural, deve-se realizar a radioterapia pós-operatória. Para os casos de estágios I e II de andar inferior, também se deve realizar inicialmente a ressecção e, posteriormente, na presença de margens comprometidas e/ou infiltração vascular ou perineural, realizar a radioterapia, porém, quando o tumor for T2 ou a espessura tumoral for maior de 3 mm, deve-se realizar o esvaziamento cervical supraomo-hióideo (SOH) concomitantemente à ressecção tumoral.

Para tumores avançados (Estágios III e IV) o tratamento deve ser adequado às necessidades de cada caso em particular, tendo por base os resultados esperados de tempo e qualidade de vida. Nesses casos é necessário tratamento combinado, com cirurgia e radioterapia adjuvante. A cirurgia deve seguir princípios oncológicos, como radicalidade, operação centrípeta e restauração do leito operatório. Intervenção radical é a ressecção do tumor primário na sua totalidade, incluindo margens de segurança laterais e profunda de 1 a 2 cm de tecido macroscopicamente sadio. Se o tumor envolver estruturas ósseas, como a mandíbula, o palato ou a maxila, estes também devem ser excisados com margem de segurança. Nos tumores nesse estágio, tanto de andar superior como de andar inferior, recomenda-se realizar esvaziamento cervical SOH, no caso de estadiamento linfonodal N1 em níveis I ou II, e esvaziamento cervical radical (ECR) no caso de N1 em outros níveis que não

Quadro 11-1. Estadiamento TNM do Câncer de Boca – AJCC sétima edição – 2010

T. Tamanho do tumor primário	T0 – Sem evidência de tumor primário
	Tis – Carcinoma *in situ*
	T1 – Tumor ≤ 2 cm
	T2 – Tumor > 2 e ≤ 4 cm
	T3 – Tumor > 4 cm
	T4a – Tumor invade estruturas adjacentes pelo osso cortical, músculos extrínsecos da língua, seio maxilar e a pele
	T4b – Tumor invade o espaço mastigatório, a placa pterigóidea ou a base do crânio e/ou engloba a a. carótida interna
N. Metástases linfonodais	N0 – Ausência de metástases em linfonodos regionais
	N1 – Metástase em um único linfonodo ipsolateral ≤ 3 cm
	N2a – Metástase em um único linfonodo ipsolateral > 3 e < 6 cm
	N2b – Metástase em múltiplos linfonodos ipsolaterais, nenhum maior que 6 cm
	N2c – Metástase em linfonodos bilaterais ou contralaterais, nenhum maior que 6 cm
	N3 – Bilaterais linfonódulos com > 6 cm de diâmetro
M. Metástases a distância	M0 – Ausência de metástases a distância
	M1 – Metástases a distância
Estádio	Estádio I – T1 N0 M0
	Estádio II – T2 N0 M0
	Estádio III – T3 N0 M0 T1, T2, T3, N1M0
	Estádio IVa – T4a N0, N1 M0 T1, T2, T3, T4a, N2 M0
	Estádio IVb – T4b, qualquer N M0 Qualquer T N3 M0
	Estádio IVc – qualquer T, qualquer N, M1

I e II ou N2 ou N3. A cirurgia radical do câncer de boca evoluiu com a incorporação de técnicas de reconstrução microcirúrgica, permitindo largas ressecções e uma melhor reabilitação do paciente. Grandes ressecções exigem reconstruções complexas, usando retalhos miocutâneos, como o do m. peitoral maior, um dos mais utilizados por causa de sua segurança, e do m. trapézio, e microcirúrgicos, como o de fíbula párea às reconstruções de mandíbula, por exemplo.

O esvaziamento cervical seletivo é realizado mesmo quando não há metástases clinicamente detectáveis, em razão da alta prevalência de linfonodos metastáticos subclínicos, e é feito no mesmo tempo cirúrgico da ressecção do tumor primário. Para tumores T2-T4 com pescoço clinicamente negativo, é feito o esvaziamento seletivo do tipo supraomo-hióideo, níveis I a III, ipsolateral à lesão. Caso a lesão ultrapasse a linha média, é feito o esvaziamento bilateral. A presença de metástases linfonodais indica o esvaziamento cervical radical modificado, em que são removidos todos os níveis linfonodais do pescoço. Em pacientes com lesões T1, em decorrência do baixo potencial metastático, uma conduta expectante em relação ao pescoço pode ser adotada.

As indicações para a complementação radioterápica são: margens comprometidas, presença de linfonodo metastático, estádio IV independente da localização do tumor primário, presença de invasão perineural e/ou angiolinfática, e para os pacientes que não apresentem condições clínicas para a cirurgia. As complicações advindas da radioterapia são: xerostomia, pela diminuição ou destruição da função das glândulas salivares, mucosite, redução do paladar, osteorradionecrose, dermatite actínica, debilidade de fala, alimentação e deglutição, bem como o comprometimento das condições gerais do paciente, por causa da queda da imunidade. Podem ocorrer ainda queda de dentes, perda de retalho, extrusão de placas metálicas e fraturas patológicas de mandíbula.

A terapêutica cirúrgica é, em geral, preocupante, pois são procedimentos de alto risco, mutilantes e com resultados precários nos tumores extensos. A maioria dos pacientes apresenta lesões avançadas que requerem grandes ressecções, além de serem portadores de uma série de comorbidades que tornam o ato operatório de alto risco.

Em geral são pessoas idosas que fumam e bebem cronicamente, desnutridas, anêmicas, portadoras de DPOC, hipertensão, diabetes e eventualmente insuficiência hepática.

A quimioterapia ainda não faz parte do tratamento definitivo do câncer de boca. Geralmente é usada concomitante com a radioterapia como tratamento paliativo quando se observam metástases a distância. As drogas utilizadas são a cisplatina e o 5-fluoracil.

PROGNÓSTICO

O prognóstico do câncer de boca depende de vários fatores, relacionados com o paciente, como a idade e o sexo; com a lesão, como o grau, a espessura do tumor, as margens de segurança, presença de invasão perineural, invasão angiolinfática e comprometimento linfonodal; e com o tratamento empregado, como radicalidade da cirurgia e radioterapia adjuvante. Recorrências locais e regionais são a causa mais frequente de falha do tratamento. De todos os fatores, os mais importantes são os relacionados com as metástases cervicais. Apenas 30% dos pacientes que apresentam recorrência tumoral são passíveis de recorrer a um tratamento de resgate, que geralmente será cirúrgico, pois muitos deles já foram irradiados, sendo o restante encaminhado para tratamento paliativo.

Pela classificação TNM, a sobrevida em cinco anos para o câncer de boca é de mais de 90% no estádio inicial (I e II) e em torno de 30% no estádio avançado (III e IV). Esta evolução desfavorável decorre da alta taxa de recidivas do tumor primário e de metástases e pelo aparecimento de segundos tumores. A morbidade do tratamento e suas sequelas definitivas comprometem significativamente a qualidade de vida do paciente nesse período. A reabilitação, especialmente quanto à fala e à deglutição, também pode ser demorada, o que explica o longo intervalo para que o paciente recupere sua qualidade de vida.

CONCLUSÃO

O câncer de boca é uma doença de alta incidência na população brasileira e apresenta alta morbidade e mortalidade. O seu diagnóstico é simples de ser feito, bastando adequado exame físico sistemático nos pacientes portadores de fatores de risco e realização de biópsia das lesões suspeitas. Assim, é possível identificar precocemente lesões malignas, reduzindo-se o risco de mortalidade e melhorando a qualidade de vida pós-tratamento.

BIBLIOGRAFIA

Angela CCHI. Patologia epitelial. In: Neville BW, Damm DD, Allen CM, Bouquot JE, eds. *Patologia Oral e Maxilofacial*. Tradução da 3. ed. Elsevier Editora; 2009. p. 363-442.

BRASIL. INCA: Instituto Nacional do Câncer. Disponível em: <http://www.inca.gov.br/estimativa/2010>.

Dias FL, Lima RA. Câncer da Boca. In: Santos CER, Mello ELR, eds. *Manual de Cirurgia Oncológica*. 2. ed. São Paulo: Tecmedd Editora; 2008. p. 83-118.

Dib LL. Epidemiologia, diagnóstico, patologia e estadiamento dos tumores malignos da cavidade oral. In: Carvalho MB. *Tratado de cirurgia de cabeça e pescoço e otorrinolaringologia*. v. 1. São Paulo. Editora Savier; 2001. p. 265-74.

Dikshit RP, Kanhere S. Tobacco habits and risk of lung, oropharyngeal and oral cavity cancer: a population-based case-control study in Bhopal, India. *Int J Epidemiol* 2000 Ago; 29(4):609-614.

CÂNCER DE OROFARINGE

José Wilson Mourão de Farias
Igor Correia de Farias
Madson Correia de Farias

INTRODUÇÃO

O câncer de orofaringe é uma neoplasia de comportamento agressivo que mantém íntima relação com fatores de risco passíveis de prevenção primária. A sua distribuição entre as diversas partes do mundo é bastante heterogênea, e mais de dois terços dos casos são encontrados nos países em desenvolvimento. Estima-se que a sua incidência global, quando somados os casos de câncer da hipofaringe, seja de 130.300 casos por ano.[1] As regiões mais acometidas pelos cânceres de boca e orofaringe são o sul e o sudeste da Ásia, algumas partes da Europa (França e Hungria), do Pacífico, do Caribe e a América Latina. Nos Estados Unidos, esta é considerada uma afecção incomum, correspondendo a menos de 1% de todas as neoplasias, sendo as maiores taxas encontradas entre homens afro-americanos.[2]

O Brasil é o país da América Latina que apresenta as maiores taxas de incidência, principalmente nas regiões sul e sudeste. Aqui, os cânceres de boca e orofaringe constituem o quinto subtipo de neoplasia maligna mais comum entre homens e o sexto entre as mulheres[3].

O carcinoma espinocelular (CEC) corresponde a cerca de 90-95% dos casos de câncer de orofaringe. A sua incidência está diretamente relacionada com o uso do tabaco e consumo excessivo de álcool. Ambos possuem efeito dose-dependente, e o álcool, além de agir como um fator de risco independente, potencializa o efeito carcinogênico do tabaco. Há também uma predominância do sexo masculino (relação 2,8:1), e a maior parte dos casos é diagnosticada na sexta década de vida.[4,5]

A infecção da orofaringe pelo papilomavírus humano (HPV) passou a ser reconhecida como um importante fator de risco nas últimas décadas, sendo responsável pelo aumento na incidência de câncer de orofaringe entre os indivíduos com menos de 45 anos de idade nos últimos 20 a 30 anos. Apesar de os cânceres genitais estarem associados aos subtipos 16 e 18, 84% dos casos de câncer de orofaringe associados ao HPV têm relação exclusiva com o HPV-16. Por razões ainda desconhecidas, o câncer de orofaringe associado ao HPV acomete prioritariamente as tonsilas palatinas e apresenta um comportamento menos agressivo, apresentando melhor prognóstico e melhor resposta ao tratamento.[6-9] Os fatores de risco para o desenvolvimento do CEC de orofaringe estão listados no Quadro 12-1.

Quadro 12-1. Fatores de Risco para o Desenvolvimento de CEC de Orofaringe

Tabaco

Álcool

Idade > 45

Infecção pelo HPV

Câncer do sistema aerodigestivo superior prévio

Dieta pobre em frutas e vegetais em indivíduos com outros fatores de risco

História familiar de CEC

ANATOMIA

A orofaringe é a porção de continuidade da faringe delimitada superiormente pelo plano da superfície superior do palato mole e, inferiormente, pelo plano superior do osso hioide, onde encontramos o assoalho da valécula e a porção superior da epiglote (horizontalizada). O limite anterior é determinado por um plano composto pelos pilares amigdalianos anteriores lateralmente, pela transição do palato mole para o duro superiormente e pelas papilas circunvaladas inferiormente. A parede muscular da faringe, composta pelo músculo constritor superior da faringe, determina os limites lateral e posterior da orofaringe. As estruturas que a compõem são: base da língua, superfície inferior do palato mole, úvula, pilares amigdalianos anteriores e posteriores, sulcos glossotonsilares, tonsilas palatinas e as paredes laterais e posterior da faringe.[10]

Para uma melhor compreensão e manejo dos tumores da orofaringe, esta pode ser dividida nos seguintes subsítios:

- Parede posterior.
- Palato mole.
- Complexo tonsilar (tonsilas, fossas tonsilares e pilares amigdalianos).
- Base da língua.

Existem dois espaços anatômicos adjacentes à orofaringe que apresentam relevância clínica, influenciando as decisões terapêuticas. Os tumores localizados mais posteriormente têm o potencial de invadir o espaço retrofaríngeo, o que está associado a uma maior probabilidade do acometimento metastático da cadeia cervical linfática contralateral.[11] O espaço parafaríngeo, uma pirâmide invertida lateral ao músculo constritor da faringe, contém os músculos pterigóideos, ramos do nervo trigêmeo e a vascularização maxilar interna. Outro aspecto importante do espaço parafaríngeo é a sua divisão em espaços pré e retroestiloides, separados pelo processo estiloide e diafragma estilofaríngeano. A artéria carótida interna, a veia jugular interna e os nervos cranianos IX, X, XI e XII são algumas estruturas que cruzam o compartimento retroestiloide, com fundamental importância na avaliação de ressecabilidade e tratamento cirúrgico do tumor.[12]

A drenagem linfática da orofaringe se faz de maneira sequencial, atingindo inicialmente os linfonodos da primeira estação e, em seguida, os níveis secundários. Geralmente, os linfonodos de primeira estação são aqueles localizados no nível II (júgulo-digástricos) e os retrofaríngeos. Lembrando que a ausência de linfonodos palpáveis na primeira estação não exclui a presença de metástases microscópicas. Em alguns casos, disseminação linfonodal pode não obedecer a esta ordem, atingindo níveis mais inferiores (I e V) com as cadeias júgulo-carotídeas (níveis II-IV) livres. Este fenômeno é chamado de **skip metastases** ou metástases saltadoras, sendo descrito 0,3% dos casos.[12,13]

A disseminação linfática bilateral pode ocorrer principalmente em lesões da base da língua e quando as lesões de palato mole e parede posterior cruzam a linha média.[4,14] A base da língua apresenta uma rica cadeia de ductos linfáticos que decussam na linha média, levando ao acometimento metastático cervical bilateral em cerca de 30% dos casos no momento do diagnóstico.[12]

As metástases a distância são incomuns no momento do diagnóstico. O controle locorregional do tumor, o sítio primário, a extensão local e/ou regional e as características histológicas da lesão são fatores que influenciam no desenvolvimento de metástases a distância. Os sítios mais acometidos são os pulmões, fígado e ossos, em ordem decrescente de frequência.[15]

HISTOPATOLOGIA

O CEC, assim como toda neoplasia de tecido epitelial, depende de um processo sequencial de mutações que ativem proto-oncogenes e inativem genes de supressão tumoral. Algumas das alterações genéticas que desempenham papel fundamental na gênese do CEC de cabeça e pescoço são a inativação dos genes p16 e p53 e a superexpressão do gene da ciclina D1.[16,17] Entretanto, muitas outras mutações específicas que têm papel na gênese deste câncer permanecem desconhecidas. A superexpressão do gene EGFR (receptor do fator epitelial de crescimento), comumente encontrada na doença, é um dos mecanismos para o desenvolvimento de resistência ao tratamento com radio ou quimioterapia, sendo alvo da terapia molecular com agentes biológicos.[18-20]

Em análises retrospectivas, envolvendo todos os quatro subsítios anatômicos, aproximadamente 60% dos CEC foram considerados moderadamente diferenciados, 20% bem diferenciados e 20% pouco diferenciados.[21]

Outros tipos histológicos de neoplasias malignas descritas são os linfomas, adenocarcinomas e, mais raramente, melanomas e sarcomas. Os linfomas se desenvolvem no rico tecido linfoide da orofaringe que compõe o anel de Waldeyer. Os linfomas primários das tonsilas, parede faríngea ou base da língua inicialmente se apresentam como lesões superficiais que evoluem para lesões ulceradas em decorrência de sua rápida proliferação. Os adenocarcinomas se desenvolvem nas múltiplas glândulas salivares menores presentes na orofaringe.[4,22]

O desenvolvimento do CEC de boca e orofaringe está, também, associado à presença de lesões pré-malignas, com alguns trabalhos descrevendo uma taxa de transformação maligna de 17% no período de sete anos após a identificação da lesão.[23] Em 1978, a OMS definiu lesão pré-cancerosa como uma alteração morfológica do tecido, em que o câncer tem maior possibilidade de se desenvolver quando comparada a uma área de morfologia normal. Essas lesões incluem a leucoplasia, eritroplasia, lesões vermelho-brancas mistas, fibrose submucosa oral e o líquen plano. As lesões que apresentam as maiores taxas de transformação maligna são a eritroplasia com aspecto irregular ou heterogêneo e aquelas com alterações displásicas.[24,25]

AVALIAÇÃO CLÍNICA

O prognóstico do câncer de orofaringe depende de um diagnóstico precoce. Entretanto, a maioria dos casos é diagnosticada quando os pacientes se tornam sintomáticos. Neste momento, cerca de dois terços apresentam doença avançada, tendo impacto direto sobre a sobrevida e resposta terapêutica.

Durante a história clínica, é importante avaliar a presença ou ausência de sinais e sintomas, como trismo, disfagia, odinofagia, massa cervical, sangramento, mobilidade lingual alterada ou otalgia. A presença de tais queixas constitui um sinal ominoso que se correlaciona com doença locorregional avançada. Devemos avaliar também a exposição aos fatores de risco, história patológica pregressa, história familiar e queixas associadas.[4,22]

O exame físico locorregional constitui uma etapa fundamental do estadiamento clínico e, por conseguinte, um fator determinante para o tratamento e prognóstico dos tumores. Posteriormente, a obtenção de material para estudo histopatológico pela biópsia incisional e a realização dos exames de imagem completam a avaliação.

O exame físico deve ser realizado de forma criteriosa, estando inserido no contexto da avaliação completa da cabeça e do pescoço. As cavidades oral e nasal devem ser cuidadosamente avaliadas, contemplando as etapas de inspeção estática e dinâmica, palpação, visualização indireta com espelhos e endoscopia direta. O espelho Garcia e o fibroscópio flexível são utilizados para assegurar a inspeção completa das mucosas da nasofaringe, orofaringe e laringe. A utilização de anestésicos tópicos pode facilitar a realização do exame, permitindo melhor delimitação da extensão do tumor, a pesquisa de um segundo tumor primário sincrônico e a realização da biópsia incisional. A realização de panendoscopia (laringoscopia, broncoscopia e esofagoscopia) auxilia no **screening** de segundo tumor primário sincrônico nos pacientes com história de tabagismo, sendo descrito uma incidência de 12,1% neste subgrupo.[26] O exame do pescoço deve buscar a presença de massas linfonodais pela inspeção e palpação de todas as cadeias de drenagem linfática. Em alguns casos, a linfonodomegalia metastática poderá ser a única manifestação clínica de um tumor primário da orofaringe.

A concentração de DNA e RNA no tecido displásico ou no carcinoma *in situ* é bem maior quando comparada a do tecido epitelial adjacente. É neste aspecto que atua o azul de toluidina. Por ser um corante acidófilo que tem a capacidade de corar estruturas ácidas específicas dos tecidos, como DNA e RNA, é utilizado no *screening* de lesões pré-malignas e malignas. Um ensaio clínico envolvendo 32 pacientes com 45 lesões de mucosa oral encontrou uma sensibilidade de 96% e um valor preditivo negativo de 93% na avaliação clínica com o azul de toluidina para a identificação de lesões pré-malignas e malignas, reproduzindo resultados semelhantes aos encontrados em estudos prévios. Estes achados tornam o azul de toluidina uma ferramenta útil na avaliação das lesões clinicamente negativas ou duvidosas, contribuindo para a identificação de lesões com alto risco de progressão e para o diagnóstico precoce do câncer.[27,28]

SCREENING

Não há consenso para o *screening* populacional das lesões pré-malignas e do CEC de cabeça e pescoço, pois a baixa prevalência de lesões na população geral dos países desenvolvidos prejudica a realização de grandes estudos. Entretanto, é sugerido que se realizem avaliações clínicas em momentos oportunos, como em uma consulta médica ou odontológica da atenção primária, principalmente em indivíduos acima de 50 anos de idade.[23] A realização de avaliações clínicas anuais por médicos da atenção primária é recomendada para indivíduos com mais de 45 anos de idade, expostos aos fatores de risco ou com história prévia de câncer de cabeça e pescoço. Alguns autores defendem que esta estratégia pode ser mais eficaz que o próprio *screening* populacional na detecção precoce do câncer de boca e orofaringe.[29,30]

ESTADIAMENTO

O estadiamento clínico do câncer de orofaringe é imprescindível para definir o prognóstico do doente e a melhor estratégia terapêutica. A classificação TNM da 7ª Edição do Manual do Estadiamento do Câncer da AJCC (American Joint Committee On Cancer) é o método mais utilizado para estratificar estes doentes (Quadros 12-2 e 12-3).[10]

A tomografia computadorizada (TC) com contraste endovenoso é o método de imagem mais utilizado para o estadiamento inicial. O estudo por método de imagem deve envolver a cabeça, o pescoço e o tórax. Desta forma, é possível avaliar a extensão local da doença, a disseminação regional e a presença ou ausência de metástases a distância. A TC também é utilizada para avaliar a resposta terapêutica e a recidiva regional da doença.

A ressonância magnética (RM) tem sido bastante utilizada, tanto no estadiamento quanto na vigilância da recidiva. Este método permite uma melhor avaliação do acometimento das estruturas vasculares, neurais e da medula óssea. Entretanto, tem um custo bem mais alto quando comparada à TC e demanda um tempo maior para realização do exame, podendo causar desconforto considerável e trazer riscos àqueles pacientes que apresentam alguma dificuldade para controlar e deglutir as secreções da boca e vias aéreas superiores.

A tomografia por emissão de pósitrons associada à TC (PET-CT) parece aumentar a detecção dos tumores primários e das metástases cervicais. Entretanto, ainda não existem dados suficientes para afirmar que este método é superior ao estudo realizado somente com a TC. Um benefício maior pode ser identificado no estudo dos casos com metástase linfonodal de um tumor com sítio primário desconhecido.[4,31] A PET-CT está também indicada para avaliar recidivas.

Quadro 12-2. Classificação TNM da 7ª Edição do Manual de Estadiamento da AJCC

T1	Tumor menor ou igual a 2 cm na sua maior dimensão
T2	Tumor maior do que 2 cm, porém, menor ou igual a 4 cm na sua maior dimensão
T3	Tumor maior do que 4 cm ou que se estende para a superfície lingual da epiglote
T4a	Doença local moderadamente avançada. O tumor invade a laringe, a musculatura extrínseca da língua, o pterigoide medial, o palato duro ou a mandíbula*
T4b	Doença local muito avançada. O tumor invade o músculo o pterigoide lateral, as lâminas pterigoides, a nasofaringe lateral, base do crânio ou envolve a artéria carótida

Nota: Extensão mucosa dos tumores primários da base da língua ou valécula para a superfície lingual da epiglote não constitui invasão da laringe

NX	Linfonodos regionais não podem ser avaliados
N0	Ausência de metástase em linfonodos regionais
N1	Metástase em um único linfonodo ipsolateral, menor ou igual a 3 cm em sua maior dimensão
N2	Metástase em um único linfonodo ipsolateral, maior que 3 cm e menor ou igual a 6 cm na sua maior dimensão, ou em múltiplos linfonodos ipsolaterais, nenhum maior do que 6 cm na sua maior dimensão, ou em linfonodos bilaterais ou contralaterais, nenhum maior do que 6 cm na sua maior dimensão
N2a	Metástase em um único linfonodo ipsolateral, maior do que 3 cm e menor ou igual a 6 cm na sua maior dimensão
N2b	Metástase em múltiplos linfonodos ipsolaterais, nenhum deles maior do que 6 cm na sua maior dimensão
N2c	Metástase em linfonodos bilaterais ou contralaterais, nenhum maior do que 6 cm na sua maior dimensão
N3	Metástase em um linfonodo maior do que 6 cm na sua maior dimensão

Nota: Metástases linfonodais para o nível VII são consideradas metástases linfonodais regionais

M0	Ausência de metástases a distância
M1	Presença de metástases a distância

Quadro 12-3. Grupos Prognósticos – Classificação TNM da 7ª Edição do Manual de Estadiamento da AJCC

Grupo	T	N	M
0	Tis	N0	M0
I	T1	N0	M0
II	T2	N0	M0
III	T3	N0	M0
	T1	N1	M0
	T2	N1	M0
	T3	N1	M0
IVA	T4a	N0	M0
	T4a	N1	M0
	T1	N2	M0
	T2	N2	M0
	T3	N2	M0
	T4a	N2	M0
IVB	T4b	Qualquer N	M0
	Qualquer T	N3	M0
IVC	Qualquer T	Qualquer N	M1

TRATAMENTO

O tratamento do CEC da orofaringe pode ser realizado por diferentes estratégias, necessitando de uma abordagem multidisciplinar. A decisão terapêutica deve ponderar os aspectos clínicos e epidemiológicos do doente, o estadiamento clínico da doença, o subsítio anatômico acometido e a morbidade associada às intervenções terapêuticas. Para facilitar a compreensão deste tópico, dividiremos a abordagem ao paciente de acordo com o estádio clínico da doença.

Estádios I e II

Nos pacientes que apresentam doença no estádio I ou II, o tumor não ultrapassa 4 cm no seu maior diâmetro, não invade estruturas adjacentes e não apresenta evidência clínica de envolvimento linfonodal. A abordagem terapêutica inicial deverá envolver uma única modalidade.

Atualmente, tanto a cirurgia quanto a radioterapia podem ser utilizadas isoladamente no tratamento destas lesões. Estudos retrospectivos demonstram estatísticas semelhantes de controle local da doença e de sobrevida quando compararam estas duas abordagens. A falta de ensaios clínicos randomizados comparando-as impossibilita uma melhor definição, portanto a morbidade associada a cada estratégia torna-se um fator muito importante na tomada de decisão.

O tratamento radioterápico é o mais utilizado, pois apresenta uma maior preservação funcional. As intervenções cirúrgicas minimamente invasivas por acesso transoral, como a microcirurgia transoral com *laser* (TLM) e a cirurgia robótica (TORS), quando realizadas em estádios iniciais bem selecionados, apresentam um bom controle com uma importante redução na morbidade associada à clássica abordagem anterior com mandibulotomia.[32]

O tratamento eletivo do pescoço deve ser realizado, pois o risco de metástase linfonodal oculta no câncer de orofaringe com pescoço clinicamente negativo é considerável. Entre todos os subsítios e estádios T que inicialmente são classificados como N0, 15-30% apresentam algum acometimento linfonodal.[4] A estratégia utilizada habitualmente é a mesma do tratamento do tumor primário. A abordagem ipsilateral geralmente é suficiente para o controle locorregional e para minimizar o risco de recidiva cervical nas lesões do complexo tonsilar. Nas lesões de base da língua e quando as lesões do palato mole ou parede posterior se aproximam ou cruzam a linha média, a abordagem bilateral deve ser realizada.[13,33]

No palato mole, as lesões são geralmente tratadas com radioterapia primária, pois a abordagem cirúrgica está associada a um comprometimento funcional mais importante, podendo desencadear uma insuficiência velofaríngea.[34] Os pacientes com estádios I e II tratados com radioterapia primária apresentam um controle locorregional em cinco anos de 89 e 88%, respectivamente. Para todos os pacientes, a sobrevida doença-específica em cinco anos é de 70-73% e a sobrevida global em cinco anos de 42-44%.[35,36]

No complexo tonsilar, a maioria das lesões apresenta relação com a infecção pelo HPV. Este dado, apesar de representar melhor prognóstico e maior resposta terapêutica, ainda não indica que a abordagem utilizada neste subsítio deve ser diferente das utilizadas nos demais. Ensaios clínicos estão em andamento para identificar se novas estratégias com menor toxicidade podem ser utilizadas nos subtipos de tumores relacionados com o HPV.[37] Nos tumores de pequeno tamanho, restritos à tonsila e cercados por tecido normal, uma tonsilectomia simples também pode ser realizada.

O CEC da base da língua apresenta um comportamento mais agressivo quando comparado às lesões dos demais subsítios. A prevalência de metástase linfonodal oculta encontra-se em torno de 21 a 45%.[38] A radioterapia também é preferível por apresentar desfechos semelhantes à abordagem cirúrgica, com menor morbidade associada. A sobrevida doença-específica dos pacientes é de 65% no estádio I e de 54% no estádio II.[39]

Os pacientes que apresentam doença residual após um curso de radioterapia primária são submetidos à cirurgia de resgate. Nos pacientes submetidos inicialmente ao tratamento cirúrgico onde foram identificadas margens comprometidas, margem livre insuficiente, extensão linfonodal extracapsular, invasão perineural ou invasão linfovascular, a radioterapia adjuvante deve ser realizada com ou sem a associação de quimioterapia concomitante.

Estádio III a IVB

O câncer de orofaringe locorregionalmente avançado envolve os tumores T3 ou T4 sem acometimento linfonodal e os tumores com estádio maior ou igual a T1 que apresentam envolvimento linfonodal cervical sem metástases a distância.

A falta de ensaios clínicos randomizados comparando as estratégias cirúrgicas e não cirúrgicas traz para a prática clínica uma decisão complexa que deve ser individualizada, levando em consideração as características clínicas e epidemiológicas de cada paciente e a morbidade de cada abordagem.

O tratamento não cirúrgico é geralmente utilizado, mesmo naqueles pacientes com tumor potencialmente ressecável, onde se acredita que a retirada total da lesão é possível com desfechos cosméticos e funcionais aceitáveis.

Diversos ensaios clínicos vêm demonstrando o benefício adicional do tratamento que associa a quimioterapia à base de platina com a radioterapia em comparação à radioterapia isolada. O estudo MACH-NC (Meta-Analysis of Chemotherapy on Head and Neck Cancer), que incluiu um total de 5.872 casos de CEC da orofaringe, identificou um aumento absoluto de 5% na sobrevida global em cinco anos quando comparou a quimioterapia associada à radioterapia com a radioterapia isolada.[40] Estudos mais recentes demonstraram o ganho significativo de sobrevida com a quimioterapia neoadjuvante comparada ao tratamento locorregional isolado.[41] O ganho de sobrevida da quimioterapia de indução seguida do tratamento locorregional sobre a quimiorradioterapia concomitante é desconhecido. O quimioterápico mais utilizado na quimiorradioterapia concomitante é a cisplatina. Já os esquemas utilizados na terapia de indução envolvem a associação da cisplatina com 5-fluorouracil e docetaxel, tendo sido demonstrado ganho significativo de sobrevida livre de progressão e sobrevida global com o acréscimo deste último.[42]

Nos pacientes idosos e naqueles com baixo *performance status*, a quimioterapia concomitante pode atrasar ou impedir a conclusão do tratamento radioterápico, sendo comumente evitada em tais circunstâncias. A radioterapia isolada permanece a principal alternativa nestes pacientes.

O cetuximabe, um anticorpo monoclonal que inibe competitivamente o ligante natural do EGFR, foi utilizado em combinação com a radioterapia e comparado ao tratamento radioterápico isolado. A associação do cetuximabe apresentou melhora do controle locorregional e da sobrevida global nos indivíduos com menos de 65 anos de idade e com bom *performance status*.[43] O seu uso não está estabelecido como tratamento de escolha em associação à radioterapia, e esta abordagem também não apresenta dados que suportem o seu benefício adicional quando comparado à radioterapia isolada nos idosos ou nos pacientes com comorbidades significativas que contraindiquem o uso da cisplatina. A comparação entre o cetuximabe e a cisplatina, ambos em associação à radioterapia concomitante, para pacientes com câncer de orofaringe localmente avançado está em andamento em estudo de fase III.

A abordagem cirúrgica primária somente é favorecida pela maioria dos cirurgiões de cabeça e pescoço para os tumores que apresentam invasão óssea grosseira, quando se faz necessária uma mandibulectomia. A falta de ensaios clínicos randomizados, a dificuldade para se curar estas lesões com abordagens não cirúrgicas e a possível ocorrência de osteorradionecrose secundária a altas doses de radiação respaldam esta conduta.[44]

O esvaziamento cervical pós-tratamento dos pacientes que foram inicialmente submetidos à quimiorradioterapia definitiva está indicado para os indivíduos que apresentavam envolvimento clinicamente evidente de linfonodos cervicais e que apresentaram resposta clínica incompleta à terapia inicial. Nos pacientes estádio N2 que apresentaram resposta completa ao exame clínico e estudos de imagem, podemos preceder da abordagem cirúrgica, seguindo acompanhamento rigoroso. Nos pacientes com envolvimento N3 que também apresentaram resposta clínica e radiológica completa, o esvaziamento cervical pós-tratamento é controverso.[45]

Para os indivíduos que foram abordados com tratamento cirúrgico primário e com pescoço clinicamente negativo, o esvaziamento cervical profilático deverá ser realizado com dissecção das cadeias I-IV. Lembrando que, para as lesões de base da língua e as lesões que se aproximam ou cruzam a linha média, o esvaziamento deverá ser bilateral. Nos doentes com estádio linfonodal N1, o esvaziamento seletivo envolvendo as cadeias I-IV também deverá ser realizado. O esvaziamento cervical radical modificado deverá ser realizado somente nos pacientes com doença linfonodal avançada (estádios N2 ou N3).[33,44]

ACOMPANHAMENTO

Para os pacientes submetidos à quimiorradioterapia, a propedêutica inicial deverá ser direcionada para excluir a existência de doença residual pelo exame clínico associado a exames de imagem, preferencialmente TC com contraste e PET scan.

O paciente deve ser orientado quanto ao surgimento de sinais ou sintomas que possam sugerir uma recidiva tumoral, como rouquidão, disfagia, dor, sangramento e massa cervical. As consultas de acompanhamento devem ser mais frequentes nos quatro anos iniciais, período onde aproximadamente 80-90% das recidivas são diagnosticadas.[46] A continuidade do acompanhamento após os cinco anos é recomendada pelo risco de recidiva tardia e de desenvolvimento de um segundo tumor primário, principalmente nos indivíduos que mantêm o uso do tabaco.[47,48]

REFERÊNCIAS BIBLIOGRÁFICAS

1. Parkin DM, Bray F, Ferlay J *et al.* Global cancer statistics, 2002. *CA Cancer J Clin* 2005;74-108.
2. Warnakulasuriya S. Global epidemiology of oral and oropharyngeal cancer. *Oral Oncol* 2009;45:309-316.
3. Brazil: Ministry of Health. *Estimate 2008, Brazilian cancer incidence*. Rio de Janeiro: National Cancer Institute (INCA); 2007.
4. Cohan DM, Popat S, Kaplan SE *et al.* Oropharyngeal cancer: current understanding and management. *Curr Opin Otolaryngol Head Neck Surg* 2009;17:88-94.
5. Renaud-Salis JL, Blanc-Vincent MP, Brugère J *et al.* Epidermoid cancers of the oropharynx. *Br J Cancer* 2001;84:37-41.
6. Gillison ML. Current topics in the epidemiology of oral cavity and oropharyngeal cancers. *Head Neck* 2007;29:779-792.
7. Feller L, Wood NH, Khammissa RAG *et al.* Human papillomavirus-mediated carcinogenesis and HPV-associated oral and oropharyngeal squamous cell carcinoma. Part 2: Human papillomavirus associated oral and oropharyngeal squamous cell carcinoma. *Head Face Med* 2010;6:15.
8. Kian Ang K, Harris J, Wheeler R *et al.* Human papillomavirus and survival of patients with oropharyngeal cancer. *N Engl J Med* 2010;363:24-35.
9. Pannone G, Santoro A, Papagerakis S *et al.* The role of human papillomavirus in the pathogenesis of head & neck squamous cell carcinoma: an overview. *Infect Agent Cancer* 2011;6:4.
10. Edge SB, Byrd DR, Compton CC *et al* (eds). *AJCC Cancer Staging Manual*. 7ª Ed. Chicago: Springer; 2010.
11. Lin DT, Cohen SM, Coppit GL *et al.* Squamous cell carcinoma of the oropharynx and hypopharynx. *Otolaryngol Clin North Am* 2005;38:59-74.
12. Secco LG, Valentim PJ, Fukuyama EE *et al.* Câncer da orofaringe. In: Parise O, Kowalski LP, Lehn C (eds). *Câncer de cabeça e*

pescoço: diagnóstico e tratamento. São Paulo: Âmbito Editores; 2008. p 111-117.
13. Candela FC, Kothari K, Shah JP. Patterns of cervical node metastasis from squamous cell carcinoma of oropharynx and hypopharynx. *Head Neck* 1990;12:197-203.
14. Olzowy B, Tsalemchuk Y, Schotten KJ et al. Frequency of bilateral cervical metastases in oropharyngeal squamous cell carcinoma: a retrospective analisys of 352 cases after bilateral neck dissection. *Head Neck* 2011;33:239-243.
15. Garavello W, Ciardo A, Spreafico R et al. Risk factors for distant metastases in head and neck squamous cell carcinoma. *Arch Otolaryngol Head Neck Surg* 2006;132:762-766.
16. Nogueira CP, Dolan RW, Gooey J et al. Inactivation of p53 and amplification of cyclin D1 correlate with clinical outcome in head and neck cancer. *Laryngoscope* 1998;108:345-350.
17. Kumar B, Cordell KG, Lee JS et al. EGFR, p16, HPV titer, Bcl-xL and p53, sex, and smoking as indicators of reponse to therapy and survival in oropharyngeal cancer. *J Clin Oncol* 2008;26:3128-3137.
18. Kumar B, Cordell KG, Lee JS et al. Response to therapy and outcome in oropharyngeal cancer are associated with biomarkers including HPV, EGFR, gender and smoking. *Int J Radiat Oncol Biol Phys* 2007;69:s109-111.
19. Psyrri A, Yu Z, Winberger PM et al. Quantitative determination of nuclear and cytoplasmic epidermal growth factor receptor expression in oropharyngeal squamous cell cancer by using automated quantitative analysis. *Clin Cancer Res* 2005;11:5856-5862.
20. Matta A, Ralhan R. Overview of current and future biologically based targeted therapies in head and neck squamous cell carcinoma. *Head Neck Oncol* 2009;1:6.
21. Osborne RF, Brown JJ. Carcinoma of the oral pharynx: an analysis of subsite treatment heterogeneity. *Surg Oncol Clin N Am* 2004;13:71-80.
22. Shah JP. *Head and neck surgery*. 2nd ed. New York: Mosby-Wolfe; 1996.
23. Epstein JB, Gorsky M, Cabay RJ et al. Screening for and diagnosis of oral premalignant lesions and oropharyngeal squamous cell carcinoma: role of primary care physicians. *Can Fam Physician* 2008;54:870-875.
24. Silverman S Jr, Gorsky M, Lozada F. Oral leukoplakia and malignant trasnformation. A follow-up study of 257 patients. *Cancer* 1984;53:563-568.
25. Schepman KP, van der Meij EH, Smeele LE et al. Malignant transformation of oral leukoplakia: a follow-up study of a hospital based population of 166 patients with oral leukoplakia from The Netherlands. *Oral Oncol* 1998;34:270-275.
26. Rodriguez-Bruno K, Ali MJ, Wang SJ. Role of panendoscopy to identify synchronous second primary malignancies in patients with oral cavity and oropharyngeal squamous cell carcinoma. *Head Neck* 2011;33:949-953.
27. Allegra E, Lombardo N, Puzzo L et al. The usefulness of toluidine staining as a diagnostic tool for precancerous and cancerous oropharyngeal and oral cavity lesions. *Acta Otorhinolaryngol Ital* 2009;29:187-190.
28. Epstein JB, Sciubba J, Silverman S Jr et al. Utility of toluidine blue in oral premalignant lesions and squamous cell carcinoma: continuing research and implications for clinical practice. *Head Neck* 2007;29:948-958.
29. Patton LL. The effectiveness of community-based visual screening and utility of adjunctive diagnostic aids in the early detection of oral cancer. *Oral Oncol* 2003;39:708-723.
30. Hawkins RJ, Wang EE, Leake JL. Preventive health care, 1999 update: prevention of oral cancer mortality. The Canadian Task Force on Preventive Health Care. *J Can Dent Assoc* 1999; 65:617.
31. Tauzin M, Rabalais A, Hagan JL et al. PET-CT staging of neck in cancers of the oropharynx: patterns of regional and retropharyngeal nodal metastasis. *World J Surg Oncol* 2010;8:70.
32. Genden EM, Kotz T, Tong CC et al. Transoral robotic resection and reconstruction for head and neck cancer. *Laryngoscope* 2011;121:1668-74.
33. Lim YC, Koo BS, Lee JS et al. Distributions of cervical lymph node metastases in oropharyngeal carcinoma: therapeutic implications for the N0 neck. *Laryngoscope* 2006;116: 1148-1152.
34. Levendag P, Nijdam W, Noever I et al. Brachytherapy versus surgery in carcinoma of tonsillar fossa and/or soft palate: late adverse sequelae and performance status: can we be more selective and obtain better tissue sparing? *Int J Radiat Oncol Biol Phys* 2004;59:713-724.
35. Erkal HS, Serin M, Amdur RJ et al. Squamous cell carcinomas of the soft palate treated with radiation therapy alone or followed by planned neck dissection. *Int J Radiat Oncol Biol Phys* 2001;50:359-366.
36. Chera BS, Amdur RJ, Hinerman RW et al. Definitive radiation therapy for squamous cell carcinoma of the soft palate. *Head Neck* 2008;30:1114-1119.
37. Sturgis EM, Ang KK. The epidemic of HPV-associated oropharyngeal cancer is here: is it time to change our treatment paradigms? *J Natl Compr Canc Netw* 2011;9:665-673.
38. Pillsbury HC III, Clark M. A rationale for therapy of the N0 neck. *Laryngoscope* 1997;107:1294-1315.
39. Sessions DG, Lenox J, Spector GJ et al. Analysis of treatment results for base of tongue cancer. *Laryngoscope* 2003;113:1252-1261.
40. Pignon JP, le Maître A, Maillard E et al. Meta-analysis of chemotherapy in head and neck cancer (MACH-NC): an uptodate on 93 randomised trials and 17346 patients. *Radiother Oncol* 2009;92:4-14.
41. Domenge C, Hill C, Lefebvre JL et al. Randomized trial of neoadjuvant chemotherapy in oropharyngeal carcinoma. French Groupe d'Etude des Tumeurs de la Tête et du Cou (GETTEC). *Br J Cancer* 2000;83:1594-1598.
42. Vermorken JB, Remenar E, van Herpen C et al. Cisplatin, fluorouracil, and docetaxel in unresectable head and neck cancer. *N Engl J Med* 2007;357:1695-1704.
43. Bonner JA, Harari PM, Giralt J et al. Radiotherapy plus cetuximab for squamous-cell carcinoma of the head and neck. *N Engl J Med* 2006;354:567-578.
44. Worden FP, Bradford CR, Eisbruch A. Treatment of locoregionally advanced (stage III and IV) head and neck cancer: the oropharynx. ©2012 UpToDate®: www.uptodate.com. Software 20.8;2012.
45. Porceddu SV, Pryor DI, Burmeister E et al. Results of a prospective study of positron emission tomography-directed management of residual nodal abnormalities in node-positive head and neck cancer after definitive radiotherapy with or without systemic therapy. *Head Neck* 2011;33:1675-1682.
46. Boysen M, Lövdal O, Tausjö J et al. The value of follow-up in patients treated for squamous cell carcinoma of the head and neck. *Eur J Cancer* 1992;28:426-430.
47. Joshi A, Calman F, O'Connell M et al. Current trends in the follow-up of head and neck cancer patients in the UK. *Clin Oncol (R Coll Radiol)* 2010;22:114-118.
48. Fortin A, Wang CS, Vigneault E. Influence of smoking and alcohol drinking behaviors on treatment outcomes of patients with squamous cell carcinomas of the head and neck. *Int J Radiat Oncol Biol Phys* 2009;74:1062-1069.

CÂNCER DE NASOFARINGE

José Fernando Bastos de Moura
Sarah Barros Leal Carvalho de Vasconcelos

EPIDEMIOLOGIA

Os tumores da nasofaringe são considerados raros, na maior parte do mundo, no entanto, no sul da China e na Tailândia apresenta uma alta incidência (25 casos por 100.000 habitantes) podendo representar 15 a 20% de todas as neoplasias malignas diagnosticadas.[1-3] Em 2008, foram registrados cerca de 80.000 casos novos no mundo com uma taxa de mortalidade alta, correspondendo a 50.000 mortes.[4]

Sua epidemiologia está relacionada com vários fatores, como agentes virais (vírus Epstein-Barr), suscetibilidade genética e dieta, porém em contraste com os outros carcinomas de cabeça e pescoço, o tabaco e o álcool parecem não ser fatores etiológicos importantes.[1-3,5]

Apresenta um pico de incidência bimodal (15 a 25 anos e 50 a 60 anos), sendo duas a três vezes mais frequentes nos homens, do que em mulheres.[1-3]

O carcinoma da nasofaringe difere dos outros carcinomas da região de cabeça e pescoço com relação aos aspectos de sua epidemiologia, história natural, patologia, assim como na resposta ao tratamento.[6-8]

ANATOMIA

A nasofaringe é uma região anatômica de formato tubular com abundante irrigação linfática que drena preferencialmente para os linfáticos da retrofaringe e cervical superior (Fig. 13-1).[9] Com relação aos limites anatômicos, nas paredes laterais estão localizadas as fossas de Rosenmüller dirieta e esquerda e as aberturas das trompas de Eustáquio. Na porção anterior são encontradas as coanas posteriores que fazem a continuidade da nasofaringe com a cavidade nasal. Os músculos da parede faríngea posterior fazer o limite posterior e ficam a nível dos corpos vertebrais de C1 e C2. A base do crânio representa o limite superior e o limite anatômico inferior é caracterizado por uma linha horizontal imaginária formada pelo palato mole e a parede faríngea posterior. Seu suprimento sanguíneo é suprido pelo um ramo direto e dois indiretos da artéria carótida externa que são: a artéria faríngea ascedente e dois ramos da artéria maxilar, a artéria do canal pterigoide e a artéria esfenopalatina. Quanto a drenagem venosa é feita pelo plexo da faringe que drena para a veia jugular interna. A inervação deriva dos ramos dos nervos glossofaríngeo (IX), vago (X), e os simpáticos. Existe um rico plexo linfático, principalmente para o teto, paredes posterior e lateral da nasofaringe.

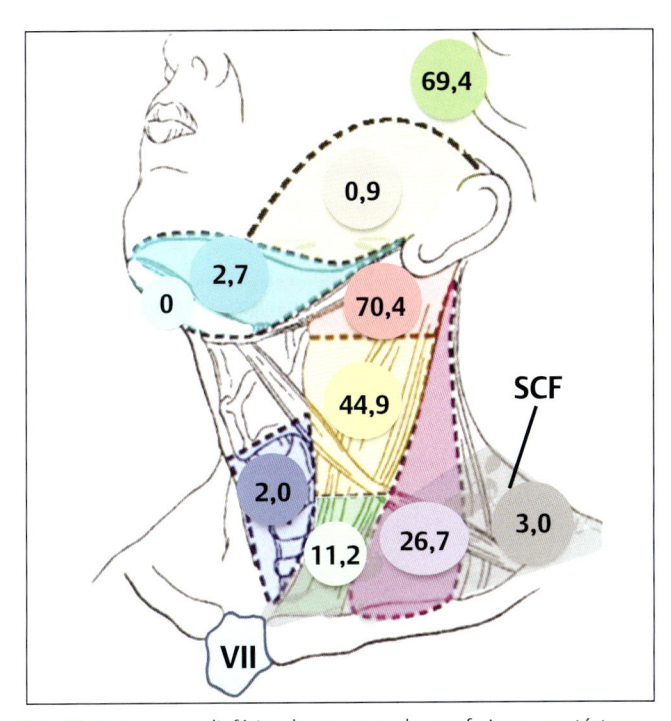

Fig. 13-1. Drenagem linfática dos tumores de nasofaringe – metástases linfonodais.[9]

PATOLOGIA

Os tumores da nasofaringe são classificados de acordo com a Organização Mundial da Saúde (OMS) com base no grau de diferenciação celular e a capacidade de produzirem queratina em: carcinona espinocelular queratinizante (tipo 1), sendo este tipo o mais raro e representando menos de 25% dos tumores epiteliais; carcinoma não ceratinizante bem diferenciado (tipo 2); carcinoma não ceratinizante pouco diferenciado (tipo 3), assim como linfoepiteliomas, correspondendo este tipo o mais comum, representando pelo menos 50 a 60% de todos os casos, e carcinomas de células basaloides que apresentam comportamento mais agressivo e prognóstico reservado.[10] O tipo 3 pode variar em função da idade, sendo que, em pacientes pediátricos, quase todos os tumores da nasofaringe são indiferenciados.[11,12]

Aproximadamente 90% dos tumores malignos da nasofaringe são carcinomas epidermoides ou carcinomas indiferenciados. Outros tipos histológicos que também podem ser encontrados são: linfomas não Hodgkin, melanomas, adenocarcinomas, plasmocitomas, sarcomas do tipo rabdomiossarcoma embrionário. As neoplasias benignas são raras e incluem o craniofaringioma e angiofibroma juvenil.[12,13]

HISTÓRIA NATURAL E MANIFESTAÇÕES CLÍNICAS

A presença de linfadenopatias cervicais é a manifestação clínica mais comum, sendo o comprometimento linfático unilateral em 80 a 90% dos casos e 40 a 50% com disseminação linfática bilateral.[14-16] A incidência de doença metastática correlaciona-se fortemente com o grau de comprometimento linfonodal,[17] sendo o sítio mais comum de metástases a distância o osso, seguido do pulmão e fígado.[18] Os sintomas mais frequentes estão relacionados com a extensão local do tumor, como trismo, obstrução, sangramento e congestão nasal, diminuição da acuidade auditiva, orofaringite e sintomas relacionados com o envolvimento de pares cranianos (perda ou mudanças do olfato, perda visual, ptose, diplopia, parestesia, dor facial, perda auditiva), assim como o comprometimento de massas cervicais, como queixa principal dos pacientes.[15,19,20]

Aproximadamente 20% dos pacientes que apresentam neuropatias resultam do comprometimento de nervos cranianos por invasão tumoral da base do crânio ou comprometimento linfonodal na região retrofaríngea ou cervical superior.[21] Os pares cranianos V e VI são os mais acometidos porcentualmente e causam dor facial ou parestesia e diplopia respectivamente.[20,22]

DIAGNÓSTICO E ESTADIAMENTO

O diagnóstico é realizado pela história clínica, exame físico, hemograma, funções hepática e renal e nasofibrolaringoscopia, exames de imagem, como RX ou tomografia de tórax, tomografia ou ressonância magnética da nasofaringe e pescoço, e finalizada pela biópsia.[23,24] Nos casos de dores ósseas ou elevação da fosfatase alcalina, fica indicada a cintilografia óssea. Nos pacientes com alto risco de recorrência (T3, T4 e/ou N2 e N3) o estadiamento pode ser realizado com a PET-CT, se disponível.[25]

O estadiamento segue o preconizado pela UICC/TNM (Quadro 13-1), apesar de existirem diversos sistemas de estadiamento para carcinomas da nasofaringe.[26-28]

Quadro 13-1. Estadiamento UICC/TNM

Estadiamento de Tumor Primário			
TX	Tumor primário não pode ser acessado		
T0	Tumor primário não identificado, mas com linfonodo presente		
Tis	Carcinoma *in situ*		
T1	Tumor confinado à nasofaringe ou com extensão à orofaringe e/ou cavidade nasal sem envolvimento parafaríngeo		
T2	Tumor com extensão ao espaço parafaríngeo e/ou ao tecido mole adjacente (pterigoide medial, pterigoide lateral, músculos paravertebrais)		
T3	Tumor infiltra estruturas ósseas da base de crânio, vértebra cervical, estruturas pterigóideas e/ou seios paranasais		
T4	Tumor com extensão intracraniana, envolvimento de nervos cranianos, hipofaringe, órbita, glândula parótida e/ou extensão ao tecido mole além da superfície lateral do músculo pterigoide lateral		
Estadiamento de Linfonodos Regionais			
NX	Linfonodos regionais não podem ser acessados		
N0	Sem metástase em linfonodos regionais		
N1	Metástase em linfonodo cervical unilateral e/ou unilateral ou bilateral metástases em linfonodos retrofaríngeos menores ou iguais a 6 cm no maior diâmetro, acima da borda caudal da cartilagem cricoide		
N2	Metástase em linfonodos cervicais bilaterais, menores ou iguais a 6 cm no maior diâmetro, acima da borda caudal da cartilagem cricoide		
N3	Metástases em linfonodos cervicais unilateral ou bilateral maiores de 6 cm no maior diâmetro e/ou extensão abaixo da borda inferior da cartilagem cricoide		
Estadiamento de Metástase a Distância			
M0	Sem metástase a distância		
M1	Com metástase a distância		
Estadiamento TNM			
0	Tis	N0	M0
I	T1	N0	M0
II	T0, T1	N1	M0
	T2	N0, N1	M0

(Continua.)

Quadro 13-1. *(Cont.)* Estadiamento UICC/TNM

Estadiamento TNM			
III	T0, T1, T2	N2	M0
	T3	N0, N1, N2	M0
IVA	T4	N0, N1, N2	M0
	Qualquer T	N3	M0
IVB	Qualquer T	Qualquer N	M1

Tumor Primário
- *T1:* tumor confinado à nasofaringe.
- *T2:* tumor que se estende às partes moles.
- *T2a:* tumor que se estende à orofaringe e/ou cavidade nasal, sem extensão parafaríngea.*
- *T2b:* tumor com extensão parafaríngea.*
- *T3:* tumor que invade estruturas ósseas e/ou seios paranasais.
- *T4:* tumor com extensão intracraniana e/ou envolvimento de nervos cranianos, fossa infratemporal, hipofaringe, órbita ou espaço mastigador.

*A extensão parafaríngea indica infiltração posterolateral do tumor, além da fáscia faringobasilar.

Linfonodos
- *NX:* os linfonodos regionais não podem ser avaliados.
- *N0:* ausência de metástases em linfonodos regionais.
- *N1:* metástases unilaterais em linfonodo(s), com 6 cm ou menos, em sua maior dimensão, acima da fossa supraclavicular.
- *N2:* metástases bilaterais em linfonodo(s), com 6 cm ou menos, em sua maior dimensão, acima da fossa supraclavicular.
- *N3:* metástase em linfonodo(s), com mais de 6 cm, em sua maior dimensão ou em fossa supraclavicular.
- *N3a:* com mais de 6 cm, em sua maior dimensão.
- *N3b:* na fossa supraclavicular.

Nota: os linfonodos de linha média são considerados linfonodos homolaterais.
- Metástases a Distância.
  - *Mx:* presença de metástase a distância não pode ser avaliada.
  - *M0:* ausência de metástase a distância.
  - *M1:* Metástase a distância.

FATORES PROGNÓSTICOS

O fator prognóstico mais importante é o estadiamento,[29] sendo o tipo histológico ainda um fator prognóstico controverso.[30-32] Com base no risco de falha ao tratamento, três grupos prognósticos podem ser definidos de acordo com o estadiamento TNM para os tumores da nasofaringe: estádio inicial (estádio I), estádio intermediário (estádio II) e estádio avançado (estádios III, IVA, IVB).

De modo geral, os tumores localmente avançados estão associados a pior prognóstico, com controle local e sobrevida baixos, assim como aumento do risco de falha a distância. De acordo com a literatura a sobrevida global para os tumores iniciais (estádios I e II) varia de 84 a 90%, enquanto que, nos tumores localmente avançados (estádios III e IV), pode variar de 58 a 75%.[33]

TRATAMENTO

A radioterapia é o tratamento preferencial, associada ou não à quimioterapia, sendo a cirurgia indicada como resgate de linfonodos residuais após radioterapia ou nas recorrências cervicais, e em situações especiais nas recidivas localizadas na nasofaringe.[34] Nestas últimas décadas a radioterapia tem evoluído com tecnologia de alta precisão, atrelado também aos avanços tanto da quimioterapia, como dos métodos de diagnósticos.

A radioterapia preferencial no nosso meio seria a radioterapia conformacional – 3D, sendo a radioterapia de intensidade modulada (IMRT) o tratamento ideal em decorrência principalmente da melhor distribuição de dose e diminuição de efeitos colaterais tardios, como a xerostomia principalmente, além de diminuir a toxicidade de órgãos-alvo, como trato óptico, tronco cerebral e medula. Em estudos mais recentes o tratamento com IMRT tem demonstrado melhora de sobrevida quando comparado com a radioterapia convencional 2D ou 3D. Logo, sempre que disponível deve ser recomendada. A dose de radioterapia deve ser de 70 a 72 Gy para doença grosseira e de 50 a 60 Gy para irradiação eletiva de regiões de risco.[35]

A braquiterapia endocavitária é uma opção de tratamento para tumores iniciais ou para reforço de dose (*boost*) no leito tumoral após radioterapia externa, assim como para o resgate nos casos de recidivas tumorais restritas à nasofaringe. A braquiterapia de alta taxa de dose é mais amplamente utilizada. Até o momento não existe nenhum trabalho randomizado que compare braquiterapia com radioterapia externa na questão do reforço de dose e mostre benefícios com a braquiterapia.[35]

O tratamento padrão continua sendo a radioquimioterapia concomitante, porém, mais recentemente, têm-se utilizado estratégias de tratamento sequenciais na tentativa de reduzirem-se as taxas de metástases a distância. Estudo multicêntrico, fase III, vem sendo realizado pelo GORTEC com o uso de quimioterapia neoadjuvante, no entanto, até o momento esta estratégia é considerada experimental.[35] Paciente com estadio clínico I (T1N0M0) deve ser tratado com radioterapia exclusiva e estadio II com radioterapia e quimioterapia concomitante incluindo a drenagem linfática nos campos da radioterapia.

Em situações individuais, como pacientes com tumores primários extensos (T4) e doença nodal volumosa, em especial em fossa supraclavicular, a quimioterapia neoadjuvante tem sido utilizada, principalmente para redução de massa tumoral e, consequentemente, redução de doença local e maior facilidade no planejamento e tratamento com radioterapia.

A maior parte dos pacientes submetidos à radioterapia da nasofaringe pode desenvolver algum grau de dermatite (radiodermites), mucosite grave, fibrose e atrofia da pele e tecidos subcutâneos, trismo, assim como uma diminuição em graus variados do fluxo salivar, caracterizado como xerostomia. Outros efeitos, como a radiomielite e osteorradionecrose, são mais raros e, consequentemente, mais graves. Complicações, como neuropatias cranianas, disfunção primária ou secundária de glândulas endócrinas (hipófise e tireoide) e distúrbios da audição, também acontecem após tratamento combinado com radioquimioterapia.

No sentido de amenizar ou mesmo diminuir estas complicações, além da alta tecnologia da radioterapia e avanços da quimioterapia, é de fundamental importância a avaliação inicial destes pacientes pelo odontologista (estomatologista) que deverá acompanhá-los no pré, per e pós- tratamento, assim como avaliação do otorrinolaringologista, fonoaudiólogo e fisioterapeutas é de grande valia no acompanhamento dos pacientes.

RESULTADOS

De acordo com o estudo Intergroup 0099 todos os pacientes estadiados como T3-T4 ou N+ devem receber tratamento radioquimioterápico. Este estudo mostrou sobrevida livre de doença (SLD) em 3 anos de 69% vs. 24% com tratamento radioterápico exclusivo e sobrevida global (SG) em 3 anos de 76% vs. 46%, respectivamente. Por causa dos resultados marcadamente positivos com o tratamento combinado, o estudo foi encerrado precocemente.[36]

As maiores críticas ao Intergroup 0099 foram o grande número (25%) de subtipo histológico favorável (OMS tipo I: carcinoma de células escamosas queratinizante), que não é o mais prevalente na população em geral, e o resultado aquém do esperado no braço da radioterapia exclusiva. Segundo outros estudos uni-institucionais, a radioterapia exclusiva teve resultados mais expressivos em 3-5 anos, com SLD variando de 43-48% e SG em torno de 61-62%.[37,38]

De acordo com o estudo RTOG 0225 todos os pacientes estadiados em maior ou igual a T2 e/ou N+ devem ser tratados com radioquimioterapia.[39]

Existem 3 outros estudos randomizados asiáticos que demonstram o benefício do tratamento combinado de rádio e quimioterapia sobre a radioterapia exclusiva nos pacientes com doença avançada locorregional.[40-42]

Há uma metanálise com 1.753 pacientes em 8 estudos que comparou tratamento combinado vs. radioterapia exclusiva. O benefício em SG foi observado com radioquimioterapia (HR 0,6) (Quadro 13-2).[43]

Com relação aos resultados de quimioterapia adjuvante ou de indução ao tratamento combinado com radioquimioterpia já tem sido demonstrado, em várias metanálises e trabalhos randomizados, um aumento tanto de sobrevida livre de doença quanto sobrevida global em 3 e 5 anos. No entanto, neste contexto existem também trabalhos com resultados negativos. Na verdade, a quimioterapia de indução ou adjuvante ainda é um assunto controverso e deve ser individualizada em suas indicações[45,46,47,48,49].

Quadro 13-2. Estudos que Compararam Radioterapia Exclusiva *Versus* Quimiorradioterapia

Estudo	Estadiamento	RT	QT	SLD	SG
Al Sarraf et al. (1998)[36] (Intergroup 0099)	III-IV	35 × 2Gy	CDDP 100 mg/m² × 3 + Adj	3 anos: 24% × 69%	3 anos: 47% × 78%
Lin et al. (2003)[40]	III-IV	35-37 × 2Gy	CDDP 20 mg/m² + 5-FU 400 mg/m² por dia por 96 h (Inf. Cont.)	5 anos: 53% × 72%	5 anos: 54% × 72%
Wee et al. (2005)[41]	III-IV	35 × 2Gy	CDDP 25 mg/m² × 3 + Adj	2 anos: 57% × 75%	2 anos: 78% × 85%
Chan et al. (2005)[42]	T3-4 e/ou N+	33 × 2Gy	CDDP 40 mg/m² semanal	Não significante	5 anos: 59% × 70%
Lee AW et al. (2005)[33]	T1-T4 N2-3 M0	≥ 33 × 2Gy	CDDP 100 mg/m² × 3	3 anos: 62% × 72%	Não significante

Figuras Ilustrativas de Campo de Tratamento em Radioterapia no Câncer de Nasofaringe (Figs. 13-2 a 13-4).

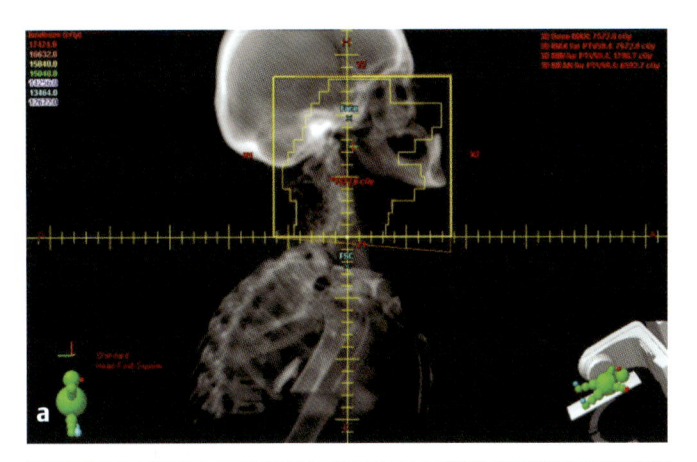

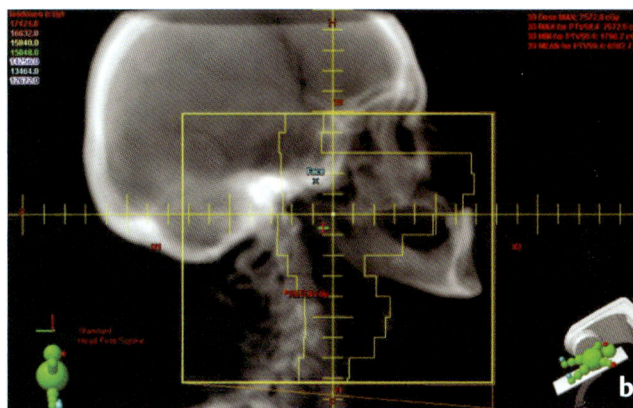

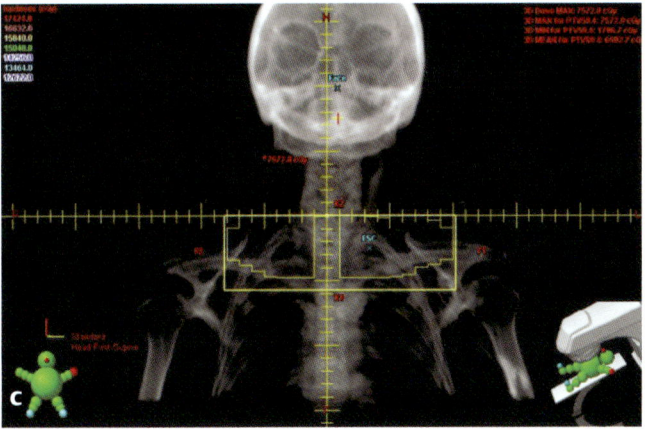

Fig. 13-2. (a-c) Campos de tratamento em radioterapia tridimensional – 3D para o câncer de nasofaringe.

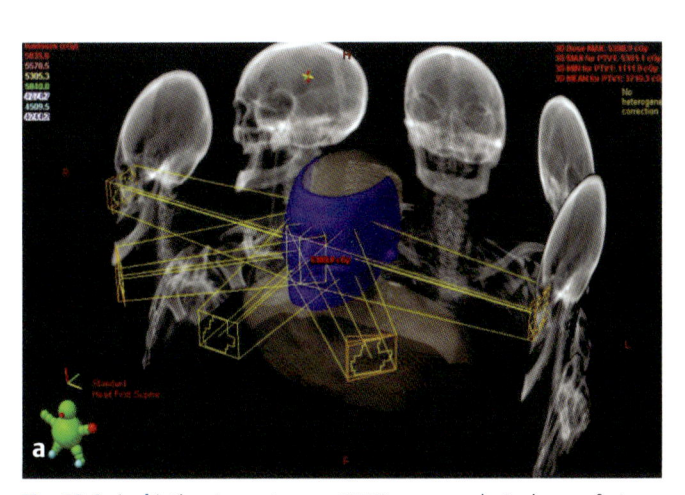

Fig. 13-3. (a, b) Planejamento com IMRT para neoplasia de nasofaringe.

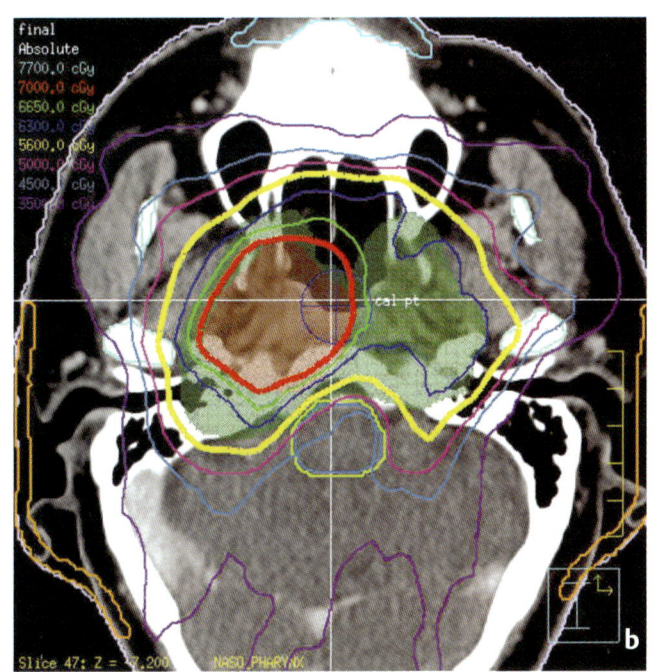

IMRT   **3D**   **Tradicional**

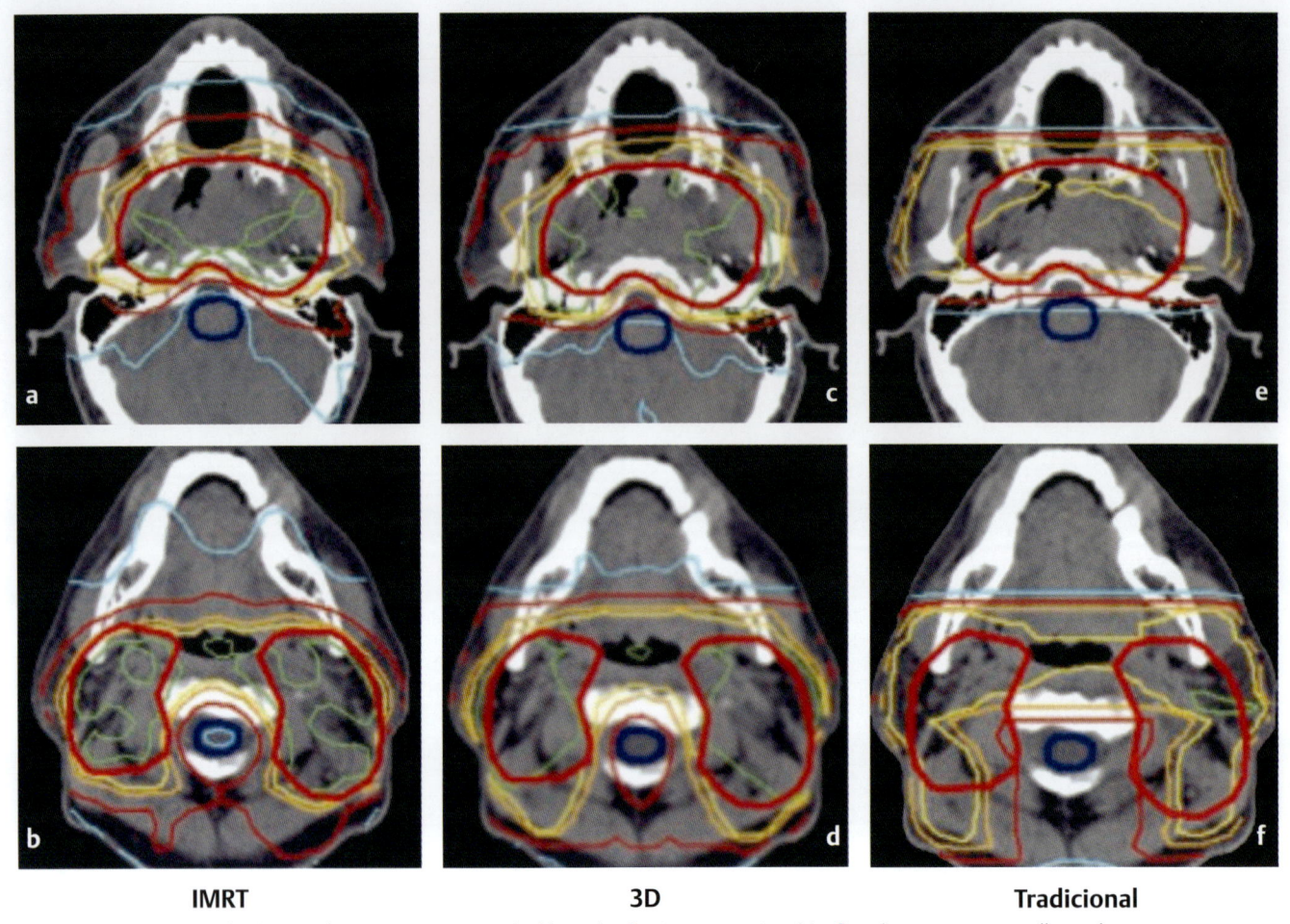

Fig. 13-4. Comparação de técnicas de tratamentos: IMRT (a, b); 3D (c, d) e 2D convencional (e, f) – observa-se uma melhor cobertura e distribuição da dose e proteção de estruturas normais com a técnica de IMRT.

REFERÊNCIAS BIBLIOGRÁFICAS

1. Parkin DM, Bray F, Ferlay J, Pisani P. Global câncer statistics. 2002. *CA Cancer J Clin* 2005 Mar-Apr;55(2):74-108.
2. Ferlay J, Bray F, Pisani P, Parkin DM. GLOBOCAN 2002: Cancer Incidence, Mortality and Prevalence Worldwice, *IARC Cancer Base* 2004; 5, version 2.0, IARC Press, Lyon.
3. Prasad G, Rembert J, Hansen EK, Yom, SS. Nasopharyngeal Cancer. In: Hansen, EK; Roach III, M. *Handbook of Evidence-based Radiation Oncology*. 2nd ed. Springer; 2010. p. 99-108.
4. Ferlay J, Shin HR, Bray F et al. Estimates of worldwide burden of cancer in 2008: GLOBOCAN 2008. *Int J Cancer* 2010.
5. Simons MJ, Wee GB, Goh EH et al. Immuno genetic aspects of nasopharyngeal carcinoma: IV Increased risk in Chinese of nasopharyngeal carcinoma associated with a Chinese related HCA profile (A2, singapore2). *JNCI* 1976;57:977-80.
6. Chan AT, Teo PM, Huang DP. Pathogenesis and treatment of nasopharyngeal carcinoma. *Semin Oncol* 2004;31:794.
7. Wei WI, Sham JS. Nasopharyngeal carcinoma. *Lancet* 2005;365:2041.
8. Tao Q, Chan AT. Nasopharyngeal carcinoma: molecular pathogenesis and therapeutic devepments. *Expert Rev Mol Med* 2007;9:1.
9. Ho FC, Tham IW, Earnest A et al. Patterns of regional lymph node metastasis of nasopharyngeal carcinoma: a meta-analysis of clinical evidence. *BMC Cancer* 2012;12:98.
10. Yan JH, Hu YH, Gu XZ. Radiation for recurrent nasopharyngeal carcinoma: Report on 219 patients. *Acta Radiol Oncol* 1983;22(1):23-8.
11. Martin WD, Shah KJ. Carcinoma of the nasopharynx in young patients. *Int J Radiat Oncol Biol Phys* 1994;28:991-9.
12. Burri RJ. Nasopharynx. In: Chao KSC, Perez CA, Brady LW. *Radiation Oncology Management Decisions*. 3th ed. Philadelphia, PA: Lippincott Williams & Wilkins; 2011. p. 211-226.
13. Burri R. Nasopharynx. In: Chao KSC, Perez CA, Brady LW. Radiation Oncology Management Decisions. 2nd ed. Philadelphia, PA: Lippincott Williams & Wilkins; 2011. p. 311-226.
14. Mesic JB, Fletcher GH, Goepfert H. Megavoltage irradiation of epithelial tumors of the nasopharynx. *Int J Radiation Oncol Biol Phys* 1981;7:447.
15. Lee AWM, Perez CA, Law SCK et al. Nasopharynx. In: Halperin EC, Perez CA, Brady LW eds. *Principles and practice of radiation oncology*. 5th ed. Philadelphia, PA: Lippincott Williams & Wilkins; 2008. p. 820-857.
16. Fletcher GH, Million RR. Nasopharynx. In: Fletcher GH ed. *Textbook of radiotherapy*. 3rd ed. Philadelphia, PA: Lea & Febiger; 1980. p.364-383.
17. Petrovich Z, Cox JD, Middleton R et al. Advanced carcinoma of the nasopharynx. Pattern of failure in 256 patients. *Radiother Oncol* 1985;4(1):15-20.
18. Valentini V, Balducci M, Ciarniello V et al. Tumors of the nasopharynx: review of 132 cases. *Rays* 19876,12(1):77-88.

19. Hsu MM, Tu SM. Nasopharyngeal carcinoma in Taiwan. Clinical manifestations and results of therapy. *Cancer* 1983;52:362-8.
20. Neel HB III. Nasopharynx carcinoma: clinical presentation, diagnosis, treatment and prognosis. *Otolaryngol Clin North AM* 1985;18(3):479-90.
21. Leung SF, Tsao SY, Teo P et al. Cranial nerve involvement by nasopharyngeal carcinoma: response to treatment and clinical significance. *Clin Oncol* (*R Coll Radiol*) 1990;2(3):138-141.
22. Fagundes MA. Parte E – Nasofaringe. In: Salvajoli JV, Souhami L, Faria SL. *Radioterapia em Oncologia*. Rio de Janeiro: Medsi; 1999. p. 411-429.
23. Chong VFH et al. Nasopharyngeal Carcinoma: Review of How Imaging Affects Staging. *J Comp Assist Tomography* 1999 Nov/Dec;23(6):984-993.
24. Daly BD, Leung SF, Cheung H, Metreweli C. Thoracic metaphases from carcinoma of the nasopharynx: high frequency of hilar and mediastinal lymphadenopathy. *Am J Roentgenol* 1993;160:241-244.
25. Liu FV, Chang JT, Wang HM et al. [18F] Fluorodeoxyglucose Positron Emission Tomography Is More Sensitive Than Skeletal Scintigraphy for Detecting Bone Metastasis in Endemic Nasopharyngeal Carcinoma at Initial Staging. *J Clin Oncol* 2006 Feb 1;24:599.
26. American Joint Committee on Cancer: Handbook for Staging of Cancer. *The American Joint Committee.* 4th ed. JB. Lippincott Co.; 1993. p. 51-5.
27. International Histological Classification of Tumors, N° 19. *Histological typing of upper respiratory tract tumors.* Geneva: World Health Organization; 1978. p. 32-33.
28. Edge SB, Byrd DR, Compton CC et al., eds. *AJCC cancer staging manual.* 7th ed. New York, NY: Springer Verlag; 2009.
29. Perez CA, Brady LW, Halperin EC. *Principles and Practice of Radiation* Oncology. 5th ed. Philadelphia: Lippincott Williams and Wilkins; 2008.
30. Gallo O, Bianchi S, Giannini A et al. Correlation between histopatho and biological findings in nasopharyngeal carcinoma and its prognostic significance. *Laryngoscope* 1991;101:487-493.
31. Kaasa S, Kragh-Jensen E, Bjordal K et al. Prognostic factors in patients with nasopharyngeal carcinoma. *Acta Oncol* 1993; 32:531-536.
32. Perez CA, Devineni VR, Marcial-Vega V et al. Carcinoma of the nasopharynx: Factors affecting prognosis. *Int J Radiat Oncol Biol Phys* 1992;23:271-280.
33. Lee AWM, Sze WM, Au JS et al. Treatment results for nasopharyngeal carcinoma in the modern era: The Hong Kong experience. *Int J Radiat Oncol Biol Phyys* 2005;61:1107-1116.
34. Ma BB, Hui EP, Chan AT. Systemic approach to improving treatment outcome in nasopharyngeal carcinoma: current and future directions. *Cancer Sci* 2008;99:1311.
35. Felipe E. Nasofaringe. In: Radioterapia Baseada em Evidências – *Recomendações da Sociedade Brasileira de Radioterapia*. 1. Ed. São Paulo: XII Congresso da Sociedade Brasileira de Radioterapia; 2011. p. 69-74.
36. Al Sarraf M et al. Chemoradiotherapy versus radiotherapy in patients with advanced nasopharyngeal cancer: phase III randomized Intergroup study 0099. *J Clin Oncol* 1998;16(4):1310-1317.
37. Chow E et al. Radiotherapy alone in patients with advanced nasopharyngeal cancer: comparison with an intergroup study: is combined modality treatment really necessary? *Radiother Oncol* 2002 June;16(3): 269-274.
38. Cooper JS. Concurrent Chemotherapy and radiation therapy for advanced stage carcinoma of the nasopharnx. *Inter J Radiat Oncol, Biol Phys* 2000 Dec;48(5):1277-1279.
39. Lee N, Harris J, Garden AS et al. Intensity-Modulated Radiation Therapy With or Without Chemotherapy for Nasopharyngeal Carcinoma: Radiation Therapy Oncology Group Phase II Trial 0225. *J Clin Oncol* 2009 Aug 1:3684-3690.
40. Lin JC, Jan JS, Hsu CY et al. Phase III study of concurrent chemoradiotherapy versus radiotherapy alone for advanced nasopharyngeal carcinoma: positive effect on overall and progression-free survival. *J Clin Oncol* 2003;21(4):631-637.
41. Wee J, Tan EH, Tai BC et al. Randomized trial of radiotherapy versus concurrent chemo-radiotherapy followed by adjuvant chemotherapy in patients with American Joint Committee on Cancer/International Union Against Cancer Stage III and IV nasopharyngeal cancer of the endemic variety. *J Clin Oncol* 2005;23:6730-8.
42. Chan AT, Leung SF, Ngan RK et al. Overall survival after concurrent cisplatin- radiotherapy compared with radiotherapy alone in locoregionally advanced naso-pharyngeal carcinoma. *J Natl Cancer Inst* 2005b;97:536-9
43. Baujat, B, Audry H, Bourhis J et al. Chemotherapy in locally advanced nasopharyngeal carcinoma: an individualized patient data meta-analysis of eight randomized trials and 1753 patients. *Int J Radiat Oncol Phys* 2006;64:47-56.
44. Hunt MA, Zelefsky MJ, Wolden S et al. Treatment planning and delivery of intensity-modulated radiation therapy for primary nasopharynx cancer. *Int J Radiat Oncol Biol Phys* 2001;49:623-32.
45. Cao SM, Yang Q, Guo L, Mai HQ, Mo HY, Cao KJ et al. Neoadjuvant chemotherapy followed by concurrent chemoradiotherapy versus concurrent chemoradiotherapy alone in locoregionally advanced nasopharyngeal carcinoma: A phase III multicentre randomised controlled trial. *Eur J Cancer* 2017 Apr;75:14-23.
46. Chen L, Hu CS, Chen XZ, Hu GQ, Cheng ZB, Sun Y et al. Adjuvant chemotherapy in patients with locoregionally advanced nasopharyngeal carcinoma: Long-term results of a phase 3 multicentre randomised controlled trial. *Eur J Cancer* 2017;75:150-158.
47. Jian He, Ping Wu, Yaoyun Tang, Sulai Liu, Chubo Xie, Shi Luo H et al. Chemoradiotherapy enhanced the efficacy of radiotherapy in nasopharyngeal carcinoma patients: a network meta-analysis. *Oncotarget* 2017;*8*:39782-39794.
48. Tan TH, Soon YY, Cheo T, Ho F, Wong LC, Tey J et al. Induction chemotherapy for locally advanced nasopharyngeal carcinoma treated with concurrent chemoradiation: A systematic review and meta-analysis. *Radiother Oncol 2018* Out;129(1):10-17.
49. Chen YP, Tang LL, Yang Q, Poh SS, Hui EP, Chan ATC et al. Induction Chemotherapy plus Concurrent Chemoradiotherapy in Endemic Nasopharyngeal Carcinoma: Individual Patient Data Pooled Analysis of Four Randomized Trials *Clin Cancer Res* 2018;24:1824-1833.

TUMORES NASAIS E DE SEIOS PARANASAIS

Ubiranei Oliveira Silva
Rafael Leite Freitas
Gabriel Silva Lima
Edilson Rozendo de Sousa Neto

INTRODUÇÃO

As neoplasias da cavidade nasal e seios paranasais constituem um desafio ao Cirurgião de Cabeça e Pescoço em decorrência de uma sintomatologia comum a doenças benignas e malignas em sua fase inicial, uma estreita relação anatômica entre estas estruturas e destas com as estruturas adjacentes, dificultando a identificação exata do local de origem da neoplasia. A maioria dos tumores malignos apresenta-se como doença avançada, e as taxas de cura são geralmente pobres, inferior a 50%.[1]

Os tumores benignos são caracterizados pela sua diversidade histológica. Os mais frequentes são: osteomas, hemangiomas e papilomas.[2]

Os tumores malignos são incomuns, representando menos de 1% dos tumores malignos do organismo, 3% dos tumores do trato aerodigestivo e somente 10% das lesões neoplásicas oriundas da cabeça e pescoço.[3-5] Podem ter origens epitelial e não epitelial, primários ou metastáticos, acometendo mais frequentemente indivíduos entre a quinta e sétima décadas de vida (Quadro 14-1).[5,6]

Carcinoma de células escamosas (SCC) é o tipo mais comum de tumor maligno nasossinusal (70-80%).[1] Os tumores de origem no seio maxilar representam aproximadamente 50% dos tumores nasossinusais, enquanto os de origem na cavidade nasal representam 15 a 30% dos casos e são de origem epitelial, em sua maioria. Tumores primários da mucosa etmoidal são incomuns e os dos seios frontal e esfenoidal são raros.[5]

Vários fatores de risco têm sido identificados, entre eles a poluição ambiental, exposição a níquel, cromo, óleo isopropílico, formaldeído e fumaça de tabaco. Papilomavírus humano (HPV) podem ser detectados no carcinoma epidermoide do seio paranasal e podem estar envolvidos na transformação maligna do papiloma invertido de seios paranasais, assim como são encontrados em tumores do septo nasal e epitélio adjacente ao saco lacrimal.[5,7]

ASPECTOS GERAIS

Devido à pobreza de sintomas específicos na fase inicial dos tumores nasossinusais, bem como apresentar a semelhança dos sintomas comuns à rinossinusite, estes tumores podem ser erroneamente interpretados em uma fase inicial, resultando em falha diagnóstica, retardando o tratamento e consequentemente o prognóstico do paciente. Somam-se a isto a dificuldade de visualizar tumores menores nesta área e a proximidade de estruturas vitais, ocorrendo precocemente extensão a órgãos e estruturas adjacentes, levando a diagnósticos de tumores em estádios avançados III e IV.[4,6]

Ohngren (1933) descreveu uma linha imaginária, passando do canto interno do olho ao ângulo da mandíbula, dividindo em duas metades, sendo uma anteroinferior (infraestruturas)

Quadro 14-1. Neoplasias de Cavidade Nasal e Seios Paranasais

Benignos epiteliais	Benignos não epiteliais
■ Papiloma ■ Adenoma ■ Dermoide	■ Fibroma ■ Condroma ■ Osteoma ■ Neurofibroma ■ Hemangioma ■ Linfangioma ■ Glioma nasal
Intermediários	

■ Papiloma Schaideriano
  • Invertido
  • Papilar
  • Cilíndrico
■ Angiofibroma
■ Ameloblastoma
■ Displasia fibrosa
■ Fibroma ossificante
■ Tumor de células gigantes	

Malignos epiteliais	**Malignos não epiteliais**
■ Carcinoma de células escamosas ■ Carcinoma adenocístico ■ Carcinoma mucoepidermoide ■ Adenocarcinoma ■ Carcinoma neuroendócrino ■ Carcinoma de células claras hialinizante ■ Melanoma ■ Neuroblastoma olfatório ■ Carcinoma indiferenciado ■ Metastáticos	■ Condrossarcoma ■ Sarcoma osteogênico ■ Fibrossarcoma ■ Histiocitoma maligno ■ Hemangiopericitoma ■ Angiossarcoma ■ Sarcoma de Kaposi ■ Rabdomiossarcoma ■ Linfomas

e outra posterossuperior (supraestrutura). Pacientes com tumores localizados na infraestrutura desenvolvem sintomas mais precocemente e, consequentemente, um tratamento em estádios menos avançados, com melhor prognóstico. Por outro lado, em tumores da supraestrutura, os sintomas são mais tardios e havendo extensão para fossa pterigomaxilar, infratemporal, base do crânio e/ou fossa craniana anterior, através da órbita ou via etmoidal, com um prognóstico mais reservado.[5,6]

Manifestações Clínicas

A maioria dos tumores nasossinusais não possui sinais e sintomas específicos, o que pode resultar em atraso no diagnóstico. Os tumores da cavidade nasal tendem a ser diagnosticados mais facilmente que aqueles nos seios paranasais devido à apresentação mais precoce de sintomas.

Dentre os sintomas mais precoces destacam-se a obstrução nasal unilateral, rinorreia purulenta, epistaxe e dor local, enquanto que dentre os sintomas mais tardios destacam-se a diplopia, proptose, deformidades nasal e do palato entre outros sintomas que decorrem de acordo com a área acometida.[6,8,9]

Diagnóstico

Por ser uma região em que a proporção de tumores é bem menor, quando comparado a outros locais da cabeça e pescoço, o cirurgião deve realizar uma anamnese completa e avaliação detalhada da cavidade nasal e de outros locais que possam apresentar sinais ou sintomas sugestivos de neoplasias, considerando que alguns tumores podem mimetizar uma lesão benigna, como, por exemplo, um pólipo nasal, em decorrência da presença de edema, hiperemia e secreção amarelada presentes no tumor.

Quanto aos exames complementares, a rinoscopia anterior e posterior é extremamente limitada, informando somente a presença de massa tumoral sem, no entanto, poder delimitar sua extensão.

A nasofibroscopia rígida ou flexível é, habitualmente, o primeiro exame complementar realizado ainda na primeira consulta. Apesar de não informar com precisão a extensão da massa tumoral, permite caracterizar a lesão e orientar quanto à realização de biópsia em consultório, quando possível.

A radiografia é útil nos tumores ósseos para avaliar erosões e as extensões do acometimento ósseo, entretanto, há exames que permitem avaliação mais detalhada da lesão, como a tomografia computadorizada e a ressonância magnética.

A tomografia computadorizada proporciona melhor avaliação da lesão, quanto ao acometimento ósseo e extensão a outros locais, com precisão variando entre 78 a 85%,[6] além disso, este exame auxilia quanto à tomada de decisões em relação à área a ser ressecada, ao planejamento para radioterapia e auxilia o seguimento do paciente pós-tratamento.[10]

A ressonância magnética possibilita melhor diferenciação entre o que é massa tumoral, processo inflamatório e secreção retida. Ao contrário da tomografia, não permite que restaurações dentárias ou colocação de pinos para próteses fixas comprometam o diagnóstico devido, gerando artefatos, além do que permite identificar invasão de dura-máter.[6,7,10]

A angiorressonância é útil na avaliação das lesões localizadas próximas ao sistema carotídeo, avalia a permeabilidade dos vasos, bem como facilita a embolização de tumores previamente à ressecção cirúrgica.

A biópsia, sempre que possível, deve ser realizada por via endonasal, quer seja com auxílio de um espéculo nasal, um nasofibroscópio para tumores nasais ou quando localizado nos seios paranasais, com uma agulha transnasal através da parede medial da maxila ou com cirurgia endoscópica ou ainda por antrotomias, como Caldwell-Luc e Lynch.[7,10] Estas antrotomias, por sua vez, devem ser evitadas por causa do risco de contaminação de tecidos pelo tumor, dificultando o tratamento curativo.[5] No Quadro 14-2, resumimos o estadiamento dos tumores de cavidade nasal e de seios paranasais.[11]

Quadro 14-2. Estadiamento – Classificação TNM dos Tumores de Cavidade Nasal e Seios Paranasais

	Seio maxilar
T1	Mucosa antral
T2	Erosão/destruição óssea, palato duro, meato nasal médio
T3	Parede posterior do seio maxilar, tecidos subcutâneos, assoalho/parede medial da órbita, fossa pterigoide, seio(s) etmoidal(is)
T4a	Órbita anterior, pele da bochecha, lâminas pterigoides, fossa infratemporal, lâmina cribriforme, seios esfenoidal/frontal
T4b	Ápice da órbita, dura-máter, cérebro, fossa craniana média, outros nervos cranianos que não seja o da divisão maxilar do trigêmeo V2, nasofaringe, *clivus*
	Cavidade nasal e seio etmoidal
T1	Uma sublocalização anatômica
T2	Duas sublocalizações ou localização nasoetmoidal adjacente
T3	Parede medial/assoalho da órbita, seio maxilar, palato, lâmina cribriforme
T4a	Órbita anterior, pele do nariz/bochecha, fossa craniana anterior (mínimo), lâminas pterigoides, seios esfenoidal/frontal
T4b	Ápice da órbita, dura-máter, cérebro, fossa craniana média, outros nervos cranianos que não seja o da divisão maxilar do trigêmeo V2, nasofaringe, *clivus*
	Todas as localizações
N1	Homolateral, único, ≤ 3 cm
N2	(a) Homolateral, único, > 3 cm até 6 cm (b) Homolateral, múltiplo, ≤ 6 cm (c) Bilateral, contralateral, ≤ 6 cm
N3	> 6 cm
MX	A presença de metástase a distância não pode ser avaliada
M0	Ausência de metástase a distância
M1	Metástase a distância

Retirado de Eisenberg ALA. TNM: classificação de tumores malignos 6. ed. - Rio de Janeiro: INCA, P. 50, 2004.[11]

TRATAMENTO

A cirurgia é o tratamento de escolha a ser empregado e deve levar em consideração a localização do tumor, bem como seu estádio. O tratamento pode ser exclusivamente cirúrgico para tumores em fase inicial, podendo haver ressecção completa ou a combinação de cirurgia com radioterapia e quimioterapia após a ressecção da lesão para tumores em estádios mais avançados.[5,7]

A ressecção em bloco dos tumores nasossinusais, considerada há vários anos como o tratamento padrão, ganhou impulso com o desenvolvimento das abordagens transfaciais (rinotomia lateral e médio-facial) e a combinação de abordagens transcranianas e transfaciais para tumores que acometem a base do crânio. Outras abordagens, contudo, estão associadas à morbidade pós-operatória, como cicatrizes externas, defeitos estéticos maxilofaciais devido a osteotomias ou translocação do esqueleto maxilofacial e, mais importante, a lesões relacionadas a retração cerebral. Técnicas alternativas de procedimentos minimamente invasivos têm sido progressivamente introduzidas de modo a reduzir ou evitar tais complicações.

Nas últimas duas décadas, as técnicas endoscópicas endonasais progrediram principalmente em função da expansão do conhecimento sobre a anatomia endoscópica e do desenvolvimento de novas técnicas cirúrgicas e tecnologias que possibilitaram a ressecção completa das lesões malignas (ou seja, com margens negativas).[12]

A cirurgia endoscópica com ablação fria (*coblation*) permite uma boa abordagem dos tumores nasofaríngeos, com menores riscos de prejuízo para estruturas nobres. O dispositivo utiliza frequências entre 100 e 500 kHz para cortar o tecido com necrose mínima de estruturas circunjacentes.[13]

Para tumores que acometem ou que estejam localizados adjacentemente a estruturas neurovasculares críticas, o planejamento cirúrgico durante o intraoperatório com o sistema de neuronavegação se torna essencial para a realização do procedimento endoscópico com segurança, a fim de se evitar complicações.[12,16]

Entretanto, as abordagens endoscópicas endonasais puras para neoplasias malignas são limitadas pelas estruturas neurovasculares paramediais críticas (órbita, nervo óptico, ACI); assim, a extensão da doença para além destas fronteiras laterais constitui uma contraindicação para as abordagens endoscópicas endonasais (ou indica a necessidade de uma segunda abordagem externa).[12]

Para tumores irressecáveis, a radioterapia associada à quimioterapia, representa o tratamento de eleição. A radioterapia e quimioterapia em alguns casos podem ser realizadas no pré-operatório, objetivando uma redução da massa tumoral para ressecção cirúrgica.[5,7,18]

Se o tumor for considerado irressecável, a abordagem puramente endoscópica endonasal pode desempenhar um papel paliativo para abrir a via aérea nasossinusal, fornecer drenagem para os seios paranasais, controlar hemorragia ou descomprimir a órbita ou outras estruturas nervosas.[14]

Dentre as técnicas cirúrgicas externas preconizadas, destacam-se a rinotomia lateral, incisão de Weber-Ferguson com a possibilidade de extensões subciliar (Diefenbach), Lynch ou ainda supraciliar e subciliar; *degloving* para osteotomia de Caudwell-Luc, maxilarectomia parcial ou total com ou sem exenteração de órbita.[5,7]

Mello-Filho *et al.* destacam ainda outras técnicas, como a transpalatina, temporal, frontal e transantral para tumores benignos e malignos em fases iniciais nasal e paranasal; técnica de translocação proposta por Janecka inclui parte da órbita enquanto que na proposta por Mello-Filho *et al.* na translocação médio-facial há preservação da órbita.[7,15]

O tratamento dos tumores benignos nasossinusais é principalmente cirúrgico. Abordagens endoscópicas tornaram-se os procedimentos de escolha. A ressecção total é a garantia de não recidiva do tumor. O acompanhamento é obrigatório em todos os casos.[17]

O envolvimento ganglionar é pouco frequente.[1] A presença de metástase em tumores nasossinusais é baixa mesmo em tumores mais avançados, chegando a 10% e sendo um pouco mais alta quando a mucosa oral está acometida pela lesão.

Quando a lesão é irressecável, o tratamento com radioterapia e quimioterapia resulta em maiores taxas de sobrevida, enquanto a terapia paliativa deve ser realizada com poliquimioterapia e mais recentemente com o uso do cetuximabe, que pode ser utilizado concomitante à radioterapia ou como droga paliativa de forma isolada.[7]

A maioria das falhas no tratamento ocorre dentro de 2 anos, devendo o acompanhamento ser meticuloso nesse período. Além disso, cerca de 33% dos pacientes desenvolvem um segundo câncer primário no trato aerodigestivo.[1]

Complicações

As complicações, independentes da proporção que se manifestam, são sempre desagradáveis e prolongam ainda mais o tempo de permanência hospitalar, afetando a sobrevida global do paciente em 5 anos. Medina dos Santos (2003) relata em um estudo multi-institucional, no qual 1.528 pacientes submetidos à cirurgia envolvendo base do crânio, aqueles que não apresentaram complicações pós-operatórias, obtiveram sobrevida global em 5 anos de 56%, enquanto que nos que apresentaram complicações a sobrevida foi de 45,5%.[12,13]

A gravidade e o tipo de complicação guardam relação direta com o estádio do tumor, o estado físico do paciente, com o local a ser ressecado e da terapia complementar, podendo ser divididas em imediatas e tardias. Dentre as complicações imediatas, a mais frequente é o sangramento, podendo ocorrer no transoperatório ou logo nas primeiras horas após a cirurgia. Podem ocorrer ainda infecções capazes de gerar abscesso e meningite, além de perda do enxerto e fístula liquórica. Dentre as complicações tardias, destacam-se desabamento da pirâmide nasal, crostas com acúmulo de secreções e osteorradionecrose, decorrentes da radioterapia.

Outras complicações que podem ser relacionadas são epífora por lesão do ducto naso-lacrimal, amaurose decorrente de compressão do nervo óptico, por sangramento ou edema pós-cirúrgico, além de disfunção tubária e pneumoencéfalo e complicações decorrentes da radioterapia como ceratite e úlcera de córnea.

PROGNÓSTICO

A sobrevida dos pacientes com tumor nasal está diretamente relacionada ao tipo histológico, o estádio da doença, a localização do tumor primário (infra ou supraestrutura), a extensão e comprometimento de outros locais, bem como as margens cirúrgicas.[5,15]

Tumores da cavidade nasal e antro maxilar, envolvendo a infraestrutura, apresentam melhor prognóstico, com sobrevida global de 62 e 42%, respectivamente. Tumores dos seios etmoidais, entretanto, chegam a 13%. Pacientes com carcinoma espinocelular de maxila em estádio I apresentam sobrevida de quase 100%, enquanto aqueles com estádio II, a sobrevida é de 86% em 5 anos. Pacientes em estádios III e IV, a sobrevida em 5 anos é de 39 e 25% respectivamente.[5,15]

REFERÊNCIAS BIBLIOGRÁFICAS

1. Board, PDQ Adult Treatment Editorial. *Paranasal Sinus and Nasal Cavity Cancer Treatment* (PDQ®). 2015.
2. Bonfils P. Benign tumors of the nose and sinuses: the inverted papilloma. *EMC Otorhinolaryngol* 2007; 2:1-15 [Article 20-400-A-10].
3. Quitral RC, Rahal ME, Morales IG et al. Tumores malignos de nariz y cavidades paranasales. *Rev Otorrinolaringol Cir Cabeza Cuello* 2003;63:21-28.
4. Rangel HM, Ordófiez GR. Prevalencia de tumoraciones de nariz y senos paranasales en el Centro Médico Nacional "20 de Noviembre" de enero de1994 a diciembre de 2002. *AN ORL MEX* 2005;50(1).
5. Shah JP, Kowalski LP *Cirurgia de Cabeça e Pescoço*. 2. ed. Rio de Janeiro: Revinter; 2000. p. 49-84.
6. Souza RP, Junior AJOP, Lenh CN et al. Tumores malignos da cavidade nasal: Tomografia computadorizada e Ressonância magnética. *Radiol Bras* 2004;37(5):329-332.
7. Medina Santos LR, Kuhnen FQ, Back LA. Tratamento do câncer dos seios paranasais. In: Parise O, Kowalski LP, Leni C eds. *Câncer de cabeça e pescoço: diagnóstico e tratamento*. São Paulo: Âmbito Editores; 2006. p. 258-262.
8. Orvidas LJ, Lewis JE, Weaver AL et al. Adenocarcinoma of the nose and paranasal sinuses: a retrospective study of diagnosis, histologic characteristics, and outcomes in 24 patients. *Inter Sience* 2005;1-6.
9. Agger A, von Buchwald C, Madsen AR et al. Squamous Cell Carcinoma of the Nasal Vestibule 1993-2002: a nationwide retrospective study from dahanca. *Head Neck* 2009 Dec;31(12):1593-9.
10. Mendonça VF, Carvalho ACP, Freitas F, Boasquevisque EM. Tumores malignos da cavidade nasal: avaliação por tomografia computadorizada. *Radiol Bras* 2005;38(3):175-180.
11. Eisenberg ALA. *TNM: classificação de tumores malignos*. 6. ed. Rio de Janeiro: INCA, 2004. p. 254.
12. Kasemsiri P et al. Técnica endoscópica endonasal: tratamento de lesões malignas paranasais e da base do crânio anterior. *Braz J Otorhinolaryngol* 2013;79(6):760-779.
13. Stefanescu CD et al. The use of coblation in volumetric tumor reduction of the rhinopharyngeal neoplasm for aviators. *Rev Air Force Academy* 2015;1:191.
14. Ong YK, Solares CA, Carrau RL, Snyderman CH. New developments in transnasal endoscopic surgery for malignancies of the sinonasal tract and adjacent skull base. *Curr Opin Otolaryngol Head Neck Surg* 2010;18(2):107-13
15. Melo Filho FV, Mamede RCM, Ricz HMA et al. Midfacial translocation: a variation of the rhinopharynx, clivus and upper odontoid process. *Cranio Maxillofac Surg* 2006; in press.
16. Medina Santos LR. Complicações das cirurgias das fossas nasais e seios paranasais. *Rev Bras Cirurgia de Cabeça e Pescoço* 2003 Abr/Mai/Jun;31(2).
17. Medina Santos LR, Cernea CR, Brandão LG et al. Results and prognostic factors in skull base surgery. *Am J Surg* 1994; 168(5):481-484.
18. Suarez C, Llorente JL, Leon RL et al. Prognostic factors in sinonasal tumors involving the anterior skull base. *Head Neck* February; 2004.

TUMORES DAS GLÂNDULAS SALIVARES

Márcio Ribeiro Studart da Fonseca
Igor Furtado Soares Melo

INTRODUÇÃO

As glândulas salivares são divididas em dois grandes grupos: 1) glândulas salivares maiores, constituídas pela glândula parótida, glândula submandibular e glândula sublingual. 2) glândulas salivares menores.

A parótida é a maior glândula salivar, pesando cerca de 20-30 g. Ela está situada abaixo do arco zigomático, abaixo e em frente do meato acústico externo, em frente do processo mastóideo, sobre o masseter e atrás do ramo da mandíbula. É atravessada pelo nervo facial (VII par craniano), sendo dividida didaticamente em lobo superficial que representa cerca de 80% do parênquima glandular e lobo profundo (20%). O suprimento arterial da glândula parótida é feito por ramos das artérias temporal superficial e maxilar interna, a drenagem venosa pela veia retromandibular principalmente e a linfática direcionada para linfonodos intra e extraparotídeos e desses para os linfonodos da cadeia júgulo-carotídea. O ducto principal da parótida ou ducto de Stenon emerge da face lateral da glândula indo desembocar na cavidade oral ao nível da coroa do segundo molar superior. Sua produção salivar é influenciada pela inervação parassimpática e é de conteúdo seroso.

A glândula submandibular pesa cerca de 10 a 20 g. Localiza-se dentro e abaixo do triângulo digástrico, sendo parcialmente coberta pela mandíbula. Essa glândula é irrigada por ramos da artéria facial, e sua inervação faz-se por fibras parassimpáticas. Sua produção salivar é mista (serosa e mucosa). Essa saliva é drenada pelo ducto de Wharton que tem seu óstio localizado na porção anteromedial do assoalho da boca.

As glândulas sublinguais relacionam-se superiormente com a túnica mucosa (prega sublingual) do assoalho da boca e inferiormente com o músculo milo-hióideo. A saliva tem conteúdo mucinoso, sendo drenada diretamente para a cavidade oral ou pelo ducto da glândula submandibular.

As glândulas salivares menores estão predominantemente localizadas na submucosa de toda a cavidade oral, tendo maior concentração na região de palato duro. Sua secreção salivar é do tipo mucinosa e é regulada pelo sistema nervoso autônomo.

TUMORES DAS GLÂNDULAS SALIVARES

As neoplasias de glândulas salivares são incomuns e correspondem a cerca de 3 a 5% de todos os tumores da região da cabeça e pescoço, sendo a maioria de origem epitelial. Esses apresentam etiologia variada, e muitos fatores de risco têm sido identificados, no entanto, a escassez de informações presentes nos registros médicos torna inconsistente a importância destes na tumorigênese de glândula salivar.

As glândulas salivares dão origem a nada menos que 30 tumores malignos e benignos histologicamente distintos. Porém, a maioria desses tumores é muito rara. Os tumores benignos são os mais frequentes, correspondendo a 54 a 90,4% do total de tumores, enquanto os malignos apresentam taxas de 9,6 a 46%. A glândula parótida é a mais acometida por tumores, correspondendo a cerca de 80% do total. As estatísticas mostram que 95% dos nódulos palpáveis da glândula parótida são de origem tumoral, 10% dos tumores aparecem na glândula submandibular e o restante nas glândulas salivares menores, incluindo as sublinguais.

Aproximadamente 25% dos tumores da parótida, 50% dos tumores da submandibular, 81% dos tumores das salivares menores são malignos. A probabilidade, então, de um tumor de glândula salivar ser maligno é mais ou menos inversamente proporcional ao tamanho da glândula.

As mulheres têm uma incidência mais elevada que os homens tanto em neoplasmas malignos como nos benignos. O pico de idade acometida é de 30 a 40 anos para tumores benignos e em torno de 60 anos para os malignos.

TUMORES BENIGNOS
Adenoma Pleomórfico

Por causa de sua grande variedade histológica, estes tumores também são denominados de tumores mistos. Representam de 60 a 80% dos tumores parotídeos, são menos comuns nas glândulas submandibulares e relativamente raros nas glândulas salivares menores.

A sua patogênese ainda é incerta, assim como a expressão de oncogenes e fatores que influenciam sua transformação maligna. A transformação maligna ocorre principalmente após recorrências do tumor ou em casos em que o tumor apresente um longo tempo de evolução. Nas glândulas salivares maiores, apresentam-se encapsulados, podendo esta cápsula ser incompleta, permitindo que o tumor cresça, levando ao aparecimento de protrusões do tumor para o interior da glândula salivar adjacente, fato considerado fator predisponente para a recorrência dessa neoplasia além de tornar perigosa a sua enucleação.

Esses neoplasmas apresentam-se como massas arredondadas, firmes à palpação, bem demarcadas e que raramente excedem 6 cm na maior dimensão. Seu aspecto microscópico é bastante variado, com muitas células epiteliais em estroma mixoide, condroide ou hialino, muito semelhante à cartilagem.

Trata-se de um tumor comum na faixa etária compreendida entre os 40 e 60 anos de idade e que apresenta maior incidência no sexo feminino. Quando inadequadamente ressecado, sua transformação maligna é possível. Cerca de 3 a 4% dos adenomas pleomórficos podem tornar-se o carcinoma, tornando-se mais agressivos. O índice de recorrência com parotidectomia é de aproximadamente 4% e com enucleação aproxima-se de 25% em razão da falha em reconhecer, na cirurgia, extensões mínimas além das massas principais.

Possui crescimento lento, e a duração dos sintomas é variável. Estudos mostram a duração dos sintomas em torno de 5 anos. Embora a progressão seja lenta, se não tratado, o tumor pode causar morbidade significativa e, raramente morte. A probabilidade de transformação maligna aumenta com o tempo de evolução. Raramente pode metastatizar. Alguns estudos mostram que o intervalo médio entre a apresentação inicial e as metástases foi de 12,3 anos para pacientes que não tiveram recorrência local anteriormente e 16,9 anos para aqueles que tiveram uma recorrência anterior.

Cistoadenoma Papilífero Linfomatoso

Também chamado tumor de Warthin, este é o segundo tumor mais frequente de glândula salivar. Corresponde de 5 a 11% do total de tumores salivares e 3 a 10% de todos os tumores de parótida. Geralmente incide mais em homens entre as 4ª e 7ª décadas de vida. O local mais comum de surgimento dessa neoplasia é na glândula parótida, no entanto, tem sido relatada sua presença em outros lugares, como nas glândulas submandibulares e nas sublinguais, lábios superior e inferior, mucosa bucal, nariz, maxila entre outros.

Dentre os tumores parotídeos é o que mais frequentemente apresenta bilateralidade, ocorrendo em 13% numa série brasileira.

Esses tumores são massas encapsuladas arredondadas de características císticas geralmente de 2 a 5 cm. São também chamados de nódulos quentes da parótida por causa da característica de captarem intensamente o tecnécio.

TUMORES MALIGNOS

Carcinoma Mucoepidermoide

É o tumor maligno mais comum das glândulas salivares, representando cerca de 10% de todas as neoplasias salivares e 35% das lesões malignas. Ocorre predominantemente em mulheres, e a faixa etária mais atingida é entre a 5ª e a 6ª década de vida.

Apesar de ocorrerem principalmente na parótida, eles podem acometer as outras glândulas salivares, sendo frequente sua presença quando nas glândulas salivares menores.

O prognóstico depende do grau do neoplasma. Os tumores de grau baixo podem invadir localmente e recorrerem em aproximadamente 15% dos casos, mas somente de forma rara, eles enviam metástases e, portanto, produzem um índice de sobrevida de cinco anos maior que 90%. Os de alto grau são invasivos e de difícil ressecção, sendo recorrentes em aproximadamente 25 a 30% dos casos. Em 30% dos casos disseminam-se para sítios distantes. O índice de sobrevida de cinco anos destes tumores é de apenas 50%.

Carcinoma Adenoide Cístico

É o tumor mais frequente nas glândulas submandibulares. Representa a quinta colocação das lesões epiteliais malignas das glândulas salivares. Origina-se das células ductais e mioepiteliais provenientes dos ductos intercalares. Diversos estudos mostraram uma semelhante distribuição em relação ao sexo. No entanto, outros relataram ligeira predileção pelo sexo feminino. Tem incidência aumentada entre as 5ª e 6ª décadas de vida.

O carcinoma adenoide cístico é uma neoplasia de crescimento lento, apresentando-se clinicamente como aumento de volume ou nódulo de consistência endurecida, recoberto por mucosa íntegra, quando ocorre nas glândulas salivares maiores. Do ponto de vista histopatológico, sua característica principal é a frequente presença de invasão perineural. Metástase a distância é comum, particularmente tardia, sendo o pulmão o sítio mais comumente afetado, seguido de ossos, fígado e cérebro.

Carcinoma de Células Acinares

É um tumor raro. Ocorre principalmente na glândula parótida. Estudos mostram que esse tipo de tumor pode corresponder até 8% dos tumores malignos parotídeos. Acomete mais mulheres do que homens, ocorrendo geralmente na 5ª década de vida. Sua disseminação é principalmente hematogênica para pulmões e ossos.

Carcinoma em Adenoma Pleomórfico (Tumor Misto Maligno)

É mais comum nas 5ª e 6ª décadas de vida, em homens. A glândula mais acometida é a parótida. Este tumor possui áreas de características benignas com focos malignos. O prognóstico é sombrio. Entre 30 a 70% dos pacientes apresentam metástases para os pulmões, ossos, cérebro e fígado. A sobrevida após 5 anos é estimada em 50%.

Outros Tumores Malignos

Há vários outros tumores malignos de glândulas salivares, dentre esses podemos citar: adenocarcinomas, carcinomas espinocelulares e carcinomas indiferenciados.

DIAGNÓSTICO

Clínico

O diagnóstico dos tumores das glândulas salivares maiores e menores é clínico. Sinais, como a fixação do tumor, a indefinição em relação às estruturas adjacentes e a presença de paralisia facial, são fatores indicativos de malignidade. A história clínica geralmente é longa, mesmo em tumores malignos, com a queixa principal de aumento de volume. A dor, em tumores benignos, geralmente ocorre quando associado à sialoadenite. Geralmente sintomas de dor são associados à malignidade. Linfonodos cervicais palpáveis podem estar presentes no câncer. Tumores da porção parafaríngea da parótida podem manifestar-se com abaulamento da orofaringe.

Métodos de Imagem

A ultrassonografia é um método simples e barato que fornece informações importantes sobre os tumores salivares. Este exame pode diferenciar nódulos sólidos dos mistos e císticos, além de poder diferenciar linfonodomegalias de massas tumorais intraparenquimatosas. Pode ser útil, também, no direcionamento de punção biópsia.

A tomografia computadorizada pode ser importante na avaliação da extensão do tumor, facilitando a terapêutica cirúrgica e complementar. Pode também ajudar na avaliação de características dos tumores, analisando outras variáveis, como bordas bem circunscritas ou bordas irregulares e difusas, sugerindo processos benignos ou malignos.

A ressonância magnética pode ser útil na avaliação de partes moles além do envolvimento perineural e do sistema nervoso central em tumores avançados.

Punção Biópsia

O conhecimento do diagnóstico histológico de tumores de glândulas salivares no pré-operatório auxilia muito no planejamento terapêutico, no esclarecimento e no preparo adequado do paciente quanto à extensão da cirurgia, principalmente em tumores malignos em estágio precoce, o que geralmente é difícil de estabelecer com base apenas nos achados da história e exames clínico e de imagem.

A punção aspirativa por agulha fina (PAAF) tem demonstrado boa sensibilidade (88,9 a 98%), especificidade (94,1 a 98%) e acurácia (93 a 97%). Contudo, não ajuda no estadiamento clínico e no grau histológico.

TRATAMENTO

O tratamento de tumores das glândulas salivares é cirúrgico. A remoção desses tumores deve ser feita por cirurgião experiente, evitando risco de lesões de estruturas envolvidas pelo tumor, como também de estruturas vizinhas. Não é raro, especialistas se depararem com pacientes que sofreram enucleação de tumores parotídeos em consultório sob anestesia local, levando a uma série de complicações, inclusive aumentando as taxas de recidiva, transformando tumores simples, de fácil tratamento em tumores de difícil controle. Além disso, uma manipulação prévia da região acometida dificulta uma nova exploração, facilitando lesões de estruturas, como o nervo facial, que passa entre os lobos superficial e profundo da glândula parótida. Uma atenção maior tem de ser dada a tumores parotídeos por causa da possibilidade de lesão desse nervo, causando enormes prejuízos estéticos e funcionais ao paciente.

A cirurgia de tumores localizados no lobo superficial da parótida é realizada abordando a parte superficial da glândula (parotidectomia superficial). É realizada a ressecção após a dissecção do nervo facial, que na maioria dos casos pode e deve ser preservado, mesmo em tumores malignos. A ressecção do lobo superficial não necessita ser completa, no entanto, deve haver margens suficientes de tecido são, no intuito de evitar recidivas. O exame de congelação intraoperatório tem a função de indicar se o tumor é benigno ou maligno e, se possível, seu grau histológico.

Quando a cirurgia é realizada em tumores malignos a cirurgia preconizada é a parotidectomia total, preservando, quando possível, o nervo facial, desde que não comprometa a radicalidade da cirurgia. O cirurgião também pode explorar linfonodos do nível II e biopsiá-los no intuito de pesquisar metástases. No caso de tumores de alto grau, o esvaziamento supraomo-hióideo (níveis I, II e III) pode ser realizado. Caso seja positivo, está indicado o esvaziamento cervical dos 5 níveis.

As paralisias ou paresias faciais transitórias são frequentes após as parotidectomias, entre 46 e 64%, sobretudo quando a cirurgia foi a parotidectomia total, em que se manuseia mais o nervo facial e seus ramos. As paralisias faciais definitivas por lesão do nervo facial são mais comuns em reoperações para tumores recidivados. Monitorização intraoperatória do nervo facial deve ser realizada nestes casos. Nas lesões completas com secção do nervo facial ou seus ramos acidentais ou intencionais deve-se tentar a reconstrução imediata do nervo por anastomoses microcirúrgicas. Nos casos de secção acidental, em que não houve perda de substância do nervo, não é necessária a interposição de enxertos. Em casos onde houve perda de seguimento do nervo por ressecção junto com o tumor é necessária a reconstrução com enxerto de outro nervo. Os nervos mais utilizados para enxertos são o nervo sural ou o nervo auricular magno. As reconstruções do nervo facial têm elevadas taxas de sucesso.

A síndrome de Frey ou sudorese gustatória é a ocorrência de enrubescimento e sudorese facial após estímulo gustatório, sendo uma complicação frequente após as parotidectomias. Os sintomas desta síndrome aparecem em vários graus em cerca de 20 a 50% dos pacientes submetidos à parotidectomia e podem ocorrer até seis meses da cirurgia. É causada possivelmente por anastomoses de cotos do nervo auricolotemporal, seccionados na parotidectomia, com fibras simpáticas que provocam a ação das glândulas sudoríparas na pele. Não há tratamento específico ou eficaz, porém, o uso de toxina botulínica pode ajudar nos casos mais intensos.

As fístulas salivares ou sialoceles são complicações menos frequentes, que consistem na coleção de saliva por baixo da pele da área operada. Podem-se se localizar em qualquer local da região operada. O tratamento é conservador com aspiração do líquido e curativo compressivo, acompanhados por restrição de estimuladores da saliva.

O tratamento radioterápico é realizado em quase todos os tipos de neoplasias salivares malignas, como uma terapia complementar (adjuvante) ao procedimento cirúrgico. Sua ação benéfica já está comprovada, aumentando os controles local e regional.

Nas neoplasias de glândula submandibular, a terapêutica inicial é a submandibulectomia. Na maioria dos tumores, principalmente nos de mais alto grau, a radioterapia e o esvaziamento cervical também são aplicados.

Na cirurgia da glândula submandibular estão sob risco de lesão os seguintes nervos: ramo marginal do nervo facial, nervo lingual e nervo hipoglosso (XII par craniano).

Os tumores das glândulas salivares menores terão sempre indicação de tratamento cirúrgico, que será a ressecção alargada da lesão e radioterapia adjuvante nos casos em que houver margem cirúrgica acometida ou nos tumores de alto grau de malignidade. A ressecção nestes casos variará de acordo com o sítio primário da lesão.

BIBLIOGRAFIA

Adibfar A, Mintz SM. Papillary Cystadenoma Lymphomatosum of the Upper Lip: report of case. *J Oral Maxillofac Surg* 1994; 52:183-185.

Alves ATNN, Soares FD, Júnior AS *et al.* Carcinoma adenoide cístico: revisão da literatura e relato de caso clínico. *J Bras Patol Med Lab* 2004 Dez,40(6):421-4.

Araújo Filho VJF, Brandão LG, Ferraz AR. Manual do Residente de Cirurgia de Cabeça e pescoço. São Paulo: Keila & Rosenfeld; 1999.

Chulam TC, Noronha Francisco AL, Gonçalves Filho J *et al.* Warthin's tumour of the parotid gland: our experience. *Acta Otorhinolaryngol Ital* 2013;33(6):393-7.

Chummun S, McLean NR, Howlett PC *et al.* Mucoepidermoid carcinoma of the head and neck: A 13-year review. *Eur J Plast Surg* 2008;30:277-282.

Gardner E, Gray DJ, O'Rahilly. *Anatomia: estudo regional do corpo humano.* 4 ed. Rio de Janeiro: Guanabara-Koogan; 1988.

Gonçalves AJ, Alcadipani FC. *Clínica e Cirurgia de Cabeça e Pescoço.* Ribeirão Preto, SP: Tecmedd, 2005.

Gonçalvez AJ, Menezes MB, Kavabata NA *et al.* Punção aspirativa nos tumores das glândulas salivares: especificidade e sensibilidade. *Rev Assoc Med Bras* 2007;53(3):267-71.

Kligerman J, Lima RA, Dias FL *et al.* Complicações das cirurgias dos tumores das glândulas salivares. *Revista Brasileira de Cirurgia de Cabeça e Pescoço* 2003 Abr/Maio/Jun;31(9):2.

Kumar V, Abbas AK, Fausto N. *Robbins e Cotran - Patologia - Bases Patológicas das Doenças.* 7. ed. São Paulo: Elsevier; 2005.

Lima SS, Soares AF, Amorim RFB, Freitas RA. Epidemiologic profile of salivary gland neoplasms: analysis of 245 cases. *Rev Bras Otorrinolaringol* 2005 Mai/Jun;71(3):335-40.

Mendenhall WM, Mendenhall CM, Werning JW *et al.* Salivary Gland Pleomorphic Adenoma. Review article. *Am J Clin Oncol* 2008 Feb;31(1).

Ministério da Saúde – Brasil. Tumores de glândulas salivares. *Rev Bras Cancerologia* 2002;48(1):9-12.

Neves JC, Lima MCA, Sobral APV. Estudo clinicopatológico de 106 adenomas pleomórficos de glândula salivar maior. *J Bras Patol Med Lab* 2007 Out;43(5):347-354.

Santos GOM. Neoplasias de glândulas salivares: estudo de 119 casos. *J Bras Patol Med Lab* 2003;39(4):371-375.

Silva DN, Guimarães KB, Bezerra MF, Heitz C. Enucleação de Adenoma Pleomórfico: Considerações Terapêuticas e Relato de Caso. *Rev Cir Traumatol* Buco-Maxilo-Fac;7(4):25-30.

Takahama AJ, Almeida OP, Kowalski LP. Parotid neoplasms: analysis of 600 patients attended at a single institution. *Braz J Otorhinolaryngol* 2009;75(4):497-01.

CÂNCER DE PELE NÃO MELANOMA (CPNM)

CAPÍTULO 16

Humberto David Menezes de Siqueira Brito
Priscilla Kelly Soares Torres Brito
Alessandra Freire da Silva
Ana Carolina Montes Ribeiro

INTRODUÇÃO

É o tipo de câncer mais comum que acomete a humanidade – no Brasil corresponde de 25-30% dos tumores malignos registrados. Em países, como Austrália e Nova Zelândia, este tipo de câncer é um problema de grande importância na saúde pública, onde se estima que perto de 2/3 dos habitantes desenvolverão algum tipo de neoplasia maligna de pele até os 70 anos.[1,2]

Dentre os tipos de neoplasias malignas da pele a mais comum é o carcinoma basocelular (CBC), correspondendo a 70% dos diagnósticos, seguido pelo carcinoma espinocelular (CEC) em 25% dos casos. Juntos os CBCs e CECs correspondem quase à totalidade dos CPNMs, sendo o restante compostos por melanomas (4%) e uma miscelânea de tumores raros, como o carcinoma de células de Merkel e os sarcomas cutâneos.[1] A maioria dos CPNMs localiza-se no segmento corpóreo da cabeça/pescoço, principalmente os CBCs que atingem prevalência de mais de 80% neste local. Os CECs são menos frequentes na cabeça/pescoço, sendo o tipo mais frequente nos membros. No tronco CBCs e CECs ocorrem em proporções semelhantes.

Para o ano de 2016, O INCA estimou para o Brasil cerca de 80.850 casos novos de câncer da pele não melanoma entre homens e 94.910 em mulheres. O que corresponde a um risco estimado de 81 casos novos a cada 100 mil homens e 91 para cada 100.000 mulheres.[3]

O CPNM é uma doença que incide mais em populações de pele clara, sendo mais raro entre negros, asiáticos e hispânicos. Costumam ter crescimento lento, podendo ser localmente invasivos e possuem baixa taxa de metástase a distância. A taxa de óbitos por essa doença é baixa, sendo uma neoplasia evitável, tratável e de bom prognóstico. Altas taxas de cura são conseguidas quando o tratamento adequado é instituído a tempo e de forma adequada; mas em lesões avançadas a taxa de cura é menor, e o tratamento pode levar a deformidades físicas graves.

O principal fator de risco para o surgimento do CPNM é a exposição à radiação solar, tanto recreacional quanto ocupacional (agricultores, pescadores e empregados da construção civil etc.). Em geral, o carcinoma de células escamosas está associado ao acúmulo das doses de exposição ao sol, enquanto o carcinoma basocelular parece mais associado a uma exposição intermitente para altas doses de radiação solar.[3,4] De grande importância também é o fenótipo representado pela cor da pele, olhos e cabelo do indivíduo que, junto à exposição solar, podem explicar a quase totalidade dos casos. Outros fatores de risco são as genodermatoses, exposição à radiação ionizante, imunossupressão e exposição crônica a certas substâncias e compostos químicos.[4]

São neoplasias passíveis de prevenção, já que a grande maioria relaciona-se com a exposição solar. A adoção de medidas preventivas, como a diminuição da exposição solar (principalmente na infância e adolescência) e a exposição em horários de menor concentração de raios solares, aliados ao uso rotineiro de filtros solares, educação em saúde e *screening* periódico nos grupos de maior risco, resultaria em médio e longo prazo na diminuição da incidência dos CPNMs no país.[3,4]

Existem atualmente várias formas de tratamento para os CPNMs, tanto cirúrgicas quanto não cirúrgicas, seja qual for a terapêutica escolhida, as metas são: a ressecção completa da lesão, a preservação ou restauração da função e o aspecto estético – em ordem decrescente de prioridade.[5] A excisão cirúrgica é o tratamento mais indicado para cânceres de pele.[6] O tratamento cirúrgico, frequentemente, envolve o sacrifício de uma faixa de pele perilesional, aparentemente normal, com a finalidade de erradicar as invasões tumorais no tecido circunjacente ao tumor.[7] Esta faixa de pele é o que chamamos de margem de segurança (Fig. 16-1). Porém, dependendo da

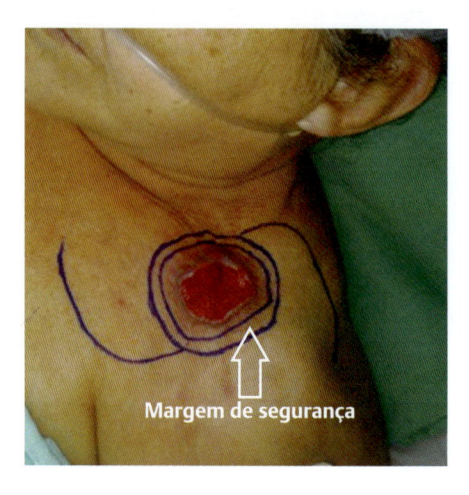

Fig. 16-1. Margem de segurança.

extensão e do tipo da lesão, outros tratamentos alternativos à cirurgia podem ser feitos: radioterapia, terapia fotodinâmica e tratamento tópico com cremes.

São em geral tumores de bom prognóstico, principalmente quando tratados adequadamente e a tempo, embora a mortalidade seja incomum para estas neoplasias, a morbidade em alguns casos gerada tanto pelo tumor quanto pelo seu tratamento não deve ser menosprezada, e a preocupação prognóstica está ligada principalmente às condições que favorecem as recidivas.[8]

HISTOLOGIA DA PELE

A pele recobre todo o corpo, correspondendo a cerca de 15% do seu peso, apresentando-se constituída por três camadas: epiderme (de origem ectodérmica), derme (origem mesodérmica) e hipoderme (mesodérmica), esta última serve apenas como meio de sustentação e união aos tecidos mais profundos.[9]

Sendo a epiderme o local de surgimento das neoplasias mais prevalentes, segue um breve resumo de sua estrutura e composição celular.

Epiderme

Constituída de epitélios estratificado, pavimentoso e queratinizado e mais três tipos de células: melanócitos, células de Langerhans e de Merkel. A espessura da epiderme varia conforme o local do corpo (pele fina e pele espessa), e se subdivide nas seguintes camadas, de fora para dentro:[9]

- *Camada ou estrato córneo:* é constituída de células achatadas, mortas e sem núcleo e com espessura bastante variável, conforme a área do corpo.[9]
- *Camada espinhosa:* constituídas por células cuboides ligeiramente achatadas, com expansões citoplasmáticas que se aproximam às das células vizinhas e se unem por desmossomos, gerando um aspecto espinhoso às células dessa camada. Esta camada torna-se hipertrofiada em áreas expostas a atrito.[9]
- *Camada basal:* células cuboides que repousam sobre a membrana basal. Tem intensa atividade mitótica, sendo a responsável pela constante renovação celular que faz com que toda a pele de um ser humano seja literalmente trocada a cada 30 dias. Juntamente com a camada espinhosa forma o estrato germinativo.[9] As duas últimas camadas são encontradas na pele sem folículos pilosos (pele glabra).

Na palma da mão e na planta do pé, local onde a epiderme é mais espessa, existem ainda duas outras camadas, ficando de dentro para fora: basal, espinhosa, granulosa, lúcida e córnea:[9]

- *Camada granulosa:* células poligonais, nitidamente achatadas e grânulos de querato-hialina, que garantirão a formação de substância intercelular na camada córnea.[9]
- *Camada lúcida:* delgada camada de células achatadas, em que desaparece a figura do núcleo, e ficam mais rarefeitos os desmossomos intercelulares.[9]

Outros Tipos Celulares da Epiderme

- *Melanócitos:* são células que existem nas camadas basal e espinhosa da epiderme, responsáveis pela produção do pigmento melanina, que é injetado nas células epiteliais, que funcionam como verdadeiros depósitos dessa substância. Ao sofrerem processo degenerativo maligno originam os melanomas.[9]
- *Células de Langerhans:* são mais frequentes na camada espinhosa e fazem parte do sistema imunitário. Muito raramente podem se degenerar de forma maligna, originando o sarcoma de células de Langerhans.[9,10]
- *Células de Merkel:* mais comuns na palma das mãos e planta dos pés, trata-se de mecanorreceptores. Podem sofrer degeneração maligna, conhecida como carcinoma de células de Merkel, que é um tipo agressivo de tumor.

FATORES DE RISCO

Existem os fatores de risco relacionados com o ambiente (concentração de radiação solar-latitude, contato crônico com certas substâncias, exposição a radiações ionizantes) e com o indivíduo (raça ou grupo étnico, genodermatoses, imunossupressão). Da interação entre esses fatores se dá o mecanismo da carcinogênese. De especial importância é a interação entre a exposição à radiação solar (principalmente a fração UVB), que é tanto mais intensa quanto mais próxima à linha do Equador, com aqueles indivíduos de pele mais clara. Essa interação é de caráter acumulativo (especialmente para os CECs), portanto, quanto mais tempo o indivíduo se expõe ao sol, maior a chance de vir a desenvolver alguma lesão, assim como quanto mais longevo for, também maior a chance.[11]

As genodermatoses são condições ou doenças de caráter genético, que afetam a pele e tem relação com o aparecimento de neoplasias cutâneas geralmente em idade mais jovem do que a habitual - que é após os 30 anos, com um pico por volta da sexta década.[12] São exemplos de genodermatoses o albinismo (autossômica recessiva), o xeroderma pigmentoso (autossômica recessiva), a síndrome nevoide basocelular – Gorlin Goltz (autossômica dominante), síndrome de Bazex (autossômica dominante) e as poroceratoses (p. ex., Mibelli) (autossômica dominante) entre outras.[13]

Existem outros fatores de risco que, embora menos importantes, devem ser citados: exposição à radiação ionizante (p. ex., explosões atômicas, trabalhadores de minas de urânio, radioterapia para condições diversas, uso do coaltar associado à UVB para psoríase (método de Groeckerman), o contato com o arsênio nos trabalhadores do couro e da madeira, mecânicos que usam o óleo mineral, trabalhadores que lidam com o piche e com o betume, agricultores que usam desprotegidos certos pesticidas (4-4 bipiridil) entre muitos outros exemplos tanto de interesse histórico quanto atuais.[14,15]

CARCINOMA BASOCELULAR (CBC)

É um tumor epitelial maligno (sin. epitelioma basocelular, epitelioma basaloide ou basalioma) com origem nas células basais da epiderme. Foi descrito inicialmente por Jacob, em 1827, sendo o tumor maligno mais comum da humanidade. Incide de forma semelhante entre os sexos, com discreta prevalência no sexo feminino. Mais comum em indivíduos entre a meia-idade e a vetustez, com grande preferência para os de pele mais clara. Localiza-se em cerca de 80% dos casos nas regiões da cabeça e do pescoço. Costumam surgir em área de pele aparentemente sem dano, ao contrário dos CECs que surgem costumeiramente em áreas de lesão preexistente.[16-18]

Mutações genéticas parecem ter relação com o surgimento dos CBCs, já que em mais da metade dos casos observa-se alteração do antioncogene p53, assim como outros oncogenes parecem ter algum papel no processo de transformação maligna dos ceratinócitos humanos como o H-ras, K-ras e em especial o c-fos que tem expressividade aumentada no CBC invasivo.[16]

As lesões surgem principalmente em áreas expostas e podem-se apresentar sob diversas formas anatomoclínicas, como: pápula ou nódulo, infiltrativo, da cor da pele, eritematoso ou de coloração acastanhada, com telangiectasias e aspecto perolado. As diferentes formas clínicas variam em aspecto clínico, histológico e potencial maligno, sendo as mais frequentes: nodular ou nódulo-ulcerativa, superficial ou pagetoide, esclerodermiforme ou morfeiforme, pigmentado e terebrante (Fig. 16-2).[16-20]

O potencial maligno relaciona-se com a dificuldade de delimitação visual da lesão, capacidade de invasão profunda e infiltração perineural. Geralmente o CBC apresenta crescimento lento, baixa agressividade e muito raramente apresenta metástase.

Histopatologia

Trata-se de proliferação celular com as características das células basais, que se dispõe em paliçada na periferia das massas tumorais. Em geral, os núcleos são grandes, uniformes, pouco anaplásicos e com raras mitoses; as células não apresentam pontes intercelulares. É característica e frequente a presença de lacunas contíguas às massas tumorais (retração justatumoral).[17]

O tumor pode apresentar diferenciação, ou não. Quando indiferenciado é dito sólido e é o mais frequente; neste caso ser indiferenciado não guarda nenhuma relação com agressividade. A diferenciação se dá no sentido dos anexos: pelo (ceratótico), glândulas sudoríparas (adenoide) e glândula sebácea (cístico).[17]

É interessante notar que a neoplasia é estroma-dependente, ou seja, necessita de tecido conjuntivo para o seu crescimento. A cultura de células tumorais, na ausência do tecido conjuntivo, mostra a conversão para células basais normais, inclusive com capacidade de ceratinização. Tal fato talvez explique a raridade de metástases, quando essa ocorre, é provável que o estroma tenha migrado junto com as células tumorais.[17]

Diagnóstico Diferencial

Por causa da variedade de apresentações clínicas, é grande o número de diagnósticos diferenciais para os CBCs.

As lesões superficiais que podem se assemelhar a um CBC são: doença de Bowen, placa da psoríase, eczema numular e granuloma anular entre outras.

Lesões pigmentadas, como *nevus* intradérmicos, ceratoses seborreicas pigmentadas e melanomas, também fazem diagnóstico diferencial com CBCs pigmentados.

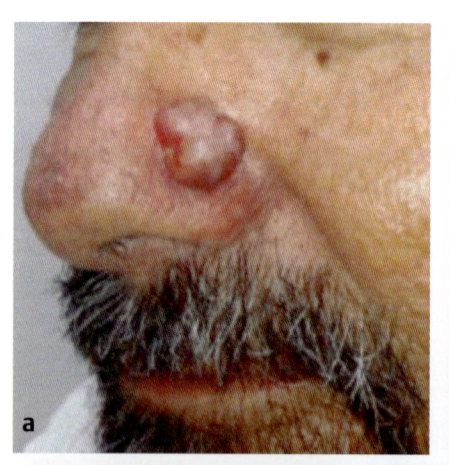

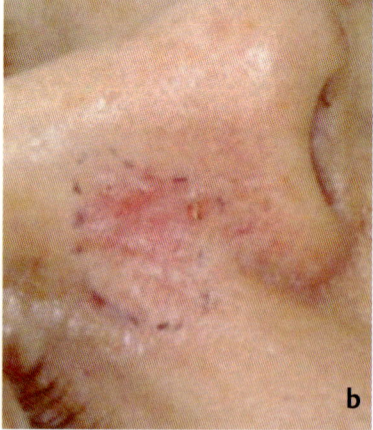

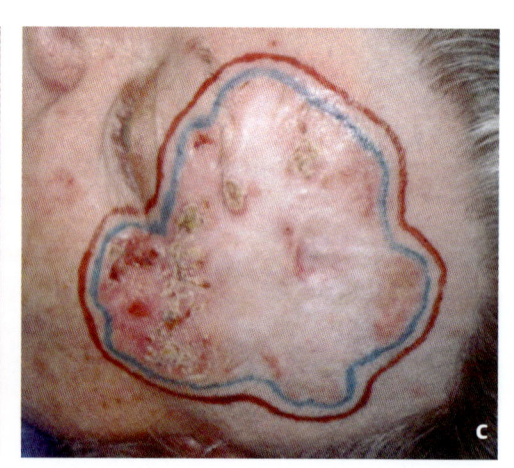

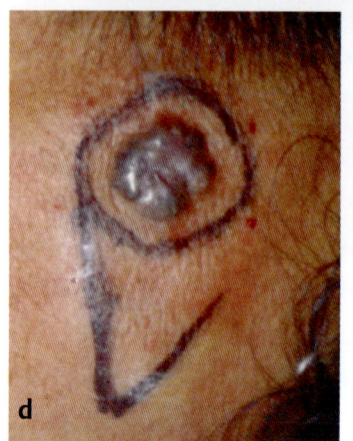

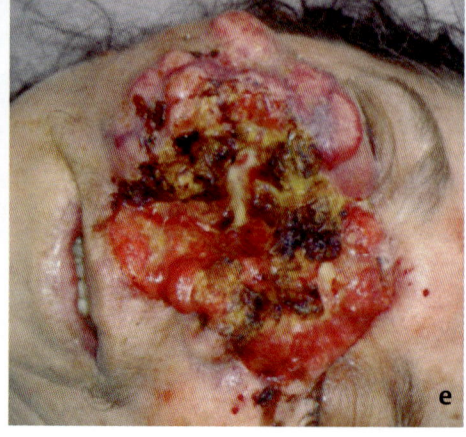

Fig. 16-2. (**a**) Nodular. (**b**) Superficial. (**c**) Esclerodermiforme. (**d**) Pigmentado. (**e**) Terebrante.

As lesões nódulo-císticas, como os cistos epidérmicos, molusco contagioso e hiperplasia sebácea, podem em raras situações apresentarem-se de modo semelhante a um CBC.

Lesões crostosas e mais raramente verrucosas na pele podem simular um CBC e, no entanto, se tratar de uma verruga viral, um ceratoacantoma ou mesmo um CEC.

Cicatrizes podem ter aspecto semelhante a um CBC esclerodermiforme ou plano-cicatricial.

Lesões hemisféricas, de superfície lisa com pequenos pontos amarelados típicas dos tricoepiteliomas, podem simular um CBC nodular pequeno.

Fatores Prognósticos

A variante clínica do CBC vai influenciar o prognóstico. Certos tipos, como o esclerodermiforme, os ulcerados e as lesões recidivadas, costumam ultrapassar o plano dérmico, se comportando como doença mais invasiva.

Em determinados locais a probabilidade de um CBC ter comportamento mais invasivo é maior, principalmente nas zonas de fusão embrionária (sulcos perinasais, retroauriculares e ângulos naso-orbitários).[16]

O estado imunitário do paciente também exerce influência no comportamento do CBC, sendo assim indivíduos transplantados ou com imunossupressão de outra natureza (infecciosa ou mesmo a idade avançada) assim como os portadores das genodermatoses têm maior chance de ter doença mais agressiva.[16]

A excisão incompleta da lesão leva em muitos casos à recorrência local, comportando-se de modo mais agressivo do que a lesão inicial, com maior chance de apresentar caráter invasivo e multifocal. Porém em alguns casos, principalmente nos pacientes com imunidade normal, a lesão pode não recidivar, isto leva a acreditar que a resposta inflamatória exerce uma ação benéfica, possibilitando o controle das células neoplásicas remanescentes. Por causa disso alguns autores recomendam aguardar alguns meses antes de realizar o tratamento da lesão recorrente.[16]

CARCINOMA ESPINOCELULAR (CEC)

É o segundo tumor epitelial maligno mais frequente (sin.: carcinoma epidermoide, espinalioma). Constituído por proliferação atípica de células espinhosas, possui capacidade de invasão local e de metastatizar. Podem surgir em pele sã, porém, mais frequentemente, em pele alterada por processo anterior (ceratoses actínicas, radiodermites, úlceras crônicas, áreas de lúpus, cicatrizes e queimaduras antigas e associado a genodermatoses).[21] Representa de 20 a 25% das neoplasias malignas cutâneas. As áreas expostas são as localizações mais comuns, sobretudo face e dorso das mãos. O tronco, dependendo dos hábitos e da raça, também pode ser local de acometimento. Cerca de 71% de todos os CECs localizam-se na extremidade cefálica.[17,20,21] Ocorre em todos os tipos raciais, mas em decorrência da fotoproteção que a melanina confere à pele negra, as localizações diferem das demais raças, sendo interessante notar a elevada frequência de CEC em membros inferiores de negros de determinadas regiões, por causa da presença de úlceras, traumas repetidos e cicatrizes nessa área. Os CECs correspondem a cerca de 20% dos cânceres cutâneos, sendo mais frequente no sexo masculino (54%) e é mais tardio que o CBC, ocorrendo geralmente após a sexta década de vida.[17,18]

O principal fator relacionado com o surgimento dos CECs é a exposição crônica e acumulativa à radiação solar. Existe ainda a peculiar associação do surgimento de CECs em áreas de cicatrizes antigas (úlcera de Marjolin) e o papel de alguns vírus, especialmente o HPV (6, 11, 16 e 18), atuando como agentes carcinogênicos em determinadas regiões de pele (periungueal, pênis e vulva).[20] O CEC é ainda o tumor mais frequente relacionado com a imunossupressão.

Quer em pele sã ou sobre lesão preexistente, surge como uma pequena pápula, com certo grau de ceratose, de crescimento mais rápido que os CBCs, este pode ser no sentido vertical para fora (vegetante) ou para dentro (ulcerado), ou ainda crescer no sentido longitudinal, resultando em área de infiltração mais palpável do que visível (lábio inferior e mucosas). Deste modo, assim como nos CBCs, apresentam variada gama de aspectos ou apresentações clínicas.[17]

Os CECs podem apresentar-se sob as formas de lesão ulcerada de crescimento contínuo, ulcerovegetantes, vegetações verrucosas (secas) ou condilomatosas (úmidas), infiltrações e nódulos (Fig. 16-3).[17]

Histopatologia

Tem aspecto de uma hiperplasia em ninhos ou cordões de células epiteliais, com certa tendência à ceratinização e com anaplasia celular, invadindo a derme. As pérolas córneas são muito expressivas. Quanto mais desdiferenciada a neoplasia, maior a sua agressividade e consequente maior chance de dar metástases. A maioria dos CECs é moderadamente ou bem diferenciada, não havendo a necessidade de extensiva graduação suplementar ao diagnóstico básico. Porém quando invasivos, associados à anaplasia e necrose é recomendável um maior detalhamento dessas características para programar o tratamento. Existe para os CECs a classificação de Broders, que se divide em quatro graus (I a IV), variando do bem diferenciado (I) ao pouco diferenciado (IV). Ele leva em conta que o grau de diferenciação pode variar em diferentes locais no mesmo tumor e se baseia na porcentagem de células diferenciadas na lesão.[17,20,22]

Diagnóstico Diferencial

Os principais diagnósticos clínicos diferenciais dos CECs são os ceratoacantomas e a hiperplasia pseudoepiteliomatosa, que algumas vezes chegam a gerar dúvidas não só ao médico examinador da lesão *in loco*, mas também ao patologista na hora de analisar a lâmina.[20]

O CEC indiferenciado também faz diagnóstico diferencial com o melanoma e com o linfoma, e a definição só é conseguida, na maioria das vezes, com a imuno-histoquímica.[21]

Fatores Prognósticos

Geralmente os CECs de maiores graus (com uma maior proporção de células pouco diferenciadas) têm uma maior tendência a comportamentos mais agressivos.[22]

Em adição ao grau de diferenciação (que reflete a extensão da ceratinização das células tumorais), o comportamento biológico do CEC é também influenciado pelo grau de atipia celular, a profundidade da penetração tumoral (invasão abaixo do nível das glândulas sudoríparas é indicador de mau prognóstico), e se há invasão perineural ou vascular.[20,22,23]

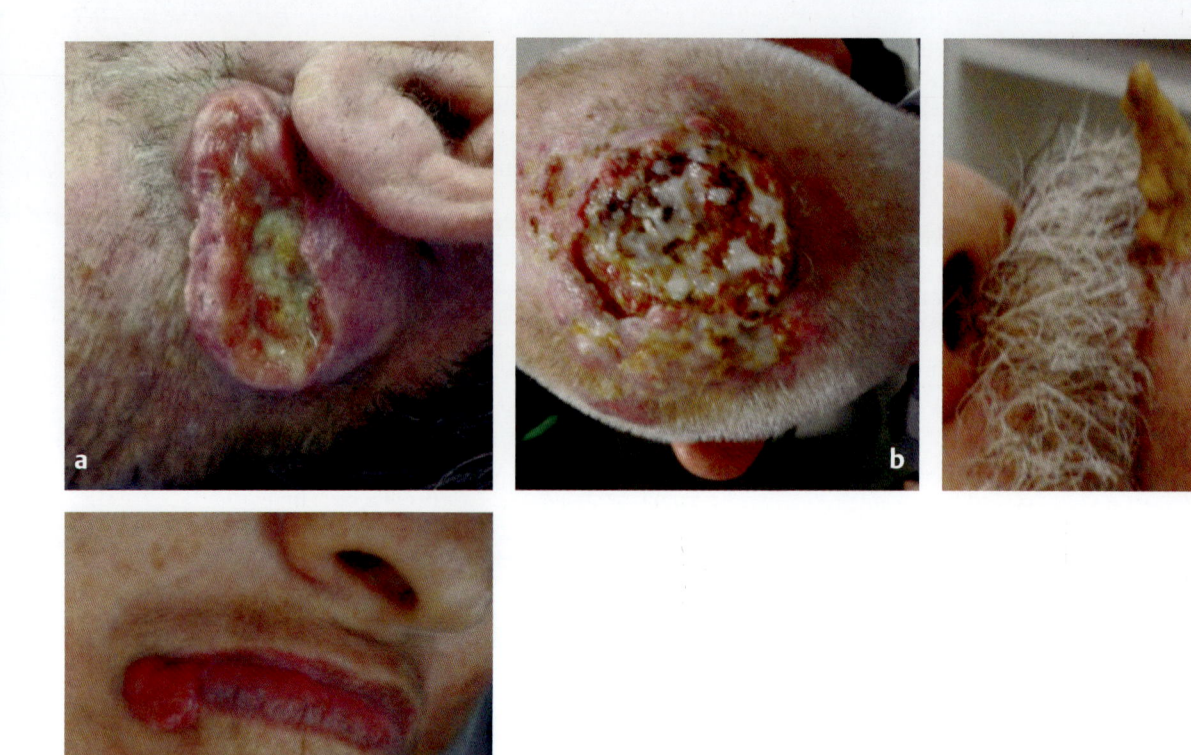

Fig. 16-3. (**a**) Ulcerovegetante. (**b**) Infiltrante. (**c**) Vegetante (seco). (**d**) Vegetante (úmido).

OUTROS TIPOS DE CÂNCERES DE PELE NÃO MELANOMA

Quando se usa o termo câncer de pele não melanoma (CPNM) normalmente se refere ao carcinoma basocelular (CBC) e ao carcinoma espinocelular (CEC) que juntos correspondem a quase totalidade desse grupo de lesões. Porém existem várias outras lesões bastante raras (variantes dos tumores epiteliais, tumores de origem neuroectodérmica, sarcomas e linfomas cutâneos entre outras) que somam perto de 30 tipos distintos, correspondendo a cerca 1% do total das doenças desse grupo (Fig. 16-4).

Dois tipos mais frequentes são descritos a seguir.

Doença de Bowen (DB)

Inicialmente descrita pelo dermatologista John T. Bowen (1912) como "proliferação epitelial atípica crônica", e dois anos mais tarde, por sugestão de Jean Darier, foi adotado o epônimo de "doença de Bowen". Por força do uso, o termo doença de Bowen passou a ser tido como sinônimo de CEC *in situ*, independentemente da localização ou da morfologia da lesão. Trata-se de um verdadeiro carcinoma espinocelular, em que a neoplasia não ultrapassou a membrana basal (lesão intraepitelial).[24]

São observadas lesões eritemato-escamosas, de bordas bem delimitadas, porém irregulares, superfície por vezes velvéticas, outras vezes exsudativa, pouco infiltrada, com crescimento centrífugo lento (Fig. 16-5).

Carcinoma de Células de Merkel (CCM)

As primeiras lesões foram descritas por Cyril Toker, em 1972, e o primeiro caso relatado no Brasil foi ao Rio de Janeiro, em 1986, por Lemos *et al*.[25,26] É um tumor maligno raro e agressivo, de difícil diagnóstico clínico e de imprescindível confirmação com imuno-histoquímica.[26] Cerca de 50% das lesões ocorrem na cabeça e no pescoço.[27]

A presença de grânulos neurossecretórios eletrodensos intracitoplasmáticos faz relacionar esta neoplasia como tendo origem nas células de Merkel, que são as únicas na pele que possuem estrutura neuroendócrina, junto ao fato de a presença de estruturas tubulares intranucleares (*rod-lets*) nas lesões se assemelhar a estruturas presentes nas células de Merkel normais, que corroboram para esta neoplasia ser de fato originada neste tipo celular. No entanto, há argumentos que contrariam esta origem, como a localização desta neoplasia ser mais comum na derme profunda e subcutânea, poupando na maioria das vezes a epiderme, a falta de correlação entre os locais da neoplasia e a distribuição das células de Merkel. Ainda assim, a origem nas células de Merkel é atualmente a mais aceita.[25]

A apresentação clínica mais comum é a de um nódulo cutâneo, ou massa subcutânea palpável, com pele íntegra na maioria das vezes, ou com telangiectasias ou ulceração em menor parte dos casos, e a cor da lesão pode ser avermelhada ou violácea (Fig. 16-6).[25]

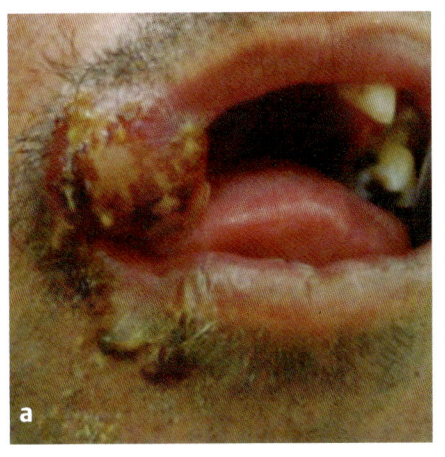

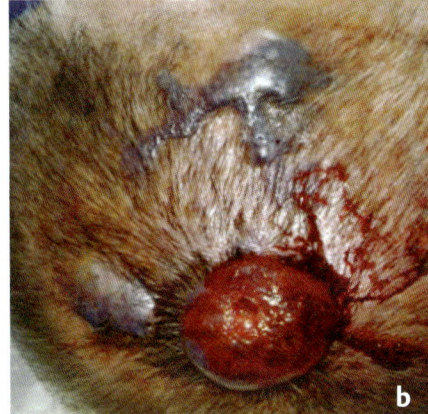

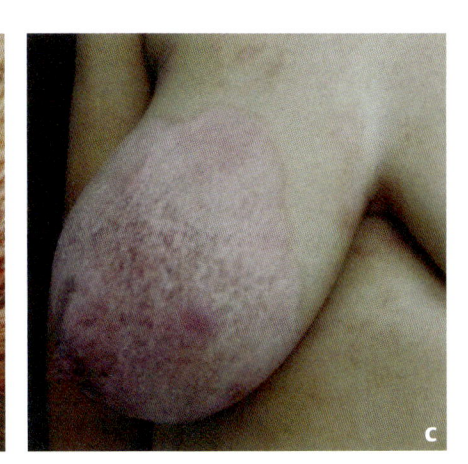

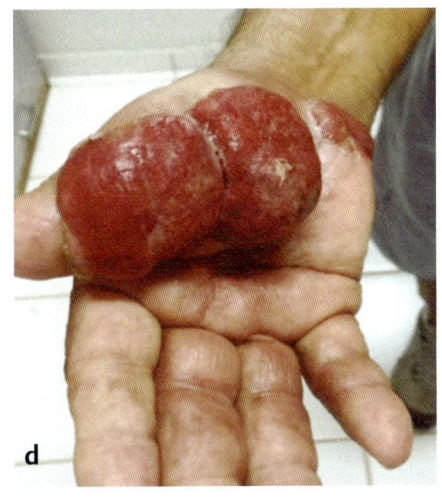

Fig. 16-4. (**a**) Dermatofibrossarcoma *protuberans*. (**b**) Angiossarcoma. (**c**) Micose fungoide. (**d**) Linfoma cutâneo.

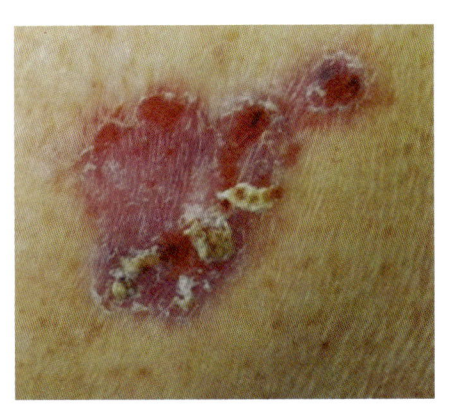

Fig. 16-5. Doença de Bowen.

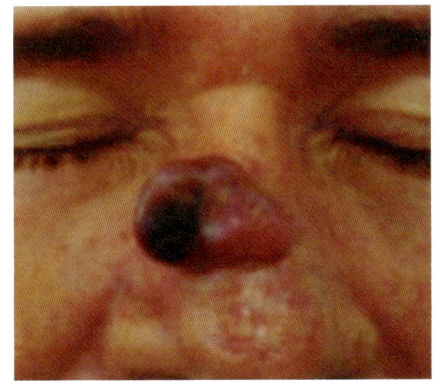

Fig. 16-6. Carcinoma de Merkel em nariz.

Os diagnósticos diferenciais mais prováveis para esse tipo de lesão são os diversos granulomas cutâneos, o nódulo angiomatoso, angiossarcoma e melanoma. Em pálpebra pode ser confundido com o calázio.[25]

O tratamento varia desde a simples extirpação da lesão primária com margens em lesões menores (recorrência local em 39% e disseminação linfonodal em 46%), cirurgia de Mohs (controle microscópico durante o ato cirúrgico), excisão da lesão com esvaziamento ganglionar (alguns autores preconizam esta como a melhor forma de tratamento, outros somente o fazem se houver evidências clínicas de acometimento linfonodal ou lesão maior que 2 cm), outros autores recomendam complementação da cirurgia com radioterapia, quimioterapia e imunoterapia (TNF e Interferon-alfa).[25]

CLASSIFICAÇÃO TNM PARA O CPNM

Assim como para outros tipos de cânceres, o CPNM tem a sua classificação segundo o sistema TNM (Quadros 16-1 e 16-2).[28,29]

Os procedimentos para avaliação das categorias T, N e M são os seguintes:

- *Categorias T:* exame físico.
- *Categorias N:* exame físico e diagnóstico por imagem.
- *Categorias M:* exame físico e diagnóstico por imagem.

Quadro 16-1. TNM para CPNM

T1	Tumor primário ≤ 2 cm; com 0 ou 1 fator de risco*
T2	Tumor primário > 2 ou qualquer tamanho com 2 ou mais fatores de risco*
T3	Tumor primário invade osso(s) da face (maxila, mandíbula etc.)
T4	Tumor primário invade outros ossos do corpo ou base de crânio
N0	Ausência de metástases em linfonodos regionais
N1	Linfonodo ipsolateral < 3 cm
N2	Linfonodo ipsolateral entre 3 e 6 cm
N2b	Mais de 1 linfonodo, ipsolaterais e < 6 cm
N2c	Linfonodo(s) contralateral(is) ou bilateral(is) e < 6 cm
N3	Linfonodo(s) > 6 cm
M0	Sem metástases a distância
M1	Metástases a distância
Mx	Metástases não podem ser avaliadas

* Fatores de risco:
– Espessura tumoral maior que 2 mm.
– O tumor invade profundamente a derme ou subcutâneo (níveis de Clark IV e V).
– Presença de invasão perineural.
– Tumor primário em orelha ou lábio.
– Tumor pouco diferenciado ou indiferenciado à microscopia.

Quadro 16-3. Estadiamento

Estádio 0	Tis	N0	M0
Estádio I	T1	N0	M0
Estádio II	T2	N0	M0
Estádio III	T3	N0	M0
	T1 a T3	N1	M0
Estádio IV	T1-T3	N2	M0
	Qualquer T	N3	M0
	T4	Qualquer N	M0
	Qualquer T	Qualquer N	M1

TRATAMENTO PARA O CPNM (CBC E CEC)

Na maioria das vezes a suspeição de um CPNM pode ser feita por um profissional com certa experiência sem maiores dificuldades. Contudo, existem lesões atípicas e/ou demasiado extensas, que exigem uma biópsia incisional prévia para a caracterização da lesão (maligna ou benigna), assim como definição do tipo histológico do tumor – sendo procedimento de grande importância para a escolha do tratamento (modalidade, extensão das margens de segurança e avaliação linfonodal).

A modalidade mais antiga e ainda hoje considerada padrão de tratamento para o CPNM é a retirada cirúrgica da lesão. A melhor oportunidade para uma ressecção completa de um tumor cutâneo primário é a primeira tentativa, lesões que não são retiradas por completo costumam recorrer localmente com caráter mais agressivo. Para aumentar as chances de uma lesão ser retirada por completo, é necessário que o cirurgião deixe em torno da lesão uma faixa de pele com aparência normal (cujas dimensões devem variar com o tamanho e com o tipo histológico do tumor) chamada de margem de segurança. A margem de segurança deve ser entendida sob um conceito tridimensional, pois o tumor cresce irregularmente tanto na profundidade quanto na lateralidade. A não compreensão e a não aplicação deste conceito tridimensional de margem de segurança levarão a um elevado número de margens cirúrgicas comprometidas ou "positivas" nos histopatológicos das peças cirúrgicas, gerando prejuízo aos pacientes.

Nos últimos anos surgiram outros tratamentos além do tratamento cirúrgico habitualmente praticado. Essas novas modalidades também serão descritas neste capítulo, mas será dada ênfase a modalidade cirúrgica clássica, que faz parte do dia a dia da especialidade de cirurgia de cabeça e pescoço.

Será também dada especial ênfase no tratamento do CBC e CEC que constituem a grande maioria dos CPNMs.

Tratamento Cirúrgico Convencional

É o padrão de tratamento das lesões de CPNM. Pode ser usado para pequenas e grandes lesões e em qualquer localização. Quando realizado por cirurgião bem treinado, têm-se excelente taxa de cura e, na grande maioria das vezes, danos funcionais ou estéticos mínimos. Porém os resultados deste método são dependentes de muitas variáveis, como experiência do cirurgião, tamanho da lesão, se a lesão é primária ou recidivada, tipo histológico e localização do tumor. Vale lembrar a máxima com relação aos tumores de pele, que diz que "as retiradas de lesões de pele são responsáveis pelos menores e também pelos maiores procedimentos na cirurgia de cabeça e pescoço".

Quanto ao planejamento cirúrgico é de bom tom o delineamento dos limites da lesão com caneta ou corante (p. ex., azul de metileno, verde brilhante) de preferência com ponta fina e a partir do delineamento tumoral desenham-se as margens de segurança laterais e planeja-se também o método de fechamento da lesão (aproximação simples, retalhos ou enxertos), sempre que possível o cirurgião deve adequar sua incisão no sentido as linhas de tensão da pele (linhas de Langer). Não existe um consenso na literatura acerca da melhor extensão de margem para cada tipo de CPNM, pois são muitas as variáveis envolvidas. Existem trabalhos que relacionam o tamanho e o tipo histológico do tumor com a extensão adequada da margem de segurança, mas nem sempre é fácil medir a lesão. Quando as margens tumorais são nítidas, como no CBC nodular, fica mais fácil o seu planejamento, mas, quando tumores se apresentam com margens imprecisas (CBC esclerodermiforme), torna-se mais difícil delinear as bordas tumorais e estabelecer a margem de segurança adequada. Também existem os casos em que se o cirurgião for seguir à risca o que preconiza a literatura acerca de margens de segurança, ele pode se deparar com a necessidade de incluir uma estrutura importante na ressecção e causar um dano funcional ou estético em lesões bem delimitadas, o que não se justifica para estes tipos de lesões.[30-33]

Uma regra bem geral acerca de margens laterais de segurança predeterminadas, de acordo com o tipo e tamanho do tumor está descrito no Quadro 16-4.

Quadro 16-4. Margens Laterais de Segurança

	Menor que 20 mm	Maior que 20 mm
CBC/CEC bem delimitado	Margens com 5 mm	Margens 5-10 mm
CBC/CEC mal delimitado	Margens com 5-10 mm	Margens > 10 mm

A determinação das margens profundas é algo ainda mais subjetivo, pois não está ao alcance da visão humana desarmada, ela dependerá do tipo e da forma clínica do tumor, da anatomia local (locais de fusão embriológica são mais propensos a acometimento mais infiltrativo) sendo a ressecção da gordura subcutânea de toda a área da lesão o tratamento mínimo recomendado. Em áreas de subcutâneo menos extenso (p. ex., face, nariz, lábios e orelha), faz-se necessário, em alguns casos, incluir um pouco dos planos profundos (musculatura, cartilagem) como margem profunda, assim como em locais de espesso tecido adiposo (p. ex., abdome, dorso e coxas) não ser necessária a retirada do subcutâneo em toda sua extensão.[30,32,33]

Cirurgia Micrográfica de Mohs

Inicialmente elaborada por Frederic Mohs, no final da década de 1930, na Universidade de Wisconsin, nos Estados Unidos, e posteriormente desenvolvida por Theodore Tromovitch e Stegman (anos 1960) e Helmut Breuninger (final da década de 1980), consiste em uma técnica que combina a cirurgia convencional e cortes de congelação sistematizados, com o objetivo de extirpar, com controle microscópico, toda a neoplasia com mínimas perdas de tecido sadio. O método micrográfico examina, com segurança e precisão, todas as margens laterais e profundas da peça cirúrgica no transoperatório. Tem os maiores índices de cura e as menores taxas de recorrência de todos os métodos, aliando segurança e mínimos danos estéticos funcionais. Como desvantagens apresenta o demorado tempo de execução por causa da análise microscópica minuciosa de cada margem e seu alto custo.[34]

Radioterapia (RT)

É outro método disponível para o tratamento inicial, adjuvante ou de resgate. A literatura mostra boas taxas de controle local como tratamento inicial. Sendo obtidas melhores taxas de controle local em lesões menores do que 3 cm com níveis comparáveis à cirurgia.[35,36]

Assim como em outras modalidades o objetivo principal é o controle local com os melhores resultados funcionais e cosméticos possíveis. As vantagens da radioterapia são: tratamento ambulatorial sem uso de anestesia, bons resultados cosméticos e funcionais (principalmente nas grandes lesões quando comparada a cirurgias extensas). As desvantagens estão na impossibilidade de assegurar margens livres microscopicamente documentáveis, dificuldade de procedimentos cirúrgicos futuros nas áreas previamente irradiadas, pequeno risco de carcinogênese associada em tecidos vizinhos, tempo prolongado de tratamento (várias sessões) e efeitos colaterais agudos e crônicos. São consideradas contraindicações relativas para o uso da RT: idade jovem, irradiação prévia, área sujeita a traumatismos crônicos, proeminências ósseas, áreas pilosas, áreas de baixo suprimento sanguíneo, pele muito clara, cartilagem ou osso exposto e síndrome de Gorlin-Goltz.[36]

Existem diversas modalidades de tratamento radioterápico: feixes de raios X, feixes de elétrons, combinação de feixes de elétrons e raios X e a braquiterapia. A escolha da modalidade a ser empregada vai depender da profundidade e do volume tecidual a ser irradiado. Lesões mais superficiais podem ser tratadas com feixes de raios X, e para as mais profundas o feixe de elétrons é a modalidade ideal. A braquiterapia consiste em deixar em contato, ou o mais próximo possível, o elemento radioativo do sítio tumoral, com isso consegue-se uma alta dose junto ao tumor, com efeitos menores em tecidos vizinhos, com isso pode ser indicada para lesões próximas a estruturas sensíveis (p. ex., nariz e pálpebras).[36]

Quimioterapia (QT)

A quimioterapia tópica (creme) costuma ser usada por dermatologistas para casos selecionados e iniciais de CPNM, e a droga mais usada é o imiquimod.[37]

A quimioterapia sistêmica é um método pouco usado, reservado principalmente para estágios mais avançados da doença. Em geral os quimioterápicos mais usados para o CPNM são as "platinas" e para o CBC vem-se destacando uma nova droga oral aprovada recentemente pela FDA Vismodegib®.[38]

REFERÊNCIAS BIBLIOGRÁFICAS

1. Brasil. Ministério da Saúde. Instituto Nacional do Câncer (INCA). Câncer no Brasil. Dados dos registros de base populacional. [acesso 24 jul 2012] Disponível em: (http://www2.inca.gov.br/wps/wcm/connect/tiposdecancer/site/home/pele_nao_melanoma/).
2. Staples MP, Elwood M, Burton RC et al. Non-melanoma skin cancer in Australia: the 2002 national survey and trends since 1985. *Med J Aust* 2006;184(1):6-10.
3. Brasil. Ministério da Saúde. Instituto Nacional do Câncer (INCA). Estimativa 2016 - incidencia de Cancer no Brasil. [acesso 08 jan 2017] Disponível em: (http://www.inca.gov.br/estimativa/2016/estimativa-2016-v11.pdf).
4. Azevedo G, Mendonça S. Epidemiologia do câncer de pele. In: Neves RG, Lupi O, Talhari S. *Câncer de pele*. Rio de janeiro: Medsi; 2001. p.1-16
5. Martinez JC, Otley CC. The management of melanoma and non melanoma skin cancer: a review for the primary care physician. *Mayo Clin Proc* 2001;76:1253-1265.
6. Salmon P, Mortimer N, Rademaker M et al. Surgical excision of skin cancer: the importance of training. *Br J Dermatol* 2010 Jan;162(1):117-22.
7. Bogdanov-Berezovsky A, Rosenberg L, Cagniano E, Silberstein E. The role of frozen section histological analysis in the treatment of head and neck skin basal and squamous cell carcinomas. *Isr Med Assoc J* 2008 May;10(5):344-345.
8. Maia M, Totoli SSM. Prognóstico do câncer de pele. In: Neves RG, Lupi O, Talhari S. *Câncer de pele*. Rio de janeiro: Medsi; 2001. p.499-510.
9. Junqueira LC, Carneiro J. *Histologia básica*. 10ª ed. Rio de Janeiro: Guanabara Koogan; 2004. p. 359-370.
10. Ferringer T, Banks PM, Metcalf JS. Langerhans cell sarcoma. *Am J Dermatopathol* 2006 Feb;28(1):36-39.
11. Fitzpatrick TB. The validity and practicality of sun reactive skin types I through VI. *Arch Dermatol* 1988;124:869-871.
12. Rocha PRS, Tostes ROG, Lopes RLC. Tumores da pele e subcutâneo. In: Fonseca FPM, Rocha PRS. *Cirurgia ambulatorial*. 3. Ed. Rio de Janeiro: Guanabara Koogan; 1999. p. 267-297

13. Rivitti EA. Câncer cutâneo e genética In: Neves RG, Lupi O, Talhari S. *Câncer de pele*. Rio de janeiro: Medsi; 2001. p. 30-60.
14. Lupi O, Salles SAN. Carcinogênese cutânea. In: Neves RG, Lupi O, Talhari S. *Câncer de pele*. Rio de janeiro: Medsi; 2001. p. 61-78.
15. Mukhtar H, Merk H, Athar M. Skin chemical carcinogenesis. *Clin Dermatol* 1989;7(#3):1-10.
16. Neves RG, Talhari S, Filho PJS. Carcinoma basocelular. In: Neves RG, Lupi O, Talhari S. *Câncer de pele*. Rio de janeiro: Medsi; 2001. p. 30-60.
17. Amaral AC, Azulay DR, Azulay RD. *Dermatologia*. Rio de Janeiro: Guanabara Koogan; 2008. p. 549-566.
18. Sampaio SAP, Rivitti EA. *Dermatologia*. São Paulo: Artes médicas Ltda; 2007. p.1163-1169.
19. Murphy GF, Sellheyer K, Mihm MC. A pele. In: Kumar V, Abbas AK, Fausto N. *Robbins e Cotran - Patologia: Bases patológicas das Doenças*. 7. ed. Rio de Janeiro: Elsevier; 2005. p. 1283-1330.
20. Lupi O, Castañon MCN, Luiz FB, Pereira Junior AC. Carcinoma espinocelular. In: Neves RG, Lupi O, Talhari S. *Câncer de pele*. Rio de Janeiro: Medsi; 2001. p.170-191.
21. Machado Filho CDS, Andrade FL, Odo LM *et al*. Neoplasias malignas cutâneas: estudo epidemiológico. *Arq med ABC* 2002; 26(3):10-17.
22. Cohen PR, Schulze KE, Nelson BR. Cutaneous carcinoma with mixed histology: a potential etiology for skin cancer recurrence and an indication for Mohs microscopically controlled surgical excision. *South Med J* 2005 Jul;98(7):740-747.
23. Neves RG, Lupi O, Talhari S. *Câncer de pele*. Rio de Janeiro: Medsi; 2001. p.192-196.
24. Azevedo LMS, Harris OMO. Carcinoma espinocelular in situ. In: Neves RG, Lupi O, Talhari S. *Câncer de pele*. Rio de Janeiro: Medsi; 2001. p.134-137.
25. Salles SAN, Filho PJS. Carcinoma neuroendócrino cutâneo (Tumor de células de Merkel). In: Neves RG, Lupi O, Talhari S. *Câncer de pele*. Rio de janeiro: Medsi; 2001. p. 341-352.
26. Lemos C, Marques AS, Quinete SS, Rocha GL. Tumor de células de Merkel: caso clínico. *An bras Dermatol* 1986;61(5):233-236.
27. Suárez C, Rodrigo JP, Ferlito A *et al*. Merkel cell carcinoma of the head and neck. *Oral Oncol* 2004 Sep;40(8):773-779.
28. Ministério da Saúde/Instituto Nacional de Câncer. TNM – classificação de tumores malignos. 6. edição; 2004. p. 125-131.
29. Miller SJ, Alam M, Andersen J et al. *J Natl Compr Canc Netw* 2010 Aug;8(8):836-64.
30. Kopke LFF, Filho JSA. Margem de segurança: um conceito antigo e relativo. *An Bras Dermatol* 2005; 80(3):279-286.
31. Tovo LFR, Neto CF, Castro CVB, Sampaio SAP. Carcinoma basocelular. In: Projeto diretrizes AMB/CFM/SBD; 2002. p. 1-16.
32. Silva RDP, Souto LRM. Evaluation of The Diagnosis and Treatment of Non-Melanoma Skin Cancer and its Impacts on The Prevention Habits in a Specific Population of Southeastern Brazil. *Eur J Gen Med* 2011;8(4):291-301.
33. Telfer NR, Colver, GB, Morton CA. British Association of Dermatologists. Guidelines for the management of basal cell carcinoma. *Br J Dermatol* 2008;159(1):35-48.
34. Kopke LFF. Cirurgia micrográfica. In: Fonseca FPM, Rocha PRS. Cirurgia ambulatorial. 3.ed. Rio de Janeiro: Guanabara Koogan; 1999. p. 230-238.
35. Lovett RD, Perez CA, Shapiro SJ, Garcia DM. External irradiation of epithelial skin câncer. *Int J Radiat Oncol Biol Phys* 1990 Aug;19(2):235-242.
36. Guizzardi MF, Vieira SL, Rosa AA. Tratamento radioterápico do câncer de pele. In: Neves RG, Lupi O, Talhari S. *Câncer de pele*. Rio de Janeiro: Medsi; 2001. p. 618-632.
37. Beutner KR, Geisser JK, Helman D *et al*. Therapeutic response of basal cell carcinoma to the immune response modifier imiquimod 5% cream. *J Am Acad Dermatol* 1999; 41: 1002-1007.
38. Sekulic A, Migden MR, Oro AE *et al*. Efficacy and safety of vismodegib in advanced basal-cell carcinoma. *N Engl J Med* 2012;366:2171-2179.

MELANOMA DE PELE EM CIRURGIA DE CABEÇA E PESCOÇO

Francieudo Justino Rolim
Glebert Monteiro Pereira
Ana Carla Albuquerque dos Santos

INTRODUÇÃO

O melanoma maligno é um câncer de alta agressividade e letalidade. É originado de células conhecidas como melanócitos. Essas células são derivadas da crista neural e produzem um pigmento conhecido por melanina, responsável pela cor da pele a depender da quantidade e qualidade deste pigmento acumulado nas células epidérmicas.[1-4]

Os melanócitos são células grandes com pseudópodes posicionados estrategicamente abaixo e entre as células da epiderme produzindo e distribuindo a melanina em grânulos que são absorvidos e acumulados por estas células, conferindo-lhes defesa contra a radiação, principalmente a solar.[1,4-6]

Nos últimos anos a incidência de melanoma vem aumentando em muitos países do norte da américa, Europa e Ásia, bem como na Austrália. No ano de 2014 mais de 75 mil casos de melanoma foram diagnosticados no Estados Unidos com morte de mais de 9.500 mortes ao ano.[7,8] No Brasil, segundo estimativas do Instituto Nacional do Câncer (INCA), foram esperados 5.670 casos de melanoma no ano de 2016, sendo 3.000 homens e 2.670 mulheres acometidos, representando 3% das neoplasias malignas de pele.[7]

Das mortes por cânceres que têm origem na pele, o melanoma responde por mais de 60%, sendo o câncer mais letal desse órgão. O risco de se adquirir um melanoma *in situ* ou invasivo aumentou de 0,0006 para 0,03 nos últimos 80 anos.[9,10]

O sitio mais comum de aparecimento do melanoma na região da cabeça e pescoço é a pele da face, sendo a bochecha o local mais acometido.[5,11] Porém pode acometer outras regiões, como pele do pescoço, olho, escalpo ou em qualquer outra parte da face.[12] Em crianças a doença está associada a *nevus* gigantes congênitos.[5,13,14]

FATORES DE RISCO

Embora não se conheçam objetivamente os princípios oncológicos que gerem o surgimento da doença, existem alguns fatores conhecidos que podem determinar o surgimento do melanoma, e entre eles estão:

1. Exposição solar nos primeiros anos de vida, com doses cumulativas de radiação ultravioleta (UV), parece ser um dos principais fatores.[15,16]
2. Alterações genéticas dos melanócitos nos seus mecanismos de reparo e programação intrínseca na apoptose celular.[17] O estudo genético sobre o melanoma é vasto, porém neste capítulo será dado enfoque no manejo do diagnóstico e tratamento, principalmente o cirúrgico.
3. História pessoal de tumores cutâneos melanomas ou não ou familiar (três ou mais parentes de primeiro grau) de câncer melanoma.[15,17,18]
4. Pele e olhos claros e presença de múltiplos *nevus* cutâneos melanocíticos ou amelanocíticos.[17,18]

DIAGNÓSTICO

Entre os princípios oncológicos para o tratamento do câncer em geral e particularmente do melanoma em cirurgia de cabeça e pescoço estão a detecção precoce da doença, o estadiamento preciso e o tratamento agressivo. Pois muitas vezes, pequenas lesões podem representar grande perigo pela capacidade que este tumor tem de enviar precocemente, metástases linfáticas, regionais e a distância.[1,8]

O diagnóstico da doença deve iniciar-se com a suspeição máxima e pode ser dado pela avaliação clínica, a olho nu, ou armada com dermatoscopia. Obviamente, sendo o melanoma uma doença estrutural, o padrão ouro é a histopatologia por biópsia excepcional ou incisional.

A regra básica é sempre realizar uma anamnese detalhada, um exame clínico rigoroso e toda a pele do paciente deve ser inspecionada (cefalocaudal). Para aumentar a suspeita e facilitar o manejo diagnóstico usa-se a regra do ABCDE, proposta pela American Cancer Society, onde o **A** é relacionado com **assimetria da lesão** (Fig. 17-1). As lesões circunscritas, de aspecto contido são menos relacionadas com pior prognóstico. O **B** refere-se a **bordas irregulares** (Fig. 17-1). Lesões que apresentam reentrâncias com limites indefinidos são altamente suspeitas. O **C** relaciona-se com **cor da lesão** (Fig. 17-1), pois quanto mais multicolorida é a lesão, maior é o seu risco de malignidade, e o **D** está relacionado com o **diâmetro da lesão** suspeita (Fig. 17-1). Lesões com diâmetro superior a 6 mm são de maior desconfiança. (ou uma figura única).[16,19] O **E** relaciona-se com **evolução da lesão**, se é de apercebimento rápido, se mudou de cor nos últimos tempos ou se o paciente apresenta dor local, prurido e sangramento.[19]

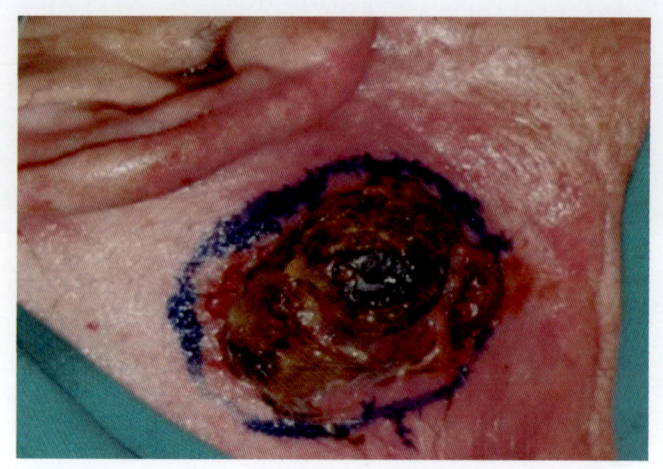

Fig. 17-1. Melanoma retroauricular direito. Demarcação para biópsia excisional com margens mínimas. Arquivo: Serviço de Cirurgia de Cabeça e Pescoço, Hospital Universitário Walter Cantídio - UFC/2016.

Quadro 17-1. Principais Tipos de Melanoma com sua Frequência e Principais Características[5,12]

Subtipo	%	Morfologia
Plano superficial	75	Lesões mais frequentes, são planas de crescimento radial; comum evoluírem de *nevus* prévio e em pacientes jovens
Nodular	15	São lesões de crescimento vertical, tipicamente nodulares e geralmente bem delimitadas
Lentigo maligno	10	São lesões de crescimento por etapas e lento, são muito frequentes na região de cabeça e pescoço muito expostas à radiação solar
Acral lentiginoso	2-8	São lesões em palmas das mãos e plantas dos pés; quando malignas são lesões agressivas
Desmoplásico	-	Lesões de morfologia variada, melanocíticas ou amelanocíticas e comumente derivam de lesões preexistentes
Melanoma de mucosa	1	Lesões de prognóstico ruim, encontradas em cavidade nasal e seios paranasais, cavidade oral, nasofaringe. O diagnóstico geralmente é tardio

Dado importante é que cerca de 50% das lesões suspeitas para melanoma são amelocíticos, ou seja, são melanomas em que o pigmento melanina não pode ser identificado a olho nu. Esse último achado é mais frequente nos melanomas com lesões tipos nodulares, desmoplásticas e amelocíticos.[5,18-20]

Além de uma valorosa anamnese e um exame físico completo, a dermatoscopia armada pode ser uma ferramenta de grande ajuda. Com auxílio de dermatoscópios convencionais ou digitais é possível atingir sensibilidade e especificidade de 93 e 42% respectivamente no diagnóstico de melanoma maligno em uma lesão suspeita.[17] Embora o diagnóstico comprobatório seja a biópsia, o exame clínico e a dermatoscopia podem evitar uma abordagem cirúrgica nas lesões menos suspeitas, passíveis de acompanhamento.

Os melanomas podem apresentar-se em várias formas, porém alguns tipos são mais comuns. O Quadro 17-1 apresenta as formas mais comuns na prática clínica, bem como suas características básicas.[12]

O padrão ouro para o diagnóstico do melanoma é a biópsia que para lesões pequenas idealmente deverá ser excisional com margens mínimas de 2 a 3 mm, preferencialmente tridimensionais e livres.[1,5,18,21] Para lesões maiores, e com alto risco de metástases podem-se realizar biópsias incisionais para o diagnóstico definitivo e o estabelecimento de fatores prognósticos e de estadiamento com os níveis de invasão de 1969 e espessura da lesão proposta por Breslow (Fig. 17-2).

Os níveis de Clark relacionam-se com a profundidade de invasão dos tumores nas camadas da pele. O nível V demonstra que a invasão tumoral já atingiu o tecido celular subcutâneo ou hipoderme. O nível IV significa invasão até derme reticular. O nível III corresponde à invasão da transição entre as dermes reticular e papilar. O nível II compreende a invasão tumoral até a derme papilar sem ultrapassá-la, e o nível I compreende a invasão limitada à epiderme.

O índice de profundidade de invasão de Breslow relaciona-se com o prognóstico da doença. Estudos evidenciam que quando a profundidade de invasão menor que 1 mm, especialmente, menores que 0,75 mm dificilmente necessita de estudo complementar para pesquisa de linfonodo acometido e o risco de metástases regionais ou a distância e menor que 5%.[1,18,22] Profundidade de invasão entre 1 e 4 mm apresenta risco de metástases a distância de até 5% e micrometástases regionais de até 25%. Para estes pacientes há a necessidade de pesquise de doença regional e a distância. Doenças com índice Breslow maior que 4 mm devem sempre ser estudadas para confirmação ou exclusão de doença a distância pois apresentam alto risco para metástases regionais e sistêmicas, e quando estas metástases são palpáveis, a sobrevida decai em até 50%.[1,5,22]

Virtualmente o mapeamento linfocitário ou linfocitografia, com pesquisa de linfonodo sentinela, está indicado para detecção de micro ou macrometástases em todos os pacientes com Breslow acima de 1 mm de invasão. Ou com Breslow menor que 1 mm mas que apresente ulceração tumoral ou nível de Clarck maior que III ou número de mitoses elevado.[1,18,22]

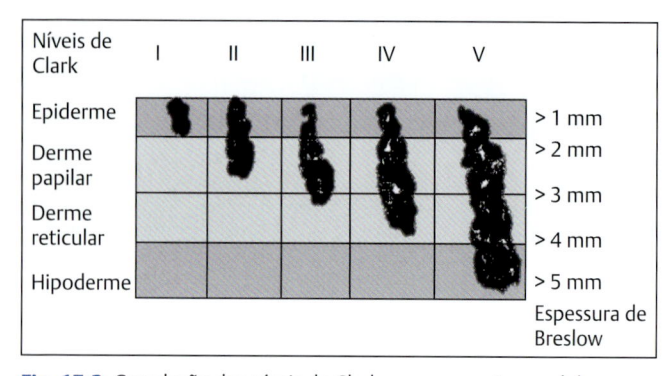

Fig. 17-2. Correlação dos níveis de Clark e espessura tumoral de Breslow. Extraído de Canto *et al.*, 2007.[18]

A técnica do mapeamento linfocitário consiste na aplicação epidérmica de um material coloidal que ao ser absorvido pelo tecido migra e é visualizado no linfonodo mais próximo da lesão a ser estudada. O primeiro e ainda usado foi o azul patente introduzido por Morton *et al.*, em 1992. Outro radiocontraste usado é tecnécio. Ambas as técnicas apresentam alto valor, alta sensibilidade para o mapeamento linfocitário, sendo comum realizar-se a linfocitogafia pré-operatória com tecnécio 99 e o mapeamento intraoperatório com o azul patente.[18,22,23]

ESTADIAMENTO

A última revisão para o estadiamento do melanoma cutâneo foi publicada pelo American Joint Commitee of Cancer (AJCC), em 2017 (Quadros 17-2 e 17-3) e baseia-se nos níveis de Clarck, na espessura tumoral de Breslow, na presença de ulceração na lesão, o acometimento linfonodal regional e a distância.[18,22,23]

O estadiamento completo requer avaliação clínica, biópsia ou exérese das lesões suspeitas e se confirmado melanoma, a todas as lesões com infiltração maior que 1 mm associa-se à pesquisa de micro ou macrometástases regionais e a distância (radiografia de tórax ou ressonância ou tomografia de tórax e/ou crânio em casos suspeitos ou avançados, ultrassonografia de abdome). Cintilografia óssea e tomografia por emissão de pósitrons, PET-CT também são recursos em casos selecionados, associado à monitorização séria dos níveis de DHL.[5,18,22-25]

Em casos duvidosos um painel de imuno-histoquímica pode auxiliar na definição diagnóstica aumentando a sensibilidade para melanoma em até 50%.[18]

Algumas considerações devem ser feitas acerca de definição para o estadiamento anterior:

- *Microssatélite:* qualquer foco tumoral na pele tecido subcutâneo adjacente ao tumor ou próximo, mas completamente descontínuo ou separo ou fibrose ou inflamação.
- *Satélite:* qualquer foco empírico ou clínico, cutâneo ou subcutâneo em até 2 cm do tumor primário desde que descontínuo deste.
- *Metástase em trânsito:* qualquer foco empírico ou clínico de metástase cutânea ou subcutânea com distância maior que 2 cm do tumor primário e que se localizem entra este e o primeiro linfonodo acometido (linfonodo sentinela).[22]

Quadro 17-2. Classificação TNM do Melanoma Cutâneo 2017 AJCC/UICC

Estadiamento T	Espessura tumoral	Presença de ulceração
Tx – Tumor não é conhecido ou não pode ser acessado	Não aplicável	Não aplicável
TIS – Melanoma *in situ*	Não aplicável	Não aplicável
T1	≤ 1 mm	Não conhece/não especificado
T1a	< 0,8 mm	Sem ulceração
T1b	< 0,8 mm 0,8-1 mm	Com ulceração Com ou sem ulceração
T2	> 1-2 mm	Não conhece/não especificado
T2a	> 1-2 mm	Sem ulceração
T2b	> 1-2 mm	Com ulceração
T3	> 2-4 mm	Não conhece/não especificado
T3a	> 2-4 mm	Sem ulceração
T3b	> 2-4 mm	Com ulceração
T4	> 4 mm	Não conhece/não especificado
T4a	> 4 mm	Sem ulceração
T4b	> 4 mm	Com ulceração
Estadiamento N	**Número de linfonodos regionais acometidos**	**Presença de metástase satélite ou micrometástases em trânsito**
N0	Sem metástases detectadas	Não
N1a	1 oculto ou achado em pesquisa de linfonodo sentinela	Não
N1b	Um clinicamente detectado	Não
N1c	Sem linfonodo detectado	Sim
N2a	2 ou 3 clinicamente ocultos ou vistos em pesquisa de linfonodo sentinela	Não
N2b	2 ou 3 onde pelo menos 1 era clinicamente detectado	Não

(Continua.)

Quadro 17-2. *(Cont.)* Classificação TNM do Melanoma Cutâneo 2017 AJCC/UICC

Estadiamento N	Número de linfonodos regionais acometidos	Presença de metástase satélite ou micrometástases em trânsito
N2c	1 clinicamente oculto ou detectado	Sim
N3a	4 ou mais ocultos ou detectados em pesquisa de linfonodo sentinela	Não
N3b	4 ou mais ocultos ou detectados com pelo menos 1 clinicamente detectado e/ou presença de aglomerado linfonodal	Não
N3c	4 ou mais ocultos ou detectados com pelo menos 1 clinicamente detectado e/ou presença de aglomerado linfonodal	Sim
Estadiamento M	**Sítio da doença**	**DHL sérico**
M0	Não há evidência de metástases	Normal
M1	Evidência de metástases locorregionais ou a distância	(0)* não elevado (1)** elevado
M1a	Metástases para pele, subcutâneo ou músculo locorregional e/ou sem linfonodo acometido	(0)* não elevado (1)** elevado
M1b	Metástases para o pulmão com ou sem M1a	(0)* não elevado (1)** elevado
M1c	Metástases viscerais com ou sem M1a ou M1b	(0)* não elevado (1)** elevado
M1d	Metástases par sistema nervoso central com ou sem M1a, M1b ou M1c	(0)* não elevado (1)** elevado

Quadro 17-3. Estádios Clinicopatológicos TNM do Melanoma Cutâneo 2017 AJCC/UICC

T	N	M	Estádio clínico	T	N	M	Estádio patológico
Tis	N0	M0	0	Tis	N0	M0	0
Tis	N0	M0	0	T1a	N0	M0	IA
T1a	N0	M0	IA	T1b	N0	M0	IA
T1b	N0	M0	IB	T2a	N0	M0	IB
T2a	N0	M0	IB	T2b	N0	M0	IIA
T2b	N0	M0	IIA	T3a	N0	M0	IIA
T3a	N0	M0	IIA	T3b	N0	M0	IIB
T3b	N0	M0	IIB	T4a	N0	M0	IIB
T4a	N0	M0	IIB	T4b	N0	M0	IIC
T4b	N0	M0	IIC	T0-T3a	N1b-N2b	M0	IIIB
Qualquer T	> N1	M0	III	T1-T2a	N1a-N2a	M0	IIIA
Qualquer T	Qualquer N	M1	IV	T3b-T4b	> N1-N3c	M0	IIIC
				T4b	N3a/b/c	M0	IIID
				Qualquer T	Qualquer N	M1	IV

TRATAMENTO

Nos últimos anos novas perspectivas têm surgido para o controle da doença do melanoma,[26] porém a base para o seu tratamento continua sendo cirurgia. A ressecção cirúrgica com ampliação de margens é considerada padrão ouro para o tratamento do melanoma.[5,18,23]

Embora não haja consenso quanto à margem cirúrgica de segurança para a ressecção dos melanomas, adota-se ampliação de margem de 1 cm para cânceres com espessura tumoral de até 1 mm. Se a espessura tumoral estiver entre 1 e 2 mm, adota-se ampliação de margem de 2 cm. Para lesões maiores que 2 mm a margem cirúrgica deve ser de 2 a 3 cm (Fig. 17-3). Lesões com menos de 0,6 mm de invasão com margem cirúrgica apropriada, *a priori* não necessitam de acompanhamento.[18,23]

Se na pesquisa de linfonodo sentinela for evidenciado linfonodo acometido ou se houver linfonodo clinicamente

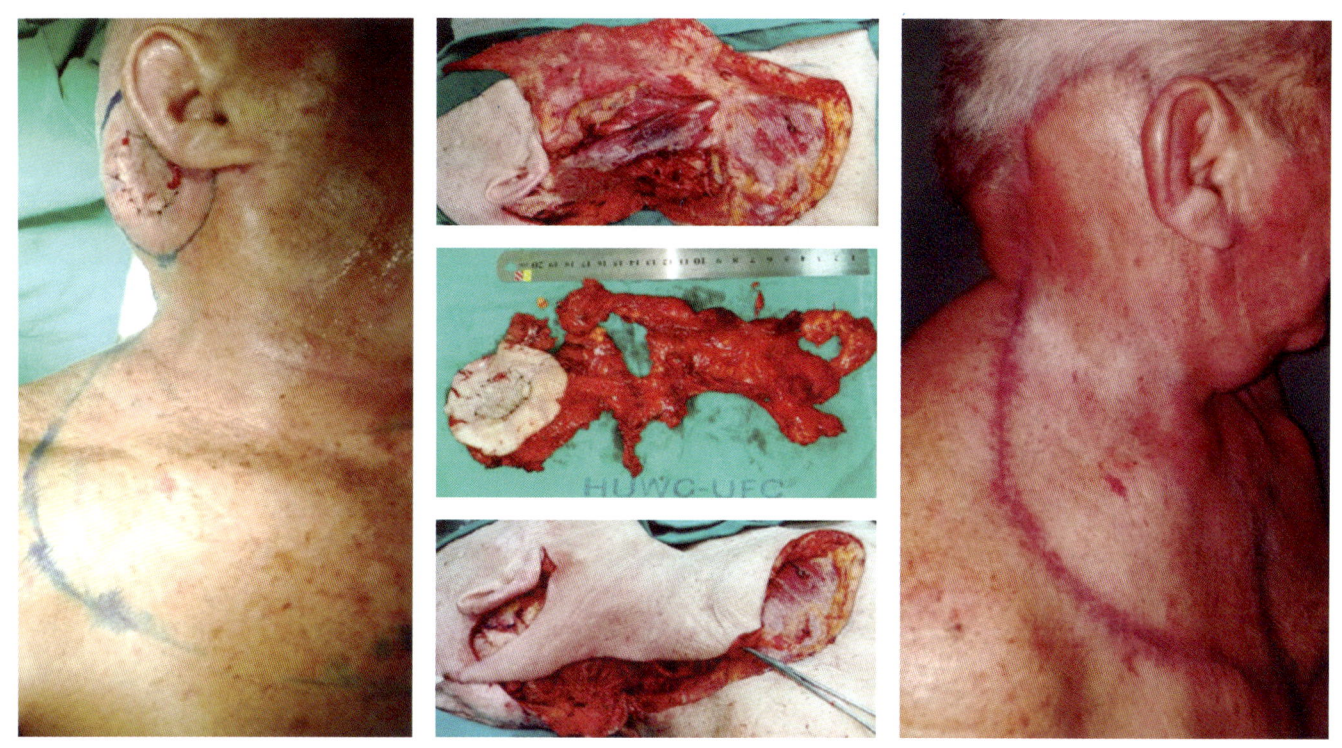

Fig. 17-3. Melanoma retroauricular direito. Ampliação de margens cirúrgicas com linfadenectomia cervicofacial. Reconstrução com retalho cervicotorácico. (Arquivo: Serviço de Cirurgia de Cabeça e Pescoço, Hospital Universitário Walter Cantídio - UFC/2016.)

positivo o paciente deverá ser submetido à linfadenectomia locorregional da cadeia acometida. Para tumores mais avançados M1 a decisão da linfadenectomia deve ser ponderada e indicada ou não, a depender do caso, pois alguns pacientes são candidatos à cirurgia de ressecção de metástases regionais e a distância com razoável controle clínico da doença.[18,25,27]

O tratamento adjuvante para o controle da doença avançada inclui a quimioterapia e radioterapia, sendo esta última de pouca eficácia contra a doença com resultados frustrantes. A quimioterapia tem por base a aplicação de Dacarbazina, Cisplatina ou o uso de moléculas, como interferon-alfa e interleucina-II. Recentemente fio liberado o uso do Ipilimumabe para o tratamento adjuvante de melanoma maligno e metastático com ganho de sobrevida de 4 meses quando em aplicação isolada e ganho de 11 meses quando em associação à dacarbazina. Novas drogas têm sido testadas com *trials* em andamento e nos próximos anos teremos provavelmente mais drogas no arsenal de controle do melanoma metastático.[23,28]

Prognóstico e a sobrevida dos pacientes estão diretamente relacionados com o estádio da doença. Por regra quanto breve é a descoberta da doença, melhores são o prognóstico e a sobrevida livres de doença. Como já foi dito, para lesões com nível de invasão menores de 0,6 mm geralmente não se indica acompanhamento se tratado corretamente, embora não haja consenso quanto a essa conduta.[23]

Pacientes com metástases regionais ao diagnóstico da doença apresentam sobrevida média de 12 meses enquanto os com metástases viscerais ao diagnóstico têm atingido no máximo 6 meses de sobrevida.[16,29] A sobrevida geral em cinco anos para todos os pacientes é de 95% para diagnóstico em estádio I, 68% estádio II, 49% estádio III e cerca de 10% para pacientes em estádio IV.[18,23,28,29]

Os níveis de DHL, utilizados nos critérios de estadiamento M, funcionam como preditor independente de progressão de doença. Em análise de sobrevida global para dois anos, os pacientes que apresentaram baixos níveis de DHL *versus* os que apresentaram altos níveis tiveram 67% contra 25% respectivamente de sobrevida.[24,30]

Pelo caráter agressivo da doença, pelas limitações de tratamentos adicionais na falha do tratamento cirúrgico primário e pelo pobre prognóstico em doenças avançadas, o tratamento deve ser tão agressivo quanto à doença e conduzido por profissional experimentado na tomada destas condutas. Devem-se sempre ponderar os riscos e os benefícios para os pacientes na indicação de tratamentos sem resultados palpáveis, sejam cirúrgicos, clínicos ou paliativos em regimes parcial ou exclusivo.

REFERÊNCIAS BILBIOGRÁFICAS

1. Zuluaga-Sepúlveda MA, Arellano-Mendonza I, Ocampo-Candiani J. Actualización en el tratamiento quirúrgico del melanoma cutáneo primario y metastásico. *Cir Cir* 2016;84(1):77-84.
2. Alawi F. Pigmented lesions of the oral mucosa. In: Greenberg MS, Glick M, Shio JA. *Burket's Oral Medicine*. 11th ed. Canada. BC Decker; 2008. p. 107-128.
3. Eversole LR, Pindborg JJ. Malignant neoplasms of the oral soft tissues. In: Prabhu SR, Wilson DF, Daftary DK. *Oral Diseases in the Tropics*. New York. Oxford University Press; 1993, p. 449-459.
4. Shashanka R, Smitha BR. Head and neck melanoma. *ISRN Surg* 2012;2012:948302.
5. Neville BW, Damm D, Allen CM, Bouquot JE. *Oral and Maxillofacial Pathology*. 3rd ed. Saint Louis. W. B. Saunders; 2009. p. 433-439.

6. Meyle KD, Guldberg P. Genetic risk factors for melanoma. *Hum Genet;* 2009;126(4):499-510.
7. Brasil. Ministério da Súde. Instituto Nacional de Câncer. Estimativa 2016: incidência de câncer no Brasil. Rio de Janeiro, 2016. Disponível e Acessado em www.inca.gov.br/estimativa/2016/.
8. Rigel DS. Epidemiology of melanoma. *Semin Cutan Med Surg* 2010;29:204-9.
9. Siegel R, Ma J, Zou Z, Jemal A. Cancer statistics, 2014. *CA Cancer J Clin* 2014;64:9-29.3.
10. Rigel DS. Trends in dermatology: Melanoma incidence. *Arch Dermatol* 2010;146:318.
11. Bodenham DC. Malignant melanoma of the head and neck. *Excerpta Medica* 1975;85-91.
12. Deckker M. Skin lesions of the head and neck. In: Barnes L. *Surgical Pathology of the Head and Neck*. 2th ed. New York. Informa Healthcare; 2001, vol. 3, p. 1819-824.
13. Franklin JD, Reynolds VH, Bowers Jr. DG, Lynch JB. Cutaneous melanoma of the head and neck. *Clin Plast Surg* 1976; 3(3):413-427.
14. Shanon E, Samuel Y, Adler A. Malignant melanoma of the head and neck in children. Review of the literature and report of a case. *Arch Otolaryngol* 1976;102(4):244-247.
15. Autier P, Doré para Epimel JF, Eortc Melanoma Cooperative Group. Influência das exposições ao sol durante a infância e durante a idade adulta no risco de melanoma. *Inter J Cancer* 1998;77(4):533-537.
16. Thompson JF, Scalyer RA, Kefford RF. Cutaneous Melanoma. *Lancet* 2005 Feb;19:365:687-701.
17. Akiskal *et al.* Merch - Saúde para a Família, Seção 18 – Doenças da Pele, Capítulo 208 e Capítulo 205, Seção 15-Câncer, Rio de Janeiro, MSD, 2010. Disponível em htp://mmspf.msdonline.com.br/pacientes/manual_merck/secao_00/sumario.html#bloco-16>. Acesso em: 24/10/2107 às 21:00.
18. Canto ACM, Oliveira J. Melanoma cutâneo: doença curável? Revisão de literatura e apresentação de um organograma de investigação e tratamento. *Rev AMRIGS* 2007;51:312-6.
19. Frange VMN, Arruda LHF, Daldon PÉC. Dermatoscopia: importância para a prática clínica. *Revi Cien Méd* 2012;18(4):2318-0897.
20. Abbasi NR, Shaw HM, Rigel DS, Friedman RJ, McCarthy WH, Osman I *et al*. Early diagnosis of cutaneous melanoma: revisiting the ABCD criteria. *JAMA* 2004;292(22):2771-6.
21. Harris MN, Gumport SL. Biopsy technique for malignant melanoma. *J Dermatol Surg Oncol* 1975;1(1P2):24-7.9.
22. Huang SH, O'Sullivan B. Overview of the 8th Edition TNM Classification for Head and Neck Cancer. *Curr Treat Options Oncol* 2017;18(7):40.
23. Waistein AJA, Belfort FA. Manejo do melanoma cutâneo. *Rev Col Bras Cirurgiões* 2004; 31(3):204-214.
24. Long G, Weber JS, Infante JR *et al*. Overall survival and durable responses in patients with BRAF V600-mutant metastatic melanoma receiving dabrafenib combined with trametinib. *J Clin Oncol* 2016;34:871-878.
25. Essner R, Belhocine T, Scott AM *et al*. Novel Imaging Techniques in Melanoma. *Surg Oncol Clin N Am* 2006;15:253-283.
26. Hodi FS, O'day SJ, McDermott DF *et al*. Improved survival with ipilimumab in patients with metastatic melanoma. *N Engl J Med 2010;*(363):711-723.
27. Wong SL, Coit DG. Role of surgery in patients with stage IV melanoma. *Curr Opin Oncol* 2004:16(2):155- 160.
28. Robert C, Thomas L, Bondarenko I *et al*. Ipilimumab plus dacarbazine for previously untreated metastatic melanoma. *New England J Med* 2011;364(26):2517-2526.
29. Morton DL, Cochran AJ, Thompson JF *et al*. Sentinel Node Biopsy for Early-Stage Melanoma- Accuracy and Morbidity in MSLT-1, an International Multicenter Trial. *Ann Surg* 2005 Sep;242(3):302-313.
30. Long GV, Grob JJ, Davies MA *et al*. Baseline and postbaseline characteristics associated with treatment benefit across dabrafenib and trametinib registration pooled data. *Pigment Cell Melanoma Res* 2015;28:793.

CÂNCER DOS LÁBIOS

Humberto David Menezes de Siqueira Brito
Daniel Rubens Menezes de Siqueira Brito
Klecius Leite Fernandes

INTRODUÇÃO

Os lábios superior e inferior formam em conjunto a parede anterior da cavidade oral. Cada um se divide em duas partes: o vermelhão dos lábios (a maior parte) e as comissuras (região de encontro lateral). Ambos são igualmente compostos por camadas – de fora para dentro: pele, subcutâneo, muscular, submucosa e mucosa. Tem como funções principais a articulação das palavras, retenção de saliva e a contenção dos alimentos durante a mastigação.[1-3]

Os tumores dos lábios correspondem a aproximadamente 15% de todas as neoplasias do segmento cabeça e pescoço, e de 25 a 30% de todos os tumores da cavidade oral.[1] Cerca de 60% das neoplasias labiais são benignas.[1] Os tumores malignos acometem principalmente o lábio inferior (91-97%), seguindo-se pelo lábio superior (2-8%) e comissuras (2%).[3] No geral o tipo histológico mais frequente é o carcinoma espinocelular (CEC) constituindo 60-79% dos casos. Sendo o CEC o tipo predominante no lábio inferior, e o carcinoma basocelular (CBC) predominante no lábio superior.[4,5] O local mais frequentemente acometido é o vermelhão dos lábios.[4]

Acomete preferencialmente indivíduos brancos, do sexo masculino, na faixa etária dos 50 aos 70 anos.[3] É raro em negros e jovens. Demonstrando por estas observações sua estreita relação com a exposição solar de caráter acumulativo. Além do sol também constituem fatores de risco citados na literatura o fumo e o álcool.[4]

As principais modalidades terapêuticas são a cirurgia e a radioterapia. Ao contrário do câncer da cavidade oral, os tumores malignos labiais costumam, na maioria dos casos, ser reconhecidos e tratadas a tempo, guardando assim um bom prognóstico.[3-5] Porém, é necessário sempre lembrar que os CECs são lesões capazes de semear metástases, principalmente via linfonodal e quando presentes constituem fator de mau prognóstico.

> Paciente típico: Homem, branco, 50 aos 70 anos, agricultor, **fumante**, lesão acometendo o vermelhão do lábio inferior, ao exame histopatológico constatando CEC.

FATORES DE RISCO

O principal fator de risco é a **exposição à radiação solar**, que é tanto mais intensa quanto mais próxima à linha do equador. Principalmente à fração UVB está mais relacionada com o surgimento desses carcinomas. Outro fator de igual importância é a raça do indivíduo, que quanto menos pigmentado for, maior a chance de vir a desenvolver neoplasias malignas (carcinomas e melanomas) em pele e lábios. A interação entre esses dois fatores (pele clara e exposição solar) é a grande responsável pelo surgimento da maioria dos tumores de lábios. A radiação solar exerce efeito acumulativo sobre o genoma das células epiteliais, e somente após várias décadas de exposição é que surgem as lesões decorrentes dessa exposição, que podem ser benignas (sardas), pré-malignas (ceratoses actínicas) e malignas (CBC, CEC e melanoma). Em decorrência desse caráter acumulativo a idade também é considerada fator de risco, sendo a maioria dos tumores malignos de lábios diagnosticados entre os 50 e 70 anos.[1-4] O lábio inferior é a sede da maioria das lesões, pois se trata de uma localização topográfica mais exposta aos fatores de risco.[4]

A maior parte dos casos ocorre no sexo masculino (90%), provavelmente por causa da maior exposição aos já citados fatores. Nas mulheres a incidência é bem menor, talvez em decorrência do uso de cosméticos (batons e filtros solares labiais). Embora exista um crescimento lento e progressivo ao longo dos anos do acometimento no sexo feminino.[4]

Outros fatores também importantes são o etilismo e o tabagismo, que, assim como nas neoplasias de cavidade oral, têm relação direta com o surgimento de linhagens de células neoplásicas, que se multiplicam gerando as massas tumorais.

As genodermatoses também são consideradas importantes fatores de risco, pois aqueles pacientes portadores de condições, como o albinismo e distúrbios autossômicos, como a xeroderma pigmentar, têm chances muito mais elevadas de vir a desenvolver lesões malignas labiais em idade bem mais precoce do que a média. Na xeroderma pigmentar essas lesões costumam surgir ainda na infância.[4,6]

Os vírus, especificamente o HPV (16 e 18), têm crescente importância no surgimento dos CECs de cavidade oral e orofaringe, estando implicado no surgimento desses tumores em grupo etário mais jovem do que o habitual.[7] Consequentemente podem também estar relacionados com o surgimento de lesões na porção mucosa dos lábios.

Existem estudos correlacionando o uso de certos medicamentos que poderiam causar aumento na sensibilidade à luz solar, levando a uma maior prevalência de tumores de lábio naqueles pacientes que usam cronicamente certas substâncias. Dentre essas substâncias destacam-se alguns anti-hipertensivos (hidroclorotiazida, nifedipina e atenolol).[8]

> **Principais fatores de risco:**
> - Exposição à radiação solar (principalmente UVB).
> - Menor pigmentação da pele.
> - Idade.
> - Etilismo e tabagismo.
> - Genodermatoses (albinismo, xeroderma pigmentosa).
> - Infecção pelo HPV.

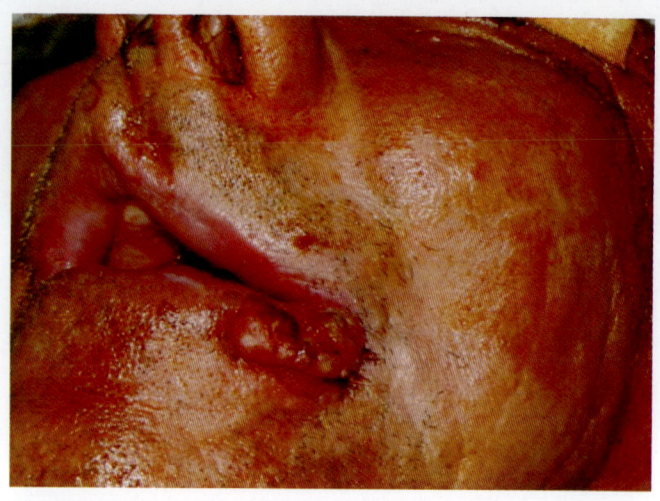

Fig. 18-1. CEC em comissura labial. (Cortesia do Dr. Márcio Studart – CCP/UFC.)

TIPOS HISTOLÓGICOS SEGUNDO A LOCALIZAÇÃO

Os lábios podem ser sedes de lesões benignas e malignas, constituindo as benignas a maioria (60%). Dentre as benignas destacam-se as mucoceles, os hemangiomas, adenomas pleomórficos, ceratoacantomas, neurofibromas e granulomas entre outros.[4] No grupo das malignas, destacam-se o CBC e o CEC, mas existem outras bem mais raras: carcinoma basoescamoso, melanomas, carcinoma de células de Merkel e tumores malignos de pequenas glândulas salivares anexas aos lábios.

Lábio Superior

É a sede de cerca de 2-20% dos tumores malignos labiais. O tipo histológico mais frequente é o CBC, fato este justificado por alguns autores que entendem que a referida neoplasia acomete inicialmente a face cutânea do lábio, estendendo-se posteriormente por contiguidade ao vermelhão. Quanto ao sexo, os tumores no lábio superior predominam no sexo feminino.[3,4]

O lábio superior drena para linfonodos submandibulares e também para linfonodos parotídeos. Devendo ser dada uma atenção especial aos linfonodos do lábio superior, uma vez que sejam mais numerosos que os do lábio inferior.[9]

Lábio Inferior

É o local mais frequentemente acometido pelos tumores malignos (91-97%) especialmente o CEC, que corresponde a quase 90% dos tumores desta topografia. Lesões malignas de lábio inferior predominam no sexo masculino, e 2/3 dessas lesões são bem diferenciadas.[4]

A porção mais medial do lábio inferior drena preferencialmente para os linfonodos submentonianos (nível IA), e a porção lateral drena para os submandibulares (nível IB).

> No lábio superior predomina o CBC em pacientes do sexo feminino (drenagem para linfonodos submandibulares e parotídeos). Enquanto no lábio inferior predomina CEC em pacientes do sexo masculino (drenagem para níveis IA e IB).

Comissuras

A minoria dos tumores ocorre nesse local (cerca de 2%), sendo a maioria CECs. Porém lesões comissurais tendem a ser mais agressivas, com metástases presentes em até 20% dos casos já no momento do diagnóstico (Fig. 18-1).[3,10]

> **Atenção**
> Os tumores que acometem a comissura labial são a minoria e tendem a apresentar pior prognóstico!

CLASSIFICAÇÃO TNM PARA O CÂNCER DE LÁBIO

Esta classificação é válida para todos os carcinomas dos lábios, cavidade oral e glândulas salivares menores. Sendo necessária a confirmação histológica (Quadros 18-1 e 18-2).[11]

Os procedimentos para definição das categorias T, N e M são os seguintes:[11]

Quadro 18-1. Classificação TNM

T1	≤ 2 cm
T2	> 2-4 cm
T3	> 4 cm
T4a	**Lábio:** invade cortical óssea, nervo alveolar inferior, assoalho da boca, pele **Cavidade oral:** invade cortical óssea, músculos profundos extrínsecos da língua, seios maxilares, pele
T4b	Espaço mastigador, lâminas pterigoides, base do crânio, artéria carótida interna
N1	Homolateral, único, ≤ 3 cm
N2	Homolateral, único, > 3 até 6 cm Homolateral, múltiplo, ≤ 6 cm Bilateral, contralateral, ≤ 6 cm
N3	> 6 cm

- *Categorias T:* exame físico/diagnóstico por imagem.
- *Categorias N:* exame físico/diagnóstico por imagem.
- *Categorias M:* exame físico/diagnóstico por imagem.

Quadro 18-2. Estadiamento

Estádio	T	N	M
Estádio 0	Tis	N0	M0
Estádio I	T1	N0	M0
Estádio II	T1, T2	N1	M0
	T3	N0, N1	M0
Estádio III	T4	N0	M0
	Qualquer T	N1	M0
Estádio IVA	T1, T2, T3	N2	M0
	T4a	N0, N1, N2	M0
Estádio IVB	Qualquer T	N3	M0
	T4b	Qualquer N	M0
Estádio IVC	Qualquer T	Qualquer N	M1

TRATAMENTO

Para tratamento dos tumores malignos de lábios existem duas modalidades amplamente utilizadas, são elas a cirurgia e a radioterapia. Cada uma com suas indicações, podendo ser a radioterapia complementar à cirurgia. Os procedimentos cirúrgicos são de tamanho e complexidade variável, dependendo do tamanho do tumor e da presença de metástases linfonodais cervicais. As cirurgias podem variar desde uma simples ressecção com sutura simples a procedimentos maiores com necessidade de retalhos e esvaziamento cervical seletivo ou radical.

Qualquer que seja a modalidade terapêutica escolhida, esta tem de tentar ao máximo atingir os seguintes objetivos: retirar toda a lesão (radicalidade), manter a continência bucal à articulação das palavras (funcionalidade), evitar deformações (estética) e permitir reabilitação precoce com retorno às atividades habituais.[3] Como em alguns casos não é possível atingir todos esses objetivos, de acordo com os princípios do tratamento oncológico, em grau de importância prima-se pela radicalidade, depois pela funcionalidade e finalmente a estética.

No tratamento cirúrgico do câncer de lábios também é fator de grande importância o tipo histológico. Sendo sempre indicada a congelação transoperatória, quando disponível, para avaliação das margens da peça cirúrgica, que, quando comprometidas, se ampliam prontamente as margens, diminuindo muito, desse modo, a recidiva local.

Nos casos de CBC, que muito raramente dá metástases, o tratamento geralmente é a extirpação da lesão primária com margens adequadas, sem necessidade de esvaziamento dos linfonodos cervicais. Nos CBCs mais extensos, com invasão óssea, que são minoria, o tratamento deve ser individualizado.

Quando se tratar de CEC, o tamanho tumoral será de grande importância na terapêutica escolhida, sendo que nos tumores iniciais tanto a cirurgia quanto a radioterapia apresentam taxas de cura semelhantes segundo comparado em alguns trabalhos da literatura, variando de 80-90%.[4,12-14] A cirurgia, com margens mínimas de 10 mm sem necessidade de esvaziamento cervical nos casos T1N0,[15] tem como vantagens sua rápida execução e baixa morbidade, porém nem todos os pacientes são elegíveis à cirurgia, especialmente os gravemente enfermos e debilitados. A radioterapia pode ser usada em qualquer indivíduo, mesmo nos mais debilitados, porém são necessárias várias sessões e associa-se diretamente a certas morbidades (xerostomia, cáries de irradiação e osteorradionecrose). A maioria dos cirurgiões de cabeça e pescoço prefere o tratamento cirúrgico ao radioterápico, mesmo nas lesões iniciais.

Para os tumores T2N0, a maioria dos autores recomenda o esvaziamento cervical profilático de rotina, especialmente nas lesões com mais de 6 mm de espessura, pouco diferenciadas e também naquelas localizadas nas comissuras. Outros apontam que lesões com menos de 3 cm, superficiais e bem diferenciadas costumam semear poucas metástases, não se justificando um esvaziamento profilático.[16] Nas lesões T3N0 e T4N0 está sempre indicado o esvaziamento profilático.

O esvaziamento cervical nos tumores de lábio com pescoço negativo (esvaziamento profilático) costuma ser o supraomo-hióideo (níveis I a III) ipsilateral à lesão, ou bilateral quando o tumor cruzar a linha média. Outros sugerem esvaziamento do nível I (o mais frequentemente acometido) com congelação, só esvaziando os níveis II e III quando forem encontrados linfonodos positivos no nível I.

A inclusão de outros níveis no esvaziamento (IV ou V) se aplica aos casos com evidência de metástases além do nível I, devendo ser individualizada.[16]

O tratamento cirúrgico do tumor primário pode variar desde uma ressecção com margens ≥ 10 mm e aproximação simples (sutura no plano muscular e na pele) nos casos onde o defeito compreender menos do que 1/3 do lábio, até a confecção de retalhos mais complexos que conseguem reconstruir os defeitos maiores que 1/3 e até aqueles casos onde é necessária a ressecção de todo o lábio (p. ex., retalhos de Abbe, Gilles, Estlander, Karapandzic, Webster e Dieffenbach).[3]

A radioterapia está indicada como tratamento alternativo e paliativo para os casos avançados considerados locorregionalmente cirurgicamente irressecáveis, ou como complemento da cirurgia em casos selecionados.[4]

PROGNÓSTICO

De um modo geral os carcinomas de lábios costumam guardar um bom prognóstico, sendo a maioria tratada em estágios iniciais.[4] Provavelmente isto se deve ao fato de serem lesões muito visíveis ao paciente e às pessoas do convívio habitual do mesmo, causando incômodo social precoce, impelindo esse a procurar auxílio médico. Também pode explicar tal fato por ser lesão que gera incômodos frequentes e significativos nas atividades diárias, como a alimentação, dificuldades para se barbear e até mesmo no falar. Apresentando em média um índice de cura maior que 80%, com taxa de mortalidade entre 10 e 15%.[17] Nos casos onde ocorre recidiva pós-tratamento, o prognóstico passa a ser menos favorável.

São fatores que se relacionam com maiores taxas de recidiva locorregional e consequentemente pior prognóstico, o tamanho da neoplasia (> 3 cm), localização (comissuras), acometimento ganglionar cervical, grau de diferenciação histológica (Broders III e IV), invasão perineural, invasão óssea (mandíbula ou maxila) e profundidade da lesão (> 6 mm).

REFERÊNCIAS BIBLIOGRÁFICAS

1. Ackerman LV, Del Regato JA. Cancer: diagnosis, treatment and prognosis. 4th ed. St. Louis: Mosby; 1970. p. 184-198 [Apud]: Antunes AA, Antunes AP. Estudo retrospectivo e revisão de literatura dos tumores dos lábios: experiência de 28 anos. *Rev Bras Cancerol* 2004;50(4):295-300.

2. Picosse LR. Anatomia e embriologia da boca. In: Carvalho MB. *Tratado de cirurgia de cabeça e pescoço e otorrinolaringologia.* São Paulo: Atheneu; 2001. p. 234-248.
3. Rapoport A, Kowalski LP, Herter NT et al. *Rastreamento, Diagnóstico e Tratamento do Câncer de Boca.* Projeto diretrizes – MS-AMB-SBCCP; 2001. p. 8-12.
4. Antunes AA, Antunes AP. Estudo retrospectivo e revisão de literatura dos tumores dos lábios: experiência de 28 anos. *Rev Bras Cancerol* 2004;50(4):295-300
5. Faveret P, Franco D, Boghossian LC et al. Carcinoma de lábios: análise de tratamento cirúrgico realizado em hospital universitário. *Rev Bras Cir Craniomaxilofac* 2009;12(4):155-158.
6. Jovanovic A, Schulten EA, Kostense PJ et al. Squamous cell carcinoma of the lip and oral cavity in the Netherlands: an epidemiological study of 740 patients. *J Craniomaxillofac Surg* 1993;21(4):149-152.
7. Vidal AKL, Caldas Júnior AF, Mello RJV, Abreu-e-Lima MCC. Papilomavírus Humano (HPV) como fator de risco para o Carcinoma Escamoso Celular (CEC) Oral - Revisão de Literatura Odontologia. *Clín Científ* 2006;5(1):07-25.
8. Friedman GD. Antihypertensive Drugs and Lip Cancer in Non-Hispanic Whites. *Arch Intern Med* 2012 Sep 10;172(16):1246-1251.
9. Feind CR. The head and neck. In: Haagensen CD. The lymphatics in cancer. Philadelphia: W.B. Saunders; 1972. p. 96-99. [Apud]: Antunes AA, Antunes AP. Estudo retrospectivo e revisão de literatura dos tumores dos lábios: experiência de 28 anos. *Rev Bras Cancerol* 2004;50(4):295-300.
10. Vartanian JG. Predictive factors and distribution of lymph node metastasis in lip cancer patients and their implications on the treatment of the neck. *Oral Oncol* 2004;40(2):223-227.
11. Ministério da Saúde/Instituto Nacional de Câncer TNM – classificação de tumores malignos. 6ª edição; 2004. p. 24-28.
12. Peres O. Radioterapia dos tumores da região labial. *Rev Bras Cir Cabeça Pescoço* 1979;3(1):61.
13. Antoniades DZ, Styanidis K, Papanayotou P, Trigonidis G. Squamous cell carcinoma of the lips in a northern Greek population. Evaluation of prognostic factors on 5-year survival rate. *Eur J Cancer B Oral Oncol* 1995;31B(5):333-339.
14. Luna-Ortiz K, Güemes-Meza A, Villavicencio-Valencia V, Mosqueda-Taylor A. Lip cancer experience in Mexico. An 11-year retrospective study. *Oral Oncol* 2004;40(10):992-999.
15. Cruse CW, Radocha RF. Squamous cell carcinoma of the lip. *Plast Reconstr Surg* 1987;80(6):787-791.
16. Aimar A, Franzi SA, Curioni AO et al. Esvaziamento cervical no tratamento do carcinoma epidermóide de lábio. *Rev Bras Otorrinolaringol* 2004;70(6):772-775.
17. Zitsch RP. Outcome analysis for lip carcinoma. *Otolaryngol Head Neck Surg* 1995;113(5):589-596.

TUMORES ORBITÁRIOS

CAPÍTULO 19

Hugo Leonardo de Moura Luz
Giovanna Perantoni
Walber de Oliveira Mendes

INTRODUÇÃO

O enfoque dos tumores orbitários na cirurgia de cabeça e pescoço está muito mais relacionado com os casos oncológicos que envolvem tumores de pele e nasossinusais que invadem a órbita do que com tumores benignos ou lesões primárias da órbita, apesar de que estes podem também ser abordados.

Um tumor de natureza benigna, como, por exemplo, um hemangioma, porém localizado em uma posição delicada, como próximo à base do crânio ou retro-orbitário, é interessante porque pode representar grande desafio e gravidade, apesar de não se tratar de um câncer.

A grande heterogeneidade das lesões que acometem a órbita, incluindo uma ampla variedade de afecções inflamatórias, tumorais, congênitas e vasculares, determina a esse capítulo a complexidade de se lidar com doenças em geral de difícil diagnóstico e tratamento, e que podem gerar grande ansiedade ao paciente pela possibilidade de perda de um olho. Casos limítrofes em relação à invasão orbitária podem ser difíceis de serem conduzidos, e uma discussão em junta médica muitas vezes faz-se necessária. A boa relação com paciente e familiares, como sempre na medicina, é fundamental, e o termo de consentimento livre e esclarecido assinado previamente a qualquer procedimento dessa natureza é fortemente recomendado.

A órbita é uma região anatômica peculiar também por envolver a intersecção de mais de uma especialidade médica, conferindo caráter multidisciplinar ao tema. Em estudo com casuística de 11 anos realizado no maior hospital terciário do país, pelo levantamento de exames histopatológicos, a cirurgia de cabeça e pescoço tratou diretamente de 14,36% dos casos, enquanto os oftalmologistas foram responsáveis por 72,3% dos casos nessa população, cabendo 6,62% do montante à neurocirurgia. Outras especialidades envolvidas, a cirurgia plástica ocular e reconstrutora, bem como a bucomaxilofacial, são fundamentais no que se refere à reconstrução dos defeitos cirúrgicos e reabilitação protética dos pacientes submetidos a ressecções tumorais, principalmente as mais alargadas. Radioterapeutas e oncologistas são fundamentais no tratamento conjunto.

ANATOMIA DA ÓRBITA

A órbita tem íntima relação com a base do crânio e é formada por 7 ossos (Fig. 19-1): frontal, esfenoide, etmoide, lacrimal, maxila, zigomático e palatino e tem a forma aproximada de uma pirâmide quadrangular, sendo a base formada pelos ossos frontal (na margem, encontra-se a incisura e o forame supraorbital, passagem do nervo de mesmo nome), zigomático e maxilar (onde abaixo da sua margem há o forame infraorbital).

No ápice, entre o corpo do esfenoide e suas asas menor e maior, encontra-se o **canal óptico**, ocupado pelo nervo óptico e pela artéria oftálmica, e a **fissura orbital superior**, passagem da veia oftálmica superior, dos nervos oculomotor, troclear, abducente e ramo oftálmico do trigêmeo.

A **fissura orbital inferior**, formada pela maxila medialmente e grande asa de esfenoide lateralmente, comunica a órbita à fossa pterigopalatina. Nela, são observados o ramo maxilar do trigêmeo (V2), as veias infraorbitárias, o nervo zigomático, a veia oftálmica inferior e o plexo pterigoide.

A parede medial é extremamente fina e formada pelo processo frontal da maxila, osso lacrimal, osso etmoidal (constituindo a chamada lâmina papirácea) e corpo do esfenoide.

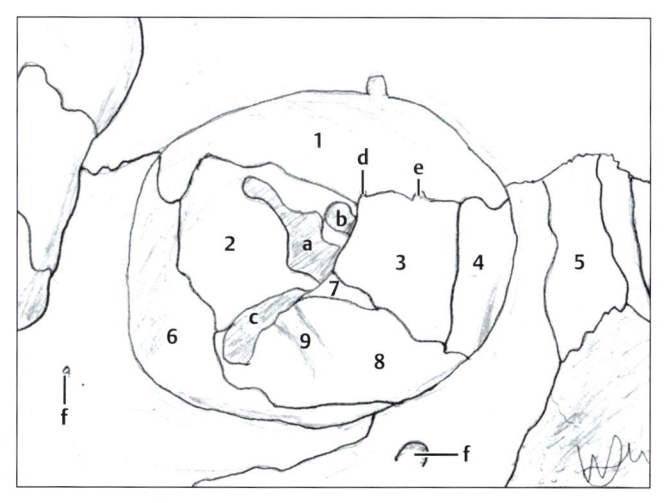

Fig. 19-1. Vista frontal do arcabouço ósseo da órbita direita. 1: Face orbital do osso frontal. 2: Face orbital da asa maior do osso esfenoide. 3: Lâmina orbital do osso etmoide. 4: Osso lacrimal. 5: Osso nasal. 6: Face orbital do osso zigomático. 7: Processo orbital do osso palatino. 8: Face orbital do osso maxilar. 9: Sulco infraorbital. a: Fissura orbital superior. b: Forame óptico. c: Fissura orbital inferior. d: Forame etmoidal posterior. e: Forame etmoidal anterior. f: Forame zigomaticofacial.

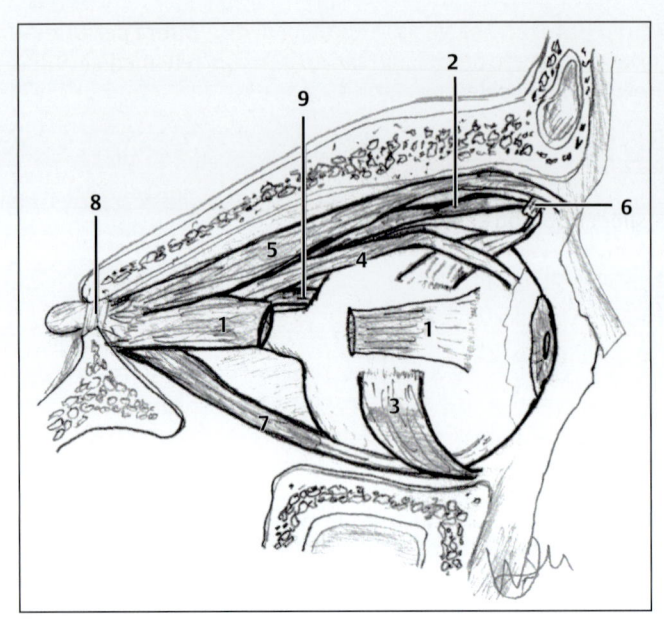

Fig. 19-2. Musculatura extrínseca do bulbo ocular. Vista lateral direita. 1: Músculo reto lateral (seccionado). 2: Músculo oblíquo superior. 3: Músculo oblíquo inferior. 4: Músculo reto superior. 5: Músculo levantador da pálpebra superior. 6: Tróclea (polia). 7: Músculo reto inferior. 8: Anel tendíneo comum. 9: Músculo reto medial.

Separa a órbita das cavidades paranasais e nasais e é onde se encontra a fossa lacrimal, que se comunica com o meato nasal inferior por meio do ducto lacrimonasal.

A periórbita corresponde ao periósteo que envolve estruturas ósseas desde a porção anterior, junto ao septo orbitário, até a região posterior, em continuidade com a dura-máter. O septo orbitário é uma eversão da periórbita e insere-se na aponeurose das pálpebras e nas margens dos músculos tarsais, sendo um importante reparo anatômico, separando os espaços pré-septal, onde encontram-se as pálpebras, e pós-septal, onde localiza-se a órbita.

A musculatura ocular extrínseca (Fig. 19-2), responsável pela movimentação do globo ocular, divide a gordura orbitária em extraconal e intraconal e é composta pelos músculos retos inferior, medial, lateral e superior; oblíquos superior e inferior.

CLASSIFICAÇÃO E TIPOS TUMORAIS

Em relação à etiologia, os tumores podem ser classificados com base quanto à origem, como lesões primárias, que se originam na órbita propriamente; lesões secundárias, que se estendem à órbita a partir de estruturas vizinhas e a invadem; e tumores metastáticos, que acometem por disseminação hematogênica.

Neoplasias de Pele

Entre as causas de exenteração (esvaziamento de todo o conteúdo orbitário até osso, ver seção "Tipos de Cirurgia"), o câncer de pele periocular é a principal causa em 40-50% dos casos e merece destaque. Essa condição infelizmente é comum e a observamos notadamente em pacientes vindos do interior do país, de locais de difícil acesso à saúde e com condições precárias socioeconômicas educacionais. Cerca de 99% desses tumores de pele compreendem o carcinoma basocelular, cujo principal fator de risco isolado é a exposição à radiação ultravioleta do sol. Os hospitais terciários acabam tendo casuísticas enviesadas por receberem mais pacientes com apresentações de subtipos histológicos mais agressivos e com estágios mais avançados das neoplasias de pele. A localização periorbitária ocupa a segunda posição entre as neoplasias de pele que acometem a face, compreendendo, segundo um estudo nacional, cerca de 12,5% dos casos, perdendo apenas para a localização nasal (32,5%).

Neoplasias Nasossinusais com Invasão Orbitária

Principalmente para o cirurgião de cabeça e pescoço, as neoplasias nasossinusais merecem destaque, e a possibilidade de invasão orbitária por esses tumores chega a ocorrer em 60 a 80% nas neoplasias malignas. Estudos sugerem que o envolvimento da órbita (exceto quando a invasão é limitada ao periósteo) assim como o tipo histológico do tumor são os fatores principais que isoladamente têm impacto em sobrevida global e recidiva local. Enquanto o melanoma tem pior comportamento, o estesioneuroblastoma e o condrossarcoma têm melhor prognóstico. O carcinoma espinocelular e o adenocarcinoma são os tipos histológicos mais comuns e têm distribuição de sobrevida intermediária. Em relação à conduta, há controvérsias, e muitos autores defendem a cirurgia menos radical com preservação da órbita, com base em resultados oncológicos similares aos dos casos de exenteração, enquanto outros autores discordam por reportarem menor taxa de recidiva local para esta modalidade. O racional para a preservação orbitária também é fundamentado em estudos histopatológicos que mostram na maioria das peças invasão tumoral limitada apenas à periórbita. Com base nesses achados, advoga-se a ressecção total da maxila com remoção limitada do tecido periorbitário. Portanto, para tumores nasossinusais com invasão orbitária, a exenteração em muitos casos é discutível e deve ter sua indicação bem ponderada.

Outras Doenças Orbitárias e o Pseudotumor

Cistos representam 24% das lesões orbitárias e palpebrais, sendo o cisto dermoide e epidermoide os mais comuns. Outras lesões de aspecto cístico possíveis são os teratomas. Hematomas em involução e granulomas de colesterol são geralmente associados a evento traumático, cirúrgico ou inflamatório prévio.

As **alterações inflamatórias** correspondem a 70% das doenças orbitárias primárias, observadas principalmente em crianças e relacionadas com infecções paranasais, como nasossinusites. Podem gerar abscesso ou flegmão e se confundir com lesões tumorais.

> As alterações inflamatórias e infecciosas são responsáveis pela maior parte das doenças orbitárias primárias!

O **pseudotumor orbitário** é um processo inflamatório idiopático, considerado diagnóstico de exclusão com base na história clínica, evolução, resposta a corticoides, dados laboratoriais e achados histopatológicos. A principal apresentação clínica é aguda ou subaguda, com proptose dolorosa, unilateral na maior parte dos casos, eritema e embaçamento da visão, com rápida melhora sintomática com o uso de corticoides.

Achados de imagem são inespecíficos, notando-se lesão expansiva focal ou difusa, uni ou raramente bilateral, com efeito de massa e impregnação após contraste.

A **amiloidose** é doença rara e apresenta-se como massa expansiva com proptose indolor, sem sinais inflamatórios associados, com impregnação heterogênea após contraste, de modo semelhante ao pseudotumor. Diagnóstico firmado apenas com biópsia.

Lesões vasculares são classificadas em hemangioma capilar, malformação venosa (hemangioma cavernoso e varizes), malformação vasculolinfática (linfangioma), lesões arteriovenosas (MAV, fístula arteriovenosa e aneurismas da artéria oftálmica) e neoplásicas (hemangioblastomas, hemangiopericitomas, hemangiomas da coroide).

Outros Tumores

Divididos em vários tipos: linfoma, schwannoma, neurofibroma, rabdomiossarcoma, tumores fibrosos, hemangiopericitomas, osteoma, fibroma ossificante, metástases.

Os **linfomas** orbitários são as neoplasias malignas primárias mais comuns da órbita e na maioria dos casos são de baixo grau, do tipo não Hodgkin. Representam 10 a 15% das massas orbitais e aproximadamente 55% dos tumores malignos. Os achados de imagem são inespecíficos, e cerca de 75% dos pacientes apresentam ou desenvolverão linfoma sistêmico.

Já os **schwannomas** são tumores da bainha neural e correspondem 4% dos tumores orbitários. São tumores benignos de crescimento lento, encapsulados, que podem acometer os III, IV, VI e V nervos cranianos, localizados principalmente na região intraconal.

Os **neurofibromas** são lesões expansivas de baixo grau, derivadas da célula de Schwann, e correspondem a 3% de tumores dos nervos periféricos. Os neurofibromas plexiformes são massas vascularizadas que, habitualmente, se estendem à região extraconal e pálpebra, com hipertrofia de estruturas anatômicas.

O **rabdomiossarcoma** é o tumor primário orbitário maligno mais comum na infância, correspondendo a 1 a 4% das lesões de órbita. Há predominância no sexo masculino, com pico de incidências entre 2 e 5 anos. As lesões são unilaterais, acometendo as regiões intra e extraconais. Seu principal achado clínico é a proptose rápida e indolor, associada a edema palpebral.

Também chamado de tumor fibroso solitário, o **hemangiopericitoma** é uma lesão rara com origem nos pericitos de Zimmermann, que envolvem capilares sanguíneos e vênulas. Tem comportamento maligno em 50% dos casos. O principal achado é a proptose progressiva em indivíduos da quarta década de vida. Os aspectos de imagem são inespecíficos, mas normalmente apresentam-se como lesões bem definidas, lobuladas e com acentuada impregnação pelo contraste. O tratamento é cirúrgico, e o índice de recorrência chega a 40%.

O **osteoma** é uma lesão benigna, de crescimento lento, formadora de matriz óssea, assintomática e considerada achado incidental.

GRAU DE INVASÃO ORBITÁRIA

Iannetti *et al.* classificaram 3 graus de invasão: grau I, que corresponde à erosão ou destruição da parede medial da órbita; grau II, quando há invasão extraconal da gordura periorbitária; grau III, em que há invasão do músculo reto medial, bulbo ocular ou da pele.

SINTOMAS E SINAIS

Os tumores de órbita de crescimento lento inicialmente são silenciosos, ou seja, os sintomas podem estar ausentes. Com a progressão da doença é que conseguimos identificar alterações, que inicialmente são discretas. Lesões de crescimento rápido, ao contrário, logo apresentam sinais e sintomas.

Um sinal frequente é o exoftalmo (proptose), que consiste na projeção do globo ocular para frente. Uma assimetria entre ambos os olhos pode ser observada em maior ou menor grau, dependendo principalmente do tamanho do tumor.

Outros sintomas comuns são: redução da acuidade visual (perda visual), diplopia (visão dupla), estrabismo, dor ocular, alterações na pupila e sensações subjetivas.

PROPEDÊUTICA

Considera-se inicialmente o aspecto geral da cabeça. Devem-se observar sua forma, assimetrias entre hemicrânios e hemifaces, desenvolvimento de regiões malares, mentoniana, configuração da área frontal, presença de espessamentos e massas, implantação e forma dos pavilhões auriculares, forma do nariz, boca, dentes. É adequado o exame das fossas nasais e a oroscopia. Na sequência, examina-se o pescoço, com destaque para linfonodos parotídeos e cervicais.

A observação frontal da face do paciente é bastante informativa e deve ser complementada com o exame em perfis direito e esquerdo, assim como de aferir o aspecto da face a partir do topo da cabeça e mesmo inferiormente. Analisar o indivíduo de frente com o recurso de oclusão alternada de hemifaces realça o reconhecimento de assimetrias. Deve-se realizar também o exame dinâmico do movimento da musculatura extrínseca ocular. Outro detalhe é a avaliação da sensibilidade da pele da face, que, quando alterada, pode representar possível acometimento do nervo trigêmeo ou de seus ramos.

Outro passo importante é a palpação, que inicia-se com mãos espalmadas, abarcando grandes áreas da face e cabeça. Com isto se identificam desníveis, tumores e a presença de frêmitos. Pulso ocular, muito raro, aparece quando as cavidades orbitárias e intracranianas se comunicam. A palpação delicada com as pontas dos dedos sobre a pele das pálpebras poderá identificar crepitação, sinal que assinala presença de ar no tecido subcutâneo e se desenvolve em fraturas de parede orbitária, quando o ar é desviado de seio paranasal para dentro da órbita.

Avaliação minuciosa, como exoftalmometria, refração, biomicroscopia, pressão intraocular e oftalmoscopia, devem ser feitas pelo oftalmologista.

DIAGNÓSTICO POR IMAGEM

A tomografia computadorizada (TC) é o método de escolha para avaliação de estruturas ósseas. O uso de contraste iodado não iônico permite a melhor avaliação de lesões expansivas, vasculares e inflamatórias da órbita e estruturas adjacentes. Os tomógrafos com multidetectores são rápidos e permitem a realização de reconstruções multiplanares e tridimensionais, além de aumentar a sensibilidade e especificidade.

O estudo por ressonância magnética (RM) da órbita é um excelente método para avaliação de partes moles e do próprio globo ocular. O uso do contraste também melhora a avaliação, e sequências de angiorressonância podem ser utilizadas para diferenciar estruturas vasculares com fluxo sanguíneo das demais alterações orbitárias.

> O método de escolha para avaliar estruturas ósseas é a TC. Para avaliação de partes moles e do globo ocular, um excelente método é a RM.

A ultrassonografia ocupa lugar de destaque entre os exames complementares utilizados na oftalmologia, pois auxilia nos casos onde não há condições de realizar um exame de fundo de olho. É um método que avalia a transparência do olho e nos permite informar se há uma lesão sólida. A imagem orbitária é mais restrita, já que o arcabouço ósseo é uma barreira ao ultrassom, devendo-se, então, complementar com a TC.

TIPOS DE CIRURGIA E EXTENSÃO

Cada tipo de cirurgia (Fig. 19-3) tem suas indicações específicas e varia de acordo com a extensão e o tipo da lesão tumoral. É fundamental ressaltar que antes de qualquer procedimento são recomendados o acompanhamento psicológico do paciente e um termo de consentimento devidamente preenchido, explicado e assinado pelo paciente ou responsável legal.

A evisceração ocular é a cirurgia em que se remove o conteúdo do olho, deixando a parte externa da esclera, e tem uma reabilitação protética mais natural. Não é a cirurgia indicada nos casos de neoplasias malignas e sim para endoftalmites, pelo risco de progressão da infecção pelas veias oftálmicas até o seio cavernoso ou meninges.

Enucleação é quando se remove o olho propriamente, seccionando os 6 músculos extraoculares e o nervo óptico.

Na exenteração, esvazia-se todo o conteúdo orbitário até o osso, e geralmente se refere ao procedimento com ressecção das pálpebras, apesar de que estas também podem ser preservadas. É indicada para lesões malignas e tem caráter muito mais mutilante que a evisceração ou a enucleação.

A exenteração pode incluir também o arcabouço ósseo em ressecções craniofaciais (ver Capítulo 10), sendo denominada exenteração óssea da órbita (Fig. 19-4). As indicações gerais da exenteração incluem o acometimento do ápice orbitário, invasão da periórbita em toda espessura até a gordura retrobulbar, extensão para a musculatura extrínseca ocular e invasão da conjuntiva bulbar ou esclera.

Para tumores que não acometem o olho propriamente, mas localizam-se na órbita, a abordagem cirúrgica pode ser feita por orbitotomias, que podem ou não ser acompanhadas de osteotomias, para acesso e ressecção do tumor.

RECONSTRUÇÃO

Reconstrução do Assoalho da Órbita

Quando há ressecção do assoalho da órbita, a sua reconstrução diminui o risco de mau posicionamento ocular, diplopia, disfunção da musculatura extrínseca ocular e de mau posicionamento das pálpebras e, consequentemente, de ectrópio e ceratite.

Casos com ressecção óssea mínima, da parede lateral isolada ou pequenos defeitos de assoalho podem não requerer qualquer reconstrução.

Defeitos mediais podem ser reconstruídos com colocação de faixa de fáscia espessa ancorada às margens do defeito ósseo.

Para grandes defeitos é recomendável alguma forma de reconstrução rígida com enxertos ósseos ou com tela sintética (de polipropileno ou polietileno) ou de titânio.

Reconstrução após Exenteração

Após a exenteração, uma grande cavidade fica aberta, sendo necessário seu preenchimento. Pode ser feito com retalho muscular, como o de músculo temporal (que pode ou não ainda receber um enxerto de pele por cima), ou por um retalho microcirúrgico.

Quando a pálpebra e conjuntiva palpebral são preservados, as mesmas podem ser suturadas permitindo futura reconstrução com prótese orbitária.

Em tumores etmoidais, os defeitos podem ser corrigidos com retalho de músculo temporal em cirurgia de tempo único, e o músculo é passado por abertura na parede lateral da órbita. Um enxerto de pele pode ser, então, realizado.

Em ressecções mais amplas envolvendo órbita, globo ocular e base de crânio, a reconstrução a partir de retalhos a distância ou microcirúrgicos, como o retalho de músculo reto abdominal, passa a ser de grande importância.

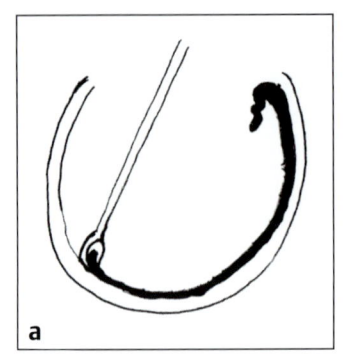

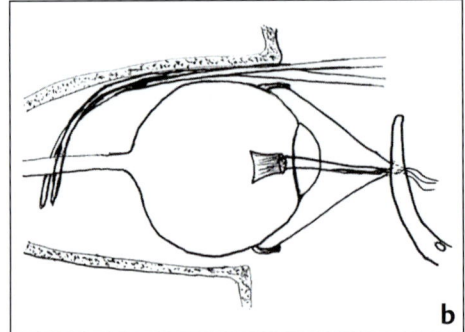

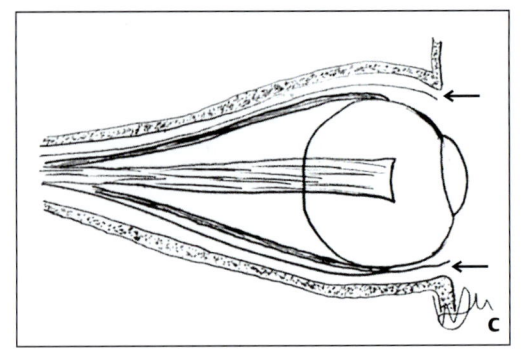

Fig. 19-3. Representações ilustrativas dos tipos de cirurgia. (**a**) Evisceração. É utilizada uma cureta para remover todos os componentes oculares. A coroide é gentilmente separada da esclera. (**b**) Enucleação. É utilizada uma tesoura curva para seccionar o nervo óptico. A tração nos músculos retos facilita esta manobra. (**c**) Exenteração. As setas mostram o plano de dissecção entre o arcabouço ósseo e o periósteo.

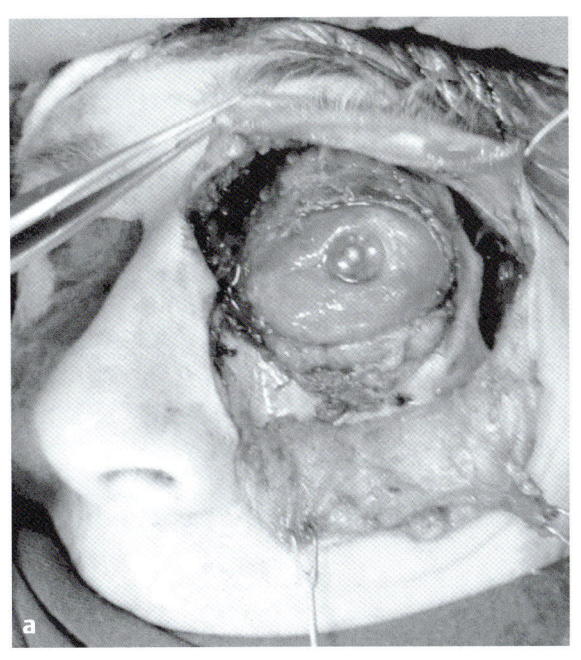

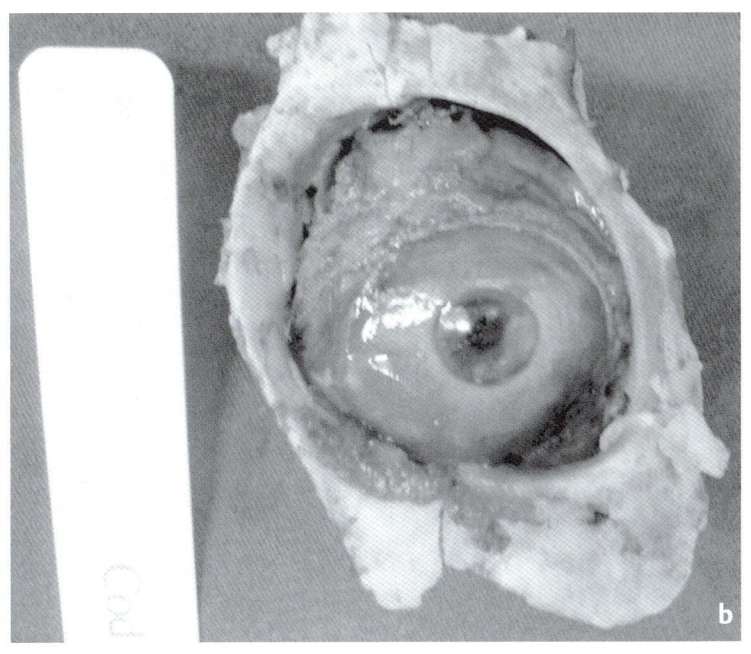

Fig. 19-4. Cirurgia craniofacial de exenteração óssea da órbita por neoplasia avançada. (a) Acesso facial com orbitotomias. (b) Peça cirúrgica com o produto da cirurgia.

CUIDADOS PÓS-OPERATÓRIOS E COMPLICAÇÕES POSSÍVEIS

A preservação anatômica da órbita não a mantém funcionante necessariamente. Mesmo preservando as estruturas orbitárias, o tratamento do tumor pode resultar em perda da função do globo ocular. Dentre as várias razões para que isto ocorra, estão perda do suporte do esqueleto ósseo, catarata ou neuropatia do nervo óptico induzidas pelo tratamento adjuvante (radioterapia), xeroftalmia e ceratite por perda de função da pálpebra (paralisia ou ectrópio) ou do sistema lacrimal (epífora ou dacriocistite).

Estas complicações podem ser classificadas em agudas, normalmente transitórias, que melhoram com tratamento clínico e cuidados pós-operatórios; e crônicas, que surgem mais tardiamente e, em alguns casos, necessitam de intervenção cirúrgica para sua correção. Estas últimas podem ser irreversíveis e levar à perda parcial ou total da visão.

Dentre as complicações agudas temos a conjuntivite, a ceratite e a úlcera de córnea. Já as tardias englobam epífora (por estenose do ducto nasolacrimal), redução parcial ou total da acuidade visual, diplopia, ectrópio e dor.

A radioterapia pode aumentar o risco de complicações, como atrofia ocular, catarata, xeroftalmia, ectrópio, retinopatia e neuropatia óptica. Também pode ser um dos fatores de resultado funcional não satisfatório, quando o globo ocular é preservado.

REABILITAÇÃO

Após a evisceração ou enucleação, pode-se reabilitar o paciente com a implantação de uma prótese ocular. No caso da enucleação, existem implantes mais sofisticados que podem ser presos aos músculos extrínsecos. Porém, esses implantes não são recomendáveis para lesões malignas, por dificultarem o acompanhamento de possíveis recidivas locais, e para endoftalmites graves.

Próteses osteointegradas podem ser colocadas primariamente ou num segundo tempo.

O mau posicionamento do globo ocular, associado à reconstrução inadequada do assoalho da órbita ou a defeitos multissegmentais, é indicado como o principal fator de disfunção ocular em cirurgias de preservação orbitária em até 63% dos casos.

BIBLIOGRAFIA

Chagas JFS, Aquino JLB, Pascoal MBN. Complicações da cirurgia da órbita. *Rev Bras Cirur Cab Pesc* 2003;31(2).

Drake R, Vogl W, Mitchel A. *Grays Anatomy*. New York: Elsevier; 2005.

Gebrim EMS, Chammas MC, Gomes RLE. *Cabeça e Pescoço. Radiologia e diagnóstico por imagem*. Rio de Janeiro: Guanabara Koogan, 2010.

Kansky, JJ. *Clinical Ophthalmology. A Sistematic Approach*. 3rd ed. Butterworth Heinemann. Oxford, 1997.

Neto HA, Cunha LP, Gasparin F *et al*. Lesões expansivas da órbita: distribuição de casos com estudo histológico em 11 anos no Hospital das Clínicas da FMUSP. *Arq Bras Oftalmol* 2008;71(6):809-812.

Santos ABO, Loureiro V, Filho VJFA, Ferraz AR. Estudo epidemiológico de 230 casos de carcinoma basocelular agressivos em cirurgia de cabeça e pescoço. *Rev Bras Cirur Cab Pesc* 2007;36(4):230-233.

Standford-Smith J. Evisceration, enucleation and exenteration. In: Standford-Smith J. *Eye surgery in hot climates*. 3rd. ed. F A Thorpe, 2003. p. 290-298.

Tyers AG. Orbital exenteration for invasive skin tumours. *Eye* 2006;20:1165-1170.

CIRURGIA CRANIOFACIAL

Márcio Ribeiro Studart da Fonseca
Jônatas Catunda de Freitas
Gabriel Silva Lima
Edilson Rozendo de Sousa Neto

INTRODUÇÃO

As cirurgias craniofaciais (CCF) são abordagens cirúrgicas multidisciplinares para o tratamento de tumores que acometem a base do crânio. É uma subespecialidade recente da Cirurgia de Cabeça e Pescoço surgida em 1963, quando foram realizadas as primeiras abordagens combinadas transcranianas e transfaciais por Ketchan.

A abordagem cirúrgica transfacial e transcraniana combinada para ressecção de tumores da base do crânio evoluiu consideravelmente desde então. Os avanços na imaginologia neurorradiológica, combinados com as melhorias na técnica cirúrgica, disponibilidade de opções de reconstrução microvascular e o advento da abordagem multidisciplinar, contribuíram para a aceitação generalizada da cirurgia craniofacial como uma opção de tratamento preferencial para pacientes com tumores de base do crânio. Na prática moderna, CCF é realizada para uma variedade de tipos histológicos, benignos e malignos. No entanto, por causa da relativa raridade destes problemas, nenhum centro único trata pacientes suficientes para acumular números significativos para uma análise significativa dos resultados.

A base do crânio é dividida em regiões anterior, média e posterior. O sítio mais frequente de origem de tumores é a base anterior do crânio, que contém a crista *galli*, placa cribriforme, teto orbitário e o plano esfenoidal. Na literatura, os tumores da cavidade nasal ou seios paranasais que invadem a base craniana anterior constituem a indicação mais comum para CCF na prática moderna. A técnica utilizada para ressecar essas lesões passa por uma transição entre a cirurgia aberta clássica, endoscópica-assistida, totalmente endoscópica e em um futuro próximo, robótica endonasal, permitindo ressecções cada vez menos invasivas. A ressecção *piecemeal*, fragmentando o tumor e ampliando margens até atingir margens negativas de ressecção, ganha adeptos por causa da cirurgia endoscópica, apesar de não haver estudos de qualidade comprovando sua eficiência oncológica.

A maioria dos pacientes que necessitam de CCF tem tumores localmente avançados. Não é raro que esses pacientes tenham sido submetidos à manipulação cirúrgica prévia ou tratamento não cirúrgico antes de serem encaminhados para uma unidade cirúrgica de base de crânio. Em pesquisa colaborativa internacional, Snehal *et al.* encontraram que cerca de 60% dos pacientes haviam sido submetidos a alguma forma de tratamento prévio para seus tumores. O estadiamento do tumor, a ressecção cirúrgica e a reconstrução se tornam um desafio maior após qualquer tratamento, seja cirúrgico ou não.

As complicações maiores da CCF podem ser divididas em clínicas e cirúrgicas (incluindo meningite, pois é uma complicação diretamente associada ao procedimento cirúrgico). Em pesquisa realizada por Lara *et al.*, complicações clínicas e cirúrgicas foram observadas em 14,9 e 22,3% dos pacientes, respectivamente. A principal complicação clínica foi relacionada com complicações respiratórias. De fato, na literatura, os acometimentos respiratórios despontam como as principais complicações clínicas pós-cirúrgicas da CCF, estando presente em cerca de 10% dos casos. Pneumonia, embolia pulmonar e atelectasia pulmonar são os eventos negativos mais frequentes. Neste mesmo trabalho, as complicações cirúrgicas foram infecção de ferida operatória e deiscência em 12,1%, fístula liquórica em 8,0%, meningite também em 8,0%, associação de fístula liquórica e meningite em 5,4%, necrose de retalho em 5,4%, perda de retalho ósseo em 4,1% e hematoma subdural em 1,2%.

A idade do paciente, presença de comorbidades, tratamento prévio com radioterapia e a extensão intracraniana do tumor foram associados significativamente ao desenvolvimento de complicações pós-operatórias e preditores significativos de mortalidade pós-operatória.

Margens cirúrgicas livres em cirurgia oncológica são universalmente reconhecidas como o fator mais importante para a obtenção de controle local e, possivelmente, melhor sobrevida. Entretanto, em ressecções craniofaciais, a avaliação precisa das margens é um desafio tanto para os cirurgiões quanto para os patologistas. A complexidade da anatomia local, a proximidade de importantes estruturas vasculares, neurais, cartilaginosas e ósseas são as maiores dificuldades na obtenção de margens adequadas, assim como da melhor definição dos limites do produto da ressecção. Margens positivas em tais ressecções são frequentemente relatadas, variando de 30 a 45%, contudo, sua importância em termos de sobrevida global ainda é controversa. O aumento das margens cirúrgicas, quando possível, a associação de radioterapia, mesmo em casos já submetidos à radioterapia com o uso de radiocirurgia, IMRT ou braquiterapia em casos com doença residual mínima, pode diminuir as taxas de recorência local.

O tipo histológico tem sido descrito como um fator significativo associado à sobrevida. Há uma tendência a um pior prognóstico para tumores de alto grau (sarcoma, melanoma e carcinoma indiferenciado). A infiltração de dura-máter e a invasão de outras estruturas neurovasculares são os fatores mais importantes na análise da sobrevida global. O envolvimento da dura-máter aumenta em quatro vezes o risco de morte e, nos pacientes com infiltração grosseira intracraniana, nenhum deles sobreviveu até o segundo ano pós-tratamento. Outras séries também demonstraram a influência negativa no prognóstico da infiltração da dura-máter pelo tumor, com uma queda significativa na sobrevida global. Entretanto, uma infiltração limitada da dura-máter não deve ser considerada uma contraindicação absoluta para a cirurgia, pois a ressecção completa da infiltração pode levar a um controle local satisfatório, sem diferença significativa na sobrevida comparada aos pacientes sem infiltração dural.

Em trabalho coloborativo internacional, evidenciou-se que a sobrevida global foi influenciada significativamente pela presença de comorbidades. Além disso, no mesmo estudo, também foi possível concluir que variáveis relacionadas com o tumor, como o tipo histológico e a extensão do envolvimento intracraniano, influenciam a sobrevida global, específica da doença e livre de recorrência. Pacientes com certos tumores, como o estesioneuroblastoma e malignidades da pele, têm melhores resultados independentes de outros fatores, enquanto pacientes com melanoma ou tumores indiferenciados/anaplásicos inevitavelmente pioram. Da mesma forma, a extensão intracraniana do tumor que envolve o cérebro é um indicador prognóstico significativamente adverso.

A seleção apropriada dos pacientes a serem submetidos à ressecção craniofacial é de importância fundamental. Embora ressecções maiores envolvendo artéria carótida, seio cavernoso, porções de tecido cerebral e nervos cranianos podem ser tecnicamente realizadas por cirurgiões experientes, os custos, riscos e benefícios para os pacientes devem ser considerados. Para alguns, o tipo histológico é o fator mais importante a ser analisado, principalmente em relação à contraindicação relativa para a cirurgia em tumores agressivos, como o carcinoma espinocelular ou carcinoma indiferenciado e melanoma, quando há um envolvimento de estruturas intracranianas, como o seio cavernoso e artéria carótida. Entretanto, para alguns tumores de baixo grau, a ressecção, incluindo seio cavernoso ou nervos cranianos, pode resultar em um aumento nas taxas de sobrevida, com riscos de morbidade e mortalidade aceitáveis. De maneira geral, não indicamos cirurgia geral nos casos de invasão orbitária bilateral, invasão do quiasma óptico, destruição óssea maciça da base do crânio, invasão do cérebro, invasão do *clivus*, o envolvimento do seio cavernoso e da porção intracraniana da carótida interna, em razão da dificuldade de se obter margens livres sem causar sequelas significativas.

CIRURGIAS CRANIOFACIAIS NO HOSPITAL UNIVERSITÁRIO WALTER CANTÍDIO

No Hospital Universitário Walter Cantídio (HUWC), as cirurgias craniofaciais iniciaram com certa regularidade, em 2007, tendo a frente o Dr. Marcio Studart. Em decorrência da alta complexidade dos procedimentos, se faz necessária uma equipe cirúrgica multidisciplinar composta pelo cirurgião de cabeça e pescoço, neurocirurgião, otorrinolaringologista e cirurgião plástico. Materiais de alto custo, como telas e microplacas de titânio, além de colas biológicas, frequentemente são utilizados.

Com o incentivo de ter à disposição uma estrutura de hospital terciário, além de profissionais altamente especializados nas diversas áreas, em maio de 2015 foi criado o ambulatório de base de crânio do Serviço de Cirurgia de Cabeça e Pescoço do HUWC. O objetivo maior foi concentrar pacientes portadores de tumores da base de crânio em preparo operatório ou em acompanhamento oncológico, facilitando a integração entre as especialidades médicas. Isto vem permitindo a realização em média de uma cirurgia craniofacial a cada 15 dias, com a participação do neurocirurgião Dr. Daniel Figueiredo, do otorrinolaringologista Dr. Marcos Rabelo e do cirurgião plástico Dr. Salustiano Pessoa. Desde a sua criação, com a regularização de uma rotina de atendimento, já foram realizados 24 procedimentos cirúrgicos num período de 20 meses, número bem superior aos 22 procedimentos realizados anteriormente até 2015 (Fig. 20-1).

De nosso conhecimento, este é o único ambulatório específico em base do crânio do norte-nordeste e, portanto, é um importante diferencial para a Residência Médica em Cirurgia de Cabeça e Pescoço do HUWC, proporcionando ao médico residente o aprendizado de trabalho em equipe multidisciplinar com profissionais de outras especialidades cirúrgicas.

No HUWC, a principal indicação de cirurgias craniofaciais é o câncer de pele avançado, responsável por 75% dos casos. Na nossa região há uma elevada incidência de tumores de pele, especialmente por causa do nível de radiação ultravioleta natural. Estes frequentemente acometem a região da cabeça e pescoço e nas fases iniciais elevadas taxas de cura são esperadas com o tratamento. Infelizmente, por motivos socioeducacionais e dificuldades no acesso ao sistema de saúde, existe em nossa região uma elevada frequência de tumores avançados da pele. Quando negligenciado, o câncer de pele pode ser muito agressivo localmente, invadindo estruturas nobres, ossos da face e crânio. A cirurgia craniofacial permite a melhor chance de controle local e sobrevida para estes pacientes.

O número de pacientes encaminhados ao ambulatório de base do crânio tem crescido significativamente. Em 2015 foram realizadas 115 consultas. Em 2016 este número alcançou

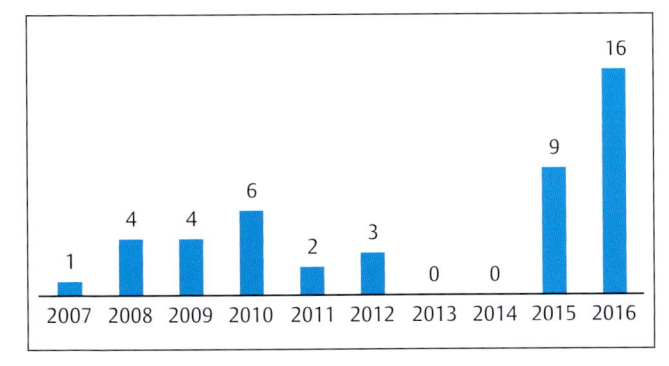

Fig. 20-1. Número de cirurgias craniofaciais realizadas no HUWC.

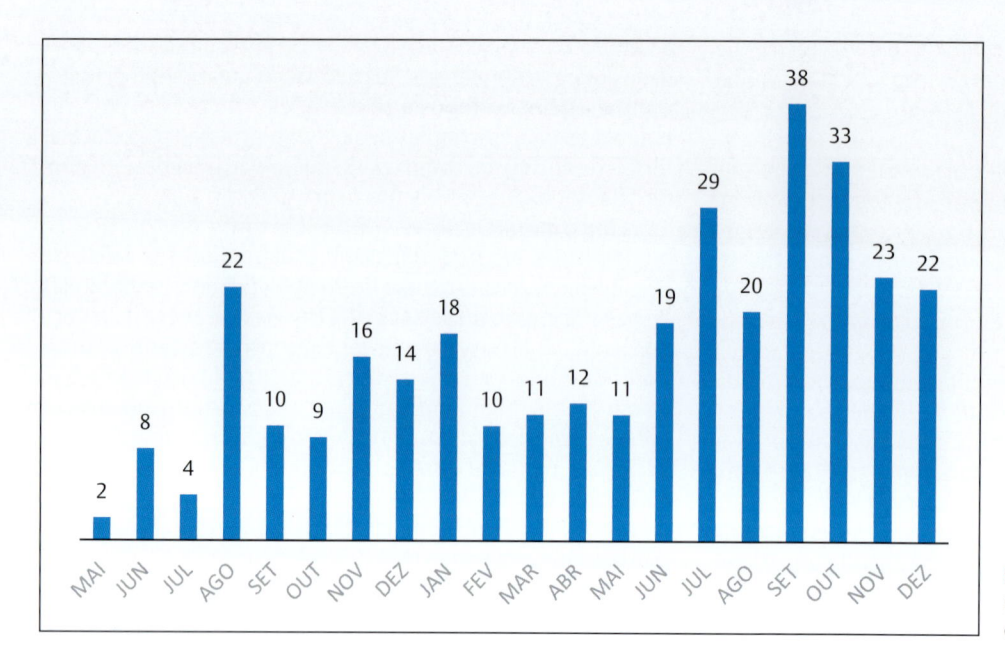

Fig. 20-2. Consultas realizadas por mês desde a criação do ambulatório de base do crânio.

245 (Fig. 20-2). A maioria dos pacientes é do interior do Ceará. Por ser área muito específica, em breve outros estados encaminharão pacientes. Muitos chegam ao ambulatório após falha de tratamento prévio, como cirurgia ou radioterapia.

Com a criação da equipe interdisciplinar (enfermagem, nutrição, fisioterapia, fonoaudiologia e serviço social) no HUWC, outro avanço foi dado na qualidade de atendimento ampliando o espectro de cuidado aos pacientes.

Num futuro próximo espera-se oferecer um estágio complementar em cirurgia de base de crânio para residentes de cirurgia de cabeça e pescoço que desejam uma subespecialização nesta área.

BIBLIOGRAFIA

Bentz BG, Bilsky MH, Shah JP, Kraus D. Anterior skull base surgery for malignant tumors: a multivariate analysis of 27 years of experience. *Head Neck* 2003;25(7):515-20.

Lara JRL *et al*. Complications and prognostic factors in 175 craniofacial resections for malignant tumors of the anterior skull base. *Rev Bras Cirur Cabeça e Pescoço* 2007;36(3).

Maghami EG *et al*. Craniofacial surgery for nonmelanoma skin malignancy: report of an international collaborative study. *Head Neck* 2007;29(7).

Wong LY, Lam LK, Fan YW, Yuen APW. Outcome analysis of patients with craniofacial resection: Hong Kong experience. *ANZ J Surg* 2006.

CÂNCER DE LARINGE

Luiz Roberto de Oliveira
Natália Almeida Falcão Costa
Rafaela Jucá Linhares

INTRODUÇÃO

O manuseio dos pacientes acometidos por câncer de laringe* segue princípios com base na anatomia desse órgão, complexo em sua constituição e dotado de funções críticas no trato aerodigestório superior, além de considerar dados colhidos na história clínica e nos achados de exames endoscópicos, radiológicos e de anatomia patológica[1]. Neste capítulo a revisão anatômica contempla três pontos principais: a divisão da laringe, do ponto de vista anatomoclínico**, a anatomia dos espaços ou compartimentos da laringe e a constituição microestrutural das pregas vocais. Esses dois últimos são indispensáveis na compreensão das barreiras anatômicas e das vias de disseminação envolvidas na propagação da doença, bem como na interpretação de tomografias e no planejamento do tratamento, em especial quando se opta por algum procedimento cirúrgico conservador.

A partir da compreensão da anatomia desse órgão é possível estabelecer o raciocínio correto para o diagnóstico e tratamento das afecções malignas nele incidentes, interpretando adequadamente os achados dos demais itens da avaliação. Tal conhecimento é importante também para a compreensão das afecções de natureza benigna (não tumorais). Existem, é óbvio, diversas outras informações importantes: dados epidemiológicos, história natural, prevenção, etiologia, fatores de risco, sintomatologia, estadiamento, tratamento e reabilitação em pacientes com câncer de laringe. Mesmo relevantes, dados anatomopatológicos, entretanto, não serão comentados, pois extrapolam o objetivo do capítulo. As afecções malignas da laringe, vale salientar, são constituídas quase com exclusividade pelo carcinoma espinocelular, e embora possam ocorrer outros tipos de tumores, inclusive benignos, eles são raros.[2,3]

DIVISÃO ANATÔMICA DA LARINGE

Do ponto de vista anatomoclínico considera-se a laringe constituída de três andares.[4] Para facilitar a compreensão costuma-se tomar como modelo a figura de uma ampulheta:

A) O gargalo equivale ao andar glótico: corresponde às pregas vocais verdadeiras, incluindo a mucosa das comissuras anterior e posterior.
B) A parte superior equivale ao andar supraglótico, dos ventrículos até a base da língua, incluídas aí a valécula, a epiglote e as falsas pregas vocais ou bandas ventriculares.
C) A parte inferior equivale ao andar subglótico, termo preferencial à designação de "infraglote" (embora não totalmente inadequado). Estende-se da face inferior das pregas vocais até aproximadamente 1,5 cm, com limite inferior na transição da borda inferior da cartilagem cricoide com a borda superior do primeiro anel da traqueia. A subglote tem como limite superior (posteriormente), embora inexato, a borda superior da parte posterior da cricoide, cujo formato assimétrico dificulta descrição mais precisa do limite superior da subglote.

A importância de descrever a laringe como dividida em andares advém de um detalhe simples, porém, relevante: cada um deles possui drenagem linfática diferente, tanto quantitativa, quanto qualitativamente (no sentido de para onde se dirige essa drenagem).

Possuindo os três andares da laringe origem embriológica diversa, sua rede linfática, portanto, resulta diferente (Quadro 21-1). Diante desse fato, considera-se que:

1. Na glote, com escassa drenagem, as neoplasias malignas praticamente não metastatizam para linfonodos cervicais, ou o fazem muito mais raramente (e para linfonodos ou níveis mais próximos da lesão). O mesmo não acontece nos demais andares.
2. Na supraglote, rica em drenagem linfática, a maior de todos os andares do órgão, inclusive com intercomunicações que cruzam a linha média, as lesões malignas (de linhagem epitelial) aí assestadas acometem preferencialmente os níveis II e III do pescoço.
3. Na subglote, embora com menor cadeia de drenagem linfática, as lesões tendem a ter pior prognóstico, pela possível metastatização para (a) linfonodos nos níveis III e IV,

---
* Conforme o Dicionário Aulete Digital (http://www.auletedigital.com.br), o termo laringe é substantivo de dois gêneros, do gr. lárynks, láryngos, embora advirta que em Portugal a palavra seja considerada exclusivamente feminina.
** A descrição anatômica clássica, embora importante, atende mais a outros objetivos que não a discussão do câncer de laringe. Essa parte básica subentende-se já ser de conhecimento dos leitores. Este conteúdo, além disso, é facilmente acessível em livros e atlas de anatomia clássicos, alguns indicados na bibliografia.

Quadro 21-1. Drenagem Linfática e Níveis Linfonodais Frequentemente Acometidos por CA de Laringe

Tumor	Drenagem linfática	Linfonodos e regiões comprometidas
Tumores glóticos	Escassa drenagem linfática	Linfonodos próximos ao da lesão
Tumores supraglóticos	Rica drenagem linfática	Linfonodos dos níveis II e III
Tumores subglóticos	Menor drenagem linfática do que lesões supraglóticas, porém com pior prognóstico	Linfonodos dos níveis III e IV, peritraqueais, linfonodos do mediastino superior

para (b) linfonodos peritraqueais, para (c) linfonodos do mediastino superior e ainda (d) para o lobo da tireoide no lado da lesão.[5]

Como consequência, o tratamento de lesões malignas de laringe, a partir de determinado estadiamento clínico*, implica também no tratamento do pescoço, pela possibilidade de metástases linfonodais, mesmo sem evidência clínica, isto é, sem evidências objetivas, ao exame clínico (pela inspeção e palpação), constatando presença de doença metastática linfonodal no pescoço.

Na Figura 21-1 mostra-se um corte sagital da laringe e dos primeiros anéis traqueais, permitindo uma visão de sua parte interna.[6] A Figura 21-2 exibe visão da laringe em corte coronal e visto por trás, ilustrando ainda seus três andares, conforme mencionados.[7] Tais figuras permitem entender o que sejam e a localização dos espaços pré-epiglótico e paraglótico, importantes no planejamento de cirurgias conservadoras.

ULTRAESTRUTURA DAS PREGAS VOCAIS

Desde os trabalhos pioneiros de Hirano (1974),[8] revolucionando a compreensão da fisiologia da voz com a sua proposta de corpo e cobertura das pregas vocais (PV), admite-se sua constituição laminar, em três camadas distintas, com diferentes propriedades viscoelásticas.[9]

A integridade microestrutural da PV é, portanto, de absoluta importância para a função vocal da laringe, e sua constituição em camadas ou lâminas pode ser assim descrita:

A) Camada superficial (epitélio que está apoiado sobre uma Membrana basal).
B) Camada intermediária (tendo ambas as funções de cobertura).
C) Camada profunda (que constitui o corpo da prega vocal).

Pelo fato de a camada intermediária, também denominada de lâmina própria, ter três subdivisões, há quem prefira descrever a existência de cinco camadas.[10]

Assim a cobertura mais superficial (1) corresponde ao fino epitélio mantendo a forma da PV, praticamente sem glândulas, repousando sobre a membrana basal. A camada intermediária, por seu turno, teria três subdivisões: uma camada mais superficial, correspondendo ao espaço de Reinke (2), e duas mais internas, a intermediária (3) e a profunda (4), que

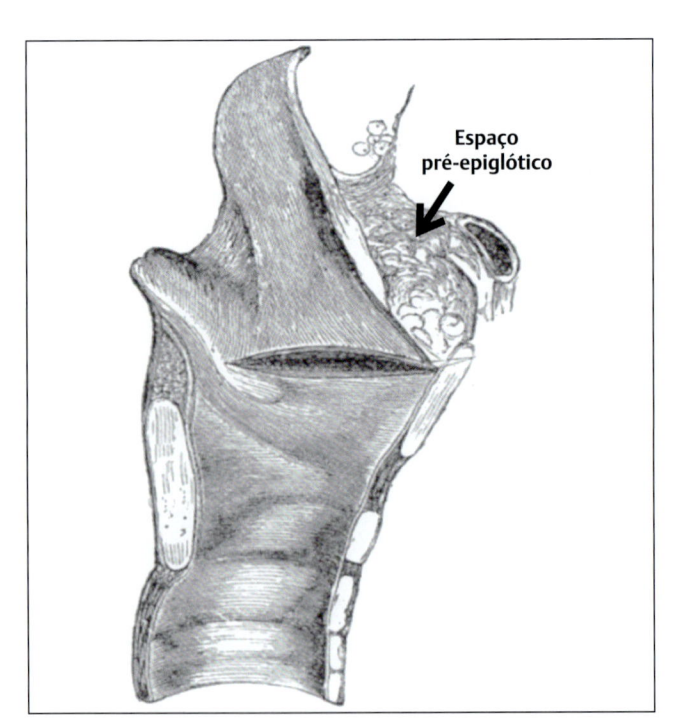

Fig. 21-1. Laringe, corte sagital, com a visão (modificada) do espaço pré-epiglótico.[6]

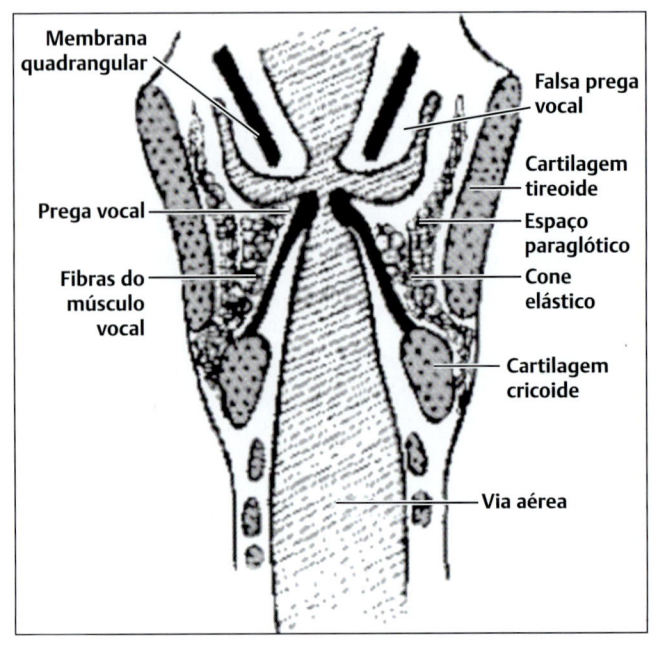

Fig. 21-2. Laringe, em visão posterior, mostra o espaço paraglótico D e outras estruturas internas.[7]

* Estadiamento Clínico - Ver em: http://petdocs.ufc.br/index_artigo_id_385_desc_Oncologia_pagina__subtopico_40_busca_. Acesso: 08/12/2018.

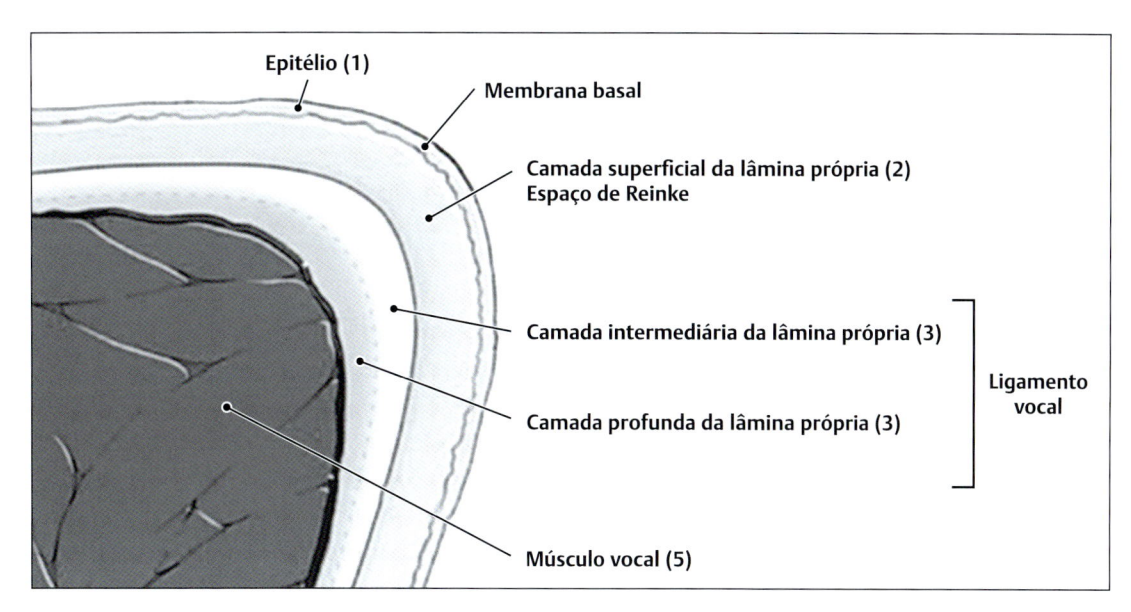

Fig. 21-3. Constituição laminar da prega vocal.[11]

em conjunto formam o ligamento vocal. Finalmente a camada profunda, o corpo da PV (5), corresponde ao músculo vocal (tireoaritenóideo). A Figura 21-3 esquematiza a ultraestrutura laminar da prega vocal.

As três camadas da lâmina própria (camada intermediária da PV) diferem substancialmente em sua constituição, na quantidade de fibras elásticas e colágenas. O espaço de Reinke, o mais superficial delas, tem a menor concentração dessas fibras, possuindo, no entanto, uma matriz extracelular (MEC) constituída de proteínas fibrosas e elementos intersticiais: entre as primeiras, mais responsáveis pelo suporte da MEC, encontram-se a elastina e o colágeno; entre os últimos, envolvendo os elementos fibrosos, estão proteinoglicanos (entre os quais está o ácido hialurônico) e glicoproteínas. A parte mais fibrosa responde pela capacidade da PV de resistir a pressões externas.[9] As proteínas intersticiais relacionam-se com a viscosidade, conferindo, além disso, a capacidade de amortecimento e absorção de choque.[10]

VIAS DE DISSEMINAÇÃO DO CÂNCER DE LARINGE

O câncer de laringe tem algumas vias preferenciais para sua disseminação, o que depende, até certo ponto, de sua localização primária. Basicamente ele pode atingir a cartilagem tireoide por meio do ligamento vocal, nos casos em que se localiza no 1/3 anterior da PV, e atingindo a comissura anterior, a invade por meio desse curto ligamento. Tal ocorrência, evidentemente, muda radicalmente o estadiamento da doença, independentemente do tamanho do tumor.

Nos tumores do andar supraglótico, ou naqueles que atingem esse andar, uma outra via de disseminação é para o espaço pré-epiglótico (ou espaço de Broyer), embora o tecido fibroso aí existente possa, até certo ponto, dificultar a disseminação tumoral. A cartilagem epiglote, no entanto, é dotada de pequenos orifícios, que podem facilmente servir de vias de propagação para lesões expansivas tumorais, por causa da infiltração de glândulas mucosas nas fenestrações dessa fibrocartilagem.[12] O espaço pré-epiglótico, uma vez invadido, e por se comunicar com os espaços paraglóticos em ambos os lados, vencida sua resistência inicial por funcionar como septo, pode ser via de disseminação direta.

BARREIRAS À DISSEMINAÇÃO DO CÂNCER DE LARINGE

Detecta-se também na laringe a existência de algumas estruturas que se opõem à disseminação das lesões malignas: o espaço de Reinke, mencionado quando da descrição da ultraestrutura da PV, a membrana triangular, inferiormente, e a membrana quadrangular, superiormente. Essas duas últimas, segundo Farias et al. (2004),[12] decorrem de conceitos sobre compartimentos da laringe e de barreiras à disseminação do câncer na laringe, propostos inicialmente por Tucker, em 1961, portanto, há mais de 50 anos.

DADOS EPIDEMIOLÓGICOS

Dados epidemiológicos no Brasil são, em geral, muito falhos e difíceis de obter. No entanto, segundo dados do Registro de Câncer de Base Populacional (RCBP) do Ministério da Saúde, divulgados, em 2010, a distribuição das taxas de incidência ajustadas à idade para o câncer de laringe, no sexo masculino, mostra valores que variam de 7,23 (Jaú-SP, no período de 2001 a 2005) a 11,65 (Porto Alegre, no período de 2000 a 2004) por 100.000 homens. O índice, na capital Fortaleza, é de 8,91/100.000 homens (no período de 2001-2005), idêntico ao de Curitiba, no mesmo período*.

Nessa mesma fonte encontram-se ainda os seguintes comentários: [...] "Dos diversos tipos de câncer de cabeça e pescoço, o câncer de laringe é o mais frequente e o segundo do aparelho respiratório mais comum no mundo, sendo responsável por 25% dos tumores malignos de cabeça e pescoço e 2% do total das neoplasias malignas". Sua incidência difere nos sexos, apresentando um maior número para o masculino. A incidência do câncer da laringe teve um aumento significativo a partir da década de 1980 na Europa. No Brasil, as cidades

---

* Ver: http://www.inca.gov.br/cancernobrasil/2010/. Acesso: 02/07/2011.

de São Paulo (SP) e (RS) estão citadas entre as de maior incidência de câncer laríngeo no mundo.

No Brasil, para os RCBP analisados, os maiores valores das taxas médias de incidência anuais, ajustadas por idade por 100 mil homens, foram encontrados em Porto Alegre (11,7), São Paulo (11,3) e Aracaju (10,7). Com relação às mulheres, as taxas médias anuais de incidência mais elevadas, ajustadas por idade por 100 mil, foram observadas em São Paulo, Cuiabá e Goiânia – 1,6 em ambos os registros. As menores taxas foram observadas nas cidades de Belém – 4,6 em homens – e Palmas – 0,3 em mulheres*". O câncer de laringe é "predominantemente uma doença da meia-idade".[12] Na "Estimativa 2012 da Incidência de Câncer no Brasil***" a previsão é de 6.110 casos novos por 100 mil habitantes. Na "Estimativa 2018 - Incidência de Câncer no Brasil****" (2017, p. 51) a estimativa é de "[...] 6.390 casos novos de câncer de laringe em homens e 1.280 em mulheres para cada ano do biênio 2018-2019". Sua incidência, portanto, difere nos sexos, sendo maior no masculino e não parece ter diminuído na presente década. O tipo histológico mais comum é o carcinoma de células escamosas, em mais de 85% dos casos.[14] A partir da década de 1980, na Europa, a incidência do câncer de laringe teve um aumento significativo.

No Brasil, ainda segundo a "Estimativa – 2018 – Incidência de Câncer no Brasil" (2017, p. 51) observa-se que:

"[...] em homens, o câncer de laringe é o sexto na Região Nordeste (5,49/100 mil). Na Região Sul (10,57/100 mil), ocupa sétima posição. Nas Regiões Sudeste (6,08/100 mil) e Centro-Oeste (5,19/100 mil), ocupa a oitava e a nona posições, respectivamente. Já na Região Norte (2,52/100 mil), é a décima mais frequente. Entre as mulheres, ocupa a 15ª posição na Região Norte (0,78/100 mil); e ocupa a 16ª posição nas Regiões Sudeste (1,47/100 mil), Centro-Oeste (1,45/100 mil), Sul (1,30/100 mil) e Nordeste (0,80/100 mil)".

DIAGNÓSTICO

A suspeição do câncer da laringe segue uma rotina bem estabelecida e tem como base, inicialmente, o conjunto da sintomatologia e dos achados endoscópicos, mesmo empregando a modalidade de endoscopia mais simples, a laringoscopia indireta, realizada com o espelho laríngeo ou de Garcia, praticamente em desuso. Mas o diagnóstico definitivo, entretanto, só pode ser efetivamente firmado com o resultado do exame histopatológico. Isto implica não ser admissível instituir nenhum tipo de tratamento sem tal confirmação. Nem toda rouquidão significa presença de câncer na laringe, e nem toda lesão, por mais suspeita que possa parecer, deve ser considerada maligna antes da confirmação histopatológica. O exame de congelação não deve ser considerado substituto válido, sendo útil, entretanto, quando da coleta para biópsia (preferencialmente por microlaringoscopia), orientando se o material obtido é adequado e satisfatório para o exame definitivo. Biópsias superficiais, além de não permitirem fechar o diagnóstico, implicam em repetir o processo. As lesões diferenciais mais importantes ainda são a tuberculose laríngea e a blastomicose sul-americana (doença de Lutz), apesar de raras. Em pacientes com papilomatose (HPV) é possível encontrar degeneração maligna.

A sequência correta para um diagnóstico adequado, por outro lado, deve ainda levar em conta o conhecimento da história natural da doença e dos fatores de risco, com destaque entre outros, para o tabagismo, o hábito etílico e a manifestação laringofaríngea de refluxo, embora esse último fator tenha sido desconsiderado, mais recentemente, como elemento de risco.[15] A infecção pelo HPV tem-se tornado cada vez mais importante, e considerada fator de risco (daí ser recomendada a vacinação).

A rouquidão, embora constitua o sintoma mais comum no câncer da laringe, para lesões glóticas, não necessariamente ocorre para as demais (supra e subglote, exceto nos casos mais avançados e quando o andar glótico já foi comprometido). A subglote é local de acometimento excepcionalmente raro. Na supraglote, queixas relativas a desconforto ou dor à deglutição, escarro hemoptoico, voz abafada, que podem ser também queixas de lesões primárias da subglote, em especial quando existem fatores de risco. Todas devem chamar a atenção de quaisquer médicos a quem o paciente procure com tais sintomas. Um elevado grau de suspeição e um rápido encaminhamento a um centro de referência, sem dúvida, contribuem para aumentar o diagnóstico de lesões iniciais, com melhoria no(s) resultado(s) do(s) tratamento(s), no índice de cura e na qualidade de vida dos pacientes.

Deve ser bem entendido que o diagnóstico do câncer do trato aerodigestório superior não é tarefa exclusiva do Otorrinolaringologista e menos ainda somente do Cirurgião de Cabeça e Pescoço, independentemente do sítio acometido. Daí a insistência quanto ao fato de que qualquer médico deva conhecer elementos básicos para o diagnóstico: as queixas típicas de um paciente com câncer de laringe, a história natural dessa doença e os principais fatores de risco. Em relação à rouquidão, é bom ressaltar um dado importante: sua duração. Se persistente por mais de duas ou três semanas, e ainda mais em paciente portador de fatores de risco, a suposição de malignidade deve ser considerada como indicativo de avaliação. Uma vez com a hipótese clínica estabelecida é fundamental referir o paciente para um centro com capacidade de realizar investigação adequada de rotina. Exames endoscópicos da laringe e da faringe (nos seus três andares), com aparelhos rígidos ou flexíveis, são hoje bastante simples e acessíveis, inclusive em serviços públicos.

O objetivo mais importante deverá ser sempre o diagnóstico precoce, o que se torna mais difícil se a suspeita ficar aguardando apenas a intervenção de profissionais mais especializados, escassos, concentrados em grandes centros e de acesso nem sempre fácil. O que deve sempre chamar atenção, daí a importância de uma história clínica bem realizada, é a duração da sintomatologia, principalmente se associada à progressão e piora da queixa. Uma rouquidão que perdura por meses, ou um desconforto progressivo de deglutição, ou repetidas queixas de escarro hemoptoico, em pacientes com fatores de risco (hábitos tabágicos e etílicos, azia com ou sem

---

* Ver: http://www.inca.gov.br/cancernobrasil/2010/docs/Comentarios/Parte463.pdf. Acesso: 02/07/2011.

** Ver: http://www1.inca.gov.br/estimativa/2012/index.asp?ID=1. Acesso: 02/07/2011.

*** Ver: http://coleciona-sus.bvs.br/lildbi/docsonline/get.php?id=1451. Acesso: 08/12/2018.

sensação de regurgitamento e queimação orofaríngea, mesmo que hoje existam dúvidas em relação ao refluxo) não podem permanecer sem investigação mais detalhada. O risco é perder a chance de detecção em estágios menos avançados, implicando na piora do prognóstico, na redução da sobrevida e de sua qualidade nos pacientes acometidos. Algumas dessas queixas são também importantes em lesões de valécula, base de língua e seios piriformes (hipofaringe).

A avaliação diagnóstica, portanto, deve ser efetuada em qualquer paciente, principalmente do sexo masculino, tabagista e/ou etilista crônico, ou com queixas sugestivas de manifestação laringofaríngea de refluxo, principalmente a partir da 5ª década de vida. Qualquer queixa de rouquidão persistente e com duração já a partir de mais de duas/três semanas deve ser motivo para avaliação com laringoscopia. Isto determinará inclusive a necessidade de realizar exame estroboscópico, microlaringoscopia com biópsia dirigida e orientações para correção de hábitos, incluindo orientações nutricional e fonoaudiológica.

O diagnóstico do câncer de laringe, nunca será demasiado enfatizar, deve ser realizado o mais precocemente possível. Um dos motivos, sem dúvida, relaciona-se com o fato de que em casos avançados o tratamento, mesmo conservador, é mutilante. Nos casos avançados implica não apenas na perda da laringe, como na impossibilidade de retomar a respiração por via natural (nos casos de tratamento com laringectomia total, determinando traqueostomia definitiva). Nessa condição o paciente perde totalmente a filtração, o aquecimento e a umidificação do ar inspirado, com consequências danosas para a respiração, além da perda da fonação, embora hoje se possa fazer reabilitação. E isto se agrava em tabagistas crônicos, condição já acompanhada de algumas comorbidades importantes.

As consequências mutiladoras do tratamento do câncer da laringe, por isso mesmo, determinam a obrigatoriedade, como já mencionado, em só instituir qualquer terapêutica na vigência inequívoca de um diagnóstico histopatológico definitivo. Enfatizando: quanto mais cedo estabelecido o diagnóstico, menor a extensão do procedimento cirúrgico, com melhor prognóstico, menos complicações pós-tratamento, melhor qualidade de vida e maiores índices de cura.

Finalmente, a última providência, estabelecido o diagnóstico, é a de estadiar a doença, o que se faz seguindo as orientações do Sistema de Classificação TNM da OMS, e apesar de suas imperfeições é seguido internacionalmente.[16,17] Nele o T indica o tamanho da lesão, o N diz respeito à presença ou não de metástases regionais, enquanto o M indica a existência de metástases a distância.

Para estadiar corretamente uma lesão maligna da laringe torna-se necessário colher informações obtidas com exames endoscópicos (de preferência a telelaringoscopia) e exames radiológicos, com destaque para a tomografia computadorizada. A avaliação endoscópica é mandatória por sua superioridade para localizar a lesão tumoral e detectar presença ou não de fixação (paralisia) das pregas vocais ou de redução da mobilidade laríngea. O exame radiológico, por sua vez, em especial nos casos avançados, avalia a extensão aos espaços da laringe e busca detectar invasão de cartilagens e/ou extravasamento do esqueleto laríngeo. O recurso da ultrassonografia, em certos casos torna-se importante para melhor avaliar doença metastática linfonodal. Alguns estudos mostram a possibilidade da tomografia superestimar a extensão do câncer de laringe por confundir doença inflamatória peritumoral com extensão da doença, o que leva à indagação acerca de uso da ressonância magnética e mesmo da PET-CT. De qualquer modo o uso da técnica *multislice* na tomografia e de contraste iodado parece ser útil.

O estadiamento torna possível estabelecer uma gradação da doença, algo indispensável ao planejamento terapêutico. É claro que toda a atenção deva ser colocada no sentido de diagnosticar portadores da doença em estádios menos avançados ou, dito de outra forma, nos estágios mais iniciais da doença. E casos em que as lesões se localizam próximo da comissura anterior, ou a ela se estendem, nem sempre o menor tamanho do tumor significa lesão menos avançada, pela conhecida possibilidade de invasão do esqueleto cartilaginoso via ligamento de inserção das PVs à cartilagem tireoide. O diagnóstico precoce, em estágios em que as lesões são menos invasivas localmente e ainda sem metástases para os linfonodos regionais, portanto, permitirá tratamentos menos mutilantes, preservando o máximo possível as estruturas laríngeas. É fundamental, dessa forma, não negligenciar sinais e história denotando fatores de risco capazes de levar à suspeita e aos exames adequados à detecção da doença maligna em seus estágios iniciais.

FATORES DE RISCO

Em relação aos fatores de risco implicados na gênese do câncer de laringe (Quadro 21-2), descritos aqui em parágrafos separados face à sua importância, é interessante observar o comentário seguinte:

"Dos fatores de risco para câncer da laringe, o mais observado é o tabagismo, uma relação conhecida desde a década de 1950 [...]. Outros fatores de risco como dieta pobre em nutrientes, situação socioeconômica desfavorável, inflamação crônica da laringe causada pelo refluxo gastroesofágico e participação do vírus HPV como agente etiológico [...] contribuem para o desenvolvimento do câncer da laringe".

Conforme Koufman e Burke (1997)[18] a carcinogênese da laringe segue um modelo multifatorial, com diversos agentes causando uma lesão inflamatória da mucosa - laringite crô-

---

* Ver: http://www.inca.gov.br/cancernobrasil/2010/docs/Comentarios/Parte463.pdf. Acesso: 02/07/2011.

Quadro 21-2. Fatores de Risco para CEC de Laringe

Tabagismo

Etilismo

Infecção por HPV

DRGE*

Laringites crônicas

Hábitos alimentares

*Doença do refluxo com manifestação laringofaríngea.

nica. A intensidade da laringite hipertrófica não tem, entretanto, relação linear direta com a probabilidade de ocorrência da lesão maligna, pois uma laringite hipertrófica de grande intensidade pode, por muito tempo, não apresentar qualquer degeneração maligna, ao passo que uma laringite de pouca monta já pode exibir um carcinoma *in situ*, embora, pelo menos teoricamente, a maior probabilidade de degeneração ocorra no primeiro caso.

TRATAMENTO

Desde a primeira laringectomia total registrada, feito realizado por Theodor Billroth, em 1873, há mais de 140 anos, o tratamento de câncer da laringe evoluiu bastante. Isto se deve não apenas às diferentes modalidades terapêuticas hoje existentes além da cirurgia (com diferentes opções nos dias atuais), mas também ao emprego da radioterapia, seja como arma terapêutica isolada nos casos iniciais (T1 e T2), ou como terapia complementar quando na vigência de doença metastática cervical (Quadro 21-3).[19] Mais recentemente surgiram as associações com quimioterapia, dentro dos chamados protocolos de conservação de órgãos.[1] O câncer de laringe, quando o diagnóstico é precoce, apresenta altos índices de cura, independentemente do tipo de tratamento empregado (radioterapia, cirurgia ou ambas), variando de 80 a 100%. O câncer avançado da laringe também é passível de cura, embora requeira tratamento mutilante (tratamento cirúrgico radical) e tenha prognóstico mais reservado.

Durante muito tempo a cirurgia foi o tratamento de escolha para o câncer de laringe por ser praticamente a única opção disponível. Com o advento da radioterapia deu-se conta de que nos estágios I e II os índices de cura são semelhantes aos do tratamento cirúrgico, com maior falha no segundo estágio, mas a qualidade de voz em curto e médio prazos é inferior com cirurgia, uma importante vantagem para o uso das radiações ionizantes. A cordectomia a céu aberto, por laringofissura, é a alternativa cirúrgica clássica nas lesões iniciais. Com o desenvolvimento dos procedimentos endoscópicos, principalmente com a utilização do *laser* de CO_2, foi possível atingir um elevado grau de sofisticação, realizando inclusive cordectomias parciais, com menor prejuízo da qualidade vocal, em especial quando se dispõe de profissional especialista em fonoterapia, cujo trabalho muito contribui para melhor recuperação pós-cirúrgica.[20] Entre outras vantagens a ressecção endoscópica com *laser* evita traqueostomia e sonda nasogástrica, reduz o tempo de internação, acelera a recuperação do paciente e diminui custos do tratamento. O elevado preço do equipamento e as dificuldades de sua manutenção tornam sua utilização bastante difícil no Brasil. Nos dias atuais o uso do *laser* de contato, com a evolução do *laser* diodo, inclusive barateando custos, trouxe novo alento para o tratamento endoscópico do câncer inicial da laringe.[21,22]

Em paciente com doença mais avançada, ou seja, nos estádios III e IV, a cirurgia era a escolha preferencial, e a radioterapia ficava reservada como tratamento complementar, em várias situações, como é o caso de portadores de metástase em linfonodos cervicais, na busca do controle regional no pescoço. A experiência sempre mostrou que a tentativa de tratar casos avançados com radioterapia isolada sempre levava a resultados desastrosos.

Nos últimos anos, duas tendências surgiram e pelo menos uma delas já está bem consolidada: o uso de cirurgias conservadoras, as chamadas laringectomias parciais, mesmo para casos avançados.[23] Tais procedimentos, apesar de terem sido descritos há várias décadas, não foram aceitos senão muito tardiamente, pois pouco se acreditava na possibilidade de controlar o câncer de laringe, em especial nos estádios avançados (III e IV), sem a clássica laringectomia total em campo alargado. Nesse procedimento associa-se à laringectomia total o esvaziamento cervical (utilizando-se hoje o tipo modificado, sem sacrifício do músculo esternocleidomastóideo, da veia jugular interna e nem do nervo espinhal), e também uma cuidadosa *toilette* ganglionar peritraqueal, além da ressecção do lobo da tireoide do lado da lesão, quando da extensão tumoral à subglote (que eleva os riscos de contaminação do lobo da tireoide do mesmo lado da lesão). A abordagem do pescoço, no entanto, tem sido mantida mesmo no caso de cirurgias conservadoras (para estádios avançados), cujo caráter oncológico (curativo) está hoje bem-aceito.[24] Os chamados protocolos de conservação de órgãos, portanto, estão obtendo crescente aceitação, com indicações que parecem justificadas, sendo interessante que sua escolha seja sempre corroborada por equipe multidisciplinar.[1]

Para compreensão acerca da classificação TNM e da estratificação dos tumores malignos de laringe, uma excelente referência pode ser vista no Projeto Diretrizes (AMB/CFM), no documento referente ao câncer da laringe, que já tem várias edições, trazendo diversas outras informações importantes quanto ao diagnóstico.[5,25]

REFERÊNCIAS BIBLIOGRÁFICAS

1. Nakayama M, Laccourreye O, Holsinger FC, Okamoto M, Hayakawa K. Functional Organ Preservation for Laryngeal Cancer: Past, Present and Future. *Jpn J Clin Oncol* 2012;42(3):155-160.
2. Mendonça EBS, Miranda SVV, Telles AMS, Lima PA, Lima MCA. Histomorfometria e índice proliferativo (Ki-67) no carcinoma escamocelular in situ de pregas vocais. *J Bras Patol Med Lab* 2012;48(6):439-46.
3. Matar N, Remacle M. Tumores benignos de la laringe. *Otorrinolaringologia* 2015;44(4):1-12.
4. Wünsch Filho V. The epidemiology of laryngeal cancer in Brazil. *São Paulo Med J* 2004;122(5):188-94.
5. Dias FL, Kligerman J, Cervantes O et al. Diagnóstico e Tratamento do Câncer da Laringe. Sociedade Brasileira de cirurgia de cabeça e Pescoço. Projeto Diretrizes. Associação Médica Brasileira e Conselho Federal de Medicina; 2001.
6. Gray H. *Anatomy of the Human Body*. Philadelphia: Lea & Febiger; 1918.
7. Mendenhall WM, Werning JW. General Principles and Management. In: Oncohema Key. Fastest

Quadro 21-3. Indicações Clássicas de Tratamento do Ca de Laringe de Acordo com o Estadiamento Clínico

Estadiamento clínico	Tratamento
Estágios I e II	Cordectomia a céu aberto, ressecção endoscópica com *laser*, radioterapia exclusiva
Estágios III e IV	Laringectomia parcial ou laringectomia total, associadas a esvaziamento cervical modificado

Oncology & Hematology In-sight Engine [acesso em 29 mar 2017]. Disponível: http://oncohemakey.com/general-principles-and-management-5/.

8. Hirano M. Morphological Structure of the Vocal Cord as a Vibrator and its Variations. *Folia Phoniatr Logop* 1974;26(2):89-94.

9. Perazzo PSL, Duprat A de C, Lancelotti C, Donati F. Estudo preliminar do comportamento histológico da prega vocal do coelho após injeção de ácido hialurônico. *Rev Bras Otorrinolaringol* 2007;73(2):171-8.

10. Noordzij JP, Ossoff RH. Anatomy and Physiology of the Larynx. *Otolaryngol Clin N* Am 2006;39:1-10.

11. Rosen CA, Simpson CB. *Operative Techniques in Laryngology*. Berlin: Springer; 2008.

12. Farias TP, Dias FL, Matos de Sá G *et al*. Valor Prognóstico da Invasão de Cartilagem no Câncer de Laringe. *Rev Col Bras Cir* 2004;31(2):95-101.

13. Brasil OC, Manrique D. O câncer de laringe é mais frequente do que se imagina. *Einstein* 2004;2(3):222-4.

14. West CML, Nutting C, Mehanna H, Paleri V. *Câncer de cabeça e pescoço Parte 1* – Epidemiologia, apresentação e prevenção. BJM Brasil, 25/11/2010. Disponível em: http://www.bmjbrasil.com.br/MateriaDetalhe.aspx?MaterialD=d5aa14 Acesso: 02/07/2011.

15. Coca-Pelaz A, Rodrigo JP, Takes RP *et al*. Relationship between reflux and laryngeal cancer. *Head Neck* 2013;35(12):1814-8.

16. Dedivitis RA, Tincani AJ, Chone CT *et al. Câncer de Laringe*: Diagnóstico. Projeto Diretrizes. Sociedade Brasileira de cirurgia de Cabeça e Pescoço. Associação Médica Brasileira e Conselho Federal de Medicina; 2011.

17. Hantzakos AG. Treatment Options for Laryngeal and Hypopharyngeal Cancer. In: Remacle M, Eckel HE eds. *Surgery Larynx and Trachea*. Berlin: Springer; 2010. p. 183-195.

18. Koufman JA, Burke AJ. The etiology and pathogenesis of laryngeal carcinoma. Otolaryngol. *Clin North Am* 1997;30(1):1-19.

19. Rosenberg PJ. Total Laryngectomy and Cancer of the Larynx. A Historical Review. *Arch Otolaryngol* 1971;94(4):313-316.

20. Remacle M, Brasnu D, Chevalier D *et al*. Endoscopic cordectomy. a proposal for a classification by the Working Committee, European Laryngological Society. *Eur Arch Otorhinolaryngol* 2000;257(4):227-231.

21. Arroyo HH, Neri L, Fussuma CY, Iamamura R. Diode Laser for Laryngeal Surgery: a Systematic Review. *Int Arch Otorhinolaryngol* 2016;20:172-179.

22. Zapata S, Casiraghi M, Zeballos G *et al*. Uso de laser diodo de 1470 nm en el tratamiento del carcinoma escamoso de laringe (Tis, T1 y T2) en adultos mayores. *Revista FASO* 2017;24(1):19.

23. Chevalier D. Surgery for laryngeal and Hypopharyngeal Cancer. In: Remacle M, Eckel HE eds. *Surgery Larynx and Trachea*. Berlin: Springer; 2010. pp. 221-228.

24. Rodrigo JP, Coca-Pelaz A, Suárez C. El papel actual de la cirugía parcial como estrategia de preservación funcional en el carcinoma de laringe. *Acta Otorrinolaringol Esp* 2011;62(3):231-238.

25. Lima RA, Dias FL, Kligerman J *et al*. Câncer da Laringe: Diagnóstico e Tratamento. Projeto Diretrizes. Sociedade Brasileira de Cirurgia de Cabeça e Pescoço. Associação Médica Brasileira e Conselho Federal de Medicina; 2008.

CAPÍTULO 22
ESVAZIAMENTO CERVICAL

Giovanna Perantoni
Hugo Leonardo de Moura Luz

CONCEITO

O esvaziamento cervical é o procedimento cirúrgico usado no tratamento das metástases cervicais dos tumores com origem na região de cabeça e pescoço. Consiste na retirada de blocos de estruturas linfáticas comprometidas ou potencialmente comprometidas. Além das estruturas linfáticas, podem ser removidas outras estruturas anatômicas, como o músculo esternocleidomastóideo, a veia jugular interna, o nervo espinhal acessório, o plexo cervical superficial e a glândula submandibular.

HISTÓRICO

Em 1880, Theodor Kocher descreveu a dissecção do triângulo submandibular concomitantemente à ressecção da língua em pacientes com tumores em cavidade oral. Cinco anos depois, Henry Trentham Butlin sistematicamente abordava as cadeias linfonodais superiores em paciente com câncer de língua, no entanto, não removia todo o tecido linfático que estava em risco de metástases. Em sua palestra ao Royal College of Surgeons, em 1898, ele propôs a excisão da cadeia linfonodal cervical superior para câncer de língua.

George Washington Crile, da Cleveland Clinic, descreveu, em 1905, a primeira dissecção em bloco de todas as estruturas linfáticas profundas do pescoço (Fig. 22-1). Esse marco foi intitulado "*On the surgical treatment of cancer of the head and neck – With a summary of one hundred and twenty-one operations performed upon one hundred and five patients*".

Pouco se encontrou na literatura depois do trabalho de Crile até o famoso artigo de Hayes Martin, publicado na *Cancer*, em 1951. Como chefe do serviço de cabeça e pescoço do *Memorial Hospital for Cancer*, em Nova York, Martin, após executar muitos esvaziamentos radicais, formou opiniões fortes e duradouras sobre o tratamento do pescoço com a série de 665 cirurgias em 599 pacientes.

Na década de 1950, começaram os relatos de esvaziamentos cervicais modificados feitos por Suarez na Argentina, que preservavam o músculo esternocleidomastóideo, o músculo omo-hióideo, a glândula submandibular, a veia jugular interna e, quando possível, o nervo acessório. Em 1962, Ettore Bocca teve o privilégio de observar Suarez na sala de cirurgia, e, em 1964, escreveu um pequeno artigo sobre a técnica.

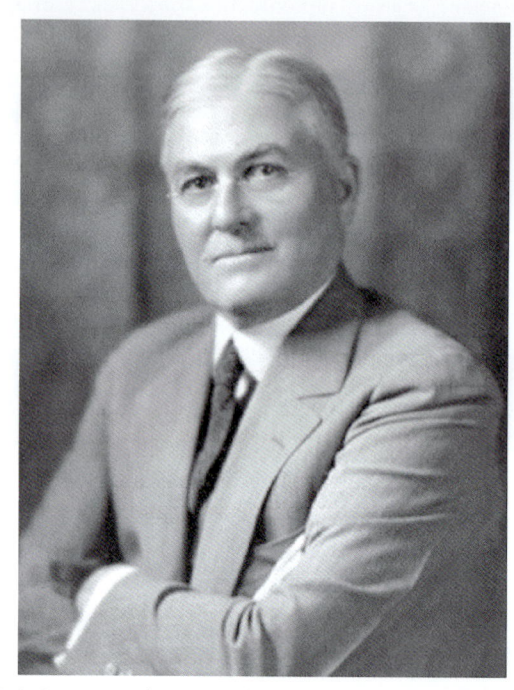

Fig. 22-1. George Washington Crile (1864-1943). (Fonte: Ferlito, 2007, p. 801.)

Durante os anos 1960, Richard Jesse, Alando Ballantyne e Robert Byers, cirurgiões no MD Anderson Cancer Center, em Houston, com uma compreensão mais clara dos padrões de drenagem linfonodal de acordo com o sítio primário, começaram a popularizar o conceito de Esvaziamento Cervical Radical Modificado e de Esvaziamento Cervical Seletivo.

Em 1985, um estudo de Byers evidenciou que o esvaziamento cervical modificado foi eficaz no tratamento das metástases independente do estádio da doença. Shah mostrou as primeiras estações de drenagens linfáticas dos tumores, tendo importância na detecção e tratamento das micrometástases em pescoços negativos.

A evolução dos conceitos modernos de esvaziamento representa claramente um desenvolvimento importante no tratamento do pescoço para os pacientes com câncer de cabeça e pescoço. A melhor compreensão da biologia da doença permite procedimentos que abordam tanto o controle local quanto o melhor resultado funcional.

CLASSIFICAÇÃO DAS ZONAS

Para a realização do esvaziamento, são de extrema importância o conhecimento da anatomia e a divisão dos grupos de linfonodos cervicais. Em 1986, foi proposta, pelo Memorial Sloan-Kettering Cancer Center de Nova York, uma classificação em ordem numérica de níveis que representam, de forma simplificada, os principais grupos de linfonodos de cada lado do pescoço. Tal classificação foi feita com a finalidade de facilitar o registro topográfico, com uma linguagem uniforme, da presença clínica ou histopatológica da metástase linfática. Apresenta-se abaixo um esquema com as referências anatômicas que definem os níveis cervicais (Fig. 22-2):

- *Nível I:* situa-se da borda inferior da mandíbula até o osso hioide e ventres do músculo digástrico. Dividido em:
  - Nível IA (Submentoniano):
    - Superior: sínfise da mandíbula.
    - Lateral: entre os ventres anteriores dos músculos digástrico esquerdo e direito.
    - Inferior: osso hioide.
  - Nível IB (Submandibular):
    - Superior: corpo da mandíbula.
    - Anterior: ventre anterior do músculo digástrico.
    - Posterior: músculo estilo-hióideo.
    - Inferior: ventre posterior do músculo digástrico.
- *Nível II:* são os linfonodos da cadeia jugulocarotídea superior, que circundam o terço superior da veia jugular interna e o nervo espinhal acessório. Também, contém o linfonodo jugulodigástrico (linfonodo de Kuttner), que é o mais comumente acometido nas neoplasias da cavidade oral. Dividido em:
  - Nível IIA:
    - Superior: base do crânio.
    - Inferior: plano horizontal definido pelo corpo do osso hioide (divisão radiológica ou anatomia superficial) ou bifurcação da artéria carótida (divisão cirúrgica).
    - Anterior: limitado pelo músculo estilo-hióideo.
    - Posterior: plano vertical delimitado pelo nervo espinhal acessório.
  - Nível IIB:
    - Superior: base do crânio.
    - Inferior: plano horizontal definido pelo corpo do osso hioide (divisão radiológica ou anatomia superficial) ou bifurcação da artéria carótida (divisão cirúrgica).
    - Anterior: plano vertical delimitado pelo nervo espinhal acessório.
    - Posterior: borda posterior do músculo esternocleidomastóideo.
- *Nível III:* são os linfonodos que circundam o terço médio da veia jugular interna.
  - Superior: plano horizontal definido pelo corpo do osso hioide ou bifurcação das carótidas.
  - Inferior: na divisão cirúrgica é o músculo omo-hióideo, e na divisão em anatomia superficial é o plano horizontal traçado pela cartilagem cricoide.
  - Anterior: borda medial do músculo esternocleidomastóideo.
- *Nível IV:* são os linfonodos que circundam o terço inferior da veia jugular interna. Tem os seguintes limites:
  - Superior: cartilagem cricoide, na divisão de anatomia de superfície, e o músculo omo-hióideo, na divisão cirúrgica.
  - Anterior: borda lateral músculo esterno-hióideo.
  - Lateral: borda lateral do músculo esternocleidomastóideo.
  - Posterior: plano da borda posterior do músculo esternocleidomastóideo e as raízes sensitivas do plexo cervical.
- *Nível V:* corresponde ao triângulo posterior do pescoço. Dividido em:
  - Nível VA:
    - Parte superior: ápice formado pela intersecção do músculo esternocleidomastóideo e o trapézio.
    - Inferior: plano da borda inferior da cartilagem cricoide.
    - Medial: borda posterior do músculo esternocleidomastóideo.
    - Posterior: borda anterior do músculo trapézio.
  - Nível VB:
    - Superior: plano da borda inferior da cartilagem cricoide.
    - Inferior: a clavícula.
    - Medial: borda posterior do músculo esternocleidomastóideo.
    - Posterior: borda anterior do músculo trapézio.
- *Nível VI:* corresponde ao compartimento central.
  - Superior: osso hioide.
  - Inferior: região até um pouco abaixo da fúrcula.
  - Lateral: as artérias carótidas comuns.

Os linfonodos do **nível VII** fazem parte do mediastino superior, logo abaixo do nível VI, e podem ser retirados em alguns esvaziamentos feitos na cirurgia da cabeça e pescoço.

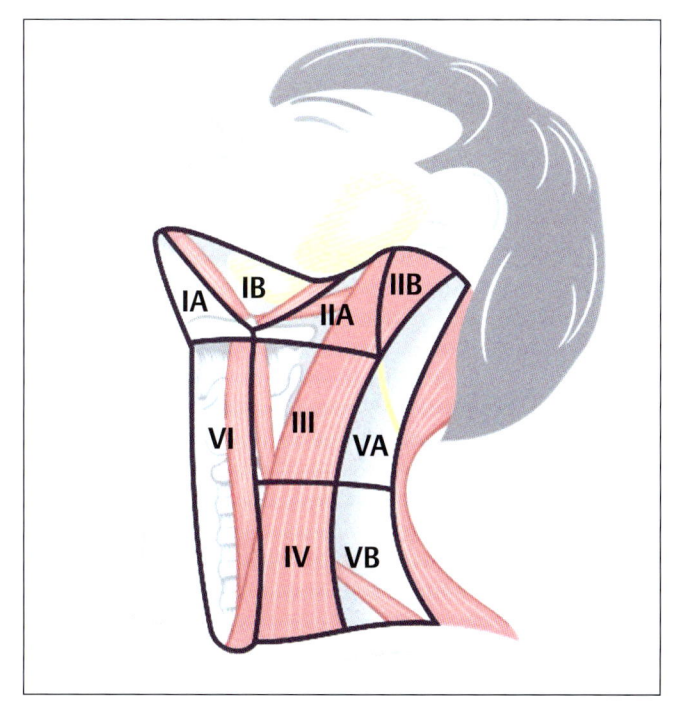

Fig. 22-2. Divisão dos níveis cervicais. (Fonte: Teymoortash, 2012, p. 23.)

AVALIAÇÃO E DIAGNÓSTICO

A metástase linfática é o principal mecanismo de disseminação dos carcinomas espinocelulares.

Quando se tem uma massa cervical suspeita de metástase, deve-se encontrar o tumor primário de cabeça e pescoço. A incidência de metástases é um sinal de agressividade do tumor e é um importante fator prognóstico. Devem-se avaliar não apenas a presença de metástases linfonodais, mas também o número, o tamanho dos nódulos, os níveis linfonodais acometidos e a presença de disseminação extranodal.

Inicialmente é muito importante fazer uma história clínica e exame físico acurados.

Clinicamente, os linfonodos podem ser palpados a partir de 0,5 cm, em planos superficiais, e 1 cm, em planos profundos. Regiões inacessíveis à palpação devem ser avaliadas com ultrassonografia e até tomografia computadorizada ou ressonância magnética.

O estadiamento permite uma abordagem clínica sistemática da patologia da doença. Segundo o American Joint Comittee (AJC) – (1997), a classificação linfonodal do estadiamento dá-se da seguinte forma:

- **Nx:** nódulos não podem ser avaliados.
- **N0:** nódulos sem sinal de metástases.
- **N1:** um único nódulo metastático ipsolateral menor ou igual a 3 cm.
- **N2a:** um único nódulo metastático ipsolateral de 3 a 6 cm de diâmetro.
- **N2b:** múltiplos nódulos ipsolaterais, nenhum maior que 6 cm.
- **N2c:** nódulos positivos bilaterais ou contralaterais nenhum maior que 6 cm.
- **N3:** pelo menos um nódulo maior que 6 cm.

Quanto aos exames de imagem, o mais usado é o ultrassom. Após evidenciá-los, o principal objetivo consiste em distinguir sua natureza, se benigna ou maligna.

Existem alguns critérios para se tentar fazer esta distinção, sendo que alguns devem ser mais valorizados que outros. A ultrassonografia possibilita o estudo dos linfonodos quanto ao número, dimensões, forma, hilo e córtex, presença de necrose, calcificação, disseminação extracapsular e padrão de vascularização (Quadro 22-1).

Já na tomografia computadorizada podem-se notar focos metastáticos em linfonodos de tamanho normais e nódulos não palpados no exame físico. É útil ainda na avaliação de linfonodos retrofaríngeos e na visualização de ruptura capsular. Os achados à TC sugestivos de malignidade dos linfonodos são o formato arredondado e a heterogeneidade com ausência de regiões não contrastadas.

A ressonância magnética tem a mesma acurácia da tomografia, entretanto, tem menor valor na detecção de necrose central, de pequenos focos metastáticos e de extravasamento extracapsular.

Em sequência na investigação das metástases linfonodais, parte-se para a realização de exames invasivos. Como evitamos a biópsia aberta para não haver ruptura da cápsula linfonodal, lançamos mão, com frequência, da punção aspirativa por agulha fina (PAAF) com análise citológica.

TRATAMENTO CIRÚRGICO

Classificação dos Tipos de Esvaziamentos Cervicais

As primeiras classificações do esvaziamento cervical surgiram por volta de 1987 e 1989 por Suen e Goepfert e Medina. A divisão foi feita em 3 grandes categorias: o esvaziamento cervical radical (ECR), o esvaziamento cervical radical modificado (ECRM) e o esvaziamento cervical seletivo (ECS).

O sistema mais utilizado hoje é o que foi publicado pela American Head and Neck Society (AHNS) e pela American Academy of Otolaryngology – Head and Neck Surgery (AAO – HNS), publicado em 1991 e revisado e atualizado, em 2002 e 2008. Nessa versão há o uso do sistema de estadiamento da American Joint Committee on Cancer (AJCC), correlações entre a biologia das metástases linfonodais, refinamentos técnicos dos ECS e a relação entre as divisões cirúrgicas e radiológicas dos níveis cervicais.

A seguir, a divisão dos esvaziamentos cervicais.

Esvaziamento Cervical Radical – ECR

É o procedimento em que são removidos os níveis de I a V. São também removidos o nervo espinhal acessório, o músculo esternocleidomastóideo e a veia jugular interna.

Esvaziamento Cervical Radical Modificado – ECRM

É o procedimento em que são removidas as mesmas estruturas linfáticas retiradas no esvaziamento cervical radical, com a diferença na preservação de uma ou mais estruturas anatômicas não linfáticas, isto é, o nervo espinhal acessório, o músculo esternocleidomastóideo e a veia jugular interna (Fig. 22-3).

Quadro 22-1. Características Ultrassonográficas dos Linfonodos Benignos e Malignos

Parâmetro	Linfonodo benigno	Linfonodo maligno
Morfologia	Elíptica, fusiforme, alongada	Globosa, arredondada, em conglomerado
Ecogenicidade	Homogênea	Hipoecogênico, heterogêneo, com áreas de liquefação, microcalcificações
Hilo	Central, hiperecogênico	Excêntrico, fino, inexistente
Córtex	Afilada	Espessada
Contorno	Regular, liso, bem definido com planos gordurosos	Bocelado, irregular, espiculado, mal definido
Vascularização	Na região hilar, pouca vascularização	Distribuída na região subcapsular, desorganizada, hipervascularizada, vasos irregulares, com *shunt*

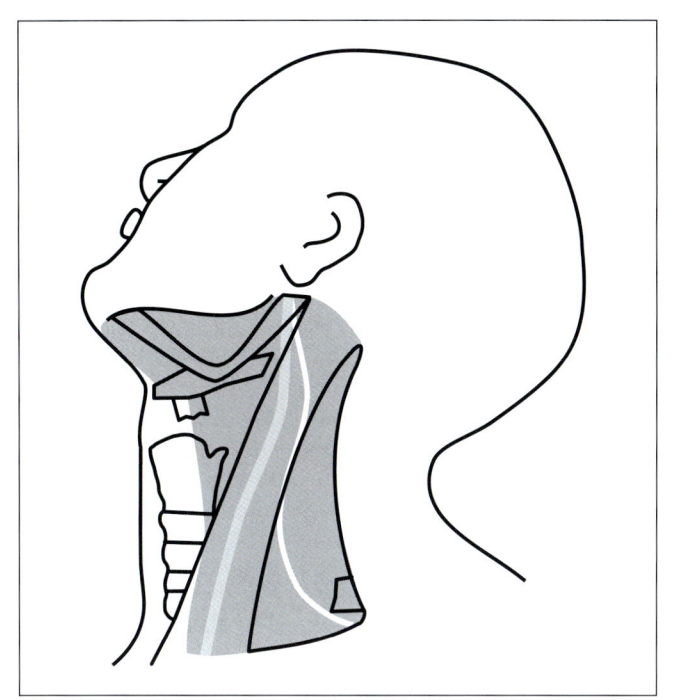

Fig. 22-3. Esvaziamento cervical radical modificado (ECRM). (Fonte: Patel, 2005, p 470.)

Fig. 22-4. Esvaziamento supraomo-hióideo (ECSOH). (Fonte: Patel, 2005, p 472.)

Esvaziamentos Ampliados
Ressecção de cadeias de linfonodos ou estrutura não linfática não mencionada no ECR.

Esvaziamentos Seletivos ou Parciais
São procedimentos em que se preserva um ou mais grupos de linfonodos que rotineiramente são removidos no esvaziamento cervical radical.

São preservadas também as estruturas anatômicas não linfáticas, como nervo espinhal acessório, músculo esternocleidomastóideo e veia jugular interna.

São propostos quatro subtipos de esvaziamentos cervicais seletivos ou parciais: o esvaziamento supraomo-hióideo, o lateral, o posterolateral e o anterior. Dentre estes, os de uso mais frequente são os esvaziamentos supraomo-hióideo e os esvaziamentos laterais, por serem indicados respectivamente para câncer oral e de laringe ou hipofaringe. A seguir os tipos de esvaziamentos seletivos:

- *Esvaziamento supraomo-hóideo – ECSOH* (Fig. 22-4): é o procedimento em que são removidos os linfonodos contidos nos níveis I, II e III.
- *Esvaziamento lateral – EL* (Fig. 22-5): é o procedimento em que são removidos os linfonodos dos níveis II, III e IV.
- *Esvaziamento posterolateral – EPL* (Fig. 22-6): é o procedimento em que são removidos os linfonodos dos níveis II, III, IV e V. São incluídos ainda os grupos de linfonodos suboccipitais e retroauriculares. Este procedimento é mais frequentemente usado para tratar metástases provenientes de tumores cutâneos, principalmente melanomas, de localização retroauricular, do couro cabeludo ou da pele que recobre o triângulo posterior do pescoço.

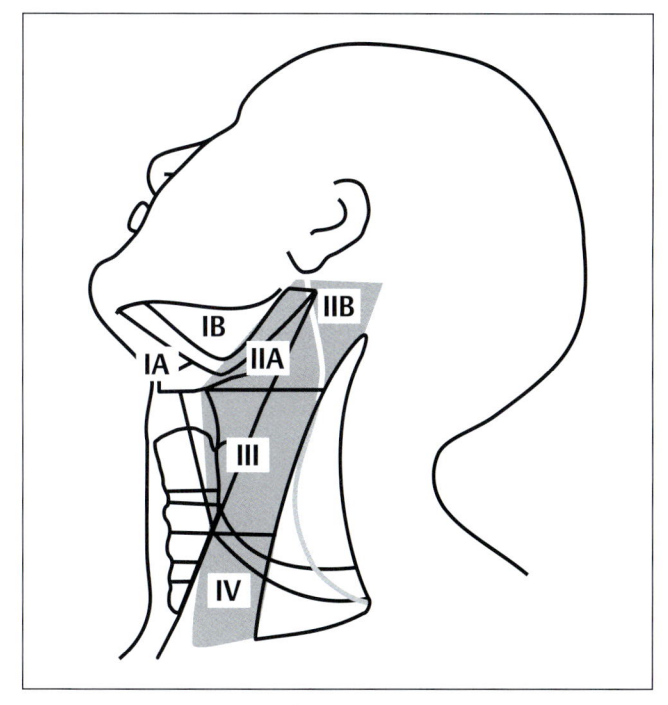

Fig. 22-5. Esvaziamento lateral (EL). (Fonte: Patel, 2005, p 473.)

- *Esvaziamento anterior – EA* (Fig. 22-7): é o procedimento em que são removidos os linfonodos pré-traqueais e paratraqueais que acompanham o nervo laríngeo inferior bilateralmente, pré-laríngeos e os peritireóideos que juntamente compõem o nível VI e, eventualmente, VII.

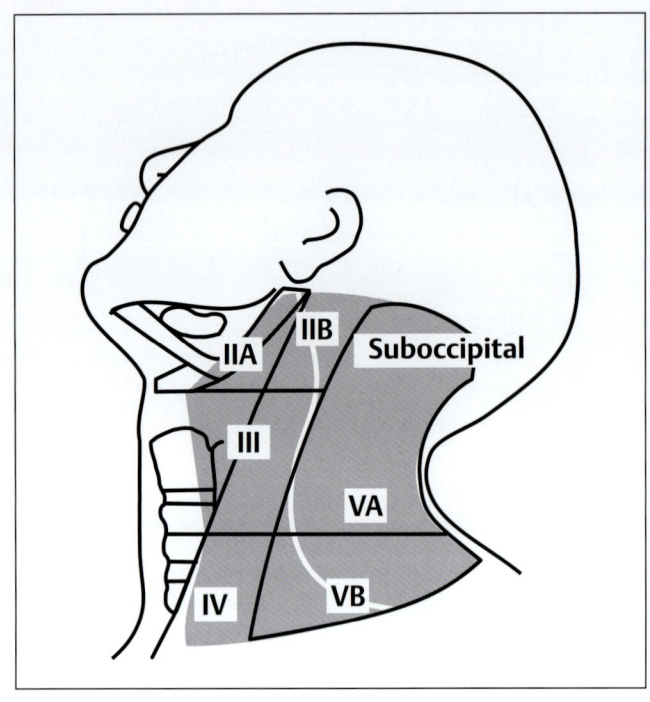

Fig. 22-6. Esvaziamento posterolateral (EPL). (Fonte: Patel, 2005, p 474.)

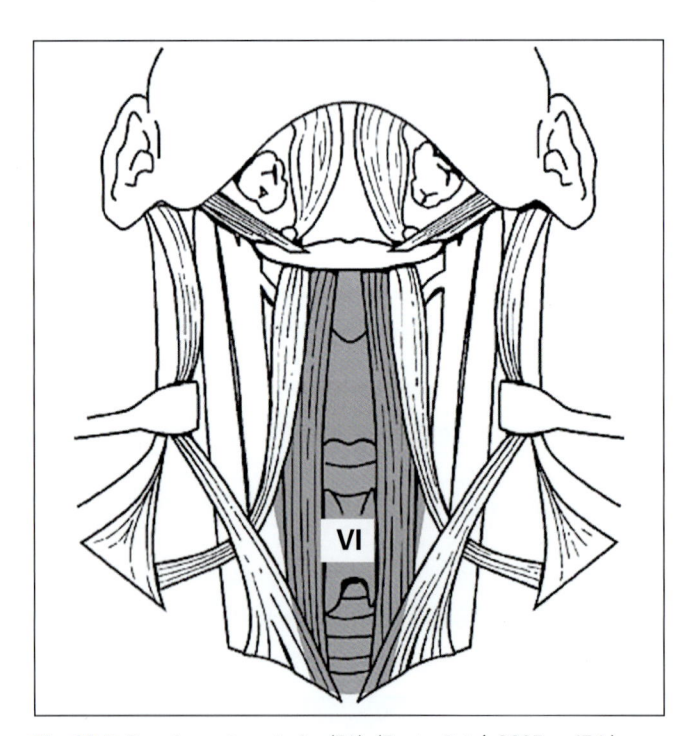

Fig. 22-7. Esvaziamento anterior (EA). (Fonte: Patel, 2005, p 474.)

COMPLICAÇÕES

Hematoma
É relativamente comum no pós-operatório inicial e mais raro no tardio e deve ser explorado para proteger a viabilidade do retalho. O hematoma pode ser evitado com uma boa revisão da hemostasia ao fim da cirurgia, com aumento dos níveis pressóricos do paciente para avaliar possíveis sangramentos arteriais e manobra de Valsalva para hemostasia venosa.

Perda do Retalho de Pele
Pode acontecer por causa do mau planejamento da incisão ou perda de plano no seu descolamento. A infecção ocorre com mais frequência nas cirurgias potencialmente contaminadas. Cirurgias prévias, radioterapia prévia e má nutrição são fatores de risco para essas complicações. O uso de antibioticoprofilaxia é indicado na maior parte dos serviços. A consequência mais temida é a exposição de artéria carótida, seja ao meio externo ou uma fístula salivar, colocando-a em risco para ruptura.

Fístula Linfática
Mais comum à esquerda, causada pela lesão do ducto torácico. Pode levar ao acúmulo de linfa no tecido subcutâneo e até quilotórax. A sua prevenção deve ser feita com dissecção cautelosa no nível IV, uma boa revisão com manobra de Valsalva e compressão do abdome do paciente. O manejo da fístula linfática é conservador com curativos compressivos, dieta com ácidos graxos de cadeia média ou até dieta parenteral em casos mais graves. Raramente é necessária a abordagem cirúrgica.

Nervo Espinhal Acessório
É a principal morbidade do ECR. A secção deste nervo provoca a conhecida "síndrome do ombro caído", caracterizada por dor, fraqueza muscular da região do ombro, queda do ombro e dificuldades de abduzir o braço, principalmente acima da posição horizontal.

A preservação do nervo acessório diminui a síndrome do ombro caído, embora haja possibilidade de sintomas transitórios.

Músculo Esternocleidomastóideo
O sacrifício do esternocleidomastóideo nos esvaziamentos cervicais implica em uma alteração estética maior do contorno do pescoço, além da retirada da proteção do feixe vascular (artéria carótida e/ou veia jugular interna).

Veia Jugular Interna
Seu sacrifício pode levar desde edema cervical à amaurose fugaz e síncopes. A ligadura da veia jugular interna bilateral deve ser evitada em um mesmo tempo cirúrgico por maior chance de complicações, sendo a mais temida a hipertensão intracraniana.

Outro problema causado por lesão vascular é a embolia gasosa, sendo de baixa frequência.

Lesão de Nervo Frênico
A causa para esta lesão é a entrada inadvertida na fáscia pré-vertebral. A paralisia do hemidiafragma pode ser assintomática ou até levar ao óbito em casos de baixa reserva pulmonar do paciente.

Ramo Marginal do Nervo Facial
Pode ser lesionado nas dissecções do nível I cervical, e a ligadura com reparo dos vasos faciais pode prevenir esta complicação.

TUMORES DO ESPAÇO PARAFARÍNGEO

Jônatas Catunda de Freitas
Emanuel Saraiva Carvalho Feitosa
Gabriel Jucá Bezerra

INTRODUÇÃO

Os tumores do espaço parafaríngeo são pouco comuns em cabeça e pescoço, representando cerca de 0,5% das neoplasias dessa região, além de serem de difícil ressecção por causa da presença de importantes estruturas anatômicas e da restrição espacial pela presença do ramo mandibular do nervo trigêmeo e do processo mastoide do osso temporal.

Mais de 80% desses tumores são benignos, e o tratamento é cirúrgico em cerca de 95% dos casos. Aproximadamente 70 tipos histológicos diferentes já foram relatados, o que dificulta seu diagnóstico e conduta, sendo os adenomas pleomórficos (28%), paragangliomas (17,8%) e schwannomas (11%) os principais tipos.

ANATOMIA

O espaço parafaríngeo se estende da base do crânio ao osso hioide, formando uma pirâmide invertida. Nele estão contidas a veia jugular interna, a artéria carótida, os nervos cranianos inferiores e o tronco simpático, além do tecido adiposo subjacente. Subdivide-se, ao nível da nasofaringe, em compartimentos pré e pós-estiloide pela fáscia do músculo tensor do véu palatino.

O compartimento pós-estiloide, também designado espaço carotídeo, é o local onde normalmente são encontrados paragangliomas – como tumores do corpo carotídeo – e schwannomas, além de conter a artéria carótida interna, a veia jugular interna, os nervos cranianos IX, X, XI e XII, a cadeia simpática e os nódulos linfáticos faríngeos laterais.

O compartimento pré-estiloide contém gordura, ramos do nervo mandibular, parte da porção retromandibular do lobo profundo da glândula parótida e nódulos linfáticos, além de nele serem encontrados comumente neoplasias do tipo adenoma pleomórfico.

SCHWANNOMAS

Os schwannomas são tumores neurogênicos benignos e encapsulados originados das células de Schwann. São, geralmente, benignos e de crescimento lento, podendo aparecer em qualquer local da cabeça e pescoço. Apresentam-se como massa cervical lateral, endurecida e não pulsátil.

Schwannomas do compartimento medial (nervos cranianos VII, IX, X, XII e cadeia simpática) requerem uma avaliação do tumor e do paciente antes de serem tomadas decisões sobre a intervenção cirúrgica, pois geralmente o nervo envolvido perde a função após a excisão do tumor.

PARAGANGLIOMAS

Os paragangliomas são tumores neurogênicos benignos raros cuja incidência se dá, geralmente, em idosos. A maioria dos casos é assintomática e não funcionante. Menos de 5% dos pacientes apresentam tumores funcionantes, liberadores de catecolaminas, e podem apresentar hipertensão arterial, tremores e palpitações. Apenas uma pequena parte desses tumores desenvolve malignidade ou bilateralidade. Em pacientes com histórico familiar (menos de 10%), o tumor aparece mais cedo, na faixa dos 20 a 30 anos.

O tumor do corpo carotídeo representa o tipo mais comum de paraganglioma na região do pescoço e acomete habitualmente pessoas que vivem em altitudes elevadas, o que se deve à hipóxia crônica. Apresenta-se como massa cervical pulsátil ou parafaríngea. Recomenda-se realizar exames de imagem para confirmar o diagnóstico desse tipo de tumor antes de proceder à excisão cirúrgica. Os tumores do corpo carotídeo são classificados por Shamblin em três categorias, de acordo com a relação das artérias carótidas e nervos adjacentes com o tumor (Fig. 24-1).

ADENOMAS PLEOMÓRFICOS

Adenomas pleomórficos são os tumores benignos mais comuns das glândulas salivares, principalmente da parótida. Possuem crescimento lento, potencial de malignização e frequentes recidivas. Geralmente são móveis, unilaterais, indolores e crescem como uma massa nodular única.

DIAGNÓSTICO

A maioria dos pacientes com tumores no espaço parafaríngeo não apresenta sintomas, e a queixa mais frequente é de massa cervical ou intraoral. No geral, são lesões de crescimento lento e benignas, podendo ser pulsáteis por causa do aumento da vascularidade ou da transmissão dos vasos carotídeos. Quando atingem determinado tamanho, os tumores podem causar disfagia, disfonia e dispneia. A paralisia dos nervos cranianos é rara e indica malignidade.

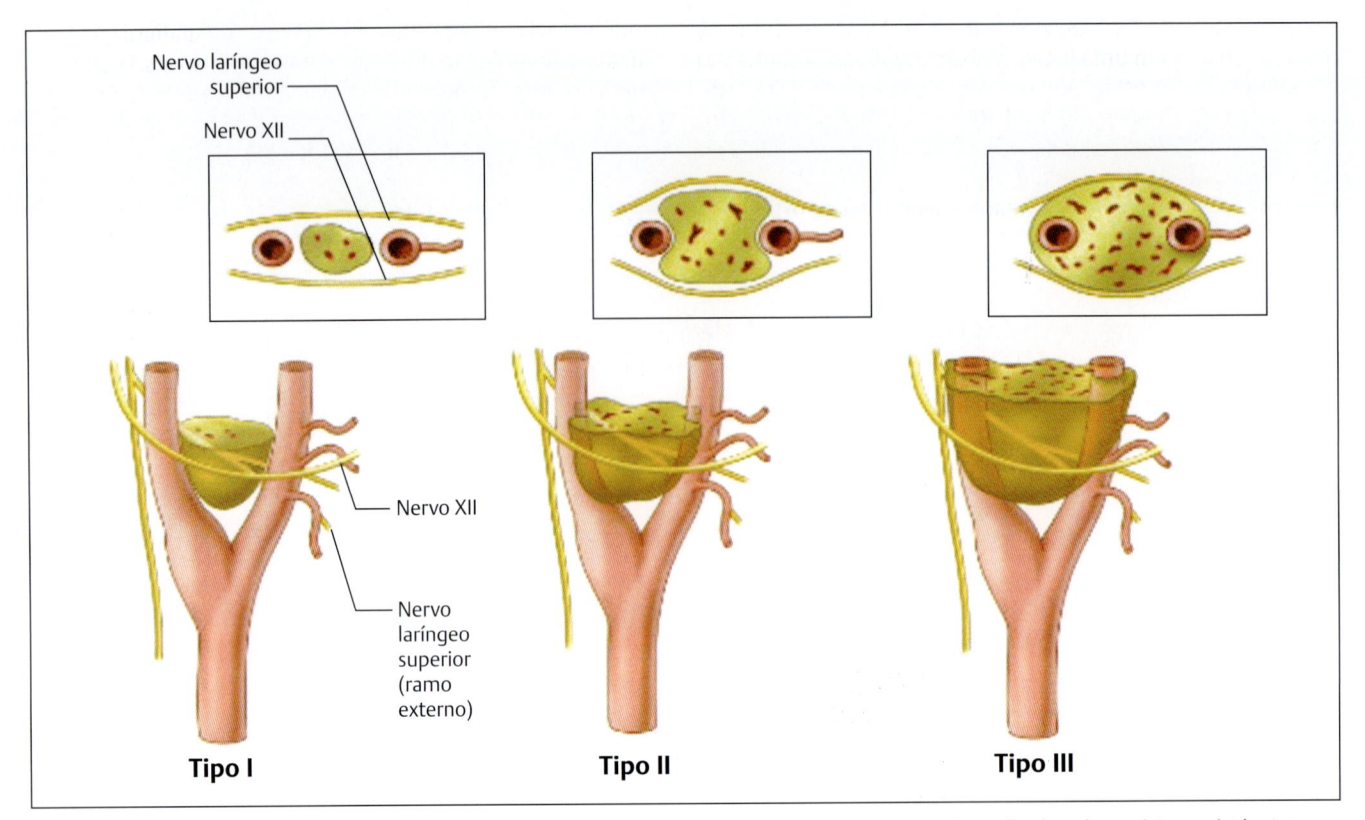

Fig. 24-1. No tipo I, as artérias são deslocadas pelo tumor e ficam em sua superfície. No tipo II, o tumor é entalhado pelas artérias carótidas interna e externa, cunhando um sulco dentro do tumor, enquanto os nervos laríngeo superior e hipoglosso ficam em sua superfície. No tipo III, as artérias são envolvidas totalmente pelo tumor.[1]

O principal meio diagnóstico dos tumores do espaço parafaríngeo é o clínico e radiológico, sendo rara a necessidade de confirmação por biópsia, visto que a abertura pode desencadear hemorragias, e a transoral não é indicada para lesões do espaço parafaríngeo. A PAAF também é utilizada no diagnóstico de neoplasias neurogênicas, mas não é útil nos paragangliomas.

No diagnóstico diferencial pré-operatório, devem ser utilizados ressonância magnética e tomografia computadorizada.

Com o advento da angiotomografia computadorizada e da ressonância magnética, não é mais necessária a angiografia para diagnosticar paragangliomas, sendo esta utilizada atualmente apenas nos casos em que a embolização é indicada.

TRATAMENTO

A cirurgia é o tratamento de escolha a ser empregado em tumores do corpo carotídeo que não ultrapassem 6 a 7 cm de extensão e que não se estendam até a base do crânio e para adenomas pleomórficos de glândulas salivares. Em portadores de paragangliomas e schwannomas, a conduta expectante é adotada em razão do crescimento lento desses tumores e do maior risco de surgimento de efeitos deletérios após a ressecção cirúrgica. A idade e o grau de acometimento nervoso costumam ser fatores importantes na decisão pela realização de procedimento cirúrgico nesses tumores. Pacientes jovens com lesão acometendo apenas um termo são considerados para tratamento cirúrgico, enquanto a radioterapia é preferencial em tumores que demonstrarem crescimento em pacientes com múltiplos nervos acometidos ou idosos.[1]

O acesso ao espaço parafaríngeo para tumores na região pré-estiloide pode ser realizado de quatro formas, por vias transcervical, transparotídea, transmandibular ou transoral. Como esses tumores normalmente são benignos, não estando aderidos a estruturas importantes, como nervos ou vasos, é recomendada a dissecção romba ao redor da cápsula tumoral, evitando a ruptura do tumor, especialmente em casos de adenomas pleomórficos, que correm risco de implantação se rompidos. A via transcervical mandibular é, normalmente, a via de escolha para a ressecção desses tumores, sendo o acesso transoral, com associação ou não de mandibulotomia, utilizado mais raramente. A abordagem transcervical combinada com transparotídea pode ser indicada em casos de grandes tumores surgindo de lobos parotídeos profundos.

Tumores na região pós-estiloide, apesar de também normalmente serem benignos, por estarem próximos à artéria carótida interna, à veia jugular interna e aos nervos cranianos vago (X), acessório (XI) e hipoglosso (XII), exigem maior perícia no momento de sua ressecção. Ainda, o acesso é limitado pela presença do ramo vertical da mandíbula, pela glândula parótida, pelo nervo facial (VII) e pelo processo estiloide, com seus músculos e ligamentos. Para esses tumores, estão indicados os acessos por via transcervical ou transparótida, raramente requerendo uma mandibulotomia do ramo vertical da mandíbula para maior exposição das estruturas nervosas e vasculares.[2]

A dupla mandibulotomia com preservação do feixe vásculo-nervoso alveolar inferior é uma nova técnica cirúrgica que vem sendo proposta para ampliar o acesso à região, quando um maior espaço é necessário para a ressecção do tumor. A técnica consiste em uma osteotomia na região parassinfisária combinada a uma osteotomia no ramo ascendente da mandíbula, após um acesso cervical, e dispensa o boqueio maxilomandibular, além de permitir ao paciente um retorno precoce da atividade mastigatória no pós-operatório e não causar hipoestesia, uma vez que a vitalidade do feixe vásculo-nervoso alveolar inferior seja preservada.[3]

A radioterapia é o tratamento de escolha para schwannomas e paragangliomas e para lesões irressecáveis ou casos de alto risco cirúrgico. Embora não cure a doença, é capaz de frear efetivamente o crescimento tumoral.[1]

COMPLICAÇÕES

O acometimento de nervos cranianos ou do plexo simpático foi a complicação mais comum associada ao tratamento do espaço parafaríngeo. Os nervos VII, IX, X, XI e XII foram os nervos mais comumente acometidos. Paralisia de prega vocal e disfonia, resultantes da lesão do nervo vago, são a mais comum das complicações de ressecções pós-estiloides e requer terapia para recuperação de fala e linguagem. A lesão do nervo vago pode ser bem suportada pelo paciente, mas lesão conjunta do nervo hipoglosso resulta em maior dificuldade na fala e na deglutição.

A ocorrência de dor na região parótida após a primeira mordida em uma refeição, denominada de síndrome de First Bite, também pode ocorrer. Suspeita-se que a lesão da inervação simpática do gânglio cervical superior para a parótida seja a causa dessa complicação.

Hemorragia e acidente vascular cerebral (AVC) são duas complicações raras e severas, cujo risco se eleva com lesões malignas ou vasculares ou com tumores do corpo carotídeo.

A síndrome de Horner, caracterizada por miose, ptose palpebral e anidrose hemifacial após lesão do gânglio cervical superior, também é uma complicação ocasionalmente descrita de cirurgias no espaço parafaríngeo.[4,5]

Casos de paralisias transitórias de nervos cranianos já foram descritos após uso de radioterapia, entretanto, inexistem evidências de lesão permanente. O risco de malignização induzida por radiação deve ser comparado ao risco tardio e imediato de lesão neuronal permanente resultante de intervenção cirúrgica. Por esse motivo, a radiação normalmente é contraindicada em pacientes jovens.[1]

PROGNÓSTICO

É recomendado que todos os pacientes sejam acompanhados pelo risco de recidiva. Em pacientes com tumores benignos, o índice de recidiva é reduzido, eles tendem a apresentar bom prognóstico após a cirurgia. A recidivação de lesões malignas no espaço parafaríngeo está associada a um pior prognóstico.[4]

Pacientes portadores de Schwannomas ou paragangliomas tratados com radioterapia também tendem a apresentar bom prognóstico. Com doses de 45 a 54 Gy, a taxa de sobrevida livre de progressão local é de 92 a 100% nesses pacientes.[1]

REFERÊNCIAS BIBLIOGRÁFICAS

1. Shah J, Patel S, Singh B, Shah J. Jatin Shah's head and neck surgery and oncology. 4th ed. Philadelphia, PA: Elsevier/Mosby; 2012.
2. Fagan J. Access to the parapharyngeal space [Internet]. Developing World ENT. 2017 [acesso em 10 out 2017]. Disponível em: https://vula.uct.ac.za/access/content/group/ba5fb1bd-be95-48e5-81be-586fbaeba29d/Access%20to%20parapharyngeal%20space-1.pdf
3. Ferreira LF Jr, Pinto C, Nogueira R et al. Dupla mandibulotomia com preservação do feixe vásculo-nervoso alveolar inferior para acesso a tumores do espaço parafaríngeo. *Rev Bras Cir Cabeça Pescoço* 2012;41(2):80-84.
4. Riffat F, Dwivedi R, Palme C et al. A systematic review of 1143 parapharyngeal space tumors reported over 20 years. *Oral Oncology* 2014;50(5):421-430.
5. M Bardorf C, Van Stavern G, Garcia-Valenzuela E. Horner Syndrome: Overview, Anatomy, Pathophysiology [Internet]. Emedicine.medscape.com. 2017 [acesso em 10 out 2017]. Disponível em: http://emedicine.medscape.com/article/1220091-overview?pa=LU4fbNEVOJtsxs8IGRkVoqj6Cezlfmub4UK%2BwjXFdbhWu2O9SshlxgoBLAw3bmcVNFsYxDuz%2Fz2hge3aAwEFsw%3D%3D#a1

Parte III Doenças da Tireoide e das Paratireoides

CONDUTA NOS NÓDULOS TIREÓIDEOS E TIREOIDECTOMIAS

Pedro Collares Maia Filho

O nódulo tireóideo é um achado extremamente comum. Cerca de 5% das mulheres e 1% dos homens apresentam nódulo tireóideo palpável, residente em ambientes com suprimento adequado de iodo. Se, em vez da palpação cervical, utilizarmos a ultrassonografia para rastreamento aleatório da população, poderemos encontrar nódulos tireóideos em 19-68% das pessoas, com maior incidência nas mulheres e em idosos. A modernização da medicina e o maior acesso da população aos exames de imagem vêm provocando o aumento dos "incidentalomas" (nódulos tireóideos assintomáticos, descobertos ao acaso por exame complementar de imagem do pescoço com finalidade outra, e não do estudo da glândula tireoide propriamente dita).

Embora o nódulo tireóideo seja um achado comum, apenas 7–15% deles são malignos. Este percentual varia de acordo com fatores de rico associados (idade, sexo, exposição à radiação, histórico familiar etc.). Entretanto, é essa possibilidade de malignidade que transforma a avaliação do nódulo tireóideo numa conduta médica que exige conhecimento científico, experiência e bom senso do profissional. Basicamente, o especialista que se depara com o nódulo tireóideo tenta responder duas perguntas: 1) O nódulo é suspeito de malignidade? 2) Está indicada a tireoidectomia para o caso?

Para responder a estas perguntas, numa forma que julgo ser mais didática, costumo resumir as indicações de tireoidectomias em três grupos: 1) tamanho; 2) alguns casos de hipertireoidismo; 3) suspeita de malignidade. Às vezes, poderão ser encontradas mais de uma indicação para um mesmo caso. Entretanto, se o caso não recebe indicação em nenhum dos 3 quesitos avaliados, a escolha pelo acompanhamento prevalece, em vez da cirurgia naquele momento.

INDICAÇÃO DE TIREOIDECTOMIA PELO TAMANHO

O tamanho do nódulo tireóideo já pode ser, isoladamente, uma indicação suficiente de tireoidectomia. A partir de 4 cm de diâmetro, os principais e mais renomados serviços de Cirurgia de Cabeça e Pescoço do Brasil e do mundo já consideram indicação suficiente para uma tireoidectomia. São nódulos grandes, geralmente associados a sintomas compressivos e/ou bócios visíveis ou mergulhantes. Deve-se considerar também que alguns trabalhos apontam um percentual maior de malignidade com o aumento do tamanho do nódulo e ainda que o índice de falso-negativo na citologia (punção/PAAF) aumenta por falhas de amostragem (podem-se aspirar apenas células benignas, que não representam o nódulo como um todo, contendo áreas de malignidade não contempladas pela punção).

Nódulos tireóideos costumam ser palpáveis a partir de 2 cm de diâmetro e, a partir deste tamanho já é aceitável a indicação cirúrgica em vários *guidelines* de Cirurgia de Cabeça e Pescoço. Nódulos menores que 2 cm **não** devem ser submetidos à tireoidectomia, exceto quando houver outras indicações não relacionadas com o tamanho do nódulo (Quadro 25-1).

Neste grupo de indicações de tireoidectomias com base no tamanho, como mencionado anteriormente, entram ainda os casos de bócios volumosos e/ou bócios mergulhantes (com extensão para o mediastino), que geram deformidade estética por aumento do volume cervical, ou provocam sintomas compressivos das vias aérea ou digestiva. Podemos encontrar bócios **difusos**, sintomáticos, que também merecem indicação de cirurgia por volume total da glândula aumentado, embora apresentem apenas nódulos milimétricos ou não apresentem nódulos na ultrassonografia. Portanto, devemos analisar também esse critério nos exames, sendo consideradas normais ou aceitáveis glândulas de até 15-20 cm^3 de volume total estimado pela ultrassonografia.

Vale ressaltar que nódulos pequenos (< 2 cm), em glândulas de função e tamanho normais, **não** devem ser apontados como causa de sintomas compressivos, ou de qualquer outro sintoma. São completamente **assintomáticos**.

Infelizmente, não é o que se vê na nossa prática clínica. Os pacientes (e até mesmo alguns colegas fora da especialidade) insistem em atribuir uma variedade de sintomas (dor, disfagia, disfonia, "entalos e engasgos") a nódulos tireóideos benignos milimétricos. Cabe a nós estabelecer uma boa relação médico-paciente, tranquilizar o paciente e explicar-lhe que aquele achado não justifica as queixas informadas. Devem ser investigadas outras causas para os sintomas em questão.

Quadro 25-1. Resumo das Indicações de Tireoidectomia com Base no Tamanho do Nódulo

Nódulos < 2 cm	**Não indicada** a cirurgia pelo tamanho (pode ser operável por outros critérios, como na suspeita de malignidade)
Nódulos > 2 cm e < 4 cm	Aceitável a indicação de cirurgia pelo tamanho (avaliar particularidades de cada caso)
Nódulos > 4 cm	**Indicada** a cirurgia pelo tamanho

Mais importante, deve ficar claro que a cirurgia não resolverá suas queixas e não está indicada para o caso naquele momento.

Como toda boa prática médica, o manejo do nódulo tireóideo demanda bom senso e experiência. Tudo o que foi descrito até o momento não são regras absolutas, que devem ser seguidas cegamente. Devemos aplicá-las sempre individualmente, com atenção às particularidades de cada caso e de cada paciente. Por exemplo, um mesmo nódulo tireóideo de 3 cm, assintomático, e com todos os critérios de benignidade presentes, pode ter condutas diferentes em pacientes distintos. Numa paciente de 30 anos de idade, sem comorbidades (baixo risco cirúrgico) e com longa expectativa de vida: cirurgia indicada, pois, caso contrário, ela ficaria em acompanhamento por décadas, "esperando o nódulo crescer" até quanto? Já numa paciente de 85 anos de idade, com comorbidades graves: não indicaria a cirurgia, pois os benefícios para a paciente são discutíveis, certamente menores que o risco cirúrgico.

INDICAÇÃO DE TIREOIDECTOMIA POR HIPERTIREOIDISMO

O tratamento do hipertireoidismo é, via de regra, **clínico**. Os casos de hipertireoidismo são tratados em sua maioria com drogas antitireóideas (metimazol ou propiltiouracil) e/ou com iodo radioativo.

Entretanto, alguns casos de hipertireoidismo podem ser tratados cirurgicamente. Na doença de Plummer (nódulo tireóideo autônomo), a cirurgia faz parte da primeira linha de opções de tratamento definitivo, após a compensação do hipertireoidismo. Deve-se considerar o tratamento cirúrgico ainda em hipertireoidismo com grandes bócios, que não atingirão redução de tamanho satisfatória com o tratamento clínico. Em casos onde existe suspeita de malignidade associada ao hipertireoidismo, a tireoidectomia também é o tratamento definitivo de escolha.

A cirurgia também pode ser usada em casos onde houver falha ou impossibilidade de efetuar o tratamento clínico, cabendo ao Endocrinologista selecionar esses casos e decidir o momento de solicitar a intervenção cirúrgica. Muitas vezes é mais seguro para o paciente e de mais fácil manejo clínico um hipotireoidismo do que um hipertireoidismo, principalmente em pacientes com dificuldade de acompanhamento ou de baixa adesão ao tratamento prescrito. Um hipertireoidismo descompensado e não tratado corretamente pode ter complicações letais.

Vale ressaltar que a habilidade e a experiência do cirurgião influenciam diretamente no sucesso da cirurgia. Isto deve ser levado em conta na escolha do tratamento definitivo do hipertireoidismo. Segundo o consenso da ATA (American Thyroid Association), publicado em 2011, o cirurgião deve realizar no mínimo 100 tireoidectomias/ano para obter os mais baixos índices de complicações do procedimento. Dificilmente um cirurgião não especialista, que não tem a tireoidectomia como sua cirurgia de rotina, alcançará tais índices.

É importante ainda salientar o correto preparo cirúrgico pré-operatório no hipertireoidismo. Para maior segurança do paciente, o hipertireoidismo deve estar compensado, se necessário com drogas antitireóideas e beta-bloqueadores, para evitar ou diminuir os efeitos cardiovasculares da "tempestade tireotóxica" ou crise tireotóxica (quadro de hipertireoidismo grave e potencialmente letal, que pode ser desencadeado pela manipulação cirúrgica da glândula). Por isso também é mandatória a dosagem de TSH antes de qualquer tireoidectomia, evitando assim que um paciente com hipertireoidismo seja submetido inadvertidamente à cirurgia sem os devidos cuidados de uma investigação e preparo adequados.

INDICAÇÃO DE TIREOIDECTOMIA POR SUSPEITA DE MALIGNIDADE

A suspeita de malignidade, obviamente, configura uma indicação cirúrgica importante para os nódulos tireóideos. O diagnóstico de um nódulo tireóideo suspeito de malignidade vai muito mais além do que simplesmente interpretar um resultado de citologia. Começa, na verdade, com uma boa anamnese e exame físico.

Algumas informações obtidas na **anamnese** devem chamar a atenção do médico para a maior possibilidade de malignidade:

- Pacientes < 25 anos (incluindo crianças e adolescentes) ou > 60 anos – ou seja, extremos de idade.
- Sexo masculino.
- História familiar de câncer da tireoide ou de NEM (neoplasia endócrina múltipla).
- Histórico de radioterapia ou exposição à radiação da região cervical.
- Histórico de TSH elevado ou de hipotireoidismo.
- Nódulos com crescimento rápido ou mudança no padrão de crescimento.
- Disfonia (rouquidão).

No **exame físico**, são suspeitos os nódulos endurecidos (pétreos) ou fixos aos planos profundos e tecidos vizinhos à palpação. Também indicam malignidade a presença de linfonodomegalias cervicais (metástases linfáticas) palpáveis e de paralisia de corda vocal ipsolateral ao nódulo na laringoscopia.

Após a anamnese e o exame físico, um exame de **ultrassonografia** bem executado já pode trazer informações suficientes para considerarmos um nódulo tireóideo como suspeito:

- Microcalcificações.
- Bordos irregulares.
- Nódulos com "altura" maior que "largura" numa visão transversal.
- Nódulos sólidos hipoecoicos.
- Linfonodomegalias cervicais suspeitas de malignidade associadas.

O estudo da vascularização do nódulo tireóideo ao Doppler vem sendo associado à ultrassonografia tradicional, numa tentativa de acrescentar características sugestivas de benignidade ou malignidade. As classificações de Lagalla e de Chammas foram difundidas, descrevendo como suspeitos os nódulos que apresentam vascularização predominantemente ou exclusivamente central ao Doppler, enquanto nódulos benignos apresentam vascularização exclusivamente periférica. Entretanto, estudos mais recentes questionam a validade dessas informações e atualmente é discutível a aplicação do Doppler na avaliação ultrassonográfica dos nódulos tireóideos.

Os cistos simples (às vezes descritos como "nódulos císticos") são imagens anecoicas à ultrassonografia, sem componentes sólidos associados, e são considerados benignos. Outras características ultrassonográficas que sugerem baixa probabilidade de malignidade são: nódulos espongiformes e nódulos hiperecoicos ou isoecoicos.

Ainda falando de exames complementares de imagem, um recente avanço para a oncologia foi a PET-CT: exame que une as imagens de tomografia com a cintilografia utilizando glicose marcada com radiação. O princípio oncológico básico desse exame é o de que as células tumorais apresentam uma maior taxa metabólica, consequentemente também captarão mais glicose que os tecidos normais. Esse exame vem sendo cada vez mais utilizado pela oncologia para rastrear tecidos tumorais em situações específicas. Na cirurgia de cabeça e pescoço, por exemplo, podemos utilizar a PET-CT para avaliar se um linfonodo cervical metastático, ainda duvidoso pós-tratamento com radioterapia, apresenta atividade metabólica persistente (tumor residual) ou não (apenas "cicatriz" do tratamento). A PET-CT pode revelar "incidentalomas" na tireoide: nódulos tireóideos assintomáticos revelados pelo exame realizado com outra finalidade. Esses nódulos são considerados suspeitos pela alta taxa metabólica (até 33% de malignidade, com relatos de comportamento mais agressivo) e devem ser investigados.

A **citologia**, obtida por PAAF (punção aspirativa por agulha fina), é um excelente exame complementar para diagnosticar um nódulo tireóideo maligno, com acurácia descrita de até 95%. Porém, como todo exame complementar, a PAAF deve ser solicitada apenas quando necessária, e a citologia obtida deve ser sempre interpretada dentro de um contexto clínico, sendo indispensável o raciocínio médico para definir condutas apropriadas para cada caso. Deve-se ter em mente que, mesmo com altos índices de sensibilidade e especificidade, todo exame possui falsos resultados, potencializados principalmente por falhas de coleta, falhas de amostragem ou laudo de um citopatologista inexperiente.

A **classificação de Bethesda** é bastante utilizada na prática clínica (Quadro 25-2). Fruto de um encontro de especialistas em tireoidologia, foi publicada visando a uniformizar os laudos citopatológicos de punções tireóideas e evitar terminologias ambíguas. Os bons resultados de citologia trazem essa classificação em suas conclusões.

Alguns estudos tentam desenvolver marcadores genéticos (BRAF, RAS, RET/PTC no carcinoma papilífero e PAX8/PPARγ1 no carcinoma folicular) ou de imuno-histoquímica (galectina-3) para tentar diferenciar casos de maior risco de malignidade nos resultados de punções inconclusivas (Bethesda III e IV). O objetivo é diminuir o número de cirurgias desnecessárias, entretanto, ainda não faz parte da prática clínica rotineira o uso de tais marcadores.

Neste grupo de indicações de tireoidectomias por suspeita de malignidade pode-se incluir ainda a **tireoidectomia total profilática**, indicada especificamente para prevenção de carcinoma medular em parentes de primeiro grau de pacientes diagnosticados com a forma familiar da doença. Nesses parentes, é realizado um teste genético: se positivo (mutação do gene RET), os portadores devem ser submetidos à tireoidectomia total ainda na infância (aos 5 anos de idade para mutações menos agressivas da NEM 2A ou até no 1º ano de vida em formas agressivas da NEM 2B). Em alguns histopatológicos de peças cirúrgicas de tireoidectomias profiláticas, já se encontram sinais de hiperplasia das células C (parafoliculares) ou até focos microscópicos de carcinoma medular, antes mesmo de qualquer manifestação da doença nos exames complementares de imagem ou laboratório. Isto justifica a realização da cirurgia, haja vista que seu desenvolvimento implicaria em um tumor de difícil controle e potencialmente letal – uma conduta que muda radicalmente o desfecho e o prognóstico do caso. Vale ressaltar que parentes de pacientes com a forma esporádica do carcinoma medular (apresentação mais comum da doença) não têm indicação de realizar o teste genético, muito menos de serem submetidos a uma tireoidectomia profilática.

Quadro 25-2. Interpretação dos Laudos de Citologia da Tireoide

Classificação	Resultado	Risco de malignidade	Conduta sugerida[1]
Bethesda I	Insatisfatória ou não diagnóstica ■ Cisto ou fluido apenas ■ Amostra acelular ou paucicelular ■ Hemorrágico, artefatos etc.	1-4%	Repetir PAAF[2] (nova coleta)
Bethesda II	Benigno ■ Nódulo folicular benigno (bócio adenomatoide, bócio coloide etc.) ■ Tireoidite	0-3%	Acompanhamento clínico
Bethesda III	Atipia de significado indeterminado ou Lesão folicular de significado indeterminado	5-15%	Repetir PAAF[2] ou Cirurgia
Bethesda IV	Neoplasia folicular ou suspeito de neoplasia folicular ■ Inclui neoplasia de células de Hürthle ou células oncocíticas	15-30%	Cirurgia
Bethesda V	Suspeito de malignidade	60-75%	Cirurgia
Bethesda VI	Maligno	97-99%	Cirurgia

[1]Conduta sugerida é a mais comumente aplicada, porém a conduta para cada caso deve ser sempre avaliada individualmente, considerando-se as particularidades do paciente e demais exames complementares, podendo discordar da conduta apontada pela tabela.
[2]Sugere-se aguardar intervalo de 90 dias para realizar nova punção. Punções muito próximas podem gerar artefatos na nova amostra. Considerar cirurgia após 2ª citologia insuficiente, ou se o paciente recusar repetir a PAAF.

EXAMES COMPLEMENTARES PARA INVESTIGAÇÃO DO NÓDULO TIREÓIDEO

Uma vez que abordamos as indicações cirúrgicas básicas para o nódulo tireóideo, vale ressaltar alguns detalhes sobre a solicitação de exames nessas situações.

A **ultrassonografia** (US) da tireoide é o exame básico para a investigação do nódulo tireóideo, mas **não deve** ser solicitada como triagem populacional (*screening*). Faz parte do exame físico de todo paciente a palpação da glândula tireoide, mas não o exame de imagem. A ultrassonografia deve ser solicitada apenas se houver alterações na palpação ou dúvida durante o exame físico. Também deve ser solicitada se o nódulo tireóideo for achado de outro exame de imagem (incidentaloma) para obtermos as características ultrassonográficas do nódulo e um exame mais detalhado da glândula completa. São ainda indicações de ultrassonografia a doença tireóidea preexistente e pacientes considerados de alto risco para câncer (histórico familiar ou de radioterapia cervical).

A função tireóidea (**dosagem de TSH**) sempre deve ser verificada assim que um nódulo tireóideo for diagnosticado. Se o TSH estiver abaixo do normal, deve-se investigar o paciente para o **hipertireoidismo**, antes de avançar na conduta do nódulo tireóideo (sem indicação de punção, a princípio). Costumamos encaminhar esses pacientes para o Endocrinologista prosseguir a investigação e o tratamento adequados. Se o TSH estiver elevado, considerar maior risco de malignidade proporcionalmente ao nível da elevação (quanto mais elevado, maior o risco).

Observem que a **cintilografia da tireoide** é um exame que **não deve** ser solicitado rotineiramente na avaliação do nódulo tireóideo de pacientes com função tireóidea normal. **A cintilografia da tireoide faz parte da investigação do hipertireoidismo, sendo solicitada neste contexto.** Em casos de hipertireoidismo onde a cintilografia foi solicitada para investigar se o nódulo tireóideo era a causa da doença (nódulo "quente, nódulo autônomo ou doença de Plummer), mas a cintilografia revelou um nódulo não captante ("nódulo frio"), então esse nódulo passa a ser suspeito de malignidade e deve ser puncionado.

Marcadores tumorais têm seu uso restrito na investigação de nódulos tireóideos (fase pré-operatória). A **tireoglobulina** sérica é o principal exame de controle pós-tratamento (acompanhamento) dos carcinomas bem diferenciados da tireoide, mas não tem valor em pacientes que não foram operados e, portanto, **não faz parte da investigação rotineira do nódulo tireóideo**. Entretanto, a **calcitonina** sérica elevada praticamente fecha o diagnóstico de um carcinoma medular da tireoide, mesmo antes de qualquer tireoidectomia. Infelizmente, é um exame caro, e o carcinoma medular é uma doença rara, colocando em questão a relação custo-benefício de solicitar tal exame de forma rotineira em todos os nódulos tireóideos. Embora não haja consenso, de uma forma geral solicita-se a calcitonina se houver alguma suspeita de carcinoma medular ou neoplasia endócrina múltipla associada ao nódulo (diarreia crônica, feocromocitoma, hiperparatireoidismo ou histórico familiar).

A **citologia** não deve ser solicitada para todos os nódulos tireóideos. Somente após anamnese, exame físico, US e TSH avalia-se a necessidade da PAAF. De uma forma resumida, ela está indicada para:

- Nódulos sólidos ≥ 1 cm.
- Nódulos mistos ≥ 1,5 cm.

Não se indica PAAF com finalidade diagnóstica (citologia) para cistos simples (sem componente sólido associado), nem para nódulos pequenos sem características suspeitas de malignidade – esses casos podem ser submetidos apenas a acompanhamento clínico. A PAAF pode ser dispensada pelo cirurgião quando seu resultado não mudará a conduta cirúrgica ou a indicação de cirurgia. Por exemplo: a citologia é desnecessária para indicar cirurgia em uma paciente jovem, que apresenta nódulos tireóideos bilaterais volumosos (> 4 cm), pois já está indicada a tireoidectomia total para o caso. Em locais onde um patologista de confiança está disponível para realizar o exame transoperatório (congelação) da peça cirúrgica, também é possível dispensar a PAAF pré-operatória para alguns casos.

Sempre que possível, a PAAF deve ser realizada **guiada por ultrassonografia**, não apenas para os nódulos pequenos e impalpáveis. Nos grandes nódulos, o exame ultrassonográfico pode ajudar a **identificar qual área do nódulo é a mais adequada para ser puncionada** (p. ex., em nódulos mistos, deve-se puncionar a área sólida do nódulo, não apenas seu componente líquido). Além disso, nos bócios multinodulares a análise ultrassonográfica permite **selecionar quais nódulos apresentam características mais suspeitas e merecem ser puncionados (nem sempre os maiores nódulos são os mais suspeitos).**

Exames de imagem adicionais, como a **tomografia computadorizada** ou a **ressonância magnética**, são necessários apenas para planejamento cirúrgico: avaliar critérios de irressecabilidade ou na avaliação de bócios mergulhantes (para definir necessidade de acessos cirúrgicos combinados com toracotomias). Nesse contexto, a desvantagem da tomografia é o uso de contraste iodado, que pode postergar a iodoterapia, caso seja indicada no pós-operatório, por interferir no preparo, que demanda restrição de iodo. A desvantagem da ressonância magnética é o alto custo em relação à tomografia.

Alguns centros de referência na especialidade recomendam a **laringoscopia** de rotina para avaliação e documentação (pré e pós-operatória) da mobilidade de cordas vocais em todos os nódulos tireóideos, mas não é uma unanimidade. Entretanto, é consenso que ela deve ser solicitada em casos de: disfonia, antes de reoperações da tireoide, grandes bócios ou suspeita de malignidade.

A **elastografia** é um exame promissor para diferenciar nódulos tireóideos benignos de malignos, mas ainda em fase de estudo, necessitando comprovação científica adicional para ser aplicado rotineiramente nos protocolos de investigação do nódulo tireóideo. Consiste em um exame ultrassonográfico, que mede a consistência do nódulo comparativamente ao tecido glandular normal adjacente. Nódulos endurecidos na elastografia seriam considerados suspeitos.

ACOMPANHAMENTO DO NÓDULO TIREÓIDEO NÃO CIRÚRGICO

Depois de realizada a devida investigação do nódulo tireóideo, sem culminar com uma indicação cirúrgica, o paciente não deve ser "abandonado". Costumo explicar para os meus pacientes nessa situação: "no presente momento, não há indicação de cirurgia para seu caso; porém no futuro a cirurgia pode ser necessária se houver mudanças no quadro – por isso, é necessário o acompanhamento". Deve-se ter em mente que mesmo uma investigação criteriosa pode falhar em diagnosticar um nódulo maligno num primeiro momento. Além disso, a malignização de lesões previamente benignas também pode ocorrer.

O acompanhamento é feito, basicamente, com ultrassonografias periódicas (semestrais ou anuais), sempre comparativas em relação aos exames anteriores. Casos estáveis, com exames sequenciais inalterados, podem ter seus exames espaçados com maiores intervalos (bienais).

Crescimento progressivo do nódulo (superior a 50% do tamanho inicial), novos nódulos ou mudanças nas características ultrassonográficas que indiquem malignidade devem ser reavaliados. Novas PAAFs ou até mesmo a tireoidectomia podem ser indicadas, dependendo da evolução.

É importante que fique claro para o paciente que **não existe medicação para tratamento de nódulo tireóideo com função tireóidea normal**. Já foi tentado o uso de hormônio tireóideo (levotiroxina) para suprimir o TSH, visando a diminuir ou estabilizar o crescimento de nódulos benignos, mas observou-se que o efeito terapêutico não foi atingido em áreas de ingesta adequada de iodo; com o agravante ainda de submeter o paciente aos efeitos deletérios do excesso de hormônio (hipertireoidismo). Vale destacar que o hipertireoidismo é mais grave para o paciente que qualquer sintoma atribuído ao nódulo tireóideo em questão.

Cistos simples (sem componente sólido associado) grandes ou sintomáticos podem ser tratados pela aspiração do seu conteúdo, com ou sem injeção de etanol, visando a evitar a cirurgia. A aspiração simples apresenta altas taxas (60-90%) de reaparecimento, enquanto a injeção de etanol parece ter resultados mais duradouros.

TIREOIDECTOMIAS – COMPLICAÇÕES E NOVAS TECNOLOGIAS

A tireoidectomia é um procedimento antigo, mas que vem ganhando novas nuances com os avanços da técnica cirúrgica e da tecnologia médica. É realizada sob anestesia geral, por uma incisão arciforme horizontal na região anterior do pescoço, a cerca de 2 cm acima da fúrcula esternal.

É a cirurgia do cotidiano do cirurgião de cabeça e pescoço. Por ser uma especialidade de formação eminentemente oncológica, o cirurgião de cabeça e pescoço busca atingir as seguintes prioridades:

1. Cirurgia oncologicamente adequada.
2. Preservar funções e diminuir iatrogenias.
3. Melhor resultado estético possível.

Antigamente, eram realizadas nodulectomias ou cirurgias subtotais com maior frequência. Atualmente, as tireoidectomias são "compartimentais", retirando lobos completos ou o istmo da glândula, minimizando riscos de iatrogenias numa reabordagem cirúrgica para retirar restos tireóideos, principalmente num diagnóstico pós-operatório de um câncer da tireoide. Portanto, hoje em dia as tireoidectomias comumente realizadas são:

- Tireoidectomia total.
- Tireoidectomia parcial (lobectomia e/ou istmectomia).

As complicações específicas das tireoidectomias são bem conhecidas e estudadas pelos especialistas: principal motivo para não se banalizar esse procedimento. As mais importantes são a lesão do nervo laríngeo recorrente e o hipoparatireoidismo, enquanto hematomas podem ser fatais pela insuficiência respiratória provocada pela compressão extrínseca da via aérea, que deve ser imediatamente descomprimida.

A **lesão do nervo laríngeo recorrente** provoca a paralisia da corda vocal ipsilateral ao nervo lesionado. Pode-se manifestar com disfonias, mas pode provocar até estreitamento da luz glótica numa paralisia bilateral, sendo necessária traqueostomia para garantir a via aérea do paciente. A paralisia pode ser temporária ou permanente. A traqueostomia, raramente necessária, costuma ser retirada após recuperação da mobilidade vocal (temporária) ou após procedimentos cirúrgicos de ampliação glótica (lesões permanentes). A fonoterapia tem papel fundamental na reabilitação desses pacientes.

O **hipoparatireoidismo** pode ocorrer por isquemia, manipulação cirúrgica e/ou avulsão das paratireoides durante uma tireoidectomia total, principalmente se o esvaziamento linfonodal do compartimento central (linfonodos dos níveis VI e VII) for realizado. Não se considera essa complicação nas tireoidectomias parciais (casos isolados relatados na literatura).

Em muitos casos de hipoparatireoidismo, o paciente já recebeu alta hospitalar e por isso ele deve ser alertado dos sintomas e orientado a buscar tratamento precocemente, se necessário. O tratamento é feito com reposição de cálcio e/ou vitamina D em doses variáveis, dependendo de cada caso, suficientes para deixar o paciente assintomático. A hipocalcemia laboratorial leve e assintomática não deve ser tratada. Níveis elevados de cálcio sérico devem ser evitados, pois uma leve hipocalcemia estimula a recuperação das paratireoides e a produção de PTH.

O hipoparatireoidismo pode ser temporário (mais frequente) ou permanente. Há casos graves, de difícil manejo, necessitando várias tomadas de cálcio durante o dia e doses altas de calcitriol (vitamina D), acarretando ainda um alto custo financeiro para o paciente. Justifica-se, então, todo o cuidado do cirurgião em preservar paratireoides funcionantes durante a tireoidectomia.

Um cirurgião devidamente treinado está apto para realizar o procedimento com baixos índices de complicações (Quadro 25-3) – podemos, assim, considerar a tireoidectomia um procedimento seguro em mãos hábeis. Vale ressaltar que as estatísticas apresentadas aqui são de centros de especialistas: não se pode inferir que serão reproduzidas por cirurgiões sem o mesmo treinamento ou experiência. Dados da literatura mostram que o cirurgião que realiza mais de 30 tireoidectomias/ano apresenta melhores resultados cirúrgicos comparado aos que realizam menos.

Entretanto, os dados ainda revelam que cirurgiões com pelo menos **100 tireoidectomias/ano** são aqueles que realmente apresentam os melhores resultados. As taxas de

Quadro 25-3. Complicações das Tireoidectomias

Complicação	Quadro clínico	Ocorrência	Tratamento
Lesão do nervo laríngeo recorrente (Paralisia de corda vocal unilateral ou bilateral)	Disfonia (rouquidão) Engasgos para líquidos **Paralisia Bilateral:** Estridor respiratório; Dispneia (obstrução de via aérea alta)	**Temporária:** 2,5-5% (Recuperação: 3-4 semanas) **Permanente:** < 1%	Fonoterapia Traqueostomia Laringoplastias Cordectomias endoscópicas (*laser*)
Lesão do nervo laríngeo superior (Paralisia do músculo cricotireóideo: tensor da corda vocal)	Disfonia Alterações na potência vocal (tom ou timbre)	5% (???) Subdiagnosticada por ser quase assintomática	Fonoterapia (Profissionais da voz podem ter limitações severas)
Hipoparatireoidismo Extremamente RARO em tireoidectomias parciais	**Hipocalcemia sintomática:** Parestesias (principalmente periorais e pontas dos dedos) Cãibras e tetania Arritmias cardíacas Coma **Exame físico:** Sinal de Chvostek Sinal de Trousseau	Tireoidectomias Totais: **Temporária:** 6,9-25% (Recuperação: 3-4 semanas) **Permanente:** 0,4-13,8%	**Reposição de Cálcio:** Oral Venoso (formas graves) **Calcitriol (Vit D)** Obs: Doses variáveis, dependendo do caso, para manter paciente assintomático
Hematoma	Abaulamento cervical no 1º PO* Dispneia (obstrução de via aérea alta)	< 1%	**Emergência:** Descompressão da via aérea **Urgência:** Revisão cirúrgica da hemostasia
Seroma	Abaulamento cervical	0-6%	Punções (ambulatorial)
Infecção	Flogose na ferida operatória	< 2%	Antibioticoterapia (*Staphylococcus* e *Streptococcus*)
Fístula salivar ou esofágica**	Infecção da ferida com drenagem de saliva, pus ou restos alimentares	Rara	Antibioticoterapia Drenagem cirúrgica Dieta por sonda
Pneumotórax	Enfisema subcutâneo Dispneia Choque	Rara	Drenagem de tórax
Fístula quilosa	Abaulamento cervical Drenagem "leitosa"	Rara	Dieta pobre em gorduras Dieta zero Cirurgia

* 1º PO = primeiras 24 horas de pós-operatório.
** Lesão térmica de mucosa faríngea pelo bisturi ou em tumores avançados com ressecções parciais de esôfago associadas.

complicações cirúrgicas relatadas para **cirurgiões de grande volume cirúrgico** nas tireoidectomias por doença de Graves são: hipoparatireoidismo permanente < 2%; lesão permanente de nervo laríngeo recorrente < 1%; reoperação por sangramento 0,3-0,7%. A mortalidade do preocedimento é estimada entre 1 morte/10.000 e 5 mortes/1.000.000 de tireoidectomias.

Novas tecnologias vêm sendo aplicadas, visando a reduzir as taxas de complicações. Merece destaque a **monitorização intraoperatória do nervo laríngeo recorrente**, que pode ajudar na preservação do nervo em casos selecionados. Consiste, basicamente, numa eletroneuromiografia realizada durante a cirurgia, onde o cirurgião utiliza um aparelho que emite estímulos elétricos para ajudar a identificar se uma estrutura duvidosa é ou não o nervo. Os estímulos são captados por sensores no tubo orotraqueal, próximos das cordas vocais, transmitidos para um monitor. Importante deixar claro que a monitorização não substitui a técnica cirúrgica e a experiência do cirurgião na preservação do nervo. **Não deve ser usada de rotina em todas as tireoidectomias, mas apenas naquelas onde o cirurgião julgar maior dificuldade na identificação do nervo (reoperações, por exemplo).**

A Sociedade Brasileira de Cirurgia de Cabeça e Pescoço (SBCCP), em um simpósio para discussão de novas tecnologias realizado, em 2011, emitiu um relatório sobre a monitorização de nervos laríngeos que orienta algumas condutas e define alguns consensos sobre o tema:

- O melhor sistema de segurança nas cirurgias de tireoide ainda é o cirurgião com sua experiência.
- O uso da monitorização de nervos intraoperatória tem de ser criteriosa e não deve ser indicada em todas as cirurgias da tireoide.
- O uso do monitor de nervo não substitui a identificação anatômica do nervo pelo cirurgião.
- Os cirurgiões devem usar este sistema, caso se sintam mais seguros e confortáveis.

Quadro 25-4. Indicações e Contraindicações da Tireoidectomia Videoassistida

Indicações	Nódulo < 25 mm
	Volume glandular < 20 cm^3 na US
	Sem antecedentes de tireoidite
	Sem cirurgia cervical prévia
	Sem antecedentes de radioterapia cervical
Contraindicações	Câncer (exceto carcinomas bem diferenciados de baixo risco)
	Metástases cervicais
	Bócio com volume > 20 cm^3, principalmente quando hiperfuncionante

Fonte: Miccoli P. *J Am Coll Surg* 2004;199:243-8.

- O cirurgião que não tem intimidade com o uso do método pode ter erros na interpretação deste (como exemplo, na ocorrência do mau posicionamento do tubo orotraqueal).
- Seu uso não deve justificar amparo médico legal em comparação ao cirurgião que não o utiliza.
- Seu custo pode ser fator determinante para sua não utilização em alguns centros.

As **tireoidectomias endoscópicas ou videoassistidas (MIVATS)** surgiram como novas técnicas cirúrgicas para diminuir as incisões e cicatrizes, facilitar a identificação de estruturas nobres e diminuir a dor pós-operatória. Entretanto, esses benefícios são discutíveis. Ainda é controverso se esses resultados são realmente melhores em comparação à técnica convencional – são necessários estudos mais conclusivos e estatisticamente significativos. Além disso, as indicações dessa técnica são muito limitadas, sendo aplicável apenas a casos bem selecionados (Quadro 25-4). O impacto econômico também deve ser considerado, pois se estima que o custo seja superior a 30% além do valor de uma tireoidectomia convencional.

BIBLIOGRAFIA

Bahn Chair RS, Burch HB, Cooper DS, Garber JR, Greenlee MC, Klein I *et al.* Hyperthyroidism and Other Causes of Thyrotoxicosis: Management Guidelines of the American Thyroid Association and American Association of Clinical Endocrinologists. *Thyroid* 2011;21(6):593-646

Bentley AA, Gillespie C, Malis D. Evaluation and management of a solitary thyroid nodule in a child. *Otolaryngol Clin N Am* 2003; 36:117-128.

Chammas MC, Gerhard R, de Oliveira IR, Widman A, de Barros N, Durazzo M *et al.* Thyroid nodules: evaluation with power Doppler and duplex Doppler ultrasound. *Otolaryngol Head Neck Surg* 2005;132(6):847-82.

Cibas ES, Ali SZ. The Bethesda System for Reporting Thyroid Cytopathology. *Am J Clin Pathol* 2009;132:658-665.

Golbert L, Wajner SM, Rocha AP *et al.* Differentiated thyroid carcinoma: initial evaluation and follow-up. *Arq Bras Endocrinol Metab* 2005 Oct;49(5).

Haugen BR, Alexander EK, Bible KC, Doherty GM, Mandel SJ, Nikiforov YE *et al.* 2015 American Thyroid Association Management Guidelines for Adult Patients with Thyroid Nodules and Differentiated Thyroid Cancer. *Thyroid* 2016;26(1):2-133.

Instituto Nacional de Câncer. Estimativa 2012: incidência de câncer no Brasil. Coordenação Geral de Ações Estratégicas, Coordenação de Prevenção e Vigilância. Rio de Janeiro: Inca; 2011.

Jennifer LH, Barnes EL. Non–Tumor-Associated Psammoma Bodies in the Thyroid. *Am J Clin Pathol* 2003;119:90-94.

Kloos RT, Eng C, Evans DB, Francis GL, Gagel RF, Gharib H *et al.* Medullary Thyroid Cancer: Management Guidelines of the American Thyroid Association. *Thyroid* 2009;19(6):565-612.

Maciel LMZ. Adenoma Tireoideano Tóxico: Aspectos Clínicos e Conduta. *Arq Bras Endocrinol Metab* 1998 Ago;42(4).

Miccoli P. Minimally invasive video-assisted thyroidectomy: five years of experience. *J Am Coll Surg* 2004;199:243-8.

Popoveniuc G, Jonklaas J. Thyroid Nodules. *Med Clin North Am* 2012 Mar;96(2):329-349.

Santos RB, Melo TG, Assumpção LVM. Carcinoma Não Medular Familiar da Tireoide. *Arq Bras Endocrinol Metab* 2007;51-5.

Sociedade Brasileira de Cirurgia de Cabeça e Pescoço. I Seminário de Aspectos Técnicos e Éticos da Incorporação de Novas Tecnologias em Cirurgia de Cabeça e Pescoço: Tireodectomias e Paratireodectomias Endoscópicas e Vídeo-Assistidas. Moderador: Prof. Alberto R. Ferraz. Relator do Tema: Dr. Fernando L. Dias.

Sociedade Brasileira de Cirurgia de Cabeça e Pescoço. Simpósio de Novas Tecnologias. Associação Paulista de Medicina, São Paulo, SP - Data: 07 de maio de 2011 - Monitorização de Nervos Laríngeos Recorrentes. Apresentador: Marcio Abrão; Debatedor dos aspectos favoráveis: Marco Aurélio Valmondes Kulcsar; Debatedor dos aspectos desfavoráveis: Jose Guilherme Vartanian; Moderador: Fernando Luiz Dias; Relator: Alfio Jose Tincani.

Wondisford FE, Radovick S. *Clinical Management of Thyroid Disease*. Saunders Elsevier; 2009.

TIREOIDECTOMIAS PARA CARCINOMA: TIPOS, TÉCNICAS E TÁTICAS

Francisco Monteiro de Castro Junior
Mário Sérgio Rocha Macêdo
Jônatas Catunda de Freitas
Gabriel Silva Lima

INTRODUÇÃO

Carcinoma diferenciado da tireoide (CDT), que inclui carcinomas papilífero e folicular, compreende a grande maioria (90%) de todos os cânceres da tireoide.[1] Nos Estados Unidos, cerca de 37.200 novos casos de câncer de tireoide foram diagnosticados, em 2009.[2] A incidência anual aumentou de 3,6 por 100.000, em 1973, para 8,7 por 100.000, em 2002, um aumento de 2,4 vezes (P < 0,001), e esta tendência deverá ser mantida.[3] O único tratamento curativo do câncer da tireoide é o cirúrgico.

A tireoidectomia é a mais frequente intervenção da cirurgia de cabeça e pescoço. Documentamos em um único Hospital de Fortaleza-Ceará, entre março de 2007 a fevereiro de 2009, mil tireoidectomias, sendo 381 (38,1%) cirurgias decorrentes do carcinoma de tireoide.[4] Apesar do seu comportamento indolente e de prognóstico favorável, com sobrevida em 10 anos excedendo 90%, a prevalência de persistência e/ou recidiva da doença, principalmente em linfonodos cervicais, não é algo desprezível.[5] Quando isto ocorre 7% dos pacientes morrem da doença.[6]

Além das complicações que acompanham todas as cirurgias, existem as específicas da tireoidectomia, como a lesão do nervo laríngeo recorrente ou a remoção das glândulas paratireoides. As taxas dessas complicações variam drasticamente de 0 a 14% para a lesão permanente do nervo laríngeo recorrente e 1,2% a 14% para o hipoparatireoidismo.[7]

Para a execução segura da tireoidectomia, o cirurgião deve ter uma compreensão meticulosa da embriologia, anatomia e fisiopatologia da tireoide. Em mãos experientes a morbidade desse procedimento é significativamente diminuída, e a mortalidade é virtualmente 0%.[8] Além disso, o cirurgião deve conhecer a história natural da doença, suas vias de disseminação e estar habilitado para empreender o seu tratamento e solucionar as possíveis complicações. Não raro, apesar de todos os recursos diagnósticos pré-operatórios que possibilitam um adequado planejamento cirúrgico, o cirurgião pode deparar-se com situações inusitadas, no transoperatório, como a identificação de invasão tumoral de estruturas extratireoidianas, que exigem conhecimento, habilidade e segurança, para decidir pela melhor conduta a ser adotada.

Abordaremos, neste capítulo, os aspectos técnicos e táticos da tireoidectomia para carcinoma. Os passos cirúrgicos sugeridos a seguir são uma estratégia padronizada adotada e recomendada pelos autores para obtenção de uma tireoidectomia bem-sucedida, não esquecendo, todavia que, durante a cirurgia, podem ocorrer modificações por causa dos achados intraoperatórios.

TIPOS DE TIREOIDECTOMIA

Até poucos anos não existia uniformidade na literatura sobre a definição da extensão da tireoidectomia. Kebebew e Clark formularam tal classificação (Quadro 26-1).[9]

O menor procedimento aceito para tratamento do câncer de tireoide é a lobectomia. Na última revisão da conduta nos pacientes com nódulo e câncer diferenciado da tireoide a American Thyroid Association (ATA) recomenda que os pacientes com câncer de tireoide maior ou igual a 1 cm sejam submetidos à tireoidectomia total ou quase total a menos que haja contraindicações para estas cirurgias. Lobectomia pode ser um tratamento suficiente para os pequenos tumores, menor do que 1 cm, unifocal, intratireoidianos, na ausência de irradiação na cabeça e pescoço e de metástase cervical. Recomenda ainda que devam ser submetidos ao esvaziamento central de nível central (VI) aqueles que possuem linfonodos comprometidos por metástase de carcinoma papilífero envolvendo compartimento lateral ou central, podendo considerar também o esvaziamento profilático do compartimento central naqueles tumores maiores de 4 centímetros ou com extensão extratireoidiana (Fig. 26-1).[10] No nosso serviço, não adotamos o esvaziamento profilático de forma sistemática,

Quadro 26-1. Definição dos Tipos de Tireoidectomia

Tipos de tireoidectomia	Definição
Lumpectomia	Nódulo + mínimo tecido circunjacente
Parcial	Nódulo + maior margem de tecido normal
Subtotal	Mais de 50% de cada lobo + istmo
Lobectomia	Lobo inteiro + istmo
Quase Total	Lobo inteiro + istmo + lobo contralateral (deixando 10% ou 1 g)
Total	Ambos os lobos + istmo

Esvaziamento cervical compartimento central

```
                    Esvaziamento cervical compartimento central
                                        |
                    ┌───────────────────┴───────────────────┐
              Clinicamente negativo                  Clinicamente positivo
              ┌────────┴────────┐                            │
   Identificação linfonodo   Estravassamento de cápsula      │
     (+) perioperatório          e/ou T > 4 cm               │
              │                     │                        │
   Esvaziar nível VI bilateral  Esvaziar nível VI unilateral  Esvaziar nível VI bilateral
```

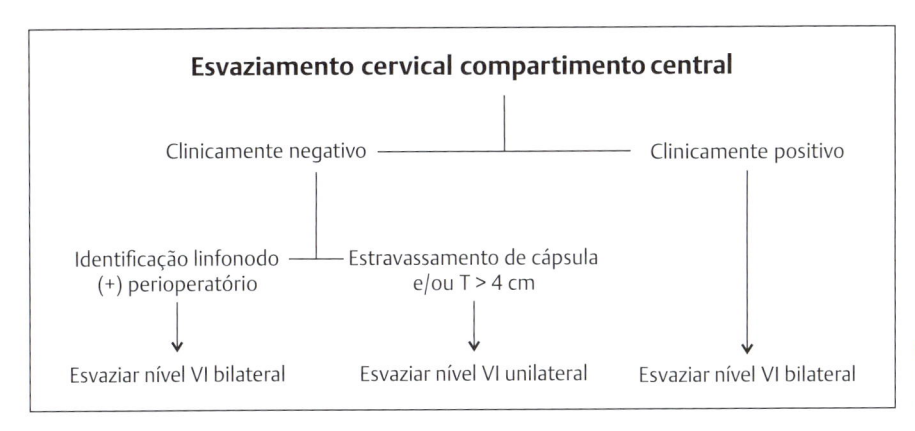

Fig. 26-1. Algoritmo da indicação do esvaziamento central nos tumores diferenciados da tireoide.

mas o indicamos nos tumores acima de 4,0 cm e em todos os casos onde haja comprometimento da cápsula da tireoide, por haver seguramente um significativo risco de metástase para o compartimento central. Realizamos também quando, no transoperatório, um linfonodo metastátco é identificado pela histopatologia, pelo exame de congelação. O algoritmo seguinte (Fig. 26-1) apresenta esta conduta nos carcinomas diferenciados.

Esta orientação não é aplicada aos carcinomas medulares em que sistematicamente procedemos ao esvaziamento do compartimento central. A ATA recomenda que pacientes com diagnóstico conhecido ou altamente suspeitos de carcinoma medular da tireoide em que não há evidência de metástases linfonodais para o pescoço, pelo exame físico e ultrassom, e nem evidência de metástase a distância, devem ser submetidos à tireoidectomia total e esvaziamento profilático do compartimento central.[11]

TÉCNICA E TÁTICA CIRÚRGICA DA TIREOIDECTOMIA TOTAL

Até metade do século XIX a cirurgia da tireoide limitava-se a tratar extensas massas cervicais com comprometimento traqueal, levando à dispneia. Frequentemente estas cirurgias findavam em resultados desastrosos, com alta mortalidade decorrente do sangramento ou infecção. A reputação dessa cirurgia era tão pobre que a Academia Francesa de Medicina condenou sua prática.[8]

Três fatores: a invenção da anestesia inalatória, em 1846, por William Morton, a introdução dos princípios de antissepsia, em 1867, por Joseph Lister, e o desenvolvimento de pinças Hemostáticas por Thomas Spencer Wells, em 1874, e três cirurgiões: Theodor Billroth (1829-1894), Emil Theodor Kocher (1841-1917) e William Stewart Halsted (1852-1922) modificaram a história da tireoidectomia. Quando, em 1909, o prémio Nobel de Medicina foi atribuído a Kocher a taxa de mortalidade dessa cirurgia em suas mãos tinha diminuído para 0,18%.[12]

A tireoidectomia para carcinoma não difere, em sua essência, da tireoidectomia para bócios. Entretanto, algumas particularidades devem ser levadas em conta na cirurgia dos carcinomas. A preocupação básica é identificar áreas de invasão tumoral extratireoidiana, bem como a ocorrência de metástases regionais, assegurando a sua total remoção com a menor possibilidade de complicações. Além disso, deve haver um esmerado cuidado para remover todo o tecido tireoidiano, mesmo que não tumoral, para evitar a captação do iodo radioativo, frequentemente empregado no tratamento do carcinoma de tireoide.

Posicionamento do Paciente

O paciente é posicionado em decúbito dorsal, com um coxim sob os ombros, permitindo uma leve extensão cervical. Colocamos sob a região occipital uma rodilha para estabilizar a cabeça do paciente, e uma elevação na cabeceira em 30° é feita com o objetivo de evitar congestão venosa. Antissepsia e assepsia vêm seguidas de aposição dos campos cirúrgicos, ficando estes inferiormente logo abaixo do esterno, superiormente ao nível do mento e lateralmente sobre a margem posterior dos músculos esternocleidomastóideos.

Incisão na Pele e Criação dos Retalhos Cutâneos

A incisão da pele deve acompanhar, quando possível, as linhas naturais do pescoço (linhas de Langer), a fim de proporcionar um melhor resultado estético. Frequentemente encontra-se a 1,0 cm acima da clavícula, tem um formato curvilíneo e deve estender-se o quanto necessário para uma exérese tireoidiana segura. Particularmente, os autores acreditam que com uma incisão de 4 a 5 cm, localizada entre as bordas dos músculos esternocleidomastóideos, na maioria dos casos, permite-se realizar uma tireoidectomia de maneira adequada (Fig. 26-2). Nos tumores pequenos é possível incisões de 3 a 4 cm, visando a um melhor resultado estético. A incisão progride pelo tecido subcutâneo e músculo plastima. Inicia-se o deslocamento dos retalhos cutâneos, elevando os retalhos superior e inferior por uma dissecção subplastimal permitindo uma boa exposição do campo cirúrgico, praticamente sem nenhum sangramento. A seguir o retalho superior é fixado, por sutura, ao campo cirúrgico superior. Quanto ao retalho inferior, preferimos não fixá-lo e tracioná-lo com um afastador do tipo Farabeuf (Fig. 26-3).

Abertura da Rafe Mediana

A rafe mediana, linha média avascular que divide a musculatura pré-tireoidiana, é aberta para dar acesso ao istmo tireoidiano (Fig. 26-4). A adequada exposição aos lobos é alcançada com o uso de afastadores sob os músculos esterno-hióideo e tireo-hióideo.

Neste momento deve-se ter cuidado para não romper a veia tireoidiana média, com a retração desses músculos.

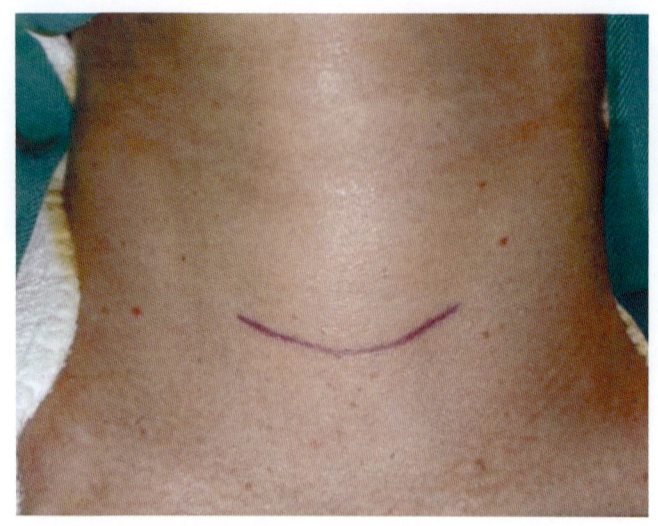

Fig. 26-2. Incisão da pele para tireoidectomia.

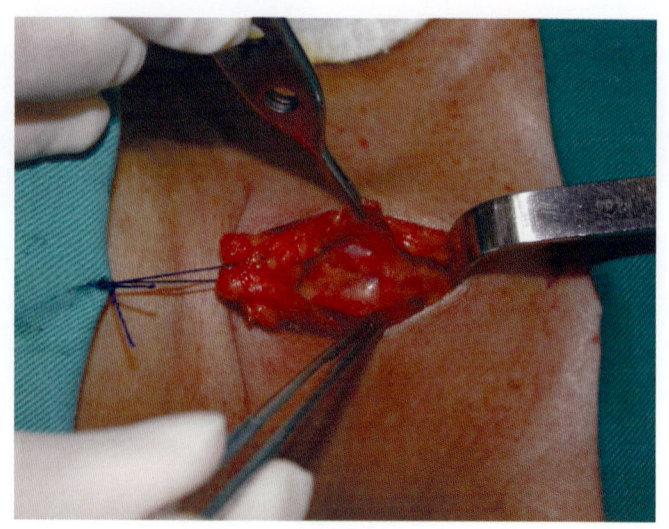

Fig. 26-4. Abertura da rafe mediana.

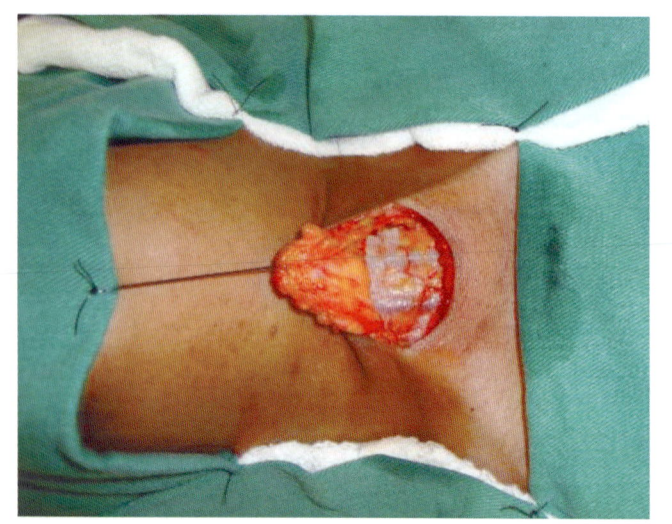

Fig. 26-3. Descolamento subplastimal do retalho superior.

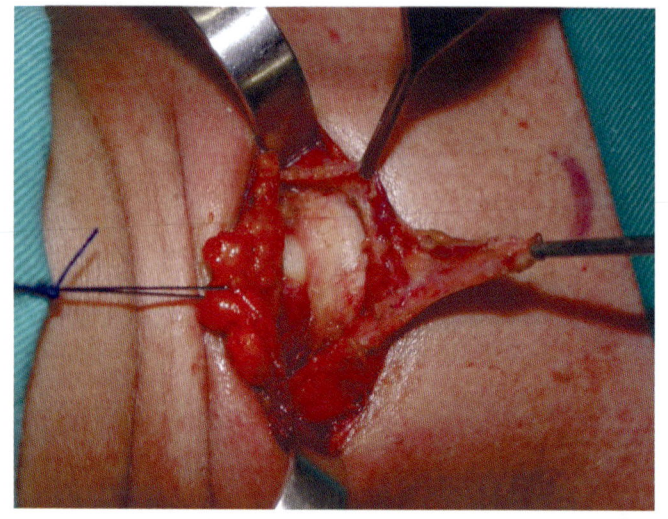

Fig. 26-5. Dissecção do istmo e lobo piramidal.

Tomando o cuidado de isolar, ligar e seccionar a veia tireoidiana média que emerge da superfície lateral da tireoide e drena para veia jugular interna, evitando um sangramento desnecessário.

Istmo e Lobo Piramidal

Prosseguimos a cirurgia liberando o istmo da traqueia (Fig. 26-5). O lobo piramidal, que se origina frequentemente no lobo esquerdo da tireoide, também é dissecado e liberado da traqueia. A precaução em ressecar completamente este lobo pode evitar uma captação de iodo em leito tireoidiano, interferindo com o tratamento do radioiodo. Além disso, facilita a abordagem dos vasos tireoidianos superiores, como veremos a seguir.

Polo Superior

A ligadura do polo superior da tireoide deve ocorrer de maneira completa e segura. Evitamos a ligadura em massa do pedículo superior, formado pela artéria tireoidiana superior, primeiro ramo da carótida externa e a veia tireoidiana superior. Esta artéria localiza-se sobre o constritor inferior da faringe e antes de entrar no lobo da tireoide emite ramos dos quais se anastomosam com os do lado oposto ao longo da borda superior do istmo. Esta artéria mantém uma importante relação com o ramo externo do nervo laríngeo superior, portanto, durante sua ligadura esta estrutura pode ser lesionada.

Somente em meados da metade do século XX o ramo externo do nervo laríngeo superior começou a ganhar sua devida importância. Em 1937, Coller e Boyden modificaram a abordagem ao polo superior da tireoide, defendendo a ligadura individual dos ramos da artéria tireoidiana depois de entrar no espaço avascular entre este polo e o músculo cricotireóideo, preservando assim o ramo externo do laríngeo superior.[13] Este nervo foi visto em 40% das tireoidectomias realizadas por Nidal *et al.* ao criarem um espaço entre o polo superior da tireoide e o músculo cricotireóideo.[14] Um sistema de classificação específico para relação entre o polo superior da tireoide e o ramo externo do nervo laríngeo superior foi desenvolvido por Cernea et al. Segundo os autores em 14 a 20% dos indivíduos normais, o nervo laríngeo superior cruza abaixo da extremidade do polo superior do lobo tireoidiano, sendo de particular risco para sua lesão.[15]

Realizamos de forma sistemática a dissecção entre o polo superior da tireoide e o músculo cricotireoide, criando o espaço cricotireóideo.[14] Esta manobra facilita muito a ligadura do pedículo superior, que deve ser feita vaso a vaso próximo à sua cápsula, certificando que não existam restos tireoidianos a este nível (Fig. 26-6). O ramo externo do nervo laríngeo superior não precisa obrigatoriamente ser identificado, contudo o cirurgião deve ter a precaução de não incluí-lo em sua ligadura.[16] Após a secção do pedículo damos início à mobilização do lobo tireoidiano e à identificação dos nervos laríngeos recorrentes e das paratireoides.

Nervo Laríngeo Recorrente e Paratireoides

A dissecção da tireoide o mais próximo possível de sua cápsula veio a ser uma característica cirúrgica importante nas tireoidectomias praticadas por Theodor Kocher, esta era uma peculiaridade que o diferenciava de outro grande cirurgião do final do século XIX: Theodor Billrot.[8] Haslsted opinou deste modo sobre os dois cirurgiões:

"Kocher, elegante e preciso, operando de uma maneira relativamente incruenta, removia, escrupulosamente, toda a glândula tireoide, fazendo pouco dano fora da cápsula. Billroth, operando mais rapidamente, e se bem me lembro sua maneira, com menos respeito para os tecidos e menos preocupação com a hemorragia, poderia facilmente ter removido as paratireoides ou pelo menos interferir com a sua fonte de sangue...".[17]

A preservação do nervo laríngeo recorrente também fazia parte da preocupação de muitos cirurgiões, incluindo Kocher. Evitava-se o nervo dissecando o mais longe possível dele. Outros cirurgiões, como Bier, prefeririam expô-lo, evitando sua lesão.[18]

A identificação do nervo laríngeo recorrente é praticada rotineiramente no nosso serviço. Preferimos identificá-lo em posição paratraqueal, após a liberação total do polo superior, aproximadamente 1 a 2 cm antes de penetrar a laringe.

A localização desse nervo coincide com identificação das paratireoides e com a liberação do lobo tireoidiano que, não havendo nenhuma contraindicação, deve ocorrer o mais próximo possível da cápsula (Fig. 26-7). A ligadura, sempre que possível individualizada nos ramos terciários da artéria tireoidiana inferior que correm diretamente para tireoide, minimiza a desvascularização das paratireoides. Após identificação do nervo, evitamos sua manipulação a fim de se evitar disfonia, decorrente do fenômeno de neuropraxia. É importante lembrar que o nervo laríngeo inferior pode assumir uma posição anômala, não recorrente, em 0,41% das pessoas, aumentando assim o risco de sua lesão.[19]

Classicamente existem quatro glândulas paratireoides em estrita relação com a glândula tireoide. Elas geralmente se localizam fora da cápsula anatômica da tireoide, porém podem apresentar posições variáveis.[20] A glândula paratireoide superior é identificada após a mobilização do polo superior da tireoide em uma área próxima à entrada do nervo laríngeo recorrente na membrana cricotireoidiana. Separamos esta glândula da cápsula tireoidiana após a visualização deste nervo. A paratireoide inferior é geralmente encontrada na superfície lateral ou posterior do polo inferior do lobo, contudo, por causa da sua embriologia, apresenta variações anatômicas consideráveis.[8] Uma vez identificadas, são preservadas, após ligadura justacapsular dos ramos de seu pedículo, de forma semelhante às paratireoides superiores. Nos casos dos tumores com indicação de esvaziamento do nível VI, tomamos o cuidado de preservar a paratireoide superior em pedículo vascularizado, a paratireoide inferior é normalmente desvacularizada e removida para autotransplante em músculo esternocleidomastóideo.[21]

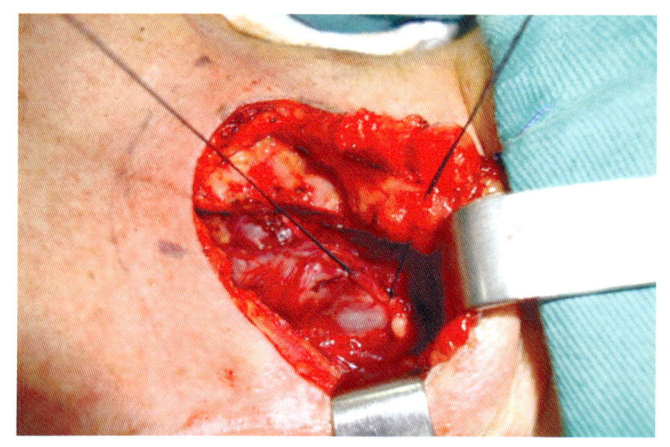

Fig. 26-6. Ligadura do pedículo superior da tireoide.

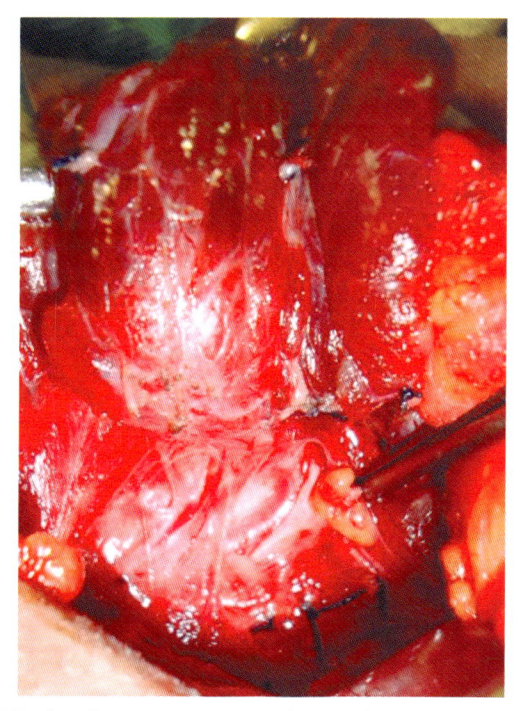

Fig. 26-7. Identificação e preservação do nervo laríngeo recorrente e paratireoide superior.

Polo Inferior

A secção das artérias e veias tireoidianas inferiores deve ser postergada até a identificação do nervo laríngeo recorrente. Este nervo pode passar posteriormente (65,5%), anteriormente (26%) ou entre os ramos das artérias inferiores (8,5%),[22] podendo ser incluído na ligadura deste pedículo, caso não seja visualizado.

Remoção do Lobo Tireoidiano

A etapa final de uma tireoidectomia consiste na remoção do lobo tireoidiano junto à traqueia. Pequenos vasos que correm entre essas estruturas precisam ser ligados. Detém-se especial cuidado com a liberação do ligamento de Berry, condensação fascial que liga o lobo tireoidiano ao segundo e terceiro anéis traqueais, tanto decorrente de sua vascularização, provinda de um ramo da artéria tireoidiana inferior,[20] como por causa de sua relação com o nervo laríngeo recorrente. Este ligamento posiciona-se, segundo Sasou et al., ventral e medialmente a este nervo.[23]

Outra precaução que o cirurgião deve tomar é com os carcinomas localizados na região posterior da tireoide, pois nesta topografia mesmo pequenos tumores, julgados como T1, são na verdade extracaspsulares, portanto T3.

Nessas ocasiões o nosso serviço tem realizado o esvaziamento cervical ipsolateral de nível VI.[24,25] Esta localização também favorece a um comprometimento precoce do nervo laríngeo recorrente.

Todas as etapas descritas anteriormente são repetidas com o lobo contrário até se obter a exérese total da tireoide.

Fechamento

A síntese somente deve ser realizada após uma criteriosa hemostasia. O retorno da pressão arterial aos níveis pré-anestésicos e a manobra de Valsalva são duas etapas fundamentais a serem realizadas antes do fechamento da ferida operatória. Em pequenos tumores dispensamos o uso de drenos, mas em lesões extensas optamos pelo uso de dreno aberto do tipo Penrose, a ser retirado no dia seguinte por ocasião da alta hospitalar.

Fechamos a rafe mediana somente com 3 pontos separados de fio absorvível. A sutura intradérmica finaliza esta etapa. Adotamos de forma sistemática a infiltração do subcutâneo com ropivacaína (Fig. 26-8).

NOVAS TECNOLOGIAS

A incorporação de novas tecnologias, utilizadas com racionalidade, avaliando-se criteriosamente a relação custo-benefício, em consonância com as condições circunstanciais de cada serviço, indiscutivelmente, agrega melhoria nos resultados das tireoidectomias.

Adotamos sistematicamente a anestesia venosa total, (realizada com Cloridrato de Remifentanil, Propofol a 1% e Rocurônio), a analgesia multimodal transoperatória (opioide – Morfina 30 mcg/kg; Dipirona 30 mg/kg; Parecoxib sódico 40 mg/24 h, dexametasona 10 mg) e a infiltração subcutânea no final da cirurgia (10 a 20 mL de cloridrato de Ropivacaína 0,75% – Naropin®). Utilizamos também a magnificação óptica (4.0 ×) e, eventualmente, bisturi bipolar e harmônico.

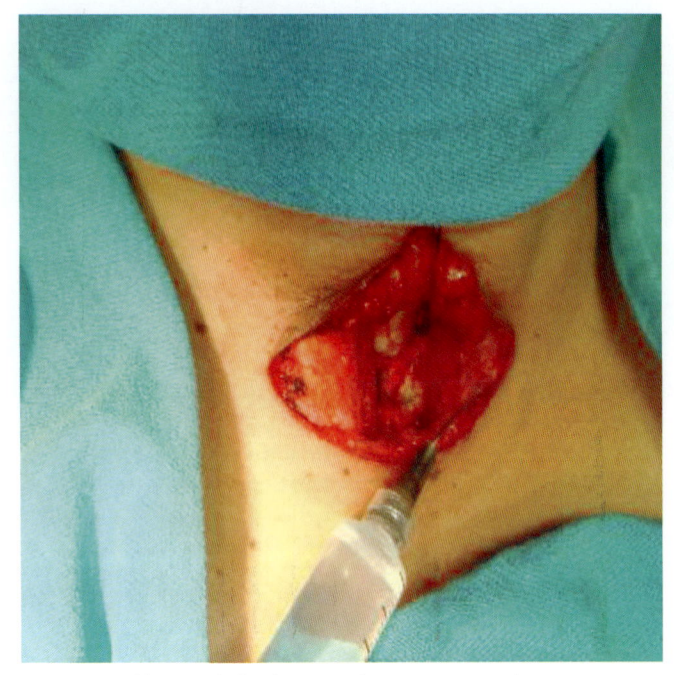

Fig. 26-8. Infiltração da ferida operatória com ropivacaína.

Concordamos que o uso do bisturi harmônico diminui o tempo cirúrgico e traz mais conforto à equipe cirúrgica.[26,27] No entanto, o seu custo ainda é um impedimento importante para sua utilização sistemática em alguns centros.

O emprego da monitorização do nervo laríngeo inferior tem sido cada vez mais frequente no nosso Serviço, à medida que novas empresas entram no mercado e os custos dessa tecnologia tornam-se acessíveis. Não vemos benefício em utilizar em todos os casos, mas é de grande utilidade nas reoperações ipsolaterais, esvaziamentos do nível VI, bócios mergulhantes e casos onde há diagnóstico prévio de apenas um nervo funcionante.[28]

CONSIDERAÇÕES FINAIS

A tireoidectomia é o único método eficaz e curativo para o carcinoma de tireoide. Sua prática tem aumentado consideravelmente nos últimos anos, e é o procedimento mais realizado na especialidade cirúrgica de cabeça e pescoço. O cirurgião de cabeça e pescoço deve ter perfeito conhecimento da embriologia, fisiologia e anatomia da tireoide, assim como da história natural do câncer de tireoide, suas vias de disseminação e invasão e estar apto a indicar e realizar com segurança o tratamento do tumor primário e suas metástases regionais. Sem dúvidas, a qualificação e a experiência do cirurgião, aliadas a uma adequada estrutura hospitalar, são fundamentais para o sucesso terapêutico com um mínimo de complicações.

Apesar de pouco diferir das tireoidectomias convencionais para bócios, a cirurgia para carcinomas não localmente invasivos exige cuidados adicionais que assegurem a remoção total do tumor primário e das suas metástases, bem como de todo o tecido tireoidiano não tumoral, evitando, assim, reoperações e comprometimento do resultado terapêutico. A incorporação de novas tecnologias, utilizadas com racionalidade, agrega melhorias nos resultados das tireoidectomias.

REFERÊNCIAS BIBLIOGRÁFICAS

1. Sherman SI.Thyroid carcinoma. *Lancet* 2003; 361:501–511.
2. Jemal A, Siegel R, Ward E *et al*. Cancer statistics, 2009. *CA Cancer Clin*. Published online before print May 27, 2009.
3. Davies L, Welch HG. 2006 Increasing incidence of thyroid. *JAMA* 2006;295:2164-2167.
4. Castro FM Jr, Macedo MSR, Souza RM *et al*. Análise de 1000 tireoidectomias realizadas em hospital particular de Fortaleza-Ce. In: Anais do XXII Congresso de Cirurgia de Cabeça e Pescoço, 2009, 2 a 5 de setembro, Fortaleza-Ce, Brasil.
5. Pelizzo MR, Merante BI, Toniato A *et al*. Diagnosis, treatment, prognostic factors and long-term outcome in papillary thyroid carcinoma. *Minerva Endocrinol* 2008 Dec;33(4):359-79.
6. Hundahl SA, Fleming ID, Fremgen AM, Menck HR A National Cancer Data Base report on 53,856 cases of thyroid carcinoma treated in the US, 1985–1995. *Cancer* 1998;83:2638-2648.
7. Harness JK, Fung L, Thompson NW *et al*. Total thyroidectomy: Complications and technique. *Word J Surg* 1986;10:781-786.
8. Orteli D, Udelsman R. Surgery of the Thyroid and parathyroid Glands. Berlin Heidelberg: Spring-Verlag, 2007.
9. Kebebew E. Clark OH. Differentiated Thyroid Cancer: "Complete" Rational Approach. *World J Surg* 2000;24:942-951.
10. Cooper DS, Doherty GM, Haugen BR *et al*. Revised American Thyroid Association Management Guidelines for Patients with Thyroid Nodules and Differentiated Thyroid Cancer. *Thyroid* 2009;19(11):1167-1214.
11. Kloos RT, Eng C, Evans DB *et al*. Medullary Thyroid Cancer: Management Guidelines of the American Thyroid Association. *Thyroid* 2009;19(6):565-612.
12. Bliss RD, Gauger PG, Delbridge LW. Surgeon's Approach to the Thyroid Gland: Surgical Anatomy and the Importance of Technique. *World J Surg* 2000;24:891-897.
13. Coller FA, Boyden AM. The development of the technique of thyroidectomy: presentation of method used in University Hospital. *Surg Gynecol Obstet* 1937;65:495.
14. Younes NA, Badran DH. The Cricothyroid Space: a Guide for Successful Thyroidectomy. *Asian J Surg* 2002 July; 25(3):226-231.
15. Cernea CR, Ferraz AR, Nishio S *et al*. Surgical anatomy of the external branch of the superior laryngeal nerve. *Head Neck* 1992;14:380-383.
16. Bellantone R, Boscherini M, Lombardi CP *et al*. Is the identification of the external branch of the superior laryngeal nerve mandatory in thyroid operation? Results of a prospective randomized study. *Surgery* 2001;130:1055-1059.
17. Halsted WS. The operative story of goiter. The author's operation. *John Hopkins Hosp Rep* 1920;19:71-257.
18. Welbourne RB. The thyroid. In: Welbourn RB ed. The History of Endocrine Surgery. New York: Praeger; 1990. p. 19.
19. Castro FM Jr, Ferreira LAA, Mesquita CJG *et al*. Nervo laríngeo não-recorrente. *Rev Bras Cir Cabeça e Pescoço* 2007;36(2):62-64.
20. Carvalho MB. *Tratado de Tireoide e Paratireoide*. Rio de Janeiro. Editora Rubio, 2007
21. Grodski S, Cornford L, Sywak M *et al*. Routine level VI Lymph Dissection for Papillary Thyroid Cancer: Surgical Technique. *ANZ J Surg* 2007;77:203-208.
22. Fowler CH, Hanson WA. Surgical Anatomy of the Thyroid Gland with Especial Reference to the Relations of the Recurrent Laryngeal Nerve. *Surg Gynecol Obst* 1929;49:59-65.
23. Sasou S, Nakamura S, Kurihara H. Suspensory Ligament of Berry: Its relationship to Recurrent Laryngeal Nerve and Anatomic Examination of 24 Autopsies. *Head Neck* 1998;20:695-698.
24. Page C, Biet A, Boute P *et al*. Aggressive Papillary Thyroid Microcarcinoma. *Eur Arch Otorhinolaryngol* 2009;266(12):1959-63.
25. Abboud B, Daher R, Sleilaty G *et al*. Are papillary microcarcinomas of the thyroid gland revealed by cervical adenopathy more aggressive? *Am Surg* 2010;76(3):306-11.
26. Voutilainen PE, Haglund CH. Ultrasonically activated shears in thyroidectomies: a randomized trial. *Ann Surg* 2000 Mar;231:322-328.
27. Defechereux T, Rinken F, Maweja S *et al*. Evaluation of the ultrasonic dissector in thyroid surgery. A prospective randomised study. *Acta Chir Belg* 2000;103:274-277.
28. Dralle H, Sekulla C, Lorenz K *et al*. Intraoperative monitoring of the recurrent laryngeal nerve in thyroid surgery. *World J Surg* 2008 Jul;32(7):1358-66.

CARCINOMAS BEM DIFERENCIADOS DA TIREOIDE

Pedro Collares Maia Filho

Classicamente, o câncer da tireoide é considerado uma neoplasia rara na população mundial, representando cerca de 2-5% das causas de câncer em mulheres e menos de 2% nos homens. Entretanto, as estatísticas atuais vêm mostrando um constante e expressivo aumento, de até 5 vezes, nas incidências pelo mundo nas últimas décadas. Nos Estados Unidos, a incidência anual passou de 3,6/100.000, em 1973, para 8,7/100.000, em 2002, um aumento de 2,4 vezes. Os estudos sugerem ainda que esta tendência de crescente aumento (cerca de 1% ao ano) continuará. O INCA (Instituto Nacional de Câncer) estima o surgimento de 8.040 novos casos de câncer da tireoide para o ano de 2018 entre as brasileiras (7,57 casos/100.000 mulheres) – isto corresponde a 4% do total estimado de câncer no sexo feminino, colocando o câncer da tireoide no 5º lugar dentre os sítios de câncer mais comuns nas mulheres do Brasil.

Não se sabe ao certo o motivo da crescente incidência do câncer da tireoide, mas existem justificativas com base nos avanços da medicina diagnóstica, bem como em fatores ambientais. É fato que o maior acesso da população à ultrassonografia e punção biópsia guiada por imagem pode ter contribuído para aumentar o diagnóstico de lesões pequenas (menores que 2 cm), subclínicas, que antigamente poderiam passar despercebidas por toda a vida do paciente; porém isto não explica o aumento ocorrido ainda nos casos de tumores maiores ou metastáticos, fortalecendo hipóteses de fatores ambientais e/ou genéticos também envolvidos.

Dentre os carcinomas da tireoide, o carcinoma papilífero é o mais comum (cerca de 80% dos casos), seguido pelo carcinoma folicular (cerca de 10% dos casos). Juntos, o carcinoma papilífero e o carcinoma folicular são denominados "carcinomas bem diferenciados da tireoide" (CBDT). Eles foram agrupados não só por representarem aproximadamente 90% dos casos de câncer tireoidiano, mas principalmente por apresentarem semelhanças na origem, no comportamento (bom prognóstico) e nos protocolos de tratamento. Ambos são oriundos da célula do folículo tireoidiano, constituindo-se tipicamente em tumores captantes de iodo, produtores de tireoglobulina e estimulados pelo TSH (hormônio estimulador da tireoide ou tireotrofina).

CARCINOMA PAPILÍFERO

É um tumor bem diagnosticado na citologia (esfregaço obtido por punção aspirativa), pois suas células têm características marcantes: núcleos claros ou em "vidro fosco", com pseudoinclusões ou fendas intranucleares. A presença de *Corpos Psamomatosos* é bastante característica, constituindo-se de pequenos focos de calcificações, provavelmente oriundas de necrose tumoral. São atribuídos a eles os achados ultrassonográficos de microcalcificações, suspeitas de malignidade em um nódulo tireoidiano.

O carcinoma papilífero costuma ter um prognóstico excelente na sua forma clássica, que corresponde à maioria dos casos. Entretanto, existem variantes agressivas do carcinoma papilífero que apresentam um comportamento mais agressivo, de pior prognóstico e com perda de algumas características presentes nos CBDT (são menos responsivos ao iodo radioativo, por exemplo).

Quanto aos fatores de risco relacionados com o aparecimento da doença, em boa parte dos casos não se consegue estabelecer qualquer fator envolvido. Contudo, o carcinoma papilífero radioinduzido é uma entidade bem descrita, surgindo tipicamente entre 10 e 30 anos após exposição à radiação na região cervical. Essa relação de risco com a radiação foi bem evidenciada no passado, com o uso inadequado de radioterapia para tratamento de doenças benignas e em acidentes nucleares (Chernobyl), com relatos de risco aumentado em até 75 vezes de desenvolver a doença após décadas da exposição. Atualmente, a radioterapia ainda é parte importante do arsenal terapêutico utilizado na oncologia, inclusive pela cirurgia de cabeça e pescoço.

Sabe-se ainda que a história familiar pode ser importante como fator de risco: alguns estudos indicam que indivíduos com parentes de primeiro grau portadores de carcinoma papilífero apresentam um risco aumentado (em torno de 3-10 vezes) de a doença se manifestar. Há famílias onde vários membros são acometidos pela doença, constituindo o que se chama de carcinoma papilífero de origem familiar, normalmente mais agressivo e de surgimento em idades mais precoces. Entretanto, apenas cerca de 5% dos carcinomas papilíferos são familiares, e ainda não se identificou exatamente a mutação genética responsável. Existem ainda algumas síndromes genéticas raras associadas a maior risco de desenvolvimento do carcinoma papilífero (síndrome de Gardner e síndrome de Cowden, por exemplo), mas esses casos não são considerados como carcinoma papilífero de origem familiar.

A multicentricidade é uma característica dos carcinomas papilíferos, ou seja, é comum encontrar dois ou mais focos de tumor em uma mesma glândula tireoide examinada no histopatológico (há séries que mencionam até 80% de doença multifocal). No entanto, alguns autores consideram que esse achado não tem impacto muito relevante no prognóstico do paciente, principalmente nos casos de microcarcinomas (tumores menores que 1 cm).

Considera-se ainda como característica dos carcinomas papilíferos a metástase linfática como principal via de disseminação da doença, especialmente para os linfonodos cervicais. Entretanto, há também casos de metástases hematogênicas, sendo pulmões e ossos os sítios mais comumente afetados.

CARCINOMA FOLICULAR

Tumor tireoidiano que **não** pode ser diagnosticado pela citologia/punção. Uma vez que a célula do **carcinoma** folicular (maligno) e a do **adenoma** folicular (benigno) não apresentem diferenças marcantes, um simples esfregaço obtido por aspiração não consegue diferenciar um do outro. O que distingue o carcinoma folicular é a presença de invasão da cápsula nodular ou de vasos pelo tumor, achados arquiteturais esses que somente podem ser evidenciados no exame histopatológico.

Alguns relatos citam uma incidência aumentada de carcinoma folicular em regiões de deficiência de iodo ou o bócio endêmico, associando essas situações como fatores de risco. Suas metástases são principalmente hematogênicas (pulmão e osso), e o prognóstico é pior que o do carcinoma papilífero, mas ainda bom em relação a outras neoplasias humanas.

O carcinoma de células de Hüthle ou carcinoma oncocítico é considerado uma variante mais agressiva do carcinoma folicular e são tumores conhecidos por apresentarem pobres respostas ao iodo radioativo. A célula oxifílica (também chamada célula de Hürthle ou célula de Askanazy) é rica em mitocôndrias, sendo a característica principal desse tumor.

Similarmente ao carcinoma folicular, o **adenoma** e o **carcinoma** de células de Hürthle não são diferenciados pela punção, apenas pelos critérios histopatológicos já mencionados.

FATORES PROGNÓSTICOS E SOBREVIDA

Muito se estudou para tentar identificar quais casos de CBDT são aqueles que evoluirão mal, com menores índices de cura e comportamento mais agressivo, contraditório ao que se espera da maioria dos CBDT.

Várias características clínicas e histopatológicas foram estudadas, sendo utilizadas até hoje para estratificação dos pacientes em grupos de **baixo risco** (alta chance de cura) e de **alto risco** (menores índices de cura, necessitando de acompanhamento e tratamento mais agressivos). Vale ressaltar que, embora considerada irrelevante para o estadiamento de outras neoplasias humanas, a idade do paciente é utilizada como fator prognóstico em quase todos os estudos classificatórios para os CBDT. Dentre essas classificações, a mais recomendada é o *TNM Classification of Malignant Tumours* da UICC (União Internacional Contra o Câncer) – (Quadro 27-1).

Acompanhando as tendências da oncologia moderna, os estudos atuais buscam identificar fatores prognósticos na genética ou na biologia molecular, explicando assim o comportamento biológico mais agressivo de alguns CBDT. Essa linha de pesquisa, por exemplo, tem produzido estudos associando a mutação do gen BRAF encontrada em alguns CBDT a tumores mais agressivos. Essa informação tem sido bem divulgada e

Quadro 27-1. Estadiamento do Carcinoma Bem Diferenciado da Tireoide Segundo AJCC 8ª Edição

	T – Tumor primário
Tx	Tumor primário não pôde ser estimado
T0	Sem evidência de tumor primário
T1	Tumor com 2 cm ou menos em sua maior dimensão, limitado à tireoide
T1a	Tumor com 1 cm ou menos em sua maior dimensão, limitado à tireoide
T1b	Tumor com 2 cm ou menos, mas maior que 1 cm, em sua maior dimensão, limitado à tireoide
T2	Tumor com mais de 2 cm até 4 cm em sua maior dimensão, limitado à tireoide
T3	Tumor com mais de 4 cm em sua maior dimensão, limitado à tireoide; ou crescimento extratireoidiano invadindo apenas alças musculares
T3a	Tumor maior que 4 cm
T3b	Invasão extratireoidiana de alças musculares (esternotireóideo, esterno-hióideo, tireo-hióideo ou omo-hióideo) de um tumor de qualquer tamanho
T4	Inclui extenso crescimento extratireóideo
T4a	Tumor de qualquer tamanho que se estende além da cápsula da tireoide e invade qualquer uma das seguintes estruturas: tecido subcutâneo mole, laringe, traqueia, esôfago, nervo laríngeo recorrente
T4b	Tumor de qualquer tamanho que invada fáscia pré-vertebral ou que encarcere vasos mediastinais ou artéria carótida

Nota: Todas as categorias podem ser divididas em (s) para tumores solitários e (m) para múltiplos tumores. Neste caso, o maior tumor determina a classificação.

	N – Linfonodos regionais (pescoço e mediastino superior)
Nx	Linfonodos regionais não puderam ser avaliados
N0	Sem evidência de metástase em linfonodos locorregionais
N0a	Um ou mais linfonodos benignos confirmados citológica ou histologicamente
N0b	Sem evidência clínica ou radiológica de metástase linfonodal locorregional

(Continua.)

Quadro 27-1. *(Cont.)* Estadiamento do Carcinoma Bem Diferenciado da Tireoide Segundo AJCC 8ª Edição

	N – Linfonodos regionais (pescoço e mediastino superior)	
N1	Metástase para linfonodos regionais	
N1a	Metástase para o nível VI ou VII (linfonodos pré-traqueal e paratraqueal, incluindo pré-laríngeo e o de Delphian e mediastino superior). Pode existir doença unilateral ou bilateral	
N1b	Metástase para outro linfonodo cervical unilateral, bilateral ou contralateral (níveis I, II, III, IV ou V), ou linfonodos retrofaríngeos	
	M – Metástase a distância	
M0	Ausência de metástase a distância	
M1	Metástase a distância	
	Grupamento por estádios	
	Abaixo de 55 anos	55 anos ou mais
Estádio I	Qualquer T, Qualquer N, M0	T1/T2, N0/Nx, M0
Estádio II	Qualquer T, Qualquer N, M1	T1/T2, N1, M0; T3, Qualquer N, M0
Estádio III	-	T4a, Qualquer N, M0
Estádio IVA	-	T4b, Qualquer N, M0
Estádio IVB	-	Qualquer T, Qualquer N, M1

vem sendo bastante discutida em encontros de especialistas (Cirurgiões de Cabeça e Pescoço e Endocrinologistas), talvez indicando uma futura reavaliação dos critérios de estadiamento dos CBDT, contemplando também o uso de marcadores biomoleculares.

Embora a comunidade científica persista em busca da identificação de preditores de pior prognóstico nos CBDT, sabe-se que a sobrevida de uma forma geral é muito boa, principalmente quando comparada às de outras neoplasias malignas humanas. Isto pode ser constatado na análise do Quadro 27-2, com as estatísticas do *Memorial Sloan-Kettering Cancer Center* (centro de reconhecimento mundial em Oncologia e em Cirurgia de Cabeça e Pescoço). Observe que, mesmo no grupo com CBDT considerado de péssimo prognóstico, quase 60% dos pacientes continuavam vivos após 20 anos de acompanhamento. Resultados similares também são obtidos em outros serviços de referência, ou seja, quando pacientes são adequadamente tratados.

Quadro 27-2. Sobrevida dos Diferentes Grupos de Risco com CBDT

	Baixo risco	Risco intermediário		Alto risco
Idade (anos)	< 45	< 45	> 45	> 45
Metástase a distância	M0	M1	M0	M1
Tamanho do tumor	< 4 cm (T1, T2)	> 4 cm (T3, T4)	< 4 cm (T1, T2)	> 4 cm (T3, T4)
Histologia/grau	Papilífero	Folicular ou alto grau	Papilífero	Folicular ou alto grau
Sobrevida em 5 anos	100%	96%	96%	72%
Sobrevida em 20 anos	99%	85%	85%	57%

Adaptado de *Cancer of Head and Neck* – Shah; 2001.

TRATAMENTO

A base do tratamento do CBDT é a **cirurgia**. Via de regra, é indicada a tireoidectomia total, sendo a tireoidectomia parcial aplicada apenas em alguns casos, sempre em pacientes selecionados, com tumores pequenos e fatores prognósticos de baixo risco. Vale ressaltar que a tireoidectomia total oncologicamente adequada (ou seja, realizada sem deixar restos tireoidianos ou doença macroscópica) é descrita como o fator prognóstico, associado a uma evolução mais favorável.

A abordagem cirúrgica adequada inclui também o tratamento dos linfonodos cervicais. O esvaziamento cervical (retirada de um grupo de linfonodos) está indicado para os compartimentos com metástases linfonodais detectadas no pré ou transoperatório. Alguns cirurgiões defendem ainda o esvaziamento profilático (sem metástases clinicamente evidentes) em casos de alto risco, com tumores localmente avançados.

Diante dessas variáveis na conduta oncológica, bem como das complicações específicas da tireoidectomia (lesões de nervos laríngeos recorrentes e paratireoides); fica clara a importância de uma abordagem cirúrgica realizada por um cirurgião preparado, familiarizado com o procedimento e com a doença em questão.

Após a tireoidectomia total em pacientes com critérios de pior prognóstico, pode ser empregada a **radioiodoterapia** (ou dose terapêutica de iodo radioativo) para ablação de restos microscópicos ou tratamento de doença residual (metástases a distância, por exemplo). Além de tratar, o iodo radioativo ainda permite um melhor estadiamento da doença pela cintilografia de corpo inteiro (ou PCI – pesquisa de corpo inteiro) realizada pós-dose terapêutica, avaliando focos de captação anômala de iodo no organismo.

É importante ressaltar que: 1. não se indica iodo radioativo para tireoidectomias parciais ou na evidência de restos tireoidianos grosseiros; 2. nem todos os casos de CBDT necessitam de radioiodoterapia, principalmente aqueles sem fatores de mau prognóstico; 3. a radioiodoterapia é o tratamento de escolha para as metástases a distância, mas não para as metástases linfonodais (sabidamente resistentes ao iodo), que devem ser tratadas cirurgicamente com esvaziamentos cervicais.

A **radioterapia externa** tem uso limitado no tratamento dos CBDT, reservada para casos localmente muito agressivos ou tumores pouco diferenciados, resistentes ao iodo radioativo. Pode ser ainda utilizada em caráter paliativo, nas massas tumorais irressecáveis e em alguns casos restritos de metástases ósseas ou cerebrais, não tratáveis com iodo.

Classicamente, os CBDT não respondem à quimioterapia tradicional, e o papel da oncologia clínica era insignificante dentro dos protocolos de tratamento. Entretanto, com o surgimento dos **inibidores de tirosina quinase**, resultados promissores têm sido observados com o uso dessa terapia-alvo em casos de CBDT avançados resistentes a iodo e com doença em progressão.

ACOMPANHAMENTO

Após o tratamento inicial, o paciente deverá ser acompanhado visando à prevenção, à detecção e ao tratamento de recidivas. A prevenção é feita com a reposição hormonal em doses adequadas de levotiroxina. Uma vez que as células do CBDT também são estimuladas pelo TSH, o uso de **doses mais elevadas** de **levotiroxina** provoca um *feedback* negativo na produção de TSH, reduzindo o estímulo para progressão de possíveis focos microscópicos da doença. Em resumo, o objetivo é deixar o paciente num **hipertireoidismo subclínico** (assintomático): **TSH supresso com T4 livre normal.**

Os níveis ideais de supressão de TSH são variáveis. A meta pode variar desde TSH < 0,1 (em pacientes com doença oncológica em atividade) até TSH = 0,5 a 2,0 (para pacientes com baixo risco de recidivas). Os efeitos deletérios do hipertireoidismo subclínico por períodos prolongados (osteoporose e arritmias cardíacas) devem ser evitados, se possível, principalmente em idosos.

Outra característica das células do CBDT é a produção de **tireoglobulina**, considerada um **marcador tumoral** após a cirurgia. O ideal é que os níveis séricos de tireoglobulina sejam virtualmente indetectáveis, uma vez que essa glicoproteína seja produzida somente pela célula do folículo tireoidiano (removida cirurgicamente) e pela célula dos CBDT. Valores seriados crescentes de tireoglobulina indicam reativação da doença.

Vale destacar que: 1. a tireoglobulina sofre interferência direta dos níveis séricos do **anticorpo antitireoglobulina**, que deve ser sempre solicitado juntamente com a tireoglobulina para validar seus valores; 2. o próprio anticorpo antitireoglobulina pode também ser considerado um marcador tumoral, haja vista que o aumento progressivo dos seus títulos também levanta a suspeita de doença em atividade, estimulando a produção de anticorpos pela produção dos antígenos; 3. a tireoglobulina sérica **não** tem valor como exame pré-operatório nos CBDT, considerada inespecífica em pacientes que ainda possuem a glândula tireoide.

A **ultrassonografia cervical** (US) é o exame de imagem de escolha para detecção de metástases linfonodais e avaliação da loja tireoidiana operada durante o acompanhamento dos pacientes tratados para CBDT. Infelizmente, por ser examinador-dependente, necessita de radiologista familiarizado com a anatomia do pescoço, capacitado para diferenciar linfonodomegalias inflamatórias ou reacionais de linfonodos com aspecto metastático e informar ainda em seus laudos se existe ou não sinais de restos tireoidianos ou recidivas tumorais no leito tireoidiano. Além disso, a ultrassonografia também pode guiar a punção de nódulos suspeitos ou duvidosos para confirmação citopatológica antes de uma reabordagem cirúrgica.

A **cintilografia** ou **pesquisa de corpo inteiro** (PCI), além de ser feita rotineiramente após doses terapêuticas de iodo radioativo (radioiodoterapia), pode ser usada também no acompanhamento dos pacientes com CBDT apenas como exame, com doses baixas de iodo (2-5 mCi). Os consensos mais recentes não indicam mais a realização de PCI periodicamente para todos os pacientes. Sua principal indicação é para casos de tireoglobulina alta, mas sem evidência de doença na US cervical.

Outros exames de imagem, como **radiografias, tomografias** e **ressonâncias**, têm seu papel no rastreamento de metástases a distância. Lesões pulmonares, ósseas e de sistema nervoso central podem ser detectadas, mas não fazem parte dos exames rotineiramente solicitados. Importante salientar que o contraste iodado interfere na administração posterior de iodo radioativo, podendo atrasar por meses a aplicação de iodo, até que o organismo esteja apto a recebê-lo. Nesse aspecto, a ressonância magnética ou a tomografia sem contraste são métodos de imagem preferenciais para os pacientes com CBDT.

Um avanço recente no acompanhamento dos CBDT foi o uso da **PET-CT** (tomografia por emissão de pósitrons associada à tomografia computadorizada) em casos de tireoglobulina elevada, com demais exames localizatórios negativos (US, PCI e tomografia de tórax). Suspeita-se nesses casos de um tumor que perdeu a capacidade de captar iodo, mas persiste com a produção de tireoglobulina. A PET-CT pode, então, ajudar a localizar o foco tumoral em questão, uma vez que o tumor apresente uma demanda metabólica maior e concentre mais glicose marcada que os tecidos normais.

BIBLIOGRAFIA

Edge SB, American Joint Committee on Cancer. *AJCC cancer staging handbook: from the AJCC cancer staging manual.* New York: Springer; 2017.

Golbert L, Magagnin WS, Rocha AP et al. Differentiated thyroid carcinoma: initial evaluation and follow-up. *Arq Bras Endocrinol Metab* 2005 Oct;49(5).

Haugean et al. 2015 American Thyroid Association Management Guidelines for Adult Patients with Thyroid Nodules and Differentiated Thyroid Cancer. *Thyroid* 2016;26(1).

Hunt JL, Barnes EL. Non-Tumor-Associated Psammoma Bodies in the Thyroid. *Am J Clin Pathol* 2003;119:90-94.

Instituto Nacional de Câncer José Alencar Gomes da Silva. Coordenação de Prevenção e Vigilância. Estimativa 2018: incidência de câncer no Brasil. – Rio de Janeiro: INCA, 2017. 128 p.

Ministério da Saúde (BR). Instituto Nacional do Câncer. Estimativa 2012: incidência de câncer no Brasil. Rio de Janeiro: Inca, 2011.

Myers EN, Smith MR, Myers J, Hanna E. Cancer of the Head and Neck. 4th edition. Saunders; 2003.

Santos RB, Melo TG, Assumpção LVM. Carcinoma não Medular Familiar da Tireoide. *Arq Bras Endocrinol Metab* 2007;51(5).

Shah JP; Patel SG. *Cancer of the Head and Neck.* BC Decker Inc.; 2001

Universidade Estadual de Campinas. *Carcinoma Papilífero da Tireoide.* Disponível em: < http://anatpat.unicamp.br/lamendo14.html >. Acesso em 23 de mar. 2017.

Wondisford FE, Radovick S. *Clinical Management of Thyroid Disease.* Falta o local? Saunders Elsevier; 2009.

CAPÍTULO 28
CITOLOGIA NOS TUMORES BEM DIFERENCIADOS DA TIREOIDE: ASPECTOS ATUAIS

Teresa Neuma Albuquerque Gomes Nogueira
Gabriel Silva Lima
Igor Almeida de Oliveira

Nódulos tireoidianos são uma ocorrência comum, identificados à palpação em 4 a cada 100 indivíduos e em até 30 a 60% nas diversas séries de necropsia.[1] Em anos recentes, com o aumento do uso da ultrassonografia e da tomografia com emissão de pósitrons (PET), mais nódulos tireoidianos estão sendo descobertos como um achado incidental, elevando a prevalência para até 60%.[1,2] A importância clínica dos nódulos na tireoide relaciona-se com a necessidade de excluir câncer tireoidiano, que ocorre em 7-15% dos casos na dependência da idade, sexo, história de exposição à irradiação, história familiar entre outros fatores.[3] É consenso universal que a PAAF constitui método de abordagem mais eficaz, seguro, custo-efetivo e com elevada acuracidade na avaliação dos nódulos na tireoide. Até o momento não existe nenhum outro método não invasivo capaz de distinguir entre nódulos tireoidianos benignos e nódulos suspeitos ou malignos. Como consequência, médicos clínicos, radiologistas, endocrinologistas e cirurgiões de cabeça e pescoço têm incluído em sua prática diária a PAAF, tornando cada vez mais necessários laudos citopatológicos diretos, sucintos e compreensíveis.[4] Com esse objetivo destacamos o sistema Bethesda de Nomenclatura para a Citopatologia de Tireoide (SBNT) que representa a mais recente proposta de uniformização dos laudos, pela adoção de diferentes categorias diagnósticas, vinculadas cada uma delas às recomendações de conduta clínica. O SBNT estabelece seis categorias diagnósticas que vão desde amostras não diagnósticas até o diagnóstico citopatológico de malignidade e expressa o risco implícito de malignidade para cada categoria, ou seja, o valor preditivo positivo de cada uma delas, uma vez que a discussão por ocasião da elaboração dessa nomenclatura incluiu acompanhamento por seis anos de amplas séries de pacientes. Essas categorias são: 1. não diagnóstica/insatisfatória; 2. benigna; 3. atipia de significado indeterminado (AUS/FLUS); 4. suspeito para neoplasia folicular/neoplasia folicular; 5. suspeito para malignidade, e 6. maligno (Quadro 28-1).[5,6]

O uso disseminado da PAAF tem reduzido o número de pacientes que requerem cirurgia de tireoide em mais de 50%, tem aumentado o número de lesões malignas em peças de tireoidectomias em duas a três vezes e tem diminuído o custo geral com o manuseio de nódulos tireoidianos em mais de 25%.[7] Amostras de PAAF são consideradas satisfatórias quando

Quadro 28-1. Sistema Bethesda de Nomenclatura para Citopatologia de Tireoide[6]

Categoria diagnóstica	Conduta recomendada	Risco implícito de malignidade
1. Amostra não diagnóstica/insatisfatória Acelular ou celularidade limitada. Tecnicamente defeituosa Conteúdo de cisto	Repetição da PAAF, guiada por ultrassom	5-10%
2. Benigno Nódulo coloide ou adenomatoide Tireoidite linfocítica crônica (Hashimoto) em contexto clínico adequado Tireoidite subaguda Outros	Segmento clínico e ultrassonográfico	0-3%
3. Atipia de significado Indeterminado (AUS)/Lesão folicular de significado indeterminado (FLUS)	Repetir a PAAF, teste molecular ou lobectomia	10-30%
4. Suspeito para neoplasia Folicular/neoplasia folicular (Especificar se é do tipo de células de Hürthle)	Teste molecular, lobectomia	25-40%
5. Suspeito para malignidade Carcinoma papilífero Carcinoma medular Linfoma Carcinoma metastático Outros	Lobectomia ou tireoidectomia	50-75%
6. Maligno Carcinoma papilífero Carcinoma pouco diferenciado Carcinoma medular Carcinoma anaplásico Carcinoma escamoso Linfoma não Hodgkin Carcinoma metastático Outros	Lobectomia ou tireoidectomia	97-99%

permitem a avaliação dos pontos de vista qualitativo e quantitativo, ou seja, apresentam no mínimo seis grupos de células epiteliais bem preservadas, contendo cada grupo, no mínimo, dez células, preferencialmente em um único citopreparado.[6] Tem sido sugerido que a repetição da PAAF deve ser feita não antes de três meses da PAAF prévia, para evitar interpretações falso-positivas sequentes a alterações reativas/reparativas que podem decorrer da punção.[6] No entanto, há estudos que têm questionado a necessidade de um período de espera de três meses entre as punções por não terem encontrado correlação entre a acurácia diagnóstica e o tempo de espera entre os procedimentos.[8,9] A partir de critérios citológicos bem definidos muitas lesões podem ser prontamente identificadas e diagnosticadas nas amostras citológicas. Contudo, dilemas diagnósticos são encontrados em decorrência de:

1. Padrões citológicos de sobreposição entre lesões neoplásicas e não neoplásicas.
2. Padrões citológicos de sobreposição entre os vários tipos de neoplasias da tireoide.
3. Coexistência entre lesões neoplásicas e não neoplásicas.
4. Baixa celularidade nas amostras aspiradas e, por conseguinte, citopreparados subótimos.
5. Alterações degenerativas mascarando ou mimetizando malignidade.
6. Experiência limitada dos médicos que obtêm as amostras e dos que as interpretam.[2]

Os problemas relacionados com o diagnóstico diferencial das lesões tireoidianas, do ponto vista citopatológico, podem ser agrupados em quatro grandes categorias:

A) Lesão não neoplásica × neoplásica: por exemplo, nódulo adenomatoide ou tireoidite linfocítica crônica interpretados como neoplasia.
B) Neoplasia benigna × neoplasia maligna: por exemplo, adenoma folicular × carcinoma folicular, papilífero ou medular; adenoma de células de Hürthle × carcinoma de células de Hürthle.
C) Tipos de neoplasias malignas: por exemplo, carcinoma papilífero × carcinoma folicular; carcinoma medular × carcinoma de células de Hürthle, anaplásico, papilífero ou folicular.
D) Neoplasia primária da tireoide × metástase de neoplasia para a tireoide.[2]

As duas primeiras categorias podem ter implicações terapêuticas importantes pela possibilidade de procedimento cirúrgico desnecessário. Muitos dos potenciais erros podem ser evitados, assegurando-se de que a amostra é adequada e seguindo-se critérios diagnósticos estritos quanto à interpretação morfológica.[7]

NEOPLASIAS BEM DIFERENCIADAS DA TIREOIDE

As neoplasias bem diferenciadas oriundas do epitélio folicular tireoidiano são: o adenoma folicular, o carcinoma folicular e o carcinoma papilífero. Entre os vários tipos de carcinoma de tireoide que podem ser encontrados por PAAF, o mais comum é o carcinoma papilífero representando 60-80% de todas as lesões malignas da tireoide. Em seguida vem o carcinoma folicular compreendendo 15-25% das lesões. A utilidade dos critérios citopatológicos na distinção entre o bócio adenomatoide e o adenoma folicular, bem como entre adenoma folicular e carcinoma folicular tem sido objeto de ampla discussão e, apesar disso, atualmente é indiscutível o valor da PAAF de tireoide na identificação dos casos suspeitos de neoplasia folicular.[6,10]

Embora os preditores mais importantes de comportamento clínico agressivo para o carcinoma de tireoide sejam a idade do paciente, o tamanho do tumor e o estadiamento do tumor, padrões citológicos e histológicos que são reconhecidos na prática diária podem ser usados para dividir as neoplasias de células foliculares da tireoide em três categorias gerais que diferem na agressividade clínica: carcinomas bem diferenciados, pouco diferenciados e indiferenciados (Fig. 28-1).[11] Os carcinomas tireoidianos bem diferenciados representam a maioria dos cânceres de tireoide, têm um prognóstico geral excelente com mortalidade que varia de 3-6%. Em contraste, o carcinoma tireoidiano indiferenciado, na extremidade oposta do espectro, é uma lesão maligna extremamente agressiva

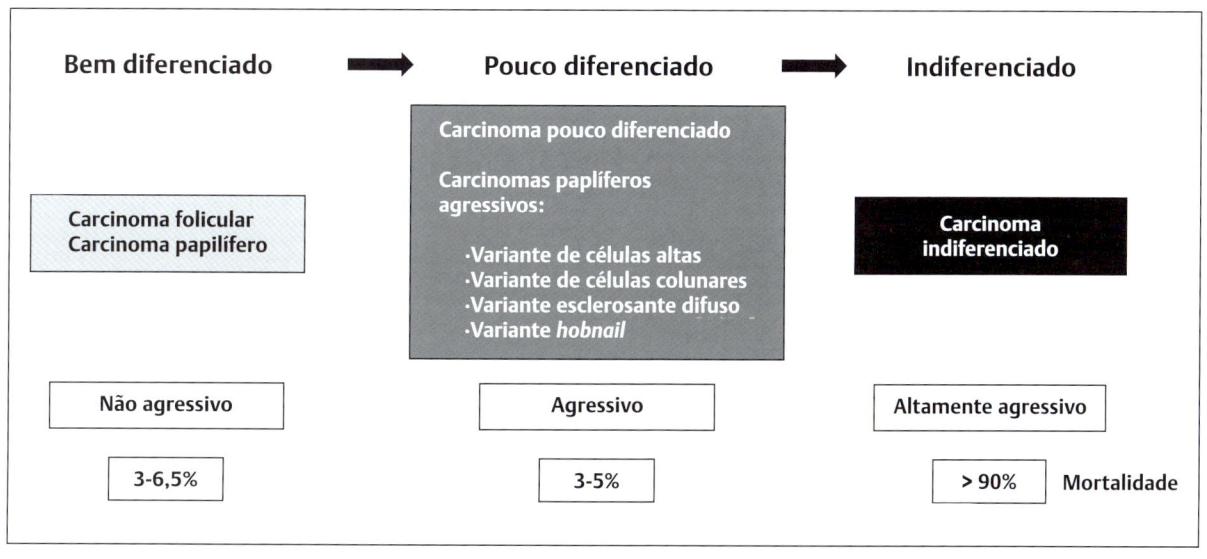

Fig. 28-1. Classificação dos carcinomas derivados do epitélio folicular.

associada a uma média de mortalidade maior que 90% com uma média de sobrevida de apenas 2-6 meses. Os carcinomas pouco diferenciados são caracterizados por comportamento clínico e taxa de mortalidade intermediária entre os carcinomas bem diferenciados e indiferenciados. Os critérios para o diagnóstico do carcinoma pouco diferenciado, estabelecidos no consenso de Turin, são os que se seguem: 1. padrão arquitetural sólido/trabecular/insular; 2. ausência de alterações nucleares presentes no carcinoma papilífero, e 3. núcleo convoluto, necrose ou três mitoses em dez campos microscópicos de grande aumento.[12]

LESÕES FOLICULARES

As lesões foliculares compreendem o nódulo adenomatoso (hiperplasia nodular), o adenoma folicular e o carcinoma folicular, que podem apresentar padrões citomorfológicos de sobreposição.[4] Todavia, certos padrões citológicos são úteis em favorecer a possibilidade de uma neoplasia. Histologicamente o carcinoma folicular é distinguido do adenoma folicular pela presença de infiltração capsular e/ou infiltração vascular.[13] Tais critérios não podem ser avaliados em preparados citológicos. No Sistema Bethesda, os termos, neoplasia folicular e suspeito para neoplasia folicular, são igualmente aceitos para essa categoria, em razão da impossibilidade de distinção de adenoma e carcinoma em amostras de PAAF, desempenhando, nesse caso, papel de exame de triagem para o carcinoma folicular, muito mais do que exame diagnóstico.[6] Os diversos estudos têm mostrado que 15-30% dos pacientes diagnosticados por PAAF, como tendo neoplasia folicular, apresentam ou carcinoma folicular ou a variante folicular do carcinoma papilífero.[14] No restante observa-se, em geral, adenoma folicular ou, em uma minoria, nódulo adenomatoso. Na avaliação das lesões foliculares,

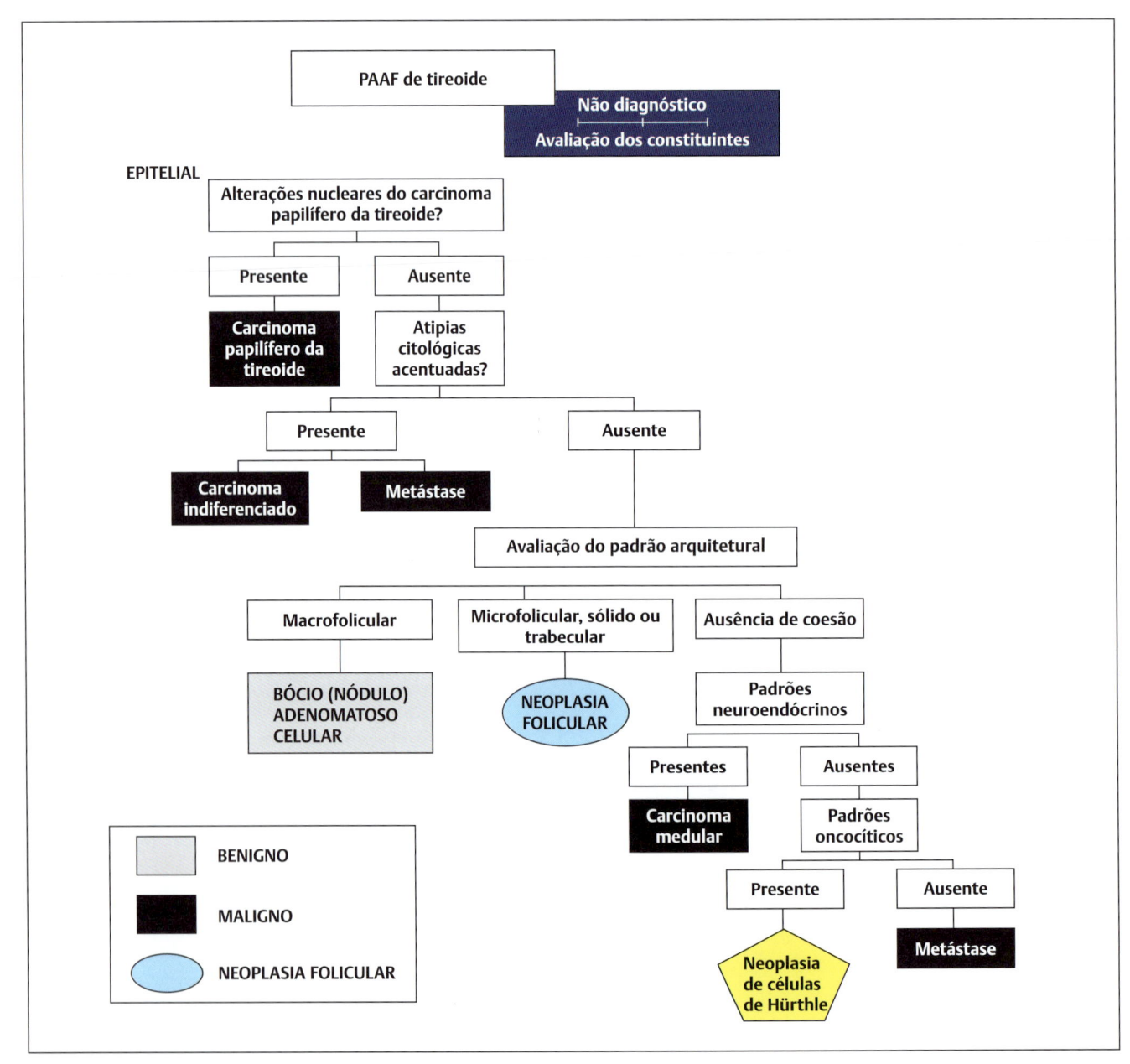

Fig. 28-2. Algoritmo para o diagnóstico citopatológico de PAAF de tireoide.

tanto benignas, como malignas, destacamos o grupo com predomínio epitelial no algoritmo para o diagnóstico citopatológico de PAAF de tireoide (Fig. 28-2).[11]

O primeiro passo é afastar carcinoma papilífero com base na ausência dos padrões nucleares diagnósticos. Caso atipias acentuadas suficientes para o diagnóstico de carcinoma indiferenciado não estejam presentes, o padrão arquitetural das células foliculares é avaliado na perspectiva quer de um nódulo adenomatoso, quer de uma neoplasia folicular/suspeito para neoplasia folicular, incluindo aqui adenoma folicular e carcinoma folicular. Em essência, um padrão citológico arquitetural macrofolicular é considerado benigno (nódulo celular adenomatoso), enquanto que um padrão que inclui predomínio de microfolículos, trabéculas ou grupos tridimensionais favorece o diagnóstico de neoplasia folicular. Microscopicamente os microfolículos são pequenos grupos com cerca de 6-12 células foliculares.[6]

Ressaltamos, contudo, que a distinção de nódulos hiperplásicos com escasso coloide de neoplasia folicular continua sendo um desafio diagnóstico,[15,16] uma vez que:

- Microfolículos podem ocorrer em 5-10% dos nódulos hiperplásicos.
- Hipercelularidade em até 30%.
- Coloide escasso em até 20%.[17]

Um dos erros diagnósticos mais singnificativos na avaliação de um aspirado de nódulo tireoidiano é a falha em reconhecer as alterações nucleares da variante folicular do carcinoma papilífero. Alguns tumores apresentam alterações nucleares sutis que não são consideradas em amostras de PAAF, gerando discrepância na correlação cito-histológica. Em alguns casos, contudo, essa discrepância pode ser decorrente da reprodutibilidade imperfeita do diagnóstico de carcinoma folicular e da variante folicular do carcinoma papilífero.[18] Lesões tireoidianas predominantemente foliculares de todos os tipos podem ter também padrão oncocítico (célula de Hürthle).[10] As neoplasias foliculares oncocíticas são compostas por células com citoplasma granular eosinofílico abundante, rico em mitocôndrias. O carcinoma folicular oncocítico (de células de Hürthle) é considerado pela Organização Mundial da Saúde como uma variante histopatológica do carcinoma folicular,[13] muito embora apresente algumas diferenças no comportamento biológico quando comparado ao carcinoma folicular convencional, quais sejam: maior habilidade para metástases em linfonodos regionais; taxas mais elevadas de recorrência e de mortalidade relacionada com o tumor.[19]

CITOLOGIA INDETERMINADA (ATIPIA DE SIGNIFICADO INDETERMINADO (AUS)/LESÃO FOLICULAR DE SIGNIFICADO INDETERMINADO (FLUS) E SUSPEITO

Citologias indeterminadas cujo diagnóstico é de "suspeito para neoplasia folicular" ou de "suspeito para neoplasia de células de Hürthle" podem ser encontradas em 15-30% das amostras de PAAF e têm um risco de malignidade de 25-40% enquanto que diagnósticos citológicos de atipias ou lesão folicular de significado indeterminado têm um risco de malignidade de 10-30%.[6] Muito embora algumas características clínicas, como sexo masculino, nódulos maiores que 4 cm, pacientes idosos ou padrões citológicos, como a presença de atipias, possam melhorar a acurácia diagnóstica para malignidade em pacientes com citologia indeterminada, o valor preditivo global ainda é baixo. Em estudo cego para avaliar concordância entre observadores, usando a classificação de Bethesda, verificou-se que amostras com diagnóstico de AUS/FLUS e suspeito estavam associadas a taxas elevadas de discordância.[9] Na perspectiva de elevar a acurácia diagnóstica, alguns estudos sugerem que AUS/FLUS poderia ser subdividida em AUS com atipia citológica (maior risco para malignidade) e FLUS com atipia arquitetural (menor risco para malignidade), mas isto ainda não tem sido adotado amplamente.[20] Estudos prospectivos recentes têm confirmado a habilidade de marcadores genéticos e marcadores proteicos (RAS, BRAF^{V600E}, galectina-3) elevarem a acurácia diagnóstica pré-operatória para pacientes com nódulos indeterminados.[16,21] A maioria dos estudos com marcadores moleculares em citologias de PAAF indeterminada tem avaliado mutações genéticas e rearranjos (BRAF, RAS, RET/PTC, PAX8/PPARγ), um classificador de expressão gênica (167 GEC, mRNA expressão de 167 genes) e imuno-histoquímica para galectina-3 (em bloco celular).[8] Embora a mutação isolada de BRAF^{V600E} tenha especificidade de cerca de 99%, a sensibilidade tem sido considerada baixa para afastar a presença de malignidade.[9] Imuno-histoquímica para galectina-3 e HBME-1 em citologias de PAAF indeterminadas tem sido examinada em vários estudos e feita correlação com histopatologia, com relatos de elevada especificidade, mas baixa sensibilidade para detecção de câncer de tireoide.[3] Muitos desses marcadores estão disponíveis para uso comercial em laboratórios de referência, mas ainda não têm sido amplamente usados na prática clínica. Até o momento não há teste molecular isolado que permita afastar ou confirmar malignidade em citologias de PAAF indeterminada.

CARCINOMA PAPILÍFERO

Os carcinomas papilíferos (CPs) são definidos histologicamente com base em suas alterações nucleares, sendo, portanto, as características do núcleo e não a arquitetura papilar que permitem a classificação deste tumor. Os núcleos são aumentados, podem ser ovais, alongados ou irregulares em seu contorno, sendo mais pálidos e de cromatina dispersa, finamente granular, conferindo uma aparência "vazia" em "vidro despolido" ou "*Orphan Annie eye*". Profundas alterações no citoesqueleto nuclear favorecem a plasticidade do núcleo, resultando na formação de fendas e pseudoinclusões nucleares.[22] A arquitetura papilífera é vista em muitos, mas não em todos os tumores, havendo no carcinoma papilífero (CP) clássico frequentes papilas verdadeiras que podem ser escassas ou estar ausentes nas variantes "não clássicas" do CP. Corpos psamomatosos são característicos, mas não diagnósticos. Alguns CPs são parcial ou predominantemente císticos, sendo a degeneração cística comum nesses tumores e causa significativa de diagnóstico citológico falso-negativo.[23] PAAFs de lesões tireoidianas, cujas células apresentam as características nucleares descritas anteriormente e arranjo arquitetural de papilas, microfolículos ou grupos irregulares, são indicativas de CP.

Do ponto de vista da imunocitoquímica, as células são reativas para tireoglobulina, TTF-1, CK7, CK19, HBME-1, galectina-3 e CITED-1.[24]

A variante folicular do carcinoma papilífero (VFCP) representa cerca de 30% dos carcinomas papilíferos em algumas séries e inclui formas não encapsulada, encapsulada invasiva, ambas com comportamento biológico semelhante ao de outros carcinomas bem diferenciados da tireoide, e a forma encapsulada não invasiva.[25] Recentemente foi proposto o termo neoplasia folicular da tireoide com padrão nuclear papilífero-símile (NIFTP) em substituição ao termo carcinoma, para a forma encapsulada não invasiva da variante folicular do carcinoma papilífero, tendo em vista o comportamento indolente de tais lesões.[16] Histologicamente exibe padrão de crescimento folicular, com alterações nucleares do carcinoma papilífero, muito embora sutis, sendo rara a presença de pseudoinclusão nuclear, não havendo papilas nem corpos psamomatosos.[4] Quanto à citopatologia, não é possível distinção segura entre VFCP e NIFTP. Observações recentes de diversos grupos têm verificado que a maioria das NIFTPs têm sido classificadas dentro das categorias indeterminadas no Sistema Bethesda de Nomenclatura para a Citopatologia de Tireoide.[16] No que diz respeito à biologia molecular, as NIFTPs apresentam frequentemente mutação de RAS, enquanto na VFCP a mutação mais frequente é a do BRAF^{V600E}.

Embora muitos CPs apresentem bom prognóstico, cerca de 10-15% dos casos não são curados por ocasião do tratamento inicial ou falham em alcançar a cura definitiva. Dados recentes sugerem que perfis moleculares específicos, como a coexistência de BRAF com outras mutações oncogênicas (como PIK3CA, AKT1), promotor TERT ou mutações do TP53, possam servir como marcadores mais específicos de evolução menos favorável de CPs.[3] Uma melhor compreensão na biologia molecular dessa doença tem permitido identificar várias alterações genéticas, como RAS, RET/PTC, PAX8/PPARy e mutações do BRAF que podem explicar a heterogeneidade observada na evolução desses pacientes.[26]

ANEXOS (FIGS. 28-3 A 28-5)

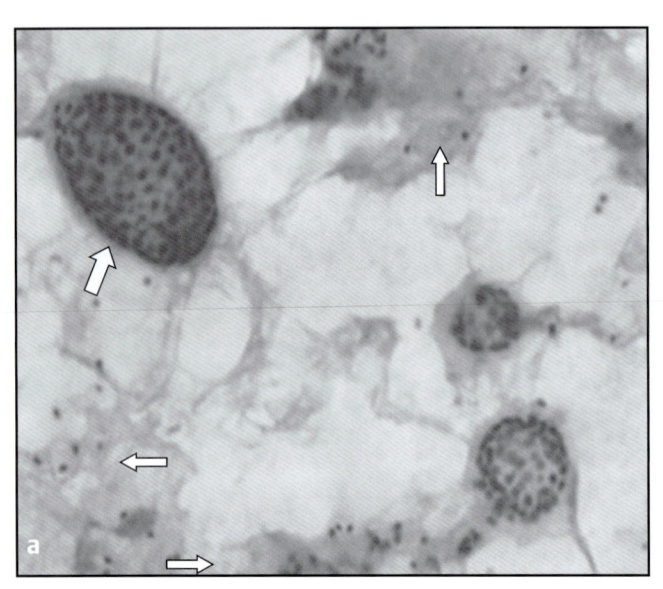

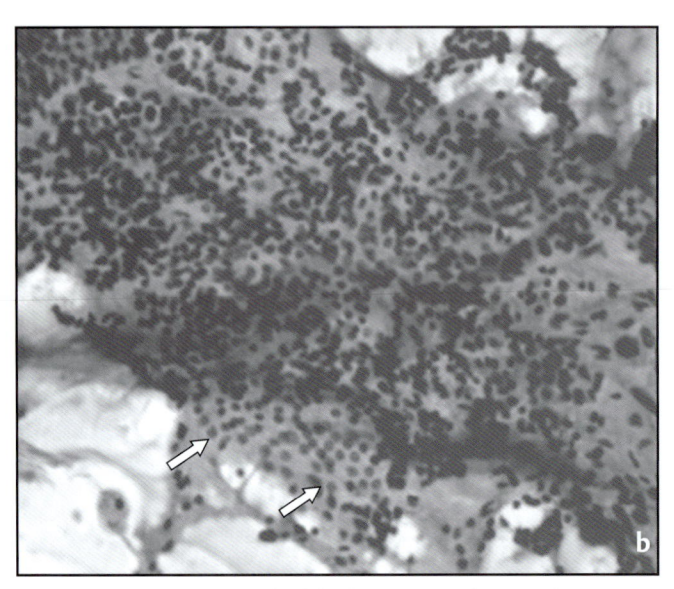

Fig. 28-3. Nódulo coloide adenomatoide. (a) Macrofolículo (seta larga) e coloide (seta estreita). (b) Células foliculares com núcleos regulares e dispostas em monocamadas (seta).

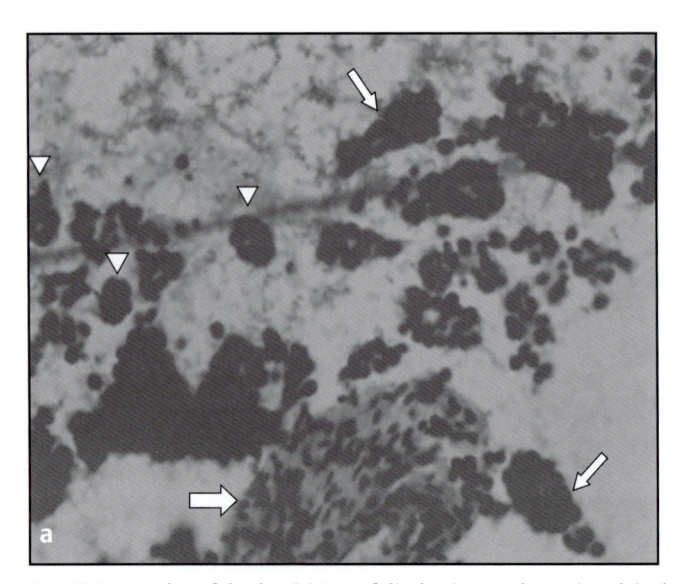

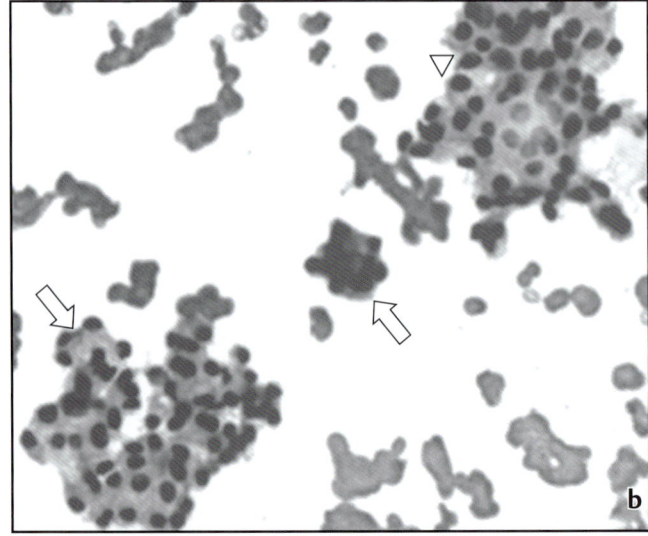

Fig. 28-4. Neoplasia folicular. (a) Microfolículos (ponta de seta), trabéculas (seta estreita) e microfragmento de estroma (seta larga). (b) Células epiteliais foliculares compondo microfolículo (seta) e em arranjo sincicial (ponta de seta).

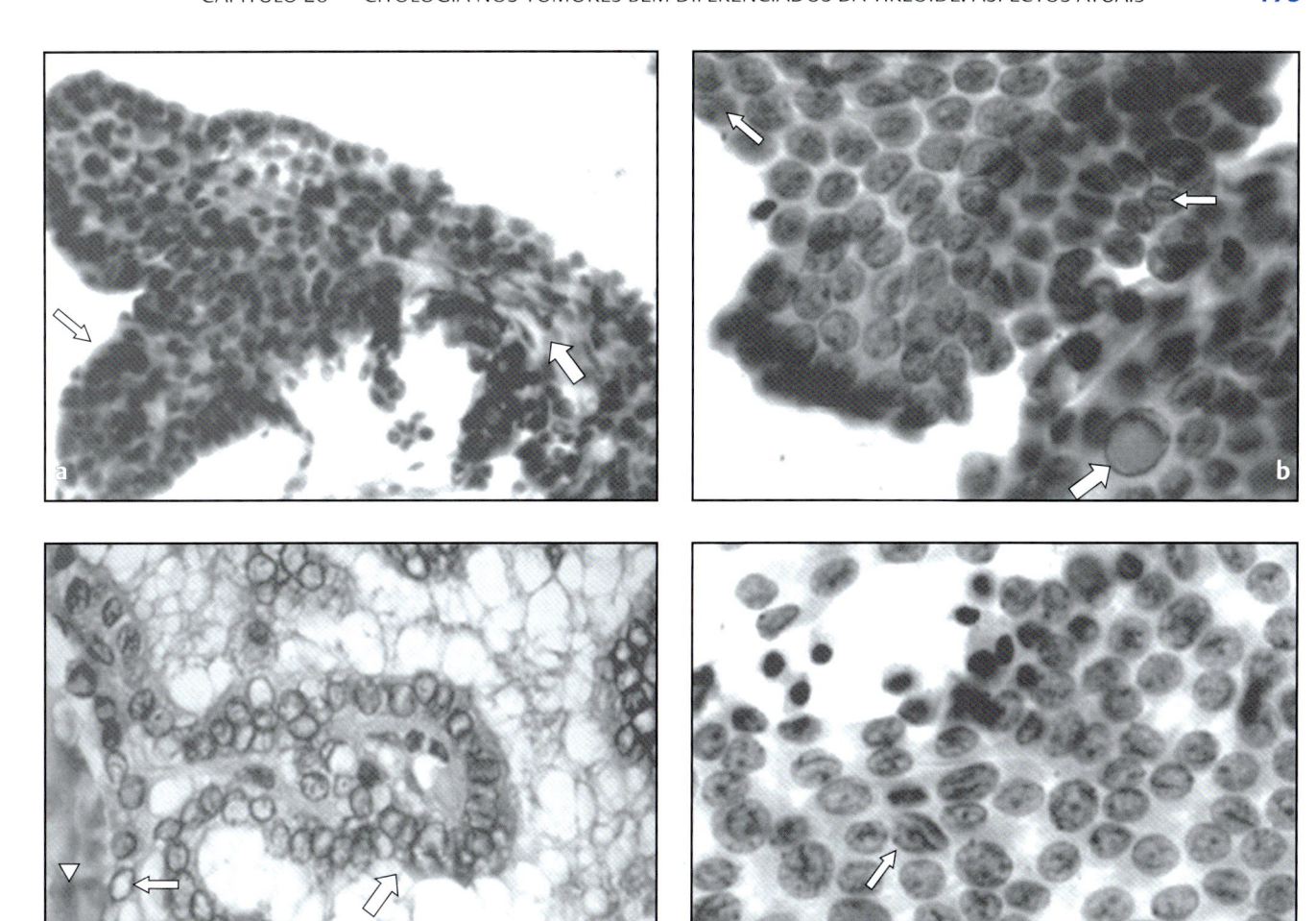

Fig. 28-5. Carcinoma papilífero. (**a**) Estrutura papilar constituída por células foliculares com sobreposição (seta estreita) centradas por eixo conectivo-vascular (seta larga). (**b**) Estrutura papilar cujas células foliculares exibem núcleos irregulares, dotados de fenda (seta estreita) ou pseudoinclusão (seta larga). (**c**) Células epiteliais foliculares com núcleos em "vidro despolido", arranjadas em papila (seta larga) ou folículo (seta estreita) em cujo centro há coloide (ponta de seta). (**d**) Células epiteliais foliculares exibem núcleos irregulares e dotados de fenda (seta).

REFERÊNCIAS BIBLIOGRÁFICAS

1. Harach HR, Fransila KO, Waserius VM. Occult papillory carcinoma of the thyroid. A "normal" finding in Finland. A systematic autopsy study. *Cancer* 1985;56:531-8.
2. Kini SR. *Color Atlas of Differential Diagnosis in Exfoliative and Aspiration Cytopathology*. Philadelphia: Walters Kluwer/Lippincott, Williams & Wilkins; 2011.
3. Haugen BR, Alexander EK, Bible KC et al. 2015 American Thyroid Management Guidelines for Adult Patients with Thyroid Nodules and Differentiated cancer. *Thyroid* 2016;26:1-133.
4. Ali SZ. Thyroid Cytopathology.Bethesda and Beyond. *Acte Citologica* 2010 Nov;55:4-12.
5. Bongiovanni M, Krane JF, Cibas ES, Faquin WC. The Atypical Thyroid Fine-Needle Aspiration: Past, Present and Future. *Cancer Cytopathol* 2010 Apr.
6. Ali SZ, Cibas ES. *The Bethesda System for Reporting Thyroid Cytopathology*. 2th ed. New York: Springer; 2018.
7. Baloch ZW, LiVolsi VA. Diagnostic terminology and morphologic criteria for cytologic diagnosis of thyroid lesions: a synopsis of the National Cancer Institute Thyroid Five-Needle Aspiration State of Science Conference. *Diagn Cytopathol* 2008; 36:425-437.
8. Sing RS, Wang HH. Timing of repeat fine needle aspiration in the management of thyroid nodules. *Acta Cytol* 2011; 55:544-548.
9. Lubitz CC, Nagarkatti SS, Faquin WC et al. Diagnostic yield of nondiagnostic thyroid nodules is not altered by timing of repeat biopsy. *Thyroid* 2012;22:590-594.
10. Cibas ES, Ducatman BS. *Cytology: Diagnostic Principles and Clinical Correlates*. 3rd ed. Saunders; 2009.
11. Clark DP, Faquir WC. *Thyroid Cytopathology*. 2nd ed. Springer; 2010.
12. Volante M, Landolfi S, Chiusa L et al. Poorly differentiated carcinomas of the thyroid with trabecular, insular, and solid patterns: a clinicopathologic study of 183 patients. *Cancer* 2004;100:950-957.
13. Lloyd RV, Osamura RY, Kloppel G, Rosai J. World Health Organization Classification of Tumours. Pathology and Genetics of Tumours of Endocrine Organs. *IARC Press*, Lyon; 2017.
14. Yang J, Schnadig V, Lograno R, Wasserman PG. Fine-needle aspiration of thyroid nodules: A study of 4703 patients with histologic and clinical correlations. *Cancer* 2007;111(5):306-315.
15. Cooper DS, Doherty GM, Haugen BR et al. Revised management guidelines for patients with thyroid nodules and differentiated thyroid cancer. *Thyroid* 2009;19:1167-1214.

16. Faquin WC, Zhao L *et al.* Cytological, Molecular, and Clinical Features of Noninvasive Follicular Thyroid Neoplasm with Papillary-Like Nuclear Features versus Invasive forms of Follicular Variant of Papillary Thyroid Carcinoma. *Cancer Cytopathol* 2017;323-31.
17. Gerhard R, da Cunha Santos G. Inter and Intra-observer Reproducibility of Thyroid Five-Needle Aspiration Cytology: an Analysis of Discrepant cases. *Cytopathol* 2007;18:105-11.
18. Elsheikh TM, Asa SL, Chan JK *et al.* Interobserver and intraobserver variations among experts in the diagnosis of thyroid follicular lesions with borderline nuclear features of papillary carcinoma. *Am J Clin Pathol* 2008;130(5):736-44.
19. Haigh PI, Urbach DR. The treatment and prognosis of Hürthle cell follicular thyroid carcinoma compared with its non-Hürthle cell counterpart. *Surgery* 2005;138:1152-1157.
20. Nishino M, Wang HH. Should the thyroid AUS/FLUS category be further stratified by malignancy risk? *Cancer Cytopathol* 2014;122:481-483.
21. Mehta V, Nikiforov YE, Ferris RL. Use of Molecular Biomarkers in FNA specimens to personalize treatment for thyroid surgery. *Head Neck* 2012 Sep 13.
22. Papotte M, Manezza AD, Chiarle R, Bussolati G. Confocal microscope analysis and tridimensional reconstruction of papillary thyroid carcinoma nuclei. *Virclows Arch* 2004;444(4):350-355.
23. Muller N, Cooperberg PL, Suen KC, Thorson SC. Needle aspiration biopsy in cystic papillary carcinoma of the thyroid. *Am J Roentgenal* 1985;144:251-253
24. Nosé V, Asa SC, Erickson LA *et al.* Diagnostic Pathology Endocrine. *AMIRSYS* 2012.
25. Jung CK, Little MP, Lubin JH *et al.* The increase in thyroid cancer incidence during the last four decades is accompanied by a high frequency of BRAF mutations and a sharp increase in RAS mutations. *J Clin Endocrinol Metab* 2014;99:E276-85.
26. BRAF Mutation Testing Enlances The Predictability of Malignancy in Thyroid Folicular Lesions of Undetermined Significance. *Acta Cytologica* 2011;55:570-575.

CARCINOMA ANAPLÁSICO DA TIREOIDE

André Pires Cortez
Renan Magalhães Montenegro Júnior
Virgínia Oliveira Fernandes Cortez
Walber de Oliveira Mendes

INTRODUÇÃO

O carcinoma anaplásico da tireoide (CAT) é um dos mais agressivos cânceres encontrados nos seres humanos. Na maioria dos casos, ele representa o último estágio na desdiferenciação de um carcinoma papilar ou folicular da tireoide. As células anaplásicas não expressam genes tireoide-específicos: não produzem tireoglobulina, são incapazes de transportar iodo, e os receptores de tireotropina (TSH) estão ausentes em suas membranas celulares.[1] Por esse motivo muitas vezes o diagnóstico pode ser confundido com carcinoma medular ou linfoma da tireoide.[2]

As modalidades terapêuticas disponíveis atualmente (cirurgia, radioterapia e quimioterapia) são pouco eficazes, e a sobrevida média desses pacientes varia de 3 a 6 meses, com raros sobreviventes além de 12 meses.[3] Vários estudos recentes têm demonstrado que fatores, como idade, gênero, tamanho tumoral, leucocitose, presença de sintomas agudos, metástases distantes, coexistência com carcinoma bem diferenciado da tireoide, ressecção cirúrgica e terapia multimodal, afetam o prognóstico.[4]

- O CAT é formado por células desdiferenciadas, logo, estas não produzem tireoglobulina, são incapazes de transportar iodo e não possuem receptores de TSH.
- É um tumor invasivo, de crescimento muito rápido, sendo o prognóstico péssimo.
- A sobrevida média varia de 3 a 6 meses, independente do tratamento.

EPIDEMIOLOGIA

É uma doença rara, representando de 2 a 5% dos carcinomas da glândula tireoide diagnosticados. Apesar disso, ele é responsável por 14 a 39% das mortes relacionadas com câncer de tireoide.[5] Tem uma incidência de 1 a 2 para 1.000.000 de habitantes e é mais frequente na Europa e na América do Sul em relação aos Estados Unidos. Predomina no sexo feminino (1,5 a 3:1) e entre a sétima e a oitava década de vida.[6,7] É mais incidente em áreas de bócio endêmico (30 a 40%) e nos últimos anos tem-se verificado uma tendência de declínio em países industrializados.[1]

As séries antigas relatavam que o carcinoma anaplásico correspondia a cerca de 20% dos tumores malignos de tireoide. Estudos epidemiológicos mais recentes, no entanto, mostram que sua incidência vem diminuindo para cerca de 1%, em parte por causa dos diagnósticos mais precisos, evitando a classificação equivocada de carcinoma medular ou linfoma, como anaplásico. Por outro lado, o diagnóstico precoce e o tratamento adequado dos carcinomas diferenciados têm evitado sua desdiferenciação.

É um tumor de crescimento muito rápido, com intervalo de duplicação celular curto. Essa agressividade característica, associada à sua baixa incidência, dificulta a realização de estudos que definam qual a melhor estratégia terapêutica e acompanhamento.[8]

O CAT predomina:
- No sexo feminino (3:1).
- Entre a sétima e oitava décadas de vida.
- Em áreas de bócio endêmico.

ETIOPATOGENIA

O mais comum curso clínico é a longa existência de um tumor de tireoide, seja ele um adenoma seja um carcinoma papilar ou folicular.[1] A frequência de transformação é desconhecida, porém é rara tendo em vista a pequena porcentagem que representa o carcinoma anaplásico dentre os carcinomas tireóideos (2-5%).[6,9,10] O prolongado estímulo pelo TSH poderia ser responsável pelas mudanças, o que explica uma maior incidência de carcinoma anaplásico em áreas de bócio endêmico.[1,3]

No entanto, outros fatores poderiam estar associados ao desenvolvimento desse tipo de câncer, como o parvovírus B19.[11] O iodo na dieta também tem sido implicado como fator desencadeador do carcinoma anaplásico, mas os estudos ainda são conflitantes; alguns autores defendem que o maior aporte de iodo na dieta aumenta a incidência de câncer anaplásico, enquanto outros estudos relatam que a privação do iodo é que é responsável.[12,13] Outra teoria sugere o aparecimento de carcinoma anaplásico em decorrência de radiodoterapia ou radioterapia externa, mas a maioria dos pacientes com carcinoma anaplásico é iodo-resistente, e nenhum caso ocorreu em pacientes portadores de carcinomas papilífero ou folicular submetido àqueles tratamentos.

A hipótese mais aceita, com base em estudos de biologia molecular, sugere que o carcinoma anaplásico está associado a mutações do gene p53, presente na maioria das neoplasias de cabeça e pescoço, o que leva à resistência à apoptose.[14] Além disso, profundas alterações na expressão gênica (microrrNA) e consequente composição proteica são também encontradas em carcinomas anaplásicos.[15] A perda de heterozigose em várias regiões cromossômicas é muito comum. A acumulação progressiva de alterações cromossômicas pode ser observada quando se compara a carcinomas bem diferenciados ou pouco diferenciados. Isto apoia a hipótese de que a desdiferenciação pode ocorrer em várias etapas do processo.

Além dele, outras alterações moleculares foram identificadas, como, por exemplo, expressão aumentada em *c-myc*, *Nm23* e *H-ras*, alterações em fatores de crescimento, CD97 e mutações na β-catenina.[7] Recentemente foi identificada a "Aurora B" como uma importante proteína na progressão do carcinoma anaplásico e um excelente alvo para tratamento. As "Aurora quinases" são reguladores-chave na divisão celular mitótica. Foram encontrados altos níveis de expressão da proteína Aurora B em espécimes cirúrgicos de carcinoma anaplásico, ao contrário de tecido tireóideo normal ou carcinoma papilífero. A inibição da atividade da Aurora B por inibidores químicos levou à importante redução no crescimento em cultura de células.[16]

PATOLOGIA

Macroscopicamente os carcinomas anaplásicos são tumores invasivos, com extensão para partes moles e estruturas adjacentes (laringe, traqueia, faringe, esôfago) (Fig. 29-1). Apresentam consistência amolecida, são pardacentos com áreas de necrose e hemorragia.[17]

Microscopicamente a histologia é variável. O tipo histológico mais comum é a variante de células gigantes, seguido pela variante escamosa e de células fusiformes ou sarcomatoide. Na maioria dos casos vê-se um padrão misto (Fig. 29-2).[15,17] É comum a coexistência com carcinomas bem diferenciados, principalmente a variante de células altas, seguido dos carcinomas folicular e oncocítico (Hürthle).[15]

A imuno-histoquímica revela a presença de citoqueratina em 50 a 100% dos casos. A vimentina é característica da variante de células fusiformes. Antígeno de membrana

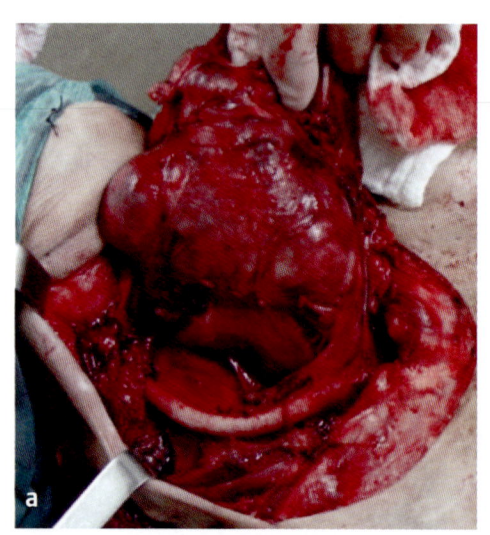

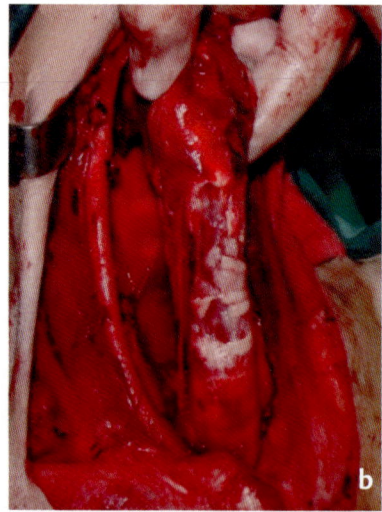

Fig. 29-1. Fotografia evidenciando volumoso carcinoma anaplásico de tireoide (**a**) e após a ressecção da massa mostrando invasão macroscópica da traqueia (**b**). (Cortesia de Dr. Fernando Porto Carreiro Filho.)

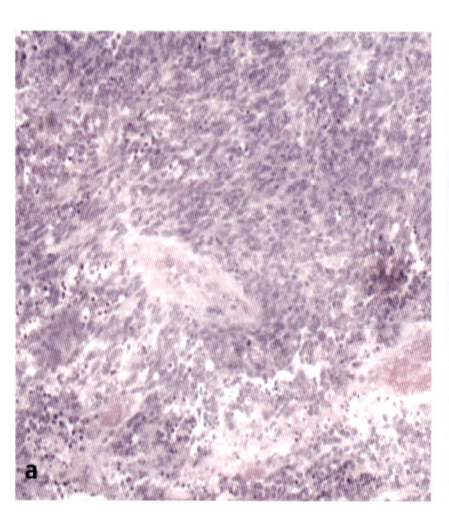

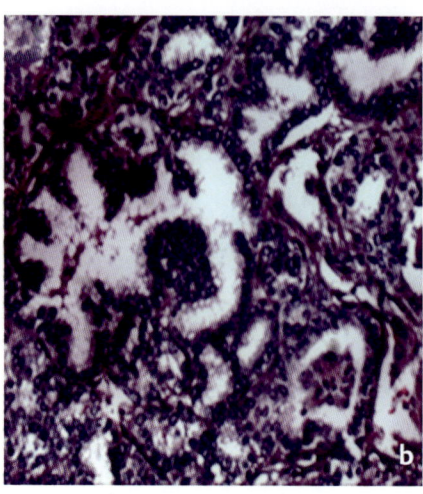

Fig. 29-2. Micrografias de carcinoma anaplásico de tireoide: variante sarcomatosa (**a**), concomitância entre carcinomas papilífero e anaplásico (**b**). (Cortesia da Dra. Luciana Rocha de Arruda.)

epidérmico e antígeno carcinoembrionário podem ser encontrados focalmente na variante escamoide.[3] Carcinomas diferenciados com pequenos focos indiferenciados devem ser considerados anaplásicos.[1] Apresentam diversos diagnósticos diferenciais (sarcomas, carcinoma papilífero variante sólida, carcinoma pouco diferenciado (insular), tumores tímicos, linfomas de grandes células, carcinomas metastáticos, carcinomas de paratireoide, angiossarcoma).[17]

No sistema de estadiamento TNM todos os carcinomas anaplásicos são considerados estágio IV. Subdivide-se em estágio IVA o tumor limitado à tireoide e considerado cirurgicamente ressecável; em estágio IVB o tumor se estendendo além da tireoide é considerado irressecável, e em estágio IVC o tumor com metástases distantes.[1]

Quadro 29-1. Sinais e Sintomas do Carcinoma Anaplásico de Tireoide à Primeira Consulta

Rouquidão	77%
Disfagia	56%
Paralisia de corda vocal	49%
Dor cervical	34%
Perda de peso	24%
Dispneia	19%
Estridor	11%

Adaptado do estudo de Giuffrida et al.[18]

DIAGNÓSTICO

Cerca de 30% dos pacientes com carcinoma anaplásico de tireoide têm bócio de longa data. A forma mais comum de apresentação é uma massa cervical de crescimento rápido e representa 67% dos casos (Fig. 29-3). Sintomas compressivos, como rouquidão, dispneia, tosse e disfagia, são frequentes, e a dor cervical acompanha 34% dos pacientes (Quadro 29-1).[18]

Ao exame físico vê-se uma massa fixa entre 5 e 10 cm de extensão, por vezes acometendo a tireoide bilateralmente, linfonodomegalias nas cadeias cervicais laterais, invasão de traqueia, esôfago, vasos sanguíneos, músculos e pele. Em 20 a 50% dos casos já se notam metástases a distância (90% para pulmões, 5 a 15% para ossos e 5% para cérebro).[1]

A avaliação diagnóstica inicial inclui US cervical, tomografia cervical, torácica e abdominal, cintilografia óssea, laringoscopia, hemograma, TSH, cálcio sérico e PAAF (punção aspirativa por agulha fina). Os exames de imagem são fundamentais para o planejamento cirúrgico. As tomografias cervical e torácica são úteis para determinar a extensão tumoral e saber se há invasão de grandes vasos e do trato aerodigestivo.[8] A cintilografia óssea pode surpreender metástases, que também podem ser vistas aos Raios X como lesões líticas. A laringoscopia avalia invasão da laringe por continuidade e, indiretamente pela paralisia da(s) corda(s) vocal(is). Em raros casos podem-se notar febre e leucocitose em decorrência da produção de GM-CSF pelo tumor.[1] Hipocalcemia pode sugerir infiltração de paratireoides. O TSH pode definir se há necessidade de reposição hormonal antes da cirurgia.

O diagnóstico pode ser suspeitado por PAAF, mas podem surgir resultados inconclusivos por causa da hemorragia, necrose ou fibrose no interior do tumor.[8] Por isso, o diagnóstico definitivo deve ser estabelecido por biópsia incisional, *core biopsy* ou tireoidectomia seguido de imuno-histoquímica (Fig. 29-4).[15] Entretanto, devem-se evitar cirurgias radicais sem o diagnóstico preciso, pois se pode tratar de linfoma. É importante ressaltar, no entanto, que o diagnóstico é de urgência. Portanto, todo e qualquer exame que não puder ser realizado imediatamente e que implicar numa demora ao diagnóstico deverá ser cancelado.[8]

> **ATENÇÃO!**
> - A forma mais comum de apresentação do CAT é uma massa cervical de crescimento rápido (67%).
> - Entre 20 a 50% dos casos já possuem metástases ao diagnóstico, sendo as mais comuns para o pulmão (90%).
> - O diagnóstico definitivo deve ser estabelecido por biópsia incisional, *core biopsy* ou tireoidectomia seguido de imuno-histoquímica.

TRATAMENTO

A sobrevida não é alterada a despeito do tipo de tratamento empregado (entre dois e seis meses). Atualmente a terapia multimodal combinada pode melhorar a taxa de controle local e talvez evitar a morte por sufocação. Fazem parte dela: ressecção cirúrgica da massa cervical quando factível, radioterapia no pescoço e mediastino superior e, por fim, quimioterapia sistêmica.[1] As modalidades variam nos diversos estudos. Os melhores resultados, no entanto, aparecem nos pacientes submetidos à ressecção tumoral macroscopicamente completa e naqueles cujo componente anaplásico representa pequena parte da massa tumoral e está limitada ao pescoço. Nesses casos, estudos mostram taxas de sobrevida de 6 meses, 1 ano e 3 anos de 92, 92 e 83% respectivamente após ressecção completa, comparados a taxas de sobrevida de 53, 35 e 0% após ressecção subtotal.[4]

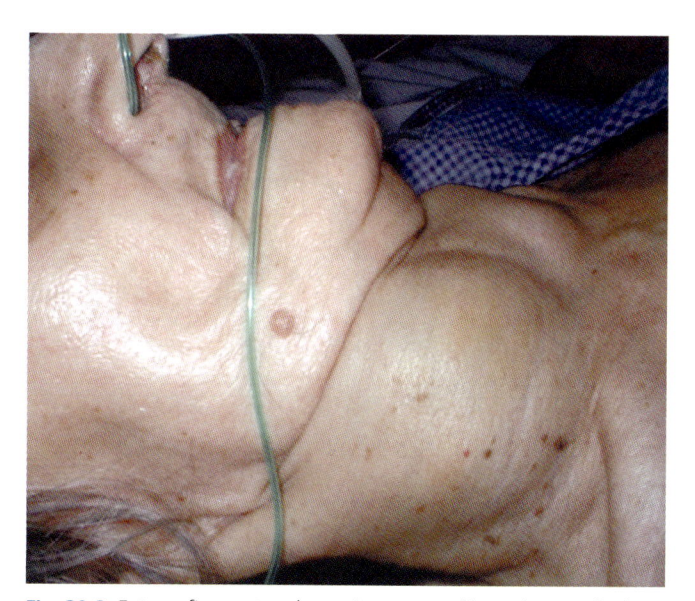

Fig. 29-3. Fotografia mostrando carcinoma anaplásico da tireoide de crescimento rápido ocasionando dispneia.

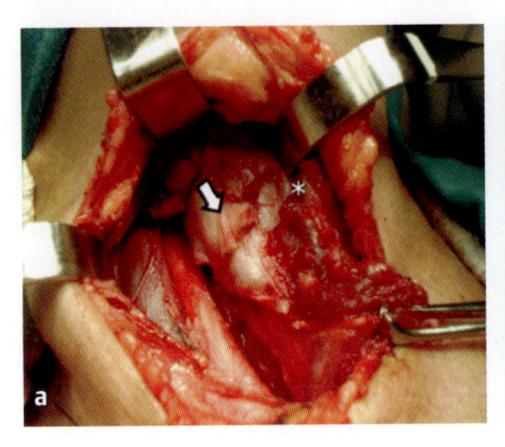

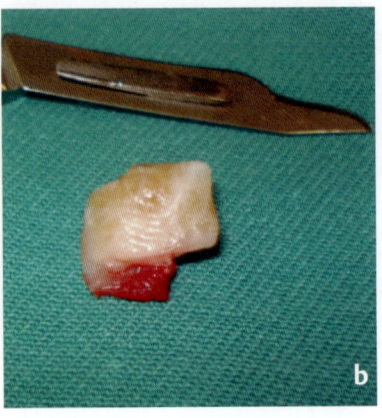

Fig. 29-4. (a) Fotografia evidenciando comportamento agressivo de carcinoma anaplásico de tireoide (seta) no lobo direito, invadindo a musculatura pré-tireóidea (asterisco). (b) Fotografia mostrando detalhe do fragmento da lesão endurecida proveniente do lobo tireóideo direito.

Além disso, radioterapia acelerada e hiperfracionada aumenta as taxas de controle local, pois permite eficientes doses de radiação liberadas em um limitado período de tempo e com a vantagem de reduzir a repopulação celular em tumores de crescimento rápido, como os carcinomas anaplásicos.[1] De fato a sobrevida prolongada está associada a doses de radiação superiores a 40 Gy.[4]

A quimioterapia isolada não tem resultados. Entretanto, um esquema com 1 ou 2 agentes quimioterápicos, associados à radioterapia, tem mostrado resultados mais promissores. Os mais estudados são a doxorrubicina e a cisplatina.[1,19] Além destes, têm-se pesquisado e obtido alguns resultados favoráveis com bleomicina, paclitaxel ou manumicina.[9,20-22] Há alguns anos um estudo com a administração de epirrubicina e carboplatina sob estímulo de TSH a pacientes com carcinoma anaplásico ou pouco diferenciado da tireoide obteve resposta em 42% dos casos.[23] Recentemente um estudo italiano mostrou que a combinação de carboplatina e paclitaxel com um agente antiangiogênico sintético (fosbretabulina) aumentou a sobrevida em 1 ano de 9 para 26% com poucos efeitos colaterais.[24] Mesmo assim, a toxicidade é um fator limitante ao uso dessas drogas, especialmente por se tratar de pacientes idosos e com péssimo estado geral em sua maioria.[1]

Além dos agentes citotóxicos têm-se empregado agentes biológicos no tratamento do carcinoma anaplásico com alguns resultados promissores em estudos de fases I e II. Entre eles destacamos agentes antiangiogênicos (CA4P, axitinib, bevacizumabe), inibidores da histona-deacetilase (ácido valproico), inibidores de tirosina-quinase (imatinib, sorafenib). Em estudo recente, mostrou-se que o imatinib aumenta a sensibilidade das células cancerosas a outros agentes, como o docetaxel, potencializando seu efeito apoptótico.[25]

Além desses ainda dispõe-se de agentes anti-EGFR (gefitinib, cetuximab), agentes-alvo contra a via NF-KB (bortezomib), agentes-alvo contra farnesil-transferase (manumicina-A), agentes-alvo contra a matriz de metaloproteinases (minociclina), agentes-alvo PPARy (rosiglitazona, ciglitazona). A terapia-alvo como inibição da quinase PLK1 tem mostrado resultados promissores na inibição da proliferação celular e indução de apoptose de tumores anaplásicos em ratos.[26]

> O tratamento de escolha é a terapia multimodal, consistindo em: ressecção completa da lesão, quando possível, seguida de radioterapia e quimioterapia adjuvantes.

PERSPECTIVAS

Vários grupos de pesquisadores, cientes da dificuldade de encontrar um tratamento adequado para o carcinoma anaplásico da tireoide, vêm trabalhando no sentido de desenvolver drogas quimioterápicas mais eficazes ou partindo para novas estratégias, como a rediferenciação celular.[8] Há atualmente algumas possibilidades promissoras, como, por exemplo, o uso de lovastatina e outros inibidores da HMG-CoA redutase que poderiam induzir apoptose e rediferenciação.[5] Além disso, há ainda novos inibidores da desacetilação de histonas (tricostatina A) e os inibidores do gene da hNIS que poderiam restaurar a capacidade de captação de iodo radioativo.[27-29] Outra proposta interessante seria o uso da terapia gênica procurando promover apoptose das células neoplásicas ou rediferenciação com a transfecção celular do gene p53 e do gene NIS, respectivamente.[30,31]

CONCLUSÕES

O carcinoma anaplásico da tireoide é um dos maiores desafios para oncologistas, endocrinologistas e cirurgiões de cabeça e pescoço. Os protocolos em uso não têm sido capazes de oferecer cura aos nossos pacientes. No entanto, em alguns casos, podemos prolongar suas sobrevidas. Ainda que não tenhamos um tratamento ideal, as evidências sugerem que o tratamento multimodal, combinado de cirurgia, radioterapia e quimioterapia, traga os melhores resultados. Pelo menos até surgirem novas modalidades terapêuticas mais eficazes.

REFERÊNCIAS BIBLIOGRÁFICAS

1. Schlumberger M, Pacini F. *Thyroid Tumors*. 2nd ed. Paris: Éditions Nucléon; 2003.
2. Aldinger KA, Samaan NA, Ibanez M, Hill CS Jr. Anaplastic carcinoma of the thyroid: a review of 84 cases of spindle and giant cell carcinoma of the thyroid. *Cancer* 1978;41(6):2267-75.
3. Carvalho MB, Amar A. Diagnóstico e Tratamento do Carcinoma Anaplásico da Glândula Tireóidea. In: Carvalho MB, editor. *Tratado de Tireoide e Paratireoides*. 1 ed. Rio de Janeiro: Editora Rubio; 2007. p. 555-64.
4. Akaishi J, Sugino K, Kitagawa W et al. Prognostic factors and treatment outcomes of 100 cases of anaplastic thyroid carcinoma. *Thyroid* 2011;21(11):1183-9.
5. Perri F, Lorenzo GD, Scarpati GD, Buonerba C. Anaplastic thyroid carcinoma: A comprehensive review of current and future therapeutic options. *World J Clin Oncol* 2011;2(3):150-7.

6. McIver B, Hay ID, Giuffrida DF et al. Anaplastic thyroid carcinoma: a 50-year experience at a single institution. *Surgery* 2001;130(6):1028-34.
7. Carvalho GA, Graf H. Anaplastic thyroid carcinoma. *Arq Bras Endocrinol Metab* 2005;49(5):719-24.
8. Graf H, Miasaki FY, Herter NT. Seguimiento en el carcinoma indiferenciado de tiroides. In: Novelli JL, Sánchez A, editors. *Seguimiento em el Cáncer de Tiroides*. Rosario: Unr Editora; 2005. p. 339-50.
9. Ain KB. Anaplastic thyroid carcinoma: behavior, biology, and therapeutic approaches. *Thyroid* 1998;8(8):715-26.
10. Venkatesh YS, Ordonez NG, Schultz PN et al. Anaplastic carcinoma of the thyroid. A clinicopathologic study of 121 cases. *Cancer* 1990;66(2):321-30.
11. Adamson LA, Fowler LJ, Clare-Salzler MJ, Hobbs JA. Parvovirus B19 infection in Hashimoto's thyroiditis, papillary thyroid carcinoma, and anaplastic thyroid carcinoma. *Thyroid* 2011;21(4):411-7.
12. Besic N, Hocevar M, Zgajnar J. Lower incidence of anaplastic carcinoma after higher iodination of salt in Slovenia. *Thyroid* 2010;20(6):623-6.
13. Gomez Segovia I, Gallowitsch HJ, Kresnik E et al. Descriptive epidemiology of thyroid carcinoma in Carinthia, Austria: 1984-2001. Histopathologic features and tumor classification of 734 cases under elevated general iodination of table salt since 1990: population-based age-stratified analysis on thyroid carcinoma incidence. *Thyroid* 2004;14(4):277-86.
14. Soares P, Cameselle-Teijeiro J, Sobrinho-Simoes M. Immunohistochemical detection of p53 in differentiated, poorly differentiated and undifferentiated carcinomas of the thyroid. *Histopathology* 1994;24(3):205-10.
15. Smallridge RC, Ain KB, Asa SL et al. American Thyroid Association guidelines for management of patients with anaplastic thyroid cancer. *Thyroid* 2012;22(11):1104-39.
16. Sorrentino R, Libertini S, Pallante PL et al. Aurora B overexpression associates with the thyroid carcinoma undifferentiated phenotype and is required for thyroid carcinoma cell proliferation. *J Clin Endocrinol Metab* 2005;90(2):928-35.
17. Soares FA, Begnami MDFS. Classificação Anatomopatológica das Neoplasias da Glândula Tireóidea. In: Carvalho MB, editor. *Tratado de Tireoide e Paratireoides*. Rio de Janeiro: Editora Rubio; 2007. p. 411-31.
18. Giuffrida D, Gharib H. Anaplastic thyroid carcinoma: current diagnosis and treatment. *Ann Oncology* 2000;11(9):1083-9.
19. Schlumberger M, Parmentier C, Delisle MJ et al. Combination therapy for anaplastic giant cell thyroid carcinoma. *Cancer* 1991;67(3):564-6.
20. Ain KB, Egorin MJ, DeSimone PA. Treatment of anaplastic thyroid carcinoma with paclitaxel: phase 2 trial using ninety-six-hour infusion. Collaborative Anaplastic Thyroid Cancer Health Intervention Trials (CATCHIT) Group. *Thyroid* 2000;10(7):587-94.
21. Yeung SC, Xu G, Pan J et al. Manumycin enhances the cytotoxic effect of paclitaxel on anaplastic thyroid carcinoma cells. *Cancer Res* 2000;60(3):650-6.
22. Xu G, Pan J, Martin C, Yeung SC. Angiogenesis inhibition in the in vivo antineoplastic effect of manumycin and paclitaxel against anaplastic thyroid carcinoma. *J Clin Endocrinol Metabol* 2001;86(4):1769-77.
23. Santini F, Bottici V, Elisei R et al. Cytotoxic effects of carboplatinum and epirubicin in the setting of an elevated serum thyrotropin for advanced poorly differentiated thyroid cancer. *J Clin Endocrinol Metabol* 2002;87(9):4160-5.
24. Sosa JA, Elisei R, Jarzab B et al. Randomized safety and efficacy study of fosbretabulin with paclitaxel/carboplatin against anaplastic thyroid carcinoma. *Thyroid* 2013.
25. Kim E, Matsuse M, Saenko V et al. Imatinib enhances docetaxel-induced apoptosis through inhibition of nuclear factor-kappaB activation in anaplastic thyroid carcinoma cells. *Thyroid* 2012;22(7):717-24.
26. Russo MA, Kang KS, Di Cristofano A. The PLK1 inhibitor GSK461364A is effective in poorly differentiated and anaplastic thyroid carcinoma cells, independent of the nature of their driver mutations. *Thyroid* 2013.
27. Wang CY, Zhong WB, Chang TC et al. Lovastatin, a 3-hydroxy-3-methylglutaryl coenzyme A reductase inhibitor, induces apoptosis and differentiation in human anaplastic thyroid carcinoma cells. *J Clinical Endocrinol Metabol* 2003;88(7):3021-6.
28. Dohan O, De la Vieja A, Paroder V et al. The sodium/iodide Symporter (NIS): characterization, regulation, and medical significance. *Endocr Rev* 2003;24(1):48-77.
29. Furuya F, Shimura H, Suzuki H et al. Histone deacetylase inhibitors restore radioiodide uptake and retention in poorly differentiated and anaplastic thyroid cancer cells by expression of the sodium/iodide symporter thyroperoxidase and thyroglobulin. *Endocrinology* 2004;145(6):2865-75.
30. Venkataraman GM, Yatin M, Marcinek R, Ain KB. Restoration of iodide uptake in dedifferentiated thyroid carcinoma: relationship to human Na+/I-symporter gene methylation status. *J Clin Endocrinol Metabol* 1999;84(7):2449-57.
31. Braga-Basaria M, Ringel MD. Clinical review 158: Beyond radioiodine: a review of potential new therapeutic approaches for thyroid cancer. *J Clin Endocrinol Metabol* 2003;88(5):1947-60.

CARCINOMA MEDULAR DE TIREOIDE

Maria Cecília Martins Costa

INTRODUÇÃO

O carcinoma medular de tireoide (CMT) foi inicialmente descrito por Jaquet, em 1906, na literatura alemã como "bócio maligno com coloide".[1] Porém, apenas em 1959 recebeu uma descrição histológica definitiva.[2] Diferentemente dos outros tumores da tireoide originados das células foliculares, o CMT é um tumor neuroendócrino, originado de células C parafoliculares derivadas da crista neural.[3]

EPIDEMIOLOGIA

O CMT corresponde a cerca de 1 a 2% dos cânceres de tireoide segundo estatísticas norte-americanas mais recentes,[3] uma prevalência menor do que a previamente citada de 2-5%.[4,5]

No Brasil, a disponibilidade de dados epidemiológicos específicos para CMT é ainda limitada. A maior parte dos dados disponibilizados é referente ao número de carcinomas de tireoide em geral.[6] Entretanto, em estudo referente ao período de 1997 a 2008, Veiga et al. avaliaram a incidência geral de câncer de tireoide, além da incidência por subtipos, tanto no Estado de São Paulo, como nos Estados Unidos. Em relação ao CMT, a incidência anual por 100.000 indivíduos no Estado de São Paulo foi de 0,56 em mulheres e 0,15 em homens, enquanto a norte-americana foi de 0,17 em mulheres e 0,13 em homens.[7] Assumindo que a incidência de CMT no Brasil seja semelhante à paulista, em 2018, foram diagnosticados cerca de 594 casos novos de CMT/ano em mulheres e 155 casos novos/ano em homens no Brasil, e 26 casos novos de CMT/ano em mulheres e 7 casos novos/ano no Estado do Ceará.[6]

APRESENTAÇÃO CLÍNICA

A maior parte dos casos de CMT (~75%), apresenta-se de forma esporádica, manifestando-se geralmente como um nódulo tireóideo solitário, em indivíduos mais velhos, por volta da 5ª ou 6ª décadas de vida.[8]

Por outro lado, em cerca de 20-25% dos casos, o CMT tem origem hereditária, relacionado com a presença de mutações germinativas no gene RET (REarranged during Transfection). Tais mutações levam às neoplasias endócrinas múltiplas tipo 2 (NEM 2), que afetam aproximadamente 1 em 30.000 indivíduos, e se subdividem em NEM 2A e NEM 2B.[4] Na forma hereditária, os pacientes habitualmente apresentam tumores multicêntricos, que costumam ocupar os terços superior e médio dos lobos tireóideos.[5] Na NEM 2A, a idade em que o tumor se apresenta é variável, a depender de cada mutação;[3] enquanto na NEM 2B, em geral, a apresentação é precoce, ainda na infância, sendo raros os casos com apresentação mais tardia, por volta dos 20-30 anos.[3]

Tanto na forma esporádica como hereditária, o CMT permanece confinado à tireoide por um período variável antes de se metastatizar, inicialmente para linfonodos regionais e, em seguida, para órgãos a distância, como fígado, pulmão, osso e cérebro.[5]

Particularmente em pacientes com CMT hereditário, outros aspectos precisam também ser avaliados, pois podem estar presentes nas síndromes hereditárias como sinas e sintomas de hipercalcemia pelo hiperparatireoidismo primário (HPTP) (constipação intestinal, anorexia, náuseas, vômitos, confusão mental, poliúria, polidipsia, encurtamento do intervalo QT no ECG entre outros); de feocromocitoma (cefaleia, palpitações, sudorese, hipotensão postural, piloereção e alteração súbita da coloração da pele), bem como presença habitus marfanoide; lesão do líquen cutâneo amiloidótico (LCA) – geralmente pruriginosa na região dorsal; neuromas de mucosa e história crônica de constipação intestinal relacionada com doença de Hirschsprung (DH).[9]

O GENE RET E AS FORMAS HEREDITÁRIAS DO CMT

O gene RET foi inicialmente identificado em 1985.[10] Encontra-se no cromossomo 10 (10q11.2) e codifica a proteína RET, um receptor com domínio para tirosina-quinase (TK). A ativação dessa quinase é responsável pela diferenciação e pelo crescimento de vários tecidos em desenvolvimento, incluindo tecidos derivados dos arcos branquiais (paratireoide), da crista neural (cérebro, gânglios simpático e parassimpático, célula C da tireoide, medula suprarrenal e gânglios entéricos), além do sistema urogenital.[5]

Em 1987, dois anos após a identificação inicial do RET no cromossomo 10, o defeito genético causador da NEM 2A foi localizado neste mesmo cromossomo.[11] Menos de uma década depois, em 1993 e 1994, foram demonstrados, respectivamente, que NEM 2A e NEM 2B são causadas por mutações germinativas no RET herdadas de forma autossômica dominante.[12-16] Tais mutações levam à produção de uma proteína anômala com consequente efeito de "ganho de função" por ativação constitutiva de TK. Atualmente já foram identificadas mais de 100 alterações genéticas envolvendo o RET na gênese das NEM 2, dentre mutações, duplicações, inserções e deleções.[3] O gene RET apresenta 21 éxons, porém mais de 95% das alterações genéticas estão presentes em um dos seis éxons: 10, 11, 13, 14, 15 e 16; embora mutações nos éxons 5 e 8 também tenham sido observadas em raras ocasiões.[17,18] Aproximadamente 98% dos casos índices com NEM 2 apresentam mutação no *RET* identificável.[19,20] Em relação à NEM 2B, mais de 50% dos casos são portadores de mutações *de novo*.[21,22]

Conforme recomendação da American Thyroid Association (ATA), uma vez identificada uma mutação *RET*, o sequenciamento deste gene deve ser oferecido para todos os seus parentes de primeiro grau.[3,4] Além disso, aproximadamente 3-7% dos pacientes com suposto CMT esporádico na realidade apresentam CMT hereditário.[23,24] Desta forma, o sequenciamento genético deveria ser oferecido a todos os pacientes com diagnóstico de CMT, mesmo naqueles sem história familiar para esta neoplasia ou outros componentes da síndrome NEM 2.[3]

O último consenso da ATA classifica a NEM 2 em duas síndromes: NEM 2A e 2B. A NEM 2A corresponde a 95% dos casos e apresenta 4 variantes: 1. a NEM 2A clássica, presença de CMT e, menos frequentemente, de feocromocitoma (FEO) e/ou hiperparatireoidismo (HPTP); 2. a NEM 2A com líquen cutâneo amiloidótico (LCA); 3. a NEM 2A com Doença de Hirschsprung (DH); 4. e o CMT familial isolado – CMTF (famílias ou indivíduos com mutação germinativa do *RET* que têm CMT, mas não apresentam feocromocitoma ou HPTP).[3] A NEM 2A clássica costuma cursar com CMT em praticamente todos os pacientes, e com uma frequência variável tanto de feocromocitoma (4-88%) quanto de HPTP (2-30%), a depender da mutação apresentada e da idade do paciente.[3]

Além de apresentar uma nova classificação das variantes da NEM 2A, o último consenso à ATA classifica as mutações do *RET* de acordo com o risco de gravidade do CMT em muito alto risco, alto risco e moderado risco,[3] conforme apresentado no Quadro 30-1. Pacientes com mutação no códon 634 do *RET* (ATA-alto risco), tipicamente relacionada com a NEM 2A, geralmente desenvolvem CMT nos primeiros 5 anos de vida. Portanto, devem realizar exame físico anual, ultrassonografia (US) cervical e dosagem de calcitonina sérica a partir dos 3 anos de idade.[25] Pacientes com mutações ATA-moderado risco quando comparados a crianças com mutações ATA-alto risco costumam desenvolver CMT menos agressivo e de início mais tardio. Entretanto, o tumor pode ter uma apresentação clínica variável dentro de uma mesma família, podendo haver discrepância tanto quanto à idade de diagnóstico da neoplasia, quanto ao nível de agressividade.[5]

Já a NEM 2B é a forma mais rara e agressiva de NEM 2. Corresponde a 5% dos CMTs de origem hereditária. Pacientes com NEM 2B desenvolvem, além do CMT, feocromocitoma e um fenótipo caracterizado por *habitus* marfanoide, anormalidades oculares (espessamento dos nervos corneanos, olho seco e incapacidade de produzir lágrimas), manifestações musculoesqueléticas (face alongada típica, encurvamento das extremidades, escoliose, *pectus excavatum, pes cavus* e deslizamento da cabeça do fêmur), e ganglioneuromatose difusa, envolvendo todo trato gastrointestinal. Mais de 90% dos pacientes apresentam sintomas gastrointestinais, como dor abdominal, constipação, alternando com diarreia, distensão e megacólon. Os sintomas gastrointestinais são particularmente evidentes em crianças e adultos jovens, e pode haver necessidade de procedimento cirúrgico para alívio dos sintomas.[26,27] O reconhecimento dos sintomas gastrointestinais e das demais características fenotípicas da síndrome é fundamental para permitir diagnóstico mais precoce, uma vez que o CMT da NEM 2B seja altamente agressivo, metastatiza precocemente para linfonodos cervicais e mediastinais, bem como a distância, principalmente para fígado, pulmões e rins. Portanto, quando o diagnóstico da síndrome é feito pelo diagnóstico do CMT, em geral, a neoplasia tireóidea já se encontra em estágio muito avançado.[28-31]

Aproximadamente 75% dos casos recém-diagnosticados de NEM 2B apresentam uma mutação *de novo*. Nessa situação os pais são normais, e a doença no feto é, portanto, inesperada, o que pode levar a um atraso do diagnóstico da síndrome.[3] Em uma série de 21 pacientes com NEM 2B, a idade média de diagnóstico foi aos 14,2 anos.[32] Cerca de 25% dos casos ocorrem em famílias com manifestações prévias de NEM 2B.[3]

Nos últimos 15 anos, vários consensos foram publicados com foco nas indicações e tempo recomendado para tireoidectomia profilática em carreadores de mutações germinativas.[4,33-35] Ao mesmo tempo que a classificação dessas mutações em risco de aparecimento precoce e gravidade facilitou o manejo da síndrome na prática clínica, alguns desafios começaram a ser vivenciados pelas equipes que acompanham essas famílias, como, por exemplo, a dificuldade de classificação de certas mutações em situações em que ocorre grande variabilidade de apresentação clínica em pacientes de uma mesma família.[5] A correlação genótipo-fenótipo das mutações já identificadas do gene *RET* e a classificação de gravidade de cada mutação de acordo com a ATA estão expostas no Quadro 30-1.

DIAGNÓSTICO

Diagnóstico Clínico

O diagnóstico do CMT pela palpação de nódulo tireóideo ao exame físico costuma ser tardio, uma vez que o CMT seja caracterizado por uma disseminação precoce por linfonodos locorregionais, que habitualmente acontece antes de o tumor primário ser diagnosticado.[36]

Diagnóstico por Imagem

A US de tireoide é uma importante ferramenta para o diagnóstico de nódulos malignos de tireoide, bem como linfonodos metastáticos. Entretanto, é um exame operador-dependente, o que representa uma importante limitação desse método diagnóstico.[8]

As características que levam à suspeição de malignidade são: hipoecogenicidade, microcalcificações, margens irregulares, vascularização predominantemente central e presença de linfadenomegalia cervical.[37-39] No caso específico do CMT, podem ser visualizados focos ecogênicos brilhantes intranodulares que, histologicamente, se correlacionam com os depósitos de cálcio circundados por amiloide.[40]

Importância da Punção Aspirativa por Agulha Fina (PAAF) Guiada por US

Nódulos com características ultrassonográficas suspeitas devem ser submetidos à PAAF guiada por US. Se a citologia for sugestiva de CMT, devem-se solicitar dosagens séricas de calcitonina (Ctn) e CEA.[3] Entretanto, já foi demonstrado em pacientes com CMT que a cito-PAAF apesar de ser uma importante ferramenta na avaliação de nódulos tireóideos, quando analisada isoladamente, apresenta uma baixa sensibilidade

Quadro 30-1. Relação entre Mutações Comuns do *RET* e o Risco de Agressividade do CMT em NEM 2A e 2B e entre Incidência de FEO, LCA e DH em NEM 2A

Mutação RET [a]	Éxon	Risco de CMT [b]	Incidência de FEO [c]	Incidência de HPTP [c]	LCA [d]	DH [d]
G533C	8	Mod	+	-	N	N
C609F/G/R/S/Y	10	Mod	+/++	+	N	S
C611F/G/S/Y/W	10	Mod	+/++	+	N	S
C618F/R/S	10	Mod	+/++	+	N	S
C620F/R/S	10	Mod	+/++	+	N	S
C630R/Y	11	Mod	+/++	+	N	N
D631Y	11	Mod	+++	-	N	N
C634F/G/R/S/W/Y	11	Alto	+++	++	S	N
K666E	11	Mod	+	-	N	N
E768D	13	Mod	-	-	N	N
L790F	13	Mod	+	-	N	N
V804L	14	Mod	+	+	N	N
V804M	14	Mod	+	+	S	N
A883F	15	Alto	+++	-	N	N
S891A	15	Mod	+	-	N	N
R912P	16	Mod	-	-	N	N
M918T	16	M. Alto	+++	-	N	N

CMT: carcinoma medular de tireoide; DH: doença de Hirschsprung; FEO: feocromocitoma, HPTP: hiperparatireoidismo primário; LCA: líquen cutâneo amiloidótico; NEM 2A: neoplasia endócrina múltipla tipo 2A, NEM 2B: neoplasia endócrina múltipla tipo 2B.
[a] As referências para cada mutação podem ser encontradas nas diretrizes revisadas da Associação Americana de Tireoide para CMT (3).
[b] Mod: moderado; M. alto: muito alto.
[c] + = ~10%; ++ = ~20-30%; +++ = ~50%.
[d] S: associação presente; N: associação ausente.
Adaptado de Wells SA et al. 2015.[3]

para diagnóstico de CMT, limitando os planejamentos pré-operatório e cirúrgico em mais de 50% dos pacientes.[41] Essa baixa sensibilidade na maior parte dos casos se deve às amostras insatisfatórias e aos casos de bócio multinodular, em que o nódulo maligno não seja selecionado para a punção.[42] Além disso, o CMT pode apresentar achados citológicos similares aos de outras neoplasias malignas da tireoide (particularmente lesões foliculares, Bethesda III/IV).[42,43] Nesse contexto, a dosagem de Ctn do lavado da agulha pode ser uma ferramenta importante para melhorar a sensibilidade da PAAF no diagnóstico de CMT.[44,45]

Dessa forma, recomenda-se que a cito-PAAF seja interpretada em conjunto com dados clínicos e ultrassonográficos a fim de se obter um diagnóstico preciso e uma conduta assertiva frente a esta neoplasia.[3]

Caso o paciente também apresente linfonodos suspeitos, deve-se, da mesma forma, submetê-los à PAAF para estudo citológico e dosagem de calcitonina do aspirado linfonodal. Infelizmente, o CMT não tem sido diagnosticado de forma precoce, sendo que ao diagnóstico, metástases linfonodais estão presentes em 50% dos pacientes, enquanto metástases para fígado, pulmão e ossos estão presentes em 20% dos pacientes. Metástases linfonodais podem, inclusive, ser o primeiro achado ao exame físico desta neoplasia. Outras manifestações clínicas que podem acompanhar a doença são a diarreia aquosa e o *flush* cutâneo presentes em 1/3 dos pacientes e, mais frequentemente, naqueles com grandes massas tumorais.[9]

Diagnóstico Bioquímico

A calcitonina sérica (sCtn) é um biomarcador do CMT. Entretanto o aumento da concentração de sCtn pode estar associado a outras condições, como uso de medicações (inibidores de bomba de prótons, corticoide, betabloqueadores, glucagon), e a patologias, como tireoidite autoimune, insuficiência renal crônica, hiperparatireoidismo e neoplasias neuroendócrinas.[46-48] A presença de anticorpos heterófilos também pode interferir na dosagem, causando valores na maior parte das vezes, falsamente elevados, e mais raramente baixos.[48] Ainda, a presença de macroagregados autoimunes de Ctn, a macrocalcitonina, também pode resultar em valores falsamente elevados do peptídeo.[49] Apesar disso, grupos europeus acreditam que a dosagem da calcitonina sérica na avaliação de nódulos tireóideos é benéfica tendo em vista a possibilidade de diagnóstico precoce do CMT.[50-53] Porém, a dosagem de sCtn na avaliação do nódulo da tireoide ainda é controversa, pela possibilidade de resultados falso-positivos ou falso-negativos.[3,8]

Diagnóstico Patológico

Macroscopicamente, o CMT apresenta-se como uma massa sólida, branco-acinzentada, frequentemente dura, bem circunscrita, porém não encapsulada. À microscopia óptica, apresenta células com citoplasma granular abundante que, à microscopia eletrônica, mostra pequenos grânulos de secreção elétron-densos limitados por membrana. As células podem ser fusiformes, poligonais ou ovais, com núcleo central. As figuras mitóticas são pouco frequentes. A presença de amiloide é considerada uma característica do CMT. O amiloide do CMT difere do encontrado em outras doenças e é formado, possivelmente, a partir da calcitonina ou de pró-calcitonina.[54,55]

Pode haver, ainda, grande variedade histológica do CMT a ponto de ser confundido com carcinoma papilífero da tireoide (CPT), carcinoma folicular da tireoide (CFT), paraganglioma, linfoma ou mesmo sarcoma. Essa confusão diagnóstica é ampliada pela presença de variantes oncocíticas desses tumores.[3]

Nas formas hereditárias, observa-se a ocorrência de hiperplasia de células C (HCC), que são consideradas lesões precursoras do CMT. Os principais marcadores do CMT são a calcitonina (Ctn) e o antígeno carcinoembrionário (CEA); porém, podem ainda expressar citoqueratinas, fator de transcrição da tireoide-1 (TTF1) e cromogranina A.[3]

ESTADIAMENTO

Em relação ao estadiamento pós-operatório dos tumores de tireoide, o mais utilizado e recomendado pela ATA é o sistema de classificação TNM (tumor, linfonodos, metástases da American Joint Committee on Cancer (AJCC)/*Tumor Nodes Metastasis (TNM)*,[3,56] conforme observado no Quadro 30-2.

PROGNÓSTICO

O maior preditor de sobrevida em pacientes com CMT, seja hereditário seja esporádico, é o estágio em que a doença foi diagnosticada. O prognóstico costuma ser muito bom em pacientes com calcitonina sérica menor que 150 pg/mL, com CMT menor que 1 cm, e naqueles sem comprometimento linfonodal.[57] Fatores prognósticos que predizem resultados adversos são: idade avançada ao diagnóstico, extensão do tumor primário, comprometimento de linfonodos e presença de metástases a distância.[58-63]

Em um estudo populacional, a sobrevida em 10 anos foi maior que 90% em pacientes com doença localizada, enquanto para pacientes com doença regional foi de 78% e naqueles com metástase a distância foi de 40%.[64] Apenas 10% dos pacientes com metástases em linfonodos cervicais foram curados com tireoidectomia total e esvaziamento cervical.[57,65,66]

TRATAMENTO

A cirurgia é a principal modalidade de tratamento para CMT, sendo a única que possibilita cura a depender do estágio em que a doença foi diagnosticada [3]. Em pacientes com tumor restrito à glândula tireoide, a cirurgia recomendada é a tireoidectomia total com esvaziamento central. O esvaziamento do

Quadro 30-2. Classificação AJCC/TNM para CMT

T – Tumor primário	N – Metástases linfonodais	M – Metástases a distância
▪ Tx – não pode ser avaliado ▪ T1 – tumor de até 2 cm limitado à tireoide (T1a: < 1 cm e T1b: 1-2 cm) ▪ T2 – tumor > 2 cm até 4 cm limitado à tireoide ▪ T3 – tumor > 4 cm ou com extensão extratireóidea mínima ▪ T4a – tumor de qualquer tamanho que se estende além da cápsula tireóidea, invadindo partes moles, laringe, traqueia, esôfago ou nervo laríngeo recorrente ▪ T4b – tumor invade fáscia pré-vertebral ou artéria carótida/vasos mediastinais	▪ Nx – não pode ser avaliado ▪ N0 – ausente ▪ N1a – metástases em linfonodos no nível VI (pré-traqueal, paratraqueal, pré-laríngeo) ▪ N1b – metástase cervical unilateral, bilateral ou contralateral ao tumor ou mediastinal superior	▪ Mx – não pode ser avaliado ▪ M0 – ausente ▪ M1 – presente

Estadiamento	Grupos
I	T1, N0, M0
II	T2, N0, M0 T3, N0, M0
III	T1, N1a, M0 T2, N1a, M0 T3, N1a, M0
IV A	T4a, N0, M0 T4a, N1a, M0 T1, N1b, M0 T2, N1b, M0 T3, N1b, M0 T4a, N1b, M0
IV B	T4b, qualquer N, M0
IV C	Qualquer T, qualquer N, M1

Adaptado de Edge SB, Byrd DR, Compton CC *et al. AJCC Cancer Staging Manual.* 7th edition ed. Chicago: Springer; 2010.[56]

compartimento lateral deve ser reservado a pacientes com comprovada presença de metástases em tal compartimento.[3,4,63]

Na presença de doença avançada localmente ou a distância, realizar cirurgia cervical menos agressiva é mais apropriado (para manter a doença local controlada enquanto se preservam a fala, deglutição e a função paratireóidea).[3] Em pacientes com extensas metástases a distância, uma cirurgia cervical paliativa pode ainda ser necessária quando há dor, ou evidência de comprometimento traqueal e necessidade de manter pérvia a via aérea. Por outro lado, se houver muita doença extracervical, a mesma pode ser apenas acompanhada, e a cirurgia adiada, apesar de esta decisão não ter sido unânime nas últimas recomendações da ATA.[3,4]

A RT pós-operatória pode ser usada como terapia adjuvante em região cervical e mediastino de pacientes que fizeram uma ressecção grosseiramente incompleta (ressecção R2) e também naqueles que tenham margens microscópicas positivas (ressecção R1) após a cirurgia para ressecção de massa tumoral de moderada à grande, envolvendo o compartimento central (nVI) e um ou ambos compartimentos laterais (níveis II a V).[3,4]

RT externa não deve ser usada para substituir cirurgia em pacientes que apresentem focos tumorais em região cervical passíveis de ressecção sem morbidade excessiva. Uma reoperação após uma RT é muito mais difícil e pode não ser segura ou tecnicamente possível. Sendo assim, sempre antes de indicar RT, a equipe médica precisa estar segura de que a cirurgia realizada tenha sido adequada, ou seja, que o que poderia ser ressecado de massa tumoral foi feito, ainda que em alguns casos não seja possível ressecar totalmente.[3,4]

Até recentemente, a única droga aprovada pela Food and Drug Administration (FDA) para o tratamento do CMT avançado era a doxorrubicina.[67,68] Porém, não deve ser considerada como terapia de primeira linha para pacientes com CMT recorrente ou persistente dado à baixa taxa de resposta e o advento de novas substâncias promissoras em estudos clínicos.[5]

Em geral, os cânceres de tireoide não respondem bem à quimioterapia, mas dados interessantes mostram que, nos últimos 10 anos, estão surgindo opções de tratamento com terapias-alvo, como os inibidores de tirosina-quinases (ITK).[69] Ao contrário dos medicamentos quimioterápicos padrão, que agem sobre as células em desenvolvimento, incluindo as células tumorais, a terapia-alvo ataca alvos específicos constitutivamente ativados nas células cancerígenas.[5] Algumas dessas medicações têm ganhado notoriedade no manejo dos pacientes com CMT avançado (Quadro 30-3).[5]

Dentre os ITKs utilizados no tratamento do CMT metastático progressivo destacam-se o Vandetanibe e o Cabozantinibe, que já foram aprovadas pela FDA por demonstrarem significativa melhora da sobrevida livre de progressão da doença, quando comparadas ao placebo.[70,71] No Brasil, até o momento, apenas o Vandetanibe foi aprovado.[8] Entretanto, tais medicações costumam apresentar efeitos adversos, sendo necessário, em alguns casos, redução da dose ou até mesmo suspensão.[5]

Algumas outras medicações com ação ITK ainda estão em fase de estudo para tratamento do CMT avançado, como, por exemplo, o Motesanibe (Fase 2), o Everolimus associado ao Vatalanibe (Fase I), e o Lenvatinibe (observacional).[69]

Quadro 30-3. Ensaios Clínicos Envolvendo Terapia-Alvo Molecular em Pacientes com Carcinoma Medular de Tireoide

Droga	Estudo	Nº de pacientes	Resposta parcial (%)	Doença Estável (Critérios RECIST) (%)	Tempo de sobrevida livre de progressão da doença (meses)
Axitinibe	Fase II	11	18	27[a]	ND
Motesanibe	Fase II	91	2	48[b]	12
Sorafenibe	Fase II	16	6,3	87,5[a]	17,9
Sunitinibe	Fase II	6	50	ND	ND
Vandetanibe	Fase II	30	20	53[b]	27,9[c]
Vandetanibe (100 mg/d)	Fase II	19	16	53[b]	ND
Vandetanibe (300 mg/d)	Fase III	231/100	0,46 (HR)	0,46 (TRG)	30,5[c]
Cabozantinibe	Fase II	37	29	41[b]	ND
Cabozantinibe	Fase III	219/111	0,28 (HR)	0,28 (TRG)	11,2[c]
Imatinibe	Fase II	15	0	27[b]	0
Imatinibe	Fase II	9	0	56[a]	0
Sorafenibe e Tipifarnibe	Fase II	13	38	31[b]	17

ND: não disponível; HR: *Hazard ratio* comparando intervalo de remissão em tratados e controles; TRG: Taxa de resposta global.
[a] > 4 meses.
[b] > 6 meses.
[c] Tempo de sobrevida livre de progressão.
Adaptado a partir da referência (5).

ACOMPANHAMENTO

Os marcadores tumorais séricos para CMT (Ctn e CEA) devem ser medidos apenas 2 a 3 meses após a cirurgia, por causa da depuração tardia. Após a tireoidectomia total, deve-se repor levotiroxina e manter TSH dentro do valor de referência.[3]

Os pacientes devem ser avaliados a cada 6 meses com exame físico, US cervical e dosagem dos níveis séricos de Ctn e CEA. Se os marcadores tumorais permanecerem indetectáveis ou dentro do valor de normalidade por 5 anos, então, pode-se aumentar o intervalo de consultas para anualmente. Um marcador confiável de progressão do CMT é o tempo de duplicação (*doubling time*) da Ctn ou CEA. Um *doubling time* de calcitonina entre 6 meses e 2 anos está associado à sobrevida em 5 e 10 anos de 92 e 37%, respectivamente, enquanto um *doubling time* menor que 6 meses está associado a uma sobrevida em 5 e 10 anos de 25 e 8%, respectivamente.[72,73] Os níveis séricos de CT e CEA estão fortemente correlacionados. Em alguns casos, o CEA aumenta progressivamente, enquanto a CT não, o que sugere uma desdiferenciação celular.[74]

Exames para avaliação de metástases a distância são recomendados quando CT está acima de 150 pg/mL, sendo eles, além da US cervical, RM de abdome ou TC de fígado em 3 fases, TC de tórax com contraste, RM de pelve e coluna total e cintilografia óssea. Em casos de sintomas neurológicos devem-se realizar exames de imagem para crânio.[3]

TIREOIDECTOMIA PROFILÁTICA

O sequenciamento genético permite identificar pessoas de uma família que estejam em risco de desenvolver CMT. Esses indivíduos se beneficiam de tireoidectomia antes do aparecimento do CMT ou até quando o tumor está restrito à tireoide. Para se definir a idade ideal para realização da tireoidectomia profilática deve-se levar em consideração o comportamento clínico de cada mutação do *RET*.[3] O Quadro 30-4 resume a conduta a ser adotada na investigação de NEM 2, tanto em relação à idade recomendada para realização dos testes bioquímicos e genéticos, como para a cirurgia profilática do CMT.[75]

As demais mutações podem cursar com ampla variabilidade de apresentação clínica dentro de uma mesma família, o que dificulta a definição de uma idade ideal para realização da tireoidectomia profilática. Alguns médicos têm utilizado a medida da calcitonina basal ou da estimulada para auxiliar nessa decisão,[76] mas essa conduta é controversa e atualmente não é recomendada pelos últimos consensos.[3,4]

As equipes que acompanham famílias com CMT hereditário devem sempre considerar, por um lado, os riscos associados à tireoidectomia em idade muito precoce e, por outro, os riscos de atrasar o procedimento e o paciente desenvolver a neoplasia e esta ultrapassar os limites da tireoide.[5]

Quadro 30-4. Grupos de Risco para a Mutação *RET* com Base na Idade à Manifestação, Agressividade do CMT e Penetrância do FEO ou HPTP

Grupo de risco para CMT	Éxon	Códon	Idade recomendada para o teste genético (anos)	Idade recomendada para cirurgia profilática (anos)
Risco altíssimo	16	918	Logo ao nascer até o 1º ano	Assim que possível, dentro do 1º ano de vida
Risco alto	11	634	3	No máximo até 5 anos
	15	883	3	
Risco moderado	8, 13-15	533, 609, 611, 618, 620, 790, 804, 891	5	A depender do comportamento da mutação. Em geral, no máximo até 10 anos

Risco para FEO (%)	Éxon	Códon	Idade recomendada para o teste bioquímico (anos)	Idade recomendada para cirurgia profilática (anos)
~ 50	16, 11	918, 833, 634	11	Não recomendada cirurgia profilática
~ 20	10	609, 611, 618, 620	16	
~ 5	13-15	804, 891	16	

Risco para HPTP (%)	Éxon	Códon	Idade recomendada para o teste bioquímico (anos)	Idade recomendada para cirurgia profilática (anos)
~ 20	11	634	11	Não recomendada cirurgia profilática
~ 5	10, 13-15	609, 611, 618, 620, 804, 891	16	
Sem risco	16	918	-	

Adaptado de Frank-Raue e Raue[75] *apud* Wells *et al*.[3]

REFERÊNCIAS BIBLIOGRÁFICAS

1. Jaquet AJ. Ein fall von metastasierenden amyloidtumoren (lymphsarcoma). *Virchows Archiv* 1906(185):251-67.
2. Hazard JB, Hawk WA, Crile G Jr. Medullary (solid) carcinoma of the thyroid; a clinicopathologic entity. *J Clin Endocrinol Metab* 1959 Jan;19(1):152-61.
3. Wells SA Jr, Asa SL, Dralle H et al. Revised American Thyroid Association Guidelines for the Management of Medullary Thyroid Carcinoma The American Thyroid Association Guidelines Task Force on Medullary Thyroid Carcinoma. *Thyroid* 2015 Mar 26.
4. Kloos RT, Eng C, Evans DB et al. Medullary thyroid cancer: management guidelines of the American Thyroid Association. *Thyroid* 2009 Jun;19(6):565-612.
5. Wells SA Jr, Pacini F, Robinson BG, Santoro M. Multiple endocrine neoplasia type 2 and familial medullary thyroid carcinoma: an update. *J Clin Endocrinol Metab* 2013 Aug;98(8):3149-64.
6. Instituto Nacional de Câncer José Alencar Gomes da Silva. Estimativa 2016: Incidência de Câncer no Brasil. CdPeV, editor. Rio de Janeiro: INCA; 2015.
7. Veiga LH, Neta G, Aschebrook-Kilfoy B et al. Thyroid cancer incidence patterns in Sao Paulo, Brazil, and the U.S. SEER program, 1997-2008. *Thyroid* 2013 Jun;23(6):748-57.
8. Maia AL, Siqueira DR, Kulcsar MA et al. Diagnosis, treatment, and follow-up of medullary thyroid carcinoma: recommendations by the Thyroid Department of the Brazilian Society of Endocrinology and Metabolism. *Arq Bras Endocrinol Metabol* 2014 Oct;58(7):667-700.
9. Biscolla RPM MR, Mendonça BB. Nódulos e Câncer de Tiróide. In: Atheneu, editor. *Endocrinologia*. São Paulo; 2007. p. 125-41.
10. Takahashi M, Ritz J, Cooper GM. Activation of a novel human transforming gene, ret, by DNA rearrangement. *Cell* 1985 Sep;42(2):581-8.
11. Mathew CG, Chin KS, Easton DF et al. A linked genetic marker for multiple endocrine neoplasia type 2A on chromosome 10. *Nature* 1987 Aug 6-12;328(6130):527-8.
12. Mulligan LM, Kwok JB, Healey CS et al. Germ-line mutations of the RET proto-oncogene in multiple endocrine neoplasia type 2A. *Nature* 1993 Jun 3;363(6428):458-60.
13. Donis-Keller H, Dou S, Chi D et al. Mutations in the RET proto-oncogene are associated with MEN 2A and FMTC. *Hum Mol Genet* 1993 Jul;2(7):851-6.
14. Eng C, Smith DP, Mulligan LM et al. Point mutation within the tyrosine kinase domain of the RET proto-oncogene in multiple endocrine neoplasia type 2B and related sporadic tumours. *Hum Mol Genet* 1994 Feb;3(2):237-41.
15. Carlson KM, Dou S, Chi D et al. Single missense mutation in the tyrosine kinase catalytic domain of the RET protooncogene is associated with multiple endocrine neoplasia type 2B. *Proc Natl Acad Sci U S A* 1994 Feb 15;91(4):1579-83.
16. Hofstra RM, Landsvater RM, Ceccherini I et al. A mutation in the RET proto-oncogene associated with multiple endocrine neoplasia type 2B and sporadic medullary thyroid carcinoma. *Nature* 1994 Jan 27;367(6461):375-6.
17. Da Silva AM, Maciel RM, Da Silva MR et al. A novel germ-line point mutation in RET exon 8 (Gly(533)Cys) in a large kindred with familial medullary thyroid carcinoma. *J Clin Endocrinol Metab* 2003 Nov;88(11):5438-43.
18. Castellone MD, Verrienti A, Magendra Rao D et al. A novel de novo germ-line V292M mutation in the extracellular region of RET in a patient with phaeochromocytoma and medullary thyroid carcinoma: functional characterization. *Clin Endocrinol (Oxf)* 2010 Oct;73(4):529-34.
19. Berndt I, Reuter M, Saller B et al. A new hot spot for mutations in the ret protooncogene causing familial medullary thyroid carcinoma and multiple endocrine neoplasia type 2A. *J Clin Endocrinol Metab* 1998 Mar;83(3):770-4.
20. Niccoli-Sire P, Murat A, Rohmer V et al. Familial medullary thyroid carcinoma with noncysteine ret mutations: phenotype-genotype relationship in a large series of patients. *J Clin Endocrinol Metab* 2001 Aug;86(8):3746-53.
21. Carlson KM, Bracamontes J, Jackson CE et al. Parent-of-origin effects in multiple endocrine neoplasia type 2B. *Am J Hum Genet* 1994 Dec;55(6):1076-82.
22. Kaufman FR, Roe TF, Isaacs H, Jr., Weitzman JJ. Metastatic medullary thyroid carcinoma in young children with mucosal neuroma syndrome. *Pediatrics* 1982 Aug;70(2):263-7.
23. Eng C, Mulligan LM, Smith DP et al. Low frequency of germline mutations in the RET proto-oncogene in patients with apparently sporadic medullary thyroid carcinoma. *Clin Endocrinol (Oxf)*. 1995 Jul;43(1):123-7.
24. Elisei R, Romei C, Cosci B et al. RET genetic screening in patients with medullary thyroid cancer and their relatives: experience with 807 individuals at one center. *J Clin Endocrinol Metab* 2007 Dec;92(12):4725-9.
25. Machens A, Gimm O, Hinze R et al. Genotype-phenotype correlations in hereditary medullary thyroid carcinoma: oncological features and biochemical properties. *J Clin Endocrinol Metab* 2001 Mar;86(3):1104-9.
26. Smith VV, Eng C, Milla PJ. Intestinal ganglioneuromatosis and multiple endocrine neoplasia type 2B: implications for treatment. *Gut* 1999 Jul;45(1):143-6.
27. Cohen MS, Phay JE, Albinson C et al. Gastrointestinal manifestations of multiple endocrine neoplasia type 2. *Ann Surg* 2002 May;235(5):648-54; discussion 54-5.
28. Sanso GE, Domene HM, Garcia R et al. Very early detection of RET proto-oncogene mutation is crucial for preventive thyroidectomy in multiple endocrine neoplasia type 2 children: presence of C-cell malignant disease in asymptomatic carriers. *Cancer* 2002 Jan 15;94(2):323-30.
29. Camacho CP, Hoff AO, Lindsey SC et al. Early diagnosis of multiple endocrine neoplasia type 2B: a challenge for physicians. *Arq Bras Endocrinol Metabol* 2008 Nov;52(8):1393-8.
30. Wray CJ, Rich TA, Waguespack SG, Lee JE, Perrier ND, Evans D et al. Failure to recognize multiple endocrine neoplasia 2B: more common than we think? *Ann Surg Oncol* 2008 Jan;15(1):293-301.
31. Waguespack SG, Rich TA. Multiple endocrine neoplasia [corrected] syndrome type 2B in early childhood: long-term benefit of prophylactic thyroidectomy. *Cancer* 2010 May 1;116(9):2284.
32. Brauckhoff M, Gimm O, Weiss CL et al. Multiple endocrine neoplasia 2B syndrome due to codon 918 mutation: clinical manifestation and course in early and late onset disease. *World J Surg* 2004 Dec;28(12):1305-11.
33. Brandi ML, Gagel RF, Angeli A et al. Guidelines for diagnosis and therapy of MEN type 1 and type 2. *J Clin Endocrinol Metab* 2001 Dec;86(12):5658-71.
34. Tuttle RM, Ball DW, Byrd D et al. Medullary carcinoma. *J Natl Compr Canc Netw* 2010 May;8(5):512-30.
35. Chen H, Sippel RS, O'Dorisio MS et al. The North American Neuroendocrine Tumor Society consensus guideline for the diagnosis and management of neuroendocrine tumors: pheochromocytoma, paraganglioma, and medullary thyroid cancer. *Pancreas* 2010 Aug;39(6):775-83.
36. Raue F, Frank-Raue K. Epidemiology and Clinical Presentation of Medullary Thyroid Carcinoma. *Recent Results Cancer Res* 2015;204:61-90.
37. Peccin S, de Castsro JA, Furlanetto TW et al. Ultrasonography: is it useful in the diagnosis of cancer in thyroid nodules? *J Endocrinol Invest* 2002 Jan;25(1):39-43.
38. Alexander EK, Marqusee E, Orcutt J et al. Thyroid nodule shape and prediction of malignancy. *Thyroid* 2004 Nov;14(11):953-8.
39. Tomimori EK, Bisi H, Medeiros-Neto G, Camargo RY. [Ultrasonographic evaluation of thyroid nodules: comparison

39. with cytologic and histologic diagnosis]. *Arq Bras Endocrinol Metabol* 2004 Feb;48(1):105-13.
40. Gorman B, Charboneau JW, James EM *et al*. Medullary thyroid carcinoma: role of high-resolution US. *Radiology* 1987 Jan;162(1 Pt 1):147-50.
41. Essig GF Jr, Porter K, Schneider D *et al*. Fine needle aspiration and medullary thyroid carcinoma: the risk of inadequate preoperative evaluation and initial surgery when relying upon FNAB cytology alone. *Endocr Pract* 2013 Nov-Dec;19(6):920-7.
42. Shah SS, Faquin WC, Izquierdo R, Khurana KK. FNA of misclassified primary malignant neoplasms of the thyroid: Impact on clinical management. *Cytojournal* 2009;6:1.
43. Forrest CH, Frost FA, de Boer WB *et al*. Medullary carcinoma of the thyroid: accuracy of diagnosis of fine-needle aspiration cytology. *Cancer* 1998 Oct 25;84(5):295-302.
44. Boi F, Maurelli I, Pinna G *et al*. Calcitonin measurement in washout fluid from fine needle aspiration of neck masses in patients with primary and metastatic medullary thyroid carcinoma. *J Clin Endocrinol Metab* 2007 Jun;92(6):2115-8.
45. Siqueira D, Rocha AP, Punales MK, Maia AL. Identification of occult metastases of medullary thyroid carcinoma by calcitonin measurement in washout fluid from fine needle aspiration of cervical lymph node. *Arq Bras Endocrinol Metabol* 2009 Jun;53(4):479-81.
46. Toledo SP, Lourenco DM Jr, Santos MA *et al*. Hypercalcitoninemia is not pathognomonic of medullary thyroid carcinoma. *Clinics* (Sao Paulo) 2009;64(7):699-706.
47. Tashijan AH Jr, Howland BG, Melvin KE, Hill CS Jr. Immunoassay of human calcitonin. *N Engl J Med* 1970 Oct 22;283(17):890-5.
48. Karanikas G, Moameni A, Poetzi C *et al*. Frequency and relevance of elevated calcitonin levels in patients with neoplastic and nonneoplastic thyroid disease and in healthy subjects. *J Clin Endocrinol Metab* 2004 Feb;89(2):515-9.
49. Alves TG, Kasamatsu TS, Yang JH *et al*. Macrocalcitonin is a novel pitfall in the routine of serum calcitonin immunoassay. *J Clin Endocrinol Metab* 2015 Dec 8:jc20153137.
50. Pacini F, Fontanelli M, Fugazzola L *et al*. Routine measurement of serum calcitonin in nodular thyroid diseases allows the preoperative diagnosis of unsuspected sporadic medullary thyroid carcinoma. *J Clin Endocrinol Metab* 1994 Apr;78(4):826-9.
51. Elisei R, Bottici V, Luchetti F *et al*. Impact of routine measurement of serum calcitonin on the diagnosis and outcome of medullary thyroid cancer: experience in 10,864 patients with nodular thyroid disorders. *J Clin Endocrinol Metab* 2004 Jan;89(1):163-8.
52. Elisei R. Routine serum calcitonin measurement in the evaluation of thyroid nodules. *Best Pract Res Clin Endocrinol Metab* 2008 Dec;22(6):941-53.
53. Elisei R, Romei C. Calcitonin estimation in patients with nodular goiter and its significance for early detection of MTC: european comments to the guidelines of the American Thyroid Association. *Thyroid Res* 2013 Mar 14;6 Suppl 1:S2.
54. Sletten K, Westermark P, Natvig JB. Characterization of amyloid fibril proteins from medullary carcinoma of the thyroid. *J Exp Med* 1976 Apr 1;143(4):993-8.
55. Khurana R, Agarwal A, Bajpai VK *et al*. Unraveling the amyloid associated with human medullary thyroid carcinoma. Endocrinology. 2004 Dec;145(12):5465-70.
56. Edge SB, Byrd DR, Compton CC *et al*. *AJCC Cancer Staging Manual*. 7th edition ed. Chicago: Springer; 2010.
57. Machens A, Schneyer U, Holzhausen HJ, Dralle H. Prospects of remission in medullary thyroid carcinoma according to basal calcitonin level. *J Clin Endocrinol Metab* 2005 Apr;90(4):2029-34.
58. Hundahl SA, Fleming ID, Fremgen AM, Menck HR. A National Cancer Data Base report on 53,856 cases of thyroid carcinoma treated in the U.S., 1985-1995 [see commetns]. *Cancer* 1998 Dec 15;83(12):2638-48.
59. Baloch ZW, LiVolsi VA. Prognostic factors in well-differentiated follicular-derived carcinoma and medullary thyroid carcinoma. *Thyroid* 2001 Jul;11(7):637-45.
60. Miccoli P, Minuto MN, Ugolini C *et al*. Clinically unpredictable prognostic factors in the outcome of medullary thyroid cancer. *Endocr Relat Cancer* 2007 Dec;14(4):1099-105.
61. Cupisti K, Wolf A, Raffel A *et al*. Long-term clinical and biochemical follow-up in medullary thyroid carcinoma: a single institution's experience over 20 years. *Ann Surg* 2007 Nov;246(5):815-21.
62. Modigliani E, Cohen R, Campos JM *et al*. Prognostic factors for survival and for biochemical cure in medullary thyroid carcinoma: results in 899 patients. The GETC Study Group. Groupe d'etude des tumeurs a calcitonine. *Clin Endocrinol* (Oxf) 1998 Mar;48(3):265-73.
63. Pacini F, Castagna MG, Brilli L, Pentheroudakis G. Thyroid cancer: ESMO Clinical Practice Guidelines for diagnosis, treatment and follow-up. *Ann Oncol* 2010 May;21 Suppl 5:v214-9.
64. Roman S, Lin R, Sosa JA. Prognosis of medullary thyroid carcinoma: demographic, clinical, and pathologic predictors of survival in 1252 cases. *Cancer* 2006 Nov 1;107(9):2134-42.
65. Machens A, Hofmann C, Hauptmann S, Dralle H. Locoregional recurrence and death from medullary thyroid carcinoma in a contemporaneous series: 5-year results. *Eur J Endocrinol* 2007 Jul;157(1):85-93.
66. Moley JF, Fialkowski EA. Evidence-based approach to the management of sporadic medullary thyroid carcinoma. *World J Surg* 2007 May;31(5):946-56.
67. Scherubl H, Raue F, Ziegler R. Combination chemotherapy of advanced medullary and differentiated thyroid cancer. Phase II study. *J Cancer Res Clin Oncol* 1990;116(1):21-3.
68. Schlumberger M, Abdelmoumene N, Delisle MJ, Couette JE. Treatment of advanced medullary thyroid cancer with an alternating combination of 5 FU-streptozocin and 5 FU-dacarbazine. The Groupe d'Etude des Tumeurs a Calcitonine (GETC). *Br J Cancer* 1995 Feb;71(2):363-5.
69. Viola D, Valerio L, Molinaro E *et al*. Treatment of advanced thyroid cancer with targeted therapies: ten years of experience. *Endocr Relat Cancer* 2016 Apr;23(4):R185-205.
70. Wells SA Jr, Robinson BG, Gagel RF *et al*. Vandetanib in patients with locally advanced or metastatic medullary thyroid cancer: a randomized, double-blind phase III trial. *J Clin Oncol* 2012 Jan 10;30(2):134-41.
71. Elisei R, Schlumberger MJ, Muller SP *et al*. Cabozantinib in progressive medullary thyroid cancer. *J Clin Oncol* 2013 Oct 10;31(29):3639-46.
72. Miyauchi A, Onishi T, Morimoto S *et al*. Relation of doubling time of plasma calcitonin levels to prognosis and recurrence of medullary thyroid carcinoma. *Ann Surg* 1984 Apr;199(4):461-6.
73. Barbet J, Campion L, Kraeber-Bodere F, Chatal JF. Prognostic impact of serum calcitonin and carcinoembryonic antigen doubling-times in patients with medullary thyroid carcinoma. *J Clin Endocrinol Metab* 2005 Nov;90(11):6077-84.
74. Busnardo B, Girelli ME, Simioni N *et al*. Nonparallel patterns of calcitonin and carcinoembryonic antigen levels in the follow-up of medullary thyroid carcinoma. *Cancer* 1984 Jan 15;53(2):278-85.
75. Frank-Raue K, Machens A, Leidig-Bruckner G *et al*. Prevalence and clinical spectrum of nonsecretory medullary thyroid carcinoma in a series of 839 patients with sporadic medullary thyroid carcinoma. *Thyroid* 2013 Mar;23(3):294-300.
76. Elisei R, Romei C, Renzini G *et al*. The timing of total thyroidectomy in RET gene mutation carriers could be personalized and safely planned on the basis of serum calcitonin: 18 years experience at one single center. *J Clin Endocrinol Metab* 2012 Feb;97(2):426-35.

PATOLOGIA DOS TUMORES DA TIREOIDE

Luciana Gomes da Rocha de Arruda
Alessandra Freire da Silva

INTRODUÇÃO

A glândula tireoide contém dois tipos principais de células epiteliais: as células foliculares, que convertem iodo em tiroxina e tri-iodotironina, e as células parafoliculares ou C, que secretam calcitonina (Fig. 31-1). Os tumores da tireoide podem originar-se desses tipos muito diferentes de células ou de elementos estromais não epiteliais, e as características arquiteturais, citológicas e histogenéticas foram levadas em consideração para a classificação das neoplasias. Segundo a Organização Mundial da Saúde (OMS), os tumores primários da tireoide são classificados como epiteliais e não epiteliais, benignos ou malignos (Quadros 31-1 a 31-3). Neste capítulo iremos nos deter nas neoplasias de origem folicular epitelial e citar o carcinoma medular.

A classificação usual dos cânceres de tireoide baseia-se em suas características histológicas e citológicas, muitas das quais foram correlacionadas com o comportamento clínico dos tumores. Além disso, a idade dos pacientes e a extensão dos tumores são particularmente importantes para determinar o prognóstico.

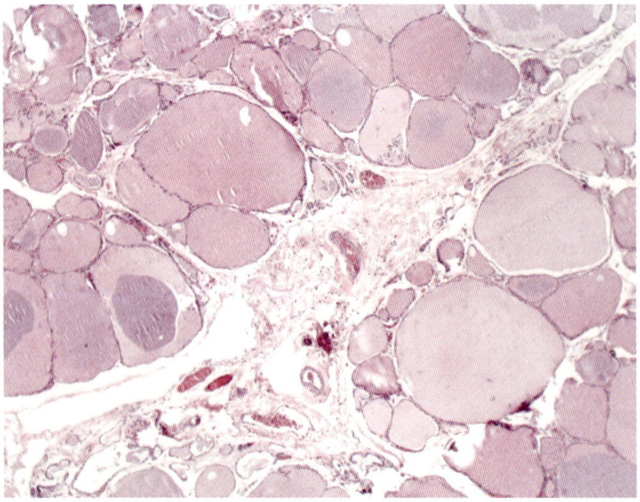

Fig. 31-1. Tecido tireoidiano normal.

Quadro 31-1. Classificação da Organização Mundial da Saúde, 4ª Edição, 2017

Tumores de origem epitelial folicular		
Benignos	*Borderline/ malignidade incerta*	**Malignos**
Adenoma folicular	FT-UMP	Carcinoma papilífero
Tumor trabecular hialinizante	WDT-UMP	Carcinoma folicular
Adenoma de células de Hurthle	NIFTP	Carcinoma de células de Hurthle
		Carcinoma pouco diferenciado
		Carcinoma anaplásico
		Carcinoma de células escamosas

FT-UMP: tumor folicular de potencial maligno incerto; WDT-UMP: tumor bem diferenciado de potencial maligno incerto; NIFTP: neoplasia folicular da tireoide não invasiva com características nucleares papilífero-símile.

Quadro 31-2. Classificação da Organização Mundial da Saúde, 4ª Edição, 2017

Tumores de outras origens epiteliais
Carcinoma tipo glândula salivar
Carcinoma mucoepidermoide
Carcinoma mucoepidermoide esclerosante com eosinofilia
Carcinoma mucinoso
Timoma ectópico
Timoma epitelial intratireoidiano/CASTLE
Tumor epitelial fusiforme com diferenciação tímica-símile
Carcinoma tímico intratireoidiano

Quadro 31-3. Classificação da Organização Mundial da Saúde, 4ª Edição, 2017

Tumores de origem não epitelial		
Paraganglioma	Tumor fibroso solitário	Tumores secundários
Tumor de nervo periférico • Schwanoma • MPNST	Tumor de músculo liso • Leiomioma • Leiomiossarcoma	Tumores hematolinfoides • Histiocitose de células de Langhans • Doença de Rosay-Dorfman • Sarcoma de células dendríticas foliculares • Linfoma primário da tireoide
Tumores vasculares • Hemangioma • Linfangioma • Angiossarcoma	Tumores de células germinativas • Teratoma benigno • Teratoma imaturo • Teratoma maligno	

MPNST: Tumor de bainha do nervo periférico maligno.

ADENOMA FOLICULAR

Definição
- Neoplasia benigna, encapsulada, de células foliculares da tireoide.

Apresentação Clínica
- Acomete de 3-5% dos adultos.
- Mulheres mais frequentemente acometidas que homens (4-5:1).
- Faixa etária: 40-50 anos.
- Nódulos frios e indolores.

Exame Macroscópico
- Tumor solitário e bem delimitado, com clara diferenciação do parênquima tireoidiano adjacente.
- Os tumores são redondos a ovalados, cinza-esbranquiçados a castanhos, dependendo da celularidade.
- A superfície de corte é sólida e homogênea. Podendo conter alterações secundárias/degenerativas: cistos, áreas de infarto, fibrose, hemorragia e calcificação.
- O tamanho é variável, geralmente entre 1-3 cm de diâmetro, grande maioria menor que 4 cm.

Obs.: Avaliação histológica requerida: toda a zona periférica (parênquima, cápsula e tumor), a menos que o nódulo seja muito volumoso, onde se faz uma amostragem representativa (um fragmento por centímetro, tentando representar toda a cápsula). As secções devem ser feitas perpendiculares à cápsula.

Exame Microscópico
- Neoplasia encapsulada, circundada por uma cápsula fibrosa de tecido conectivo (Fig. 31-2).
- Arquitetura tumoral e aparência citológica distinta do parênquima circundante. A celularidade é variável, assim como a arquitetura. Pode ser sólido, trabecular, microfolicular, normofolicular, macrofolicular, insular ou papilar. Um padrão geralmente dominante, no entanto, pode ser misto.
- A quantidade de coloide é geralmente variável e se encontra no lúmen dos folículos. Pode haver calcificação, semelhante a corpos de *psamoma*.
- As células são cuboides a poligonais com amplo citoplasma e limites citoplasmáticos facilmente identificados. Os núcleos são basais (polarizados), uniformemente espaçados, redondos a ovais, com distribuição de cromatina nuclear uniforme. Os nucléolos tendem a ser pequenos e excêntricos. O citoplasma pode ser claro, eosinofílico, anfofílico a oncocítico (Fig. 31-3).
- Figuras mitóticas são incomuns (exceto pós-PAAF que pode estar aumentada por causa da cicatrização).
- Os capilares delicados estão presentes, mas a fibrose intratumoral não é comum, e as alterações pós-PAAF (degeneração cística, hemorragia, macrófagos carregados de hemossiderina, calcificações, fibrose) podem mimetizar invasão.

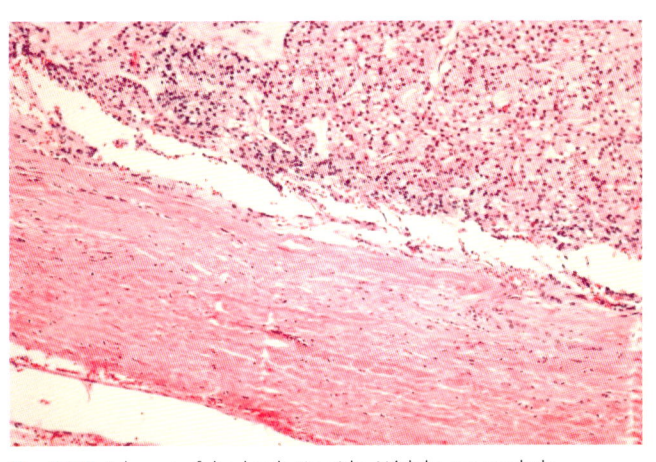

Fig. 31-2. Adenoma folicular da tireoide. Nódulo encapsulado.

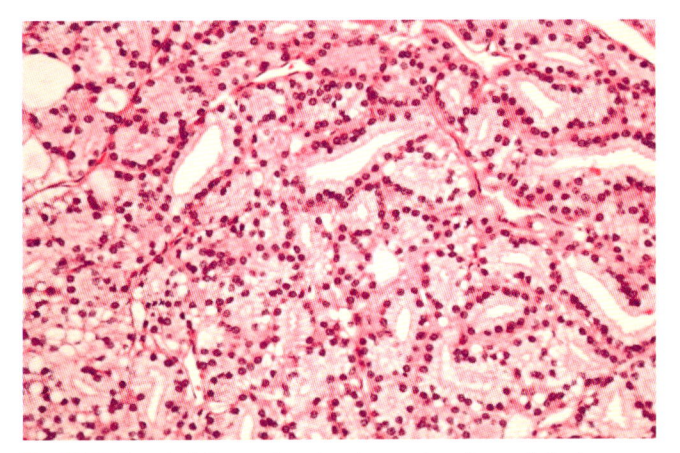

Fig. 31-3. Característica nuclear do adenoma/carcinoma folicular. Ausência de atipia citológica.

Variantes Histológicas

- Adenoma hiperfuncionante (tóxico ou quente):
  - Evidência clínica ou bioquímica de hipertireoidismo decorrente da produção autônoma de tiroxina pelas células tumorais. Histologicamente lembra um adenoma folicular convencional, ou os folículos podem ser forrados por células colunares, inclusive com delicadas projeções papilares luminais. As células possuem abundante citoplasma claro e vacuolado e núcleos basalmente localizados. O coloide é borbulhante, perifericamente recortado. Presença de mutação típica para TSHR e GNAS.
- Adenoma folicular com hiperplasia papilar:
  - Essa variante ocorre preferencialmente em crianças e adolescentes, contém cápsula delgada, alterações císticas pronunciadas e padrão arquitetural papilífero, com papilas delicadas e tipicamente não complexas, com eixo hipocelular edemaciado, que podem conter folículos. As células tumorais são cuboides ou colunares, com núcleos redondos e hipercorados, basalizados, que por definição não contém características citológicas de carcinoma papilífero. Alguns tumores podem apresentar evidência de hiperfunção.
- Lipoadenoma ou adenolipoma:
  - Essa variante contém células adiposas em variadas proporções relacionadas a estruturas foliculares do adenoma. Tem sido relatado em paciente com síndrome de Cowden ou exposição à radiação.
- Adenoma folicular com núcleos bizarros:
  - Essa variante tem sido caracterizada pela presença isolada ou em ninhos de células foliculares com atipias leve, moderada ou acentuada em adenoma folicular. Mais comumente encontrado nos adenomas oncocíticos e em pacientes tratados com iodo radioativo. Figuras de mitose são raras, assim como áreas de necrose ausentes.
- Adenoma folicular com células em anel de sinete:
  - Essa variante é representada pela presença de células com vacúolo citoplasmático que rechaçam o núcleo para periferia, denotando um aspecto em "anel de sinete" para a célula folicular. Esse vacúolo é imunorreativo para tireoglobulina e mucina; e ultraestruturalmente esse vacúolo apresenta-se como um lúmen intracelular forrado por microvilos.
- Adenoma folicular de células claras:
  - Essa variante contém citoplasma claro, que pode ser resultado de balonização mitocondrial, acúmulo de lipídeo ou glicogênio, ou ainda deposição de tireoglobulina. Apresenta imunorreatividade para tireoglobulina e TTF1, o que é muito útil no diagnóstico diferencial com metástase de carcinoma de células claras do rim para tireoide.
- Adenoma folicular negro:
  - Essa variante assim denominada é decorrente do tratamento dos pacientes com minociclina, levando à coloração citoplasmática das células foliculares por pigmento negro e aparência escura à macroscopia do adenoma folicular (Fig. 31-4).

Técnicas Complementares para Diagnóstico

Exame Intraoperatório
- Geralmente de pouca valia na classificação de lesões foliculares.

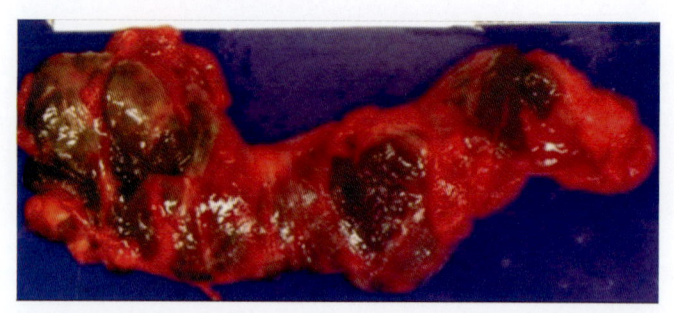

Fig. 31-4. Adenoma folicular negro; aparência enegrecida da lesão pela impregnação de pigmento negro no citoplasma celular.

- É necessária a avaliação de toda a extensão capsular para exclusão de invasão e devida classificação histológica da lesão, com diagnóstico diferencial entre adenoma *versus* carcinoma folicular.

Citologia
- Celularidade moderada à elevada, com formações microfoliculares, que não diferencia entre nódulo adenomatoide, adenoma ou carcinoma folicular.
- Coloide geralmente esparso.
- Ausência de atipia citológica.

Histoquímica
- PAS destaca o coloide.

Estudo Imuno-Histoquímico
- Positivo para citoqueratinas, TTF-1, tireoglobulina e PAX8.

Perfil Genético
- Clonalidade: origem monoclonal.
- Citogenética e perda de heterozigose:
  - Aberração citogenética clonal é identificada em 50% dos adenomas foliculares, a maioria sendo alterações cromossômicas numéricas. A mais comum é a Trissomia do cromossomo 7, seguida dos cromossomos 12 e 5. Translocações envolvendo regiões dos cromossomos 19q13.4 e 2p21 são as mais comuns.
- Mutações somáticas:
  - Mutação do gene RAS ocorre em 30% dos adenomas foliculares, sendo o códon 61 NRAS, seguido do códon 61 HRAS, sendo o KRAS o menos frequentemente envolvido. Rearranjo do PAX8/PPARG, encontrado no carcinoma folicular da tireoide, é encontrado em apenas 8% dos adenomas foliculares. Casos isolados apresentam mutação do BRAF K601E. Mutação do TSHR/GNAS é encontrada nos casos de adenoma hiperfuncionante da tireoide. Mutação do PIK3CA e PTEN ocorre em 5% dos adenomas.
- Suscetibilidade genética:
  - Paciente com síndrome tumoral hamartomatosa PTEN (em particular síndrome de Cowden) e complexo de Carney são suscetíveis ao desenvolvimento de adenoma folicular.

Fatores Prognósticos e Preditivos
- Remoção cirúrgica completa é curativa e não oferece nenhum risco adicional.

Diagnóstico Diferencial
- Carcinoma folicular:
  - Requer identificação de invasões capsular e vascular. Tende a ter maior celularidade. As figuras mitóticas estão frequentemente presentes e em maior número.
- Neoplasia folicular tireoidiana com características nucleares papilífero-símile (NIFTP):
  - Irregularidades nucleares, sulcos nucleares, sobreposição nuclear, inclusões citoplasmáticas intranucleares, clareamento da cromatina nuclear.
- Carcinoma medular:
  - Crescimento invasivo. Coloide escasso. As células são plasmocitoides a fusiformes. O citoplasma é ligeiramente granulado e basófilo a anfofílico. A distribuição de cromatina nuclear em "sal e pimenta".
- Imunorreatividade para calcitonina, CEA, cromogranina, sinaptofisina e TTF-1.
- Nódulo adenomatoide (hiperplásico):
  - Normalmente são múltiplos nódulos.
  - Falta de compressão do parênquima adjacente à tireoide e de cápsula, embora a fibrose possa imitar a cápsula.
  - Tem abundante quantidade de coloide. Pode ter alterações degenerativas: formação de cistos, macrófagos carregados de hemossiderina, sangue, fibrose, calcificação, fissuras de colesterol.
- Adenoma de paratireoide:
  - As bordas das células tendem a ser mais proeminentes. O citoplasma é limpo e bem definido. A cromatina nuclear é mais grosseira.
  - Cromogranina é positiva, mas TTF-1 e tireoglobulina são negativas. Positividade para PTH.

TUMOR TRABECULAR HIALINIZANTE (TTH)
Definição
- Tumor raro de origem folicular com padrão trabecular de crescimento e marcada hialinização intratrabecular.

Apresentação Clínica
- Tumor muito raro e benigno.
- Idade média: 50 anos.
- Mulheres mais frequentemente acometidas que homens (6:1).

Exame Macroscópico
- Neoplasia sólida, bem circunscrita ou encapsulada, de consistência macia à firme, com superfície de corte lobulada, de coloração amarelada à brancacenta.
- O tamanho varia de 0,5 a 7,5 cm, com cerca de metade dos casos medindo menos de 3 cm.

Exame Microscópico
- Neoplasia sólida, bem circunscrita, sem invasão capsular, vascular ou invasão de parênquima tireoidiano.
- Formado por trabéculas ou pequenos ninhos sólidos de células com padrão lobulado ou "Zellballen" (Fig. 31-5).
- As células tumorais geralmente são alongadas ou poligonais, de tamanho intermediário ou volumoso (apenas 11% compostos por pequenas células). O citoplasma tem aspecto variado, de eosinofílico a finamente granular, ocasionalmente claro, por vezes com corpos amarelos perinucleares. O núcleo é vesiculoso e redondo, contendo fendas, vacúolos e membranas irregulares. Mitoses são raras.
- Presença de material hialino intratrabecular de quantidade variável, amiloide-símile (vermelho congo negativo), por vezes envolvendo as células tumorais, que se apresenta PAS positivo à coloração histoquímica, caracterizando-se como membrana basal em sua maioria e em parte como coloide.
- Estroma verdadeiro intratrabecular é escasso e contém apenas delicados capilares.
- Presença de corpos psammomatosos pode estar presente em até 43% dos casos.

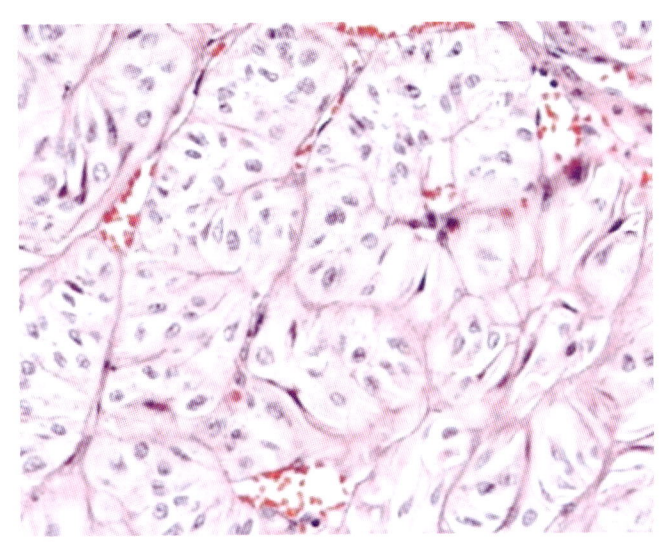

Fig. 31-5. Tumor trabecular hialinizante; trabéculas anastomosantes de células tumorais, com núcleos atípicos.

Técnicas Complementares para Diagnóstico
Exame Intraoperatório
- Nos *imprints*, geralmente a celularidade é moderada, com presença de ninhos sólidos/sinciciais. A atipia citológica é muito semelhante a do carcinoma papilífero ou medular, por causa da presença de material hialino amiloide-símile, devendo ter cautela na avaliação desse resultado.
- Os cortes de congelação podem auxiliar a classificação histológica pela ausência de reação estromal e padrão sólido da neoplasia com características circunscritas da lesão.

Histoquímica
- PAS destaca o coloide e a membrana basal do estroma intratrabecular envolvendo os ninhos e trabéculas de células neoplásicas.

Estudo Imuno-Histoquímico
- Positivo para citoqueratinas, CK7, TTF-1, tireoglobulina e PAX8.
- Negativo para calcitonina, CEA e marcadores neuroendócrinos.
- Ki67 apresenta marcação membranar nas células tumorais, sem expressão nuclear (apenas quando o marcador utilizado é o MIB1 e incubado em temperatura ambiente).

- Imunorreatividade para Galectina 3, HMBE1 e CK19 é irregular, podendo ocorrer de 0-50% dos casos.
- O material hialino é positivo para colágeno tipo IV.

Perfil Genético
- Rearranjo RET/PTC1 ou fusão NCOA4 em aproximadamente metade dos casos de TTH.
- Ausência de mutação no BRAF ou RAS foi detectada.

Fatores Prognósticos e Preditivos
- Prognóstico excelente, com apenas um caso documentado com metástase a distância numa série de 119 casos; sendo essa metástase pulmonar e estando vivo após 5 anos. O curso da doença é benigno após a cirurgia com acompanhamento clínico de 48 anos. Metástase linfonodal é rara.

Diagnóstico Diferencial
- Carcinoma papilífero (CP):
  - Hialinização estromal intratrabecular extensiva é muito rara no CP.
  - Padrão de crescimento invasivo sugere o diagnóstico de CP ou FVTCP.
  - BRAF confirma o CP; mutação RAS confirma TTH.
- Adenoma/carcinoma folicular:
  - Padrão de crescimento invasivo capsular ou vascular confirma o diagnóstico de CF.
  - Hialinização intertrabecular e perivascular pode ser vista em AF e CF.
- Carcinoma medular (CM):
  - Padrão invasivo e multifocal é característico do CM.
  - Ausência de coloide é comum nos dois tumores.
  - Amiloide apresenta positividade para o vermelho congo à luz polarizada no CM.
  - Positividade para calcitonina, CEA e cromogranina; negatividade para tireoglobulina.
- Paraganglioma:
  - Positividade para cromogranina e PTH; negativo para tireoglobulina e TTF1.

TUMORES FOLICULARES *BORDERLINE*
Sinonímia
- Tumores de padrão folicular bem circunscritos ou encapsulados com características nucleares equívocas para carcinoma papilífero da tireoide.

Definição
- Neoplasia derivada de células foliculares com características histológicas *borderline* para o diagnóstico de carcinoma folicular diferenciado.
- Conceito mais controverso introduzido na nova classificação da OMS, 4ª edição, 2017.
- Esse grupo comporta três entidades:
  - Tumor folicular de potencial maligno incerto (FT-UMP).
  - Tumor bem diferenciado de potencial maligno incerto (WDT-UMP) e
  - Neoplasia folicular da tireoide não invasiva com características nucleares papilífero-símile (**NIFTP**).

- **O critério histológico mais importante para as duas primeiras entidades é "invasão vascular e capsular questionável!".**
- **Se a invasão não for questionável no FT-UMP, a lesão é classificada como adenoma ou carcinoma, onde no WDT-UMP, se essa invasão não for questionável, este é classificado como carcinoma papilífero.**

TUMOR FOLICULAR DE POTENCIAL MALIGNO INCERTO (FT-UMP)
Definição
- Neoplasia encapsulada ou circunscrita composta por células foliculares sem características nucleares peculiares do carcinoma papilífero, com invasão vascular e capsular questionável.
- Tumor intermediário entre o adenoma folicular e o carcinoma folicular.

TUMOR BEM DIFERENCIADO DE POTENCIAL MALIGNO INCERTO (WDT-UMP)
Definição
- Neoplasia encapsulada ou circunscrita composta por células foliculares bem diferenciadas, com características nucleares atípicas, porém não peculiares para o carcinoma papilífero (Fig. 31-6).
- Invasão vascular e capsular questionável.
- Tumor intermediário entre o adenoma folicular e o carcinoma folicular.

NEOPLASIA FOLICULAR DA TIREOIDE NÃO INVASIVA COM CARACTERÍSTICAS NUCLEARES PAPILÍFERO-SÍMILE (NIFTP)
Definição
- Neoplasia não invasiva de células foliculares da tireoide de padrão folicular com características nucleares do carcinoma papilífero da tireoide que possui um potencial maligno extremamente baixo.

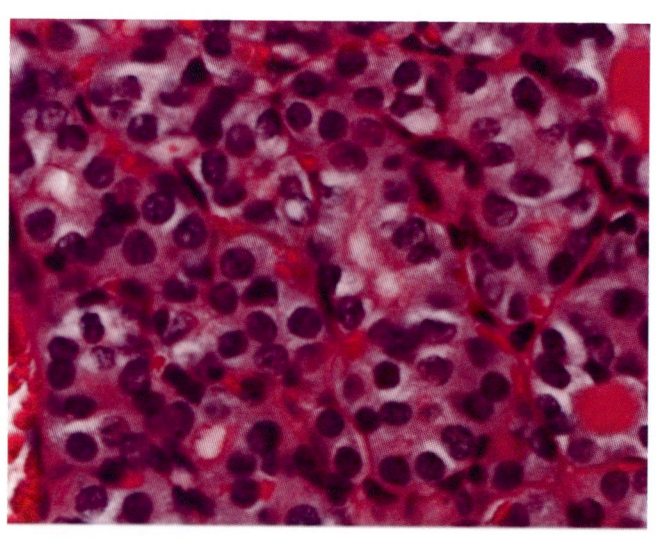

Fig. 31-6. WDT-UMP; atipia citológica questionável em neoplasia de padrão folicular.

Apresentação Clínica
- Representa cerca de 20% de todas as neoplasias da tireoide.
- Idade média: 46 anos; variando: 20-80 anos.
- Mulheres mais frequentemente acometidas que homens (4:1).
- Unifocal em sua grande maioria (~ 60%).

Exame Macroscópico
- Neoplasia solitária, nodular, bem delimitada, com cápsula delgada ou moderadamente definida, podendo por vezes ser mais espessa ou apenas bem demarcada do parênquima adjacente sem cápsula verdadeira.
- Superfície de corte esbranquiçada e castanho brilhante, homogênea.
- Alterações secundárias degenerativas são raras, a menos que secundárias à punção prévia e representadas por hemorragia e degeneração cística.
- O tamanho médio é de 2-4 cm, podendo ser maior.

Exame Microscópico
- Quatro características histológicas são requeridas para o diagnóstico de NIFTP (Fig. 31-7):
  1. Presença nítida de cápsula ou demarcação evidente do parênquima adjacente tireoidiano.
  2. Ausência absoluta de invasão capsular, vascular ou parenquimatosa.
  3. Padrão folicular de crescimento, com < 1% de componente papilar.
  4. Características nucleares do carcinoma papilífero (aumento de volume com sobreposição nuclear, clarificação nuclear, irregularidade da membrana nuclear nos contornos, com presença de fendas e pseudoinclusões).
- Não se pode observar a presença de papilas verdadeiras (eixos fibrovasculares) em mais de 1% da lesão ou presença de corpos psammomatosos nessa entidade.
- Critérios de exclusão para esse diagnóstico são: presença de componente sólido, insular ou trabecular em mais de 30% da lesão; atividade mitótica elevada (maior ou igual a 3 por 10 campos de grande aumento) e presença de necrose tumoral.

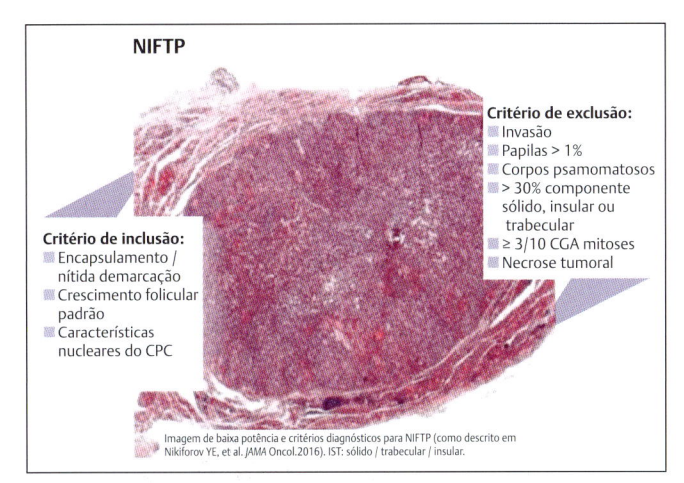

Fig. 31-7. Neoplasia não invasiva de padrão folicular com características nucleares clássicas de carcinoma papilífero (NIFTP).

Técnicas Complementares para Diagnóstico
Exame Intraoperatório
- Neoplasia folicular com atipia; aguardar exame de parafina.
- Nos *imprints*, geralmente a celularidade é elevada, com moderado coloide, com características nucleares citológicas do carcinoma papilífero, geralmente em estruturas microfoliculares.
- Os cortes de congelação podem auxiliar na definição diagnóstica pela visualização do padrão folicular e presença de cápsula na lesão sem invasão estromal ou capsular (experiências limitada e particular); cautela tem de ser considerada nesses diagnósticos, por não se avaliar toda a periferia da lesão para afastar real invasão parenquimatosa regional; mais prudente liberar o diagnóstico com o termo: neoplasia folicular com atipia; aguardar exame de parafina.

Estudo Imuno-Histoquímico
- Perfil semelhante ao carcinoma papilífero convencional.

Perfil Genético
- NIFTP compartilha alterações moleculares com tumores da tireoide de padrão folicular:
  - Alta prevalência de mutações da família RAS (NRAS códon 61).
  - Por vezes genes de fusão PPARG e THADA.
  - Mutação no BRAF K601E pode estar presente, porém mutação no BRAF V600E e fusão *RET* (característica do carcinoma papilífero convencional) estão ausentes.

Fatores Prognósticos e Preditivos
- Considerando a remoção cirúrgica completa tumoral e ausência de invasões vascular, capsular e parenquimatosa regionais da tireoide circundante, o risco de recorrência e efeitos adversos são extremamente baixos: inferior a 1% após 15 anos da ressecção.
- Lobectomia pode ser o tratamento de escolha em detrimento de tireoidectomia total e terapia adjuvante com iodo radioativo.

Diagnóstico Diferencial
- Adenoma folicular:
  - Neoplasia de padrão folicular não invasivo com produção de coloide.
  - Ausência de características nucleares do CPC.
  - Geralmente apresenta mutação RAS.
- Carcinoma papilífero da tireoide variante folicular (FVTPC):
  - Características arquitetural e citológica idênticas, porém com invasão capsular.
  - Invasão capsular, angiovascular ou linfática tem de ser documentada para categorizar nessa entidade.
- Carcinoma papilífero convencional:
  - Esclerótico, perifericamente infiltrativo, pode ou não conter cápsula.
  - Arquitetura papilar dominante.
  - Características nucleares clássicas do carcinoma papilífero.
  - Geralmente BRAF, RET/PTCH1 ou NCOA4 ou outras mutações.

- Carcinoma folicular:
  - Neoplasia folicular encapsulada em arranjos foliculares ou sólidos com produção de coloide.
  - Invasão deve ser documentada: capsular; angiovascular; linfática.
  - Ausência de características nucleares do carcinoma papilífero.

CARCINOMA PAPILÍFERO
Definição
- Neoplasia epitelial maligna evidenciando padrão de diferenciação folicular da tireoide com características nucleares peculiares.

Etiologia
- Exposição ambiental:
  - Exposição à radiação ionizante (especialmente durante a infância; relacionada principalmente com a variante sólida).
  - Dieta rica em iodo (Islândia e Japão).
- Doença tireoidiana benigna preexistente.
- Hereditariedade:
  - Carcinoma papilífero em parente de 1° grau – aumento o risco de 5-10 vezes.
  - Cerca de 5% dos carcinomas papilíferos são familiares:
    - FAP (polipose adenomatosa familiar): mutação germinativa APC.
    - Complexo de Carney; síndrome de Cowden (6%); PTEN – síndrome tumoral hamartomatosa.

Apresentação Clínica
- Representa a vasta maioria das neoplasias malignas da tireoide (~ 85%).
- Acomete preferencialmente mulheres em detrimento de homens (4:1).
- Acomete adulto jovem e de meia-idade.
- 20-40 anos para mulheres.
- 40-60 anos para homens.
- Neoplasia mais comum no grupo pediátrico, no entanto, ainda muito infrequente.
- Acomete mais branco que negro.

Exame Macroscópico
- Neoplasia invasiva com margens pouco definidas, de consistência firme, com superfície de corte branca e granulosa. Pode ter excrescência e superfície papilomatosa.
- Calcificações podem estar presentes.
- O tamanho é variável, com diâmetro entre 2-3 cm, a maioria medindo menos que 1,5 cm.
- Necrose é infrequente, e sua presença indica diagnóstico diferencial com neoplasia mais agressiva (carcinoma pouco diferenciado ou anaplásico) ou pelo menos presença de componente mais agressivo em associação ao carcinoma papilífero, desde que não tenha feito punção prévia que justifique essa necrose.

Exame Microscópico
- Características morfológicas cardinais do carcinoma papilífero convencional:
  - Presença de papilas verdadeiras (eixo fibrovascular verdadeiro recoberto por células neoplásicas, podendo essas serem longas, curtas, delgadas ou arboriformes/complexas, sustentadas por tecido conectivo e contendo vasos de permeio) – (Fig. 31-8).
  - Características nucleares peculiares (Figs. 31-9 e 31-10), agrupadas em três categorias:
    1. Tamanho e forma nuclear (sobreposição e alongamento dos núcleos).
    2. Irregularidade da membrana nuclear (contornos nucleares irregulares, com fendas longitudinais e pseudoinclusões nucleares).
    3. Características da cromatina (clareamento nuclear, aspecto em *"Orphan Annie Eye"* – vidro fosco, em peças fixadas por formalina apenas).

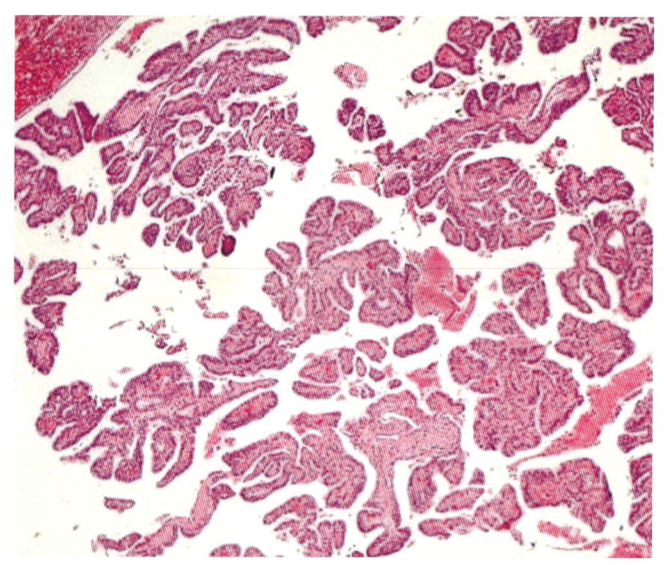

Fig. 31-8. Carcinoma papilífero clássico; papilas verdadeiras com eixos fibrovasculares bem desenvolvidos e complexos. (Imagem da coleção da UNICAMP. ANATPAT.)

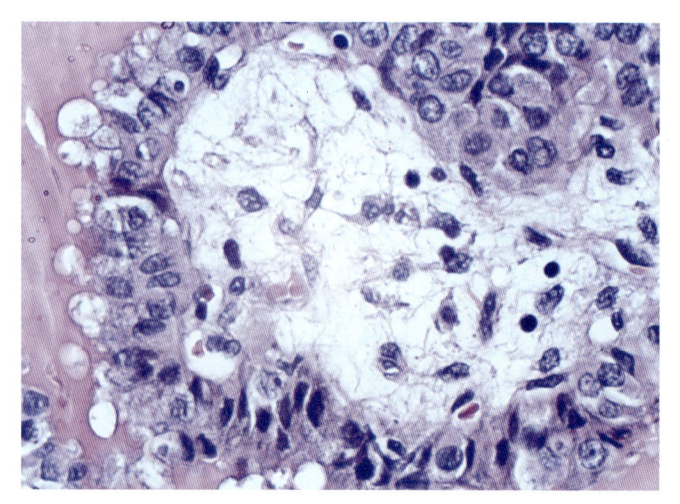

Fig. 31-9. Carcinoma papilífero clássico; atipia citológica nuclear com sobreposição nuclear e irregularidade de bordas nucleares.

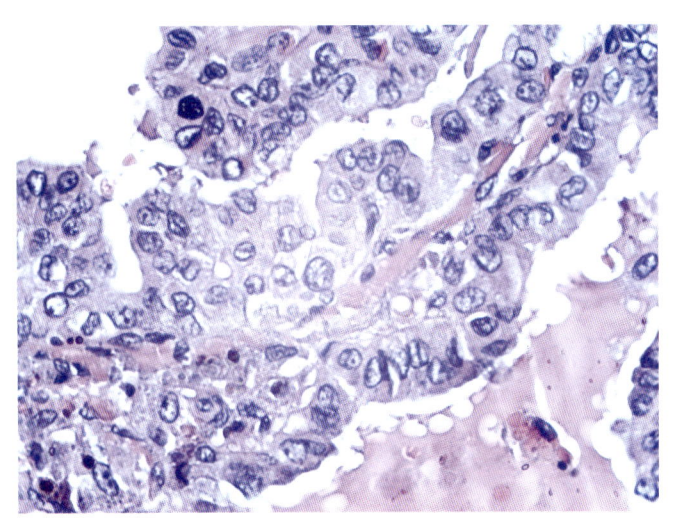

Fig. 31-10. Carcinoma papilífero clássico; núcleos alongados, desorganizados, clarificados e com fendas longitudinais.

- Figuras de mitose são raras.
- Áreas sólidas e metaplasia escamosa podem estar presentes.
- O coloide é espesso e eosinofílico escuro (em aspecto de "goma de mascar/*bubblegum*").
- O estroma é geralmente abundante e fibroso.
- Invasão de vasos linfáticos é comum, assim como presença de múltiplos focos tumorais.
- Corpos de psammomas (estruturas arredondadas de material amorfo densamente eosinofílico) podem ser vistos em 50% dos casos (Figs. 31-11 e 31-12).

Variantes Histológicas
- Microcarcinoma papilífero:
  - Menor que 1 cm de diâmetro.
- Clássica/convencional (Figs. 31-8 a 31-10):
  - Arquitetura em papilas, tradicionalmente conhecida. Protótipo da doença.
- Variante encapsulada:
  - Arquitetura em papilas e citologia típica do CPC, porém totalmente circunscrita por uma cápsula fibrosa, que deve estar intacta, ou apenas focalmente infiltrada pela neoplasia.
  - Representa cerca de 10% de todos os casos de CP e possuem um excelente prognóstico.
  - Diagnóstico diferencial com NIFTP.
- Variante folicular (FVPTC) (Fig. 31-4):
  - Microfolicular ou macrofolicular.
  - Maior parte da lesão deve ter alterações nucleares típicas (Figs. 31-2, 31-5 e 31-6).
  - Existem dois subtipos principais:
    1. Infiltrativo.
    2. Encapsulado.
- Variante esclerosante difusa:
  - Variante incomum, agressiva, acomete geralmente mulheres, entre 20-30 anos.
  - Envolvimento difuso de um ou ambos os lobos da tireoide.
  - Esclerose densa glandular com numerosos corpos psammomatosos e fundo de tireoidite linfocítica crônica.

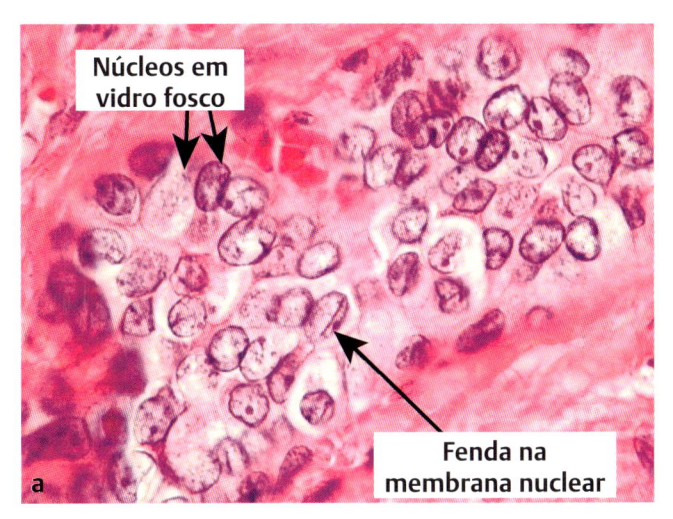

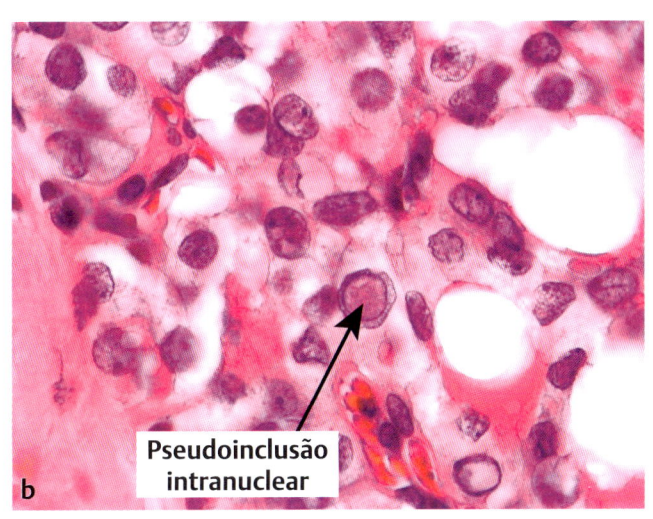

Fig. 31-11. Carcinoma papilífero. (**a**) Características nucleares típicas com alteração na cromatina (aspecto em vidro fosco) e fendas longitudinais nucleares (aspecto em grão de café). (**b**) Características nucleares típicas do tipo pseudoinclusão nuclear (invaginação da membrana nuclear contendo citoplasma, não se tratando de uma inclusão verdadeira). (Imagens da coleção da UNICAMP. ANATPAT.)

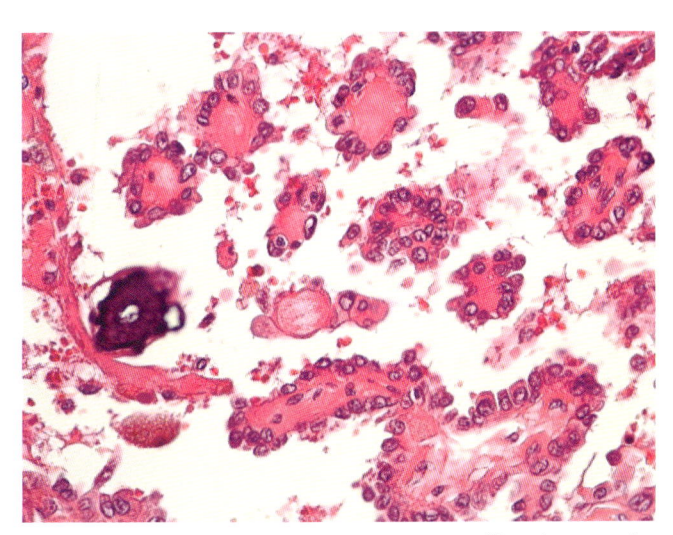

Fig. 31-12. Corpo de *psammoma* no carcinoma papilífero. (Imagem da coleção da UNICAMP. ANATPAT.)

- Ninhos sólidos de células tumorais, associados à metaplasia escamosa, incluindo mórulas escamosas.
- Invasão linfovascular e extensão extratireoidiana são frequentes.
- Imunomarcação variável para tireoglobulina, TTF1 e CK19.
- Rearranjo RET/PTC é frequente, mutação do BRAF é rara.
- Variante de células altas:
  - Considerada uma variante mais agressiva e comum em pacientes idosos.
  - Altura do citoplasma três vezes maior do que o núcleo, basal, com citoplasma abundante eosinofílico (oncocítico-símile) e características nucleares típicas do CPC. Essa característica arquitetural tem que está presente em 30% ou mais das células da neoplasia para aferir essa variante histológica.
  - Mutação do BRAF e promotores do TERT são frequentes na grande maioria das lesões.
- Variante de células colunares:
  - Variante rara e hipercelular.
  - Presença de células colunares com núcleos pseudoestratificados, destituídos das características nucleares do CPC. Presença de vacúolos citoplasmáticos e características histológicas endometrioides ou intestinais-símile.
  - Mesmo prognóstico que variante convencional, sendo seu prognóstico dependente da arquitetura encapsulada ou infiltrativa da lesão.
  - Imunofenótipo positivo para CDX2 e TTF1.
- Variante morular-cribriforme:
  - Exclusivo de mulheres: casos esporádicos são nódulos solitários e quando múltiplos são associados à polipose adenomatosa familiar.
  - Nódulo encapsulado com arquitetura mista (cribriforme, folicular, papilar, trabecular e sólida, com mórulas escamoides).
  - Invasões vascular e capsular são frequentes.
  - Imunofenótipo demonstra marcação focal para TTF1 e tireoglobulina; Beta-catenina nuclear é a marcação característica dessa variante histológica.
- Variante *hobnail*:
  - Variante rara e caracterizada pela presença de mais de 30% de componente *hobnail* celular, este representado por células eosinofílicas com relação núcleo:citoplasma diminuída, apicalmente localizadas e com perda de coesão, revestindo estruturas papilares simples/complexas e/ou micropapilas (Fig. 31-13).
  - Corpos psammomatosos estão presentes, porém não são numerosos.
  - Necrose, mitoses, invasão angiolinfática e extensão extratireoidiana são comuns.
  - Recorrência, metástase linfonodal e a distância são frequentes.
  - Imunofenótipo semelhante ao CPC e > 25% apresentam positividade para P53. Ki67 mediano de 10%.
  - Perfil genético com mutação para BRAF V600, seguido pela mutação do P53.
- Variante com estroma fibromatose/fasciite-símile:
  - CP com estroma abundante semelhante a fibromatose, fasciite nodular ou processo miofibroblástico proliferativo.
- Variante trabecular/sólida:
  - Mais comum em tumores pediátricos/pacientes jovens ou adultos expostos à radiação ionizante.
  - Representa apenas 1-3% dos CP dos adultos.
  - Características nucleares típicas do CPC, o que ajuda no diagnóstico diferencial com o carcinoma pouco diferenciado, neste último é frequente o encontro de necrose e elevada atividade mitótica.
  - Mais frequentemente associado à metástase pulmonar, portanto, uma maior mortalidade (~10%) em adultos.
  - No grupo mais jovem e associado à radiação está mais associado à fusão RET/PTC3, o que não é demonstrado no grupo adulto.
- Variante oncocítica:
  - Na forma pura é extremamente rara.
  - > 38% contêm estruturas papilares complexas, forradas por células com fenótipo de células de Hürthle.
  - Inclusões intranucleares numerosas e núcleos mais hipercorados, células pouco mais colunares.
  - Positividade para CK19.

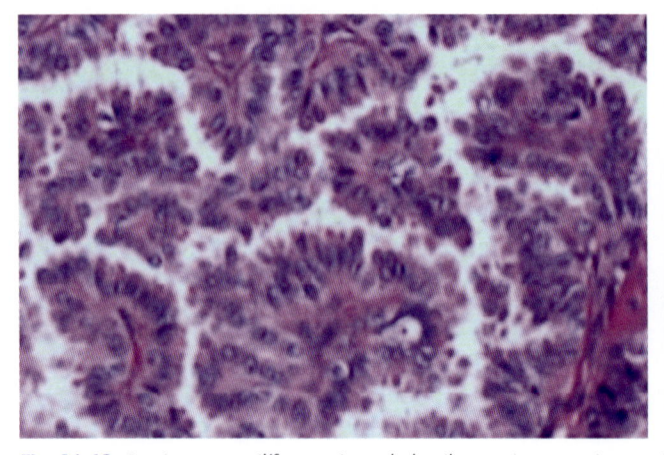

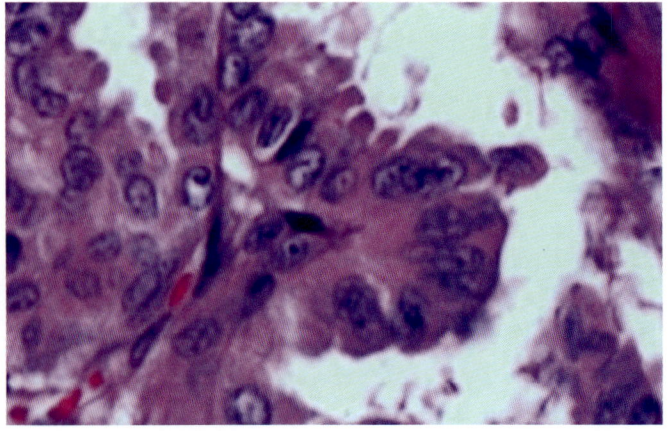

Fig. 31-13. Carcinoma papilífero variante *hobnail* – arquitetura micropapilar com perda da coesividade celular, diferenciação apócrina e padrão de destacamento hipersecretório.

- Variante de células fusiformes:
  - Pode representar de 5 a 95% de áreas de metaplasia de células fusiformes de natureza epitelial, comprovado do ponto de vista imuno-histoquímico sua natureza pela positividade para CK e TTF1.
  - Essas áreas não estão associadas à hemorragia ou hemossiderina, o que distingue de focos de fibrose cicatricial alteração pós-punção aspirativa.
- Variante de células claras:
  - Células com citoplasma claro, por vezes havendo mistura com células oncocíticas.
  - Diagnóstico diferencial com carcinoma de células claras do rim.
- Variante Warthin-símile:
  - Neoplasia circunscrita, raramente encapsulada, com características semelhantes ao tumor de Warthin de glândula salivar, contendo os eixos fibrovasculares das papilares ricamente permeados por infiltrado inflamatório linfoplasmocitário.

Técnicas Complementares para Diagnóstico
- Exame intraoperatório:
  - Com o advento da punção aspirativa (PAAF), a indicação do exame de congelação tem ficado muito restrita, estando limitada a casos com "suspeita" para carcinoma papilífero no resultado de punção.
  - Nos *imprints*, geralmente a celularidade é moderada à elevada, com formações papilares, blocos em monocamada e grupamentos tridimensionais de células, com características nucleares clássicas do carcinoma papilífero. Os fundos citológicos contêm coloide aquoso ou mais espesso, com ou sem presença de *debris* calcificados.
  - Os cortes de congelação são geralmente úteis na classificação exata de lesões papilíferas pela identificação do estroma desmoplásico e papilas verdadeiras, assim como a presença de corpos de psammomas.

Estudo Imuno-Histoquímico
- Raramente de valor:
  - Pode ajudar na caracterização de sítio primário.
  - Pode ajudar na definição de malignidade (em alguns casos).
- Positividade forte e difusa para CK7, TTF-1, tireoglobulina, CK19, HBME1, Galectina 3, PAX8, MSG1 (CITED-1).
- Painel de abordagem: Galectina 3, HMBE1, CK19 e CITED1 podem ajudar no diagnóstico diferencial com lesões benignas, porém sua interpretação é dependente das características histológicas da lesão principalmente.

Perfil Genético
- Mutação pontual no BRAF V600E é a alteração mais comum.
- Translocações do proto-oncogene *RET* com múltiplos genes diferentes (RET/PTCH1 ou RET/NCOA4).
- Mutações do RAS (cerca de 15% dos tumores, principalmente a FVTCP).
- Rearranjos do gene.
- Promotores do TERT em tumores mais avançados.

Fatores Prognósticos e Preditivos
- Desfecho clínico em longo prazo excelente:
  - > 98% de sobrevida em 20 anos com < 0,2% de mortalidade.
  - Microcarcinoma apresenta risco de recorrência < 0,5%.
  - Disseminação preferencialmente linfática (intraglandular ou linfonodal).
- Fatores de risco que influenciam a recorrência:
  - Idade (> 45 anos); tamanho (> 2 cm) e sexo masculino.
  - Extensão extratireoidiana; metástase linfonodal e metástase a distância.
  - Carcinoma papilífero RET/NCOA4 e TERT (+) tendem a ter pior prognóstico, enquanto que o *status* BRAF pode influenciar o manejo clínico.

Diagnóstico Diferencial
- Nódulo adenomatoso:
  - Ausência de alterações nucleares habituais.
- Adenoma/carcinoma folicular:
  - Ausência de alterações nucleares e preferência por vasos sanguíneos em vez de linfáticos.
- Carcinoma medular:
  - Características plasmocitoides e fusiformes das células neoplásicas. Frequentemente acompanhados por material amiloide (positivos sob coloração de vermelho congo).
- Neoplasia folicular da tireoide não invasiva com características nucleares papilífero-símile (NIFTP):
  - Características nucleares do CPC, mas sem invasão, com presença de cápsula ou demarcação bem definida.

CARCINOMA FOLICULAR
Definição
- Neoplasia epitelial maligna da tireoide com diferenciação de celulares foliculares, destituída de atipias citológicas características do carcinoma papilífero.

Apresentação Clínica
- Representa cerca de 10% de todas as neoplasias malignas primárias da tireoide.
- Idade média: 50-60 anos; se variante oncocítica acometer paciente com 1 década a mais.
- Mulheres são mais acometidas que homens (2-2,5:1).

Exame Macroscópico
- Nódulos encapsulado, ovalado, solitário e sólido. A cápsula é mais espessa e irregular do que o adenoma. Aos cortes tem uma superfície carnuda e firme.
- O carcinoma folicular amplamente invasivo pode mostrar invasões capsular e vascular. Hemorragia, necrose e infarto são incomuns.
- Secções a serem enviadas devem conter toda a cápsula tumoral, além da interface tumoral com a cápsula.
- A maioria possui diâmetro entre 2-4 cm, sendo os tumores oncocíticos geralmente maiores.

Exame Microscópico

- A maioria é de tipo convencional (cerca de 20% são variantes). Ausência de características nucleares do carcinoma papilífero.
- O tumor envolto por cápsula espessada e bem formada por deposição de camadas paralelas de fibras de colágeno.
- O diagnóstico requer invasão capsular e/ou vascular (ver Figuras 31-14 e 31-15 esquemáticas explicativas, adotadas pelo Colégio Americano de Patologistas e OMS).
- Invasão capsular: penetração de mais que metade da espessura da cápsula (espessura parcial) além do contorno do nódulo tumoral não associada ao local da PAAF anterior. Reação estromal é comum após o processo de invasão parcial ou completo capsular da neoplasia, sendo considerado o aspecto em "cogumelo" com transpassamento completo da espessura capsular o aspecto mais clássico de invasão. Em tumores francamente invasivos, por vezes torna-se difícil identificação inclusive de cápsula residual (Fig. 31-16).
- Precaução deve ser tida ao avaliar áreas com artefato de PAAF: perda capsular abrupta, arquitetura linear, endotélio reativo, hemossiderina, extravasamento de eritrócitos.
- Invasão vascular: os vasos dentro do tumor não podem ser utilizados como critério. Extensão direta do tumor em um vaso, com células tumorais idênticas à do tumor principal, delineado por células endoteliais (Figs. 31-17 e 31-18). O ponto de corte entre tumor minimamente invasivo

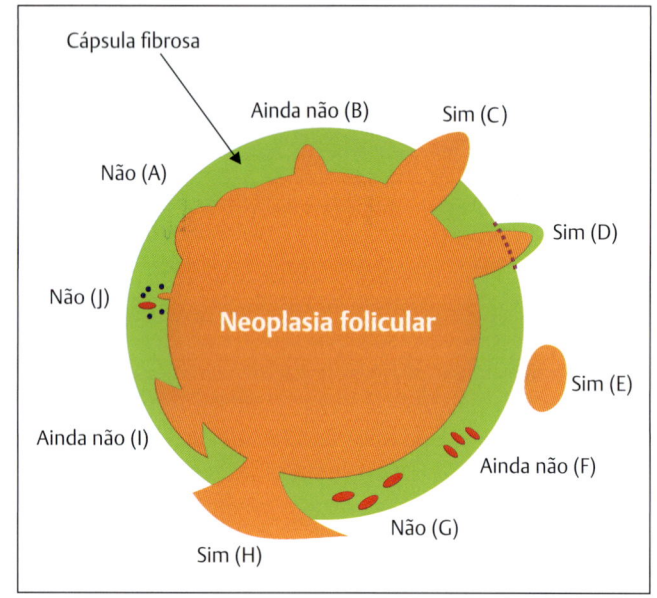

Fig. 31-14. Invasão capsular (desenho esquemático da interpretação da presença ou ausência de invasão capsular). O diagrama mostra uma neoplasia folicular (em laranja) envolta por uma cápsula fibroconjuntiva (em verde). (A) Protuberância bocelada na superfície interna da cápsula não representa invasão. (B) Tumor com invasão parcial da espessura da cápsula, porém não através dela, sugere invasão capsular, e novos recortes aprofundados da cápsula são necessários. (C) Tumor com transpassamento completo da cápsula, invadindo além do contorno externo da cápsula, caracteriza invasão capsular. (D) Tumor ainda com presença de delgada cápsula, porém além do contorno externo capsular adjacente, qualifica-se como invasão capsular. (E) Nódulo tumoral satélite com características arquiteturais e citológicas semelhante ao tumor principal é considerado como invasão capsular. (F) Folículos alinhados perpendicularmente à cápsula sugerem invasão e requerem cortes seriados para melhor avaliação. (G) Folículos alinhados paralelos à cápsula não sugerem invasão dessa. (H) Tumor com invasão em aspecto de "cogumelo" com transgressão transcapsular indicam invasão. (I) Tumor com invasão em aspecto de "cogumelo" na espessura da cápsula, porém sem transgressão transcapsular, sugere invasão e indica novos cortes para melhor avaliação. (J) Folículos tireoidianos na espessura capsular com alteração degenerativa, acompanhada de linfócitos e hemossiderófagos, não representam invasão capsular, estando frequentemente relacionado com ruptura capsular por punção aspirativa prévia (PAAF). Conceito original esquemático de Fletcher CDM, ed. Diagnostic Histopathology of Tumours. 3rd ed. Edinburgh; Churchill Livingstone Elsevier; 2007. (Modificada com permissão de © Elsevier.)

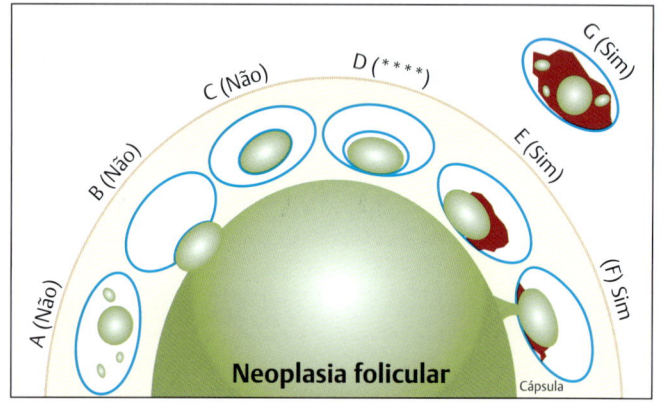

Fig. 31-15. Invasão vascular (desenho esquemático da interpretação da presença ou ausência de invasão vascular – IV). O diagrama mostra uma neoplasia folicular (em verde) envolta por uma cápsula fibroconjuntiva (em bege). Os conceitos básicos de invasão vascular requer penetração pela parede do vaso e uma reação ao depósito vascular, nomeadamente a formação de trombos, que pode variar de natureza sutil e fibrinoide à grande e fortemente organizada. (A a C) Cenários onde o tumor em vasos não é contado como IV. (A) Fragmentos irregulares de tumores irregulares muitas vezes resultam de deslocamento artefatual. (B) Abaulamento tumoral e recuo da parede do vaso não contam como IV. (C) O tumor endotelizado flutuando num vaso intracapsular pode resultar do seccionamento tangencial do tumor que incha dentro de um vaso, frequentemente em um ramo ou bifurcação. No entanto, estas conclusões podem induzir níveis mais profundos (pelo menos 3) a excluir o IV. (**** D) representa um cenário comum, mas contencioso entre os peritos, à luz destes novos critérios propostos para o IV significativa. Este depósito de tumor endotelizado é justaposto à parede do vaso. Como este é um pouco semelhante à C, e não há óbvio trombo, tecnicamente isto não contaria como IV significativa. Um contra-argumento é que a aparência endotelizada representa "organização" de um trombo tumoral e, portanto, ainda é significativo. Embora níveis mais profundos possam ajudar, este cenário é considerado uma "chamada de julgamento" com base no nível atual de evidência. (E a G) IV inequívoco. (E) O tumor está justaposto à parede do vaso e está associado a um trombo. (F) Tumor invadindo a parede do vaso, demonstrando também formação de trombo no seu pescoço. (G) Os fragmentos tumorais misturados com trombos organizado e aderente à parede do vaso. Conceito original esquemático de Fletcher CDM, ed. Diagnostic Histopathology of Tumours. 3rd ed. Edinburgh; Churchill Livingstone Elsevier; 2007. (Modificada com permissão de © Elsevier.)

CAPÍTULO 31 ▪ PATOLOGIA DOS TUMORES DA TIREOIDE

e francamente invasivo, com base no critério de invasão vascular, é a presença maior ou igual a 4 vasos comprometidos por êmbolos vasculares.
- Os tumores são celulares, e o coloide geralmente é facilmente identificado. Os núcleos são pequenos ou médios, geralmente redondos e regulares com contornos suaves. A cromatina nuclear é uniforme. Os nucléolos são pequenos. Pleomorfismo nuclear isolado pode ser visto, mas não altera o diagnóstico. Figuras mitóticas podem ser vistas, e áreas de degeneração e necrose são incomuns, podendo estar presentes em tumores pós-PAAF (Figs. 31-8 e 31-16).
- Extensão direta para tecidos moles e traqueia é rara. As margens cirúrgicas devem ser extensamente avaliadas. A extensão para além da glândula tireoide está associada a um comportamento mais agressivo.

Tipos Histológicos

- Minimamente invasivo:
  - Contém apenas invasão capsular; sem vascular.
- Angioinvasivo encapsulado:
  - Biologicamente mais agressivo que o minimamente invasivo que contém apenas invasão capsular.
- Francamente invasivo:
  - Neoplasia incomum, mais frequente em paciente mais velhos, com tumores volumosos e níveis de tireoglobulina elevados no pós-operatório.
  - Invasão capsular de extensão (com padrão em cogumelo), podendo estar ausente ou muito difícil de ser identificada pela extensão da invasão.
  - Parênquima tireoidiano regional infiltrado, assim como partes moles regionais.
  - Invasão vascular extensiva: grandes vasos (artérias, veias, linfáticos) e veias peritireoidianas ou mais de 4 vasos na espessura capsular.

Variantes Histológicas

- Variante de células claras:
  - Mais de 75% da neoplasia composta por células claras.
  - Citoplasma claro ou finamente granular, pálido-eosinofílico, por causa do acúmulo de glicogênio, lipídeo, tireoglobulina ou mitocôndria.
  - Diagnóstico diferencial com carcinoma de células claras do rim metastático e carcinoma medular por imuno-histoquímica.
- Variante de células em anel de sinete:
  - Célula com vacúolo intracitoplasmático que se desloca e comprime o núcleo para a periferia da célula (material imunorreativo para tireoglobulina e PAS positivo).
  - Invasão deve ser identificada.
- Variante mucinosa:
  - Variante extremamente rara, com mucina intraluminal e lagos de mucina no estroma (mucicarmina positiva).

Técnicas Complementares para Diagnóstico

- Exame intraoperatório:
  - Exame de congelação é de pouca utilidade, a menos que se acerte a inclusão de uma área de invasão capsular precisamente.

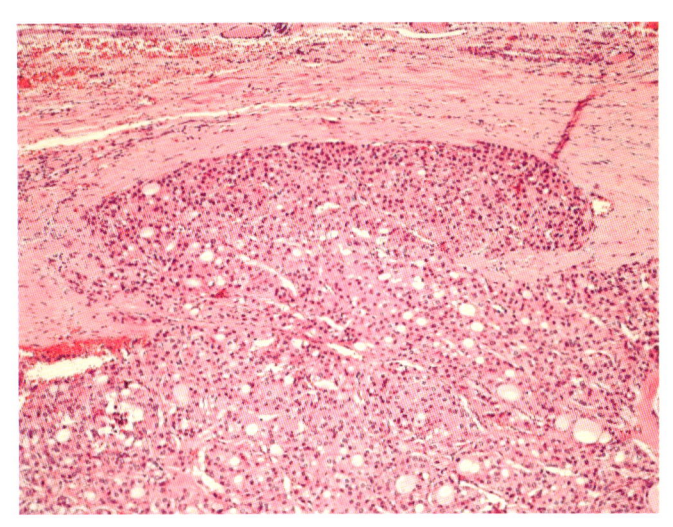

Fig. 31-16. Carcinoma folicular; invasão da cápsula tumoral com *mimkagem* clássica em cogumelo. (Imagem da coleção da UNICAMP. ANATPAT.)

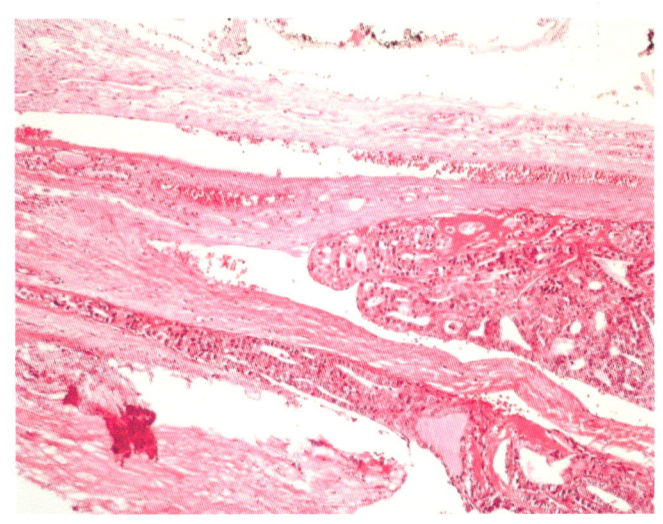

Fig. 31-17. Carcinoma folicular; embolia vascular com endotelização dos blocos de células tumorais. (Imagem da coleção da UNICAMP. ANATPAT.)

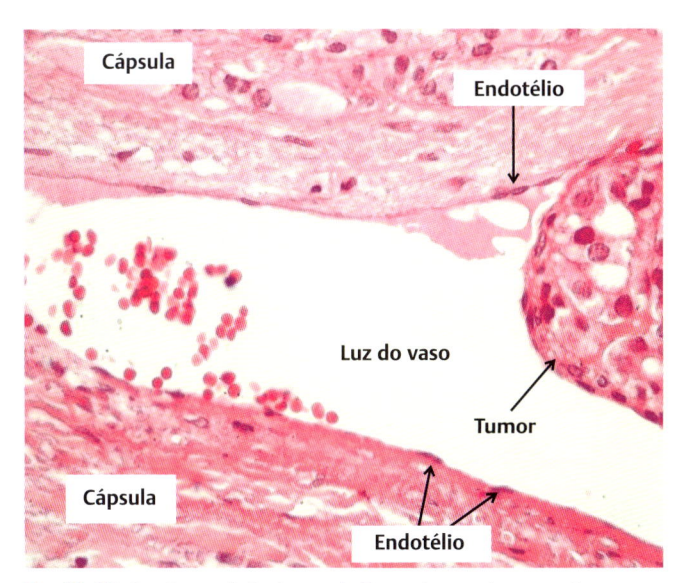

Fig. 31-18. Carcinoma folicular; embolia angiovascular no maior aumento. (Imagem da coleção da UNICAMP. ANATPAT.)

- Caso tenha sido feita uma punção aspirativa, com confirmação da natureza folicular da neoplasia, é prudente declinar do exame de congelação.
- Caso opte-se por fazer exame de congelação, pelo menos duas ou três secções da cápsula deverão ser avaliadas, antes de se referir o diagnóstico de: "neoplasia folicular; aguardar exame de parafina".

- Histoquímica:
  - PAS destaca o coloide.
- Estudo imuno-histoquímico:
  - Positivo para tireoglobulina, TTF-1, CK7.
  - Painel positivo com galectina-3, HBME-1: pode ser útil para sugerir comportamento maligno.
  - Negativo para cromogranina, calcitonina, sinaptofisina, CD56, CEA-M.
- Perfil genético:
  - Rearranjo PAX8/PPARG é encontrado em 50% dos CF; quase nunca demonstram mutação simultânea RAS.
  - Anormalidade RAS em quase 50% dos casos (NRAD e HRAS no códon 61).
  - PIK3CA em cerca de 10% dos tumores.
  - Ativação da mutação do TSHR também foi observada mais relacionada com os CF hiperfuncionantes.
  - Mutação do PTEN em cerca de 10% dos tumores.
  - Mutação do promotor TERT em cerca de 20% dos CF e relacionada com maior agressividade clínica e maior estadiamento tumoral.

Diagnóstico Diferencial

- Adenoma folicular:
  - Encapsulado, tumor único sem invasão da cápsula. Características histológicas idênticas ao carcinoma, motivo pelo qual a periferia deve ser adequadamente amostrada.
  - Nódulos adenomatoides:
  - Normalmente são lesões múltiplas.
  - Geralmente menos celular e com mais coloide do que as neoplasias.
  - Tendem a ter fibrose irregular em vez de uma cápsula verdadeira.
    - Falta de vasos musculares no tecido conectivo fibroso.
- Carcinoma papilífero:
  - Características nucleares do carcinoma papilífero. Clareamento da cromatina nuclear, irregularidades do contorno, sulcos nucleares, sobreposição nuclear, intratumoral fibrose, corpos psammomas.
- Carcinoma medular:
  - Tumores celulares, sem coloide. Amiloide está frequentemente presente. Em ninhos ou com arquitetura insular. As células são ovais a fusiformes. Núcleos redondos e excêntricos com cromatina finamente pontilhada. Positivo com cromogranina, sinaptofisina, calcitonina, CEA-m, CD56.
- Carcinoma pouco diferenciado:
  - Padrões de crescimento sólido, trabecular e insular requerem separação de carcinomas pouco diferenciados.
  - Aumento das figuras mitóticas e necrose com relativa falta de coloide.
- Neoplasia folicular da tireoide não invasiva com características nucleares papilífero-símile (NIFTP):
  - Nódulo encapsulado ou bem demarcado.
  - Características nucleares do carcinoma papilífero.
  - Ausência de invasão vascular, capsular e parenquimatosa.
  - Ausência de padrão sólido, insular e trabecular.
  - Ausência de necrose e figuras de mitose (< 3/10 CGA)
  - Coloide hipereosinofílico nos folículos.

Fatores Prognósticos e Preditivos

- Excelente prognóstico em longo prazo:
  - Minimamente invasivo: ~ 97% de sobrevida em 20 anos.
  - Francamente invasivo: ~ 50% de sobrevida em 20 anos.
- Lobectomia e tireoidectomia total produziram resultados idênticos no acompanhamento clínico.
- Fatores prognósticos adversos:
  - Idade acima de 45 anos.
  - Extensão extratireoidiana.
  - Tumor maior que 4 cm.
  - Presença de metástase a distância.
- Sítios mais comuns de metástase a distância: pulmão e ossos.
- Mutação RAS está relacionado com tumor dediferenciado, metástase a distância, sobrevida mais curta.
- Neoplasia folicular indeterminada (atípica) geralmente tem curso benigno.

TUMOR DE CÉLULAS DE HURTHLE (ONCOCÍTICAS)

Definição

- Neoplasia composta por células oncocíticas, com citoplasma granular, núcleo grande e central, com nucléolo proeminente (Figs. 31-19 e 31-20).
- Os tumores de células de Hurthle geralmente são encapsulados. São oncocíticos por causa do acúmulo de mitocôndria no citoplasma e possuem uma maior frequência de mutações no DNA mitocondrial que tumores não oncocíticos.
- Os perfis molecular, clínico e genético do tumor de células são Hurthle (adenoma/carcinoma), são diferentes dos demais tumores foliculares, o que justifica serem classificados como entidade separada.

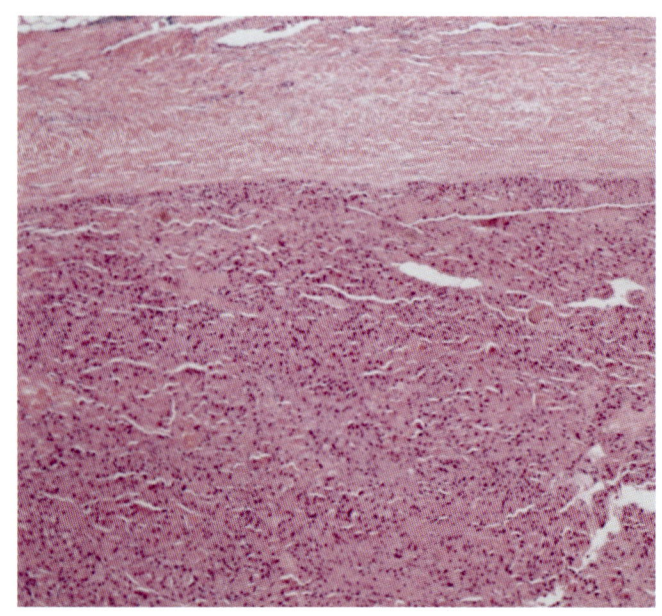

Fig. 31-19. Adenoma de células de Hurthle; neoplasia oncocítica e encapsulada, não invasiva.

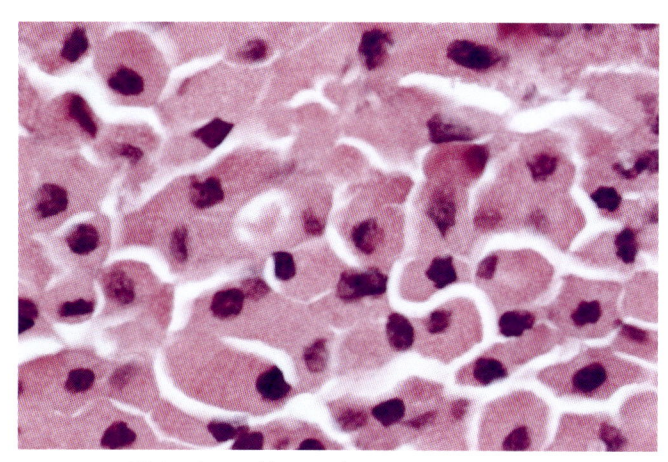

Fig. 31-20. Células de Hurthle; citoplasma oncocítico granuloso e núcleo volumoso, centralmente localizado.

Perfil Genético
- Ativação da via da Wnt/Beta-catenina e via do PI3KAkT-mTOR.
- Possuem menos mutações RAS e PAX8/PPARG comparado aos outros tumores foliculares.
- Geralmente são aneuploides.
- Adenoma de células de Hurthle:
  - Neoplasia benigna de células oncocíticas.
  - Ausência de invasão vascular e/ou capsular.
- Carcinoma de células de Hurthle:
  - Neoplasia maligna de células oncocíticas.
  - Presença de invasão vascular e/ou capsular (Fig. 31-21).
  - Homens são mais afetados que mulheres, pacientes mais velhos são acometidos (10 anos mais velhos que os carcinomas foliculares).
  - Tumores são volumosos e apresentam-se com estadiamento clínico mais avançado.
  - Relativamente resistente ao radioiodo.
  - Pode disseminar para linfonodos cervicais.

CARCINOMA MEDULAR
Definição
- Neoplasia maligna da tireoide com diferenciação para célula C.

Apresentação Clínica
- Forma esporádica: 50-60 anos; forma familiar: 30 anos.
- Níveis elevados de CEA e calcitonina séricos.
- Metástase linfonodal cervical em 50% dos casos.
- Tireoidectomia total com esvaziamento cervical profilático em casos com mutação *RET*.
- Sobrevida em 10 anos de 70-80%.
- Estadiamento tumoral é o fator prognóstico mais importante (extensão extratireoidiana e metástase).

Exame Macroscópico
- Tumores esporádicos são solitários e unilaterais.
- Tumores familiares são multifocais e bilaterais.
- Geralmente são bem circunscritos, podendo conter cápsula mal definida, com infiltração.
- Superfície de corte mais firme, amarelados a branco-acastanhados, raramente mais macios.
- Pode conter calcificações; hemorragia e necrose são ausentes.
- Volume tumoral: microscópico até 10 cm.
- Secções histológicas para estudo: tireoidectomia profilática: secções seriadas transversais dos lobos devem ser submetidas à análise sequencialmente.
  - Calcitonina pode ser necessária para ressaltar as células C.

Exame Microscópico
- Padrões de crescimento; organoide, insular, ninhos sólidos, sem significado prognóstico (Fig. 31-22).
- Estroma com acúmulo de amiloide (70-80% dos casos) – (Fig. 31-23).
- Células plasmocitoides a fusiformes, ovais a redondas.

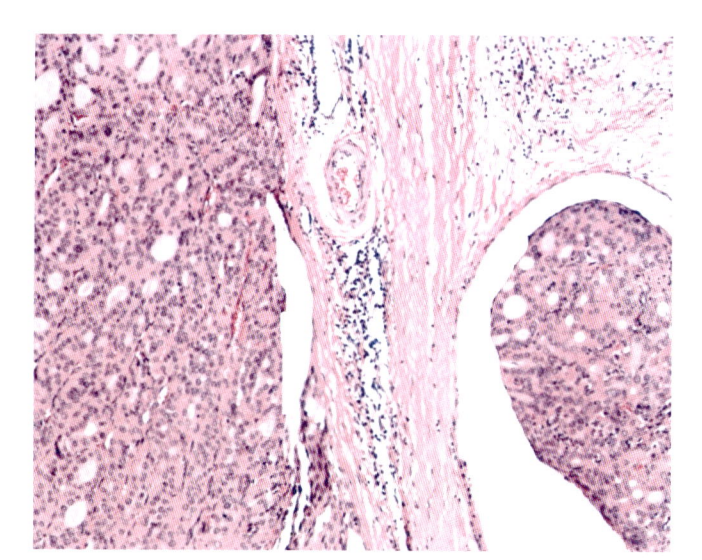

Fig. 31-21. Carcinoma de células de Hurthle; neoplasia oncocítica com embolização vascular.

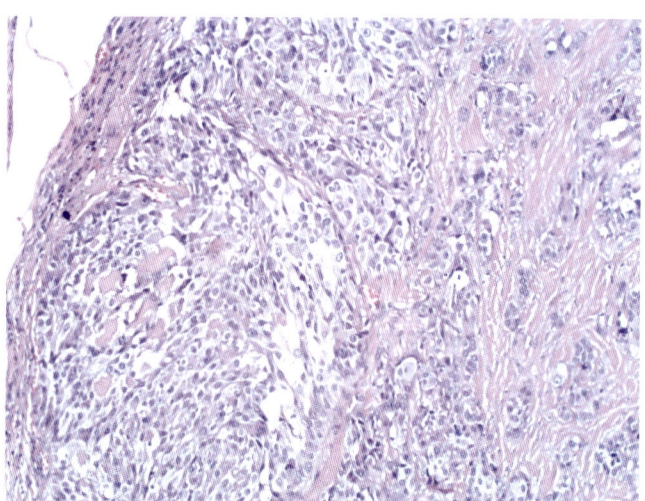

Fig. 31-22. Carcinoma medular da tireoide; neoplasia maligna de padrão sólido com material amorfo no interstício (amiloide).

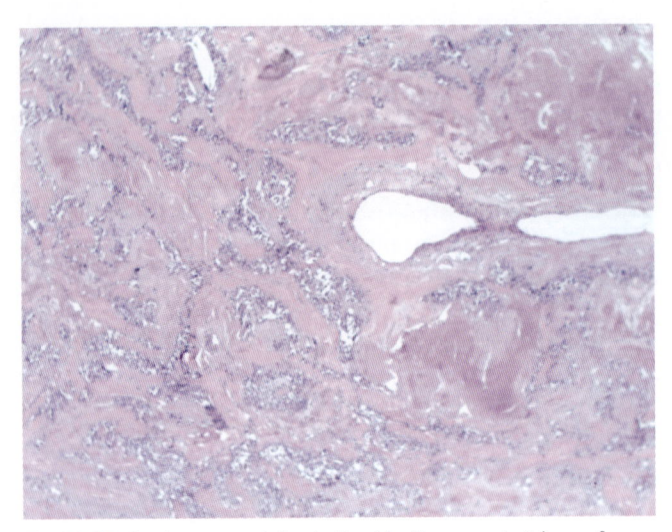

Fig. 31-23. Carcinoma medular da tireoide. Denso material amorfo eosinofílico e acelular depositado no interstício tumoral (amiloide).

- Cromatina nuclear uniforme, salpicada.
- Invasão linfovascular significante.

Estudo Imuno-Histoquímico
- Positivo para calcitonina, TTF1, cromogranina, sinaptofisina, CEA-P e ceratinas (Figs. 31-24 e 31-25).

Perfil Genético
- Mutação do *RET* somática e germinativa.

Diagnóstico Diferencial
- Carcinoma folicular.
- Carcinoma papilífero.
- Adenoma de paratireoide.
- Paraganglioma.
- Carcinoma indiferenciado.
- Carcinoma metastático.

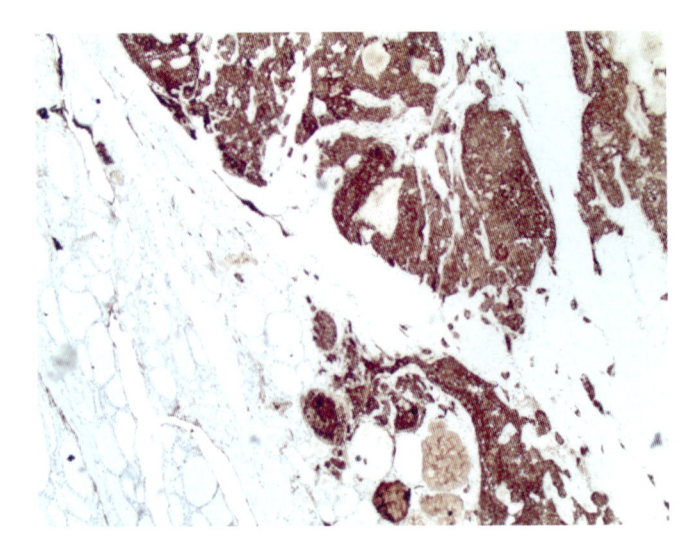

Fig. 31-24. Carcinoma medular da tireoide. Marcação imuno-histoquímica para calcitonina.

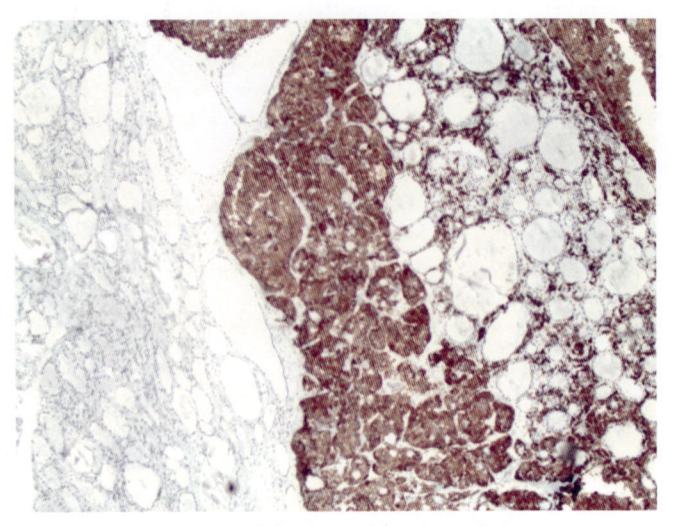

Fig. 31-25. Carcinoma medular da tireoide. Marcação imuno-histoquímica para sinaptofisina (marcador neuroendócrino).

CARCINOMA POUCO DIFERENCIADO
Definição
Neoplasia de células foliculares que ocupa uma posição intermediária entre os carcinomas diferenciados (carcinomas folicular e papilífero) e o carcinoma anaplásico.
   A resposta à iodoterapia geralmente é falha.

Exame Microscópico
- Critério morfológico adotado, pela classificação de 2017, foi proposto por Turin:
   1. Derivação de células foliculares.
   2. Padrão de crescimento sólido, insular ou trabecular (Figs. 31-26 e 31-27).
   3. Ausência de critérios nucleares para carcinoma papilífero.
   4. Pelo menos 1 dos 3 caracteres presentes:
      ♦ Núcleo convoluto.
      ♦ Atividade mitótica maior ou igual a 3 por 10 CGA.
      ♦ Necrose tumoral.

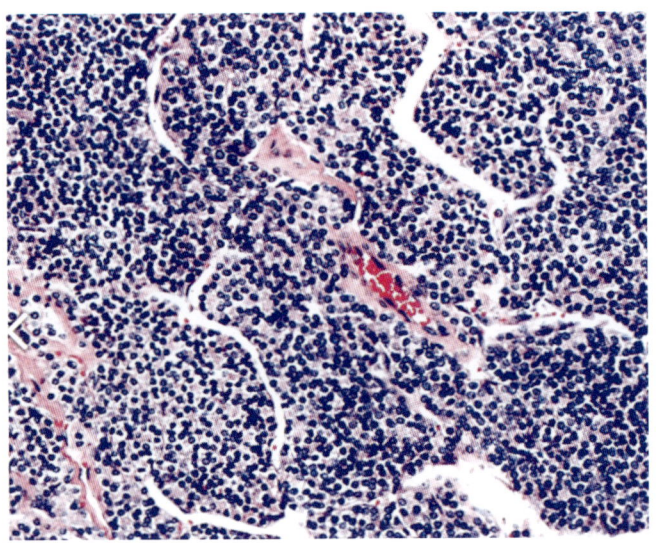

Fig. 31-26. Carcinoma insular/pouco diferenciado da tireoide; ninhos sólidos de células tumorais.

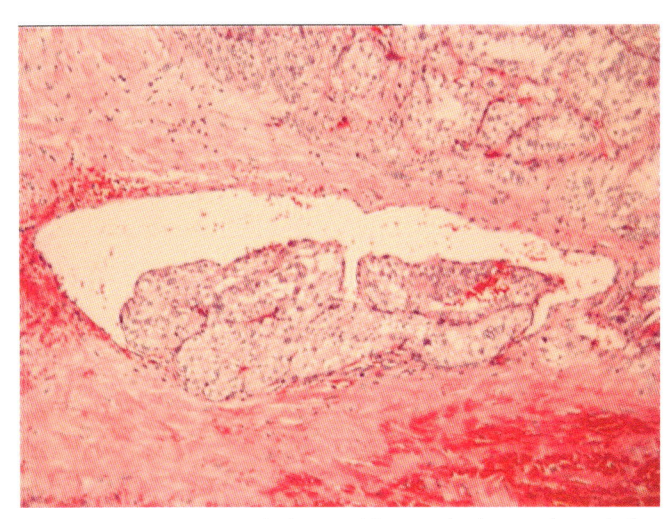

Fig. 31-27. Carcinoma insular/pouco diferenciado da tireoide; embolia angiovascular presente.

Perfil Genético
- Características intermediárias entre carcinoma papilífero e carcinoma anaplásico.
- O perfil de microRNA é diferente dos dois padrões tumorais (papilífero e anaplásico).

CARCINOMA ANAPLÁSICO
Definição
Neoplasia indiferenciada com origem em células foliculares da tireoide.

Um dos tumores mais agressivos da tireoide, com sobrevida inferior há 1 ano.

Diagnóstico clínico geralmente em estádios mais avançados, com invasão locorregional e metástase ganglionares e a distância.

Pode ser primário ou originar-se de um carcinoma bem diferenciado, especialmente com fenótipo papilífero (Fig. 31-28).

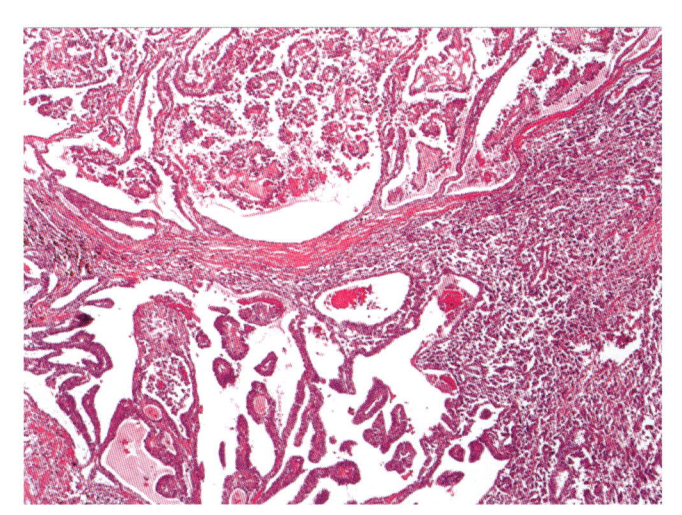

Fig. 31-28. Carcinoma anaplásico da tireoide originado de um carcinoma papilífero. Na metade esquerda há a variante bem diferenciada do carcinoma papilífero e na parte inferior (direita), a presença de dediferenciação tumoral para carcinoma anaplásico.

Variantes Histológicas
- Sarcomatoide (Fig. 31-29).
- Células gigantes (Fig. 31-30).
- Epitelial.

Estudo Imuno-Histoquímico
- Positivo para citoqueratinas.
- Negativo para TTF1 e PAX8 pode ser preservado em 50% dos casos, sendo útil na confirmação de sítio primário de tireoide.

Perfil Genético
- Alterações genéticas múltiplas e complexas.
- Mutação mais frequente é o P53.

CARCINOMA DE CÉLULAS ESCAMOSAS (CEC)
Definição
Neoplasia maligna predominantemente ou completamente constituída por células escamosas atípicas (Figs. 31-31 e 31-32).

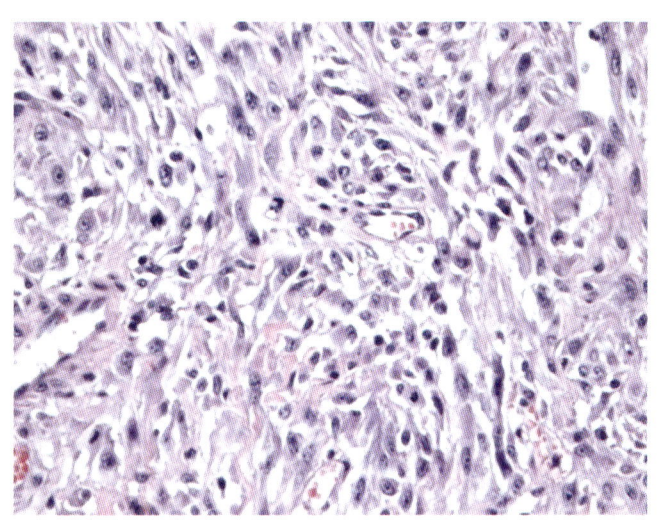

Fig. 31-29. Carcinoma anaplásico da tireoide, variante sarcomatoide.

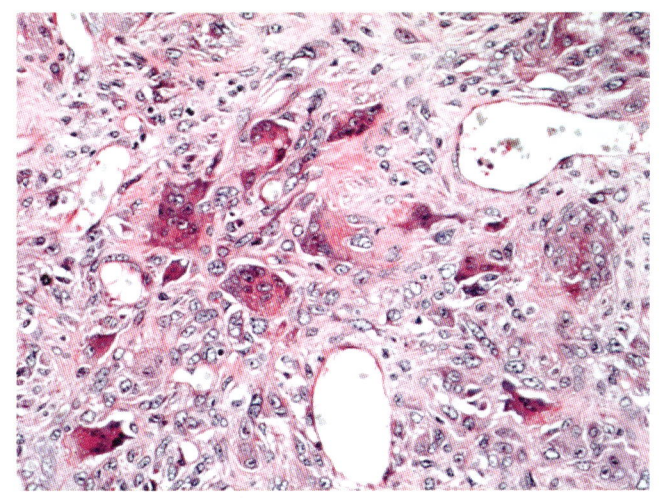

Fig. 31-30. Carcinoma anaplásico da tireoide, variante com múltiplas células gigantes do tipo osteoclasto.

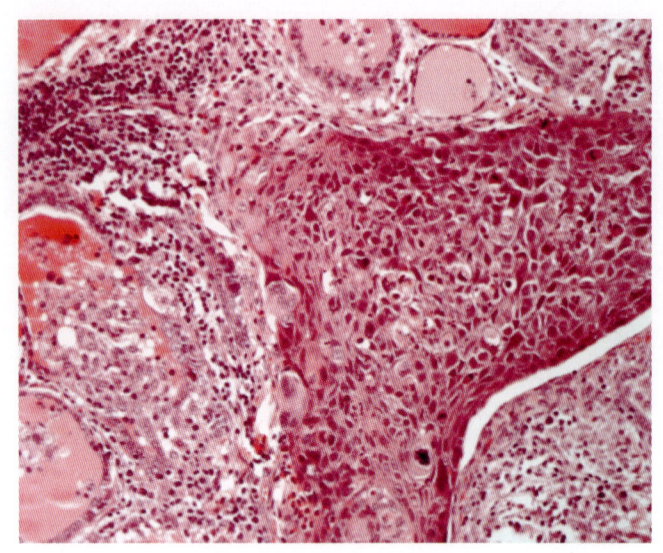

Fig. 31-31. Carcinoma de células escamosas da tireoide, moderadamente diferenciado.

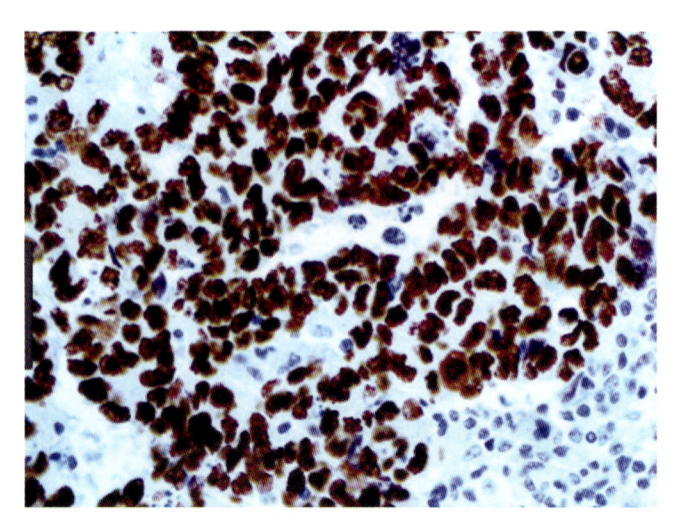

Fig. 31-32. Carcinoma de células escamosas da tireoide; marcação imuno-histoquímica para PAX8 com sensibilidade de cerca de 91% em relação à caracterização de sítio primário para CEC de outros sítios a distância.

Apresentação clínica e prognóstico semelhante ao carcinoma anaplásico.

Estudo Imuno-histoquímico
- Positividade para PAX8 e P53:
  - A positividade para PAX8 é importante para diferenciar esse CEC de outros carcinomas escamosos secundários ou metastáticos.

ESTADIAMENTO TUMORAL PATOLÓGICO
Em relação ao estadiamento pós-operatório dos tumores de tireoide, o mais utilizado e recomendado é o sistema de classificação TNM (tumor, linfonodos, metástases da American Joint Committee on Cancer (AJCC)/Tumor Nodes Metastasis (TNM), 8ª edição, conforme observado no Quadro 31-4.

Quadro 31-4. Estadiamento do Carcinoma bem Diferenciado de Origem Folicular da Tireoide Segundo AJCC, 8ª edição

Tumor primário (pT)	
pTX	Tumor primário não pode ser acessado
pT0	Sem evidência de tumor primário
pT1	Tumor com dimensão ≤ 2 cm limitado à tireoide
pT1a	Tumor com dimensão ≤ 1 cm limitado à tireoide
pT1b	Tumor com dimensão > 1 cm mas ≤ 2 cm limitado à tireoide
pT2	Tumor com dimensão > 2 cm, mas ≤ 4 cm limitado à tireoide
pT3	Tumor > 4 cm limitado à tireoide, ou com invasão extratireoidiana macroscópica apenas de feixes de músculo esquelético
pT3a	Tumor > 4 cm limitado à tireoide
	Extensão extratireoidiana macroscópica de feixes musculares em tumores de qualquer dimensão
pT3b	Extensão extratireoidiana macroscópica de feixes musculares em tumores de qualquer dimensão
pT4	Extensão extratireoidiana macroscópica além de feixes musculares em tumores da tireoide
pT4a	Invasão de tecido adiposo subcutâneo, laringe, traqueia, esôfago ou nervo laríngeo recorrente em tumores de qualquer tamanho
pT4b	Invasão macroscópica extratireoidiana da fáscia pré-vertebral, envelopamento da artéria carótida ou veias mediastinais em tumores de qualquer tamanho

Nota: não existe categoria para carcinoma *in situ* (pTis) relativa aos carcinomas da glândula tireoide.

BIBLIOGRAFIA
Chan JK. The thyroid gland. In: Fletcher CDM (Ed.). *Diagnostic Histopathology of Tumours*. Edinburgh: Churchill Livingstone Elsevier; 2007. p. 1018.

DeLellis RA, Lloyd RV, Osamura RY (Eds.). *Pathology and Genetics of Tumours of the Endocrine Organs*. Lyons: IARC PRess; 2017.

Dettmer M, Schmitt A, Steinert H et al. Poorly differentiated thyroid carcinomas: how much poorly differentiated is needed? *Am J Surg Pathol* 2011;35(12):1866-1872.

Guyetant S, Josselin N, Savagner F et al. C-cell hyperplasia and medullary thyroid carcinoma: Clinicopathological and genetic correlations in 66 consecutive patients. *Mod Pathol* 2003;16:756-763.

Hiltzik D, Carlson DL, Tuttle RM et al. Poorly differentiated thyroid carcinomas defined on the basis of mitosis and necrosis: A clinicopathologic study of 58 patients. *Cancer* 2006;106:1286-1295.

Leboulleux S, Baudin E, Travagli JP, Schlumberger M. Medullary thyroid carcinoma. *Clin Endocrinol* (Oxf)2004;61:299-310.

Massoll N, Mazzaferri EL. Diagnosis and management of medullary thyroid carcinoma. *Clin Lab Med* 2004;24:49-83.

Nikiforov YE, Ohori NP. Follicular carcinoma. In: Nikiforov YE, Biddinger PW, Thompson LDR (Eds.). *Diagnostic Pathology and Molecular Genetics of the Thyroid*. 2nd ed. Philadelphia, PA: Lippincott Williams and Wilkins; 2012. p. 152-182.

Nikiforov YE, Seethala RR, Tallini G *et al*. Nomenclature Revision for Encapsulated Follicular Variant of Papillary Thyroid Carcinoma: A Paradigm Shift to Reduce Overtreatment of Indolent Tumors. *JAMA Oncol* 2016 Aug 1;2(8):1023-9.

Rivera M, Ricarte-Filho J, Patel S *et al*. Encapsulated thyroid tumors of follicular cell origin with high grade features (high mitotic rate/tumor necrosis): a clinicopathologic and molecular study. *Hum Pathol* 2010;41(2):172-180.

Sanders EM Jr, LiVolsi VA, Brierley J *et al*. An evidence-based review of poorly differentiated thyroid cancer. *World J Surg* 2007;31:934-945.

Simpson NE, Kidd KK, Goodfellow PJ *et al*. Assignment of multiple endocrine neoplasia type IIA to chromosome 10 by linkage. *Nature* 1987;328:528-529.

van Heerden JA, Hay ID, Goellner JR *et al*. Follicular thyroid carcinoma with capsular invasion alone: a nonthreatening malignancy. *Surgery* 1992;112(6):1130-1136; discussion 1136-1138.

Al-Brahim N, Asa SL. Papillary thyroid carcinoma: An overview. *Arch Pathol Lab Med* 2006;130:1057-1062.

Volante M, Collini P, Nikiforov YE *et al*. Poorly differentiated thyroid carcinoma: The Turin proposal for the use of uniform diagnostic criteria and an algorithmic diagnostic approach. *Am J Surg Pathol* 2007;31:1256-1264.

Volante M, Landolfi S, Chiusa L *et al*. Poorly differentiated carcinomas of the thyroid with trabecular, insular, and solid patterns: A clinicopathologic study of 183.

DOENÇAS FUNCIONAIS DA TIREOIDE

CAPÍTULO 32

Manoel Ricardo Alves Martins
Larissa Gladya Viana Santos
Rafaela Jucá Linhares

INTRODUÇÃO

A glândula tireoide pode apresentar patologias de dois tipos principais. Um dos tipos são alterações nodulares, assunto de outros capítulos deste livro. Neste capítulo enfocaremos as alterações funcionais da tireoide, que podem resultar em deficiência hormonal, hipotireoidismo, ou excesso, tireotoxicose.

HIPOTIREOIDISMO

Definição

O hipotireoidismo é caracterizado pela deficiência de hormônios tireoidianos. Essa condição pode ser causada por doença da glândula tireoide (hipotireoidismo primário) ou por diminuição da estimulação da tireoide por doença hipofisária (hipotireoidismo secundário) ou hipotalâmica (hipotireoidismo terciário). Uma vez que a diferenciação entre causas hipofisárias e hipotalâmicas é difícil, e muitas vezes desnecessária, essas causas geralmente são definidas como hipotireoidismo central. Como o hipotireoidismo central ocorre em menos de 1% dos casos de hipotireoidismo, nosso enfoque neste capítulo será o hipotireoidismo primário.

A prevalência de hipotireoidismo é de cerca de 5% da população.[1] Entre os fatores que aumentam o risco para hipotireoidismo estão a deficiência ou excesso de ingesta de iodo, sexo feminino, idosos, presença de outras doenças autoimunes e síndrome de Down ou Turner.[2]

Causas

As principais causas do hipotireoidismo primário são a doença autoimune da tireoide, chamada tireoidite de Hashimoto, e o tratamento do hipertireoidismo (radioiodoterapia ou cirúrgico). A lista completa das causas do hipotireoidismo está no Quadro 32-1.

Diagnóstico Clínico

O hormônio tireoidiano age em todos os tecidos. Dessa forma, o conjunto de sinais e sintomas decorrentes da falta de hormônio tireoidiano é bem amplo. Os principais sinais e sintomas estão listados no Quadro 32-2.

Quadro 32-1. Causas de Hipotireoidismo

Hipotireoidismo primário
- Tireoidite crônica autoimune (tireoidite de Hashimoto)
- Deficiência de iodo (ou excesso)
- Drogas (p. ex., amiodarona, lítio, inibidores de tirosina quinase)
- Iatrogênico (após radioiodoterapia, cirurgia tireoidiana, radioterapia ou cirurgia cervical)
- Tireoidite transitória (viral, pós-parto, silenciosa, destrutiva)
- Infiltrativa (infecciosa, neoplásica, autoimune, inflamatória)
- Genética

Hipotireoidismo central
- Adenomas hipofisários
- Disfunção hipofisária (p. ex., síndrome de Sheehan)
- Disfunção hipotalâmica
- Resistência a TSH ou TRH
- Drogas (p. ex., Dopamina, Somatostatina)

Hipotireoidismo periférico (extratireoidiano)
Hipotireoidismo consumptivo
Hipotireoidismo tecidual
p. ex., *mutações no MCT8*

Adaptado de Chaker L, Bianco AC, Jonklaas J, Peeters RP. Hypothyroidism. *Lancet* 2017.[2]

Quadro 32-2. Quadro Clínico do Hipotireoidismo

	Apresentação
Metabolismo	Ganho de peso, intolerância ao frio, fadiga
Cardiovascular	Intolerância a exercício, dispneia
Neurossensorial	Rouquidão, redução do gosto, visão ou audição
Neurológico e psiquiátrico	Memória prejudicada, parestesia, depressão/astenia
Gastrointestinal	Constipação
Endocrinológico	Infertilidade, distúrbios menstruais, galactorreia
Musculoesquelético	Fraqueza muscular, cãibras, artralgia
Hematológico	Tendência a sangramentos
Pele e fâneros	Pele seca, queda de cabelos
Nefrológico	Diminuição da função renal

Adaptado de Chaker L, Bianco AC, Jonklaas J, Peeters RP. Hypothyroidism. *Lancet* 2017.[2]

Diagnóstico Laboratorial

O diagnóstico laboratorial é feito com as dosagens de TSH e T4 livre. No hipotireoidismo primário encontram-se níveis aumentados de TSH, associados a níveis baixos de T4 livre. Nas formas mais leves, os níveis de T4 livre podem estar normais (hipotireoidismo subclínico, ou disfunção tireoidiana leve). Como a relação entre T4 livre e TSH é logarítmica, pequenas alterações nos níveis de T4 levam à grande mudança dos níveis de TSH. Assim, a dosagem de TSH é o método mais sensível para diagnóstico do hipotireoidismo primário. No entanto, na prática clínica, a recomendação é dosar tanto o TSH quanto o T4 livre para se poder fazer o diagnóstico de hipotireoidismo central, que é caracterizado por níveis baixos de T4 livre e níveis baixos, inapropriadamente normais ou eventual e discretamente altos de TSH.

Não é recomendada a dosagem de T4 total, uma vez que ela é influenciada pelos níveis de proteínas carreadoras, em especial a TBG. O aumento da TBG, provocado por situações clínicas comuns como o uso de anticoncepcionais orais, aumenta os níveis de T4 total, mas sem interferir na dosagem de T4 livre ou de TSH. A dosagem de T3, livre ou total, também não é recomendada, pois em razão do aumento da conversão de T4 em T3 vista no hipotireoidismo e secundária a aumento da atividade da desioidase tipo 2, seus níveis geralmente estão normais mesmo em situações de hipotireoidismo importante.

Pacientes que apresentam níveis de TSH levemente aumentados (em geral entre o limite superior da normalidade e 10 mIU/L) e níveis de hormônios tireoidianos normais são definidos como tendo hipotireoidismo subclínico. É importante repetir a dosagem de TSH uma vez que após alguns meses os níveis de TSH podem normalizar em uma parcela significativa dos pacientes.

Para confirmação da etiologia autoimune geralmente são dosados autoanticorpos, principalmente o mais sensível para diagnóstico, que é o anticorpo antiperoxidase (anti-TPO). O anticorpo antitireoglobulina (anti-TG) geralmente não é necessário, uma vez que é menos sensível.

A ultrassonografia da tireoide não é um método essencial para o diagnóstico de tireoidite de Hashimoto, apesar de frequentemente ser solicitado. O achado típico é a ecotextura parenquimatosa difusamente heterogênea, que é sugestiva de infiltração autoimune.

Como avaliação geral do paciente, para além do diagnóstico etiológico do hipotireoidismo, são úteis as análises de hemograma (possibilidade de anemia) e o perfil lipídico (dislipidemia).

Tratamento

O tratamento do hipotireoidismo é realizado com a reposição de levotiroxina.[3] A levotiroxina é uma medicação de custo baixo, tomada em dose única diária, e consegue restabelecer o eutireoidismo clínico na grande maioria dos pacientes. Deve ser recomendado ao paciente usar a medicação em jejum, pelo menos 30 minutos antes da alimentação. Embora muito menos usado na prática clínica, alternativamente a L-T4 pode ser ingerida ao deitar, pelo menos 3 horas após a última refeição.[3]

Algumas medicações diminuem a absorção de L-T4, incluindo carbonato de cálcio, sulfato ferroso, hidróxido de alumínio, sucralfato. Essas drogas devem ser ingeridas com um intervalo superior a 4 horas do uso de L-T4.[3] Alguns pacientes precisam de doses muito maiores do que o habitual para manter o eutireoidismo. Nesses pacientes, após ser descartada falha de aderência ao uso de L-T4, uma avaliação clínica e laboratorial deve incluir a investigação para doença celíaca, gastrite atrófica ou por *Helicobacter pilory*. Também deve ser verificado se o paciente está usando alguma medicação que aumente o metabolismo da L-T4, como o fenobarbital, a rifampicina e outros.

Apesar de uma minoria dos pacientes manter os sintomas de hipotireoidismo, e apesar de alcançar níveis normais de TSH, no momento não é recomendado o uso de T3 nem mesmo como tratamento combinado.[3]

A dose de reposição com L-T4 na maioria dos adultos varia entre 75 e 150 mcg/dia. Em pacientes sem comorbidades, a dose inicial pode ser próxima da dose total esperada para reposição. Em pacientes idosos, especialmente se coronariopatas, o ideal é o aumento progressivo da dose para evitar tireotoxicose e suas complicações.

O alvo do tratamento é o eutireoidismo clínico e laboratorial. A monitorização laboratorial da reposição com L-T4 deve ser realizada com a dosagem de TSH sérico após seis semanas do ajuste da dose.

A indicação de tratamento em pacientes com hipotireoidismo subclínico deve ser individualizada. Entre os fatores que são levados em consideração incluem-se a idade do paciente, com pacientes mais jovens sendo mais frequentemente tratados que os idosos; presença de sintomas; em mulheres, desejo de fertilidade; e níveis de TSH superiores a 10 mIU/L.

Durante a gravidez, é fundamental que a dose de levotiroxina seja aumentada em torno de 20 a 50% o mais precocemente possível, uma vez que a tireoide fetal só começa a produzir hormônios tireoidianos a partir da 12ª semana de gestação. A falha em repor adequadamente nessa situação pode levar a um quadro de cretinismo no recém-nascido. Durante o primeiro e segundo trimestres, a reposição deve ser reavaliada com TSH a cada 4 a 6 semanas e a dose ser ajustada conforme essa avaliação. Ao final do primeiro trimestre a recomendação atual é manter os níveis de TSH abaixo de 4 mIU/L.[4] Mulheres que estejam planejando engravidar já devem ser monitoradas de forma mais frequente.

TIREOTOXICOSE

Definição

A tireotoxicose é definida pelo excesso de hormônios tireoidianos na circulação. Quando ela se dá por aumento da função da tireoide, chama-se hipertireoidismo.

A prevalência do hipertireoidismo é de cerca de 1% da população,[1,5] sendo mais comum em mulheres.

Causas

As causas de tireotoxicose estão listadas no Quadro 32-3.[6] A causa mais comum de hipertireoidismo em áreas suficientes em iodo é a doença de Graves, uma doença autoimune caracterizada pela produção de anticorpos estimulatórios antirreceptor de TSH (TRAb). Outras duas causas comuns de hipertireoidismo são o bócio multinodular tóxico e o bócio uninodular tóxico (doença de Plummer). Essas duas causas correspondem a cerca de metade dos diagnósticos de hipertireoidismo

Quadro 32-3. Causas de Tireotoxicose

- Tireotoxicose associada à hiper ou normocaptação*
- Doença de Graves
- Bócio uni ou multinodular tóxico
- Doença trofoblástica
- Adenoma hipofisário produtor de TSH
- Resistência a hormônio tireoidiano**
- Tireotoxicose associada à baixa captação*
- Tireoidite indolor (silenciosa)
- Tireoidite por amiodarona***
- Tireoidite subaguda (granulomatosa, de Quervain)
- Tireoidite por palpação
- Tireotoxicose iatrogênica
- Ingestão factícia de hormônio tireoidiano
- *Struma ovarii*
- Tireoidite aguda
- Metástases extensas de câncer folicular de tireoide

*Captação em cintilografia de tireoide com iodo radioativo.
**Mutação de receptor de T3 beta, THRB. Nem sempre com hipertireoidismo clínico.
***Pode apresentar captação aumentada.
Adaptado de Ross DS, Burch HB, Cooper DS, Greenlee MC, Laurberg P, Maia AL et al. 2016.[6]

Quadro 32-4. Quadro Clínico da Tireotoxicose

	Sintomas	Sinais
Constitucional	Perda ponderal apesar de aumento de apetite, intolerância ao calor, aumento da sudorese, polidipsia	Perda ponderal
Neuromuscular	Tremor, nervosismo, ansiedade, fadiga, fraqueza, insônia, falta de concentração	Tremor de extremidades, hiperatividade, hiper-reflexia, fraqueza muscular
Cardiovascular	Palpitações	Taquicardia, hipertensão sistólica, pulso irregular
Pulmonar	Dispneia	Taquipneia
Gastrointestinal	Hiperdefecação, náuseas e vômitos	Dor abdominal
Pele	Aumento da sudorese	Pele quente e úmida
Reprodutivo	Distúrbios menstruais	Distúrbios menstruais
Ocular (se Graves)	Diplopia, irritação ocular, edema palpebral, dor retro-orbitária ou desconforto	Proptose, retração palpebral, edema periorbitário, inflamação conjuntival e quemose, oftalmoplegia

Adaptado de De Leo S, Lee SY, Braverman LE. Hyperthyroidism. *Lancet* 2016;388(10047):906-18.

em regiões com ingesta pobre de iodo, sendo mais comuns em idosos.

As causas de tireotoxicose sem hipertireoidismo incluem doenças inflamatórias como as tireoidites, situações em que não haja aumento da função tireoidiana, mas liberação excessiva para a circulação de hormônio pré-formado. Em pacientes em acompanhamento por câncer diferenciado de tireoide, após cirurgia com ou sem radioiodoterapia, o tratamento inclui a reposição com doses elevadas de levotiroxina com o objetivo de suprimir o TSH e assim reduzir a recidiva e mortalidade da doença. Nos últimos anos tem aumentado o uso inapropriado de levotiroxina, associado ou não a tri-iodotironina, para indivíduos sem patologia tireoidiana em "tratamentos" não ortodoxos, sem comprovação científica.

Diagnóstico Clínico

Como no hipotireoidismo, em razão de os efeitos dos hormônios tireoidianos afetarem todos os tecidos humanos, os sinais e sintomas da tireotoxicose são os mais diversos. Os principais estão listados no Quadro 32-4.[7]

Diagnóstico Laboratorial

O diagnóstico hormonal é realizado na presença de níveis baixos de TSH associados a níveis normais ou altos de T4 e T3. Quando os níveis de T4 e T3 estão dentro da faixa de referência, o diagnóstico é de tireotoxicose subclínica. Se apenas os níveis de T3 estão elevados, com níveis normais de T4, o quadro é definido como T3-toxicose, secundário a aumento da conversão de T4 em T3. Dessa forma, a dosagem mais sensível para o diagnóstico de tireotoxicose é a de TSH.

A presença de níveis elevados de hormônios tireoidianos e TSH normal ou discretamente alto indica a possibilidade de se tratar de hipertireoidismo central (adenoma hipofisário produtor de TSH) ou resistência hipofisária aos hormônios tireoidianos, duas situações muito raras.

É importante se definir a etiologia da tireotoxicose, uma vez que o tratamento adequado depende dessa definição. Para se definir a etiologia, frequentemente é necessária a realização de ultrassonografia de tireoide, que revelará, na Doença de Graves, bócio difuso associado à ecotextura parenquimatosa heterogênea típica de processos autoimunes da tireoide e, eventualmente, hipervascularização se for realizado Doppler. Dessa forma, o Doppler também pode ajudar a diferenciar o hipertireoidismo das formas de tireoidite, quando ocorre hipovascularização. No caso da doença nodular, a ultrassonografia revelará nódulos múltiplos ou únicos, conforme o diagnóstico.

A presença de anticorpos aumenta a possibilidade de se tratar de doença de Graves. Os anticorpos anti-TPO e anti-TG são inespecíficos, porém, o TRAb é específico (mas menos sensível) para a doença de Graves.

Em uma minoria dos casos pode ser necessária a realização de cintilografia de tireoide, especialmente quando há dúvida se o diagnóstico é o de hipertireoidismo ou de tireoidite, e na presença de nódulo em uma tireoide difusamente aumentada.

Tratamento

O tratamento da tireotoxicose depende da presença ou não de hipertireoidismo e da sua etiologia.

Nos pacientes com tireoidite e, portanto, sem aumento da função tireoidiana, o tratamento deve ser de suporte, incluindo o uso de betabloqueadores se os sintomas adrenérgicos forem proeminentes. Quando ocorre tireoidite dolorosa o paciente pode ser tratado com anti-inflamatórios não hormonais, uma vez que não foi encontrado benefício no uso de corticoide para esse fim. Em pacientes em uso de doses não adequadas de hormônio tireoidiano, a dose deve ser ajustada conforme a clínica e os níveis de TSH. Quando o excesso de hormônio tireoidiano é proposital, no caso do paciente com câncer diferenciado de tireoide após cirurgia/radioiodoterapia, deve-se manter níveis de hormônios tireoidianos dentro do intervalo de referência e a duração deve ser a recomendada pelos *guidelines*.[8,9] É importante suspender o uso de hormônio tireoidiano em pacientes nos quais não haja indicação médica (p. ex., para emagrecimento).

Em pacientes com hipertireoidismo, a abordagem terapêutica também depende da etiologia.

Em indivíduos diagnosticados por doença de Graves, o tratamento inicial deve ser o uso de antitireoidianos (metimazol-MTZ ou propiltiouracil-PTU), eventualmente associado ao uso de betabloqueadores conforme sintomatologia adrenérgica. O uso de metimazol é claramente de primeira escolha em razão do risco associado ao uso de propiltiouracil de hepatite fulminante.[10] O PTU está indicado apenas no primeiro trimestre de gestação (risco de teratogenicidade com MTZ nessa fase) e na crise tireotóxica.[6]

Há três opções utilizadas como tratamento definitivo da doença de Graves. Uma das opções é manter o uso de antitireoidianos por 18 a 24 meses, esperando-se a remissão da doença após a suspensão da droga. A dose inicial de metimazol geralmente varia entre 10-15 mg/dia para bócios pequenos e 20-40 mg/dia para bócios volumosos.[7] A monitorização é realizada após 4-6 semanas após o ajuste da dose, devendo incluir a dosagem de T4 livre (às vezes também de T3) uma vez que os níveis de TSH podem-se manter suprimidos por tempo prolongado mesmo após se atingir o eutireoidismo. Uma revisão de 26 estudos randomizados revelou taxa de recidiva de 50-55%.[11] Essa opção deve ser evitada em situações onde a remissão é menos provável, como em pacientes com hipertireoidismo mais grave, bócios volumosos, aumento da relação T3/T4, TSH persistentemente suprimido, e TRAb inicial alto,[12,13] ou conforme a preferência do paciente. A dosagem de TRAb ao final do tratamento pode ser útil para identificar os pacientes que vão entrar em remissão.[14] Os efeitos colaterais mais graves dos antitireoidianos são raros e incluem agranulocitose, vasculite,[15] hepatite fulminante (propriltiouracil) e icterícia colestática (metimazol). Em relação à agranulocitose, o paciente deve ser instruído a interromper o uso da medicação no caso de sinais de infecção como febre e/ou dor de garganta e colher um hemograma. Caso a contagem de granulócitos seja inferior a 1.000/mm³, o uso de qualquer droga antitireoidiana passa a estar contraindicado e outra opção (cirurgia ou radioiodoterapia) está indicada.[12]

Outra opção é uso de radioiodoterapia assim que o paciente entrar em eutireoidismo com o uso de antitireoidianos. Atualmente é usada dose fixa de radioiodo, em torno de 12 a 15 mCi, com o objetivo de se atingir o hipotireoidismo e evitar a necessidade de segunda dose de radioiodo. A escolha entre radioiodoterapia "precoce" ou manutenção de drogas antitireoidianas é influenciada por fatores geográficos, sendo a radioiodoterapia preferida pelos americanos e as medicações antitireoidianas na Europa e Japão.[16,17] Entre as contraindicações à radioiodoterapia estão a gestação, amamentação, mulheres que planejam engravidar nos 6 meses subsequentes ou inabilidade de seguir as precauções de segurança em relação à radiação. A radioiodoterapia aumenta o risco de progressão da oftalmopatia de Graves.[18] Em pacientes com oftalmopatia ativa moderada a grave ou com risco de perda visual, a radioiodoterapia é contraindicada.[6] O uso de glicocorticoides está indicado antes da radioiodoterapia para prevenir a piora da oftalmopatia em um grupo de pacientes.[19]

A cirurgia atualmente é feita em uma minoria de pacientes com doença de Graves. Entre os fatores que favorecem a indicação cirúrgica estão bócio volumoso (> 80 g) ou com sintomas compressivos, suspeita de malignidade concomitante, hiperparatireoidismo primário com indicação cirúrgica e oftalmopatia moderada a grave (6).[6] O preparo pré-operatório inclui manter o paciente em eutireoidismo com drogas antitireoidianas, associado a betabloqueadores, caso necessário. O uso de iodo inorgânico ("frio") como iodeto de potássio ou solução de Lugol por 7-10 dias antes da cirurgia reduz a liberação de hormônio tireoidiano e a vascularização da glândula, o que reduz o sangramento no intraoperatório.[20] A cirurgia está associada ao risco de lesão do nervo laríngeo recorrente que pode levar a rouquidão e hipoparatireoidismo permanente. A mortalidade da cirurgia, em mãos experientes e quando o paciente está clinicamente compensado, é baixa.[21]

Para pacientes com bócio uni ou multinodular, o tratamento definitivo com radioiodoterapia é a opção de escolha. A cirurgia é uma possibilidade terapêutica, mas geralmente não é tão recomendada por ser invasiva. O tratamento crônico com antitireoidianos não costuma ser preconizado uma vez que, ao contrário do que ocorre na Doença de Graves, a chance de remissão é mínima.

Durante a gravidez preconiza-se o uso de propiltiouracil até a 16ª semana de gestação, em razão do risco de teratogenicidade do metimazol nesse período. Após essa fase, o metimazol está indicado. Como regra geral, para se fazer a conversão, é importante saber que 5 mg de metimazol equivale a 100 mg de propiltiouracil 2 vezes ao dia.[4] Para minimizar a passagem de droga antitireoidiana para o feto e consequente hipotireoidismo fetal, recomenda-se que se utilize a menor dose possível de antitireoidiano, permitindo-se o hipertireoidismo subclínico.[4] É importante reavaliar a necessidade de manutenção do antitireoidiano uma vez que uma parte dos pacientes consegue remissão da doença durante a gestação, em decorrência da imunossupressão da gravidez.[4] É importante, também, monitorizar o feto durante a gravidez e depois, para detecção de hipertireoidismo fetal ou neonatal.

REFERÊNCIAS BIBLIOGRÁFICAS

1. Garmendia Madariaga A, Santos Palacios S, Guillèn-Grima F, Galofré JC. The incidence and prevalence of thyroid dysfunction in Europe: a meta-analysis. *J Clin Endocrinol Metabol* 2014;99(3):923-31.
2. Chaker L, Bianco AC, Jonklaas J, Peeters RP. Hypothyroidism. *Lancet* 2017.
3. Jonklaas J, Bianco AC, Bauer AJ *et al.* Guidelines for the treatment of hypothyroidism: prepared by the american

thyroid association task force on thyroid hormone replacement. *Thyroid* 2014;24(12):1670-751.
4. Alexander EK, Pearce EN, Brent GA *et al.* 2017 Guidelines of the American Thyroid Association for the Diagnosis and Management of Thyroid Disease During Pregnancy and the Postpartum. *Thyroid* 2017;27(3):315-89.
5. Hollowell JG, Staehling NW, Flanders WD *et al.* Serum TSH, T(4), and thyroid antibodies in the United States population (1988 to 1994): National Health and Nutrition Examination Survey (NHANES III). *J Clin Endocrinol Metabolism* 2002;87(2):489-99.
6. Ross DS, Burch HB, Cooper DS *et al.* 2016 American Thyroid Association Guidelines for Diagnosis and Management of Hyperthyroidism and Other Causes of Thyrotoxicosis. *Thyroid* 2016;26(10):1343-421.
7. De Leo S, Lee SY, Braverman LE. Hyperthyroidism. *Lancet* 2016;388(10047):906-18.
8. Haugen BR, Alexander EK, Bible KC *et al.* 2015 American Thyroid Association Management Guidelines for Adult Patients with Thyroid Nodules and Differentiated Thyroid Cancer: The American Thyroid Association Guidelines Task Force on Thyroid Nodules and Differentiated Thyroid Cancer. *Thyroid* 2016;26(1):1-133.
9. Rosario PW, Ward LS, Carvalho GA *et al.* Thyroid nodules and differentiated thyroid cancer: update on the Brazilian consensus. *Arq Bras Endocrinol Metabol* 2013;57(4):240-64.
10. Bahn RS, Burch HS, Cooper DS *et al.* The Role of Propylthiouracil in the Management of Graves' Disease in Adults: report of a meeting jointly sponsored by the American Thyroid Association and the Food and Drug Administration. *Thyroid* 2009;19(7):673-4.
11. Abraham P, Avenell A, McGeoch SC *et al.* Antithyroid drug regimen for treating Graves' hyperthyroidism. *Cochrane Database Syst Rev* 2010(1):CD003420.
12. Cooper DS. Antithyroid drugs. *N Engl J Med* 2005;352(9):905-17.
13. Azizi F. The safety and efficacy of antithyroid drugs. *Expert Opin Drug Saf* 2006;5(1):107-16.
14. Carella C, Mazziotti G, Sorvillo F *et al.* Serum thyrotropin receptor antibodies concentrations in patients with Graves' disease before, at the end of methimazole treatment, and after drug withdrawal: evidence that the activity of thyrotropin receptor antibody and/or thyroid response modify during the observation period. *Thyroid* 2006;16(3):295-302.
15. Noh JY, Yasuda S, Sato S *et al.* Clinical characteristics of myeloperoxidase antineutrophil cytoplasmic antibody-associated vasculitis caused by antithyroid drugs. *J Clin Endocrinol Metabol* 2009;94(8):2806-11.
16. Burch HB, Burman KD, Cooper DS. A 2011 survey of clinical practice patterns in the management of Graves' disease. *J Clin Endocrinol Metabol* 2012;97(12):4549-58.
17. Bartalena L. Diagnosis and management of Graves disease: a global overview. *Nat Rev Endocrinol* 2013;9(12):724-34.
18. Acharya SH, Avenell A, Philip S *et al.* Radioiodine therapy (RAI) for Graves' disease (GD) and the effect on ophthalmopathy: a systematic review. *Clin Endocrinol* 2008;69(6):943-50.
19. Barrio-Barrio J, Sabater AL, Bonet-Farriol E *et al.* Graves' Ophthalmopathy: VISA versus EUGOGO Classification, Assessment, and Management. *J Ophthal* 2015;2015:249125.
20. Erbil Y, Ozluk Y, Giris M *et al.* Effect of lugol solution on thyroid gland blood flow and microvessel density in the patients with Graves' disease. *J Clin Endocrinol Metabol* 2007;92(6):2182-9.
21. Hauch A, Al-Qurayshi Z, Randolph G, Kandil E. Total thyroidectomy is associated with increased risk of complications for low- and high-volume surgeons. *Annals Surg Oncol* 2014;21(12):3844-52.

DOENÇAS DA PARATIREOIDE

Wellington Alves Filho

INTRODUÇÃO

As doenças das paratireoides decorrem majoritariamente da hiperfunção da glândula, que pode ser em função da produção autônoma do paratormônio (PTH) pela própria paratireoide ou por conta de algum estímulo secundário externo. O hiperparatireoidismo, portanto, é definido pelo aumento da produção do PTH, podendo ter importantes implicações metabólicas para o indivíduo. A produção diminuída do PTH pelas paratireoides, por sua vez, corresponde ao hipoparatireoidismo, condição mais frequentemente observada na forma de complicação da cirurgia da glândula tireoide. No presente capítulo, vamos abordar os principais distúrbios das glândulas paratireoides.

MORFOLOGIA E FISIOLOGIA DAS GLÂNDULAS PARATIREOIDES

As paratireoides foram os últimos órgãos descobertos em estudos anatômicos em seres humanos, quando Ivar Sandström as descreveu, em 1852, enquanto ainda era estudante de medicina em Upsala, na Suécia.[1] Tipicamente correspondem a quatro estruturas glandulares de cor marrom-acastanhado, originadas do terceiro e quarto arcos branquiais, localizadas junto à parte posterior da glândula tireoide. As paratireoides superiores tipicamente estão localizadas junto ao polo superior da glândula tireoide, habitualmente na porção mais posterior, lateralmente à entrada do nervo laríngeo recorrente na membrana cricotireóidea. As paratireoides inferiores adotam posição mais caudal, junto ao polo inferior da glândula tireoide. A localização das glândulas pode variar, não sendo incomum o achado de paratireoides ectópicas ou mesmo extranumerárias.[2] Cada glândula cresce progressivamente até a terceira década de vida, pesando em média 0,45 grama no adulto.

Histologicamente, a paratireoide é constituída por 3 tipos de células dispostas em arranjo cordonal, entremeadas por tecido adiposo. As células principais são as responsáveis pela produção de PTH e microscopicamente são arredondadas com citoplasma homogêneo levemente acidófilo. Quando a produção hormonal encontra-se baixa, ocorre um acúmulo de grânulos de glicogênio e lipídios no citoplasma das células principais, gerando as células claras. As células oxífilas, por sua vez, não têm sua função estabelecida, não sendo relacionadas com a produção de PTH e apresentam-se maiores e com citoplasma acidófilo.[2]

O PTH é uma molécula de 8500 D, constituída por uma cadeia peptídica simples de 84 aminoácidos. É metabolizada pelo fígado e normalmente excretada pelos rins, com meia-vida extremamente curta, em torno de 2-5 minutos.[2-4] A principal função do PTH é estimular a liberação de cálcio para o plasma, e, para isso, age principalmente nos ossos, nos rins e indiretamente no intestino delgado.[3] Nos rins, o PTH atua nas células tubulares, aumentando a reabsorção do cálcio e diminuindo a do fósforo, portanto, aumentando a fosfatúria. Além disso, o PTH promove a biossíntese renal da vitamina D3, que atua na absorção intestinal de cálcio e fosfato, com consequente *feedback* negativo nas glândulas paratireoides. Nos ossos, o PTH estimula a reabsorção óssea, permitindo o acoplamento entre osteoblastos e osteoclastos, aumentando de uma forma geral o *turnover* ósseo e, consequentemente, elevando os níveis do cálcio sérico.[5] As glândulas paratireoides possuem receptores sensíveis ao cálcio sérico, capazes de detectar variações dos níveis de cálcio iônico, modulando a secreção do PTH com o objetivo de manter os níveis plasmáticos de cálcio dentro da normalidade.[6] O PTH, portanto, atua como regulador do cálcio do organismo, sendo um hormônio hipercalcemiante, hipocalciúrico e hiperfosfatúrico.

A seguir, vamos abordar as principais doenças das paratireoides, incluindo o hiperparatireoidismo primário e secundário. O hipoparatireoidismo, por ser uma complicação típica das cirurgias de tireoide, será abordado em tópico específico em outro capítulo.

HIPERPARATIREOIDISMO PRIMÁRIO

O hiperparatireoidismo primário (HPTP) é um distúrbio endocrinológico comum causado pela ação exacerbada das glândulas paratireoides, causando a secreção excessiva do PTH.[7] Classicamente é caracterizado por elevação laboratorial dos níveis de cálcio (hipercalcemia), associado a níveis inapropriadamente normais ou elevados do PTH, sendo, portanto, um diagnóstico iminentemente bioquímico.[7-9]

O HPTP é a terceira doença endocrinológica mais frequente, após o diabetes e a doença tireoideana, com prevalência em torno de 0,1 a 1% da população. A sua incidência é de cerca de 28 casos para cada 100.000 habitantes, acometendo mais a faixa etária entre 50-60 anos de idade, sendo cerca de duas a três vezes mais frequente no sexo feminino.[7,9] Cerca de 95% dos casos são esporádicos, com 80% dos pacientes com HPTP apresentando adenoma isolado. A doença multiglandular é mais rara, sendo o duplo adenoma presente em 11% dos casos, enquanto que menos de 10% dos casos são causados por hiperplasia de todas as glândulas, situação mais comum nos distúrbios de origem familiar (NEM 1, NEM 2A). Finalmente, carcinoma da paratireoide é bastante incomum, correspondendo a menos de 1% de todos os casos de HPTP.[7,8]

A etiologia do HPTP permanece incerta, embora já sejam reconhecidos alguns fatores de risco. A exposição à radiação ionizante ou a iodo radioativo tem sido implicado como fator de risco, embora não haja ainda associação estatística clara.[7] As formas familiares têm origem principal na mutação do gene *RET*, estando implicado em até 5% dos casos de HPTP, geralmente na forma das neoplasias endócrinas múltiplas do tipo NEM 1 e NEM 2A.

Manifestações Clínicas

As principais manifestações clínicas do HPTP decorrem da atividade metabólica óssea aumentada, cursando com elevação dos níveis de cálcio e reabsorção óssea.[1,10] A hipercalcemia em última análise determina um aumento na excreção renal do cálcio, mesmo o PTH tendo ação diminuindo a excreção desse íon. Por outro lado, o aumento da concentração de fosfato no filtrado glomerular pode levar à precipitação de sais de fosfato de cálcio, dando origem à nefrolitíase de repetição. O PTH em excesso promove ainda a reabsorção óssea patológica, causando osteopenia precoce e osteoporose. O recrutamento de osteoclastos mediado pelo PTH pode levar à formação de tumores marrons, aglomerados celulares que podem cursar com deformidades ósseas.[8,10]

O diagnóstico do HPTP aumentou com a dosagem rotineira do cálcio sérico. A maioria dos pacientes, entretanto, permanece sem sintomas após o diagnóstico. Nas fases mais precoces da doença pode ser observado discreta fraqueza e astenia, possivelmente acompanhado de depressão leve.[10] As manifestações clínicas mais comuns podem estar presentes em até 20% dos casos na apresentação inicial[8] e incluem nefrolitíase e osteoporose. Outras manifestações comuns incluem anorexia, náuseas e vômitos.[7] Nos casos mais graves, principalmente nos adenomas maiores ou em glândulas com maior produção de PTH, podem ser observadas fraqueza neuromuscular, confusão mental, depressão profunda, desidratação e insuficiência renal aguda.[8] Mais além, o HPTP tem sido apontado como fator preditivo de risco de morte,[11] contribuindo para o aumento dos custos dos serviços de saúde de maneira geral.[12]

Avaliação Diagnóstica

De acordo com as diretrizes da Associação Americana de Cirurgiões Endócrinos, o diagnóstico do HPTP é bioquímico, e a avaliação inicial deve incluir dosagens séricas de cálcio total, PTH, creatinina e vitamina D.[9] A dosagem do cálcio urinário de 24 horas pode ser considerada em pacientes em investigação por HPT1. O PTH no HPTP cursa com níveis aumentados do cálcio urinário, sendo que a dosagem de 24 horas pode ser útil no diagnóstico diferencial com a hipercalcemia hipocalciúrica familiar, em que os níveis urinários desse íon encontram-se invariavelmente baixos, como o próprio nome sugere.[13]

A seguir, deve ser feita uma cuidadosa investigação dos sinais e sintomas, incluindo anamnese rigorosa que contemple história patológica pregressa, tentando-se resgatar episódios prévios de cólica nefrética ou nefrolitíase, fraturas, sintomas neuropsiquiátricos, queixas gastrointestinais etc. Achados densitométricos de osteoporose ou exames radiológicos prévios que possam indicar a presença de cálculos urinários devem ser também avaliados, devendo esses exames ser solicitados mesmo nos pacientes assintomáticos, mas com diagnóstico de HPTP. A história familiar deve ser interrogada, sobretudo, para excluir a possibilidade de doença familiar.[8,9]

Os exames localizatórios devem ser solicitados somente quando houver indicação de tratamento cirúrgico do HPTP.[7-9] Vale ainda ressaltar que os exames de imagem não têm papel no diagnóstico do HPTP, como já apontado anteriormente, tendo sua indicação somente para a localização da(s) glândula(s) doente(s). Os principais exames empregados na localização pré-operatória das glândulas acometidas no HPTP são a ultrassonografia de paratireoides e a cintilografia de paratireoides com Sestamibi. Essa última pode ser ainda empregada na forma do SPECT ou SPECT-CT, com o uso de imagens em planos tridimensionais, facilitando a localização, sobretudo de glândulas ectópicas e extranumerárias. Mais recentemente, o uso de angiotomografia de paratireoides em intervalos de tempo seriados (TC-4D) tem-se mostrado útil na detecção de paratireoides não demonstradas pelos métodos anteriores.[14]

Tratamento

A cirurgia é o único método de tratamento com intenção curativa no HPTP.[7,9] É esperado benefício claro em pacientes sintomáticos submetidos à paratireoidectomia,[15] e mesmo indivíduos considerados assintomáticos frequentemente relatam melhora dos índices de qualidade de vida após o tratamento cirúrgico.[16] Dessa forma, pacientes sintomáticos devem ser indicados para cirurgia, sendo os sintomas mais comuns a presença de alterações urinárias (cólicas nefréticas, cálculos urinários, nefrocalcinose), distúrbios ósseos (osteoporose densitométrica, fraturas) ou sintomas neurocognitivos/neuropsiquiátricos. Pacientes assintomáticos merecem ter sua conduta individualizada, dando-se preferência para indicação cirúrgica nos pacientes que apresentem idade < 50 anos, níveis de cálcio sérico superior 1 mg/dL acima do limite superior de normalidade, função renal alterada (*clearance* de creatinina < 60 mL/min), cálcio urinário elevado (> 400 mg/dL/24 h) ou naqueles pacientes em que possa haver dificuldade de observação clínica periódica.[7,9]

Aproximadamente 80-85% dos pacientes com HPTP apresentam adenoma único, cuja ressecção simples resulta em cura prolongada. Por outro lado, a retirada inadvertida ou mesmo a desvascularização pela manipulação cirúrgica de todas as paratireoides pode resultar em hipoparatireoidismo transitório ou definitivo, condição com importante impacto na qualidade de vida dos pacientes.[7,9] Dessa forma, é preconizado, sempre que possível, a abordagem focada unilateral, com ressecção somente da glândula doente, preservando-se as demais. A dissecção focada é particularmente indicada quando dispomos de exames localizatórios coincidentes. Vale ressaltar que na suspeita de doença multiglandular (p. ex.: síndromes NEM), a abordagem focada é contraindicada. Nesses casos, ou quando não há evidência pré-operatória de localização da glândula acometida, opta-se pela abordagem bilateral, em que ambas as lojas tireoideanas são exploradas, com a ressecção de uma ou mais glândulas paratireoides doentes.[9,15]

O uso do PTH intraoperatório pode ser de extrema valia, permitindo a dissecção focada na maioria dos casos, quando disponível. O racional para o seu uso baseia-se na curta meia-vida do PTH (2-5 minutos),[2] que pode ser dosado em momentos que antecedem a ressecção glandular e após 10-15 minutos da retirada da glândula. A queda maior do que 50% dos níveis de PTH corresponde à cura bioquímica.[17] Durante a exploração cervical, é possível também abordar patologias cirúrgicas da glândula tireoide no mesmo tempo operatório. Dessa forma, a investigação pré-operatória de nódulos tireoideanos é recomendada.[18]

Os cuidados pós-operatórios imediatos são os mesmos para outras cirurgias cervicais, devendo haver atenção para a possibilidade de sangramentos, hematomas cervicais, sobretudo nas primeiras 24 horas. A reposição de cálcio pode ser indicada, principalmente nos pacientes que desenvolvam a síndrome da fome óssea, caracterizada por hipocalcemia severa em razão de reintegração maciça do cálcio sérico ao osso, resultando em diminuição nos níveis plasmáticos de cálcio, embora essa situação seja mais frequente nos casos de hiperparatireoidismo secundário à doença renal crônica.[19]

Os índices de cura após a paratireoidectomia nos pacientes com HPTP são altos, chegando a 95-99%. Entretanto, pacientes que cursam com aumento dos níveis de PTH após a cirurgia devem ser investigados quanto à possibilidade de recidiva ou persistência do HPTP. Essa situação é mais frequente no manejo incorreto da doença multiglandular (p. ex.: síndromes NEM), ou quando a paratireoide doente não é localizada, retirando-se equivocadamente outra glândula. Nessas situações, a correta identificação pré-operatória é imprescindível, e a conduta nas reabordagens pode incluir a exploração bilateral.[9]

A conduta cirúrgica clássica do HPTP multiglandular, mais comumente nas síndromes NEM, é a abordagem bilateral com retirada de todas as paratireoides e do tecido tímico, com autoenxerto da glândula macroscopicamente com menor envolvimento de doença, estratégia definida no intraoperatório.[7,8] Essa técnica, entretanto, cursa com altas taxas de hipoparatireoidismo, condição clínica com impacto importante na qualidade de vida do paciente. Mais recentemente tem sido proposto a abordagem unilateral com retirada de todo tecido paratireoideano do lado abordado, mantendo-se o leito cirúrgico contralateral intacto, tendo como indicação os casos de doença multiglandular com achados cintilográficos unilaterais.[20] A conduta nos casos de carcinoma de paratireoide consiste na remoção da glândula acometida, associada à tireoidectomia parcial ipsolateral como margem de segurança. O papel da linfadenectomia cervical profilática nesses casos ainda é incerto.[9]

HIPERPARATIREOIDISMO SECUNDÁRIO À DOENÇA RENAL CRÔNICA

A doença renal crônica (DRC) afeta cerca de 5-10% da população mundial, e sua incidência no Brasil tem aumentado na última década,[21] com um crescente número de pacientes tendo sobrevivido por longos períodos graças aos métodos de diálise regular e ao transplante renal.[22] Em sua evolução, a DRC é acompanhada por uma perda de funções bioquímicas e fisiológicas em virtualmente todos os sistemas dos organismos, culminando no surgimento de complicações, como anemia, aterosclerose acelerada, aumento do catabolismo muscular e doença mineral óssea, representando importantes indicadores de mortalidade cardiovascular nesses pacientes.[23]

O hiperparatireoidismo secundário (HPTS) é caracterizado pela hiperplasia das glândulas paratireoides, elevados níveis séricos de PTH e aumento do *turnover* ósseo. É uma complicação comum nos pacientes em diálise podendo se desenvolver ainda cedo no curso da DRC, embora a maioria dos pacientes tem o seu quadro iniciado após longos períodos de diálise. Estima-se que dos 122.825 pacientes em diálise no Brasil, aproximadamente 18% possuem níveis de PTH acima de 600 pg/mL, sendo que 10% aguardam tratamento cirúrgico.[21] Ainda, está associado ao risco aumentado de calcificação vascular, contribuindo para o aumento da mortalidade cardiovascular nos pacientes renais crônicos.[23]

Fisiopatologia

A DRC promove destruição do parênquima renal, com consequente diminuição da excreção de fósforo, promovendo a retenção do mesmo, levando à hiperfosfatemia.[21,22] Os altos níveis de fósforo, por sua vez, estimulam a secreção do PTH (uma vez que o mesmo é fosfatúrico). O PTH, dentre outras ações metabólicas, promove a retirada de cálcio dos ossos, que se precipita ao encontro com o fósforo circulante em excesso, fazendo com que os níveis séricos de cálcio permaneçam baixos, apesar dos níveis crescentes de PTH.[24,25] Os níveis constantemente baixos de cálcio, por sua vez, atuam na estimulação das glândulas paratireoides na síntese de mais PTH. O acúmulo do fósforo sérico também está implicado na inibição da produção de calcitriol (vitamina D) pelos rins. Como consequência dessa diminuição, ocorrem uma redução da absorção intestinal do cálcio da dieta e da reabsorção óssea de cálcio, hipocalcemia e consequente aumento da produção do PTH pelas paratireoides.[25] A retenção de fósforo também está envolvida no surgimento da resistência óssea às ações do PTH, sendo necessários níveis mais altos do hormônio para se manter a calcemia e a remodelação óssea normal.[26] Mais recentemente, o fator de crescimento de fibroblastos-23 (FGF-23) tem sido implicado na fisiopatologia do HPTS. Com a perda da função renal, tem-se o acúmulo do FGF-23, que parece atuar de forma sincrônica com o PTH na tentativa de promover a excreção de fósforo pelos rins. Por outro lado, o FGF-23 atua também promovendo a inibição da síntese da vitamina D, levando em última análise ao aumento na produção de PTH pelas paratireoides, confirmando seu importante papel na complexa cascata hormonal reguladora do metabolismo ósseo.[27]

A hiperestimulação crônica do PTH é acompanhada da proliferação das células paratireoideanas, levando a uma hiperplasia difusa, progressiva e policlonal das glândulas paratireoides. Com a evolução da doença, esse padrão de crescimento pode-se transformar em um tipo monoclonal benigno, porém mais agressivo, levando a glândula ao aumento expressivo do seu volume, exibindo uma hiperplasia de padrão nodular.[28]

Manifestações Clínicas

Os principais sintomas do HPTS incluem dores ósseas e articulares, mialgia e fraqueza muscular. Nos estágios mais avançados outros sinais estão presentes, como fraturas, prurido, deformidades ósseas, tumores marrons, calcificações de partes moles (calcifilaxia) e ruptura de tendões.[21] A osteodistrofia renal é definida como o conjunto de transtornos ósseos decorrentes do metabolismo mineral nos pacientes com DRC e HPTS, representados pela osteíte fibrosa cística, osteomalacia e doença óssea adinâmica.[29] A calcificação vascular é relativamente comum, contribuindo para a alta taxa de mortalidade no HPTS.[21,23] Essa sintomatologia contribui para a péssima qualidade de vida nesses pacientes.[30]

Avaliação Diagnóstica

O diagnóstico laboratorial do HPTS é feito pela dosagem do PTH, em que valores acima de 300 pg/mL em pacientes com DRC dialítica confirmam o diagnóstico.[21,31] Dessa forma, é recomendada a avaliação do PTH em todos os pacientes com DRC e taxa de filtração glomerular < 60 mL/min/1,73 m², devendo-se repetir a dosagem periodicamente, a depender da gravidade da DRC.[21] Além do PTH, devem-se dosar os níveis séricos de cálcio, fósforo, vitamina D e fosfatase alcalina.

Outros exames empregados na avaliação do HPTS devem incluir:

- *Radiografia de ossos (mãos, crânio, bacia e ossos longos):* empregados na detecção de osteodistrofia, bem como calcificações extraósseas.
- *Ultrassonografia de paratireoides e cintilografia com Sestamibi:* essenciais na localização das glândulas, além de serem úteis na identificação de paratireoides ectópicas e extranumerárias.
- *Ecocardiograma:* importantes na avaliação de calcificações extra-axiais em vasos, valvas e miocárdio.
- *Biópsia óssea:* realizada na crista ilíaca, é o padrão ouro para o diagnóstico de doença óssea, seja ela de alto *turnover* (HPTS e doença mista) ou baixo *turnover* (doença adinâmica e osteomalacia). Por ser um método invasivo, entretanto, é recomendada somente em situações especiais, como dúvida diagnóstica ou fraturas inexplicadas.

Tratamento

Os objetivos do tratamento do HPTS são normalizar o metabolismo mineral, prevenir a doença óssea e prevenir a ocorrência de manifestações extraesqueléticas.[29] Para isso é fundamental o entendimento da fisiopatologia da doença para que possamos controlar e corrigir as alterações metabólicas, usando diversas estratégias.[21]

Diversos tratamentos não cirúrgicos têm sido utilizados no manejo do HPTS em estágio inicial. A administração de dieta pobre em fosfatos, de forma concomitante ao uso de quelantes do fósforo, tem papel importante no manejo desses pacientes. A reposição de vitamina D pode ser empregada em pacientes com DRC em estágios 3 e 4, com redução dos níveis séricos de PTH.[29] Mais recentemente, o uso de calcimiméticos vem ganhando espaço nos pacientes com DRC em estágio 5D (hemodiálise). Os calcimiméticos atuam no receptor de cálcio presente nas células paratireoides, reduzindo dessa forma a liberação do PTH, controlando simultaneamente os níveis de fósforo e cálcio.[32]

O tratamento definitivo do HPTS, em última análise, consiste na correção do distúrbio renal base, obtido com o transplante renal. Entretanto, o HPTS muitas vezes encontra-se suficientemente avançado, de modo que alterações celulares nas paratireoides já configurem um quadro de doença monoclonal, havendo, portanto, produção autônoma do PTH em níveis elevados. Nesses casos, o tratamento cirúrgico das glândulas paratireoides pode ser a melhor alternativa para corrigir definitivamente o distúrbio metabólico.[33] De fato, o tratamento cirúrgico permite não somente a correção metabólica, mas também promove importante melhora da qualidade de vida nos pacientes,[30,34] além de ser custo-efetivo quando comparado ao tratamento farmacológico.[35]

A cirurgia consiste na paratireoidectomia subtotal[36] ou paratireoidectomia total (PTx) com ou sem autoenxerto heterotópico do tecido paratireoideano.[37-39] A paratireoidectomia subtotal consiste na remoção de três glândulas paratireoides, deixando um fragmento da quarta glândula no leito cirúrgico, mantida pela sua própria vascularização. Já a PTx consiste na remoção de todo o tecido paratireoideano, podendo ser enxertado fragmentos da glândula macroscopicamente menos doente no antebraço do paciente para garantir alguma atividade de PTH no pós-operatório,[38] evitando, assim, o hipoparatireoidismo definitivo nesses casos. Não há, até o presente momento, evidências de superioridade de uma técnica sobre outra.

Após a cirurgia, é comum os pacientes apresentarem a síndrome da fome óssea, já explicada no tópico de HPTP.[19] Dessa forma, é imprescindível que o pós-operatório imediato desses pacientes seja realizado por equipe especializada, preferencialmente nefrologistas, principalmente para dar o suporte dialítico que os pacientes precisarão nesse período.

O acompanhamento ambulatorial deve ser realizado por tempo indeterminado, principalmente visando a monitorar possíveis recidivas. O diagnóstico das recidivas de HPT2 pode ser desafiador, sobretudo a localização da glândula apresentando a recidiva, uma vez que a mesma possa estar na região cervical ou na região do autoenxerto (antebraço). Além da avaliação clínica e dos métodos de imagem, a medição do gradiente de PTH tendo sido bastante empregada para definir o sítio de recidiva da doença, em que a dosagem do hormônio é realizada em ambos antebraços (enxertado e contralateral), medindo-se a diferença de dosagem entre eles. Um gradiente maior do que duas vezes o valor do braço não transplantado com enxerto de paratireoide é considerado como positivo, podendo-se inferir que a localização da recidiva é no antebraço.[40] Uma vez identificado o sítio da recidiva, a conduta é a reexploração cirúrgica, com ressecção da glândula acometida. Os pacientes, via de regra, evoluem com hipoparatireoidismo definitivo, condição muitas vezes associada à morbidade elevada. Como forma de prevenir esse desfecho, a criopreservação de paratireoide vem sendo utilizada com sucesso em centros especializados, com possibilidade de reimplante paratireoideano, inclusive em acompanhamento tardio.[41,42]

REFERÊNCIAS BIBLIOGRÁFICAS

1. Garabed E. A history of parathyroid glands. *Am J Kidney Dis* 1995;26(5):801-7.
2. Prospero JD, Baptista PPRI, Amary MFC, Santos PPC. Parathyroid glands: structure, functions and pathology. *Acta Ortop Bras* [online] 2009;17(2):53-7.
3. Porto RA, Truite MR, Bucharles SEG, Hauser AB. Secondary hyperparathyroidism: a Chronic Kidney Disease Complication. *Rev Bras An Clin* 2016;48(3):182-8.

4. Kao PC et al. Clinical performance of parathyroid hormone immunometric assays. *Mayo Clin Proc* 1992;67(7):637-45.
5. Parfitt AM. The actions of parathyroid hormone on bone: relation to bone remodeling and turnover, calcium homeostasis, and metabolic bone diseases. II. PTH and bone cells: bone turnover and plasma calcium regulation. *Metabolism* 1976;25(8):909-55.
6. Chen RA, Goodman WG. Role of the calcium-sensing receptor in parathyroid gland physiology. *Am J Physiol Renal Physiol* 2004;286(6):F1005-F1011.
7. Madkhali T, Alhefdhi A, Chen H, Elfenbein D. Primary hyperthyroidism. *Ulus Cerrahi Derg* 2016;32:58-66.
8. Insogna KL. Primary hyperthyroidism. *N Engl J Med* 2018;379:1050-9.
9. Wilhelm SM et al. The American Association of Endocrine Surgeons Guidelines for Definitive Management of Primary Hyperparathyroidism. *JAMA Surg* 2016;151(10):959-968.
10. Percivale A et al. Primary hyperparathyroidism: epidemiology, clinical features, diagnostic tools and current management. *Ital J Med* 2015;9:330-345.
11. Hedbäck G, Odén A. Primary hyperparathyroidism: epidemiology, clinical features, diagnostic tools and current management. *Eur J Clin Invest* 1998;28:271-6.
12. Heath H, Hodgson SF, Kennedy MA. Primary hyperparathyroidism. Incidence, morbidity and potential economic impact in a community. *N Engl J Med* 1980;302:189-193.
13. Shinall MC Jr, Dahir KM, Broome JT. Differentiating familial hypocalciuric hypercalcemia from primary hyperparathyroidism. *Endocr Pract* 2013;19(4):697-702.
14. Suh YJ et al. Comparison of 4D CT, ultrasonography, and 99mTc Sestamibi SPECT/CT in localizing single-gland primary hyperparathyroidism. *Otolaryngol Head Neck Surg* 2015;152(3):438-443.
15. Pasieka JL, Parsons LL. Prospective surgical outcome study of relief of symptoms following surgery in patients with primary hyperparathyroidism. *World J Surg* 1998;22(6):513-8.
16. Ambrogini E et al. Surgery or Surveillance for Mild Asymptomatic Primary Hyperparathyroidism: A Prospective, Randomized Clinical Trial. *J Clin Endocrinol Metabol* 2007;92(8):3114-3121.
17. Neves MC, Ohe MN, Rosano M et al. A 10-year experience in intraoperative parathyroid hormone measurements for primary hyperparathyroidism: a prospective study of 91 previous unexplored patients. *J Osteoporos* 2012;2012:914214.
18. Montenegro FLM et al. Thyroid disease in patients with hyperparathyroidism. *Rev Bras Cir Cabeça Pescoço* 2009;38(4):220-2.
19. Ho LY, Wong PN, Sin HK et al. Risk factors and clinical course of hungry bone syndrome after total parathyroidectomy in dialysis patients with secondary hyperparathyroidism. *BMC Nephrol* 2017;18(1):12.
20. Kluijfhout WP, Beninato T, Drake FT et al. Unilateral Clearance for Primary Hyperparathyroidism in Selected Patients with Multiple Endocrine Neoplasia Type 1. *World J Surg* 2016;40(12):2964-2969.
21. Custodio MR, Canziani MEF, Moyses RMA, Barreto FC et al. Clinical protocol and therapeutic guidelines for the treatment of secondary hyperparathyroidism in patients with chronic kidney disease. *J Bras Nefrol* 2013;35(4):308-322.
22. Sampaio EA, Lugon JR, Barreto FC. Pathophysiology of Secondary Hyperparathyroidism. *J Bras Nefrol* 2008;30[Suppl 1]:6-10.
23. Neves CL, Custodio MR, Neves KR et al. Secondary Hyperparathyroidism and Cardiovascular Disease in Chronic Kidney Disease. *J Bras Nefrol* 2008;30[Suppl 1]:18-22.
24. KJ Martin, González EA. Metabolic bone disease in chronic kidney disease. *J Am Soc Nephrol* 2007;18(3):875-885.
25. Fukagawa M, Kazama JJ, Kurokawa K. Renal osteodystrophy and secondary hyperparathyroidism. *Nephrol Dial Transplant* 2002;17[Suppl 10]:2-5.
26. Llach F, Massry SG, Singer FR et al. Skeletal resistance to endogenous parathyroid hormone in pateints with early renal failure. A possible cause for secondary hyperparathyroidism. *J Clin Endocrinol Metab* 1975;41(2):339-45.
27. Silver J, Naveh-Many T. FGF-23 and secondary hyperparathyroidism in chronic kidney disease. *Nat Rev Nephrol* 2013;9(11):641-9.
28. Tominaga Y, Kohara S, Namii Y et al. Clonal analysis of nodular parathyroid hyperplasia in renal hyperparathyroidism. *World J Surg* 1996;20(7):744-50.
29. Tomasello S. Secondary Hyperparathyroidism and Chronic Kidney Disease. *Diabetes Spectrum* 2008;21(1):19-25.
30. Filho WA, van der Plas WY, Brescia MDG et al. Quality of life after surgery in secondary hyperparathyroidism, comparing subtotal parathyroidectomy with total parathyroidectomy with immediate parathyroid autograft: Prospective randomized trial. *Surgery* 2018;164(5):978-985.
31. Kidney Disease: Improving Global Outcomes (KDIGO) CKD-MBD Update Work Group. KDIGO 2017 Clinical Practice Guideline Update for the Diagnosis, Evaluation, Prevention, and Treatment of Chronic Kidney Disease–Mineral and Bone Disorder (CKD-MBD). *Kidney Int Suppl* 2017;7:1-59.
32. Parfrey PS, Chertow GM, Block GA, Correa-Rotter R, et al. The clinical course of treated hyperparathyroidism among patients receiving hemodialysis and the effect of cinacalcet: the EVOLVE trial. *J Clin Endocrinol Metab* 2013;98(12):4834-44.
33. Tominaga Y, Tanaka Y, Sato K et al. Histopathology, pathophysiology, and indications for surgical treatment of renal hyperparathyroidism. *Semin Surg Oncol* 1997;13(2):78-86.
34. van der Plas WY, Dulfer RR, Engelsman AF et al. Effect of parathyroidectomy and cinacalcet on quality of life in patients with end-stage renal disease -related hyperparathyroidism: a systematic review. *Nephrol Dial Transplant* 2017;1-7.
35. Araujo DV, Amaral LM, Guersoni AC et al. Secondary hyperparathyroidism treatment costs with cinacalcet or PTX, for uncontrolled patients with conventional clinical therapy under Brazilian Public Health System perspective. *J Bras Econ Saúde* 2017;9(1):54-61.
36. Arap SS. Paratireoidectomia subtotal no tratamento do hiperparatireoidismo secundário à Doença Renal Crônica [livre docência]. São Paulo: Universidade de São Paulo, Faculdade de Medicina; 2015. Disponível em: http://www.teses.usp.br/teses/disponiveis/livredocencia/5/tde-29102015-121034/
37. Ogg CS. Total parathyroidectomy in treatment of secondary hyperparathyroidism. *Br Med J* 1967;4:331-4.
38. Caliseo CT, Santos SRCL, Nascimento Jr CP et al. Functional results of parathyroid autotransplantation in one single pocket for tretament of secondary hyperparathyroidism. *Rev Col Bras Cir* 2011;38(2):85-9.
39. Santos RO, Ohe MN, Carvalho AB et al. Total Parathyroidectomy with Presternal Intramuscular Autotransplantation in Renal Patients: A Prospective Study of 66 Patients. *J Osteoporos* 2012;2012: ArcticleID 631243, 6 pages.
40. Chou FF, Lee CH, Chen HY et al. Persistent and recurrent hyperparathyroidism after total parathyroidectomy with autotransplantation. *Ann Surg* 2002;235(1):99-104.
41. Caccitolo JA, Farley DR, van Heerden JA et al. The current role of parathyroid transplantation in parathyroid surgery: An institutional experience. *Surgery* 1997;122(6):1062-7.
42. Montenegro FLM, Custodio MR, Arap SS et al. Successful implant of long-term cryopreserved parathyroid glands after total parathyroidectomy. *Head Neck* 2007;29(3):296-300.

Parte IV

Oncologia em Cirurgia de Cabeça e Pescoço

MANEJO DA DOR EM CIRURGIA DE CABEÇA E PESCOÇO

Josenília Maria Alves Gomes
Cristiano Benício dos Santos
Khadija Neide Alexandrino Regino

INTRODUÇÃO

Dados estatísticos de publicações americanas demonstram que são realizadas anualmente, nos Estados Unidos, mais de 73 milhões de cirurgias, destas, cerca de 75% resultam em dor para o paciente após a cirurgia, sendo que em 10 a 50% dos casos a dor persiste após procedimentos cirúrgicos rotineiros. A dor crônica pode ser intensa em 2 a 10% dos pacientes pós-cirúrgicos.[1] Além de contribuir para o surgimento de dor crônica, o manejo inadequado da dor possui implicações diretas, como aumentos na mortalidade e na morbidade do paciente, bem como alterações clínicas e psicológicas, aumentando os custos e reduzindo a qualidade de vida. Dentre as complicações decorrentes do manejo inadequado da dor pós-operatória incluem-se trombose venosa profunda, embolia pulmonar, isquemia coronariana, infarto do miocárdio, pneumonia, diminuição da taxa de cicatrização e insônia.[2,3] Desta forma, a prevenção e o efetivo alívio da dor aguda cirúrgica podem melhorar os resultados clínicos e economizar recursos de saúde.

Os pacientes oncológicos apresentam-se, em cerca de 70% dos casos, com dor, sendo este um dos principais sintomas apresentado pelo paciente. Chaplin e Morton demonstraram que 48% dos pacientes com câncer de cabeça e pescoço apresentavam-se com dor ao diagnóstico.[4] Além disso, uma conduta efetiva em pacientes com câncer de cabeça e pescoço é a ablação do tumor que pode resultar em dor aguda e em dor crônica. Assim, o adequado controle da dor é um importante fator em preservar a qualidade de vida para pacientes com câncer de cabeça e pescoço, particularmente durante a fase aguda do tratamento.[5]

MANEJO DA DOR NO PERÍODO PERIOPERATÓRIO

O planejamento da analgesia e controle da dor no pós-operatório deve ser iniciado na visita pré-anestésica, a partir da análise das condições clínicas do paciente e do conhecimento da cirurgia proposta. Todo esforço deve ser empregado no sentido de garantir a avaliação sistemática e o fornecimento da medicação analgésica em horários regulares.

Avaliação da Dor Aguda Pós-operatória

A Agência Americana de Pesquisa e Qualidade em Saúde Pública e a Sociedade Americana de Dor descreveram a dor como o quinto sinal vital, preconizando seu registro ao mesmo tempo e no mesmo ambiente clínico da avaliação dos outros sinais vitais, temperatura, pulso, respiração e pressão arterial. No entanto, a mensuração da dor constitui um desafio para os profissionais da saúde por causa da subjetividade, complexidade e multidimensionalidade da experiência dolorosa.[6]

Os instrumentos de avaliação possibilitam conhecer a incidência, a duração e a intensidade da dor além do alívio obtido mediante a aplicação de diferentes técnicas anestésicas. Podem ser divididos em dois grupos, unidimensionais e multidimensionais.

Os instrumentos unidimensionais, por sua vez, podem ser subdivididos em escalas numéricas, escalas verbais, escalas analógico-visuais e escala facial (Fig. 34-1).[7] As escalas numéricas mais utilizadas são as que variam de 0 a 5, 0 a 10 e 0 a 20, tendo como vantagem principal a facilidade de aplicação, pois os números costumam ser familiares aos pacientes. As escalas verbais utilizam adjetivos dos tipos leve, moderada, forte, severa ou variantes desses, contendo geralmente 5 ou 6 caracteres para mensurar a dor, utilizando palavras comuns do vocabulário popular. As escalas analógico-visuais, mais frequentemente utilizadas na mensuração da dor pós-operatória, consistem em uma faixa limitada de 10 cm de comprimento, que apresenta o contínuo da experiência dolorosa e tem em suas extremidades palavras-âncoras, como sem dor e pior dor possível. A escala facial consiste na observação da mímica facial do paciente que pode expressar tanto dor quanto alívio, este tipo de observação é muito importante em pacientes pediátricos ou pacientes que não conseguem expressar verbalmente a dor. Estas escalas têm a vantagem de serem de fácil

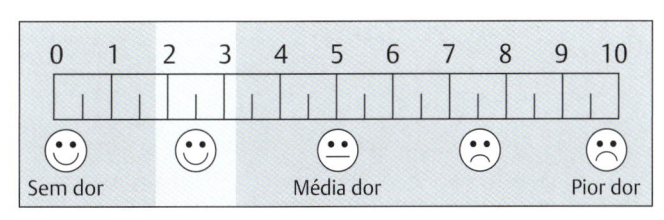

Fig. 34-1. Escala numérica e escala de faces. Imagem obtida de: http://www.saudeemmovimento.com.br.

aplicação,[6] representando uma análise rápida e fidedigna da dor no pós-operatório.

Os instrumentos multidimensionais surgiram da necessidade de uma avaliação mais pormenorizada, além da intensidade, considerando os aspectos emocionais e comportamentais da dor. Por serem mais complexos, tais questionários são longos e pouco se aplicam ao período pós-operatório.[1] Alguns exemplos são: o questionário de McGill, o *Winsconsin Brief Pain Questionnaire* e o *Memorial Pain Assesment Card*, sendo o primeiro o mais utilizado no meio clínico para avaliação da dor.

Técnicas Analgésicas

As medicações analgésicas devem ser prescritas em intervalos regulares e para algumas situações específicas, a analgesia por via venosa intermitente não constitui a melhor opção, principalmente quando trata-se de procedimentos cirúrgicos de intermediário, grande porte e procedimentos oncológicos.

Além da administração intermitente de fármacos por via endovenosa, o manejo analgésico mais eficiente pode ser estabelecido pela utilização de algumas técnicas, a destacar: analgesia epidural contínua com opioides com ou sem associação de anestésico local, analgesia controlada pelo paciente (ACP) com opioide sistêmico e técnicas que utilizam analgesia regional.

A analgesia epidural contínua com opioides é uma excelente técnica para procedimentos de grande porte sobre o tórax e o abdome. Um cateter é posicionado no espaço peridural antes do procedimento cirúrgico e mantido no pós-operatório. Podem ser utilizados a morfina ou fentanil para infusão, associados ou não ao anestésico local. A principal vantagem do uso desta técnica é a analgesia mais profunda, quando comparada à administração endovenosa, principalmente para dores resultantes da movimentação, permitindo a deambulação mais precoce, a tosse e a respiração profunda (Fig. 34-2). Os efeitos adversos são dose-dependente, sendo o prurido, náuseas e vômitos os mais frequentes. A retenção urinária e o íleo paralítico também podem ocorrer. A depressão respiratória é rara.

Na analgesia controlada pelo paciente (ACP), como a denominação indica, o próprio paciente pode administrar o analgésico no momento em que sente dor por uma bomba infusora específica que controla a liberação de pequenas quantidades (*bolus*) predeterminadas do analgésico, sempre que acionada. Os fármacos mais utilizados são os opioides. A ACP, quando comparada a técnicas de administração intramuscular, é mais eficiente, com maior previsibilidade de efeito analgésico, sendo bastante útil para o manejo da dor no pós-operatório. Uma das vantagens desta técnica é analgesia de boa qualidade, e como as doses utilizadas são menores, existe menor incidência de náuseas, vômitos, prurido ou sedação. No entanto, o risco de depressão respiratória existe, sobretudo, quando, além dos *bolus* injetado pelo paciente, opta-se por fazer infusão contínua de morfina. A ACP pode ser utilizada para qualquer procedimento cirúrgico (Fig. 34-3).

As técnicas de analgesia regional incluem os bloqueios de nervos periféricos, a infiltração com anestésico local, a analgesia intra-articular com opioides e estão sendo amplamente utilizadas nos procedimentos cirúrgicos gerais, mas, sobretudo, nas cirurgias ortopédicas.

Fármacos Analgésicos
Analgésicos Não Opioides

Formada por um amplo grupo de ácidos orgânicos de estruturas químicas diferentes, atuando principalmente pela inibição da síntese de prostagladinas, prevenindo a sensibilização periférica, a ativação dos nociceptores aferentes periféricos e a transmissão de impulsos de dor para o SNC, possuindo uma atividade farmacológica antipirética, anti-inflamatória e analgésica. A vantagem do uso dos AINESs quando comparada aos opioides reside no fato de eles não deprimirem o SNC. Contudo, estes fármacos podem causar dispepsia, sangramento da ferida pós-operatória, sangramento gastrointestinal, hepatotoxicidade, reações cutâneas, insuficiência renal reversível em

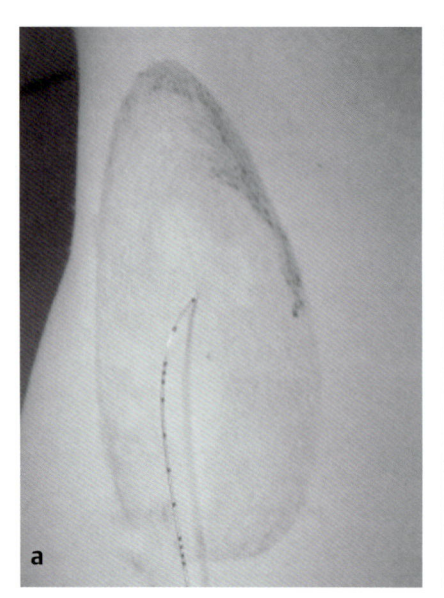

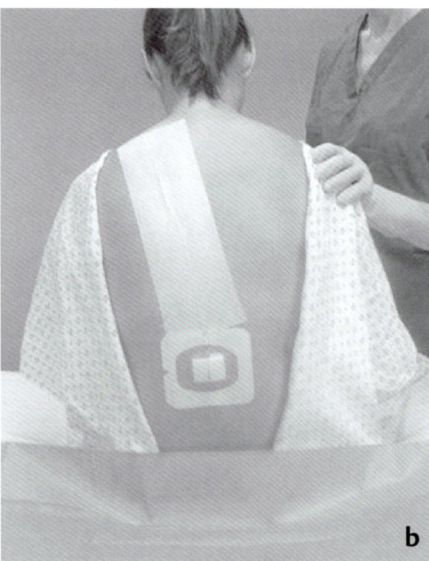

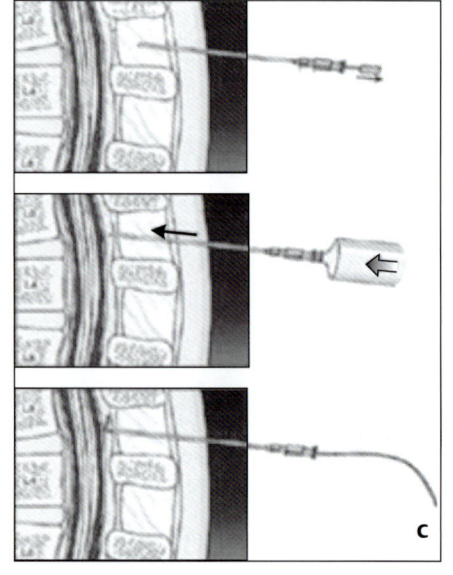

Fig. 34-2. (**a-c**) Analgesia epidural contínua. (**a**) Foto do arquivo do autor. (**b, c**) Imagens obtidas do site: http://drjasonong.blogspot.com.br.

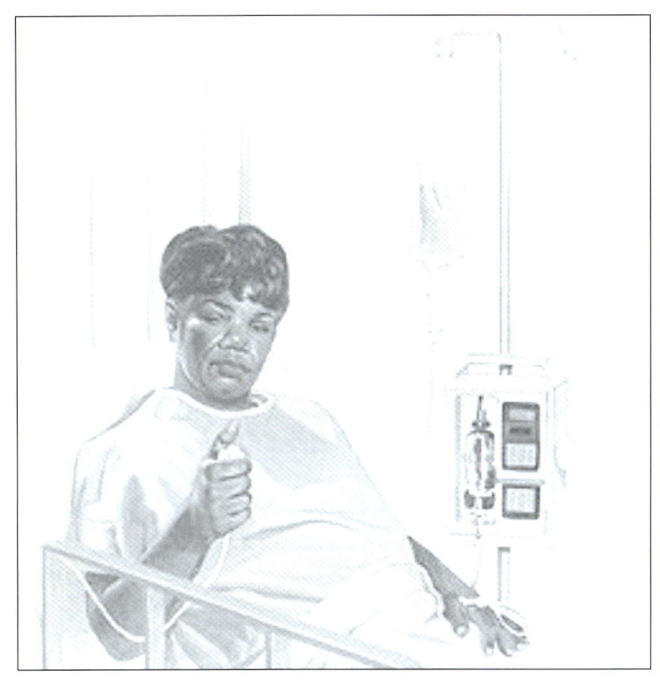

Fig. 34-3. Analgesia controlada pelo paciente. Imagem obtida de http://patientsafetyauthority.org.

Quadro 34-1. Doses Terapêuticas dos Analgésicos Não Opioides

Fármaco	Posologia
Tenoxicam	Na dor pós-operatória, a dose recomendada é de 40 mg, uma vez ao dia, durante 5 dias
Cetoprofeno	**Cápsulas –** 50 mg: 1 cápsula 3 vezes ao dia às refeições **Injetável –** 100 mg: 8/8 horas ou 12/12 horas **Comprimidos –** 200 mg: 1 cp pela manhã ou à noite
Cetorolaco	10 a 20 mg em dose única ou 10 mg a cada 6 a 8 horas. **A dose máxima diária não deve exceder 90 mg**
Parecoxibe	Administração pré-operatória para a prevenção da dor pós-operatória: 40 mg administrada no período pré-operatório uma hora antes do procedimento cirúrgico Uma dose adicional de 40 mg poderá ser tomada no período pós-operatório, de acordo com a necessidade, no primeiro dia de tratamento. O tratamento não deve ultrapassar 3 dias
Dipirona	Dose usual recomendada para adultos é de 500 mg (equivalente a 1 mL ou 30 gotas) a 1 g (equivalente a 2 mL ou 60 gotas) em tomada única. O efeito analgésico é mais efetivo na dose inicial de 2 g, mantendo-se 1 g a cada 6 horas

nefropatas e broncospasmo. Além disso, os AINESs possuem uma dose diária máxima (dose teto) que deve ser respeitada e depois de atingi-la não se consegue nenhum efeito adicional mesmo associando o uso de outro AINE.

Encontram-se disponíveis para uso venoso, no Brasil, o tenoxican, o cetoprofeno, o cetorolaco e o parecoxibe (Quadro 34-1). Quando utilizados isoladamente, em esquema de monoterapia, não são tão eficazes para o controle da dor aguda quando comparados aos opioides.[8]

Uma abordagem terapêutica mais eficaz é a analgesia balanceada ou multimodal associando-os a analgésicos opioides, promovendo um efeito somatório, propiciando ao paciente maior controle de seu quadro álgico com doses moderadas, reduzindo as doses dos opiáceos.[1] No Quadro 34-1 estão listados os principais fármacos não opioides com suas respectivas dosagens.

A dipirona exerce sua atividade analgésica por meio de uma inibição substancial e virtualmente equipotente sobre as duas isoformas da ciclo-oxigenase em humanos. Outros mecanismos adicionais são a ativação do canal de potássio via sistema L-arginina\óxido nítrico\GMP cíclico e a interação da dipirona com o sistema glutamatérgico, receptor de neurocinina-1 e a proteína quinase C. Sendo bastante utilizada como componente da analgesia mutimodal, tendo um efeito aditivo importante na atividade dos opioides, sem os efeitos colaterais dos AINESs convencionais ou inibidores seletivos.[9]

Analgésicos Opioides

O opioide é o analgésico padrão ouro para o tratamento da dor no período pós-operatório, sendo administrado sob diversas vias: oral, venosa, espinhal, subcutânea, intramuscular etc.[1] Doses iniciais elevadas geralmente são necessárias para alcançar níveis plasmáticos terapêuticos, que podem ser mantidos por doses subsequentes reduzidas, intermitentes ou contínuas. A morfina, principal representante da classe, é um derivado do fenantreno. Variantes da morfina foram produzidas por alterações estruturais da molécula original, produzindo os opioides sintéticos.[10] Esses fármacos agem mimetizando a ação das endorfinas, pela modulação da atividade dos receptores opioides μ, δ, κ e FQ.[11] A morfina e a maioria dos outros agonistas opioides de maior potência analgésica exercem seus efeitos principalmente pelos receptores opioides μ e de acordo com a forma como interagem com este receptor, podem ser distintos em três categorias principais: agonistas puros, agonistas parciais e antagonistas. Os agonistas puros incluem a maioria dos fármacos com estrutura semelhante à morfina, tendo alta afinidade pelos receptores μ e baixa afinidade pelos outros receptores. Os agonistas parciais combinam certo grau de atividade agonista e antagonista. Dentre estes, pode-se citar a nalbufina, que é agonista nos receptores κ e antagonista dos receptores μ, causando disforia em vez de euforia e reversão da analgesia quando utilizada concomitantemente com um agonista μ puro. Os antagonistas não promovem efeitos analgésicos quando administrados isoladamente, sendo usados na prática clínica para reversão do efeito das intoxicações por opioides, os exemplos mais importantes são a naloxona e a naltrexona.[10]

O risco com o uso dos opioides é tipicamente visto nas primeiras horas de sua administração endovenosa e nas primeiras seis horas da administração no neuroeixo. Os efeitos adversos podem ser minimizados com a monitorização contínua do paciente no pós-operatório. O evento mais grave é a depressão respiratória, que ocorre de forma insidiosa. Trata-se de um efeito dose-dependente, pode ser evitado com a atenção dedicada ao paciente no perioperatório. Pode-se reverter este efeito depressivo utilizando naloxona. Após um episódio de depressão respiratória por opioides, alguns pacientes evoluem para uma respiração fisiológica espontaneamente, sem a necessidade de procedimentos, contudo, outros necessitam de intubação por muitas horas até o retorno de suas funções basais. Normalmente, os pacientes tratados com morfina adquirem tolerância aos efeitos respiratórios adversos com 5 a 6 dias de terapia.

Os efeitos adversos que afetam o trato gastrointestinal possuem uma incidência de cerca de 30%, sendo mais comum sintomas como vômito e náuseas, estes últimos são tratados com droperidol em baixas doses, antagonistas da serotonina e outros antieméticos.

Assim, para o controle da dor na sala de recuperação pós-anestésica, pode-se indicar a infusão contínua de morfina com velocidade de 0,5 a 1 mg/h ou de outros agentes opioides em doses equivalentes.[1] A dose de infusão deve ser modificada dependendo da resposta analgésica do paciente e dos efeitos adversos.

Cuidados importantes com a administração de opioides são:

- Evitar o uso crônico de meperidina, pelo risco do acúmulo da normeperidina.
- Evitar aplicações repetidas pela via intramuscular, pelo rico de fibrose, abscesso ou lesões neurais, além da imprevisibilidade do efeito.
- Evitar a administração de doses excessivas, potencializando o risco de uma depressão respiratória.

ANALGESIA NA TIREOIDECTOMIA

A tireoidectomia é um dos procedimentos cirúrgicos mais prevalentes na especialidade da cirurgia de cabeça e pescoço. A maioria dos pacientes que se submeteram à tireoidectomia necessita de controle da dor aguda durante o primeiro dia do pós-operatório. Infelizmente, há poucos estudos que abordam de forma detalhada o melhor tratamento para este tipo de paciente.[12]

Em um estudo, a média da pontuação de dor relatada após a tireoidectomia foi de 6,9 na escala analógica visual (VAS) de 0 a 10. Em 90% dos pacientes, a morfina foi necessária.[13]

Assim, por meio da observação clínica e dados publicados sobre o tema, conclui-se que a dor no pós-operatório da tireoidectomia pode ser aliviada com fármacos anti-inflamatórios não esteroides (AINEs) associados ou não aos opiáceos. A maioria dos pacientes vai obter alívio satisfatório apenas com os AINEs. Contudo, a utilização isolada destes fármacos é evitada por muitos cirurgiões pelo risco de complicações hemorrágicas. A utilização de opioides, nestes casos, pode reduzir a necessidade dos AINEs, promovendo analgesia e conforto satisfatório ao paciente pós-tireoidectomia. Uma alternativa possível é a infiltração da ferida por anestésicos locais, como a bupivacaína ou ropivacaína, que, segundo Gozal *et al.*, pode reduzir a dor pós-tireoidectomia.

DOR NO CÂNCER
Epidemiologia

A dor por câncer pode ser definida como a dor que é atribuída ao câncer ou a sua terapia. As intervenções usadas para diagnosticar o câncer, incluindo biópsias e outros testes, podem ser dolorosas. O tratamento do câncer pode ser associado a dores aguda e crônica. Finalmente, a doença terminal pode causar dor.

Geralmente, a predominância da dor na época do diagnóstico do câncer e na fase inicial da doença é estimada ser de aproximadamente 50%, aumentando a 75% em estágios avançados. A dor nos pacientes com câncer pode ser dividida em categorias: dor relacionada com o câncer, com o seu tratamento, ou com causas não relacionadas.

Dor Relacionada com o Câncer

Os tumores podem afetar tecidos adjacentes, conduzindo à dor. Embora os relatórios variem extensamente, a prevalência de dor para as neoplasias de cabeça e pescoço varia entre 67-91% dos pacientes já na fase de diagnóstico.

Dor Relacionada com o Tratamento do Câncer

Inclui a neuropatia periférica dolorosa por agentes quimioterápicos; dano neural por radiação, incluindo síndrome cervical pós-radiação e plexopatia braquial; e síndromes dolorosas pós-cirúrgicas por deaferentação. A extensa inervação sensitiva da região cervical implica em alta incidência de dor relacionada com o tratamento nestes pacientes.

Dor Não Relacionada com o Tratamento do Câncer

Os pacientes com câncer podem desenvolver outras dores que não estão relacionadas com o câncer, como a neuropatia periférica do diabetes, cefaleia tensional, síndrome miofascial entre outras.

DOR NO CÂNCER DE CABEÇA E PESCOÇO

O termo câncer de cabeça e pescoço agrupa uma diversidade de tumores que acontecem em várias áreas da cabeça e da região do pescoço desde lábios, fossas nasais, seios paranasais, boca, garganta, laringe, faringe, nódulos linfáticos, glândulas salivares e a glândula tireoide.

A dor no câncer de cabeça e pescoço pode desempenhar um preditivo papel na recorrência da patologia e na sobrevivência e qualidade de vida do paciente. De 50 para 60% dos pacientes com câncer de cabeça e pescoço sofrem dor de moderada à intensa.[14]

A dor pode estar associada à apresentação inicial, recorrência, ou tratamento do câncer de cabeça e pescoço. Em muitas circunstâncias, dor intensa que está associada à apresentação inicial do câncer de cabeça e pescoço é sugestiva de doenças mais avançadas.[4,15] A prevalência de dor entre os pacientes com doença avançada é de 80 a 100%, quase todos os pacientes com câncer de cabeça e pescoço experienciam alguma dor durante o curso de sua doença,[16,17] sendo a dor frequentemente multifatorial. A inervação abundante na região predispõe os pacientes com lesões destrutivas à dor nociceptiva resultantes da direta destruição de ossos e de tecidos moles, bem como decorrente da dor neuropática à invasão dos nervos e à resposta inflamatória adjacente ao comprometimento desses nervos. Além disso, o envolvimento da maxila, mandíbula e base do crânio pode resultar em dores intensas por causa da destruição óssea e da inflamação.[4] A dor demanda uma gestão adequada, pois possui efeito sob a qualidade de vida. Infelizmente, a dor não é rotineiramente avaliada por estratégias sistemáticas, o que favorece o manejo inadequado. A intensidade dolorosa é componente de grande expressão da experiência dolorosa e o mais aferido na prática clínica e de pesquisa; é indispensável para o planejamento da terapia antiálgica e verificação da adequação ao esquema proposto. Para aferição da intensidade dolorosa são recomendadas escalas numéricas, onde o paciente diz em que grau de intensidade se encontra sua dor. As escalas numéricas (*Numeral Rating Scale*) são graduadas de 0 a 10, onde 0 significa ausência de dor e 10 significa a pior dor imaginável. Apesar de simples, essa escala é muito utilizada para o reajuste terapêutico.[18,19] Quando se emprega a escala analgésica, as síndromes dolorosas de origem cancerosa podem ser controladas em significativo número de pacientes, variando segundo autores de diferentes países, entre 71 e 100% dos casos.

Outros fatores estão implicados no subtratamento da dor neoplásica, como a falta de habilidade para o manejo eficiente por profissionais de saúde e a dificuldade ou relutância dos pacientes em expressar suas dores. A falta de adesão do paciente ao tratamento também colabora e associa-se à preocupação em ficar dependente de drogas analgésicas e o receio de efeitos adversos dos medicamentos.[20] Dor intensa não tratada está associada à pior saúde física e mental e, geralmente níveis mais elevados de sintomas depressivos. Está, muitas vezes, acompanhada de fadiga, náusea e insônia, sentimentos de agitação, desesperança e raiva. Resolver este problema passa inicialmente pela avaliação rotineira da dor como 5ª de sinal vital, pelo monitoramento continuado, garantindo que o paciente receberá doses adequadas de medicamentos e pela abordagem multidisciplinar.

O tratamento farmacológico do câncer de cabeça e pescoço segue o que preconiza a Organização Mundial dea Saúde (OMS), segundo a qual, é possível controlar a dor em cerca de 90% dos pacientes oncológicos.[21] O controle da dor passa inicialmente pelo controle da doença, neste aspecto, são os antineoplásicos, os fármacos que intentam erradicar a doença e evitar sua recorrência.[22] Além destes fármacos, o tratamento paliativo precocemente instituído propicia controle dos sintomas causados pela neoplasia. Para o controle da dor, além de analgésicos opioides e não opioides, faz-se uso de fármacos adjuvantes, que são empregados para tratar sintomas que comumente acompanham as síndromes dolorosas ou para tratar as reações adversas dos analgésicos empregados.[18,23] Os adjuvantes analgésicos são medicamentos de grupos farmacológicos variados que, associados aos analgésicos, têm ação específica ou também potencializam o controle de determinados tipos de dor. Eles têm objetivo de aumentar a analgesia (corticosteroides, anticonvulsivantes), controlar as reações adversas dos opiáceos (antieméticos, laxativos) e controlar os sintomas que estão contribuindo para a dor do paciente, como ansiedade, depressão, insônia (antidepressivos). O emprego de adjuvantes deve ser considerado e adequado ao tipo de dor a ser tratada, e devem-se sempre observar possíveis reações adversas.[24,25]

Visando à utilização racional dos fármacos para tratar a dor oncológica, a OMS preconiza uma escala analgésica composta de três degraus (Fig. 34-4) onde cada degrau refere-se à intensidade da dor do paciente e indica o tratamento a ser utilizado. Trata-se de um método simples e efetivo no tratamento da dor de origem oncológica.[26] Em estudo observacional de 10 anos, 88% de 2.118 pacientes com dor de origem oncológica obtiveram analgesia satisfatória ou completa por meio da recomendação da escala analgésica da OMS.[27]

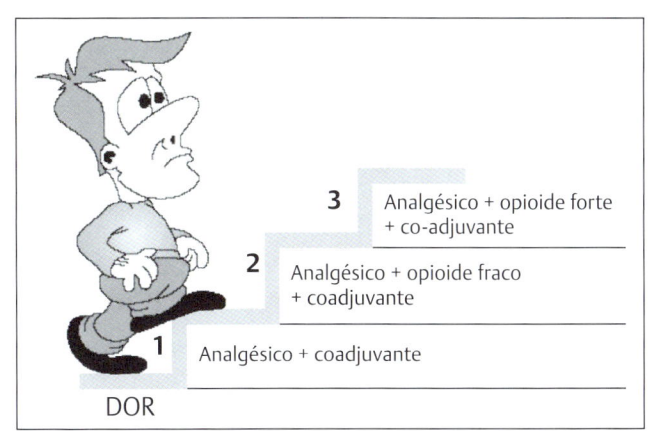

Fig. 34-4. Escada de controle da dor da Organização Mundial da Saúde. (Fonte: revista.hupe.uerj.br.)

Entretanto, para alguns casos, o manejo medicamentoso não se mostra suficiente para a atenuação da dor ou não condiz com a escolha do paciente. Nesse contexto, observa-se a emergência de técnicas terapêuticas alternativas e complementares às convencionais para o manejo da dor de pacientes oncológicos.[20,28,29] Definem-se como intervenções terapêuticas complementares técnicas não farmacológicas que são utilizadas de forma concomitante aos fármacos analgésicos, como o relaxamento, *yoga*, acupuntura. A psicoterapia e a fisioterapia analgésica também são relevantes como complementares no enfoque multidisciplinar do paciente com câncer.[30]

REFERÊNCIAS BIBLIOGRÁFICAS

1. Valverde Filho J, Rosa PC, Santos APSV. Dor pós-operatória. In: Neto AO, De Castro-Costa CM, De Siqueira JTT, Teixeira MJ editores. Dor: Princípios e Prática. 1. ed. Porto Alegre: Artmed; 2009. p. 510-527.
2. Sommer M, Geurts JWJM, Stessel B et al. Prevalence and Predictors of Postoperative Pain After Ear, Nose, and Throat Surgery. *Arch Otolaryngol Head Neck Surg* 2009; Fev:135:45-50.
3. Apfelbaum JL, Connie C, Shilpa SM, Tong JG. Postoperative Pain Experience: Results from a National Survey Suggest Postoperative Pain Continues to Be Undermanaged. *Anesth Analg* 2003;97:534-40.
4. Chaplin JM, Morton RP. A prospective, longitudinal study of pain in head and neck cancer patients. *Head Neck Surg* 1999;21(6):531-537.
5. Orgill R, Krempl GA, Medina JE. Acute Pain Management Following Laryngectomy. *Arch Otolaryngol Head Neck Surg* 2002;128:829-832.
6. Pereira LV, Souza FAEF. Mensuração e avaliação da dor pós-operatória: uma breve revisão. *Rev Latino Am Enfermagem Ribeirão Preto* 1998;6(3):77-84.
7. Gandhi K, Heitz JW, Viscusi ER. Challenges in Acute Pain Management. *Anesthesiology Clin* 2011;29:291-309.
8. Schwartz SR. Perioperative Pain Management. *Oral Maxillo facial Surg Clin Nam* 2006;1825(18):139-150.
9. Gomes JMA. Dor pós-operatória. In: Neto AO, De Castro-Costa CM, De Siqueira JTT, Teixeira MJ eds. *Dor: Princípios e Prática*. 1ª ed. Porto Alegre: Artmed; 2009. p.1049-1055.
10. Rang HP, Dale MM, Ritter JM. *Farmacologia*. Rio de Janeiro: Guanabara–Koogan; 2000:485-505.
11. Gutstein HB, Akil H. Analgésicos opióides. In: Gilman AG, Hardman JG, Limbird LE eds. *Goodman & Gilman: as bases*

farmacológicas da terapêutica. 10. ed. Rio de Janeiro: McGraw-Hill; 2003:427-64.
12. Lacoste L, Thomas D, Kraimps JL *et al.* Postthyroidectomy analgesia: morphine, buprenorphine, or bupivacaine? *J Clin Anesth* 1997;9:189-93.
13. Gozal Y, Shapira SC, Gozal D, Magora F. Bupivacaine wound infiltration in thyroid surgery reduces postoperative pain and opioid demand. *Acta Anaesthesiol Scand* 1994;38:813-5.
14. Raj PP, Phero JC. Pain control in cancer of the head and neck. In: Thawley SE, Panje WR eds. *Comprehensive Management of Head and Neck Tumors.* Philadelphia, PA: WB Saunders; 1987:42-68.
15. Greenslade R, Portenoy RK. Pain syndromes in head and neck cancer. *J Painn Symptom Manage* 1988;3(suppl):S21.
16. Olsen KD, Creagan T. Pain management in advanced carcinoma of the head and neck. *Am J Otolaryngol* 1991;12(3):154-160.
17. Grond S, Zech D, Diefenbach C *et al.* Assessment of cancer pain: a prospective evaluation in 2266 cancer patients referred to a pain service. *Pain* 1996;64(1):107-114.
18. Fuchs FD, Wannmacher L, Ferreira MBC. *Farmacologia clínica.* 3. ed. Rio de Janeiro: Guanabara Koogan; 2004.
19. Calil AM, Pimenta CAM. Intensidade da dor e adequação de analgesia. *Rev Latinoam Enferm* 2005;13(5):692-9.
20. Bardia A, Barton L, Prokop LJ *et al.* Efficacy of Complementary and Alternative Medicine Therapies in Relieving Cancer Pain: A Systematic Review. *J Clin Oncol* 2006;24(34):5457-5464.
21. Miceli AVP. Dor crônica e subjetividade em oncologia. *Rev Bras Cancerol* 2002;48(3):363-73.
22. Ministério da Saúde (BR), Instituto Nacional de Câncer. *Cuidados paliativos oncológicos: controle da dor.* Rio de Janeiro: INCA; 2001.
23. Oliveira AS, Torres HP. O Papel dos bloqueios anestésicos no tratamento da dor de origem cancerosa. *Rev Bras Anestesiol* 2003;53(5):654-62.
24. Portenoy RK, Lesage P. Management of cancer pain. *Lancet* 1999;353:1695-00.
25. Maciel MGS. A Dor crônica no contexto dos cuidados paliativos. *Prat Hosp* 2004;6(35).
26. Rodríguez MJ. Valoración de la actitud terapêutica ante el paciente com dolor crónico en las unidades de dolor en España: estudio STEP. *Rev Soc Esp Dolor* 2006;8:525-32.
27. Kurita GP, Pimenta CAM, Oliveira Júnior JO, Caponero R. Alteração na atenção e o tratamento da dor do câncer. *Rev Escola Enferm Universidade de São Paulo* 2008;42(1):143-51.
28. Barnes PM, Bloom B, Nahin RL. (2008). Complementary and Alternative Medicine Use Among Adults and Children:United States. *National Health Statistics Reports* 2007;12(10):1-24.
29. Brauer JA, El Sehamy A, Metz JM, Mao JJ. Complementary and alternative medicine and supportive care at leading cancer centers: A systematic analysis of websites. *J Alternat Complemen Medic* 2010;16(2):183-186.
30. Barnes PM, Powell-Griner E, McFann K, Nahin RL. (2004). Complementary and alternative medicine use among adults: United States. *Vital and Health Statistics* 2002;27(343):1-20.

PRINCÍPIOS DE RADIOTERAPIA EM TUMORES DE CABEÇA E PESCOÇO

Igor Moreira Veras
Mauro Cabral de Rosalmeida

INTRODUÇÃO

A história da radioterapia tem seu início em 1895, com a descoberta dos raios X por Wilhelm Roentgen na Alemanha. Desde então vem apresentando grandes avanços pelo desenvolvimento de novas tecnologias e de novos conhecimentos de biologia molecular. A radioterapia é a especialidade médica que utiliza radiações ionizantes no tratamento de neoplasias malignas e ocasionalmente doenças benignas. Este tratamento tem como objetivo principal fornecer uma dose precisa de radiação a um volume tumoral com um dano mínimo aos tecidos sadios adjacentes, resultando em uma erradicação do tumor com uma boa qualidade de vida.[1]

Por apresentarem como característica um alto índice de recorrência e disseminação locorregional, mesmo naqueles tumores localmente avançados, a radioterapia possui papel fundamental no tratamento dos tumores de cabeça e pescoço, seja como na prevenção das recorrências no caso do tratamento adjuvante, seja como tratamento exclusivo, e até mesmo no tratamento paliativo, como forma de melhorar a qualidade de vida dos pacientes. Neste Capítulo iremos apresentar alguns princípios básicos com relação à ação da radiação e às principais modalidades de radioterapia, e mostraremos as indicações de radioterapia nos principais tumores de cabeça e pescoço.

TIPOS DE RADIAÇÃO

Definem-se como radiação a emissão e a propagação de energia pelo espaço ou por um meio. A absorção da energia radioativa em um material biológico pode levar à excitação ou ionização.

A migração de um elétron em um átomo ou molécula para um nível de energia maior sem uma ejeção efetiva do elétron é chamada de excitação. Caso a radiação possua energia suficiente para ejetar um ou mais elétrons orbitais do átomo ou molécula, este processo é chamado de ionização.[2] Essa radiação ionizante é o que interessa na nossa prática clínica, visto que ela possui como característica a liberação localizada de energia suficiente para quebrar uma ligação química forte, levando a um dano biológico. Essa radiação ionizante pode-se propagar por ondas de energia sem massa, sendo chamada de radiação eletromagnética, ou por partículas com massa, sendo chamada de radiação particulada.[3]

INTERAÇÃO DA RADIAÇÃO COM OS TECIDOS

As radiações ionizantes podem ser classificadas como direta ou indiretamente ionizantes. As radiações particuladas são consideradas diretamente ionizantes, pois elas possuem uma energia cinética suficiente para romper a estrutura atômica do meio absorvedor em que ele atravessa, causando de forma direta mudanças químicas e biológicas. Já as radiações indiretamente ionizantes não produzem danos químicos ou biológicos por si só, mas, quando elas são absorvidas em material, depositam energia capaz de produzir partículas carregadas de alta velocidade.

Quando se irradiam tecidos vivos, os efeitos biológicos da radiação resultam principalmente em dano ao DNA que é o principal alvo da radiação, podendo ocorrer uma ação direta ou indireta sobre esta célula. Os átomos desse DNA podem ser ionizados diretamente pelo feixe de radiação incidente iniciando uma cadeia de eventos que levará a uma mudança biológica, sendo chamada ação direta da radiação.

De outra maneira, a radiação pode interagir com outros átomos ou moléculas da célula (particularmente a água), produzindo radicais livres que são capazes de se difundir o suficiente para causar danos ao DNA.

No tratamento da doença maligna, a morte celular tumoral é o efeito biológico de interesse máximo. A morte celular em oncologia é definida como perda da capacidade de completar um número ilimitado de divisões, ou seja, perda da integridade reprodutiva.[4]

EFEITOS NO CICLO CELULAR

A sensibilidade de uma célula a um dano letal produzido pela radiação varia na dependência das diversas fases do ciclo celular onde esta célula se encontre. É sabido que essas células irão se mostrar mais radiossensíveis na fase denominada de mitose, e uma dose única de radiação deverá matar um número maior de células nas porções mais sensíveis do ciclo celular. Imediatamente após a irradiação, haverá uma alta proporção de células colocadas em fases mais radiorresistentes. Com o passar do tempo, entretanto, essas células se movem pelo ciclo celular em direção a porções mais sensíveis do mesmo e, gradualmente, produzem uma distribuição uniforme por todo o ciclo celular. Essa redistribuição ocorre clinicamente em um curso de radioterapia, durante o intervalo entre as frações. Assim, a radioterapia fracionada permite uma minimização dos efeitos adversos no controle tumoral que ocorreriam por causa da sensibilidade no ciclo celular.[4]

EFEITO DO OXIGÊNIO

A presença ou ausência de oxigênio é outro fator que influencia a sensibilidade das células ao dano causado pela radiação. Esse dano é decorrente da produção de radicais livres altamente reativos que podem se combinar com oxigênio para produzir agentes oxidantes de grande poder. Sem o oxigênio, haveria uma probabilidade menor de produção de uma lesão permanente por radiação. As células hipóxicas são cerca de três vezes mais resistentes ao dano pela radiação do que as células oxigenadas. Quando a dose de radiação é entregue ao tumor, uma porção maior das células oxigenadas é morta, e uma maior proporção de células sobreviventes está hipóxica, assim fazendo com que o tumor se torne relativamente mais radiorresistente a cada fração de radiação. Entretanto, em um regime de radioterapia fracionado, durante o intervalo entre as frações as células hipóxicas se tornam oxigenadas novamente. A magnitude da população de células hipóxicas e a rapidez com que essas células se tornam oxigenadas novamente contribuem para o potencial de cura.[4]

MODALIDADES DA RADIOTERAPIA

Teleterapia (Radioterapia Externa)

Convencional

Na radioterapia convencional, as áreas a serem tratadas são delineadas por dados de exame físico, relatos cirúrgicos e anatomopatológicos e pela correlação da localização anatômica do tumor nos exames de imagem (Figs. 35-1 e 35-2), sendo determinada uma área de doença tumoral macroscópica, também conhecida como volume tumoral macroscópico, representado pela sigla em inglês GTV *(Gross Tumor Volume)*.

Obtém-se ainda uma área maior que engloba a área de doença microscópica, bem como as cadeias de drenagem, quando necessário CTV *(Clinical Target Volume)*, além de um volume maior onde se leva em conta erros de posicionamento, mobilização do órgão a ser tratado e penumbra do feixe de radiação, conhecido como volume de planejamento – PTV *(Planing Tumor Volume)*. Estes conceitos são definidos com o intuito de padronizar a prescrição e a divulgação dos planos de tratamento em radioterapia.[5]

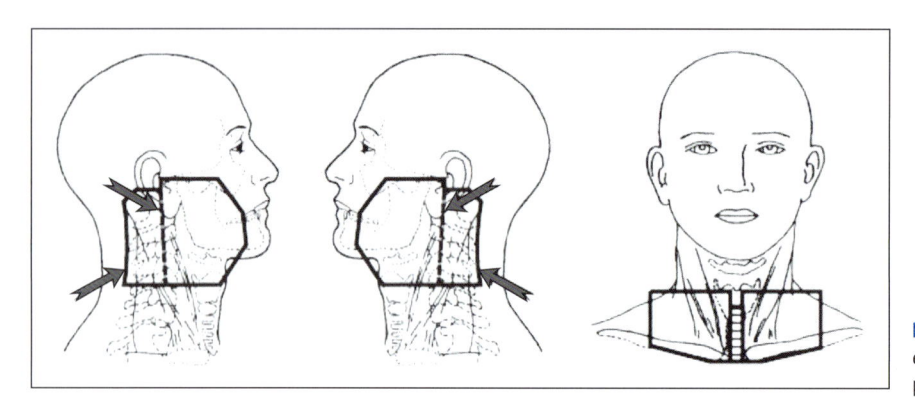

Fig. 35-1. Dois campos cervicofaciais paralelos e opostos (laterolaterais) e um campo anterior para tratamento da FSC.

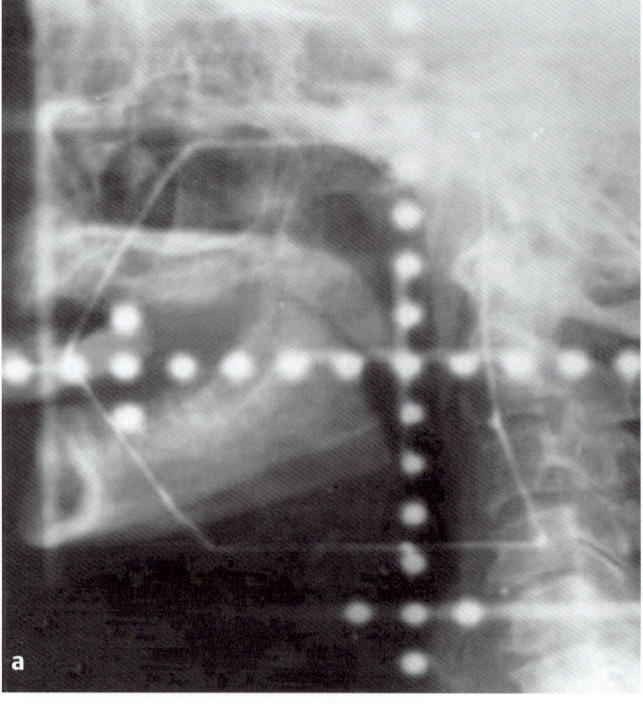

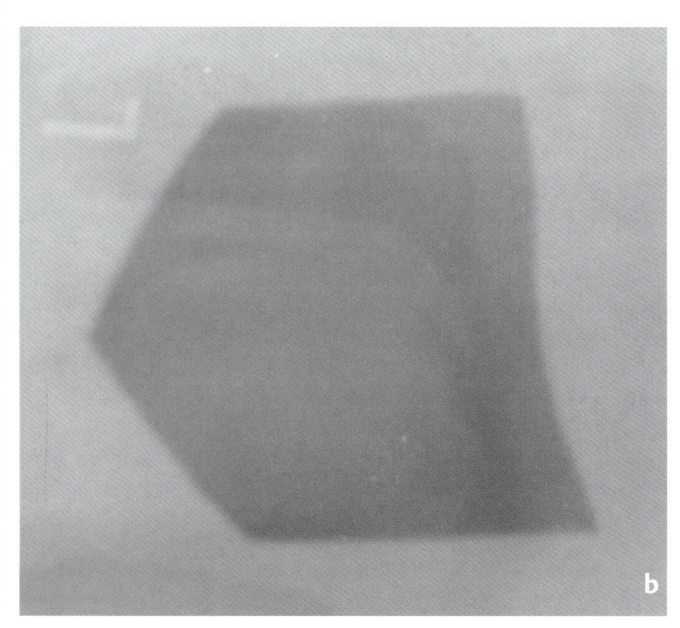

Fig. 35-2. Proteção de medula aos 44 Gy.

Radioterapia Conformacional

É uma técnica complexa que consiste na criação de imagens tridimensionais da região em que se encontra o tumor, e vários planos são propostos na tentativa de se aplicar a maior dose de radiação direcionada ao tumor, de acordo com sua forma. Desta maneira, o campo de tratamento proposto terá uma distribuição de acordo com a forma do tumor, denotando, então o nome proposto de tratamento: **terapia conformacional**. Este tipo de tratamento consegue reduzir a dose administrada em tecidos sadios ou que toleram pouco a radiação, minimizando as possíveis toxicidades inerentes a um tratamento convencional (Fig. 35-3).[6]

A delimitação das estruturas é feita por imagens de tomógrafo, que são reconstruídas em um sistema de planejamento, onde são estudados os melhores planos de tratamento da região desejada, bem como se verifica o quanto de dose vai chegar no tumor pela realização de cálculos.

Radioterapia com Intensidade Modulada (IMRT)

É um dos métodos mais avançados de radioterapia disponíveis. Permite um tratamento extremamente sensível. Em vez de ter um único e homogêneo feixe de radiação passando pelo corpo, na IMRT a radiação é dividida em centenas de feixes finos. A intensidade de dose administrada variará conforme o interesse de aplicação, minimizando-se nas áreas de risco de toxicidade e aumentando-se nas áreas de interesse de abordagem terapêutica. Com milímetros de precisão, esses feixes entram no corpo por vários ângulos e intersecções sobre o volume-alvo, resultando em altas doses sobre o leito tumoral e baixas doses nos tecidos adjacentes (Fig. 35-4).[7]

A IMRT permite não só que se trate os tumores com altas doses, mas também é útil nas reirradiações e no tratamento de tumores próximos a estruturas nobres, como olhos, canal medular, tronco cerebral, glândulas salivares, alças de intestino delgado, reto etc. Com isto espera-se uma alta taxa de controle local, com uma baixa taxa de efeitos colaterais. Atualmente tem sido amplamente utilizada no tratamento dos tumores de cabeça e pescoço, onde a diminuição da dose de radiação nos tecidos sadios tem levado a uma diminuição nas sequelas tardias da radiação, em especial a xerostomia, e uma consequência melhora na qualidade de vida desses pacientes.[8]

Radioterapia Guiada por Imagens (IGRT)

Trata-se de um avanço na localização do alvo a ser tratado, sendo de fundamental importância naqueles órgãos que se movimentam com a respiração, como os tumores de pulmão e de abdome superior, principalmente fígado e pâncreas. E naqueles em que a posição pode variar em razão de sua relação com outros órgãos, como é o caso dos tumores de próstata em que sua posição varia de acordo com a posição do reto e da bexiga. Essa modalidade é realizada pela localização diária da área a ser tratada, levando em consideração o movimento dos órgãos durante a irradiação, ou seja, movimentos intrafração. Permitindo, assim, a realização de margens menores e, consequentemente, um menor volume de tecido sadio irradiado.

Dessa forma, pode-se realizar o tratamento com um menor número de frações e uma dose maior, constituindo o princípio de um tratamento chamado de radioterapia estereotáxica extracraniana, que é um tratamento revolucionário que vem mostrando resultados promissores no tratamento dos tumores de pulmão inicial e das metástases hepáticas e tem sido estudado nas reirradiações de cabeça e pescoço.[7]

Braquiterapia

É um tipo de radioterapia em que a fonte emissora de radiação está em íntimo contato com a região tumoral a ser tratada.

Trata-se da modalidade de tratamento mais antiga em que se buscou escalonar a dose de radiação aplicada aumentando essa dose no volume-alvo e minimizando em tecidos circunvizinhos. Esta técnica teve um grande avanço com a introdução da Braquiterapia de alta taxa de dose, que permitiu minimizar as doses de exposição ao grupo envolvido com a aplicação e aboliu a necessidade de internação pela diminuição do tempo de exposição e pela automatização da exposição da fonte emissora de tratamento.

Além disso, com a miniaturização dessas fontes de tratamento, tornou-se mais confortável o tratamento em órgãos com luz, visto que a dimensão dos aplicadores de tratamento também pôde ser reduzida.

A braquiterapia pode ser classificada de acordo com a forma de aplicação e a região a ser tratada como intersticial, endoluminal, endocavitária e de contato (ou moldagem). Quando for necessário perfurar a área tumoral com agulhas, e lá levar à fonte de tratamento, diz-se que o tratamento é intersticial (Fig. 35-5), quando a fonte de tratamento está posicionada na luz de um órgão tubular, chama-se endoluminal, e quando a cavidade do órgão a ser tratado não é tubular, é classificada como endocavitária. Caso a lesão esteja limitada à pele, é realizado um molde da região, e cateteres são colocados superficialmente neste molde, recebendo, então, o nome de braquiterapia de contato ou moldagem. Na cabeça e pescoço

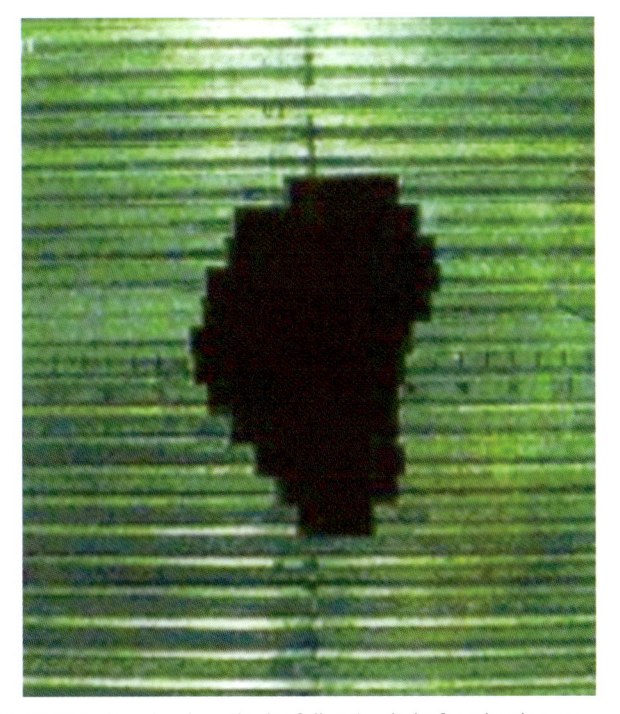

Fig. 35-3. Colimador de múltiplas folhas (*multi-leaf*), utilizado para conformar a estrutura a ser tratada.

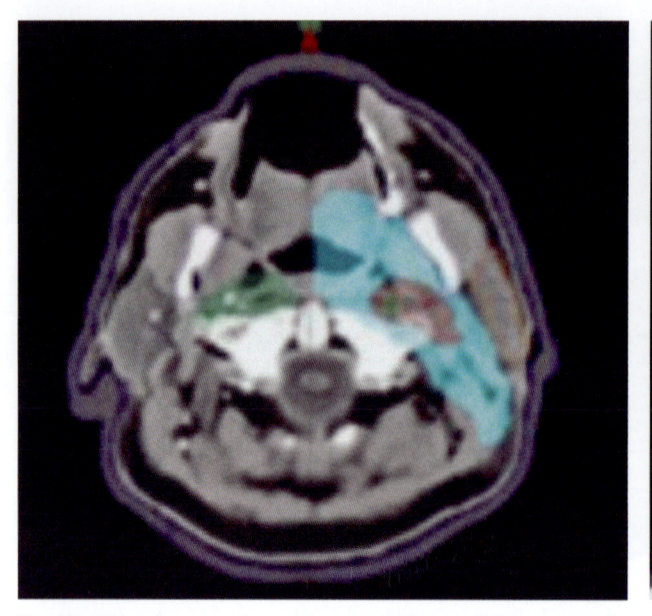

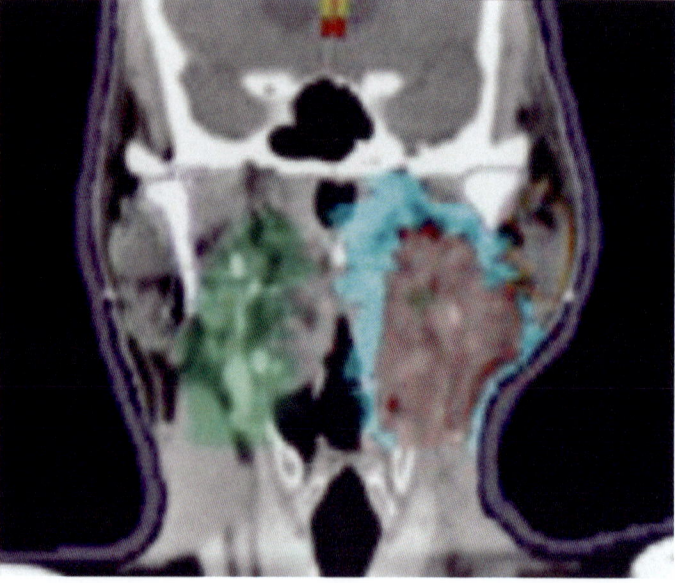

Fig. 35-4. Planejamento de paciente por IMRT com delineamento das estruturas e verificação das curvas de isodose em cada região.

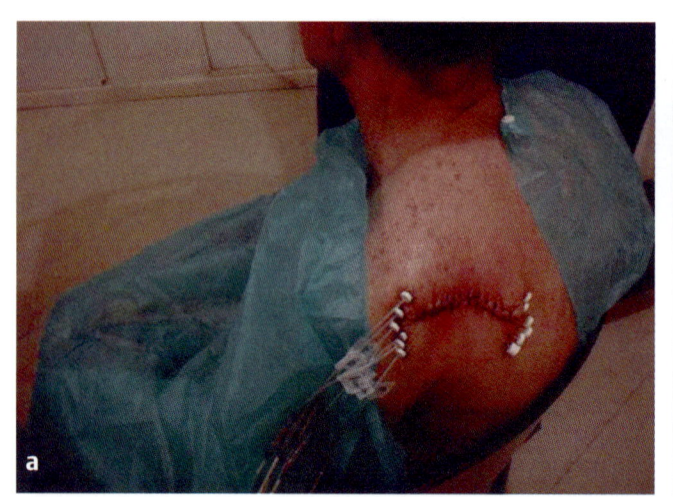

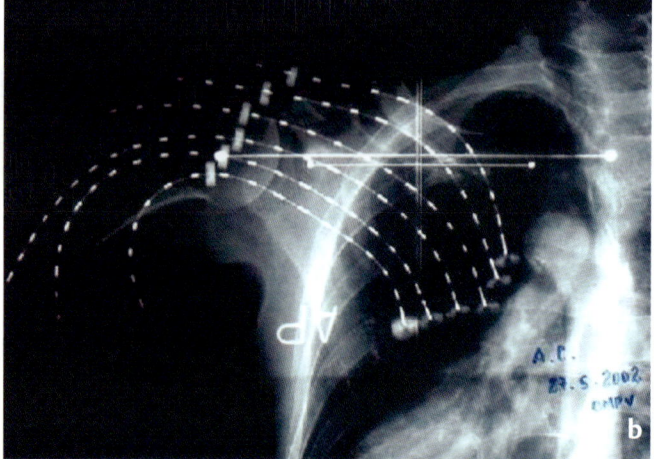

Fig. 35-5. Braquiterapia intersticial. Sarcoma de partes moles de dorso recidivado localmente. (**a**) Visão dorsal com cateteres implantados *in loco*. (**b**) Filme AP de verificação de posicionamento dos cateteres.

a braquiterapia como reforço de dose após a irradiação das cadeias de drenagem, nas recidivas de base de língua ou de assoalho da boca, nasofaringe, e de forma exclusiva nas pequenas lesões de lábio, e pele, sendo a forma mais utilizada a braquiterapia intersticial.[3]

INDICAÇÕES PARA RADIOTERAPIA

A radioterapia está indicada em praticamente todos os tumores de cabeça e pescoço, seja como tratamento adjuvante, seja exclusivo, podendo nesse caso ser curativo ou paliativo. A escolha do tratamento é feita com vistas a um melhor resultado estético e funcional. Já para os tumores avançados, qualquer uma das modalidades isoladas oferece baixas taxas de controle local, devendo-se indicar cirurgia seguida de radioterapia (associada ou não à quimioterapia). Sendo indicações de adjuvância comum a todos os tumores, exceto os tumores de tireoide, a presença de tumores T3/T4, linfonodos comprometidos, invasão perineural e margens comprometidas. Nos tumores irressecáveis ou em protocolos de preservação de órgãos, está indicada a associação de radioterapia à quimioterapia (radio-sensibilizante com finalidade potencializadora).

> **Indicações de Radioterapia Adjuvante**
> - Tumores T3 e T4.
> - Margens comprometidas.
> - Linfonodos comprometidos.
> - Invasão perineural.

Cavidade Oral/Orofaringe

Dois grandes estudos demonstraram o papel da adjuvância nestes pacientes (*RTOG 9501* e *EORTC 22931*).[9,10] A radioterapia pós-operatória é recomendada para tumores extensos (T3 e

T4), com invasão angiolinfática/perineural e acometimento linfonodal (N2 e N3). Devendo ser fortemente recomendada a associação à quimioterapia em caso de margens positivas ou linfonodos com extensão extracapsular.[11]

Lesões do lábio (principalmente o superior) ou mucosa jugal que invadem comissura devem ser preferencialmente tratadas com radioterapia, pelo melhor resultado estético e funcional.

O tratamento, em geral, é dirigido para a lesão primária se esta for bem diferenciada e não houver linfonodos comprometidos. Lesões ≥ T3 têm indicação de irradiação profilática da 1ª drenagem linfonodal.[12]

A taxa de controle local é superior a 90%, com possibilidade de resgate cirúrgico em caso de falha.[12]

Nos tumores de língua, a cirurgia é o tratamento de escolha para lesões pequenas e bem circunscritas.[13] Para lesões maiores, a associação de quimiorradioterapia produz as mesmas taxas de controle local, preservando fala e deglutição.[14] A região linfonodal cervical bilateral deve ser sempre tratada, em razão da alta incidência de metástases ocultas mesmo em pacientes N0 (T1N0 = 20%; T2N0 = 30%; T3N0 = 50%; sendo 20% bilaterais).[14]

Tumores do assoalho da boca devem ser preferencialmente tratados com cirurgia, mesmos nos casos avançados (semifixos ou aderidos à mandíbula e à gengiva). A ressecção ampliada com parte da mandíbula leva a boas taxas de cura com resultados estético-funcionais razoáveis; ficando a radioterapia reservada para a adjuvância.[15]

Radioterapia é uma boa opção de tratamento para os tumores do trígono retromolar, pois a ressecção primária nessa região pode resultar em recidivas marginais, por causa da dificuldade em se obterem margens de segurança adequadas.[16,17]

A braquiterapia pode ser utilizada como *boost* (dose de reforço) em casos selecionados de tumores do palato (< 3 cm).[18]

Nos tumores de base da língua, as fossas supraclaviculares devem ser obrigatoriamente irradiadas, inclusive em pacientes N0. E em caso de ruptura capsular, margem positiva ou invasão de partes moles cervical, doses maiores de radiação devem ser administradas (60-66 Gy). O prognóstico é inferior aos tumores da cavidade oral (sobrevida em 5a: EC II = 55% e EC IV = 30%).[19]

Laringe/Hipofaringe

As indicações de adjuvância são semelhantes aos tumores da cavidade oral e orofaringe.[9,10,12]

Tumores iniciais da laringe (T1 e T2) devem ser tratados com radioterapia exclusiva, por manutenção da fala, menor morbidade e possibilidade de resgate da recaída com cirurgia.[20]

O campo deve ser localizado ("estojo laríngeo"), sem irradiação de drenagem linfonodal.[13]

Pacientes com tumores localmente avançados (EC III e IV) devem ser submetidos a protocolos de preservação de órgãos, com a associação de radioterapia e quimioterapia.

Na década de 1990, o estudo VCALG (Veterans Affairs Laryngeal Cancer Study Group) comparou o tratamento padrão (cirurgia seguida de radioterapia) contra quimioterapia de indução seguida de radioterapia nos pacientes quimiossensíveis. A sobrevida global em 2 anos foi semelhante (68%) para ambos os grupos. E a laringe foi preservada em 64% dos pacientes.[21]

Estudos recentes demonstraram o benefício da concomitância sobre a terapia de indução em protocolos de preservação. O estudo RTOG 9111 mostrou maiores taxas de preservação laríngea para o esquema concomitante (88% *versus* 75% para o tratamento sequencial).[22] Com base nesse estudo, considera-se padrão a quimioterapia com cisplatina (25-50 mg/m^2; $D_{1-22-43}$) administrada concomitantemente à radioterapia (7.000 cGy; 35 frações; 5 × sem).

A taxa de controle local para tumores iniciais varia de 87-92%, com preservação de voz em cerca de 85% dos pacientes.[15] A cirurgia de resgate pode ser realizada com sucesso em 70% dos casos, e a taxa de sobrevida livre de doença em 5 anos é de 80-90%.

TOXICIDADE

- *Agudas:* xerostomia, dermatite, mucosite oral, disgeusia, esofagite.
- *Crônicas:* fibrose cutânea, hipotireoidismo, osteonecrose de mandíbula (mais comum com braquiterapia), ruptura de carótida (em casos de reirradiação).

Necessidade de avaliação odontológica prévia e suporte nutricional para minimizar toxicidades.

Benefício comprovado do IMRT na prevenção de xerostomia severa e preservação da deglutição.[4]

REFERÊNCIAS BIBLIOGRÁFICAS

1. Araújo CMM, Pinto LHM, Viegas CM. Princípios de Radioterapia. In: *Princípios de Cirurgia Oncológica. Clínica Brasileira de Cirurgia*. Rio de Janeiro: Atheneu 1996.
2. Kahn Faiz M. *The Physics of radiation therapy*. 3rd ed. Lippincot Willinas & Wilkins; May, 2003.
3. Veras IM, Viegas CMP, Araujo CMM. Princípios de Radioterapia. In: Castro LS, Correa JHS eds. *Tratamento Cirúrgico do Câncer Gastrointestinal*. Rio Janeiro: Imprinta Express; 2005. p. 56-69.
4. Hall Eric J. *Radiobiology for the radiologist*. Fifth ed. JB Lippincot Company.
5. Jatoi A, Thomas CR. Esophageal cancer and the esophagus: Challenges and potential strategies for selective cytoprotection of the tumor-bearing organ during cancer treatment. *Semin Radiat Oncol* 2002;12(1 Suppl 1):62-7.
6. Gunderson LL, Tepper JE; *Clinical Radiation Oncology*. 2nd ed. Churchill Livingstone, 2007.
7. Perez AC, Brady LW, Halperin EC. *Principles and practice of radiation oncology*. 5th ed. Lippincot Company, 2008.
8. Chao KS, Deasy JO, Markman J *et al*. A prospective study of salivary function sparing in patients with head and neck cancers receiving intensity-modulated or three dimensional radiation therapy: initial results. *Int J Radiat Oncol Biol Phys* 2001;49:907-916.
9. Cooper JS, Pajak TS, Forastiere AA *et al*. Postoperative concurrent radiotherapy and chemotherapy for high-risk squamous-cell carcinoma of the head and neck. *N Engl J Med* 2004;350:1937-1944.
10. Bernier J, Domenge C, Ozsahin M *et al*. Postoperative irradiation with or without concomitant chemotherapy for locally advanced head and neck cancer. *N Engl J Med* 2004;350:1945-1952.
11. Bernier J, Cooper JS, Pajak TF *et al*. Defining risk levels in locally advanced head and neck cancers: a comparative analysis of concurrent postoperative radiation plus chemotherapy trials of the EORTC (#22931) and RTOG (# 9501). *Head Neck* 2005;27:843-850.

12. Wilson R, Jackson J, Rassekh C. A study of squamous cell carcinoma of the lip at West Virginia University Hospitals from 1980-2000. *W V Med J* 2005 Sept-Oct;101(5):217-9
13. Fein DA, Mendenhall WM, Parsons JT *et al*. Carcinoma of the oral tongue: a comparison of results and complications of treatment with radiotherapy and/or surgery. *Head Neck* 1994;16(4):348-65.
14. Denis F, Garaud P, Bardet E *et al*. Final results of the 9401 French Head and Neck Oncology and Radiotherapy Group radomized trial comparing radiotherapy alone whith concomitant radiochemotherpy in advanced-stage oropharynx carcinoma. *J Clin Oncol* 2004;22(1):69-76.
15. Ang KK, Tortt A, Brown BW *et al*. Randomized trial addressing risk features and time factors of surgery plus radiotherapy in advanced head and neck cancer. *Int J Radiat Oncol Biol Phys* 2001;51(3):571-8.
16. Bayman NA, Sykes AJ, Bamington S *et al*. Primary radiotherapy for carcinoma of the retromolartrigone: a useful alternative to surgery. *Clin Oncol (R Coll Radiol)* 2010;22(2):119-24.
17. Ayad T, Soulières D, Belair M *et al*. Controversies in the management of retromolartrigone carcinoma. *Head Neck* 2009;31(3):398-405. Review.
18. Esche BA, Haie CM, Gerbaulet AP *et al*. Interstitial and external radiotherapy in carcinoma of the soft palate and uvula. *Int J Radiat Oncol Biol Phys* 1988;15(3):619-25.
19. Harrison LB, Lee HJ, Pfister DG *et al*. Long term results of primary radiotherapy with/without neck dissection for squamous cell cancer of the base of tongue. *Head Neck* 1998;20(8):668-73.
20. Yamazaki H, Nishiyama K, Tanaka E *et al*. Radiotherapy for early glottic carcinoma (T1N0M0): results of prospective randomized study of radiation fraction size and overall treatment time. *Int J Radiat Oncol Biol Phys* 2006;64(1):77-82.
21. The Department of Veterans Affairs Laryngeal Cancer Study Group. Induction chemotherapy plus radiation compared with surgery plus radiation in patients with advanced laryngeal cancer. *N Engl J Med* 1991;324:1685-1690.
22. Forastiere AA, Goepfert H, Maor M *et al*. Concurrent chemotherapy and radiotherapy for organ preservation in advanced laryngeal cancer. *N Engl J Med* 2003;349:2091-98.

PRINCÍPIOS DE QUIMIOTERAPIA EM CIRURGIA DE CABEÇA E PESCOÇO

Luciana Campos Monteiro de Castro
Pedro Sabino Gomes Neto
Helena Frogata Torralvo

INTRODUÇÃO

O câncer de cabeça e pescoço abrange um grupo heterogêneo de neoplasias agrupadas de acordo com a sua relação anatômica. Sua abordagem exige profundo conhecimento da topografia e da fisiologia da região, pois tanto a neoplasia como seu tratamento podem levar a importantes alterações funcionais e estéticas. Por isso, faz-se imperativa uma abordagem multidisciplinar. Avanços nos tratamentos combinados têm permitido, mesmo em casos avançados, a preservação de órgãos e o aumento de sobrevida.

A grande maioria (> 90%) das neoplasias de cabeça e pescoço é constituída de carcinomas de células escamosas (CECP). Cerca de 60-70% dos pacientes com CECP apresentam ao diagnóstico doença localmente avançada, e apenas 10% doença metastática.

Com relação ao tratamento do CECP, a cirurgia, a radioterapia e a quimioterapia são as principais abordagens utilizadas. A quimioterapia pode ser empregada de maneira isolada como monoterapia, ou conjuntamente com outras abordagens. Esta modalidade de tratamento tem sido cada vez mais integrada com outras modalidades e tem sido demonstrada sua importância na abordagem de pacientes com doença inoperável e em candidatos à preservação de órgãos.

Este Capítulo se propõe a fazer uma revisão objetiva dos princípios de quimioterapia no CECP.

QUIMIOTERAPIA

É a forma de tratamento pela qual se faz o uso de quimioterápicos administrados continuamente ou a intervalos que variam de acordo com o esquema terapêutico.

Quando aplicada no tratamento do câncer, recebe o nome de quimioterapia antineoplásica, atuando na redução do número de células cancerígenas.[1] Entretanto, pode ocasionar toxicidade em células normais do paciente, levando-o a apresentar efeitos colaterais, que vão desde náuseas, vômitos, anorexia, fadiga a neutropenia em intensidades variadas.

As neoplasias de cabeça e pescoço são consideradas sensíveis a vários agentes quimioterápicos[1]. Seu uso pode ser com o intuito de adjuvância, neoadjuvância, em protocolos de preservação de órgãos ou mesmo com objetivo de paliação. Quando sua administração é realizada após o tratamento cirúrgico ou radioterápico, temos a quimioterapia adjuvante, que tem como objetivo diminuir os riscos de recorrência.

A quimioterapia neoadjuvante ou de indução, por sua vez, é iniciada antes do tratamento cirúrgico ou radioterápico, tendo como finalidade avaliar a efetividade *in vivo* do tratamento e diminuir o tamanho tumoral, podendo melhorar os resultados do tratamento definitivo. Em casos de doença localmente avançada, em que a preservação do órgão nem sempre pode ser obtida pela cirurgia, podemos lançar mão de protocolos de quimiorradioterapia com a intenção de preservar funcionalmente estruturas acometidas pela neoplasia.

Finalmente, a quimioterapia tem ainda seu papel na doença metastática, em que não há mais possibilidade de terapia curativa, buscando uma transitória redução do tumor para minimizar sintomas e, se possível, prolongar a sobrevida dos pacientes.

Aproximadamente, 50 a 60% dos pacientes apresentam recorrência locorregional em 2 anos, enquanto somente 20-30% desenvolvem metástases a distância. Por essa razão, a terapia com enfoque no controle locorregional tem sido mais profundamente estudada, embora trabalhos mais recentes tenham dado ênfase na melhora do controle de doença a distância.

Pacientes com doença metastática ou recorrente apresentam sobrevida média entre 6 a 9 meses, e sobrevida em um ano de apenas 20 a 40%, quando tratados apenas com quimioterapia. A escolha da melhor abordagem para esses pacientes dependerá de quais modalidades terapêuticas a que o paciente foi exposto previamente. Novas estratégias de tratamento do câncer localmente avançado vêm apresentando melhoras com relação ao antigo padrão utilizado de apenas uma terapia. Atualmente, a abordagem multidisciplinar tem sido consenso.

As indicações para quimioterapia nos pacientes com CECP podem ser resumidas a seguir:

A) Pacientes submetidos a tratamento definitivo com cirurgia ou radioterapia, que apresentam critérios de pior prognóstico (ver adiante).
B) Em casos selecionados, com objetivo de neoadjuvância.
C) Doença com estádio clínico III ou IV sem metástases a distância, com laringe funcional, sem invasão óssea ou de cartilagem, com intenção de preservação de órgãos.
D) Doença localmente avançada ou metastática sem proposta cirúrgica, seja por comorbidades clínicas seja por critério de irressecabilidade da doença, como proposta de quimioterapia paliativa.

PRINCIPAIS AGENTES QUIMIOTERÁPICOS

De maneira geral, os quimioterápicos eliminam uma fração constante de células neoplásicas. Assim, as células sobreviventes continuarão a se multiplicar. Como o objetivo é realizar a maior destruição possível do tumor, esquemas terapêuticos à base de quimioterápicos podem reduzir massas tumorais, favorecendo excisões cirúrgicas, ou mesmo eliminando a neoplasia do seu sítio de atuação.

Os tumores sólidos podem ser divididos em três compartimentos, como vemos no Quadro 36-1.

Uma característica dos tumores sólidos é o fato de sua taxa de crescimento reduzir de acordo com o crescimento do tumor. Uma possível explicação faz referência ao fato da incapacidade de manter a nutrição do tumor ao longo do seu crescimento, levando à formação de áreas de necrose.

Alguns quimioterápicos citotóxicos possuem efeito citoproliferativo por atuarem durante a fase S do ciclo celular, resultando em dano durante a replicação do DNA, levando a célula à apoptose. O alvo principal desses fármacos é a célula tumoral, mas pode repercutir sistemicamente e de maneira variada nas células normais do paciente, principalmente nos tecidos de crescimento rápido, levando aos efeitos tóxicos.

Várias drogas têm-se mostrados efetivas em tratamento do CECP. Apesar de inicialmente terem sido utilizadas como agentes únicos, atualmente costuma-se fazer associação à radioterapia ou esquemas de poliquimioterapia. Vale ressaltar que essas drogas podem ser utilizadas como monoterapia, a depender de critérios clínicos que devem ser analisados em cada caso por médico oncologista.

É difícil caracterizar qual seria a melhor droga por causa da falta de estudos randomizados que tenham usado uma única droga isoladamente.

Existem situações em que se impõe a ressecção cirúrgica, em particular nos pacientes com lesões da cavidade oral, invasão óssea ou de cartilagem, bem como em situações em que se verifica grande destruição de órgão. Existe pouca informação sobre a comparação de quimiorradioterapia *versus* cirurgia inicial. Num estudo de Singapura publicado em 2005, com 119 pacientes, utilizando quimiorradioterapia com cisplatina (P) + fluoruracil (F) *versus* cirurgia seguida de radioterapia, a sobrevida global foi sobreponível, embora em cerca de 43% dos doentes sob quimiorradioterapia fosse possível a preservação de órgão.

TERAPIA-ALVO – CETUXIMABE

É um anticorpo monoclonal quimérico humano-murino, que atua como antagonista do receptor *Epitelial Growth Factor Receptor* (EGFR), regulando o crescimento e a proliferação celular. Também atua suprimindo a angiogênese tumoral pela redução do fator de crescimento vascular endotelial, além de promover citotoxidade celular.

O EGFR é um membro da família dos receptores HER, importantes mediadores do crescimento, diferenciação e sobrevivência celulares.

O cetuximabe liga-se ao domínio extracelular do EGFR, prevenindo a sua interação com ligantes endógenos, impedindo assim sua ativação. Logo após, o complexo receptor-anticorpo é internalizado pela célula onde será degradado, impedindo assim a sinalização de vias de crescimento e proliferação das células tumorais. Também provoca um *down-regulation* na célula neoplásica, ou seja, diminuição da expressão do EGFR celular.

Nos tumores CECP, normalmente existe uma superexpressão do EGFR, sendo a sua presença preditora de pior prognóstico.

Atualmente, o cetuximabe pode ser utilizado em associação à radioterapia para pacientes com CECP com doença localmente avançada. A combinação, cetuximabe mais radioterapia, parece ser pelo menos tão eficaz quanto à quimiorradioterapia e, além disso, menos tóxico, mas comparações formais destes regimes são necessárias antes de sua eficácia relativa, e tolerabilidade pode ser determinada de forma conclusiva.

Nos casos de recorrência locorregional e doença metastática o cetuximabe, como monoterapia, pode ser utilizado como segunda linha após falha de quimioterapia com platina. Também no cenário da doença recorrente e metastática, o cetuximabe mais quimioterapia com base em platina fornece um tratamento de primeira linha de escolha para pacientes em que a terapia paliativa é indicada. Logo, o cetuximabe como terapia combinada é uma opção de tratamento valiosa em pacientes com CECP.

Não há alteração importante na farmacocinética da droga relacionada com a idade, raça, sexo ou função renal ou hepática. De acordo com uma análise populacional, a farmacocinética do cetuximabe não é influenciada por radioterapia, paclitaxel, cisplatina, doxorrubicina, gencitabina ou irinotecano.

Os eventos adversos relacionados com o cetuximabe incluem erupções cutâneas, hipomagnesemia e reações relacionadas com a infusão, que na maioria das vezes têm apresentação leve à moderada.

ADJUVÂNCIA

A quimioterapia adjuvante é aquela aplicada tão logo seja possível após o tratamento locorregional com intenção curativa, seja cirurgia seja radioterapia. É com base em agentes quimioterápicos com ação bem estabelecida na doença metastática, seja por combinações seja como agentes isolados, nas doses máximas toleradas com o objetivo de eliminar possíveis micrometástases.

Em alguns casos, o CECP com estádio clínico inicial (I/II), mas que apresentem características de doença de alto risco para recidiva locorregional na análise anatomopatológica após realização de procedimento cirúrgico, como margens cirúrgicas comprometidas, invasão linfovascular ou perineural, são candidatos ao tratamento adjuvante.

A radioterapia pós-operatória deve ser indicada com cautela e apenas em pacientes de alto risco, por causa do aumento de morbidade associado ao procedimento, bem como da

Quadro 36-1. Compartimentos Tumorais

Compartimento A	Células em divisão
Compartimento B	Células em repouso (possuem potencial para retomar divisão)
Compartimento C	Células que perderam a capacidade de se dividirem (contribuem para o volume do tumor)

falta de evidências satisfatórias na literatura quanto aos seus benefícios no aumento de sobrevida. Estudos retrospectivos sugerem que o benefício da radioterapia adjuvante só pode ser observado em pacientes de alto risco.

Fatores associados a um risco aumentado de recidiva locorregional após a cirurgia incluem:

- Tumores T3 e T4.
- Margens cirúrgicas exíguas ou positivas.
- Extensão extracapsular do tumor.
- Dois ou mais linfonodos positivos (N2/N3).
- Invasão perineural.
- Invasão do espaço linfovascular.

Margens positivas e extensão extracapsular são os dois parâmetros mais desfavoráveis, ambos os quais estão associados a aumentos significativos da recorrência local e taxas de mortalidade. A definição de margens positivas não é normatizada, no entanto, tumor com invasão dentro de 5 mm da margem de ressecção é comumente considerado como positivo.

Metástase em um único linfonodo ipsilateral, 3 cm ou menor em sua maior dimensão (N1), não é considerada uma característica de alto risco, na ausência de outros fatores adversos.

Ensaios clínicos têm demonstrado que, quando comparado a uso de radioterapia isolada no pós-operatório, o uso adjuvante de quimiorradioterapia concomitante parece garantir melhor controle locorregional, além de aumentar a sobrevida livre de doença em pacientes selecionados com prognóstico reservado. Dessa forma, é recomendado o uso pós-operatório de quimiorradioterapia concomitante em vez da radioterapia adjuvante isolada nos casos com margens cirúrgicas comprometidas ou extensão extracapsular.

Dois estudos randomizados, ambos de 2004, esclareceram as indicações de quimiorradioterapia concomitante na adjuvância em pacientes de prognóstico reservado. RTOG 9501 e EORTC 22931 têm metodologias semelhantes. Pacientes de alto risco foram randomizados para receberem no pós--operatório radioterapia padrão isolada (60-66 Gy, durante 6-6,5 semanas, fracionamento padrão), ou a mesma radioterapia em ciclos planejados concomitantes de cisplatina na dose de 100 mg/m² a cada 3 semanas. A definição de pacientes de alto risco difere nos dois trabalhos: no RTOG, consistem em pacientes com dois ou mais linfonodos positivos, tumores com extensão extracapsular ou margens positivas; no EORTC, foram considerados extensão extracapsular, margens positivas, pT3 ou pT4 com qualquer N1, N2 ou N3, linfonodos no nível IV ou estádio IV em pacientes com tumores primários de cavidade oral ou orofaringe, invasão perineural ou angiolinfática. Ambos os estudos demonstraram melhora significativa no controle locorregional e sobrevida livre doença e livre de progressão com o uso da terapia combinada.

Consequentemente, é recomendado o uso pós-operatório de quimiorradioterapia concomitante no lugar da radioterapia adjuvante isolada nos casos com margens cirúrgicas comprometidas e/ou extensão extracapsular. Não está totalmente esclarecido se o uso rotineiro da quimiorradioterapia pós-operatória deve ser adicionado rotineiramente à radioterapia adjuvante convencional nos casos de CECP localmente avançado com outros fatores adversos.

Pacientes considerados com risco elevado para recorrência fundamentando-se na invasão perineural ou vascular, dois ou mais linfonods positivos ou tumores T3 ou T4, são considerados como risco intermediário, e são comumente tratados com radioterapia pós-operatória isolada. O estudo em andamento RTOG 0920 está avaliando o benefício da adição de cetuximabe ao uso da radioterapia convencional adjuvante isolada nesses pacientes com fatores de risco intermediários.

DESAFIOS DA DOENÇA LOCALMENTE AVANÇADA

O tratamento da doença localmente avançada em carcinomas espinocelulares da região de cabeça e pescoço evoluiu consideravelmente nos últimos anos após a introdução do conceito de preservação funcional de órgão. O intuito desta nova abordagem é diminuir a morbidade associada às cirurgias radicais, proporcionar altas taxas de controle locorregional da doença e diminuir a incidência de recorrência a distância.[2-4] Assim, podem-se adotar duas possibilidades terapêuticas: tratamento definitivo com radioterapia associada à quimioterapia ou quimioterapia de indução seguida de quimiorradioterapia ou de cirurgia. O racional em se utilizar a primeira estratégia é estabelecer controle locorregional satisfatório com a radioterapia, utilizando a quimioterapia como fator sensibilizante das células tumorais à atividade radioterápica. A segunda estratégia possibilita a diminuição do volume tumoral, permitindo o controle regional mais efetivo e menos tóxico, assim como o tratamento de doença metastática subclínica. Vale a pena destacar que o tratamento cirúrgico deve ser considerado como primeira opção quando o tumor já houver destruído completamente o órgão. Esta situação ocorre mais frequentemente nos tumores avançados de laringe.

O primeiro estudo a propor o benefício da introdução de quimioterapia à radioterapia na preservação funcional de órgão foi publicado, em 1991, pelo *Veterans Affairs Laryngeal Cancer Study Group*.[5,6] Em seguida, diversos estudos randomizados foram conduzidos com o mesmo objetivo. Em 2009 foram publicados os dados atualizados da metanálise denominada MACH-NC (*The Meta-Analysis of Chemotherapy on Head and Neck Cancer*)[7] em que, após avaliação de 50 *trials* com total de 9.605 pacientes, comprovou-se que a associação da quimioterapia à radioterapia no tratamento de pacientes com doença localmente avançada diminui o risco de morte em 19% (*harzad ratio* [HR] 0,81, 95% IC 0,78-0,85) comparado ao tratamento local definitivo (cirurgia ou radioterapia). Isto se correlaciona em redução de 6,5% no risco de mortalidade absoluta em cinco anos. Assim, fica estabelecido como padrão terapêutico o uso de Cisplatina 100 mg/m² nos dias 1, 22 e 43 associado à radioterapia.[8,9] Muitas vezes prefere-se a prescrição de Cisplatina semanal na dose de 30 mg/m² ou 40 mg/m² associado à radioterapia uma vez que esta forma de administração ofereça melhor tolerabilidade.[10-12] Em pacientes que apresentam comprometimento da função renal, prefere-se a administração de Carboplatina AUC 2 semanal em substituição à Cisplatina.[10,13,14]

No entanto, após a padronização do tratamento locorregional quimiorradioterápico observou-se que ainda um número considerável de pacientes apresentava, principalmente durante os dois primeiros anos de acompanhamento, recidivas locais e a distância.[15,16] A partir deste momento surgiu a seguinte pergunta: será que a introdução de quimioterapia antes do tratamento combinado promoveria controle ainda maior da doença locorreginal e também de possível doença micrometastática? Assim, em 2005, foi publicado o primeiro estudo fase II com este intuito.[17] Após a avaliação de 101 pacientes com doença localmente avançada com estádios clínicos III e IV observou-se taxa de resposta completa de 50% nos pacientes submetidos à terapia sequencial (quimioterapia seguida de radioquimioterapia) versus 21% nos pacientes submetidos ao tratamento padrão (radioterapia e quimioterapia concomitante). No entanto, não houve aumento estatisticamente significativo da sobrevida livre de doença nem da sobrevida global entre os pacientes expostos à terapia sequencial ou à concomitante somente (30 versus 20 meses e 40 versus 33 meses, respectivamente). Em 2011 foi publicado o estudo TAX 324 que consolidou a ideia da terapia sequencial.[14,18,19] Neste estudo evidenciou-se redução de 26% no risco de morte nos pacientes submetidos inicialmente a três ciclos de TPF (Docetaxel 75 mg/m² D1, Cisplatina 100 mg/m² D1, e 5-Fluorouracil 1.000 mg/m²/dia em infusão contínua D1 a D4 a cada 3 semanas) seguido de radioterapia associada à Carboplatina administrada na dose de AUC 1,5 semanalmente. Apesar dos excelentes resultados, vale a pena destacar que a toxicidade aguda deste tratamento foi expressiva. Mielossupressão severa graus 3 e 4 e neutropenia febril foram observadas em 83 e 12% dos pacientes, respectivamente. Assim, estabeleceu-se, segundo guidelines, o tratamento ideal dos pacientes com carcinoma espinocelular localmente avançado de orofaringe, hipofaringe e laringe, quando se deseja a preservação funcional do órgão (Fig. 36-1).

No entanto, quando pacientes são submetidos à cirurgia, e o exame histopatológico da peça cirúrgica do tumor primário e do esvaziamento linfonodal evidencia estádio patológico III ou IV, recomenda-se avaliação das margens cirúrgicas e da presença ou não de extravasamento extracapsular dos linfonodos. Caso haja a presença de qualquer um desses fatores há a necessidade indiscutível de tratamento adjuvante com radioterapia associada à quimioterapia como fator sensibilizante. Se esses sinais não estiverem presentes, deve-se proceder à avaliação de fatores adversos, ou seja, aqueles que se correlacionam com fatores prognósticos de alto risco para recidiva: pT4, doença N2 ou N3, e invasão perineural ou angiolinfática presente. Caso o paciente apresente um ou mais desses fatores, recomenda-se a realização de radioterapia e, em caso selecionados, como pacientes jovens e com bom status performance, considerar quimiorradioterapia.

TRATAMENTO PALIATIVO DA DOENÇA METASTÁTICA

Pacientes com carcinoma espinocelular da região de cabeça e pescoço, quando metastáticos, apresentam prognóstico

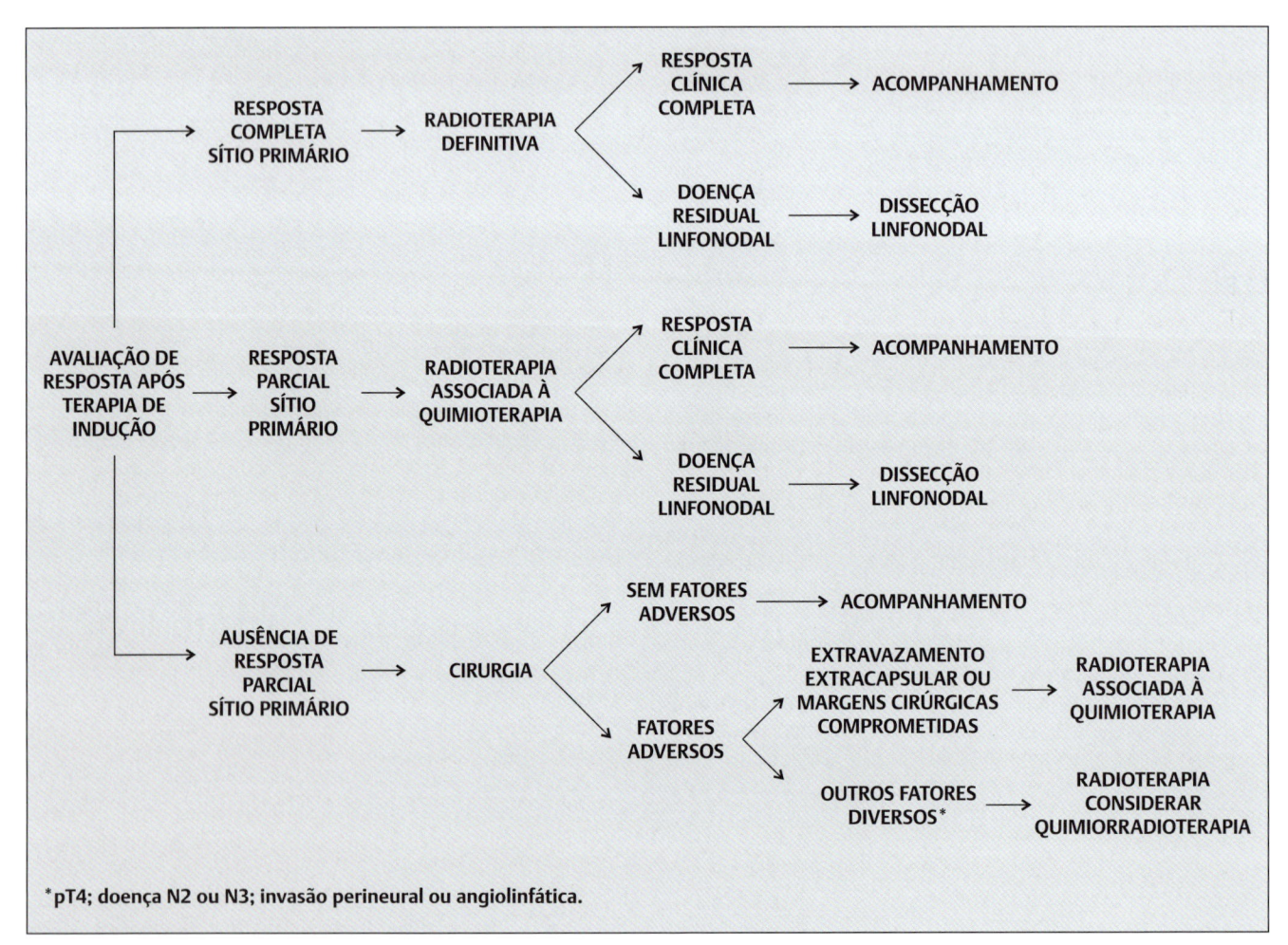

Fig. 36-1. Fluxograma para tratamento quimioterápico.

extremamente sombrio, com sobrevida mediana de 6 a 9 meses. O tratamento deste grupo de pacientes envolve tanto a administração de drogas citotóxicas, agentes de alvo molecular, radioterapia ou cirurgia de resgate e suporte clínico individualizado. Os agentes quimioterápicos mais empregados são as Platinas (Cisplatina, Carboplatina),[14] Taxanos (Paclitaxel, Docetaxel),[20,21] Metotrexato[22] e 5-Fluorouracil[23]. Menos frequentemente utilizados, em razão das baixas taxas de resposta, são: Gencitabina, Etoposida,[24] Capecitabina e Pemetrexede.[25] A droga de alvo molecular que apresenta liberação pela ANVISA para o tratamento deste grupo de pacientes é o Cetuximabe.[26] Esta medicação é um anticorpo monoclonal contra o fator de crescimento epidermal, ou EGFR que se apresenta superexpresso nestes tipos de tumores. Atualmente, o tratamento de escolha em primeira linha para pacientes com carcinoma espinocelular metastático de cabeça e pescoço é a associação de quimioterapia, especialmente com base em *doublet* de Platina, com Cetuximabe uma vez que essa combinação apresentou aumento de sobrevida global quando comparada à quimioterapia somente. O estudo fase III que consolidou este tratamento foi conduzido por Vermorken *et al.* e publicado, em 2008. Neste *trial* a associação quimioterapia mais Cetuximabe quando comparada à quimioterapia somente prolongou de forma estatisticamente significativa a sobrevida global (10,1 *vs.* 7,4 meses, *Hazard ratio* 0,80, 95% IC 0,64-0,99), a sobrevida livre de progressão (5,6 *vs.* 3,3 meses) e a taxa de resposta objetiva (36% *vs.* 20%).

Por fim, é importante reconhecer que os tumores da região de cabeça e pescoço correspondem a uma doença heterogênea e que apresentam diversas variáveis para a escolha do melhor tratamento. Este grupo de pacientes necessita, sempre que possível, de um acompanhamento multidisciplinar, com o intuito de manter a qualidade de vida e a inserção destes indivíduos à sociedade.

REFERÊNCIAS BIBLIOGRÁFICAS

1. Hamilton S, Aaltonen L. Pathology and Genetics of Tumours of the Digestive System. Lion: IARC 2000.3-BRASIL, Ministério da Saúde. Manual de Bases Técnicas da Oncologia-SIA/SUS-Sistema de Informações Ambulatoriais. Brasília: MS: SAS/DRAC/CGSI; 2011. 110p.
2. Calais G, Alfonsi M, Bardet E et al. Randomized trial of radiation therapy versus concomitant chemotherapy and radiation therapy for advanced-stage oropharynx carcinoma. *J Nat Cancer Institute* 1999;91(24):2081-2086.
3. Tufano RP. Organ preservation surgery for laryngeal cancer. *Otolaryngol Clin N Am* 2002;35(5):1067-1080.
4. Braz DSA, Ribas MM, Dedivitis RA *et al.* Quality of life and depression in patients undergoing total and partial laryngectomy. *Clinics* 2005;60(2):135-142.
5. Spaulding MB, Fischer SG, Wolf GT. Tumor response, toxicity, and survival after neoadjuvant organ-preserving chemotherapy for advanced laryngeal carcinoma. The Department of Veterans Affairs Cooperative Laryngeal Cancer Study Group. *J Clin Oncol* 1994;12(8):1592-1599.
6. Wolf G. Induction Chemotherapy Plus Radiation Compared with Surgery Plus Radiation in Patients with Advanced Laryngeal-Cancer. *N Engl J Med* 1991;324(24):1685-1690.
7. Pignon J-P, Maître Al, Maillard E, Bourhis J. Meta-analysis of chemotherapy in head and neck cancer (MACH-NC): an update on 93 randomised trials and 17,346 patients. *Radiother Oncol* 2009;92(1):4-14.
8. Ang K, Zhang Q, Wheeler R et al. A phase III trial (RTOG 0129) of two radiation-cisplatin regimens for head and neck carcinomas (HNC): impact of radiation and cisplatin intensity on outcome. Paper presented at: ASCO Meeting Abstracts 2010.
9. Huguenin P, Beer KT, Allal A *et al.* Concomitant cisplatin significantly improves locoregional control in advanced head and neck cancers treated with hyperfractionated radiotherapy. *J Clin Oncol* 2004;22(23):4665-4673.
10. Jeremic B, Shibamoto Y, Stanisavljevic B et al. Radiation therapy alone or with concurrent low-dose daily either cisplatin or carboplatin in locally advanced unresectable squamous cell carcinoma of the head and neck: a prospective randomized trial. *Radiother Oncol* 1997;43(1):29-37.
11. Traynor AM, Richards GM, Hartig GK *et al.* Comprehensive IMRT plus weekly cisplatin for advanced head and neck cancer: the University of Wisconsin experience. *Head Neck* 2010;32(5):599-606.
12. Newlin HE, Amdur RJ, Riggs CE et al. Concomitant weekly cisplatin and altered fractionation radiotherapy in locally advanced head and neck cancer. *Cancer* 2010;116(19):4533-4540.
13. Lokich J, Anderson N. Carboplatin versus cisplatin in solid tumors: an analysis of the literature. *Ann Oncol* 1998;9(1):13-21.
14. Go RS, Adjei AA. Review of the comparative pharmacology and clinical activity of cisplatin and carboplatin. *J Clin Oncol* 1999;17(1):409-409.
15. Rapidis AD, Trichas M, Stavrinidis E *et al.* Induction chemotherapy followed by concurrent chemoradiation in advanced squamous cell carcinoma of the head and neck: final results from a phase II study with docetaxel, cisplatin and 5-fluorouracil with a four-year follow-up. *Oral Oncol* 2006;42(7):675-684.
16. Urba SG, Moon J, Giri PS et al. Organ preservation for advanced resectable cancer of the base of tongue and hypopharynx: a Southwest Oncology Group Trial. *J Clin Oncol* 2005;23(1):88-95.
17. Paccagnella A, Ghi M, Loreggian L et al. Concomitant chemoradiotherapy versus induction docetaxel, cisplatin and 5 fluorouracil (TPF) followed by concomitant chemoradiotherapy in locally advanced head and neck cancer: a phase II randomized study. *Ann Oncol* 2010;21(7):1515-1522.
18. Posner MR, Hershock DM, Blajman CR *et al.* Cisplatin and fluorouracil alone or with docetaxel in head and neck cancer. *N Engl J Med* 2007;357(17):1705-1715.
19. Lorch JH, Goloubeva O, Haddad RI *et al.* Induction chemotherapy with cisplatin and fluorouracil alone or in combination with docetaxel in locally advanced squamous-cell cancer of the head and neck: long-term results of the TAX 324 randomised phase 3 trial. *Lancet* 2011;12(2):153-159.
20. Forastiere AA, Shank D, Neuberg D *et al.* Final report of a phase II evaluation of paclitaxel in patients with advanced squamous cell carcinoma of the head and neck. *Cancer* 1998;82(11):2270-2274.
21. Colevas AD, Posner MR. Docetaxel in head and neck cancer: a review. *Am J Clin Oncol* 1998;21(5):482-486.

22. Hong WK, Schaefer S, Issell B *et al*. A prospective randomized trial of methotrexate versus cisplatin in the treatment of recurrent squamous cell carcinoma of the head and neck. *Cancer* 1983;52(2):206-210.
23. Ebeling O, Eckel H, Volling P *et al*. Cisplatin/5-FU versus carboplatin/5-FU. 5 year follow-up]. *HNO* 1994;42(10):629.
24. Gedlicka C, Kornfehl J, Turhani D *et al*. Salvage therapy with oral etoposide in recurrent and/or metastatic squamous cell carcinoma of the head and neck. *Cancer Invest* 2006;24(3):252-255.
25. Pivot X, Raymond E, Laguerre B *et al*. Pemetrexed disodium in recurrent locally advanced or metastatic squamous cell carcinoma of the head and neck. *Br J Cancer* 2001;85(5):649.
26. Vermorken JB, Trigo J, Hitt R *et al*. Open-label, uncontrolled, multicenter phase II study to evaluate the efficacy and toxicity of cetuximab as a single agent in patients with recurrent and/or metastatic squamous cell carcinoma of the head and neck who failed to respond to platinum-based therapy. *J Clin Oncol* 2007;25(16):2171-2177.

MEDICINA NUCLEAR

CAPÍTULO 37

Júlio Marcus Sousa Correia
Alessandra Freire da Silva
Ana Carolina Montes Ribeiro

INTRODUÇÃO

A medicina nuclear como especialidade médica apresenta suas origens em dois momentos marcantes da história científica moderna: 1896, quando Henri Becquerel descobriu a capacidade de cristais de urânio formar impressões em uma tela fotográfica de cobre e, em 1898, quando Pierre e Marie Curie descobriram a propriedade do rádio de emitir raios catódicos e chamaram esta propriedade de radioatividade. Muitas descobertas foram realizadas no decorrer dos anos até que, na década de 1930, a radioatividade artificial fosse descoberta e, na década de 1940, os primeiros pacientes fossem submetidos a tratamentos com iodo radioativo.

A medicina nuclear utiliza elementos radioativos com características de emissão de energias fotoelétricas e emissão de partículas. As imagens são obtidas pela detecção destas ondas eletromagnéticas, amplificadas e localizadas em um complexo sistema dentro dos sistemas de detecção. As energias envolvidas nas imagens são a energia gama e a pósitron, esta última relacionada com as imagens tomográficas por emissão de pósitrons (PET). A energia particulada é usada para realização das terapias com radionuclídeos ou radioisotopoterapias. A energia particulada pode ser a do tipo beta ou alfa.

Discorreremos um pouco neste capítulo sobre a utilização da medicina nuclear em estudos de imagem e na terapia nas patologias de cabeça e pescoço.

CINTILOGRAFIA ÓSSEA

O tecido ósseo apresenta-se constituído de duas porções principais: uma porção celular (matriz óssea orgânica) e uma porção acelular (matriz óssea inorgânica). A matriz óssea inorgânica tem entre seus principais constituintes a hidroxiapatita, que é rica em fósforo. Baseando-se nesta característica deste tecido, a medicina nuclear utiliza fármacos com uma grande quantidade de difosfonatos para realizar a avaliação deste tecido.

Os fármacos utilizados ligam-se à matriz óssea inorgânica por uma adsorção a esta matriz. A distribuição do fármaco na matriz inorgânica é uma tradução do constante *turnover* ósseo existente causado pelos osteoclastos e osteoblastos. Quando há uma maior adsorção do fármaco em uma determinada região óssea, podemos entender como uma maior produção da matriz óssea pelos osteoblastos. Isto é bem relacionado com os processos de metástases, infecção, inflamação em que há uma maior produção de matriz óssea inorgânica para evitar a progressão ou como respostas a estes processos.

Para realização das imagens é realizada a união destes fármacos ao elemento radioativo, por uma reação química prévia. O elemento radioativo em questão é o tecnécio (^{99m}Tc), o mais utilizado na medicina nuclear convencional. As imagens são obtidas cerca de duas horas após a administração venosa do radiofármaco (cintilografia óssea – Fig. 37-1) ou de acordo com a indicação clínica no mesmo momento da administração (cintilografia óssea trifásica). Os principais fármacos utilizados são: MDP, HEDP e pirofosfato. Não há relatos de reações adversas importantes em pacientes que são submetidos à cintilografia óssea.

A principal indicação clínica é o rastreamento de metástases ósseas, com a grande vantagem de obtermos a visualização de todo esqueleto com um único estudo e com o paciente sendo submetido a uma menor quantidade de radiação. Outras indicações seriam as pesquisas de processos infecciosos/inflamatórios, avaliação de lesões ortopédicas.

CINTILOGRAFIA DE PARATIREOIDES

As glândulas paratireoides localizam-se na região cervical, posteriormente à glândula tireoide. O método de escolha para

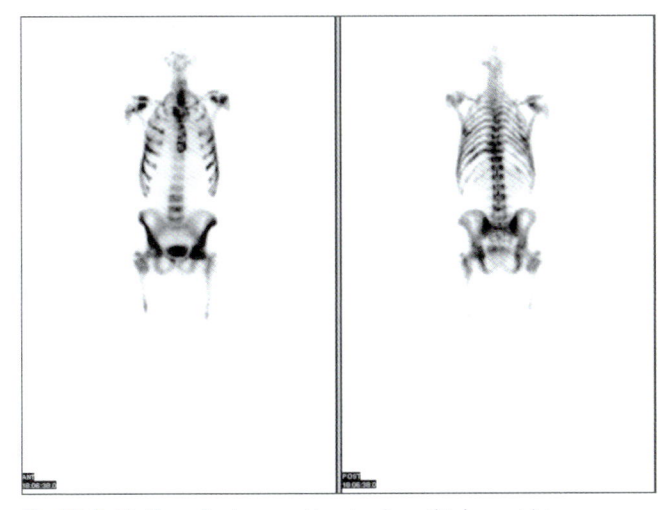

Fig. 37-1. Cintilografia óssea evidenciando múltiplas metástases.

avaliação de patologias nestas glândulas é o ultrassom. A avaliação cintilográfica das glândulas paratireoides mais comum é realizada por sestamibi-^{99m}Tc. Esta avaliação é realizada em duas etapas, uma precoce e uma tardia. Na imagem precoce, vemos a distribuição do radioindicador na glândula tireoide. Na imagem tardia temos um clareamento do radioindicador pela glândula tireoide, com retenção do mesmo em uma glândula paratireoide hipertrofiada ou em um adenoma. Esta retenção deve-se a uma lentificação deste clareamento pelas glândulas paratireoides hipertrofiadas ou adenomatosas.

A sensibilidade da técnica relaciona-se com o tamanho das glândulas paratireoides sendo mais alta, superior a 95%, em adenomas maiores que 1 grama e com redução da sensibilidade em lesões menores. Há descrição de detecção em lesões até 0,3 g. A associação da técnica tomográfica (SPECT) ou de imagens fusionadas à tomografia computadorizada (SPECT-CT) pode além de auxiliar na localização anatômica mais precisa.

CINTILOGRAFIA DE TIREOIDE

O estudo da função tireoidiana pela utilização de iodo-131 iniciada após a Segunda Guerra Mundial está relacionado com o início da medicina nuclear como especialidade médica. Os avanços tecnológicos e, sobretudo, a maior popularização do ultrassom e PAAF reduziram a utilização da cintilografia de tireoide na avaliação dos pacientes com nódulos tireoidianos palpáveis.

As principais indicações da cintilografia de tireoide atualmente são: avaliação funcional da glândula e de nódulos tireoidianos, avaliação de etiologia tireoidiana em massas mediastinais e pesquisa de tecido tireoidiano ectópico. Outra principal indicação está relacionada com uso de iodo radioativo, seja na avaliação de carcinomas diferenciados de tireoide, seja nas terapias radioisotópicas que serão comentadas mais adiante.

A avaliação funcional da glândula tireoide permite distinguir uma glândula hiperfuncionante (hipertireoidismo), normofuncionante e hipofuncionante (hipotireoidismo). Outra contribuição é na caracterização de nódulos tireoidianos identificados ao ultrassom, permitindo distinguir entre nódulos hiperfuncionantes "quentes", normofuncionantes ("mornos") e hipofuncionantes ("frios"). Correlações entre cirurgia e patologia mostram uma incidência de 5 a 40% de carcinoma de tireoide em nódulos solitários "frios".

A migração embrionária da glândula tireoide para região cervical pode sofrer variações em alguns casos. Nestes casos, a cintilografia de tireoide pode auxiliar na identificação de tireoides ectópicas, bem como de bócios mergulhantes e caracterização de massas mediastinais. Uma outra utilização usual da cintilografia de tireoide é no diagnóstico e acompanhamento de tireoidites.

O principal radiofármaco utilizado na cintilografia de tireoide é o pertecnetato de tecnécio. Em casos específicos e selecionados pode ser utilizado o iodo-123 ou iodo-131 (p. ex.: caracterização de bócio mergulhante ou de massas mediastinais). Os radiofármacos utilizados têm a característica de serem captados pela glândula tireoide, mas no caso do iodo (123 ou 131) ainda há a organificação (etapa durante a produção dos hormônios tireoidianos). Os estudos com iodo-123 apresentam uma melhor qualidade de imagens, com menor exposição e dose absorvida pelos pacientes, porém, com maior custo e uma disponibilidade reduzida no Brasil.

CARCINOMA DIFERENCIADO DE TIREOIDE E PCI

Os nódulos de tireoide são muito comuns na população, com uma maior prevalência em mulheres em relação aos homens (5:1) provavelmente por questões hormonais. Aproximadamente 7-15% destes nódulos podem ser nódulos malignos, dependendo do sexo, idade, história de exposição à radiação e história familiar. Dos cânceres de tireoide, os subtipos papilífero e folicular apresentam 90% do total dos casos e são chamados de carcinomas bem diferenciados ou apenas carcinomas diferenciados de tireoide (CDT). A incidência deste câncer apresenta um aumento nos últimos anos (63.000 novos casos nos EUA, em 2014 × 37.200, em 2009). Este aumento tem ampla relação com a maior sensibilidade dos equipamentos mais modernos de US e o maior acesso da população a este método diagnóstico.

A medicina nuclear tem um papel importante no manejo destes pacientes com CDT pela possibilidade de auxílio no diagnóstico, estadiamento, reestadiamento e, sobretudo, tratamento.

Para realização dos estudos de pesquisa de corpo inteiro com iodo-131 (PCI), o paciente deve apresentar níveis de TSH estimulado acima de 30 μUi/mL ou ter sido submetido a um estímulo prévio com TSH recombinante (Thyrogen®). Este fato eleva a sensibilidade do estudo na detecção de possíveis restos tireoidianos pós-cirúrgicos, recidivas e/ou metástases. Outro aspecto importante do preparo dos pacientes para estes estudos é a restrição ao uso de iodo. Essa restrição é feita por uma dieta (entre 15 a 30 dias antes dos estudos) e uma orientação para evitar substâncias que possam conter iodo (p. ex.: tinturas de cabelo, tratamentos odontológicos, exames de prevenção ginecológica).

Os estudos de PCI devem ser interpretados em conjunto com exames de radiologia convencional (US cervical, TC de pescoço) e as dosagens laboratoriais estimuladas (TSH, Tireoglobulina e Anticorpos Antitireoglobulina). Os estudos de PCI podem ser solicitados: pré-terapia com iodo-131, pós-terapia com iodo-131 ou para acompanhamento tardio pós-terapêutico. Os estudos pré-terapia (estudo de PCI pré-dose terapêutica), com doses reduzidas do radiotraçador em relação aos estudos habituais, avaliam a necessidade de doses mais elevadas na terapia e são realizados poucos dias antes da dose terapêutica. Os estudos pós-terapia (PCI pós-dose) apresentam a vantagem de serem realizados com doses elevadas de radiotraçador, aumentando a sensibilidade destes estudos, e devem ser realizados entre 2 a 7 dias após os tratamentos.

Durante o acompanhamento dos pacientes submetidos à radioiodoterapia pós-tireoidectomia total são realizados exames laboratoriais (dosagens séricas de tireoglobulina e anticorpos antitireoglobulina) com o paciente em uso de terapia de reposição hormonal tireoidiana (dosagens em supressão) e, quando necessário, sem esta reposição ou com uso de TSH recombinante (dosagens em estímulo). Os estudos de imagem convencional, em especial a US cervical tem grande papel de destaque neste acompanhamento. Atualmente, os estudos de

PCI durante o acompanhamento têm indicação para confirmação de ablação tireoidiana após 1 ano da radioiodoterapia ou quando há alteração nos exames laboratoriais ou de imagem convencional.

RADIOIODOTERAPIA

A medicina nuclear terapêutica vem apresentando grandes avanços nas últimas décadas, seja com o surgimento de novos tratamentos, seja com a maior utilização dos tratamentos já conhecidos. Estes tratamentos baseiam-se na utilização de elementos radioativos que emitem a energia em forma particulada (energia beta ou energia alfa) associados a fármacos que apresentam afinidade por um tecido ou órgão específico. Dentre os radiofármacos utilizados, merece uma posição de destaque o iodeto de sódio-^{131}I (iodo-131).

Descoberto, em 1938, por Glenn Seaborg e John Livingood na Universidade da Califórnia, uma das principais características do iodo-131 é emitir energias gama (responsáveis pelas imagens) e beta (responsável pela terapia). Os primeiros relatos de pessoas tratadas com iodo-131 são de 1941 no Massachusetts General Hospital pelo Dr. Saul Hertz em um paciente com hipertireoidismo. Com o passar dos anos, o iodo-131 foi utilizado também para realização de estudos funcionais da glândula tireoide e, posteriormente, para estadiamento e acompanhamento de pacientes com carcinoma diferenciado de tireoide.

As terapias com iodo-131 nos casos de hipertireoidismo têm indicação em pacientes com refratariedade ou difícil adesão ao tratamento clínico convencional com drogas antitireoidianas ou nos pacientes com contraindicação ao tratamento cirúrgico. Para realização desta terapia é necessário um estudo prévio com cintilografia de tireoide para uma correta avaliação funcional da glândula. Aproximadamente 90% dos pacientes apresentam resposta satisfatória com uma dose terapêutica (Fig. 37-2), mas os efeitos terapêuticos não são imediatos, devendo haver uma liberação e consequente utilização do hormônio já produzido e armazenado. Os pacientes com doença de Plummer, decorrente de uma maior radiorresistência, provavelmente pela heterogeneidade parenquimatosa e um maior *turnover* do iodo pelos nódulos, necessitam doses mais elevadas na terapia para atingir respostas satisfatórias.

Pacientes submetidos a doses mais elevadas e com sintomas mais exuberantes podem apresentar um risco maior de apresentar após o tratamento uma liberação súbita e acentuada de hormônios tireoidianos (tempestade tireoidiana), devendo nestes casos serem usados betabloqueadores antes e depois da administração da dose terapêutica. Em pacientes mais idosos e com doença cardíaca preexistente pode ser realizado um tratamento clínico prévio para depleção das reservas hormonais antes da terapia. O intuito maior da terapia é tornar o paciente eutireóideo, mas a possibilidade de hipotireoidismo deve sempre ser discutida e lembrada.

Em pacientes com CDT submetidos à tireoidectomia total o tratamento com iodo-131 é bem estabelecido para ablação de possíveis remanescentes pós-cirúrgico e metástases. A ablação pode ser realizada com doses administradas em regime ambulatorial nos pacientes de baixo risco ou em regime de internação em quarto especial terapêutico para os pacientes com riscos intermediário e alto.

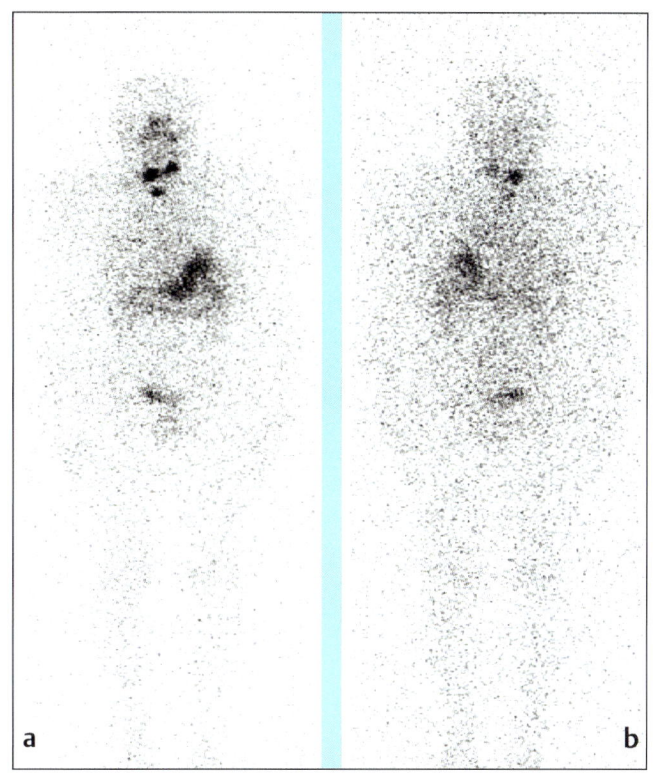

Fig. 37-2. PCI com presença de áreas de tecido iodocaptante na região cervical (**a**) e um ano após tratamento com iodo radioativo (**b**).

Pacientes que serão submetidos à radioiodoterapia por metástases devem receber doses mais elevadas e, nestes casos, o tratamento é feito em regime de internação em quarto terapêutico.

A doença metastática em linfonodos cervicais é a mais frequente, sempre devendo ser avaliada a possibilidade de ressecção cirúrgica prévia a administração de iodo-131 para aumentar a efetividade terapêutica (Fig. 37-2). As metástases pulmonares micronodulares costumam ter melhor resposta ao tratamento com iodo-131 em relação às metástases macronodulares. Acometimento secundário ósseo apresenta respostas mais limitadas ao tratamento único com iodo-131 pela menor penetração nos ossos, devendo ser associadas a outras opções, como radioterapia e cirurgia.

Atualmente, temos um conceito de refratariedade ao tratamento com iodo-131 que seriam: pacientes com doença conhecida, mas que não capta iodo em exames de acompanhamento ou após dose terapêutica, doença que apresenta progressão mesmo com a radioiodoterapia. Nestes casos há necessidade de uma avaliação para possível utilização de tratamento quimioterápico para controle da doença.

Pacientes gestantes não devem ser submetidas a tratamento com iodo-131 por causa do risco de complicações na formação fetal e, em casos extremos, aborto. Algumas outras complicações descritas são: possibilidade de uma neoplasia secundária à exposição radioativa (p. ex.: leucemia), redução de fertilidade, sialoadenite com ou sem litíase, obstrução das vias lacrimais e redução do lacrimejamento (olho "seco").

PET-CT

Os avanços tecnológicos observados pelo mundo nas últimas décadas tiveram impacto em todas as áreas. Na medicina, podemos ver estes avanços tanto na parte terapêutica, como na tecnologia dos equipamentos. A medicina nuclear vem acompanhando este desenvolvimento por equipamentos e radiofármacos mais precisos para os estudos dos diversos órgãos e patologias.

A tecnologia de tomografia por emissão de pósitrons (*Positron Emission Tomography*) permitiu às imagens de medicina nuclear um ganho na qualidade e precisão que impulsionaram à especialidade nos diagnósticos, em especial na oncologia. Com o tempo, foram sendo adicionadas imagens anatômicas da tomografia computadorizada (PET-CT) e posteriormente da ressonância magnética (PET-RM) que permitem diagnósticos mais precisos (Fig. 37-3).

A radiofarmácia é a área da medicina nuclear responsável pelo desenvolvimento e aperfeiçoamento dos radiofármaco. Em relação ao PET vários são os radiofármacos envolvidos e sendo criados para utilização, entre eles podemos citar o FDG-^{18}F que é um análogo de glicose usado para avaliação de metabolismo celular. O radiofármaco penetra na célula usando os mesmos transportadores de membrana da glicose e, dentro da célula, é fosforilado pela hexoquinase para ^{18}F-FDG-6-Fosfato. A enzima glicose 6-fosfatase, que no ciclo de Krebs normal deveria atuar nesta fase, não apresenta ação sobre este metabólito que não consegue atravessar a membrana celular e fica acumulado nas células. Quanto maior a taxa glicolítica de uma célula, maior será este acúmulo. A maioria dos tumores apresenta um alto metabolismo de glicose para o processo de neoformação tumoral, e este fato explica a grande utilidade do FDG-^{18}F na avaliação oncológica. Vale ressaltar que quanto mais indiferenciado um tumor, maior será sua taxa de crescimento e maior a captação de FDG-[18]F.

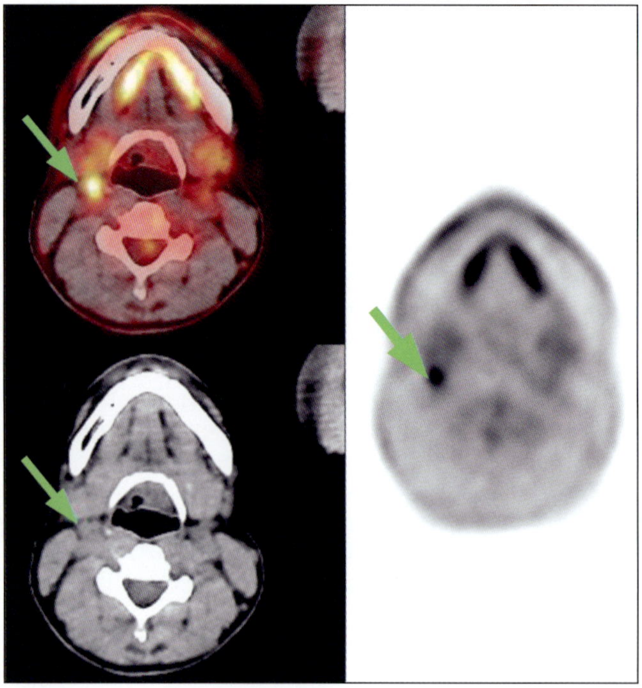

Diversos trabalhos e estudos evidenciam a crescente utilidade do FDG-^{18}F sendo suas principais indicações: detecção de tumor primário oculto, estadiamento e reestadiamento, acompanhamento de resposta terapêutica, avaliação de recidiva e diferenciação entre tecido fibrótico X tumor viável. Outra utilização crescente do FDG-[18]F é no planejamento de radioterapia, possibilitando uma maior precisão da área a ser irradiada conferindo maior segurança de resposta efetiva e reduzindo os efeitos em tecidos não comprometidos pelo tumor.

O CDT é uma patologia com baixa atividade glicolítica e, portanto, com baixa captação de do FDG-[18]F. Em algumas situações especiais podemos utilizar o PET-CT com FDG-^{18}F para acompanhamento destes tumores. Pacientes que apresentam níveis séricos de tireoglobulina estimulada acima de 5 ng/mL ou acima de 10 ng/mL quando supressos têm indicação para realização de estudos de PET-CT com FDG-^{18}F para pesquisa de possíveis focos de doença residual ou metastática. Uma captação muito alta de glicose radiomarcada pode indicar uma indiferenciação da doença e uma baixa resposta ao tratamento convencional com iodo radioativo.

CIRURGIA RADIOGUIADA

As principais vias de disseminação tumoral são a linfática, por contiguidade, e a sanguínea. O estadiamento tumoral mais preciso permite um melhor tratamento e acompanhamento dos tumores. Em 1977, Cabanas descreveu o mapeamento do primeiro linfonodo de drenagem tumoral em um câncer de pênis. Neste mesmo ano, Robinson descreveu o uso da linfocintilografia cutânea para melanomas de tronco com ouro coloidal. Com o passar das décadas, o conceito de linfonodo sentinela como primeiro linfonodo de uma drenagem tumoral foi ganhando novas indicações, mostrando níveis elevados de detecção e sendo amplamente divulgado.

Diversos trabalhos evidenciavam a importância da linfocintilografia na identificação do linfonodo sentinela que, associado à técnica de utilização intraoperatória de corante vital, como azul patente, apresenta altos índices de sensibilidade e especificidade. Buscando um equipamento que auxiliasse durante a cirurgia, foi desenvolvida uma câmara de detecção intraoperatória chamada *gamaprobe* (Fig. 37-4). Com o uso do *gamaprobe*, o cirurgião, que antigamente tinha apenas a noção espacial da localização do linfonodo sentinela pela linfocintilografia que seria confirmada com o corante vital, passou a ter a possibilidade de confirmação intraoperatória da ressecção do linfonodo sentinela.

Os tumores de cabeça e pescoço do tipo células escamosas, língua e, mais recentemente, tireoide são alguns dos tumores em que os estudos de linfonodo sentinela são realizados. O fato de estes tumores terem uma disseminação linfática locorregional amplamente documentada torna necessária uma investigação de possível acometimento linfonodal durante o estadiamento inicial. O desenvolvimento da técnica cirúrgica para pesquisa de linfonodo sentinela possibilita atualmente cirurgias mais conservadoras e com menor invasividade.

Outra técnica cirúrgica com o auxílio da medicina nuclear é a localização radioguiada de lesões ocultas (ROLL). Por meio

Fig. 37-3. PET-CT evidenciando captação em linfonodo cervical nível III direito.

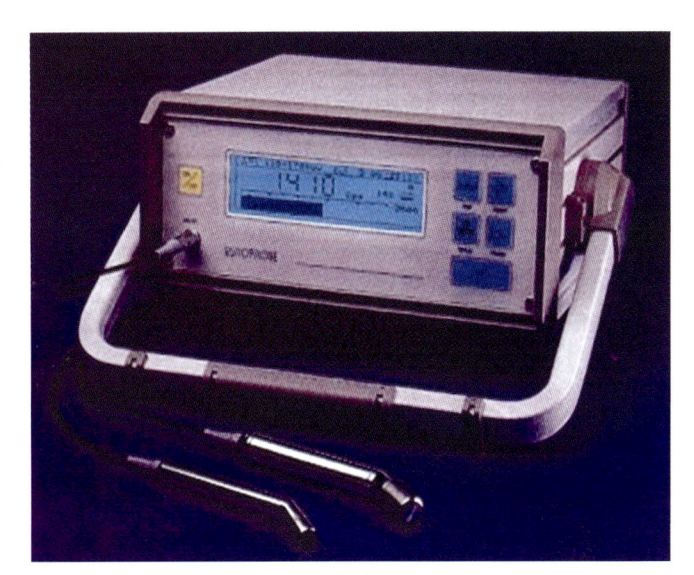

Fig. 37-4. *Gamaprobe* com sonda de detecção intraoperatória.

desta técnica, lesões não palpáveis e com suspeição aos métodos de imagem convencionais podem ser radiomarcadas e biopsiadas com maior precisão. Esta técnica é muita usada para biopsiar lesões com suspeita de recidiva tumoral ou para ressecção de linfonodos com suspeita de metástases. Aproveitando o fato de lesões com suspeita de adenoma ou hiperplasia de paratireoides apresentarem uma retenção do radiofármaco nos estudos de cintilografia de paratireoides, a cirurgia radioguiada com uso do *gamaprobe* nestes casos permite uma perfeita identificação da glândula afetada.

NOVAS PERSPECTIVAS

O constante desenvolvimento tecnológico e a busca de novas técnicas para detecção precoce e tratamento das doenças são alguns dos motivos do impulso da medicina nuclear nas últimas décadas. A descoberta de novos radiofármacos para utilização no diagnóstico e terapia é constante por causa da necessidade de uma maior acurácia diagnóstica e de terapias com menores efeitos colaterais e maior eficácia. Aliado à evolução e inovação no setor de radiofarmácia, temos no aspecto tecnológico novos equipamentos e *softwares* que são desenvolvidos para reduzir tempo dos exames, auxiliar com novas informações quantitativas ou qualitativas, possibilitando a evolução da medicina nuclear. O futuro com certeza reservará mais novidades que contribuirão para consolidação e maior divulgação desta especialidade médica.

BIBLIOGRAFIA

1. Borso E, Grosso M, Boni G *et al.* radioguided occult lesion localization of cervical recurrences from differentiated thyroid câncer:technical feasibility and clinical results. *Q J Nucl Med Mol Imaging* 2013;57(4):401-410.
2. Fava AS, Reis TG, Ribas MH *et al.* Análise da efetividade de três métodos de imagem- ressonância magnética, ultra-sonografia e cintilografia com 99m-Tc-MIBI- na localização pré-operatória da paratireoide em pacientes com hiperparatireoidismo primário. *Ver Bras Cir Cabeça e Pescoço* 2010;39(2):96-98.
3. Haugen BR, Alexander EK, Bible KC *et al.* 2015 American Thyroid Association Management Guidelines for Adult Patients with Thyroid Nodules and Differentiated Thyroid Cancer. *Thyroid* 2016;26 (1):1-153.
4. Júnior JS, Fonseca RP, Cerci JJ *et al.* Lista de Recomendações do Exame PET/CT com 18F-FDG em Oncologia. Consenso entre a Sociedade Brasileira de Cancerologia e a Sociedade Brasileira de Biologia, Medicina Nuclear e Imagem Molecular. *Radiol Bras* 2010;43(4):255-259.
5. Maia AL, Ward LS, Carvalho GA *et al.* Nódulos de Tireóide e Câncer de Diferenciado de Tireóide: Consenso Brasileiro. *Arq Bras Endocrinol Metab* 2007;51-55.
6. Muller V, Steinhagen J, Wit M, Bohuslaviski KH. Bone scintigraphy in clinical routine. *Radiol Oncol* 2001;35(1):21-30.
7. Pryma DA, Mandel SJ. Radioiodine Therapy for Thyroid Cancer in the Era of Risk Stratification and Alternative Targeted Therapies. *J Nucl Med* 2014;55:1485-1491.
8. Ramos CD, Wittmann DEZ, Etchebehere ECSC *et al.* Thyroid uptake and scintigraphy using 99m Tc pertechnetete: standardization in normal individuals. *São Paulo Med J* 2002;120(2):45-48.
9. Sakorafas GH, Sampanis D, Safioleas M. Cervical lymph node dissection in papillary thyroid câncer: Current trends, persisting controversies, and unclarified uncertainties. *Surgical Oncology* 2010;19:e57-e70.
10. Satchie B., Chen H. Radioguided Techniques for Parathyroid Surgery. *Asian J Surg* 2005;28(2):77-81.
11. Thompson CF, St. John MA, Lawson G *et al.* Diagnostic value of sentinela lymph node biopsy in head and neck câncer: a meta-analysis. *Eur Arch Otorhinolaryngol* 2013;270:2115-2122.

Parte V Reabilitação, Reconstrução e Aspectos Multiprofissionais em Cirurgia de Cabeça e Pescoço

COMPLICAÇÕES EM CCP

CAPÍTULO 38

Sérgio de Barros Lima

INTRODUÇÃO

Nenhum cirurgião está isento de complicações. Quando se fala em cirurgia de cabeça e pescoço, esta possibilidade aumenta muito mais, por causa da quantidade de estruturas importantes em pequena área relativa de atuação do cirurgião. Não se pode negar que uma boa técnica cirúrgica, experiência do cirurgião e um bom conhecimento anatômico podem diminuir as chances de aparecimento de complicações. Porém, existem fatores inerentes aos pacientes, que fazem com que estas complicações sejam mais difíceis de serem evitadas.

A maioria dos pacientes acometidos de câncer de cabeça e pescoço é etilista e tabagista inveterado e, quando procuram por atendimento médico, já apresentam tumores em estágios avançados. Normalmente, são pacientes que possuem péssimo estado nutricional em decorrência de vícios e de distúrbios de deglutição, e apresentam uma precariedade dentária e de higiene oral.

Já se sabe que pessoas que fumam apresentam alterações no mecanismo de cicatrização de feridas. A maioria dos alcoolistas apresenta desnutrição importante, pelo fato de não ter uma alimentação adequada, isto também leva à dificuldade de cicatrização e facilidade em contrair infecções. Já o precário estado de conservação dentária leva a focos de gengivites bacterianas, que podem acarretar infecções no pós-operatório.

Outro fator de relevância a se comentar são as cirurgias em pacientes previamente irradiados. Nestes, a possibilidade de deiscência e infecção aumenta consideravelmente, muito por causa da destruição de capilares sanguíneos e dificuldade de realização da angiogênese no local irradiado.

Em razão de todos estes fatores supracitados, uma boa preparação pré-operatória pode diminuir as possibilidades de complicações inerentes aos pacientes. Recomendam-se avaliação e melhora das condições clínicas, metabólicas e nutricionais dos pacientes, podendo, em alguns casos, interná-los, dias antes do procedimento cirúrgico, para esta preparação. É importante o acompanhamento de uma equipe multidisciplinar com nutricionistas, fisioterapeutas, psicólogas e fonoaudiólogas para orientações no pré e pós-operatório destes pacientes.

Durante o transcorrer da cirurgia, uma boa técnica cirúrgica, tendo como cuidados especiais uma adequada hemostasia e preservação de estruturas anatômicas importantes, contribui para que se amenizem as complicações cirúrgicas.

No decorrer do ato cirúrgico e no pós-operatório, o cirurgião tem de estar atento para detectar precocemente as complicações e tratá-las adequadamente, com o intuito amenizar seus efeitos no paciente e facilitar a sua reabilitação a *posteriori*.

Para facilitar a didática e a compreensão dividimos as complicações em: anatômicas, fisiológicas, técnicas, funcionais e outras complicações.

COMPLICAÇÕES ANATÔMICAS

Lesões em Nervos

Nervo Trigêmeo (V Par Craniano)

É um nervo motor e sensitivo. Divide-se em três ramos:

- *Ramo oftálmico:* caminha pela parede lateral do seio cavernoso e passa pela fissura orbital superior para entrar na órbita. É ramo sensitivo para pálpebra superior, pele da região frontal e do nariz.
- *Ramo maxilar:* parte da fossa craniana média, pelo forame redondo e entra pela fossa pterigopalatina. É ramo sensitivo para pálpebra inferior, lábio superior e porção superior da face até as bochechas.
- *Ramo mandibular:* parte da fossa craniana média, pelo forame oval e entra na fossa infratemporal. É ramo sensitivo e motor. É responsável pela sensibilidade do lábio inferior, parte inferior da face, dentes, mucosa jugal e 2/3 anteriores da lingual ipsolateral. Seu ramo motor inerva os músculos da mastigação, músculo tensor do véu palatino, tensor do tímpano, o milo-hióideo e ventre anterior do digástrico.

Danos no primeiro e segundo ramos do trigêmeo e ramo motor do mandibular não levam a grandes consequências ao paciente. No entanto, a secção do ramo sensitivo do mandibular pode levar à incontinência oral, insensibilidades gengival e lingual. Este evento pode ocorrer nas cirurgias ortognáticas e nas ressecções oncológicas. Nas submandibulectomias, após lesão do nervo da língua (formado pelos nervos facial e trigêmeo), acarretará perda da sensibilidade da língua e mucosa do assoalho da boca.

Nervo Facial (VII Par Craniano)

É um nervo motor e sensitivo. Suas fibras originam-se da junção ponte-bulbo, parte da fossa craniana posterior pelo forame estilomastóideo e entra na parótida, dando cinco ramos responsáveis pela inervação motor dos músculos da mímica facial. Emite, ainda, a corda do tímpano (ramo sensitivo), que correrá em conjunto com ramo do mandibular do trigêmeo e formará o nervo lingual. A corda do tímpano se prolongará até a língua para proporcionar a sensibilidade gustatória.

Nas cirurgias da parótida, onde a porção motora do nervo é manipulada, podem ocorrer paralisias transitórias e permanentes do nervo facial. Os casos de comprometimento do ramo marginal da mandíbula (4º ramo do nervo facial) levam a desvio da comissura labial contralateral, acarretando alterações estéticas, na fala e, em alguns casos, incontinência oral. Lesões deste ramo também podem ocorrer nas cirurgias de glândula submandibular. Quando o ramo zigomático (2º ramo do nervo facial) é afetado, causa paralisia da musculatura orbicular do olho, levando a fechamento palpebral incompleto e epífora, podendo resultar em conjuntivites, úlcera de córnea e, por fim, cegueira.[2] Nesses casos, deve-se pingar soro fisiológico no olho afetado frequentemente, e ao dormir, ocluir o olho, garantindo que as pálpebras estejam cerradas, ou usar pomadas oftálmicas, evitando, assim, ressecamentos da córnea. Nos casos de danos permanentes deste ramo, pode-se optar por tratamentos com tarsorrafia.

Nervo Vago (X Par Craniano)

É um nervo motor e sensitivo. Suas fibras se originam no bulbo e desce pelo forame jugular, emitindo ramos motores para o palato (para todos os seus músculos, com exceção do tensor do véu palatino), faringe (para todos os seus músculos, com exceção do estilofaríngeo) e laringe, pelo nervo laríngeo recorrente e ramo externo do nervo laríngeo superior. A sensibilidade da mucosa da laringe provém do ramo interno do nervo laríngeo superior e por ramos do laríngeo recorrente.[3]

Ramo laríngeo recorrente: emerge do nervo vago no tórax, e recorre, em direção ao pescoço, fazendo um semicontorno à direita na artéria subclávia do mesmo lado, e à esquerda, no tronco braquiocefálico, ascende em direção à laringe pelo sulco traqueoesofágico e entrando na laringe, pela membrana cricotireóidea. Lesões neste nervo ocorrem, ocasionalmente, nas cirurgias de tireoide, paratireoides e esvaziamentos cervicais, podendo ser transitórias (mais comuns) ou permanentes. Quando este dano é unilateral, acarreta em disfonia soprosa, por causa da paralisia da prega vocal ipsolateral na posição paramediana. Se a paralisia ocorrer bilateralmente, a consequência será estridor e insuficiência respiratória após a extubação do paciente pelo anestesista. Nos casos em que ocorre apenas disfonia, é indicado, inicialmente, reabilitação com fonoterapia, deixando a tireoplastia aos pacientes que não responderem àquela terapia. Os pacientes com paralisias bilaterais, muitas vezes, necessitarão realizar traqueostomia, ficando os procedimentos de tireoplastia, para aqueles casos com paralisia bilateral permanente.

Ramo laríngeo superior: paralisias do seu ramo interno acarreta perda da sensibilidade da faringe e, consequentemente, refluxo alimentar, principalmente aos alimentos líquidos, levando à tosse seca frequente. Em pacientes idosos e fumantes inveterados, é comum ocorrer pneumonias aspirativas de repetição. Paralisia do seu ramo externo ocorre nas ligaduras do pedículo tireoidiano superior nas tireoidectomias, levando à perda dos tons agudos da voz. Nos dois casos o tratamento é feito com fonoterapia.

Nervo Acessório (XI Par Craniano)

É um nervo somente motor. Seus ramos originam-se do bulbo e parte ao pescoço pelo forame jugular, atravessa o músculo esternoclidomastóideo, se dirigindo ao músculo trapézio, inervando estes dois músculos. A lesão deste nervo ocorre durante o esvaziamento cervical e acarreta atrofia muscular, dificultando a elevação do ombro ipsolateral e dor crônica na região. Orienta-se fazer reabilitação o mais precoce possível, com fisioterapia do ombro afetado, para amenizar a dor e a dificuldade da elevação do mesmo.

Nervo Hipoglosso (XII Par Craniano)

É um nervo motor. Origina-se do bulbo e parte ao pescoço pelo canal hipoglosso, indo inervar os músculos extrínsecos e intrínsecos da língua, músculo hioglosso, estiloglosso, genioglosso e, por sua alça, os músculos pré-tireoidianos. Sua lesão pode ocorrer durante as cirurgias de esvaziamento cervical, submandibulectomias e ressecções de cisto branquial, levando à paralisia da hemilíngua ipsolateral e, em consequência, atrofia, acarretando dificuldade na fala e na deglutição. Quando se verifica a lesão no ato da cirurgia, recomenda-se realizar a ráfia das porções seccionadas e, em alguns casos, interpor enxerto de outro nervo para refazer a conexão das partes incisadas. Exercícios de reabilitação fonoterápicos serão madatórios no pós-operatório.

Nervo Frênico

É um nervo formado pelas fibras do plexo cervical de C3-C5 e se dirige ao músculo diafragma. Após sua origem, passa anteriormente pelo músculo escaleno anterior e penetra no tórax entre a artéria e veia subclávias, terminando seu trajeto no músculo diafragma. A lesão deste nervo ocorre nas cirurgias de esvaziamento cervical, levando à elevação da cúpula diafragmática do mesmo lado da secção. Em alguns casos, e principalmente em pacientes idosos, emagrecidos e debilitados, este dano acarretará insuficiência respiratória, levando à necessidade de suporte respiratório e trabalho de fisioterapia de reabilitação.

Plexo Braquial

É um nervo formado pela união dos ramos ventrais de C5-C8 e pela maior parte do ramo ventral do primeiro nervo torácico (T1). No pescoço, localiza-se entre os músculos escaleno anterior e médio e se direciona para o membro superior de cada lado, onde fará inervações motora e sensitiva dos mesmos. Sua lesão ocorre, principalmente, nos esvaziamentos cervicais. Esta lesão pode ser parcial, quando não ocorre secção completa de todas as fibras, levando a alterações no membro afetado de forma localizada; ou ter secção completa, levando à disfunção completa deste membro. Recomenda-se realização de ráfia das porções seccionadas no momento do dano e de reabilitação com fisioterapia, logo que possível.

Lesões em Vasos

Lesão da Veia Jugular Interna

É a principal veia do pescoço e é responsável pela drenagem sanguínea da cabeça e pescoço. Nos procedimentos de esvaziamentos cervicais radicais, com necessidade de ressecção deste vaso, é permitido que se faça unilateralmente, com muito pouca repercussão ao paciente. Porém, as ligaduras bilaterais, no mesmo ato cirúrgico, se não compensadas pelo sistema vertebral, acarretarão em edema de língua, face e tecidos cerebrais, levando à cegueira, herniação cerebral, confusão mental, coma ou até a morte. Quando houver necessidade de ressecções bilaterais das veias jugulares internas, orienta-se realizar abordagem isolada de cada lado, com intervalo de tempo de três semanas. Mesmo quando se preserva esta veia, pode ocorrer trombose em 15% dos casos.

Lesão de Artéria Carótida

As artérias carótidas carreiam sangue para as estruturas da cabeça e do pescoço. Muitas vezes, esta artéria é infiltrada por tumores, tornando sua ressecção temerária, em razão do risco de mortalidade em torno de 12%, e complicações cerebrais em torno de 32%.[1] A ruptura da parede de carótida pode ser: imediata ou tardia. As lesões imediatas ocorrem durante o ato operatório e são prontamente resolvidas, rafiando a área lesionada. As lesões tardias só ocorrem após alguns dias da realização da cirurgia. Elas acontecem em consequência de surgimento de fístulas salivares e infecções no pescoço, que agridem a parede do vaso, levando à laceração da mesma, seguida de sangramento volumoso, com altos índices de mortalidade.

Lesão de Ducto Linfático

O ducto linfático localiza-se à direita, enquanto o ducto torácico localiza-se à esquerda, na porção inferior do pescoço, mais precisamente, nas partes lateral e profunda à veia jugular interna, bilateralmente. O ducto linfático drena a linfa originada do tórax, pescoço e cabeça à direita. Por outro lado, o ducto torácico drena a linfa de todo restante do corpo. Lesões destes ductos ocorrem nas cirurgias de esvaziamentos cervicais, devendo ser prontamente descobertas e ligadas, para evitar fístulas quilosas. Na ocorrência desta complicação, deveremos tratar, inicialmente, de forma conservadora, utilizando curativos compressivos, antibioticoterapia, restrições de alimentos que contenham triglicerídeos de cadeia média, ou uso de dieta parenteral. Devemos deixar a abordagem cirúrgica apenas aos casos que não responderem ao tratamento conservador.

COMPLICAÇÕES FISIOLÓGICAS

Hipoparatireoidismo

Ocorre principalmente nas tireoidectomias totais, mas pode ocorrer, também, nas cirurgias de esvaziamentos cervicais do compartimento central (nível VI), quando se retiram acidentalmente as paratireoides ou quando isquemiam no próprio paciente em decorrência da cirurgia. Na maioria das vezes, esta complicação ocorre de forma temporária, quando as paratireoides remanescentes retornam à sua capacidade de produzir PTH. A lesão permanente ocorre em apenas 3% dos casos das tireoidectomias totais. O hipoparatireoidismo tem, como consequência, a hipocalcemia, que por sua vez, acarreta parestesias, espasmos musculares, tetanias, ansiedade e cãibras. No exame clínico, podemos detectá-la precocemente usando o sinal de Chvostek, que corresponde à percussão na região do nervo facial (região parotídea), levando a contrações do canto da boca para o lado percutido, isto mostra que o nervo está hiperexcitado em decorrência da diminuição sérica de cálcio. Porém, este sinal pode ser positivo em 30% da população em geral que não se submeteram a essas cirurgias. O sinal de Trousseau é um sinal mais tardio e indica hipocalcemia intensa.

Ele se refere ao espasmo carpal após insuflação do manguito do tensiômetro, 10 mmHg acima da pressão arterial média, por um minuto. A confirmação se dará com a análise dos níveis séricos do cálcio iônico e do PTH, ambos se apresentarão diminuídos. O tratamento, nas crises agudas, é feito usando Gluconato de cálcio 10%, endovenoso, lento, até cessar os sintomas de hipocalcemia e sendo prescrito, ao uso domiciliar de manutenção, carbonato de cálcio associado ao calcitriol.

Linfedema

Ocorre após esvaziamento cervical bilateral, principalmente, se se tratar de pescoço irradiado. Por ter, o sistema linfático, importante papel na drenagem de líquidos que retornam dos tecidos e este ser bastante danificado em tal procedimento e pós-radioterapia, ocorre retenção de líquido no pescoço, promovendo edema, diminuição da cicatrização e favorecimento a infecções.

COMPLICAÇÕES TÉCNICAS

Respiratórias

Pneumotórax

Nos pacientes que se submeterem a procedimentos de esvaziamentos cervicais dos níveis IV e V, ocorre maior risco de lesão pleural, principalmente, em paciente com DPOC, pois, nestes pacientes, o ápice pulmonar encontra-se mais elevado e, consequentemente, mais exposto a esta lesão. É ideal que esta complicação seja percebida prontamente, para que seja realizada uma drenagem torácica no paciente.

Obstrução Respiratória por Hematoma

Sangramentos ocasionados pelas intervenções cirúrgicas do pescoço podem levar à obstrução da via aérea. Esta se dá, basicamente, por dois mecanismos: 1. um hematoma volumoso ocasionará compressão de veias de drenagem da laringe e, consequentemente, promoverá estase venosa, levando a edema de laringe e fechamento glótico, e 2. o edema tecidual também pode ocorrer em consequência de infiltração direta do hematoma em estruturas circunvizinhas. Se ele estiver próximo à via aérea, ocasionará obstrução da mesma.

Quando ocorre hematoma em ferida operatória no pescoço, o primeiro cuidado que se deve ter é com a via aérea. É necessário manter um suporte ventilatório ideal ao paciente, para, só depois, drenar o hematoma e verificar o grau de obstrução da via aérea. Em alguns casos, a traqueostomia será obrigatória para se manter uma boa passagem de ar.

Complicações com Traqueostomias

Após os procedimentos de traqueostomias, pode ocorrer enfisema subcutâneo, principalmente, quando a abertura na traqueia, para passagem do traqueóstomo, estiver além do necessário e for colocado aparelho sem balão. Nestes casos, a conduta é expectante e tem autorresolução em 100% dos casos.

Complicações em longo prazo podem também surgir após as traqueostomias. Podemos destacar a fístula traqueoesofágica e a fístula traqueoinominada. Esses eventos ocorrem por erosão das paredes da traqueia e do esôfago ou das paredes da traqueia e da veia inominada, ocasionadas pelo balão hiperinsuflado por um longo período de tempo. Nesta última, ocorre uma entrada volumosa de sangue na via aérea, necessitando uma intervenção cirúrgica com extrema urgência para conseguir conter o intenso fluxo sanguíneo. Essas fístulas costumam ter alto índice de mortalidade.

Sépticas
Fístulas Orofaringocutâneas

Ocorrem principalmente em pacientes submetidos a cirurgias complexas, em que a radioterapia foi precedida à cirurgia, ou por ocasião de erros técnicos de sutura. Se de pequena monta, o fechamento da fístula se faz espontaneamente, orientando que o paciente evite se alimentar pela boca e passe a utilizar dieta por sonda nasoenteral; associado ao uso de antibióticos. Nos casos em que a fístula é de alto débito, deve-se dar preferência por uma intervenção cirúrgica, muitas vezes, utilizando retalhos musculares para o fechamento da abertura.

COMPLICAÇÕES FUNCIONAIS

- *Pneumonias aspirativas:* ocorrem em pacientes que se submeteram a glossectomias, laringectomias parciais ou cirurgias com sacrifício do nervo vago. O tratamento é feito com exercícios de fonoaudiologia e, em casos extremos, o paciente deverá ser traqueostomizado, para proteção da via aérea.
- *Disfagias:* ocorrem após retalhos miocutâneos redundantes, estenose da faringe pós-laringectomias ou cirurgias com sacrifício do nervo vago. O tratamento fonoaudiológico terá um papel importante nesta reabilitação.
- *Disfonia:* ocorre após tireoidectomias, esvaziamentos cervicais de seu compartimento central ou lesões do nervo vago. Novamente, a reabilitação com a equipe de fonoaudiólogos se apresenta como a melhor opção na maioria dos casos.

OUTRAS COMPLICAÇÕES
Fístula Salivar

Ocorre em 3% dos pacientes submetidos a parotidectomias e se manifesta por drenagem, pela incisão cirúrgica, de líquido claro, principalmente, após estímulos alimentares olfativos e gustatórios, que induzem a produção da salivação. Na maioria dos casos, a resolução acontece espontaneamente, orientando os pacientes a adotarem cuidados locais, como curativos compressivos e ingesta de medicamentos anticolinérgicos e/ou antidepressivos tricíclicos por via oral, para reduzir a produção salivar. Na persistência da mesma, é prudente realizar uma reabordagem cirúrgica com aplicação de azul de metileno pelo ducto de Stensen pela cavidade oral retrogradamente, com a intenção de identificar os locais de vazão da saliva e realizar a ligadura dos mesmos. Outra opção de tratamento menos invasiva é a utilização de radioterapia na área operada, para destruir o tecido salivar remanescente, diminuição da produção de saliva e, consequentemente, fechamento da fístula.

Síndrome de Frey

Também chamada Sudorese Gustatória. Caracteriza-se por sudorese e rubor na região pré-auricular em pacientes que se submeteram à parotidectomia, logo após o paciente receber estímulos alimentares. Isto se dá por anastomoses aberrantes das fibras parassimpáticas secretórias do ramo auriculotemporal do nervo trigêmeo com as fibras simpáticas das glândulas sudoríparas da pele. Sua incidência é de 10 a 60% dos pacientes submetidos a parotidectomias, podendo se manifestar após alguns meses depois do ato operatório. Para o seu tratamento, podemos utilizar antitranspirantes, aplicações de botox e, em último caso, interposição de retalhos musculares entre a parótida e a pele.

BIBLIOGRAFIA

Carvalho MB. *Tratamento de Cirurgia de Cabeça e Pescoço e Otorrinolaringologia.* Atheneu; 2001.

Filho VJFA, Brandão LG, Ferraz AR. *Manual do Residente de Cirurgia de Cabeça e Pescoço.* Refila e Rosenfeld; 1999.

Gardner E, Gray DJ, O'Rahilly R. *Anatomia.* Guanabara; 1988.

Lalwani AK. Regeosis and Treatment in Molaryngology- vedo and Neck Surgery. Lange Medicai Books; 2009.

REABILITAÇÃO VOCAL APÓS LARINGECTOMIA TOTAL

CAPÍTULO 39

Ana Paula Martins Campos

INTRODUÇÃO

A voz, muito provavelmente, é o mais perfeito instrumento da expressão do pensamento, canal de toda emoção capaz de levar a uma melhor comunicação, por permitir a manifestação de sentimentos e desejos. No caso do acometimento de um câncer na laringe em estádio avançado, tornando necessária a retirada total do órgão, esse procedimento causa grandes alterações na fonação. A perda da voz consequente à mutilação física se acompanha também de alterações emocionais, com tendência a isolamento e por vezes quadro depressivo do paciente. O apoio familiar tem fundamental importância durante todo o processo. Do mesmo modo, a ajuda de uma equipe multidisciplinar integrada, em que o fonoaudiólogo deve estar inserido e muito consciente do seu papel dentro da equipe, tem como objetivo proporcionar ao paciente e à família o necessário suporte, e assim torna-se parte indispensável do tratamento do câncer de laringe.

A voz que normalmente se emite tem características individuais de acordo com idade, sexo, estado emocional, ambiente em que as pessoas se encontram. Tais fatores determinam variações na frequência, intensidade e melodia da emissão vocal, de acordo com a necessidade de cada um.

Os sintomas de câncer de laringe são rouquidão persistente, dor ao deglutir e dificuldades respiratórias. Alterações vocais com mais de 15 dias devem ser avaliadas por um médico especialista.

Segundo Gonçalves e Alcadipani, "com a retirada total da laringe há a perda do mecanismo de produção da voz. O objetivo principal da reabilitação vocal é estabelecer uma forma de comunicação efetiva".[1]

Após a realização de exames clínicos, de imagem, laboratoriais e biópsia a cirurgia é planejada pelo especialista em Cirurgia de Cabeça e Pescoço. Juntamente com a equipe de reabilitação, que atuará na orientação e esclarecimentos no pré e pós-operatório (para o paciente e para a família), o importante é demonstrar desde os contatos iniciais as possibilidades de reabilitação do indivíduo, no que se refere à melhoria da comunicação no pós-operatório. Pontuando as dificuldades e as superações visando a uma qualidade de vida e ao retorno às suas atividades em sociedade, esta abordagem contribui indubitavelmente para elevar a autoestima do paciente.[1-4]

Importante levar em consideração que a principal causa de ansiedade é o medo do desconhecido. Por esse motivo a quantidade de informações fornecidas ao paciente pela equipe envolvida deve ser ministrada com parcimônia e de forma coerente (os profissionais da equipe devem evitar informações conflitantes). Geralmente, de início, as orientações não são compreendidas adequadamente. O ideal seria que as informações e orientações fossem de forma gradual e repetida para melhorar a compreensão, diminuindo assim o grau de ansiedade que ajudará muito ao paciente na sua recuperação. Neste trabalho deve sempre ser observada a perspectiva da hierarquia e da ética profissional.

A reabilitação fonoaudiológica tem um enfoque nos mecanismos compensatórios para as estruturas e funções comprometidas após a retirada da laringe. Não existe o melhor método, e sim o método pelo qual o paciente pode obter o melhor resultado.

REABILITAÇÃO FONOAUDIOLÓGICA

O fonoaudiólogo atua durante todo o processo de reabilitação do laringectomizado total, atividade muito gratificante pela grande recuperação que promove na vida do paciente. Para tanto, nunca será demais ressaltar, o apoio familiar deve ser valorizado para não comprometer o processo.

Uma estratégia muito eficiente é colocar o paciente candidato a uma laringectomia total, e sua família, em contato com um laringectomizado já reabilitado (bom falante), fato positivo, pois o paciente terá de forma concreta o resultado do trabalho proposto pelo fonoaudiólogo. Na prática clínica é conveniente colocar o paciente em contato com outros já reabilitados, e de preferência com as três técnicas de reabilitação utilizadas. Desta forma podem ser demonstradas as vantagens e desvantagens de cada técnica, sinalizando inclusive a possibilidade de escolha.

Segundo Vicente, Oliveira e Salles,[5] é interessante considerar que:

[...] *"a avaliação fonoaudiológica deve ocorrer em dois momentos distintos – antes do procedimento cirúrgico, a fim de verificar alterações estruturais e funcionais do sistema estomatognático, desempenho das funções neurovegetativas, habilidade global e comportamentos de comunicação, assim como características de personalidade inerentes ao paciente, além da profissão e atividades de lazer; e após a laringectomia total, quando se investigam as sequelas anatomofuncionais decorrentes do procedimento operatório".*

ACOMPANHAMENTO PRÉ-OPERATÓRIO

A importância do primeiro contato no pré-operatório é dar início à reabilitação, estabelecendo um vínculo de confiança terapeuta-paciente, que será a base da evolução satisfatória. Importante avaliar o padrão de fala, as características de personalidade e o estado psicológico do paciente. Este deve ser informado acerca das estruturas normais e as possíveis alterações, adequação da respiração, presença de tosse e secreção inicialmente mais persistente (principalmente se tem passado tabágico prolongado), alterações de olfato e gustação, mudanças na alimentação, presença permanente do traqueostoma, proteção do estoma, principalmente na hora do banho, higiene adequada, sequelas da radioterapia e quimioterapia e o como proceder para minimizá-las.[1,6,7]

Na Figura 39-1, mostra-se um esquema com as alterações do trânsito alimentar e do fluxo respiratório, levando a alterações quanto à qualidade do ar respirado (sem mais filtração, aquecimento e umidificação). A reabilitação fonoaudiológica, por sua vez, só pode começar depois de assegurada a cicatrização da via digestiva, ou seja, depois de comprovada a inexistência de fístula faringocutânea.

ACOMPANHAMENTO PÓS-OPERATÓRIO

Preferencialmente, deve-se iniciar com visitas ainda no hospital, mantendo assim o vínculo já estabelecido, proporcionando formas de comunicação pela escrita, evitando o cochicho ou sussurro, porque pode prejudicar a aquisição da voz esofágica. É igualmente importante orientar os familiares para buscar entender o paciente sem gerar um quadro de ansiedade.

De acordo com a cicatrização, retirada da sonda para alimentação e liberação médica, dá-se início ao trabalho de reabilitação, iniciando com uma avaliação detalhada. Deve-se ressaltar que a alimentação tem seu trajeto normal retomado a partir da retirada da SNE. Podendo, em alguns casos, apresentar dificuldade da passagem do alimento no segmento faringoesofágico.[5,8,9]

É indispensável observar o real impacto da cirurgia e dos tratamentos complementares que foram necessários. Neste momento surgem muitas dúvidas e inseguranças, sendo retomadas questões que já foram colocadas. O paciente não deve permanecer com dúvidas e nem inseguro em relação à sua condição atual.

No caso de terem sido necessárias sessões de radioterapia, já devem ter sido ministrados as orientações e cuidados a serem tomados já no início e durante esse tipo de tratamento, visando a minimizar as sequelas, como edema, mudança no paladar, odinofagia, mucosite e xerostomia. Esses cuidados, é claro, devem continuar no pós-operatório, coincidindo com o período de reabilitação propriamente dito. Na verdade, poder-se-ia considerar que a reabilitação como um todo já começou desde os primeiros contatos antes da cirurgia, o que nem sempre é possível por diversos fatores.

OLFATO E GUSTAÇÃO

Conforme salientam Behlau *et al.*, "com o desvio do fluxo aéreo respiratório, o ar deixa de passar pelo nariz e, por essa razão, o laringectomizado apresenta uma redução acentuada da percepção dos odores ambientais e dos alimentos"[6]. A gustação também apresenta uma diminuição ou uma distorção, principalmente se houve radioterapia complementar. Por meio de estimulação específica com cheiros fortes (perfumes, comida) e de exercícios respiratórios, é possível voltar a sentir parcialmente o cheiro e o sabor dos alimentos.

REABILITAÇÃO VOCAL

Todo método tem vantagens e desvantagens. Cabe ao especialista avaliar o paciente e considerando as questões anatômicas e funcionais, culturais e socioeconômicas, escolher a melhor forma de reintegrar o paciente na sociedade.[2]

As causas de insucesso na reabilitação vocal podem estar associadas a vários fatores, como controle da doença, alterações anatomofisiológicas decorrentes dos tratamentos, ajustamento psicossocial, condições físicas desfavoráveis, sequelas pós-operatórias, radioterapia e quimioterapia.

Idade avançada, alterações neurológicas, doenças pulmonares, desvios na mobilidade dos órgãos fonoarticulatórios,

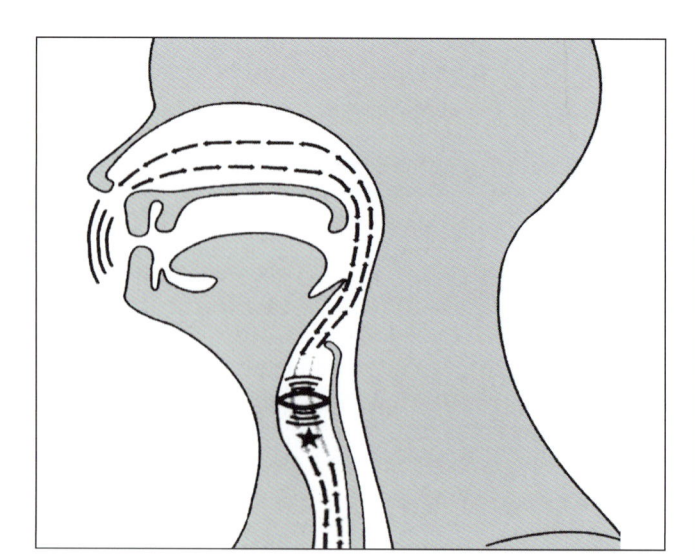

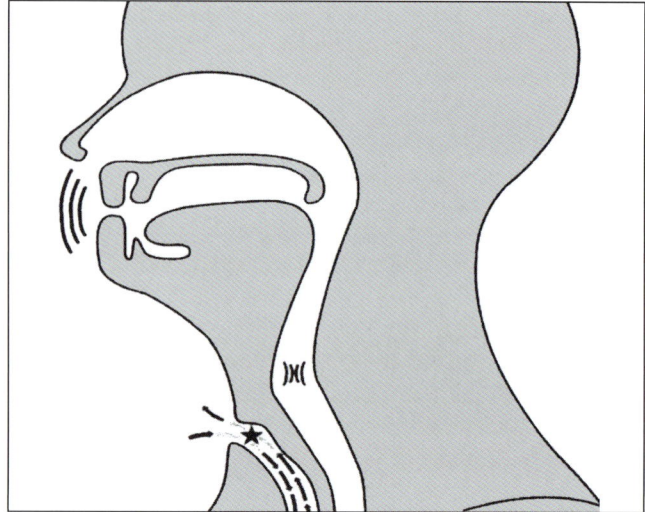

Fig. 39-1. Fluxos respiratório e alimentar antes e depois da laringectomia total. (Modificada de "A vida como Laringectomizado". Catálogo do fórum LaryCare. Com autorização da ATOS Medical®, por sua representante no Brasil, MZ Medical.)

reflexo de vômito acentuado, hérnia de hiato, manifestações laringofaríngeas do refluxo gastroesofágico, limiares auditivos rebaixados são todos complicadores que interferem no sucesso. As alterações psicológicas podem levar à depressão, falta de vontade de comunicar-se, autoimagem negativa, sentimentos de impotência e inutilidade, dificuldade de aceitação e de adaptação às novas condições, perda da situação profissional e ansiedade têm uma interferência negativa na terapia.[3]

Durante a avaliação inicial após a cirurgia observam-se a presença de edemas facial e cervical, amplitude dos movimentos cervicais e queixas de alterações auditivas. Em relação aos órgãos fonoarticulatórios (lábios, língua, bochechas e palato) é mandatório avaliar simetria, sensibilidade, mobilidade e tonicidade dos órgãos. Pesquisam-se presença de dentes, presença de prótese dentária e suas condições. Avaliar, ainda, caso exista, presença e grau do trismo.

A higiene do traqueostoma ou da prótese traqueoesofágica deve ser orientada tanto para o paciente, como para o familiar que o esteja acompanhando.

Presença de dentes ou próteses bem adaptadas leva a uma articulação mais precisa e inteligível com resultado final de melhor comunicação.

TÉCNICAS DE REABILITAÇÃO

Prótese Vocal

Excelentes resultados vocais podem ser obtidos na maioria dos pacientes com uma prótese vocal. No entanto, o processo requer um alto grau de cooperação do paciente e família, sendo assim importante a seleção do paciente.[4,10]

Existem vários tipos de prótese vocal, no entanto, a experiência da autora restringe-se ao modelo Provox®, da Atos Medical®, representada no Brasil pela MZ Medical.

Tem como vantagem o uso do ar pulmonar para a fonação, aumentando o tempo de emissão, melhor qualidade vocal e a possibilidade de verbalização na primeira sessão no consultório. As principais desvantagens estão relacionadas com o alto custo, a necessidade de trocas periódicas e as possíveis complicações, como presença de granulomas. Em alguns casos há indicação de retirada da prótese temporariamente, a fístula traqueoesofágica permanecendo em observação pelo cirurgião, para posterior recolocação de nova prótese. Há casos, inclusive, em que a fístula deve ser fechada cirurgicamente, sendo confeccionada uma nova fístula para colocação de outra prótese.

A terapia vocal consiste em proporcionar ao paciente a coordenação da oclusão da prótese vocal com a respiração, produzindo assim a voz. A reabilitação com prótese permite uma qualidade vocal fluente, com emissões mais longas pela utilização do fluxo aéreo pulmonar. Com essa técnica a voz produzida tem características mais naturais se comparada à obtida com voz esofágica ou com a laringe artificial.[4,10-12]

Além da oclusão da prótese vocal e a adaptação da nova forma de comunicação é de fundamental importância a orientação da higiene e utilização dos acessórios que acompanham. Esses acessórios podem ser considerados em seu conjunto como uma espécie de sistema que objetiva não apenas a recuperação da capacidade fonatória, mas também da melhoria da condição pulmonar, no que diz respeito a melhorar a qualidade do ar inspirado, tanto na filtração, quanto no aquecimento e umidificação, melhorando, sobremodo, a qualidade de vida dos pacientes (principalmente a redução da secreção pulmonar).

A limpeza diária ajudará a manter a função e prolongar a durabilidade. Garantindo assim uma comunicação mais inteligível.

Existem alguns acessórios que podem ser utilizados:

1. Aspersor: dispositivo de limpeza.
2. Escova: para limpeza do interior da prótese fonatória.
3. Adesivo: para encaixe do filtro e adaptadores.
4. Filtro: permutador de calor e umidade.
5. Protetor de banho: utilizado no momento do banho de chuveiro.
6. Adaptador de auto-oclusão: sem oclusão manual.

A Figura 39-2 demonstra a utilização da escova para limpeza da prótese, o adesivo e filtro e protetor de banho.

Voz Esofágica

Conforme Camargo[8], para que se produza a voz esofágica a seguinte sequência deve ocorrer:

"[...] o ar é introduzido no terço superior do esôfago, brevemente retido, e, em seguida, torna-se necessária a sua expulsão,

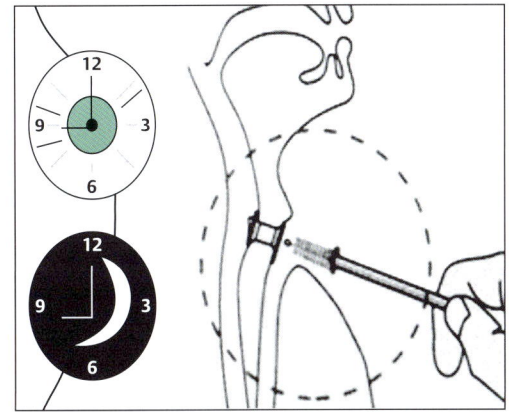

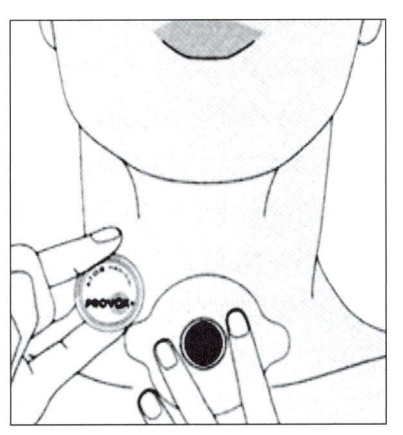

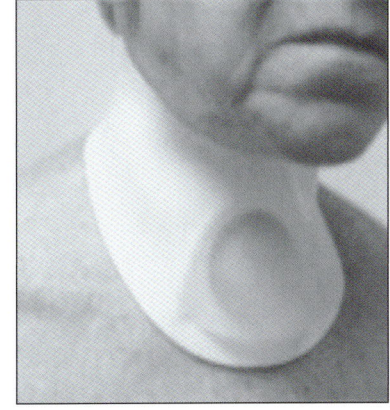

Fig. 39-2. Acessórios utilizados – escova de limpeza, adesivo e filtro, e protetor de banho. (Modificada de "A vida como Laringectomizado". Catálogo do fórum LaryCare. Com autorização da ATOS Medical®, por sua representante no Brasil, MZ Medical.)

provocando um mecanismo de esfíncter no segmento faringo-esofágico e a vibração dessa região e das paredes do esôfago cervical e, às vezes, da própria hipofaringe. Tal sonoridade é modulada e articulada nas cavidades superiores à região do esfíncter (hipofaringe, orofaringe e cavidades oral e nasal). O segmento faringoesofágico situa-se na altura das vértebras cervicais C5-C6".

Nemr e Lehn descrevem que:[13]

"[...] existem três técnicas de aquisição da voz esofágica:

1. Deglutição de ar, descrita por Gutsman, em 1908;

2. Injeção de ar, descrita por Moolenaar-Bijl, em 1953 (com duas variações: por pressão bilabial com emissão de sons plosivos e pela pressão glossofaríngea);

3. Inalação de ar, descrita por Seeman, em 1926 – e devolvê-lo como som associado à articulação".

A voz esofágica oferece vantagens em relação aos demais métodos de comunicação; é uma voz natural, do próprio indivíduo; para sua produção não utiliza aparelhos, e as mãos permanecem livres durante a produção vocal. A reabilitação deve ser iniciada de preferência antes do início da radioterapia com mobilidade dos órgãos fonoarticulatórios e relaxamento de pescoço.

Para tornar-se um bom falante é necessário um aprendizado médio de seis meses e não há garantia que o indivíduo desenvolverá a voz. A voz é rouca, grave, monótona, mas perfeitamente inteligível desde que seja bem treinada. Ressaltando que um padrão de voz esofágica é considerado de boa qualidade, quando o indivíduo a utiliza em todas as situações de comunicação, com fluência e sem ruídos de entrada de ar.

O refinamento da comunicação oral leva o paciente, já com uma boa fonação esofágica, ao melhor aproveitamento de suas possibilidades de comunicação, realizando exercícios específicos de qualidade vocal, intensidade, altura, extensão vocal, clareza articulatória e velocidade de fala.

Laringe Eletrônica

É um aparelho tubular, aproximadamente com 15 cm de comprimento, alimentado por pilha ou bateria, com uma membrana em uma das extremidades, que vibra quando ligado.

Essa membrana é posicionada no pescoço ou na bochecha do paciente, e sua vibração, propagada pelos tecidos, produz a fonte sonora que, associada à articulação do paciente, resulta em fala.[1,5,9,14]

Tem sido indicada, na prática da maioria dos profissionais que trabalham com reabilitação em pacientes laringectomizados totais, como último recurso de adaptação vocal, pelo padrão vocal de qualidade inferior propiciada, uma vez que tenha características de voz "robotizada", ou seja, torna a qualidade de voz metálica, sem melodia e entonação por causa da restrição de variação tonal e de intensidade. Além de utilizar uma das mãos para colocar o aparelho em contato com a pele do pescoço ou bochechas. De preferência o paciente não deve ter fibrose resultante dos tratamentos realizados, para possibilitar transmitir vibração às estruturas cervicais e produzir som no trato vocal, onde será articulado, acionando sempre que quiser alguma emissão. Pacientes que apresentem limitações motoras ou tremores nas mãos podem ter restrições quanto ao seu uso. Além disso, deve ser considerado o custo elevado do aparelho.

A Figura 39-3 mostra esquematicamente uma comparação entre as três técnicas de reabilitação vocal.

COMPARANDO AS TÉCNICAS MAIS COMUNS

Todas as alternativas apresentam vantagens e desvantagens que devem ser consideradas na escolha. Os Quadros 39-1 e 39-2 comparam, respectivamente, as vantagens e desvantagens da prótese traqueoesofágica e da voz esofágica (modificada de Nemr e Furia).[9]

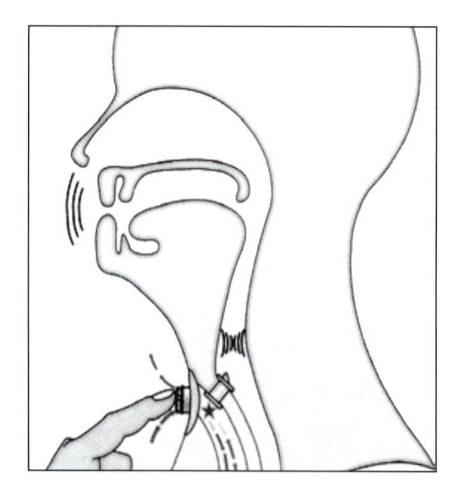

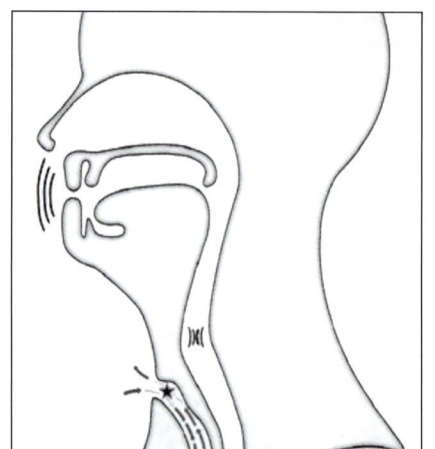

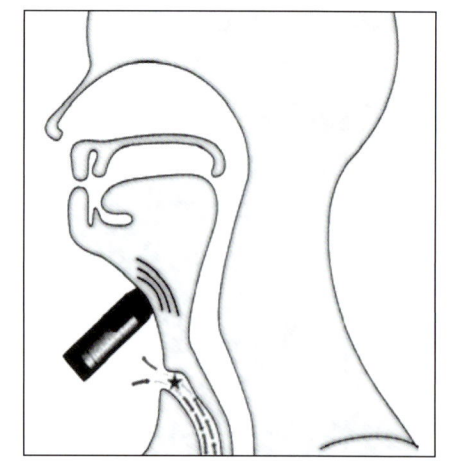

Fig. 39-3. Técnicas de reabilitação vocal do laringectomizado total. (Modificada de "A vida como Laringectomizado". Catálogo do fórum LaryCare. Com autorização da ATOS Medical®, por sua representante no Brasil, MZ Medical.)

CONCLUSÃO

A perda definitiva da voz na realidade é uma experiência traumática para o paciente e toda a família. De repente ocorre a impossibilidade de comunicar-se, levando a uma busca de uma nova forma de produção de voz após um período de muitas mudanças e de tratamentos cirúrgico e complementar. Toda esta situação gera insegurança, dúvidas, ansiedade e medo. Tendo a possibilidade de que não possa mais produzir voz e a dúvida de qual o melhor tratamento a seguir.

O fonoaudiólogo tem um papel importante no processo de reabilitação como um facilitador na escolha da melhor forma de comunicação para o laringectomizado total. Como também na detecção de alguma alteração anatômica, funcional e/ou psicológica para encaminhar aos profissionais precocemente. Desta forma o paciente terá condições de superar com apoio da equipe os obstáculos encontrados durante a sua recuperação.

O alto custo da importação das próteses continua sendo o principal fator limitante. Sendo a voz esofágica a técnica de reabilitação de uso mais frequente, já que o maior número de pacientes submetidos à laringectomia total em nosso país são pessoas de nível socioeconômico baixo, cujo diagnóstico e tratamento são realizados tardiamente. A laringe eletrônica também tem custos elevados e uma qualidade de voz robotizada.

Não se deve esquecer que a disfagia pode estar presente em alguns casos levando a um insucesso na adaptação da nova forma de fala do paciente. Por isso o fonoaudiólogo deve avaliar com muito cuidado a alimentação via oral e a forma como está sendo administrada.

O apoio ao paciente é de fundamental importância na sua evolução. Quanto maior for o acolhimento, maior será sua adesão ao tratamento. E sua aceitação com sua nova forma de comunicação e de viver, criando novos valores gerando perspectivas de uma qualidade de vida melhor, reduzindo ou abolindo sua sensação de inutilidade ou de mutilação.

Quadro 39-1. Vantagens da Prótese Traqueoesofágica e Voz Esofágica

Prótese traqueoesofágica	Voz esofágica
Uso de ar pulmonar	Adaptação natural
Maior tempo de emissão permitindo melhor qualidade vocal	Praticamente sem voz encadeada, sem melodia, pouca potência
Menor tempo de adaptação antes de obter comunicação	Desnecessária a obstrução mecânica do traqueostoma (digital ou de outra forma)
Adaptação primária exibe melhores resultados	
Elevado percentual de desenvolvimento da voz	Menor percentual de pacientes com desenvolvimento da voz
Voz rouca e grave	Voz rouca ou tensa e grave
Tempo fonatório longo	Tempo fonatório curto
Fluência boa	Fluência relativamente truncada
Velocidade de fala normal ou um pouco lenta	Velocidade de fala lenta
Inteligibilidade boa	Inteligibilidade boa ou reduzida
Intensidade próxima ao normal e com variações	Intensidade reduzida e com poucas variações

Quadro 39-2. Desvantagens da Prótese Traqueoesofágica e Voz Esofágica

Prótese traqueoesofágica	Voz esofágica
Modulação restrita	Modulação restrita
Trocas periódicas e em tempo variável	Possibilidade de ruído de entrada de ar
Possibilidade de desenvolvimento de fungos e granulomas	Depende de condições cognitivas
Necessária a obstrução mecânica do traqueostoma (digital ou de outra forma)	Depende de condições do esfíncter cricofaríngeo
A adaptação com as próteses pode ser complicada	Grande variabilidade do padrão de fluência
Algumas dessas complicações podem levar à necessidade de substituir ou retirar a prótese	Vícios de ruídos do estoma, "cluncs" da deglutição

REFERÊNCIAS BIBLIOGRÁFICAS

1. Gonçalves AJ, Alcadipani FAM. *Clínica e Cirurgia de Cabeça e Pescoço*. São Paulo: Tecmedd; 2005. p. 411- 412.
2. Parise O, Kowalski LP, Lehn C. *Câncer de Cabeça e Pescoço – Diagnóstico e Tratamento*. São Paulo: Âmbito Editores; 2006. p. 169-172.
3. Brandão LG, Ferraz AR. *Cirurgia de Cabeça e Pescoço – Volume II – Princípios Técnicos e Terapêuticos*. São Paulo: Roca; 1989. p. 376-381.
4. Spiegel JR, Sataloff RT. Cirurgia para o Carcinoma da Laringe. In: Sataloff RT, Gould WJ, Spiegel JR. *Manual Prático de Fonocirurgia*. Rio de Janeiro: Revinter; 2002. p. 321-352.
5. Vicente LCC, Oliveira PM, Salles PV. Laringectomia Total – Avaliação e Reabilitação. In: Barbosa EA, Carvalho V. *Fononcologia*. Rio de Janeiro: Revinter; 2012. p. 285-306.
6. Behlau M, Gielow I, Carvalho VA, Jardim DM, Moreira JF, Gandara LPF, Andrade MV. *O laringectomizado – Informações Básicas*. Rio de Janeiro: Editora Revinter; 1999.
7. Angelis EC, Martins NMS. Orientação Pré e Pós-operatória em Câncer de Cabeça e Pescoço. In: Angelis EC, Furia CLB, Mourão LF, Kowalski LP. *A Atuação da Fonoaudiologia no Câncer de Cabeça e Pescoço*. São Paulo: Lovise; 2000. p. 149-154.
8. Camargo ZA. Reabilitação Fonoaudiológica em Câncer de Laringe. In: Pinho SMR. *Fundamentos em Fonoaudiologia – Tratando os Distúrbios da Voz*. 2. ed. Rio de Janeiro: Guanabara Koogan; 2003. p. 101-116.
9. Furia CLB, Nemr K. Câncer de Cabeça e Pescoço. In: Branco A, Rehder MI. *Disfonia e Disfagia – Interfase, Atualização e Prática Clínica*. Rio de Janeiro: Revinter; 2011. p. 93-123.
10. Angelis EC, Ceccon FP. Próteses Traqueoesofágicas na reabilitação Vocal após Laringectomias Totais. In: Angelis EC, Furia CLB, Mourão LF, Kowalski LP. *A Atuação da Fonoaudiologia no Câncer de Cabeça e Pescoço*. São Paulo: Lovise; 2000. p. 119-125.
11. Branco A, Paiva BSR. Traqueostomia e Válvula de Fala. In: Branco A, Rehder MI. *Disfonia e Disfagia – Interfase, Atualização e Prática Clínica*. Rio de Janeiro: Revinter; 2011. p. 171-192.
12. Ghion LG. Traqueostomia e Válvula de Fala. In: Furkim AM, Santini CRQS. *Disfagias Orofaríngeas*. V. 2. São Paulo: Pró Fono; 2008. p. 49-52
13. Nemr K, Lehn C. Voz em Câncer de Cabeça e Pescoço. In: Ferreira LP, Befi-Lopes DM, Limongi SCO. *Tratado de Fonoaudiologia*. São Paulo: Roca. p. 102-117.
14. Brasil O, Gonçalves MI, Giolow I, Behlau M. Disfonias por Câncer de Cabeça e Pescoço. In: Behlau M. *Voz – O livro do Especialista. Volume II*. Rio de Janeiro: Revinter; 2005. p. 245-276.

DEGLUTIÇÃO E DISFAGIA NO CÂNCER DE CABEÇA E PESCOÇO

Rita de Cássia de Araújo Almeida
Pedro Sabino Gomes Neto

INTRODUÇÃO

O papel da fonoaudiologia dentro de um centro de oncologia vem crescendo cada vez mais nos últimos anos. Inicialmente a atribuição do fonoaudiólogo no Brasil restringia-se à reabilitação vocal do laringectomizado total para promover a aquisição da voz esofágica. Na década de 1990, este quadro se modificou, o fonoaudiólogo ampliou sua atuação nos casos oncológicos de cabeça e pescoço, intervindo nas demais áreas do conhecimento, como nas intercorrências alimentares, nos comprometimentos da fala, de mímica facial e de motricidade oral, além das sequelas vocais que foi seu principal campo de ação.

O processo de reabilitação tem como objetivo não só tratar as sequelas funcionais provenientes da terapêutica do câncer de cabeça e pescoço, mas possibilitar ao paciente o retorno às atividades cotidianas, englobando um trabalho com equipe multidisciplinar: cirúrgica e clínica, fonoaudiologia, enfermagem, fisioterapia, nutrição, psicologia, odontologia e serviço social, favorecendo as estruturas remanescentes e realizando adequações e adaptações necessárias a uma melhor qualidade de vida.

O primeiro contato com o paciente deve ser na fase pré-operatória, orientando, esclarecendo e conscientizando o paciente e seus familiares sobre a terapêutica a ser empregada e sobre as consequentes alterações de comunicação oral e alimentação.

No pós-operatório recente, o paciente deve ser submetido à avaliação das suas funções orais. Devem ser levadas em consideração a extensão cirúrgica e a reconstrução, investigando a motricidade e a sensibilidade das estruturas da boca e a habilidade do paciente em deglutir espontaneamente a saliva. É importante lembrar que nesse período é comum ocorrer edema da região manipulada, dificultando sua mobilidade.

FORMAS DE TRATAMENTO DO CÂNCER DE CABEÇA E PESCOÇO

A complexidade do controle neuromuscular orofaríngeo-esofágico, bem como o grande número de estruturas presentes na cabeça, no pescoço e no tórax, pode acarretar diversos distúrbios da deglutição.

Fisiopatologicamente, a disfagia, em geral, não se apresenta como sintoma isolado, podendo estar associada a dispneia, odinofagia, disfonia, aspiração, dor torácica, aerofagia, perda de peso, refluxo nasal e/ou a sialorreia.

Dentre as principais formas terapêuticas para o tratamento do câncer de cabeça e pescoço têm-se a cirurgia, a radioterapia e a quimioterapia, isoladas ou associadas. O(s) tipo(s) de tratamento(s) realizado(s) e dosagem aplicada, a natureza e extensão da ressecção necessária para a remoção total do tumor e a natureza da reconstrução, se realizada, determinarão o grau de dificuldade no processo da deglutição.

DEGLUTIÇÃO E DISFAGIA MECÂNICA

Conceito

O ato da deglutição resulta de um mecanismo neuromotor que tem por finalidade transportar o bolo alimentar da boca até o estômago de forma efetiva.[1] É um procedimento complexo e dinâmico, fundamental para a nutrição e hidratação do organismo.[2] Didaticamente, pode ser dividido nas seguintes fases: antecipatória,[3] preparatória oral e oral – voluntárias; faríngea e esofágica – involuntárias.[4]

A disfagia orofaríngea mecânica é a dificuldade secundária pela perda sensorial e/ou muscular de estruturas responsáveis pela deglutição fisiológica normal. Geralmente o controle neurológico central e de nervos periféricos está intacto.[5]

Podem ser decorrentes do câncer ou do seu tratamento, traumas, infecções, próteses orais mal adaptadas.

Avaliação das Disfagias

Diversos são os métodos que possibilitam o estudo e a compreensão da dinâmica da deglutição e suas disfunções, porém os mais utilizados atualmente são a observação clínica, a videoendoscopia de deglutição e a videofluoroscopia da deglutição. O objetivo da avaliação das disfagias é:

A) Definir presença e etiologia da disfagia.
B) Avaliar a habilidade de proteção das vias aéreas e os possíveis riscos de aspiração.
C) Diagnóstico preliminar, seleção de testes e condutas.
D) Definir a melhor forma de entrada nutricional, tipo de consistência dos alimentos e o tipo de terapia. A análise da deglutição é realizada pela avaliação clínico-fonoaudiológica, mediante ingestão de consistências e quantidades diferentes de alimentos, durante a qual se observam sintomas e sinais que indicam possíveis alterações

na manipulação e ejeção do bolo alimentar, acúmulo de alimento ou estase no trajeto orofaríngeo, possíveis penetrações e/ou aspirações laríngeas.

Esta análise não possibilita, entretanto, a quantificação de cada um destes eventos, bem como de aspirações silentes,[6] sendo necessária algumas vezes a realização de exames complementares.

A videoendoscopia da deglutição (VED) avalia a competência velofaríngea e a função laríngea durante a deglutição, permite a visualização direta da fase faríngea e testar a sensibilidade laríngea (Fig. 40-1).

A videofluoroscopia da deglutição (VFD) é considerada padrão ouro para o estudo da fisiologia e transtornos da deglutição. É um procedimento radiológico, com baixo índice de exposição à radiação, que permite a observação, em tempo real, dos diversos eventos das fases da deglutição, possibilitando correlações morfológica e funcional (Fig. 40-2).[7]

DISFAGIA APÓS CIRURGIAS DA CAVIDADE ORAL E OROFARINGE

No tratamento cirúrgico, as sequelas são proporcionais às características das lesões neoplásicas, como a localização e extensão de tumores. Contudo, o método reconstrutivo torna-se um dos fatores fundamentais responsáveis pelos resultados tanto estéticos quanto funcionais.

A ressecção neural, o tipo de fechamento mucoso e o material utilizado para a síntese apresentam-se como fatores importantes na avaliação de um paciente disfágico, dados estes de significativa importância para embasar a conduta fonoaudiológica.

Tumores de Lábios

No caso das cirurgias parciais, a interferência na deglutição é mínima ou inexistente pela própria compensação funcional.

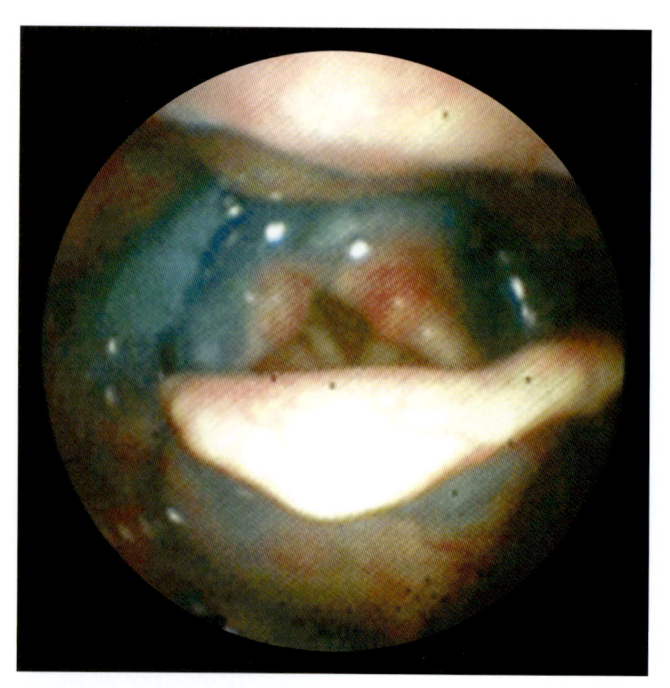

Fig. 40-1. Videoendoscopia (VED).

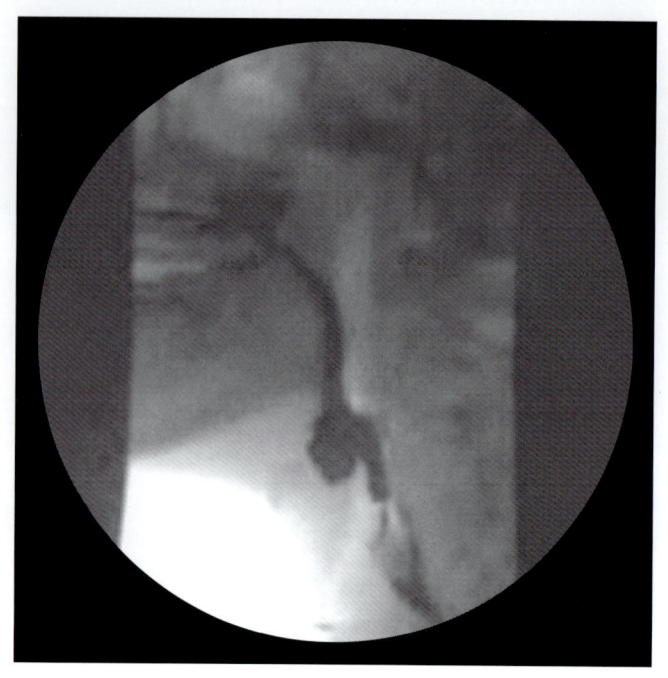

Fig. 40-2. Videofluoroscopia (VFD).

Já nos casos mais extensos, a dificuldade de vedamento labial é significativa, determinando, por vezes, escape de saliva e alimentos.

A terapia proposta para estes casos é com base em exercícios que envolvem a sensibilidade e a mobilidade da musculatura remanescente, na tentativa de compensar as funções comprometidas, como o controle de saliva na cavidade oral.

Ressecções da Língua

A ressecção da língua pode ser parcial ou total, estendida ou não para outras estruturas da cavidade oral e/ou orofaringe. A disfagia pode ocorrer em uma ou mais fases da deglutição, mesmo que a ressecção seja limitada à língua, visto que o comprometimento de uma fase pode influenciar no desempenho da fase seguinte. Ou seja, a disfagia nem sempre é oriunda da fase que apresenta alteração. Vale destacar que as sequelas são diretamente proporcionais à extensão cirúrgica e à mobilidade da língua remanescente.

Glossectomia Parcial

O tratamento cirúrgico no terço anterior da língua vai comprometer a lateralização e formação do bolo alimentar e a higiene oral. Na ressecção de hemilíngua as dificuldades são as mesmas, porém há uma tendência de compensação contralateral à cirurgia.

Já as glossectomias do terço posterior apresentam dificuldade de realizar movimentos de propulsão, resultando em aumento de tempo do trânsito oral. A falta de contato do dorso da língua com o palato vai diminuir a pressão intraoral e comprometer a ejeção de alimento para a faringe. Esta falta de controle do bolo alimentar na cavidade oral, na maioria das vezes, é a causa para aspiração antes da deglutição. A ressecção da base de língua é a que ocasiona maior prejuízo no mecanismo da deglutição. A perda de tecido na região pode ocasionar retenção de alimento em valécula. A ausência e/ou diminuição do contato da base de língua com a parede posterior da faringe implica na dificuldade de abertura do esfíncter esofágico superior.

Nas ressecções pequenas e limitadas à língua, a reconstrução geralmente é realizada por fechamento primário e pode apresentar alterações mínimas. Ao passo que, nas ressecções grandes de língua, são observados efeitos mais severos na fala e deglutição.

A reabilitação fonoaudiológica de pacientes glossectomizados parciais e totais pode auxiliar nas atividades compensatórias à deglutição, com aumento da atividade muscular bucal, movimentação de mandíbula, faringe e laringe e proteções voluntárias da via aérea à deglutição.

Glossectomia Total

A exérese total da língua é a mutilação mais grave dentre os tratamentos cirúrgicos do câncer da boca, resultando em prejuízos funcionais irreversíveis ao paciente e limitando sua qualidade de vida.

As sequelas alimentares após glossectomia total são: impossibilidade de mastigar, ausência de controle e propulsão do bolo alimentar; dificuldade de deglutição da saliva, podendo causar sialorreia e/ou aspiração; dificuldade no início de fase faríngea da deglutição; aumento de tempo nos trânsitos oral e faríngeo; possibilidade de ocorrer aspiração antes, durante ou após a deglutição, alteração no olfato; desnutrição; desidratação; anorexia e higienização bucal precária durante alimentação.

Associada à terapia fonoaudiológica, há a indicação da construção de uma prótese rebaixadora de palato (placa rebaixadora em toda a extensão e numa mesma altura), com a finalidade de reduzir o espaço intraoral (*gap*), melhorando a inteligibilidade da fala e a deglutição, minimizando as limitações funcionais inerentes ao tratamento.

Vale lembrar que, geralmente, esse paciente se isola principalmente durante as refeições, evitando alimentar-se em lugares públicos. Além disso, deixa de ter prazer em comer, visto que sua dieta passa a ser líquida e pastosa. Na maioria das vezes tornam-se depressivos.

Ressecção do Assoalho Bucal (Pelvectomia)

As ressecções limitadas à região anterior, geralmente, não ocasionam alterações funcionais durante alimentação. No entanto, nas ressecções de maior extensão envolvendo estruturas adjacentes, ou quando a língua é suturada no assoalho da boca para reconstruir defeito cirúrgico, os pacientes podem apresentar dificuldade de controle do bolo alimentar, ausência de mobilidade de língua na mastigação e acúmulo de alimento em vestíbulo anterior.

A terapia deve trabalhar o grau de mobilidade da língua, estimular a fase faríngea da deglutição, promover a proteção voluntária da via aérea durante a deglutição.

Ressecções Retromolares

As ressecções retromolares geralmente estão associadas às áreas vizinhas, por causa da própria infiltração tumoral ou pelas margens cirúrgicas. São observadas dificuldades severas nas fases oral e faríngea da deglutição, entre elas escape alimentar para a cavidade nasal, atraso no início de fase faríngea da deglutição e trismo.

A disfagia pode ser compensada com a mudança postural da cabeça inclinada para o lado livre do tratamento cirúrgico. A fonoterapia é importante para evitar e/ou minimizar intercorrências decorrentes de retração cicatricial.

Ressecções de Palato

As cirurgias de palato provocam deformidades na cavidade oral, e, se não for reconstruído ou protetizado (com prótese obturadora de palato), leva o paciente à dificuldade de alimentação. As sequelas desse tipo de cirurgia podem resultar em refluxo alimentar para a cavidade nasal, diminuição da pressão intraoral, dificuldade de sucção e mastigação.

Mandibulectomias

As mandibulectomias podem ser marginais ou segmentares. As marginais não determinam grandes déficits funcionais. Nas segmentares de corpo mandibular e mento, conforme a extensão cirúrgica, ocorrerão deformidades estéticas e funcionais limitadoras.

As mandibulectomias da região do mento são as que apresentam mais prejuízos funcionais e também as mais difíceis de tratar.

As sequelas dependem da porção removida, anterior ou lateralmente. Em razão da assimetria facial pós-operatória, o selamento labial pode ficar prejudicado, causando escape de saliva e de alimentos da cavidade oral. Desta forma, a reintrodução de via oral faz-se necessária com o uso de manobras compensatórias, como, por exemplo, posicionar o alimento em região posterior da boca e manter a cabeça para trás. A dificuldade de abertura da mandíbula determina uma articulação da fala de modo impreciso e travado. A terapia deverá trabalhar a adequação da musculatura perioral, exercícios para reduzir o trismo, melhorar a articulação e qualidade vocal do paciente.

DISFAGIA APÓS CIRURGIAS DA LARINGE E GLÂNDULA TIREOIDE

Laringectomias Parciais

O principal impacto das laringectomias parciais verticais ocorre na fonação, tendo em vista que a região glótica é sempre envolvida nessas ressecções cirúrgicas.

O paciente deve ser mantido com sonda nasogástrica por alguns dias, tendo em vista que é possível ocorrer aspiração no pós-operatório imediato, que costuma ser temporária, pois em poucas semanas as estruturas remanescentes tendem a se adaptar à nova condição, permitindo uma deglutição satisfatória.

A laringectomia parcial horizontal supraglótica consiste na remoção da região acima das pregas vocais. O principal impacto é a disfagia, sendo a sonda nasogástrica imprescindível.

A proposta terapêutica envolve a mobilidade vertical da laringe, técnicas de favorecimento para a coaptação glótica e restrição de consistências alimentares.

Laringectomias Totais

Após a realização da laringectomia total, a disfagia pode-se manifestar, decorrente do fechamento da faringe, por rigidez da musculatura cricofaríngea e pela utilização de radioterapia pós-operatória, entre outras causas. Os pacientes que desenvolvem fístulas cervicais, ao fecharem por segunda intenção, fazem com que resulte em certo grau de estenose local, levando a um quadro disfágico.

Tem-se observado na prática clínica que a manutenção de exercícios, durante a radioterapia e após a conclusão da mesma, tem resultados satisfatórios na redução dos efeitos radioterápicos.

As alternativas de comunicação alaríngea são: voz esofágica, prótese traqueoesofágica e a eletrolaringe (Fig. 40-3).

Tireoidectomias

A tireoidectomia é a cirurgia mais frequente em cabeça e pescoço, tanto para nódulos benignos quanto malignos. As alterações tireóideas apresentam alta prevalência na população em geral, sendo a maior parte dos casos em mulheres. Nos Estados Unidos ocorrem em torno de 80.000 cirurgias de tireoide por ano.[8]

Algumas sequelas e complicações decorrentes da cirurgia são comumente referidas. A hipocalcemia é a complicação mais frequente, seguida da lesão no nervo laríngeo recorrente (NLR).[9,10]

Alguns pacientes submetidos a tireoidectomias referem engasgo, dor, tosse, ardência, sensação de *globus* e desconforto na deglutição, podendo durar meses após a cirurgia.[11-14] Esses sintomas podem ser causados por vários fatores, como manipulação cirúrgica, palpação da glândula tireóidea, retração cicatricial e lesão do NLR e ramo externo do NLS.[15-17]

A proposta fonoaudiológica para os pacientes submetidos a essa cirurgia é a orientação pré-operatória sobre as possibilidades de alterações na voz e deglutição e a orientação pós-operatória, identificando e orientando manobras posturais que facilitem a deglutição. Focar nos exercícios que favoreçam a competência glótica, que trarão melhorias para a voz e, consequentemente, para a deglutição.

DISFAGIAS PÓS-RADIOTERAPIA

As disfagias decorrentes do tratamento radioterápico fazem parte das possíveis reações agudas de pacientes portadores de tumores de cabeça e pescoço, e geralmente estão associadas a outras reações, como hiperemia, edema, mucosite, odinofagia e alteração do paladar, sendo por vezes necessária a passagem de sonda nasoenteral ou gastrostomia, para que não leve o paciente à deficiência nutricional. As reações tardias pós-radioterapia abrangem xerostomia prolongada, fibrose da pele, trismo, necrose, deterioração dentária; edema de laringe; hipotireoidismo clínico; atraso no início da fase faríngea da deglutição e do peristaltismo faríngeo, fístulas e ruptura de carótida, estas últimas mais associadas à radioterapia pós-operatória. Os efeitos tardios da radioterapia nos tecidos da faringe e laringe reforçam a necessidade de gerenciamento fonoaudiológico pós-tratamento em médio prazo, para propiciar a melhora da qualidade de vida destes pacientes.

DISFAGIAS APÓS TRATAMENTO RADIOTERÁPICO E QUIMIOTERÁPICO ADJUVANTE

A associação da quimioterapia e da radioterapia no tratamento do câncer de cabeça e pescoço tem sido utilizada em diversas instituições, e a cirurgia tem sido reservada aos pacientes que não respondem adequadamente ao tratamento conservador e aos que apresentem recidivas.

Atualmente, o uso de radioterapia e quimioterapia em pacientes com câncer avançado de laringe/hipofaringe tem-se tornado universalmente aceito, com resultados similares de sobrevida quando comparados ao tratamento cirúrgico, com a vantagem de obter a preservação do órgão em uma parcela significativa de pacientes.

Contudo, a preservação anatômica do órgão não é sinônimo de órgão funcional. Neste contexto, a avaliação funcional e de qualidade de vida é importante medida para se verificar o sucesso de tal conduta, porém estes parâmetros não têm sido satisfatoriamente estudados.

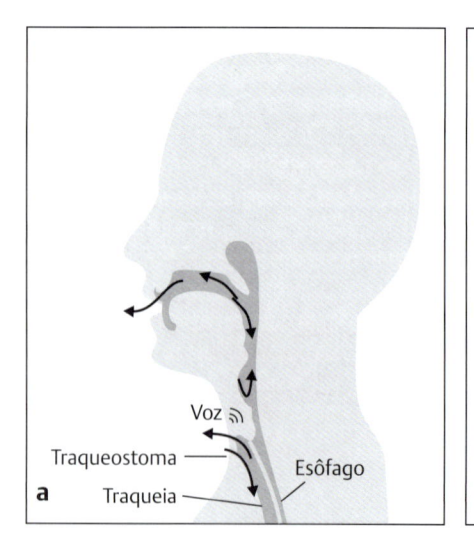

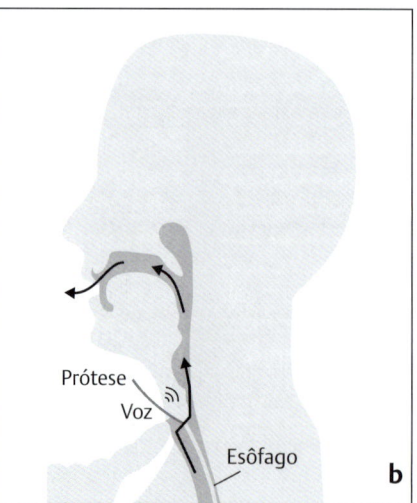

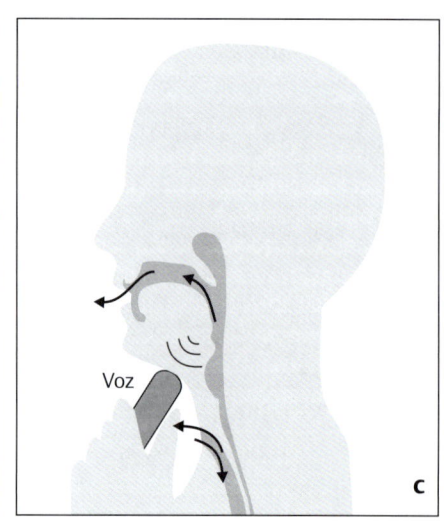

Fig. 40-3. (**a**) Voz esofágica. (**b**) Prótese traqueoesofágica. (**c**) Eletrolaringe.

Indiscutivelmente, o uso de quimioterapia concomitante à radioterapia resulta em maior incidência de efeitos tóxicos agudos e tardios secundários ao tratamento, em que um número significativo de pacientes evolui com disfagia grave e aspirações em longo prazo. Porém, na maioria dos pacientes, a anormalidade causada pelo tratamento combinado permite uma fala inteligível e uma deglutição eficiente.[18]

A fonoterapia consiste em exercícios de produção de som, manobras musculares para melhorar a condição da laringe e coordenação do ar do pulmão entre a respiração e a produção da voz.

DOGMAS E REALIDADES

Traqueostomia

A traqueostomia interfere mecanicamente na deglutição, restringindo a elevação laríngea normal. Aliado a isso, a utilização de cânulas traqueais com *cuff* insuflado oblitera a luz da traqueia e, consequentemente, faz compressão no esôfago cervical, resultando em acúmulo de restos alimentares nos seios piriformes, podendo propiciar aspiração laringotraqueal.[19] A presença da traqueostomia também altera o ciclo respiratório, modificando, da mesma maneira, a deglutição.

Sonda

A indicação do uso de sonda faz-se necessária quando o paciente está impossibilitado de manter uma via oral pérvia ou adequada.

A presença de um corpo estanho, mesmo sendo as sondas constituídas de material apropriado, traz determinadas alterações fisiológicas e estruturais.

Normalmente, as complicações só ocorrem após o uso prolongado das sondas, ou seja, acima de 30 dias.

Na cárdia, a presença de tal estrutura impede uma constrição correta do esfíncter inferior, possibilitando um estado de refluxo gastroesofágico.

O contato íntimo da sonda com a parede do esôfago ou com a própria faringe, por sua vez, pode originar um processo de compressão, levando a uma insuficiência vascular local com formação de úlcera e, em muitos casos, à perfuração da parede (esofágica ou da faringe). A cicatrização desordenada e fibrótica propiciará uma diminuição da luz alimentar, podendo levar à disfagia nesse segmento. A transição faringoesofágica é o local de maior probabilidade de lesões.[20] A prevenção dessas complicações acontece com indicações precisas e manejo adequado.

CONSIDERAÇÕES FINAIS

As cirurgias de cabeça e pescoço representam grande incidência de sequelas importantes de alimentação, mastigação, deglutição e fala. Sendo assim, faz-se necessária a realização de pesquisas que possam auxiliar cada vez mais a avaliação e o planejamento terapêutico para obtermos resultados cada vez mais objetivos, beneficiando a qualidade de vida desses pacientes.

A atuação fonoaudiológica, apesar das restrições anátomo-fisiológicas, possibilita a reabilitação da comunicação oral e da alimentação.

REFERÊNCIAS BIBLIOGRÁFICAS

1. Bass NH, Morrell RM. The neurology of swallowing. In: Groher ME. *Dysphagia: diagnosis and management*. 2nd ed. Boston: Butterworth-Heinemann; 1992. p. 1-29.
2. Dantas RO, de Aguiar Cassiani R, dos Santos CM *et al*. Effect of gender on swallow event duration assessed by video fluoroscopy. *Dysphagia* 2009;24(3):280-4.
3. Leopold NA, Kagel MC. Dysphagia in progressive supranuclearpalsy: radiologicfeatures. *Dysphagia* 1997;12(3):140-3.
4. Marchesan IQ. Deglutição-normalidade. In: Furkim AM. *Disfagias Orofaríngeas*. 2nd ed. Carapicuíba: Pró-fono; 2004. p. 3-18.
5. Groher ME, Gonzalez EE. Mechanical disorders of swallowing. In: Groher ME. *Dysphagia: diagnosis and management*. 2nd. ed. Boston, Butterworth-Heinemann; 1992. p. 53-84.
6. Vale-Promodo LP, De Angelis EC, Barros AP. Avaliação clínica fonoaudiológica das disfagias. In: Jotz GP, De Angelis EC, Barros AP. *Tratado de deglutição e disfagia: no adulto e na criança*. Rio de Janeiro: Revinter; 2009. p. 61
7. Almeida RCA, Haguette RCB, Andrade ISN. Deglutição com e sem comando verbal: achados videofluoroscópicos. *Rev soc Bras Fonoaudiol São Paulo* 2011 July/Sept;16(3).
8. Bhattacharyya N, Fried MP. Assessment of the morbidity and complications of total thyroidectomy. *Arch Otolaryngol Head Neck Surg* 2002;128:389-92.
9. Prim MP, de Diego JI, Hardisson D *et al*. Factors related to nerve injury and hypocalcemia in thyroid gland surgery. *Otolaryngol Head Neck Surg* 2001;124(1):111-4.
10. Gonçalves Filho J, Kowalski LP. Surgical complications after thyroid surgery performed in a cancer hospital. *Otolaryngol Head Neck Surg* 2005;132(3):490-4.
11. Pereira JA, Girvent M, Sancho JJ et al. Prevalence of long-term upper aerodigestive symptoms after uncomplicated bilateral thyroidectomy. *Surgery* 2003;133(3):318-22.
12. Lombardi CP, Raffaelli M, D'AlatriL *et al*. Voice and swallowing changes after thyroidectomy in Patients without inferior laryngeal nerve injuries. *Surgery* 2006;140(6):1026-32; discussion 1032-4.
13. Burns P, Timon C. Thyroid pathology and the globus symptom: are they related? At woyear prospective trial. *J Laryngol Otol* 2007;121(3):242-5.
14. Wasserman JM, Sundaram K, Alfonso AE *et al*. Determination of the function of the internal branch of the superior Laryngeal nerve after thyroidectomy. *Head Neck* 2008;30(1):21-7.
15. Rosato L, Avenia N, Bernante P *et al*. Complications of thyroid surgery: analysis of a multicentric study on14,934 patients operated on in Italy over 5 years. *World J Surg* 2004;28(3):271-6.
16. de Pedro Netto I, Fae A, Vartanian JG *et al*. Voiceand vocal self-assessment after thyroidectomy. *Head Neck* 2006;28(12):1106-14.
17. Aluffi P, Policarpo M, Cherovac C *et al*. Post-thyroidectomy superior laryngeal nerve injury. *Eur Arch Otorhinolaryngol* 2001;258(9):451-4.
18. Carrara-de-Angelis E, Feher O, Barros APB *et al*. Voice and swallowing in patients enrolled in a larynx preservation trial. *Arch Otolaryngol Head Neck Surg* 2003;129:733-38.
19. Macedo FE, Gomes GE, Furkim AM. *Manual de Cuidados do Paciente com Disfagia*. São Paulo: Lovise; 2000. p. 127.
20. Jotz GP, Costa R, Ortigara L, Moreira L. Traqueostomias e sondas nasogástricas e enterais – Implicações na deglutição. In: Jotz GP, De Angelis EC, Barros AP. *Tratado de deglutição e disfagia: no adulto e na criança*. Rio de Janeiro: Revinter; 2009. p. 89-91.

SUPORTE NUTRICIONAL AO PACIENTE PORTADOR DE CÂNCER DE CABEÇA E PESCOÇO

Renata Kellen Cavalcante Alexandrino Mendonça
Priscila da Silva Mendonça
Priscila Taumaturgo Holanda Melo
Ana Carolina Montes Ribeiro

INTRODUÇÃO

Etilismo e tabagismo são os principais fatores de risco para o aparecimento de câncer de cabeça e pescoço, porém, outros fatores também podem influenciar fortemente entre eles o baixo índice de massa corporal, alimentação e a exposição a agentes carcinogênicos.[1]

Uma dieta variada, rica em frutas, vegetais, gorduras insaturadas, alimentos de grãos integrais, está inversamente relacionada com o risco de vários tipos de câncer, especialmente do trato aerodigestivo superior.[2-6] Combinações de baixo consumo de frutas e legumes e alto consumo de carne com alta de tabaco e álcool elevaram em 10 a 20 vezes mais o risco de câncer de cabeça e pescoço.[5]

Estes pacientes têm elevado porcentual de depleção nutricional e insatisfatória qualidade de vida, sendo importante a assistência multiprofissional nessa população.[7]

DESNUTRIÇÃO E SÍNDROME ANOREXIA-CAQUEXIA NO CÂNCER DE CABEÇA E PESCOÇO

Em portadores de câncer de cabeça e pescoço, a desnutrição é uma complicação prevalente.[8] Estes pacientes possuem risco ainda mais elevado de comprometimento nutricional atribuído à dificuldade de deglutição, que impacta negativamente na ingestão alimentar.[9]

A desnutrição é responsável por reduzir a tolerância ao tratamento antineoplásico, diminui significativamente a qualidade de vida e aumenta o risco de complicações pós-cirúrgicas.[10] Dentre as complicações pós-cirúrgicas associadas à desnutrição e à perda de peso destacam-se as infecções, as fístulas, as deiscências e o aumento de permanência e custos com internação hospitalar.[11]

O déficit nutricional em pacientes oncológicos pode ser decorrente de alterações do paladar, de efeitos colaterais da terapia antineoplásica (mucosite, diarreia, náuseas, vômitos, xerostomia e disfagia) e é agravada por aumento da demanda metabólica provocada pelo tumor, que pode gerar um quadro conhecido, como síndrome da anorexia-caquexia (SAC).[12]

A SAC é caracterizada por perda de peso progressiva, desnutrição proteico-calórica, balanço nitrogenado negativo, anorexia, astenia, imunossupressão, aumento de demanda energética e perda grave de tecido adiposo e tecido muscular. É associada ao aumento de citocinas pró-inflamatórias e estresse oxidativo.[13] No câncer de cabeça e pescoço, a caquexia aumenta significativamente a mortalidade.[14]

AVALIAÇÃO NUTRICIONAL

O *Inquérito Luso-Brasileiro de Nutrição Oncológica do Idoso* avaliou 3.257 pacientes por instrumentos de triagem de risco nutricional e encontrou, em portadores de câncer de cabeça e pescoço, prevalência de desnutrição acima de 70% nesse grupo.[15]

O índice de massa corporal (IMC) não é um bom parâmetro de avaliação nutricional como método isolado, pois por não fazer distinção da composição corporal, como perda de massa muscular e não levar em consideração os sintomas gastrointestinais frequentes nos pacientes oncológicos, subestima o risco nutricional.[16] Isto sugere que outros parâmetros de avaliação devem ser utilizados complementarmente.[17] No Brasil, o Ministério da Saúde publicou uma portaria no ano de 2005 estabelecendo como obrigatório a aplicação de instrumento de triagem nutricional a todos os pacientes em até 48 horas após a internação hospitalar.[18] Alguns instrumentos de triagem de risco nutricional comumente utilizados na prática clínica são:

- *Miniavaliação Nutricional (MAN):* a MAN é um instrumento simples e rápido de triagem de risco nutricional desenhado para pacientes idosos, pode ser utilizado tanto nos ambientes hospitalar e ambulatorial, como no ambiente comunitário. Leva em consideração aspectos antropométricos, de déficit alimentar, além de questões sociais. Tem sido validada em estudos que comprovam sua sensibilidade para rastreamento de risco nutricional.[15]
- *Triagem para Risco Nutricional (TNR-2002):* a TNR-2002 trata-se de uma ferramenta básica, prática e de fácil aplicação para determinar risco nutricional. Possui a vantagem de poder ser aplicada a todos os pacientes clínicos e cirúrgicos em âmbito hospitalar. Os idosos recebem pontuação maior, assim como doenças com maior demanda metabólica, sendo assim classificados com risco mais elevado. A TNR-2002 se mostrou uma ferramenta confiável de desnutrição em pacientes com câncer de cabeça e pescoço.[19]

- *Avaliação Subjetiva Global Produzida Pelo Paciente (ASG-PPP)*: a ASG-PPP foi fundamentada na Avaliação Subjetiva Global (ASG), também é um método simples e de baixo custo, e diferente desta, a ASG-PPP foi construída e validada para pacientes com câncer. É uma ferramenta que avalia antropometria, histórico de perda de peso, déficit alimentar, déficit funcional, semiologia e sintomas gastrointestinais comuns a pacientes em terapia antineoplásica. Assim como em outros tipos de neoplasias, no câncer de cabeça e pescoço também é um instrumento sensível.[20]

TERAPIA NUTRICIONAL (TN)
Pré-Operatório

A partir da triagem e avaliação nutricional, onde serão identificados precocemente os pacientes desnutridos ou em risco de desnutrição, deverá ser determinado um plano nutricional, com o objetivo de minimizar a perda de peso e fornecer uma intervenção dietoterápica precoce e especializada.[15]

O principal objetivo da TN perioperatória é prevenir a desnutrição e diminuir suas complicações, minimizar o estresse oxidativo e melhorar os resultados pós-operatórios.[21] Se dieta por via oral, esta deve ser modificada para atender às preferências e necessidades do paciente, além de adaptada conforme presença de transtornos do trato digestório, a fim de oferecer uma ingestão adequada de todos os nutrientes, evitando perda ponderal e piora clínica no pré e pós-operatório.[15]

A terapia nutricional deve suprir as necessidades de energia, macro e micronutrientes de um indivíduo, quando as necessidades não são supridas, o organismo utiliza as suas reservas, como tecido muscular.[21] A perda da massa muscular, com ou sem perda de gordura, ocorre em decorrência ao catabolismo, comum em pacientes com câncer, este fato leva a maior risco de desnutrição e está associado à maior mortalidade desses pacientes, bem como complicações. A terapia nutricional deve dar grande ênfase à manutenção ou ganho da massa muscular, uma vez que a atividade física esteja prejudicada, nutrição e fisioterapia são recomendadas.[22]

Alguns transtornos do trato gastrointestinal, como vômitos, distensão abdominal, elevado volume residual gástrico, sangramento digestório, indicam a suspensão das terapias oral e enteral temporariamente até que esses problemas sejam resolvidos e em casos de instabilidade hemodinâmica, até a nutrição por via parenteral deve ser suspensa.[15]

Não há evidência suficiente para determinar o método ideal de alimentação enteral para pacientes com câncer de cabeça e pescoço que recebem radioterapia e/ou quimioterapia.[23]

A TNE (terapia nutricional enteral) deve ser iniciada no câncer de cabeça e pescoço se houver obstrução ou outro fator que interfira na deglutição, se já existe desnutrição, se está previsto que o paciente não irá atingir por via oral 60% das necessidades calóricas diárias por 1 a 2 semanas ou se será incapaz de se alimentar por mais de sete dias. A perda de peso causada por uma ingestão de energia reduzida leva a um agravamento do prognóstico. Para detectar uma ingestão reduzida de alimentos, o recordatório de 24 horas pode ser um instrumento adequado e, em alguns casos, pode ser questionado ao próprio doente se a sua ingestão alimentar é inferior a 50%, (considerada baixa ingestão) ou menos de 25% (ingestão mínima) quando comparada a sua ingestão habitual antes do início da doença.[24]

O jejum pré-operatório prolongado é desnecessário, sendo recomendado em cirurgias eletivas um jejum de 6 horas para sólidos e de 2 horas para líquidos claros contendo carboidratos, como amaltodextrina a 12,5%, em volume de 200 a 400 mL de seis a duas horas antes da cirurgia. O jejum de 2 horas para líquidos claros deve ser evitado em casos de: obesidade mórbida, gastroparesia, mau esvaziamento gástrico, suboclusão ou obstrução intestinal e doença do refluxo gastroesofágico moderado e grave.[21]

Pós-Operatório

A dificuldade na deglutição não é rara nos pacientes submetidos à laringectomia frontolateral e total, mesmo os pacientes que não apresentam disfagia podem necessitar de algumas adaptações.[25]

A fístula salivar (FS) é a complicação mais comum da faringolaringectomia ou laringectomia total.[26] É definida como uma deiscência do fechamento da mucosa faríngea, resultando em extravasamento de saliva em comunicação com a pele.[27] Ainda não existe um consenso sobre os fatores de risco mais determinantes para o aparecimento de fístulas. Cecattoa SB *et al.* (2014), em seu estudo, selecionaram os mais significativos: hemoglobina pré e pós-cirurgia < 12,5 g/dL; nível de albumina pré e pós-cirurgia < 3,7 g/L; presença de comorbidades; realização de radioterapia ou quimiorradioterapia previamente à cirurgia; longa duração da cirurgia; transfusão sanguínea durante a cirurgia e pouca experiência do cirurgião responsável.[28]

Durante muitos anos, a fim de prevenir a FS, os cirurgiões de cabeça e pescoço reiniciam a alimentação por via oral somente após o sétimo dia pós-operatório. Porém, trabalhos recentes mostram que a reintrodução precoce de dieta por via oral, 24 horas após o término da cirurgia em pacientes faringo/laringectomizados totais, não aumentou a incidência de FS, sendo o comprometimento da margem cirúrgica por carcinoma invasor o principal fator de risco independente para essa complicação. Entretanto, os pacientes toleraram a dieta oral de forma inadequada nos primeiros quatro dias de pós-operatório, necessitando de complementação calórico-proteica por via enteral.[26]

Eustáquio M, Medina JE, Krempl GA, Hales N (2009) avaliaram doentes submetidos à laringectomia que receberam alimentação oral precoce no 5º dia pós-operatório e verificaram que o risco de formação de fístulas não é aumentado, e o tempo de hospitalização pode até ser reduzido.[29] Pacientes nutridos e desnutridos não apresentaram diferença significativa na evolução da FS no pós-operatório.[30] Com base em evidências científicas disponíveis até o momento, não é possível fazer recomendações objetivas sobre em que momento do tratamento a terapia nutricional enteral deve ser instituída e nem a técnica a ser utilizada. A decisão deve ser individualizada em cada instituição e adaptada às necessidades de cada paciente.[31]

A nutrição por via enteral ou parenteral está associada a riscos e custos que precisam ser ponderados aos benefícios esperados. No caso de câncer em fase terminal, os riscos de complicação da administração da via da dieta e desconfortos ao paciente devem ser cautelosamente considerados, visto que os benefícios esperados da terapia nutricional diminuem durante as semanas que antecedem o óbito.[22]

Os suplementos nutricionais orais associados ao aconselhamento nutricional são estratégias que visam a aumentar a ingestão dietética e prevenir a perda de peso associada à terapia e à interrupção da radioterapia.[32]

No momento da alta hospitalar pós-operatória, a orientação nutricional dever ser oferecida para dar continuidade à TN, com objetivo de evitar a reinternação precoce e favorecer a recuperação ou a manutenção do estado nutricional. O profissional nutricionista deverá avaliar as condições clínicas, como a presença de comorbidades associadas e as sequelas causadas pelo procedimento cirúrgico, condições nutricionais e socioeconômicas, a fim de traçar o melhor plano terapêutico. A intervenção ambulatorial está diretamente relacionada com o aumento da sobrevida e a melhor reabilitação do paciente ao convívio social.[15]

DIETA IMUNOMODULADORA

A dieta imunomoduladora pode contribuir para a diminuição das complicações pós-cirúrgicas e para a melhor recuperação do peso, tendo grandes chances de influenciar significativamente a sobrevida do paciente.[33]

Todos os pacientes candidatos à cirurgia eletiva de grande porte, desnutridos ou não, devem receber alimentação rica em proteínas e com imunomoduladores, seja por via oral, enteral, seja parenteral ou mista. A dieta com nutrientes imunomoduladores deve ser prescrita por um período de 5 a 7 dias antes da cirurgia, devendo ser continuada no pós-operatório (PO) independente da presença de desnutrição.[24] Em pacientes desnutridos submetidos a cirurgias para tratamento de câncer de cabeça e pescoço, recomenda-se a TN pré-operatória com imunonutrientes por 7 a 14 dias, devendo ser continuada no pós-operatório por mais 5 a 7 dias.[21]

A eficácia do tratamento com EPA ou suplementos via oral é dependente da adesão do paciente, e o sabor geralmente é desagradável, portanto, será necessário melhorar a palatabilidade do EPA para aumentar a adesão dos pacientes e sua eficácia. Esperam-se os resultados de novos ensaios.[24]

Pacientes pós-operatórios de câncer de cabeça e pescoço que utilizaram fórmula enriquecida com imunonutrientes melhoram as complicações locais da ferida operatória, sugerindo que esses pacientes poderiam se beneficiar de uma fórmula imunomoduladora.[34]

As interações entre antioxidantes (VIT A, E e C) e agentes antineoplásicos produzem benefícios importantes, como potencializar os efeitos das drogas antineoplásicas, possibilitando a redução da dose e consequente redução dos efeitos colaterais, além de controlar o crescimento tumoral, afirmando a importância da manutenção dos níveis destes nutrientes para o paciente oncológico.[35]

Um artigo de revisão concluiu que dietas enterais enriquecidas com arginina não mostraram benefícios aos marcadores inflamatórios, quando comparada à dieta padrão. Portanto, novos estudos são necessários para demonstrar qual a via ideal de suplementar arginina nos pacientes com câncer de cabeça e pescoço, se oral, enteral ou parenteral, o momento certo no perioperatório de iniciar a imunonutrição, a dosagem e o tempo de utilização mais adequado a ser utilizado nessa população.[36]

NECESSIDADES NUTRICIONAIS

O método a ser utilizado para estimativa das necessidades calóricas é a multiplicação das calorias por quilograma de peso corporal atual, prática muito comum na rotina clínica pela simplicidade da sua fórmula. O Quadro 41-1 apresenta o resumo dos principais consensos.

Em pacientes desnutridos graves, deve ser evitado o aporte rápido de calorias e proteínas, responsável pela síndrome da realimentação, com controle diário de fósforo, magnésio e potássio.[21]

As recomendações de vitaminas e oligoelementos na TN são de acordo com o proposto pelas Dietary Reference Intakes (DRI). A prescrição de cada nutriente deve ser individualizada de acordo com a condição clínica.[21]

MANEJO NUTRICIONAL NAS COMPLICAÇÕES ORAIS E GASTROINTESTINAIS AGUDAS

Diversas vezes a terapia antineoplásica, em especial a radiação na região da cabeça e pescoço, pode causar manifestações agudas relacionadas com risco de má nutrição. Entre outros, os sintomas mais comuns são disfagia, mucosite, xerostomia e diarreia. Essas manifestações orais possuem impacto além da nutrição, na qualidade de vida e custos do tratamento. Os sintomas são significativamente associados à baixa ingestão dietética, favorecendo dessa maneira a desnutrição proteico-calórica.[37] Embora as intervenções sejam eficazes na prática clínica, a maioria das intervenções ainda não possui evidências científicas.[38] O mais importante é conscientizar o paciente da necessidade da alimentação apesar dos sintomas orais e gastrointestinais agudos.

Diarreia

Um efeito colateral comum a diversos quimioterápicos é a diarreia, no entanto, não pode ser negligenciado, pois pode gerar complicações mais graves. O grande volume de evacuações líquidas pode levar a um distúrbio hidreletrolítico, além

Quadro 41-1. Necessidades Nutricionais e Recomendações Hídricas

Necessidades calóricas	
Cirurgias de médio e grande portes Ganho e manutenção do peso	30-35 kcal/kg de peso ao dia
Estresse importante (SIRS moderada à grave, sepse) Pós-operatório imediato	20-25 kcal/kg de peso ao dia
Necessidades proteicas	
Cirurgias de médio e grande portes	1,0 a 1,5 g de proteínas/kg/dia
Estresse moderado	1,2 a 1,5 g de proteínas/kg/dia
Estresse grave	1,5 a 2,0 g de proteínas/kg/dia
Recomendações hídricas	
30 mL/kg ao dia ou de 1,5 litro a 2,5 litros ao dia	

Fonte: INCA, 2015[15] e Diten, 2011.[21]

de grave prejuízo na ingestão e absorção de nutrientes, necessitando assim de suporte adicional de calorias e proteínas.[15,39]

- Fracionar a dieta e reduzir o volume das refeições.
- Observar a necessidade de restrição de lactose, glúten e sacarose.
- Restringir alimentos gases-formadores.
- Preferir alimentos constipantes: banana, goiaba, batata e mucilagem.
- Reduzir o consumo de fibras insolúveis e aumentar o consumo de fibras solúveis.
- Ingerir líquidos e manter hidratação.

Náuseas e Vômitos

Outros sintomas presentes e comuns a pacientes em uso de quimioterapia são as náuseas e vômitos, os eventos fisiopatológicos dessas manifestações são variados. Alguns fármacos utilizados para a redução dos sintomas são: antagonistas da dopamina, corticoides e mais comum antieméticos.[40]

- Fracionar a dieta e reduzir o volume das refeições.
- Preferir alimentos secos.
- Evitar preparações gordurosas ou muito doces.
- Ingerir alimentos cítricos.
- Consumir preparações atraentes e coloridas.
- Não ficar longos períodos em jejum.
- Chupar gelo antes das refeições.
- Não ingerir líquidos junto às refeições.
- Não se deitar logo após as refeições.
- Combinar dieta e o uso de antieméticos.

Disfagia

Qualquer terapia utilizada no câncer de cabeça e pescoço pode resultar em prejuízo agudo ou crônico na deglutição, gerando assim algum nível de disfagia que pode comprometer a ingestão alimentar, desde apenas a consistência da dieta até a impossibilidade de ingestão oral, sendo necessário o uso de nutrição enteral.[41]

- Ajustar a consistência dos alimentos conforme aceitação e orientações do fonoaudiólogo.
- No caso de disfagia a líquidos, utilizar espessantes.
- Em caso de disfagia a sólidos, ingerir pequenos volumes.
- Preferir alimentos úmidos.
- Estimular a mastigação em caso de disfagia para sólidos

Mucosite

Quimioterapia e radioterapia na cabeça e no pescoço podem gerar mucosite, provocada por congestão vascular e diminuição da espessura do epitélio irradiado da orofaringe e do esôfago. Ardência, dor e formação de úlceras.[42] Algumas estratégias adotas são:[15,40]

- Ajustar a consistência dos alimentos conforme aceitação e o grau de mucosite.
- Preferir alimentos moles e macios.
- Não consumir alimentos endurecidos ou apimentados.
- Preferir alimentos frios ou gelados.
- Suspender alimentação oral, em caso de mucosite grau IV, fica indicado nutrição parenteral, quando houver previsão de baixa ingestão oral por mais de 7 dias.
- Aumentar a frequência de higiene oral, se a escovação dentária for impossível, fazer bochechos.

Xerostomia

Xerostomia é um termo atribuído ao sintoma de boca seca, podendo decorrer ou não da insuficiência das glândulas salivares. Representa uma das principais sequelas da exposição à irradiação da região de cabeça e pescoço. Geralmente, a xerostomia inicia na primeira semana e pode durar por anos após o fim da terapia radioterápica. O uso de substitutos salivares tenta amenizar o extremo desconforto que a ausência da saliva gera. Os produtos da indústria farmacêutica contêm a substância carboximetil celulose sódica, que atua como lubrificante e não como estimulante de fluxo salivar.[43] Algumas das estratégias utilizadas no manejo da xerostomia são:[15]

- Ajustar a consistência dos alimentos conforme aceitação.
- Preferir alimentos molhados e com caldo.
- Utilizar flavorizantes cítricos ou gotas de limão e gomas de mascar para estimular salivação.
- Associar o consumo de líquidos junto às refeições.
- Iniciar terapia nutricional com suplementação oral, quando a ingestão for insuficiente sem essa ferramenta.

CONSIDERAÇÕES FINAIS

A qualidade de vida nos portadores de neoplasia de cabeça e pescoço é comprometida pela própria terapia antineoplásica, seja clínica seja cirúrgica, afetando a funcionalidade, estética, estados psicológico e nutricional nesse grupo de pacientes. A intervenção precoce da equipe multiprofissional visa a reduzir as possíveis complicações ocasionadas.[44]

Os serviços de cirurgia de cabeça e pescoço requerem equipe treinada e especializada, pois grande parte dos resultados do tratamento depende da qualidade dos cuidados oferecidos por essa equipe. Esse cuidado é complexo e desafiador, pois os pacientes podem evoluir de forma irreversível ou fatal, se equipes especializadas não o atenderem prontamente.

REFERÊNCIAS BIBLIOGRÁFICAS

1. Galbiatti ALS, Padovani-Junior JA, Maníglia JV et al. Head and neck cancer: causes, prevention and treatment. *Braz J Otorhinolaryngol* 2013;79(2):239-47.
2. Garavello W, Lucenteforte E, Bosetti C, La Vecchia C. The role of foods and nutrients on oral and pharyngeal cancer risk. *Minerva Stomatol* 2009 Jan-Feb;58(1-2):25-34.
3. Pelucchi C, Bosetti C, Rossi M et al. Selected aspects of Mediterranean diet and cancer risk. *Nutr Cancer* 2009;61(6):756-66.
4. Garavello W, Giordano L, Bosetti C et al. Diet diversity and the risk of oral and pharyngeal cancer. *Eur J Nutr* 2008 Aug;47(5):280-4.
5. Bravi F, Bosetti C, Filomeno M et al. Foods, nutrients and the risk of oral and pharyngeal cancer. *Br J Cancer* 2013 Nov 26;109(11):2904-10.
6. Edefonti V, Bravi F, La Vecchia C et al. Nutrient-based dietary patterns and the risk of oral and pharyngeal cancer. *Oral Oncol* 2010 May;46(5): 343-8.
7. Miranda TV, Neves FMG, Costa GNR, Souza MAM. Estado Nutricional e Qualidade de Vida de Pacientes em Tratamento Quimioterápico. *Revi Bras Cancerol* 2013;59(1):57-64.

8. Takara TFM, Morikawa W, Vivacqua RR et al. Avaliação nutricional em pacientes com câncer de cabeça e pescoço. *Rev Bras Cir Cabeça Pescoço* 2012;41(2):70-74.
9. Brown T, Ross L, Jones L et al. Nutrition outcomes following implementation of validated swallowing and nutrition guidelines for patients with head and neck cancer. *Support Care Cancer* 2014;22(9):2381-91.
10. Marín Caro MM, Laviano A, Pichard C. Nutritional intervention and quality of life in adult oncology patients. *Clin Nutr* 2007;26(3):289-301
11. Gourin CG, Couch ME, Johnson JT. Effect of weight loss on short-term outcomes and costs of care after head and neck cancer surgery. *Ann Otol Rhinol Laryngol* 2014;123(2):101-10.
12. Silva MPN. Síndrome da anorexia-caquexia em portadores de câncer. *Rev Bras Cancerol* 2006;52(1):59-77.
13. Couch ME, Dittus K, Toth MJ et al. Cancer cachexia update in head and neck cancer: Pathophysiology and treatment. *Head Neck* 2015;37(4):594-604.
14. Anandavadivelan P, Lagergren P. Cachexia in patients with oesophageal cancer. *Nat Rev Clin Oncol* 2016;13(3):185-98.
15. Instituto Nacional do Câncer (INCA). *Consenso nacional de nutrição oncológica I.* Rio de Janeiro: INCA; 2015.
16. Chavoni RC, Silva PB, Ramos GHA. Diagnóstico nutricional de pacientes do serviço de cabeça e pescoço e sua relação com a disfagia em um hospital oncológico do Paraná. *Rev Bras Cir Cabeça Pescoço* 2014 Jan-Mar;43(1):35-41.
17. Oliveira FP; Santos A; Viana MS et al. Perfil Nutricional de Pacientes com Câncer de Cavidade Oral em Pré-Tratamento Antineoplásico. *Rev Brasil Cancerol* 2015;61(3):253-259.
18. Ministério da Saúde (Brasil). Portaria nº. 131, de 08 de março de 2005. Institui mecanismos para a organização e implantação de Unidades de Assistência e Centros de Referência de Alta Complexidade em Terapia Nutricional, no âmbito do Sistema Único de Saúde. Diário Oficial da União. 24 nov 2005.
19. Orell-Kotikangas H, Österlund P, Saarilahti K et al. NRS-2002 for pre-treatment nutritional risk screening and nutritional status assessment in head and neck cancer patients. *Support Care Cancer* 2015;23(6):1495-502.
20. Correira Pereira MA, Santos CA, Almeida Brito J, Fonseca J. Generated Subjective Global Assessment, albumin and transferrin for nutritional assessment of gastrostomy fed head or neck cancer patients. *Nutr Hosp* 2014;29(2):420-6.
21. Aguilar-Nascimento JEG, Campo AC, Borges A et al. Terapia nutricional no perioperatório. In: DITEN Projetos diretrizes. Vol IX, São Paulo: Associação Médica Brasileira, 2011. p. 339-354.
22. Arends J, Bachmann P, Baracos V et al. ESPEN Guidelines on Nutrition in cancer patients. *Clin Nutr* 2016;1(38).
23. Nugent B, Lewis S, O'Sullivan JM. Enteral feeding methods for nutritional management in patients with head and neck cancers being treated with radiotherapy and/or chemotherapy. *Cochrane Database Syst Rev* 2010 Mar 17;(3):CD007904.
24. Arends J, Bodoky G, Bozzetti F et al. ESPEN Guidelines on Enteral Nutrition: Non- surgical Oncology. *Clin Nutr* 2006;25:245-259.
25. Pillon J, Gonçalves MIR, De Biase NG. Changes in eating habits following total and frontolateral laryngectomy. *Sao Paulo Med J* 2004;122(5):195-9.
26. Sousa AA. Reintrodução precoce versus tardia de alimentos por via oral em pacientes laringectomizados totais. [Tese]. Belo Horizonte: Faculdade de Medicina da UFMG; 2012.
27. Mäkitie AA, Irish J, Gullane PJ. Pharyngocutaneous fistula. *Curr Opin Otolaryngol Head Neck Surg* 2003 Apr;11(2):78-84.
28. Cecattoa SB, Soaresa MM, Henriquesa T et al. Predictive factors for the postlaryngectomy pharyngocutaneous fistula development: systematic review. *Braz J Otorhinolaryngol* 2014 Apr; 80(2):167-177.
29. Eustaquio M, Medina JE, Krempl GA, Hales N. Early oral feeding after salvage laryngectomy. *Head Neck* 2009 Oct;31(10):1341-5.
30. Sousa AA, Salles JMP, Soares JMA et al. Fatores preditores de fístula salivar pós-laringectomia total. *Rev Col Bras Cir* 2013;40(2):098-103.
31. Rebouças LM, Callegaro E, Gil GOB et al. Impacto da nutrição enteral na toxicidade aguda e na continuidade do tratamento dos pacientes com tumores de cabeça e pescoço submetidos a radioterapia com intensidade modulada. *Radiol Bras* 2011 Jan/Fev;44(1):42-46.
32. Bossola M. Nutritional Interventions in Head and Neck Cancer Patients Undergoing Chemoradiotherapy. *Narrat Rev Nutr* 2015 Jan 5;7(1):265-76.
33. Dias MCG, De Capitani MD, Plopper C. Terapia nutricional no câncer de cabeça e pescoço. In: Campos ACL. *Tratado de nutrição e metabolismo em cirurgia.* Rio de Janeiro: Rubio; 2013. p. 437-444.
34. De Luis DA, Aller R, Izaola O et al. Postsurgery enteral nutrition in head and neck cancer patients. *Eur J Clin Nutr* 2002 Nov;56(11):1126-9.
35. Dos Santos HS, Cruz WMS. A terapia nutricional com vitaminas antioxidantes e o tratamento quimioterápico oncológico. *Rev Bras Cancerol* 2001;47(93):303-08.
36. Armentano TC, Barros CMMR. Evidências sobre a utilização de arginina na resposta de marcadores inflamatórios em pacientes com câncer de cabeça e pescoço: uma Revisão. *Rev Bras Cir Cabeça Pescoço* 2014 Jan-Mar;43(1):57-62.
37. Mercadante S, Aielli F, Adile C et al. Prevalence of oral mucositis, dry mouth, and dysphagia in advanced cancer patients. *Support Care Cancer* 2015;23(11):3249-55.
38. Harris DJ, Eilers J, Harriman A et al. Putting evidence into practice: evidence-based interventions for the management of oral mucositis. *Clin J Oncol Nurs* 2008;12(1):141-52.
39. Jian J, Li G, Yu Z, Tian L. Taxane-cisplatin-fluorouracil as induction chemotherapy for advanced head and neck cancer: a Meta-analysis of the efficacy and safety. *J Clin Otorhinolaryngol Head Neck Surg* 2016;30(4):282-7.
40. Grant BL, Hamilton KK. Terapia Nutricional Médica para Prevenção, Tratamento e Recuperação do Câncer. In: Mahan LK, Escott-Stump S, Raymond JL. *Krause Alimentos, Nutrição e Dietoterapia.* 13. ed. Rio de Janeiro; Elsevier Editora: 2012. 832-63.
41. Dean JA, Wong KH, Gay H et al. Functional Data Analysis Applied to Modeling of Severe Acute Mucositis and Dysphagia Resulting From Head and Neck Radiation Therapy. *Int J Radiat Oncol Biol Phys* 2016;96(4):820-31.
42. Dib LL, Gonçalves RCC, Kowalski LP, Salvajoli JV. Abordagem multidisciplinar das complicações orais da radioterapia. *Rev Ass Paul Cir Dent* 2000;54(5):391-96.
43. Baptista-Neto C, Sugaya, NN. Tratamento da xerostomia em pacientes irradiados na região da cabeça e do pescoço. *Rev Biociên* 2004;10(3):147-51.
44. De Pinto GP, Mont'alverne DGB. Neoplasias de cabeça e pescoço: impactos funcionais e na qualidade de vida. *Rev Bras Cir Cabeça Pescoço* 2015;44(3):152-56.

FISIOTERAPIA EM CABEÇA E PESCOÇO

Milena do Carmo Araújo

INTRODUÇÃO

O câncer, pela própria natureza da enfermidade, origina diversos problemas clínicos. Alguns específicos, outros complexos. A doença pode gerar problemas locorregionais graves em seu sítio primário (por invasão ou compressão de estruturas adjacentes), assim como problemas metabólicos e sistêmicos (hipercalcemia, hiponatremia, produção ectópica de hormônios etc.).[1]

Além disso, somam-se a esses problemas os efeitos colaterais dos tratamentos neoadjuvante e adjuvante (quimioterapia e/ou radioterapia), especialmente os efeitos da radioterapia realizada nos pacientes com câncer de cabeça e pescoço.[1]

O fisioterapeuta, como membro integrante da equipe interdisciplinar, é o profissional que tem como objetivo e função contribuir para a prevenção ou a minimização das complicações decorrentes do tratamento oncológico, além de reajustar as capacidades funcionais deficitárias, contribuindo para o manejo das sequelas.[1]

Assim, o tratamento fisioterapêutico exige uma abordagem global e frequente em todas as fases da reabilitação, seja ela preventiva, restauradora, de suporte seja paliativa.[2] Nos cuidados paliativos, sua atuação tem como objetivo a diminuição dos sintomas, manutenção das funções, independência e na possibilidade de proporcionar conforto.[3]

O fisioterapeuta tem papel a desempenhar desde a atenção primária, quando pode atuar especialmente nas campanhas de prevenção ao câncer e acompanhar o paciente durante o diagnóstico da doença e durante os tratamentos em todas as etapas da reabilitação.[3]

FISIOTERAPIA NO PRÉ-OPERATÓRIO

Os sinais e sintomas do câncer de cabeça e pescoço dependem da localização do tumor e do tratamento escolhido. Podem ocorrer: disfagia, alterações vocais, déficits sensoriais e motores, linfedema, dor, alterações sistêmicas entre outros.[1]
A quantidade das morbidades associadas ao tratamento oncológico é diretamente proporcional ao estadiamento clínico do tumor no diagnóstico. Portanto, se o diagnóstico for realizado precocemente, com a doença em fase inicial, o prognóstico será mais favorável e com menos morbidades associadas ao tratamento. Dentre as possíveis disfunções e morbidades, podemos citar: alterações respiratórias, linguagem e de deglutição; implicações musculoesqueléticas, neurológicas e funcionais que envolvem as regiões facial, cervical, torácica e do cíngulo do membro superior; alterações dos tecidos moles quanto à cicatrização, aderências, fibroses, perda de sensibilidade e dor. Muitos pacientes evoluem com efeitos adversos, que podem ser agudos (ocorrem durante o tratamento e perduram até 3 meses após o tratamento) e tardios (após esses 3 meses até 5 anos ou mais). As complicações cirúrgicas estão relacionadas com o tipo de intervenção, tipo de reconstrução e estágio da doença.[3]

Recomenda-se que os pacientes sejam encaminhados à avaliação fisioterapêutica ainda na fase pré-operatória a fim de que seja avaliado o estado geral do paciente e a capacidade funcional pela Escala Funcional de Karnofsky. Este desempenho funcional consiste em um sistema de escores e classifica os pacientes em uma escala de 0 a 100.[4]

A avaliação fisioterapêutica é de suma importância para a adequada prescrição do tratamento. Um roteiro de avaliação fisioterapêutica consiste em: anamnese, exame físico geral, inspeção intraoral, palpação, dor, sensibilidade superficial, abertura de boca/trismo, mobilidade de língua, músculos faciais, postura, amplitude de movimentos, força muscular, disfunção do ombro, membros inferiores e equilíbrio, linfedema de cabeça e pescoço e alterações funcionais relacionadas com os nervos cranianos.[1-3] O fisioterapeuta também fornece orientações e informações das repercussões da fisioterapia na redução do risco de complicações e das sequelas pós-operatórias.[3,4]

Considerando que quase todos os pacientes são tabagistas e etilistas crônicos, a doença oncológica pode contribuir para agravar as comorbidades presentes ao diagnóstico, principalmente as pneumopatias e a desnutrição.[5]

Fatores que podem contribuir para a carcinogênese de cabeça e pescoço incluem a poluição ambiental e certas condições de trabalho associadas a indústrias, como a metalurgia e a petroquímica. Hábitos nutricionais, assim como a nutrição, a má dentição e a predisposição e suscetibilidade genética, também contribuem. Alguns estudos também demonstram que a infecção por HPV (*Human Papillomavirus*), principalmente os tipos 16 e 18, e o vírus Epstein-Barr também desempenham papel na etiologia do HNSCC, especialmente nas regiões da nasofaringe e orofaringe.[2-5]

O papel da fisioterapia é fundamental não só durante o período pré-operatório, mas também durante a internação ao tratamento ambulatorial, pois promove a reeducação e o retorno das atividades de vida diária (AVDs) com mais conforto, visando a melhorar sua qualidade de vida.[6]

A conduta ideal do fisioterapeuta que lida com pacientes oncológicos é aquela que visa a restaurá-lo dentro de suas possibilidades, ou seja, exige do paciente apenas o suficiente para sua reabilitação, de acordo com a fase no processo da doença.[7]

Avaliação Respiratória Pré-Operatória

A partir da correlação entre a incidência de neoplasias de cabeça e pescoço e o tabagismo, e deste com as alterações funcionais semelhantes às descritas na doença pulmonar obstrutiva crônica (DPOC), o tratamento fisioterapêutico pré-operatório tem como objetivo minimizar essas alterações, que, na maioria das vezes, estão relacionadas com as complicações pulmonares dessas cirurgias.[8]

As complicações mais frequentes decorrentes do ato cirúrgico são: infecções de ferida, fístula traqueofaríngea, deiscência e necrose de retalhos. As complicações pulmonares são: atelectasia, derrame pleural, pneumotórax, pneumonia, morte por falência cardiopulmonar e aspiração severa.[8]

A cirurgia para o tratamento do câncer de cabeça e pescoço fará parte do tratamento oncológico da maioria dos pacientes atendidos. A ampla extensão dessas cirurgias faz com que frequentemente o paciente seja submetido à traqueostomia temporária ou definitiva para manutenção da função respiratória.[9,10]

Os pacientes com traqueostomia apresentam maior pré-disposição a distúrbios pós-operatórios da função pulmonar em razão da ocorrência de áreas com atelectasias formadas no pós-operatório, do uso de ventilação mecânica, hipoventilação por analgesia/narcóticos e da dor na incisão cirúrgica, que dificultam o adequado volume corrente e o volume residual.[9]

Na avaliação respiratória pré-operatória, a prova de função pulmonar é fundamental para avaliar a condição pulmonar do paciente e identificar a presença de doenças pulmonares associadas, e, quando necessário, deve haver um preparo pneumofuncional visando à higienização do pulmão e o treino da musculatura respiratória.[11]

Dentre as técnicas indicadas para avaliação muscular respiratória estão o teste de espirometria e o de avaliação da força muscular respiratória, referente aos valores de PI máx. (pressão inspiratória máxima) e PE máx. (pressão expiratória máxima).[12,13]

Testes simples de função pulmonar, como a espirometria, têm sido referidos como parte da definição do risco cirúrgico, incluídos na avaliação pré-operatória, devendo ser parte integrante da avaliação de pacientes com sintomas respiratórios ou doença respiratória conhecida.[12,13]

Um programa de reabilitação pulmonar pré-operatória melhora a capacidade funcional, diminui a mortalidade respiratória pós-operatória, pode melhorar a falta de condicionamento físico e potencialmente afetar os resultados pós-cirúrgicos.[14]

Um dos objetivos da fisioterapia respiratória quando aplicada no período pré-operatório é a prevenção de possíveis complicações pós-operatórias, como retenção de secreções, atelectasias e pneumonias.[8,11-14]

Para isso, emprega-se uma variedade de exercícios terapêuticos e técnicas relacionadas a fim de avaliar e tratar efetivamente o paciente com disfunção pulmonar. Este preparo pneumofuncional também visa a minimizar as alterações funcionais da musculatura respiratória causada pela limitação do fluxo aéreo crônico nos pacientes com DPOC.[11-14]

> - Recomenda-se que os pacientes sejam encaminhados à avaliação fisioterapêutica ainda na fase pré-operatória.
> - Um dos objetivos da fisioterapia respiratória, quando aplicada no pré-operatório, é a prevenção de possíveis complicações pós-operatórias, como, retenção de secreções, atelectasias e pneumonias.

CUIDADOS COM A TRAQUEOSTOMIA

A realização da traqueostomia pode ser necessária durante o processo de ressecção das neoplasias de vias aéreas superiores para tornar viável a ressecção cirúrgica (exposição, margens de segurança, mobilização cefálica); prevenir situações em que possa haver restrição ao fluxo aéreo no período pós-operatório por edema; sangramento ou acomodação das estruturas remanescentes e/ou enxertos/retalhos, intubação orotraqueal prolongada e higienização brônquica. A traqueostomia diminui o trabalho respiratório, a resistência das vias aéreas e, quando comparada à presença do tubo orotraqueal, representa prevenção de danos à laringe.[15,16]

A insuficiência respiratória decorrente das alterações pulmonares no pós-operatório pode justificar a realização de uma traqueostomia. A presença de lesões ulceradas na cavidade oral, ou na faringe, obrigará a passagem de uma sonda nasoenteral ou a indicação de gastrostomia para garantir o aporte adequado de alimentos e retardar a instalação de um quadro de caquexia.[6]

Os pacientes traqueostomizados, além da alteração da imagem corporal e da vocalização prejudicada, podem apresentar problemas no pós-operatório imediato (sangramentos, infecções da ferida, enfisema subcutâneo) e no pós-operatório tardio (estenoses). O atendimento fisioterapêutico requer atenção a alguns aspectos, como aspiração da cânula de traqueostomia, ajuste adequado da pressão do vacuômetro, substituição da sonda de aspiração a cada utilização, limpeza do intermediário da cânula de traqueostomia, umidificação e medição do *cuff*.[15,16]

Os tubos de traqueostomia podem ser de metal ou plástico. Os tubos de plástico apresentam um balonete, denominado *cuff*, que apresenta um valor médio de insuflação de 20 a 30 cmH_2O, ou entre 15-25 mmHg. É importante assegurar uma pressão apropriada no interior desse dispositivo que tem a finalidade de vedar a interface entre a mucosa traqueal e o *cuff*. Desse modo impede a microaspiração de secreções orofaríngeas e evita lesões pressóricas isquêmicas por obliteração das artérias da mucosa traqueal do paciente. Alguns autores preconizam o uso da técnica do volume mínimo de oclusão (VMO) com a finalidade de atingir uma pressão mínima para vedar a interface entre o *cuff* e a mucosa traqueal, pois quanto menor for a pressão do *cuff* sobre a mucosa traqueal, menor será o risco e o grau de lesão nessa estrutura.[16,17]

É imprescindível que o fisioterapeuta esteja atento e preparado para enfrentar possíveis complicações precoces ou tardias que permeiam os pacientes traqueostomizados. O cuidado com a traqueostomia envolve habilidades de observação e detecção precoce de sinais e sintomas de complicações.

A necessidade de instilar solução salina isotônica 0,9% para fluidificar as secreções não mostra evidências suficientes para comprovar sua eficácia e recomenda que esse procedimento deva ser limitado apenas aos casos de rolhas de secreção e obstrução que não se revertam somente com a aspiração, pois esse procedimento pode provocar desconforto ao paciente e aumentar o risco de infecção.[18]

Após a realização da traqueostomia, a umidificação deve ser fornecida de acordo com as necessidades dos pacientes para prevenir a formação de crostas. A respiração sem a umidificação adequada levará ao espessamento e ressecamento das secreções, podendo obstruir a cânula interna da traqueostomia.[15]

Cuidados com a traqueostomia:

- Aspiração da cânula da traqueostomia.
- Ajuste adequado da pressão do vacuômetro.
- Substituição da sonda da aspiração a cada utilização.
- Limpeza do intermediário da cânula de traqueostomia e umidificação.
- Medição do *cuff*.

FISIOTERAPIA NO PÓS-OPERATÓRIO IMEDIATO

O paciente no pós-operatório de cirurgia de cabeça e pescoço exige cuidados fisioterapêuticos intensivos, pois sequelas estéticas e funcionais são esperadas e diferem conforme o tipo e a extensão da cirurgia realizada.

O pulmão passa a ter atenção prioritária, principalmente nos primeiros dias de pós-operatório, especialmente com os cuidados com a higiene brônquica. A manutenção da função e a reexpansão pulmonar deverão ser otimizadas pela aplicação dos recursos fisioterapêuticos específicos.[5]

As orientações quanto ao posicionamento no leito e o estímulo à deambulação devem ser ministradas o mais precocemente possível, observando-se também cuidados especiais com os drenos, suturas, enxertos e rotações de retalhos cutâneos ou miocutâneos.[7]

A trombose venosa profunda (TVP) e a tromboembolia pulmonar (TEP) constituem manifestação de tromboembolismo venoso (TEV) e devem ser entendidas como entidade única.[19,20] Em pacientes com câncer, a frequência de trombose também está relacionada amplamente com a evolução da neoplasia (quanto mais avançada, mais frequente), sendo considerada a segunda causa mais frequente de óbito em pacientes com câncer. Uma metanálise demonstrou que o tromboembolismo pulmonar (TEP) foi causa de óbito em 8-35% dos pacientes e contribuiu no êxito fatal em pelo menos 45%.[19] Deambulação precoce constituiu-se no primeiro método físico de prevenção do tromboembolismo venoso devendo associar-se às outras rotinas/condutas de prevenção.[19,20]

FISIOTERAPIA NO PÓS-OPERATÓRIO TARDIO

Entre as sequelas mais comuns ocasionadas pela cirurgia de cabeça e pescoço podemos citar: diminuição da amplitude de movimento de ombro e região cervical, diminuição da força muscular em músculos estabilizadores da escápula, perda da sensibilidade em regiões cirúrgica e da área doadora do retalho miocutâneo, dor e edema em face e pescoço, paralisia facial, trismo, distúrbios respiratórios, alterações posturais entre outras.[12] Neste capítulo destaco apenas alguns tópicos da fisioterapia para algumas das sequelas citadas anteriormente.

Fisioterapia no pós-operatório:

- O pulmão passa a ter atenção prioritária principalmente nos primeiros dias de pós-operatório, de forma especial com os cuidados com a higiene brônquica.
- Nas cirurgias de esvaziamento cervical, a fisioterapia é fundamental em todo o processo de reabilitação podendo ser iniciada com movimentação passiva no pós-operatório (3°dia). A movimentação ativa e exercícios de fortalecimento da musculatura podem ser iniciados quando os drenos forem retirados.
- A fisioterapia tem papel fundamental na reabilitação dos pacientes que evoluem com paralisia facial e deve ser iniciada de forma precoce. Os objetivos são restabelecer o trofismo, força e a função muscular. Os recursos sugeridos pela literatura são: cinesioterapia, massagem e, eletrotermoterapia, confirmados por ensaio clínico aleatório e revisão sistemática.
- Um novo método que está sendo aplicado é o *Linfotaping* (ou *Kinesiotape* linfático). É uma boa alternativa para os pacientes, pois não utiliza a compressão e favorece o fluxo linfático.
- O método mais indicado para a redução do linfedema, segundo a Sociedade Internacional de Linfologia, é a fisioterapia descongestiva complexa, que apresenta a drenagem linfática manual (DLM) como um de seus principais componentes.
- A fisioterapia constitui uma das primeiras linhas de tratamento para o trismo.

Lesões Nervosas Ocasionadas pelo Esvaziamento Cervical

O esvaziamento cervical (EC) é um procedimento cirúrgico empregado para diagnóstico (estadiamento) e tratamento do câncer de cabeça e pescoço. O EC envolve a excisão de linfonodos de regiões específicas do pescoço com ou sem a remoção do músculo esternocleidomastóideo, veia jugular interna e nervo acessório. Por causa da proximidade de estruturas vitais, certos riscos e complicações são inerentes a essa cirurgia.[21]

Uma das complicações mais comuns do EC é uma disfunção no ombro homolateral à cirurgia chamada de "síndrome do ombro doloroso", por causa da manipulação do nervo acessório (NA). Esta síndrome acarreta mudanças importantes na qualidade de vida e ocasiona sequelas estéticas e funcionais que são de grande relevância para o fisioterapeuta.

A função do ombro pode ser afetada mesmo quando há preservação do NA com perdas significativas para os movimentos do ombro (especialmente flexão e abdução) e forças musculares dos músculos: trapézio médio, trapézio inferior e romboides. As perdas funcionais podem ser evidenciadas no 1º mês e pode ocorrer uma estabilização ou melhora das mesmas em torno do 3º mês, quando o tratamento fisioterapêutico adequado for instituído no pós-operatório.[22] Muitos estudos epidemiológicos mostram que o esvaziamento cervical radical (com ressecção do nervo acessório) leva à maior prevalência de dor no ombro e disfunção do membro. No entanto, cerca de 67% dos pacientes também declaram sintomas semelhantes em abordagens em que é preservado o nervo acessório. Mesmo quando preservado, lesões por mecanismos de microtrauma, tração e desvascularização podem ocorrer.[23]

A fisioterapia é fundamental em todo o processo de reabilitação. Pode ser iniciada com movimentação passiva no pós-operatório (3º dia). A movimentação ativa e exercícios de fortalecimento da musculatura podem ser iniciados, quando os drenos forem retirados.[22-24]

O atendimento fisioterapêutico pode ser realizado uma ou duas vezes ao dia. É escassa a literatura quanto ao início do tratamento fisioterapêutico, quando a cirurgia envolve o uso de retalhos miocutâneos. Todavia, recomenda-se que este ocorra a partir do 30º dia pós-operatório.[22]

Os recursos fisioterapêuticos podem auxiliar na redução da dor, melhorar a qualidade de vida e a funcionalidade.[22,24] Alguns autores recomendam o uso de órteses em pacientes submetidos ao esvaziamento cervical radical.[23]

Paralisia Facial

O nervo facial pode ser afetado por uma grande variedade de condições patológicas, primárias ou secundárias, que envolvem processos congênitos, inflamatórios, neurológicos, traumáticos, neoplasias benignas e malignas. Alguns envolvem apenas um segmento do nervo, outros podem envolver múltiplos segmentos.[25]

Conceitualmente, o nervo facial (VII nervo craniano) possui vários componentes funcionais. Seus ramos suprem as estruturas no interior da região temporal, região profunda da face, cavidade oral e superfície da face. É um nervo complexo, composto por fibras motoras, sensitivas e parassimpáticas. Após sua entrada na glândula parótida, o nervo facial se divide nos ramos temporofacial e cervicofacial, que formam o plexo parotídeo, (de onde envia ramos motores para os músculos da expressão facial). Esses ramos terminais são denominados de acordo com as regiões que eles suprem, geralmente emitindo cinco importantes ramos do plexo: temporal, zigomático, bucal, mandibular e cervical.[25,26]

O nervo facial pode ser acometido por neoplasias primárias e secundárias que envolvem os tumores do osso temporal.[27-29]

A fisioterapia tem papel fundamental na reabilitação dos pacientes que evoluem com paralisia facial e deve ser iniciada de forma precoce.[27] Os objetivos são restabelecer o trofismo, força e a função muscular. Os recursos sugeridos pela literatura são: cinesioterapia, massagem e a eletrotermoterapia, confirmados por ensaio clínico aleatório e revisão sistemática.[28]

Linfedema Cervicofacial

O linfedema secundário é uma frequente sequela em pacientes com câncer de cabeça e pescoço, principalmente naqueles com doença avançada e que recebem múltiplas modalidades de tratamento. Pode envolver estruturas externas, internas ou ambas. Em muitos pacientes, tanto as estruturas externas como as internas estão envolvidas simultaneamente.[30]

Os artigos relatam uma prevalência entre 12 a 54%. Essa ampla faixa de prevalência pode estar relacionada com variações na anatomia do local do linfedema (linfedema externo *versus* interno), diferenças no período de acompanhamento, diferenças de critérios de classificação ou no tipo de tratamento do câncer relatado nos estudos.[30]

O edema/linfedema interno não pode ser fisicamente palpado e observado sem a devida instrumentação, como videofluoroscopia ou endoscopia.[30]

É uma questão clínica importante que causa significativos impactos sobre as funções físicas (na respiração e deglutição, por exemplo) e também por afetar a imagem pessoal levando o paciente ao isolamento e à piora da qualidade de vida. A avaliação de linfedema interno atualmente não faz parte da rotina de avaliação na maioria das práticas médicas. Algumas perguntas informais podem servir de triagem/avaliação para este fim: O inchaço é pior de manhã? Isto muda ao longo do dia?[31-34]

O linfedema representa uma falha da drenagem linfática de determinada região da pele levando ao acúmulo de líquido intersticial. O linfedema externo é definido como inchaço visível na pele e tecidos moles da cabeça e pescoço.[30-34]

O método mais indicado para a redução do linfedema, segundo a Sociedade Internacional de Linfologia, é a fisioterapia descongestiva complexa, que apresenta a drenagem linfática manual (DLM) como um de seus principais componentes, cujo objetivo é direcionar o edema para vias que se mantêm íntegras após as incisões cirúrgicas para ser reabsorvido.[30-34]

Um novo método que está sendo aplicado é o *Linfotaping* (ou *Kinesiotape* linfático). É uma boa alternativa para os pacientes, pois não utiliza a compressão e favorece o fluxo linfático.[35]

Diversos autores ao longo do tempo tentaram desenvolver um método de mensuração de linfedema de cabeça e pescoço que fosse confiável e simples de ser reproduzido.[34] Representa um desafio por algumas razões: a região de cabeça e pescoço não é uniforme, envolve muitas diferenças anatômicas e não tem área contralateral a ser comparada. No entanto, a avaliação objetiva pode incluir:

- A palpação, usada para sentir o espessamento/fibrose da pele.
- A inspeção visual, usada para descrever alterações na arquitetura da pele e tecidos; localização do edema; condição da pele e vias aéreas.
- Escalas de avaliação, utilizadas para sistematizar a partir de descrições da palpação e inspeção visual.

Exemplos de escala incluem:

A) Escala de classificação da Sociedade Internacional de Linfologia (Sociedade Internacional de Linfologia de 2013).
B) Escala de classificação MD Anderson.[30]

Ainda não se estabeleceu um protocolo adequado, reprodutível, prático, padronizado e que mensure a face e o pescoço em sua totalidade.[34] Mozzini propõe um método objetivo de mensuração do edema na face e pescoço utilizando o medidor da constante dielétrica da pele e da gordura subcutânea.[34]

Trismo

Trismo (restrição da abertura bucal) pode ocorrer por doenças da região temporomandibular, seja por um processo intrínseco seja extrínseco. Entre as causas extrínsecas estão, por exemplo, os abscessos periamigdaliano, infecções dentárias, traumas, câncer e tétano.[36] É uma sequela comum em pacientes com câncer de cabeça e pescoço. O tumor infiltra-se no local ou na proximidade dos músculos mastigatórios e/ou temporomandibulares, induzindo a uma contração reflexa. Essa contração impede o alongamento dos músculos, resultando em trismo. Além disso, o trismo pode ser induzido pelo tratamento cirúrgico ou radioterapia. A prevalência após o tratamento oncológico varia de 5 a 38%.[37]

É visto com maior frequência em pacientes com tumores na faringe, em áreas retromolares e regiões posteriores do palato. Os músculos mastigatórios (principalmente o músculo pterigóideo medial), quando dentro do campo de radiação, apresentam edema, destruição celular e fibrose.[38] O trismo induzido pela radioterapia geralmente se estabelece no período de 3 a 9 meses após o término do tratamento.[37]

É uma condição que prejudica a qualidade de vida, pois dificulta a alimentação, interfere na higiene oral, mastigação, deglutição, restringe o processo para procedimentos orais e pode até mesmo afetar a fala e a aparência facial.[39] Os cuidados com a higiene oral reduz significativamente o risco de pneumonia e outras infecções respiratórias.[40] Em casos mais graves, o trismo completo pode representar um risco considerável para a função pulmonar de respiradores bucais.[37] Os pacientes com trismo neoplásico também relatam dor e sintomas depressivos.[40]

Existem vários critérios diferentes para definir o trismo. A distância interincisiva (DI) tem sido utilizada como uma medida de trismo mandibular em vários estudos. Alguns autores o definem com uma abertura bucal menor que 40 mm, outros definem uma abertura menor que 20. Alguns autores utilizam uma classificação gradual de trismo: abertura maior que 30 mm, indicando trismo leve, entre 15 e 30 mm, trismo moderado e menor que 15 mm, trismo severo. Outra definição considerada normal é a abertura de boca acima de 30 mm, entre 20 e 30 mm, trismo moderado e menor que 10 mm, trismo severo. Abertura bucal ≤ 35 mm tem sido sugerida por Dijkstra para definir trismo.[36,38,41,42] Vários autores adotam a definição sugerida por Dijkstra.[40,43,44]

Para fins de medição, em pacientes com completa dentição frontal, a abertura bucal é medida, utilizando-se a distância máxima interincisiva. Em pacientes edêntulos, com uso de próteses, mensure a distância entre os incisivos das próteses superiores e inferiores. Em pacientes edêntulos, que não usam dentaduras, avalie a distância máxima entre os dois sulcos alveolares.[41]

Trismo em pacientes com câncer de cabeça e pescoço é difícil de tratar. A fisioterapia constitui uma das primeiras linhas de tratamento. Alguns serviços instituem o tratamento fisioterapêutico no pré e pós-operatório.[42,45]

É importante incluir o tratamento fisioterapêutico logo no início da terapia para a prevenção ou atenuação dos casos. A mensuração da abertura bucal antes, durante e após a radioterapia é essencial.[42,45]

O trismo pode ser acompanhado de dor intensa se ramos do nervo trigêmeo forem incluídos no campo da radioterapia. Portanto, o tratamento para dor neuropática pode ser necessário.[42]

O tratamento fisioterapêutico atual para o trismo dispõe de uma gama de recursos que inclui cinesioterapia, terapia com espátulas de língua, TheraBite, Dynasplint e tampões de borracha.[38,39,42] Diante de vários recursos citados na literatura, nenhum tratamento padrão foi instituído. Alguns estudos fornecem evidências de que a fisioterapia convencional (utilizando abaixadores de língua e tampões de borracha) tem eficácia resultando em aumento da abertura bucal cerca de 5,5 mm.[37-40]

Dispositivos, como Dynasplint e TheraBite, demonstraram eficácia na melhoria do trismo. Porém, poucos pacientes conseguem utilizar esses dispositivos em razão do elevado custo. Recomenda-se que o uso de todos os recursos mencionados devem ser orientados e acompanhados por fisioterapeutas.[46,47]

REFERÊNCIAS BIBLIOGRÁFICAS

1. Devita VT, Hellman S, Rosenberg SA. *Cancer: principles and practice of oncology*. 5. ed. Philadelphia: Hardcover; 1997.
2. Kaplan RJ. Cancer and rehabilitation [Internet]. [citado 2011 Dez 6]. Disponível em: http://emedicine.medscape.com/article/320261-overview.
3. Rezende L, Campanholi LL, Tessaro A. *Manual de Condutas e Práticas Fisioterapêuticas no Câncer de Mama da ABFO*. Rio de Janeiro: Thieme Revinter; 2018.
4. O'Toole DM, Golden AM.. Evaluating cancer patients for rehabilitation potential. *West J Med* 1991;155(4):384-7.
5. Schultz K, Souza RV. Fisioterapia. In: Kowalski LP, Sabbaga J, Fogaroli RC, Lopes LF. *Manual de condutas diagnósticas e terapêuticas em oncologia*. São Paulo: Âmbito; 2006.
6. Carvalho MB. O cuidador informal e o ordálio do paciente com câncer avançado de cabeça e pescoço. *Rev Bras Cuid Paliat* 2009;3(2):31-2.
7. Schultz K, Souza RV. Atuação fisioterapêutica na cirurgia de cabeça e pescoço. In: Barros APB, Arakawa L, Tonini MD, Carvalho VA, organizadoras. *Fonoaudiologia em cancerologia*. São Paulo: Fundação Oncocentro; 2000.
8. Oliveira BV, Wosiascki Filho W, Oliveira A. Fisioterapia pré-operatória em pacientes candidatos à cirurgia por neoplasia de cabeça e pescoço. *Rev Bras Cancerol* 1998;2(44):147-54.
9. Tan AKW. Incentive spirometry for tracheostomy and laryngectomy patients. *J Otolaryngol* 1995;24(5):292-4.
10. Ong S, Morton RP, Kolbe J et al. Pulmonary complications following major head and neck surgery with tracheostomy: a prospective, randomized, controlled trial of prophylactic antibiotics. *Arch Otolaryngol Head Neck Surg* 2004;130:1084-7.
11. Schleder JC, Pereira LS, Silva MN et al. Otimização pulmonar em pacientes candidatos a cirurgia devido neoplasia de cabeça e pescoço – duas abordagens distintas. *Rev Bras Cir Cabeça Pescoço* 2011;40(2):61-5.
12. Torres SMRR. Estudo randomizado para a avaliação da eficácia da fisioterapia respiratória no pré-operatório de pacientes submetidos a tratamento cirúrgico do câncer de boca, laringe e faringe [dissertação]. São Paulo: Universidade de São Paulo, Faculdade de Medicina; 2010.
13. Paiva TM. Estudo piloto de aplicabilidade da fisioterapia pré-operatória em pacientes candidatos à cirurgia oncológica de cabeça e pescoço [tese]. São Paulo: Universidade de São Paulo, Faculdade de Medicina; 2014.
14. Morano, MT, Araújo AS, Nascimento FB *et al*. Preoperative pulmonary rehabilitation versus chest physical therapy in

patients undergoing lung cancer resection: a pilot randomized controlled trial. *Arch Phys Med Rehab* 2013;94(1):53-58.
15. Carvalho TP. Cuidados com paciente traqueostomizado: eficiência de um programa de educação continuada para colaboradores de enfermagem. [Dissertação]. Curitiba: Universidade Tuiuti do Paraná; 2006.
16. Coelho LM, Contato C. Análise das pressões respiratórias e volumes pulmonares em pacientes traqueostomizados através do método de oclusão simples em diferentes pressões de cuff. ASSOBRAFIR. *Ciência* 2011 Jun;2(1):9-18.
17. Godoy ACF, Moura MDG, Adame ML, Fraga GP. Valores individualizados de pressão intracuff. *J Bras Pneumol* 2012;38(5):672-673.
18. McConnell EA. Suctioninig a trachesotomy tube. *Nursing* 2000;30(1):80.
19. De Meis E, Levy RA. Câncer e trombose: uma revisão da literatura. *Rev Bras Cancerol* 2007;53(2):183-193.
20. Recomendações para a prevenção do tromboembolismo venoso. *J Pneumologia* 2000 June;26(3):153-158.
21. Dedivitis RA, Guimarães AV, Pfuetzenreiter Jr. EG, Castro MAF. Complicações dos esvaziamentos cervicais. *Braz J Otorhinolaryngol* 2011;77(1):65-9.
22. Mozzini CB. Avaliação da funcionalidade do ombro, dor e qualidade de vida em pacientes submetidos a esvaziamento cervical e a resposta ao protocolo de reabilitação fisioterápica [dissertação]. São Paulo: Universidade de São Paulo, Faculdade de Medicina; 2009.
23. McGarvey, Aoife C et al. Physiotherapy for accessory nerve shoulder dysfunction following neck dissection surgery: a literature review. *Head Neck* 2011:33.2:274-280.
24. Mozzini CB, Schuster RC, Mozinni AR. O esvaziamento cervical e o papel da fisioterapia na sua reabilitação. *Rev Bras Cancerol* 2007;53(1):55-61.
25. Raghavan P, Mukherjee S, Philips CD. Imaging of the facial nerve. *Neuroimaging Clin N Am* 2009;19(3);407-25.
26. Hiatt JL, Gartner LP. *Anatomia: cabeça & pescoço*. 4. ed. Rio de Janeiro: Guanabara Koogan; 2011.
27. de Paiva, Thatiana Moreira et al. Incidência de paralisia facial após tratamento cirúrgico de neoplasia de parótida – um estudo restrospectivo. *Rev Bras Cir Cabeça Pescoço* 2010;39:4.
28. Garanbani MR, Cardoso JR, Capelli AMG, Ribeiro MC. Fisioterapia na paralisia facial periférica; estudo retrospectivo. *Rev Bras Otorrinolaringol* 2007;73(1):112-5.
29. Terhaard C, Lubsen H, Tan B et al. Facial nerve in carcinoma of the parotid gland. *Eur J Cancer* 2006;42:2744-50.
30. Purcell A. Head and neck lymphoedema management practices. *J Lymph* 2013;8:2.
31. Deng J, Ridner SH, Dietrich MS et al. Prevalence of secundary lymphedema in patients with head and neck cancer. *J Pain Symptom Manage* 2011 in press.
32. Arieiro EG, Machado KS, Lima VP et al. A eficácia da drenagem linfática manual no pós-operatório de câncer de cabeça e pescoço. *Rev Bras Cir Cabeça Pescoço* 2007;36(1):43-6.
33. Tacani PM, Santos APR, Poscolere DD et al. Protocolo de avaliação de linfedema de cabeça e pescoço. *Rev Bras Cir Cabeça Pescoço* 2010;39(2):126-30.
34. Mozzini CB. Edema na face e no pescoço após esvaziamento com ou sem ressecção da veia jugular interna [tese]. São Paulo: Universidade de São Paulo, Faculdade de Medicina; 2011.
35. Tsai HJ, Hung HC, Yang JL et al. Could Kinesio tape replace the bandage in decongestive lymphatic therapy for breast-cancer-related lymphedema? A pilot study. *Support Care Cancer* 2009;17(11):1353-60.
36. Paiva MDEB, Biase RCCG, Moraes JJC et al. Complicações orais decorrentes da terapia antineoplásica. *Arq Odontol* 2010;46(1):48-55.
37. Dijkstra PU, Kalk WW, Roodenburg JL. Trismus in head and neck oncology: a systematic review. *Oral Oncol* 2004;40(9):879-89.
38. Dijkstra PU, Sterken MW, Pater R et al. Exercise therapy for Trismus in head and neck cancer. *Oral Oncol* 2007;43:389-94.
39. Wranicz P, Herlofson BB, Evensen JF, Kongsgaard UE. Prevention and treatement of trismus in head in neck cancer: A case report and a systematic review of the literature. *Scand J Pain* 2010;1(2):84-8.
40. Stubblefield MD, Manfield L, Riedel ER. A preliminary report on the efficacy of a dynamic jaw opening device (dynasplint trismus system) as part of the multimodal treatment of trismus in patients with head and neck cancer. *Arch Phys Med Rehab* 2010;91(8):1278-1282.
41. Dijkstra PU, Huisman PM, Roodenburg JLN. Criteria for trismus in head and neck oncology. *Int J Oral Maxillofac Surg* 2006;35(4):337-42.
42. Jager-Wittenaar H, Dijkstra PU, Vissink A et al. Variation in repeated mouth-opening and neck cancer patients with and without trismus. *Int J Oral Maxillofac Surg* 2009;38(1):26-30.
43. Wrigley H, Taylor EJ. Oral Care for Hospice Patients With Severe Trismus. *Clin J Oncol Nurs* 2012;16(2):113.
44. Kamstra JI, Roodenburg JLN, Beurskens CHG et al. TheraBite exercises to treat trismus secondary to head and neck cancer. *Supportive Care in Cancer* 2013;21(4):951-957.
45. Shires PM, Chow G. Trismus in the paediatric population. *Dev Med Child Neurol* 2015;57(4):339-343.
46. Pauli N et al. Exercise intervention for the treatment of trismus in head and neck cancer. *Acta Oncologica* 2014;53(4):502-509.
47. Loorents V et al. Prophylactic training for the prevention of radiotherapy-induced trismus – a randomised study. *Acta Oncol* 2014;53(4):530-538.

ASSISTÊNCIA DE ENFERMAGEM EM CABEÇA E PESCOÇO

Francieudo Justino Rolim
Francilene Jane Rodrigues Pereira
Camila Lima Fonseca Brayner
Edilson Rozendo de Sousa Neto

INTRODUÇÃO

Dados apontaram 20 milhões de pessoas com câncer no mundo no ano de a 2016. Destes, 600 mil novos casos são no Brasil. Estima-se que 60% dos casos são diagnosticados em estágio avançado. A previsão era de 190 mil mortes por câncer e que fosse a segunda causa de morte no país naquele ano. O número de mortes ultrapassou 200 mil casos em 2016. Para 2018-2019 estimou-se algo próximo de 650 mil casos novos em nosso pais. Os tratamentos são complexos e dependem de altos investimentos públicos, gerando alto impacto econômico. E nesse ínterim estimas que um terço dos casos sejam evitáveis com medidas de prevenção (INCA,2018)[1]

A problemática envolvendo o tema é de grande complexidade, encerra vários níveis de assistência, consumindo grandes volumes de verbas, causando um imenso sofrimento aos pacientes que são acometidos por esse mal ainda tão estigmatizado em nossa sociedade. Historicamente, há estigmas de sofrimento relacionados com a doença.

Parte integrante da equipe multidisciplinar que presta cuidados aos pacientes cirúrgicos (operáveis ou não), a equipe de enfermagem tem papel fundamental, assegurando ampla assistência, da suspeita, rotina diagnóstica à parcial ou completa reabilitação pós-tratamento desses pacientes. O profissional enfermeiro e sua equipe deverá ser altamente familiarizado e treinado para assumir o cuidado destes pacientes.[1]

As doenças-alvo de tratamento pela equipe cirúrgica de cabeça e pescoço envolvem estruturas de aparelhos nobres do organismo. Os melhores tratamentos, nos moldes atuais, requerem, por vezes, procedimentos cirúrgicos complexos em que o paciente hospitalizado ou não, necessitará da assistência da equipe de enfermagem especializada para tal e que possa desempenhar a sistematização do cuidado.[2,3]

Por estar presente em praticamente todos os ambientes de saúde, públicos ou privados, a enfermagem tem papel crucial no tratamento do paciente com câncer. As equipes de enfermagem, da atenção básica até o cuidado destes pacientes em centros especializados devem estar familiarizadas com os processos diagnósticos, terapêuticos e de recuperação dos pacientes.[3]

Assim poderemos, pelo menos de forma didática, dividir a assistência de enfermagem ao paciente com câncer de cabeça e pescoço em três ambientes: prevenção, tratamento curativo ou paliativo e reabilitação. Neste capítulo abordaremos os cuidados de enfermagem na prevenção e no tratamento cirúrgico.

PREVENÇÃO

Os profissionais enfermeiros resguardados pelas leis nacionais, em seu ambiente de trabalho, nas unidades básicas de saúde, espalhados por todo o território, aplicam a sistematização da enfermagem, implementando a consulta de enfermagem. Através desta consulta são possíveis ações que detectam precocemente alguns tipos de câncer de cabeça e pescoço.

O rastreamento do câncer em cabeça tem por finalidade identificar lesões precoces em público-alvo. E é esperado do profissional enfermeiro da assistência básica o reconhecimento de situações, como a presença de tabagismo e alcoolismo na população de seu território de saúde, já que esses hábitos têm grande relevância na etiologia do câncer de cabeça e pescoço.[4]

Segundo as políticas nacionais o câncer de cabeça e pescoço não está entre os tumores de rastreamento, como o de colo do útero e o de mama. Porém, figura entre a sexta causa de câncer na população em geral e quando diagnosticado tardiamente traz grande sofrimento ao paciente quando afeta aparelhos vitais, como aéreo, digestivo, por vezes, privando o paciente de algum sentido quando acomete órgãos destes.[5]

Na atenção básica o profissional enfermeiro deve estar habituado a reconhecer sinais e sintomas precoces de cânceres em cabeça e pescoço para o devido encaminhamento médico e avaliação diagnóstica. Entre esses sinais de alarme deve-se atentar para febres inexplicadas, nódulos no pescoço, ferimentos que não cicatrizam, rouquidão, dificuldade respiratória. Obviamente a suspeita deve aumentar se o paciente estiver envolvido em contexto de tabagismo e etilismo crônico entre outros fatores.[1] A educação em saúde deve ser continuada e ativa em prol de impedir o estabelecimento de lesões avançadas que muitas vezes vitimizam os pacientes.

Uma vez diagnosticadas as doenças, e em especial os cânceres em cabeça e pescoço, a participação da equipe de enfermagem no tratamento desse paciente também é de inquestionável importância. As modalidades de tratamento de cânceres em cabeça e pescoço permitem, em raros casos, conduta expectante, tratamento cirúrgico, radioterapia, quimioterapia ou um misto destes a depender do caso. Passaremos a abordagem de enfermagem nos cuidados perioperatórios ao paciente eleito para tratamento cirúrgico em cabeça e pescoço.

ASSISTÊNCIA DE ENFERMAGEM AO PACIENTE EM PRÉ, TRANS E PÓS-OPERATÓRIO DE CIRURGIA DE CABEÇA E PESCOÇO

A assistência de enfermagem perioperatória, direcionada ao paciente cirúrgico, visa a planejar e executar os cuidados de enfermagem nos períodos pré-operatório, transoperatório e pós-operatório. Da pessoa do enfermeiro espera-se o plano de cuidado de enfermagem para cuidado integral do paciente enquanto durar a internação por um evento cirúrgico.[6-8]

Os passos para o cuidado perioperatório com os pacientes com doenças na cabeça e pescoço são os mesmos para os outros pacientes, com cuidados gerais e evidentemente específicos relacionados com a doença de base e a terapia cirúrgica proposta.[7]

CUIDADOS GERAIS

Os pacientes candidatos a procedimentos cirúrgicos devem ser avaliados quando da admissão e a eles deve-se aplicar o histórico de enfermagem com coleta da história clínica em anamnese sistematizada para buscar identificar e sanar fatores que possam comprometer o resultado do procedimento cirúrgico indicado.[6,9,10]

Deve-se atentar com grande ênfase para comorbidades, como doenças crônicas, antecedentes cirúrgicos e hábitos e costumes. No topo das complicações perioperatórias estão as complicações cardiocirculatórias e pulmonares. Entre os fatores de alto impacto para complicações estão a hipertensão arterial sistêmica, angina, história de infarto agudo do miocárdio, diabetes, arritmias e doença cardíaca funcional instalada, como a insuficiência cárdica. Dos fatores para complicações pulmonares destacam-se o uso crônico de tabaco, obesidade, doença pulmonar obstrutiva crônica, asma, cirurgias em abdome superior ou torácicas prévias e cirurgias com longa duração. Outros fatores não menos importantes, como idade avançada, *status* físico e desnutrição, devem ser rigorosamente avaliados. Alguns pacientes, por apresentarem cânceres agressivos, mesmo não estando nas condições ideais são submetidos a procedimentos cirúrgicos e a estes pacientes essa pesquisa deve ser especialmente centrada para minimizar os riscos operatórios.[6-8,10,11]

Algumas informações são particularmente importantes para a programação do trabalho da enfermagem no pré-operatório com uso de medicação crônica, como anti-hipertensivos que devem ser mantidos até o dia da cirurgia, exceto se recomendação especial em acordo com a equipe de cirurgia de cabeça e pescoço. Os medicamentos para o controle da diabetes devem ser suspensos para o ato cirúrgico, e a glicemia controlada com o uso de insulina durante a internação. Os protocolos de insulinoterapia devem ser seguidos sob supervisão direta do enfermeiro, bem como a avaliação da suspensão ou não de medicação antiagregante plaquetária. Informações, como tipo e local exato da cirurgia, se há necessidade de reserva sanguínea ou de leito de UTI nos pós-operatório, histórico de cirurgias passadas, histórico de alergias, histórico de reações transfusionais, devem ser exaustivamente avaliadas no histórico de enfermagem para minimização dos riscos relacionados com o ato cirúrgico.[6,8,9]

Quadro 43-1. Classificação ASA

ASA I	Pacientes sem comorbidades
ASA II	Paciente com doença sistêmica leve ou moderada, sem limitação funcional
ASA III	Pacientes com doenças sistêmicas severas e limitação funcional
ASA IV	Paciente com doença sistêmica severa e risco de morte constante
ASA V	Pacientes moribundos e sem expectativa que sobreviva à cirurgia
ASA VI	Paciente em morte encefálica e doador de órgão
E	Paciente para cirurgia em condições de emergência

Adaptado de American Society of Anesthesiologists, 2005.[12]

Contempla a assistência de enfermagem observar se o paciente apresenta avaliação clínica e laboratorial adequada, bem como avaliação cardiológica, pulmonar entre outras, se indicado, antes de se submeter a uma cirurgia.[6,7]

O planejamento das ações de enfermagem para o paciente submetido à cirurgia de cabeça e pescoço estará na dependência da cirurgia proposta e da condição clínica do mesmo. Escalas que avaliam as condições físicas do paciente são importantes, nesse sentido a escala da ASA (Sociedade Americana de Anestesiologia) é bastante usada para tal (Quadro 43-1).[12]

Com ênfase em minimizar danos aos pacientes com indicação cirúrgica em cabeça e pescoço, devem ser praticados os princípios estabelecidos no protocolo de cirurgia segura do Ministério da Saúde do Brasil, sendo a equipe de enfermagem sistematicamente habilitada e responsável por implementar tal protocolo.[13] Os trâmites de rotina assistencial de encaminhamento ao bloco cirúrgico e a condução de enfermagem no ato operatório bem como a recuperação pós-anestésica não serão abordados neste capítulo. Deter-nos-emos aos cuidados dispensados a estes pacientes no pós-operatório.[14]

CUIDADOS GERAIS DE ENFERMAGEM AO PACIENTE EM PÓS-OPERATÓRIO DE CIRURGIAS DE CABEÇA E PESCOÇO

Deve-se, no primeiro momento, atentar para garantia de excelente analgesia e fatores que possam pôr em risco a vida do paciente, como alterações cardiopulmonares, sangramentos e desequilíbrios hidreletrolíticos (Quadro 43-2).

- *Dor pós-operatória:* deve ser motivo de muita atenção por parte da equipe de enfermagem pelo fato de desencadear outros agravos, como ansiedade e hipertensão, que por sua vez podem culminar em sangramentos, situação indesejada em qualquer procedimento cirúrgico e de importância significativa nas cirurgias de cabeça e pescoço por ser potencialmente letal ao paciente. Assim a rotina de analgesia deve ser rigorosa como monitorização da dor do paciente e tratando-a conforme prescrição médica.[6,9]

Quadro 43-2. Cuidados Gerais de Enfermagem ao Paciente em Pós-Operatório de Cirurgias de Cabeça e Pescoço

Cuidado	Complicação possível	Situação evitada
Monitorar nível de consciência	Rebaixamento da consciência	Hipóxia, PCR
Cabeceira elevada e neutra, se indicação	Broncoaspiração, hipertensão craniofacial	Aspiração orotraqueal, sangramentos
Sinais e sintomas de choque: dispneia, taquicardia, palidez, hematomas	Choque	Complicações relacionadas com o choque, como hipoxemia e morte
Controle rigoroso dos sinais vitais	Mudanças abruptas do padrão cardiorrespiratório	Hipoxemia, hipercapnia, choque PCR, sangramentos
Manter via área permeável	Hipoxemia, hipercapnia	Troca gasosa ineficiente
Balanço hídrico rigoroso	Alterações hidreletrolíticas	Distúrbios hidreletrolíticos
Monitorar quantidade e qualidade da secreção dos drenos	Sangramentos, fístulas precoces	Sangramentos inapropriados, identificação precoce de complicações, como fístulas aerodigestivas ou liquórica
Aplicar escala de dor	Ansiedade, hipertensão, agitação	Dor, sangramentos, ansiedade

- *Alimentação pós-operatória:* os pacientes em pós-operatório de cirurgias de cabeça e pescoço comumente têm dieta reiniciada precocemente, salvo exceções. Nos pacientes em que a via aérea ou a via alimentar não foram manipuladas, é comum não dispensar cuidados especiais por parte da equipe de enfermagem, porém, cirurgias de maior porte e/ou aquelas em que é manipulado o trato aéreo digestivo o paciente necessitará de alimentação enteral por sonda e cabe à equipe de enfermagem administrar e supervisionar a aceitação da alimentação pelo paciente no intuito de que se atinja a meta calórica planejada para tal paciente. Todas as vezes que o paciente for se alimentar, deve-se verificar (Quadro 43-3).[6,8,9,15]
- *Cuidados com a traqueostomia:* a traqueostomia é um procedimento muito usado nos procedimentos da cirurgia de cabeça e pescoço e tem o intuito principal de proteger a via aérea do paciente. Pelo potencial de letalidade que apresenta a manipulação da via aérea, os cuidados de enfermagem a esse detalhe devem ser ostensivos e criteriosos.[16] O procedimento da traqueostomia pode ser definitivo ou reversível. Já os pacientes submetidos à laringectomia total serão portadores de um traqueóstomo (maturação na pele de um orifício traqueal produzido pela exérese laríngea) e devem ser orientados aos mesmos cuidados, com ressalva da irreversibilidade do orifício criado cirurgicamente (Quadro 43-4).

Quadro 43-3. Cuidados de Enfermagem ao Paciente com Alimentação por Sonda

Checar posicionamento e fixação da sonda a cada alimentação

Checar conexões das sondas e de outros equipos a fim de evitar acidentes

Fornecer dieta em intervalos prescritos (horário ou infusão contínua) pelo médico e/ou nutricionista a depender da rotina do serviço

Manter cuidados com a manutenção da sonda fazendo limpeza com água após aplicação das dietas ou nos intervalos conforme prescrição

Manter cabeceira elevada 30 a 45° enquanto fornecer a dieta

Monitorar e comunicar intercorrências como alteração do padrão respiratório, náuseas, vômitos, dor abdominal ou diarreia

Quadro 43-4. Cuidados com o Traqueóstomo

Traqueóstomo provisório (plástico)	Cuidados de enfermagem
Manter *cuff* insuflado	Verificar periodicamente o *cuff*
Umidificação da via aérea	Nebulização pelo traqueóstomo, conforme prescrição
Monitorar o padrão respiratório	Verificação periódica da patência da via aérea
Aspirar secreções com periodicidade e quando necessário	Aspirar o paciente para a remoção de secreção com sondas de calibre apropriado nº 10 ou 12
Incentivo à tosse para eliminação espontanea	Ensinar ao paciente técnicas de tosse eficaz
Desinsuflar o *cuff* quando proposta de troca por metálico ou desmame da cânula e verificar tolerância do paciente	Informar o paciente do procedimento e monitorar o padrão respiratório do paciente pós-desinsuflar o *cuff*, se calmo, manter até troca pelo metálico ou retirada do mesmo
Traqueóstomo (Metálico)	**Cuidados de enfermagem**
Manter posicionamento da cânula e subcânula	Manter traqueóstomo bem posicionado
Umidificação da via aérea	Nebulização pelo traqueóstomo, conforme prescrição
Monitorar o padrão respiratório	Verificação periódica da patência da via aérea
Aspirar secreções com periodicidade e quando necessário	Aspirar o paciente para a remoção de secreção com sondas de calibre apropriado nº 10 ou 12
Incentivo à tosse para eliminação espontanea	Ensinar ao paciente técnicas de tosse eficaz
Manter higiene periódica	Retirar subcânula e higienizar em água corrente e trocar as fixações, sempre que necessário
Instruir paciente e familiares sobre cuidado com o traqueóstomo metálico para facilitar o cuidado domiciliar	Ensinar a manipulação com cânula e subcânula, bem como os detalhes da higienização

- *Curativos aplicados à ferida cirúrgica:* cuidados com os curativos devem ser dispensados com atenção pela equipe de enfermagem, e a estratégia de cuidado com os mesmos estará na dependência dos tipos podendo ser apenas para oclusão, de oclusão e compressivos ou abertos para ferimentos com proposta de cicatrização por segunda intenção. Os curativos devem ser trocados quantas vezes forem necessários em 24 horas com solução fisiológica associada ou não a outras soluções de acordo com a prescrição médica ou protocolos específicos da comissão de cuidados a ferimentos (caso exista na instituição) ou comissão de controle de infecção hospitalar se for o caso. Deve-se observar o aspecto da ferida cirúrgica, se o processo de cicatrização está adequado, se há sinais de hematomas, hiperemia, coleções, secreção purulenta, qualidade e viabilidade dos retalhos, se há sinais de aumento do débito não contabilizado nos drenos e se há sinais de fístulas ou infecções em instalação.[8,15]
- *Cuidados com drenos:* o uso de drenos é comum em cirurgia de cabeça e pescoço, e alguns cuidados com estes são essenciais e definem alteração de conduta frente ao paciente operado. Os mais usados são os drenos de penrose e de sucção a vácuo (Quadro 43-5).[8]
- *Orientações aos pacientes e familiares:* a equipe de enfermagem deve estar apta para realizar a educação em saúde aos pacientes e familiares operados pela cirurgia de cabeça e pescoço, pois de fato os procedimentos são em muitos casos complexos e exigem grande dispêndio de cuidados hospitalares e domésticos para a recuperação dos pacientes.[6] Deve-se orientar dentre outros detalhes (Quadro 43-6).

Por fim, a equipe de enfermagem deve estar em constante treinamento e aperfeiçoamento de suas técnicas e conceitos para oferecer os melhores cuidados aos pacientes operados com doenças em cabeça e pescoço pela complexidade que o tratamento exige. O trabalho em equipe deve ser a regra, e o bem-estar dos pacientes deve ser perseguido para que o mesmo seja tratado de forma honrosa, atendendo as expectativas do tratamento proposto.

Quadro 43-5. Cuidados de Enfermagem com Drenos Utilizados em Cirurgias de Cabeça e Pescoço

Checar posicionamento e fixação do dreno
Checar conexões e se houver falhas que permitam entrada de ar no sistema em caso de drenos de sucção a vácuo
Manter o mecanismo de vácuo sempre mantido, se indicação médica
Verificar a quantidade e qualidade da secreção que sai dos drenos e comunicar ao médico assistente no caso de mudança no padrão da secreção: sanguinolenta, serossanguinolenta, quilosa ou se apresentar aspecto de fístula salivar ou alimentar
Nos drenos de Penrose usar mecanismo de bolsa coletora para facilitar a quantificação da secreção e, sempre que não seja possível o uso desta, deve-se mantê-lo coberto por curativo
Realizar limpeza periódica do dreno e dos curativos usados nos mesmos
No esvaziamento dos drenos a vácuo atentar para não desfazer o mecanismo de sucção durante a limpeza, clampleando as conexões no momento de esvaziá-los e renovando o vácuo ao término do esvaziamento e limpeza

Quadro 43-6. Orientações de Enfermagem aos Pacientes em Cirurgias de Cabeça e Pescoço

Pré-operatório	Na alta hospitalar
Receber e checar identificação do paciente e explicar as rotinas do serviço	Orientar quanto aos cuidados com curativos e drenos, caso o paciente tenha alta com algum
Orientar quanto ao tipo de cirurgia a ser realizada	Orientar e treinar o paciente e familiares quanto à manipulação e limpeza da cânula de traqueostomia
Sanar as dúvidas do paciente e dos familiares sobre a cirurgia	Orientar e treinar o paciente e familiares quanto à manipulação e limpeza da sonda de alimentação e à técnica de alimentação por gavagem
Explicar o procedimento ao paciente e familiarizá-lo com o uso dos dispositivos, como traqueóstomo, drenos, sondas etc.	Orientar o paciente e familiares quanto aos hábitos de higienes bucal e corporal
Reduzir ansiedade do paciente e familiares	Orientar o uso de medicações de rotina ou prescritos em decorrência do ato cirúrgico
Orientá-lo quanto à higiene, coleta de algum exame, jejum e horários de encaminhamentos para os procedimentos	Orientar pacientes e familiares sobre os prazos de retorno e acompanhamento ambulatorial
Verificar sinais vitais, uso de medicações rotineiras e as que devem ser suspensas durante a internação ou dias antes do procedimento	Orientar pacientes e familiares sobre a importância do acompanhamento com profissionais da equipe multidisciplinar a fim de reabilitação precoce do paciente
Ser empático e transmitir confiança ao paciente e familiares	Orientar familiares e paciente sobre como se conduzir em casos de intercorrências clínicas ou com drenos e traqueóstomo em domicílio

REFERÊNCIAS BIBLIOGRÁFICAS

1. Brasil, Ministério da Saúde, Instituto Nacional de Câncer. A Situação do Câncer no Brasil. Rio de Janeiro: INCA; 2018. Acessado em http://www1.inca.gov.br/estimativa/2018/casos-taxas-brasil.asp
2. Gonçalves AMP, Tannure MC. SAE-sistematização da assistência de enfermagem: guia prático. Rio de Janeiro; 2008.
3. Brasil, Ministério da Saúde, Instituto Nacional de Câncer. A Situação do Câncer no Brasil. Rio de Janeiro: INCA; 2012.
4. Raimundo DD et al. Nursing care for clients with cancer in the head and neck with emphasis on tumors of the oral cavity in the state of Rio de Janeiro. *Revista de Pesquisa: Cuidado é Fundamental Online* 2014;6(4):1496-1504.
5. Curado MP, Martins E. "Incidência e mortalidade dos cânceres de cabeça e pescoço no Brasil." *Rev Bras Cir Cabeça Pescoço* 2006;35(3):136-41.
6. Shido MM, Saleh CMR. Atuação do enfermeiro em cabeça e pescoço. In: Brandão LG, Araújo VJ Filho, Cernea CR. *Manual do residente de cirurgia de cabeça e pescoço*. 2. ed. São Paulo: Manole; 2013.
7. Oliveira C. *Visita pré-operatória: um desafio para a melhoria dos cuidados de enfermagem*. Diss. Instituto Politécnico de Setúbal. Escola Superior de Saúde; 2014.
8. Smeltzer SC, Bare BB, Suddarth. Tratado de enfermagem medico-cirurgica. 10. ed. Rio de Janeiro: Editora Guanabara Koogan; 2006.
9. Frutuoso C (2010). Cuidados pré-operatórios e pós-operatórios. Portugal, Permanyer. [Online], disponível em http://www.fspog.com/fotos/editor2/cap_53.pdf, acedido em 06/12/2016.
10. Christóforo B, Bouwman E, Carvalho DS. Cuidados de enfermagem realizados ao paciente cirúrgico no período pré-operatório. *Rev Escola Enferm USP* 2009;43(1):14-22.
11. Jatin Shah's Head and Neck Surgery and Oncology 4th ed. Mosby; 2012.
12. American Society of Anesthesiologists (ASA) – A Physical Status Classification System 2005 (em: www.asahq.org/clinical/physicalstatus.htm)
13. Ministério da Saúde, Segundo desafio global para a segurança do paciente: Cirurgias seguras salvam vidas (orientações para cirurgia segura da OMS) / Organização Mundial da Saúde; tradução de Marcela Sánchez Nilo e Irma Angélica Durán – Rio de Janeiro: Organização Pan-Americana da Saúde; Agência Nacional de Vigilância Sanitária; 2009.
14. Brandão LG, Araújo VJ Filho, Cernea CR. *Manual do residente de cirurgia de cabeça e pescoço*. 2. ed. São Paulo: Manole; 2013.
15. Sabiston Textbook of Surgery 19th ed. 2012.
16. Brasil, Ministério da Saúde, Instituto Nacional de Câncer. Cartilha de orientação a pessoa traqueostomizada. Disponível em: www1.inca.gov.br/inca/Arquivos/manuais/pessoatraqueostomizada.pdf. Acessado em 06/12/2016.

RECONSTRUÇÕES EM CIRURGIA DE CABEÇA E PESCOÇO

Breno Bezerra Gomes de Pinho Pessoa
Salustiano Gomes de Pinho Pessoa
Lucas Machado Gomes de Pinho Pessoa

INTRODUÇÃO

A reconstrução de cabeça e pescoço é uma das áreas mais complexas da cirurgia plástica. A diversidade de estruturas acometidas por tumores nesta região necessita de uma abordagem multidisciplinar para a obtenção de resultados cirúrgicos satisfatórios. A interação entre o oncologista, cirurgião plástico, odontólogo, ortodontista, fonoaudiólogo, fisioterapeuta, psiquiatra/psicólogo é de fundamental importância, pois as sequelas estéticas e funcionais nos tumores avançados ou em tumores iniciais em áreas críticas, como o nervo facial, tendem a trazer distúrbios importantes à autoimagem do paciente e ao convívio social.

As primeiras tentativas de reparar perdas de substância na face remontam à Índia antes da era cristã e foi descrito com detalhes por Sushrutra Samhita (700 a.C.),[1] empregando retalhos mediofrontais e de bochecha para reconstruir sequelas de amputação nasal. No entanto, foi no século passado, notadamente, após as duas grandes guerras mundiais, que a cirurgia reparadora da face teve seu grande avanço. Sir Harold Gilles e Kazanjian publicaram extensamente sobre o tratamento das sequelas de trauma após ferimentos de guerra.[2] Com poucos recursos tecnológicos, mas com muita criatividade, esses autores desenvolveram técnicas, instrumentais e materiais que ainda hoje são empregados nas áreas de cirurgia plástica, otorrinolaringologia, cirurgia craniomaxilofacial, entre outras.

Na década de 1960, o retalho fasciocutâneo do tórax ou retalho deltopeitoral, descrito por Bakamjian,[3] foi empregado em diversas reconstruções cervicofaciais e começou neste período a preocupação em utilizar retalhos axiais visando a uma maior previsibilidade de resultados. Foi com este retalho que se melhorou os resultados da reconstrução faringoesofágica. A técnica descrita por Bakamjian consiste em dois tempos cirúrgicos, sendo o primeiro a tubulização e anastomose entre o retalho e a faringe e, após um período de três a quatro semanas, a anastomose entre o retalho e o esôfago cervical.

Na década de 1970, a microcirurgia começou a ser empregada clinicamente, porém com reservas, pois o índice de viabilidade dos retalhos livres ainda era baixo, e os procedimentos muito longos, ficando estes retalhos reservados para casos em que não se dispunha mais de opções locais ou regionais de reconstrução. No final desta mesma década, os retalhos miocutâneos tiveram sua popularização em cirurgia de cabeça e pescoço. Ariyan descreveu o emprego do retalho miocutâneo do músculo peitoral maior e este se tornou o retalho padrão em diversas reconstruções da região, notadamente quando da utilização pós-operatória de radioterapia para a cobertura de estruturas nobres, como os vasos cervicais.[4]

Com a contínua melhoria dos resultados na transferência de tecidos, os retalhos microcirúrgicos tornaram-se o padrão ouro em reconstrução de cabeça e pescoço. Suas vantagens em relação às opções regionais são: 1. menor morbidade das zonas doadoras de retalho; 2. vascularização privilegiada do tecido transferido; 3. resistência à radioterapia; 4. preservação da mobilidade cervical e de estruturas móveis, como a mandíbula; 5. resultado estético superior; 6. custo médico-hospitalar compatível ao das reconstruções tradicionais; 7. morbidade cirúrgica menor que as reconstruções tradicionais.[5-10]

Neste capítulo apresentam-se os principais retalhos locais, pediculados e microcirúrgicos utilizados em reconstruções de cabeça e pescoço atualmente. Não é objetivo deste capítulo a descrição de todos os procedimentos reparadores em cirurgia de cabeça e pescoço, pois os mesmos envolvem, além dos citados anteriormente, as reanimações faciais (paralisia do VII par craniano), cirurgia craniomaxilofacial e reconstruções específica de estruturas, como nariz, orelhas, entre outras.

RETALHOS LOCAIS

Os retalhos locais em cirurgia de cabeça e pescoço são empregados com bastante frequência na prática clínica, pois envolvem a cobertura de defeitos após a ressecção de tumores de pele comum, como o carcinoma basocelular (CBC) e carcinoma espinocelular (CEC), e com menor frequência dos melanomas. Estes retalhos podem ser bilobados, romboides, avanços regionais e retalhos em V-Y (Fig. 44-1). São muitos deles retalhos randomizados (que se nutrem pelo plexo subdérmico), no entanto são bem seguros quanto à sua vascularização por causa do suprimento sanguíneo abundante da face. A indicação de cada um destes retalhos depende da experiência do cirurgião e da disponibilidade de pele da região para a rotação e avanço dos mesmos, sendo de fundamental importância conciliar as cicatrizes dos retalhos com as linhas de tensão da pele.

RETALHOS PEDICULADOS

Os retalhos pediculados mais empregados na atualidade em reconstrução de cabeça e pescoço são o deltopeitoral e o peitoral maior. Estes podem ser utilizados desde reconstruções simples de cobertura cutânea até as mais complexas, como as do trânsito faringoesofágico.

Fig. 44-1. Retalhos locais: (**a**) bilobado cervical; (**b**) retalho em V-Y; (**c**) retalho em avanço.

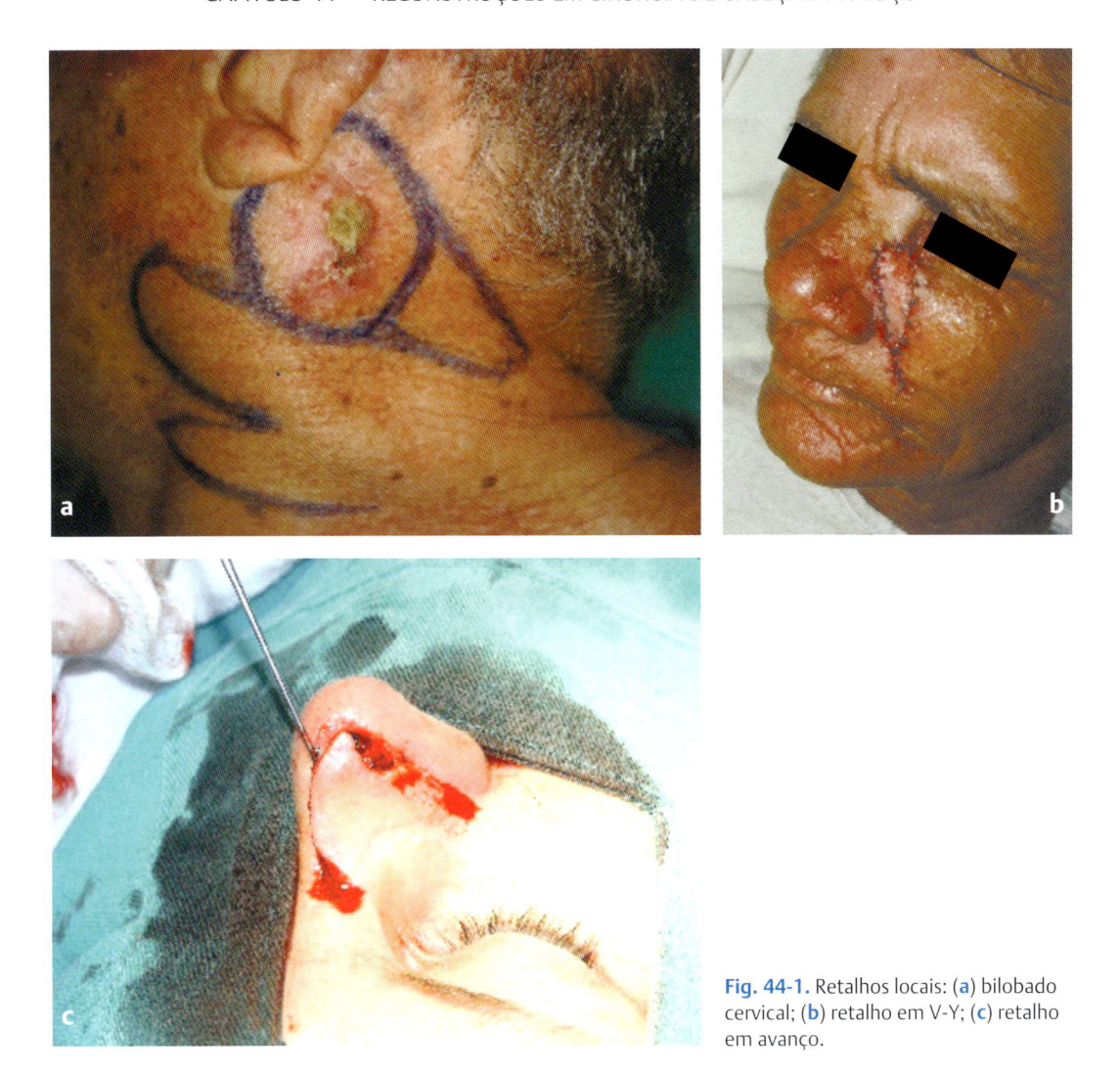

Retalho Deltopeitoral

O retalho deltopeitoral, descrito e popularizado por Bakamjian, é um retalho fasciocutâneo axial com base nas quatro primeiras perfurantes do vaso torácico interno desenhado obliquamente no tórax superior com uma área de pele aleatória sobre o ombro (Fig. 44-2). Esta área de pele aleatória pode ser alongada desde que seja feita uma autonomização prévia do retalho. Seu arco de rotação compreende desde a região clavicular até as sobrancelhas. Sua indicação mais frequente, na atualidade, é nas perdas de substâncias combinadas, como as exenterações cervicais anteriores para recobrir um retalho jejunal que restabelece o trânsito faringoesofágico ou em defeitos combinados oromandibulares também recobrindo um retalho livre.[11,12] A secção do pedículo do retalho pode ser realizada após um período de três a quatro semanas, sendo este o maior inconveniente do emprego deste retalho. A zona doadora, normalmente, é coberta com um enxerto de pele parcial no primeiro ou segundo tempo cirúrgico.

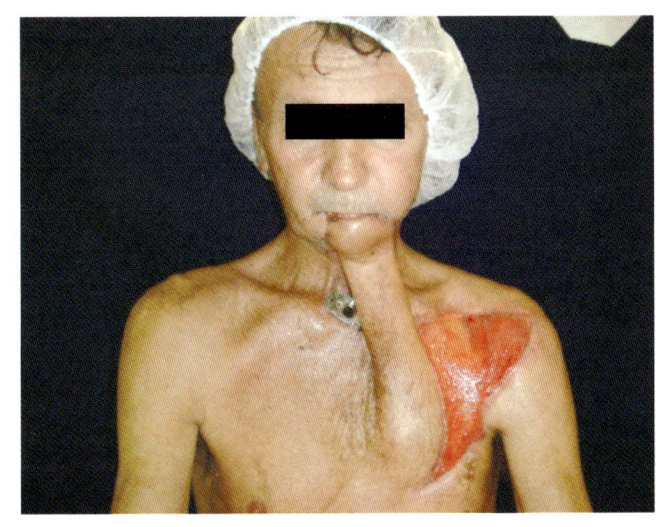

Fig. 44-2. Retalho deltopeitoral.

Retalho Peitoral Maior

O retalho peitoral maior foi descrito por Hueston, em 1968,[13] no entanto seu uso em cirurgia de cabeça e pescoço foi popularizado por Ariyan e Baek, em 1979. Desde então, o retalho muscular ou miocutâneo do peitoral maior tem sido o retalho padrão (work-horse) para reconstruções em cabeça e pescoço (Fig. 44-3). Anteriormente à utilização deste retalho, os procedimentos reconstrutivos em cabeça e pescoço eram realizados em múltiplos tempos cirúrgicos, como o retalho miocutâneo possui um pedículo principal confiável passou-se a em uma única cirurgia finalizar o tratamento do paciente. Seu emprego possibilitou ressecções alargadas de tumores além de uma melhor proteção de estruturas nobres, como os vasos cervicais, e um início mais precoce da radioterapia adjuvante por diminuir o tempo de recuperação dos pacientes.

Este retalho é classificado como tipo V por Mathes & Nahai tendo um pedículo dominante (toracoacromial) e pedículos secundários segmentares (perfurantes da torácica interna).[14] Seu arco de rotação pode ser fundamentado em qualquer dos dois pedículos. O primeiro (pedículo toracoacromial) compreende o tórax contralateral, a região cervical e cefálica e o ombro ipsolateral. O arco de rotação com base na torácica interna compreende a região esternal média e superior. Os defeitos cervicofaciais passíveis de reconstrução com este retalho são ressecções cutâneas alargadas com ou sem exposição de vasos cervicais, reconstruções de defeitos intraorais (assoalho de boca, língua, palato), reconstrução da transição faringoesofágica, fechamento de fístulas faringocutâneas, reconstruções mandibulares (retalho osteomiocutâneo) e reparação de defeitos traqueais.

Quando empregado como retalho osteomiocutâneo tanto um segmento de costela quanto do esterno podem ser incorporados para reconstruções mandibulares. No entanto, a vascularização deste segmento ósseo é tênue e deve ser utilizado com cuidado para não lesioná-lo. Com o avanço dos retalhos microcirúrgicos, a utilização de retalho osteomiocutâneo peitoral ficou restrito a cirurgias de resgate ou de paciente com comorbidades impossibilitantes para um retalho livre.

As principais desvantagens do uso do retalho de peitoral maior são: 1. excesso de peso do retalho quando utilizado para reconstrução de estruturas móveis, como a língua e mandíbula; 2. sequela motora leve para o membro superior quando utilizado todo o músculo; 3. quando utilizado em mulheres, há sequela estética considerável na mama.

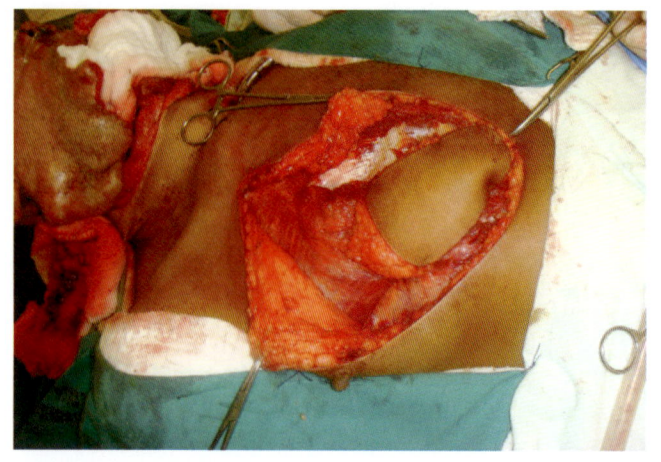

RETALHOS MICROCIRÚRGICOS

Os retalhos microcirúrgicos ou livres são transplantes de tecidos autólogos que, atualmente, são considerados a primeira opção nas grandes reconstruções de cabeça e pescoço. Por meio de microanastomoses vasculares e nervosas podem ser transferidos ossos, pele, músculos, vísceras, entre outros tecidos. Esses retalhos têm como características vascularização privilegiada, o fato de não terem um pedículo fixo que limite a movimentação de estruturas reconstruídas (p. ex., mandíbula), resistência à radioterapia, cicatrização rápida, pouca morbidade da zona doadora. Dividiremos para fins didáticos as principais estruturas que são geralmente reconstruídas com retalhos livres e seus respectivos retalhos de eleição.

RECONSTRUÇÃO DA LÍNGUA

O objetivo da reconstrução da língua é manter a sua mobilidade para que o paciente possa ser reabilitado quanto à fala e à deglutição. A função gustativa não é passível de reparo, porém o restante da língua possibilita a percepção gustatória nas glossectomias parciais, e receptores do palato e faringe podem proporcionar alguma sensação gustativa nas glossectomias totais. Nestas últimas reconstruções, as tentativas de transferência de músculo funcional visando a proporcionar mobilidade ao retalho transferido têm sido infrutíferas.[15] Atualmente, o padrão para as reconstruções totais da língua é a de proporcionar volume para que o bolo alimentar possa ser propelido para a faringe. Os retalhos mais empregados na reconstrução da língua são o antebraquial (chinês), o anterolateral da coxa e o reto abdominal (Fig. 44-4).

RECONSTRUÇÃO DA MANDÍBULA

A reconstrução mandibular foi por muito tempo um desafio para a reconstrução de cabeça e pescoço. A mandíbula, por ser um osso móvel e ter função indispensável à deglutição, mastigação, fonação e à estética do terço inferior da face, necessita de tecido altamente especializado para manter as funções citadas. A radioterapia pós-operatória, que é bastante indicada nos tumores avançados da região, é outro fator que dificulta a reconstrução mandibular por inviabilizar o emprego de enxertos ósseos haja vista os efeitos da radiação sobre a cicatrização tecidual e integração óssea. As primeiras tentativas bem-sucedidas de reconstrução da mandíbula com tecido ósseo vascularizado foram com emprego de retalhos osteomiocutâneos pediculados, notadamente o de peitoral maior com costela; trapézio com a espinha da escápula e o esternocleidomastóideo com segmento da clavícula.

No entanto, estes retalhos têm em comum uma tênue vascularização para o segmento ósseo sendo frequentes os casos de osteorradionecrose, além do inconveniente de serem pediculados e isto restringir o movimento da mandíbula. Pelo exposto anteriormente, os retalhos microcirúrgicos vieram preencher estes inconvenientes dos retalhos pediculados, pois os retalhos ósseos livres têm uma excelente vascularização com consolidação óssea primária e não limitam o movimento da mandíbula. Atualmente, o padrão ouro para reconstrução

Fig. 44-3. Retalho peitoral maior.

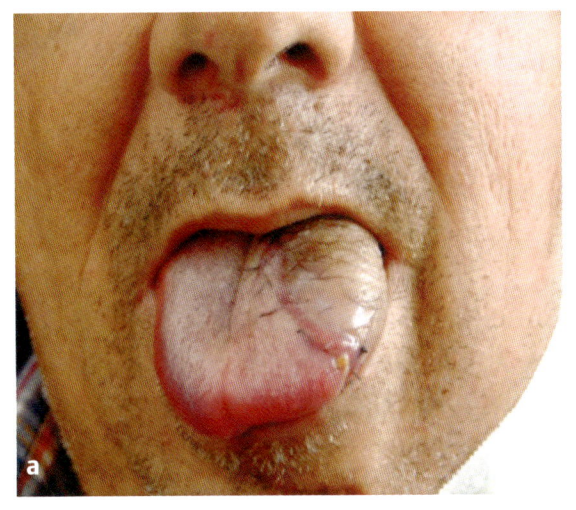

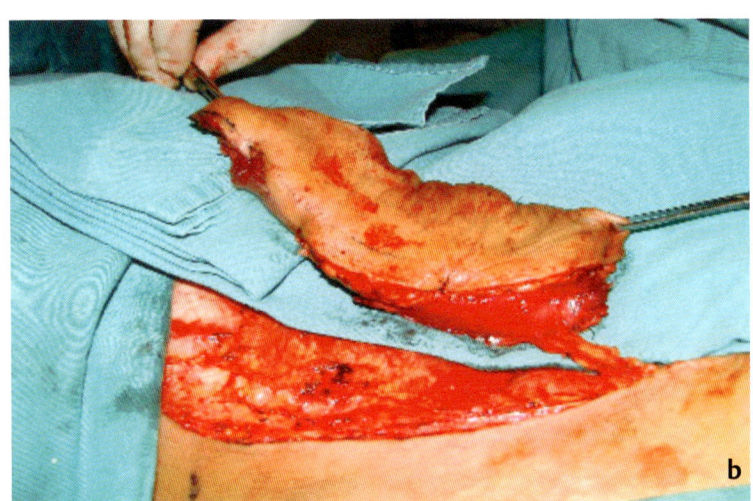

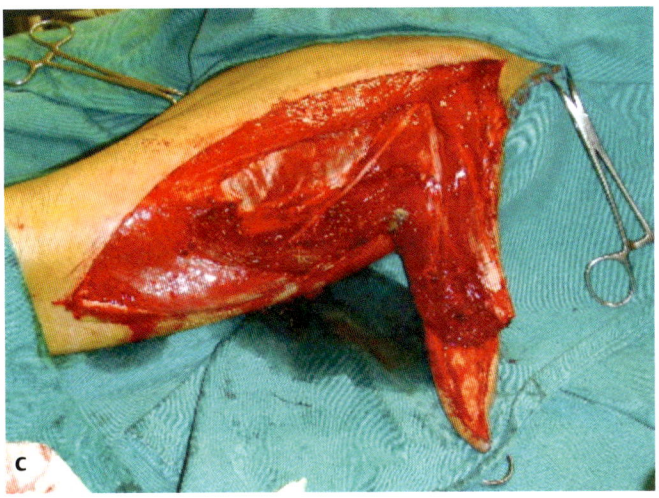

Fig. 44-4. Retalhos para reconstrução da língua. (**a**) Antebraquial; (**b**) anterolateral da coxa; (**c**) reto abdominal.

mandibular é o retalho fibular (Fig. 44-5).[16] Outros retalhos ósseos livres são: crista ilíaca, costela e escápula.

RECONSTRUÇÃO DO ESÔFAGO CERVICAL

A reconstrução do esôfago cervical ainda hoje é um desafio para os cirurgiões que atuam em cirurgia reconstrutiva. A perda da função de alimentação por via oral tem profundo impacto nutricional e psicológico para o paciente, e a presença de um faringostoma definitivo com a saída contínua de saliva pelo pescoço muitas vezes impede estes pacientes de um convívio social. Atualmente, a maioria dos pacientes com tumores de laringe é tratada primariamente com protocolo de radioterapia e quimioterapia; sendo assim, os portadores de tumores que veem a ser submetidos à faringolaringoesofagectomia são pacientes previamente irradiados ou com tumores avançados. A dissecção dos vasos cervicais é muitas vezes difícil e de má qualidade, o que aumenta a taxa de trombose das microanastomoses.

As primeiras tentativas de reconstrução do esôfago cervical empregavam retalhos cutâneos locais do pescoço com altas taxas de necrose, fístulas e estenoses. Com a evolução da microcirurgia, esta passou a ser um recurso atraente para a reconstrução destes pacientes, pois segmentos viscerais, como jejuno (Fig. 44-6a), íleo, cólon e estômago, poderiam ser transferidos para a região cervical sem a necessidade de dissecção mediastínica, como no caso de tubo gástrico convencional. Recentemente, o emprego de retalhos fasciocutâneos, como o anterolateral da coxa tubulizado (Fig. 44-6b), vem ganhando espaço em razão de estudos preliminares terem apontado que, especificamente no caso de reconstrução do esôfago cervical, o retalho cutâneo tubulizado tem melhor resultado funcional que a transferência de vísceras e menor morbidade da zona doadora.[17] Apesar de todos os avanços, a reconstrução do esôfago cervical ainda tem uma taxa de complicação em torno de 45% em grandes séries de casos da literatura.[18]

Reconstruções Craniofaciais

Os tumores que envolvem o terço superior da face com comprometimento ósseo, de meninges e algumas vezes até do próprio encéfalo, bem como aqueles tumores de base do crânio compreendem as ressecções craniofaciais. Estas são cirurgias extensas com grande morbidade por causa do estágio avançado das neoplasias. A prioridade da reconstrução desta região é prover um tecido de cobertura para o encéfalo ou ossos cranianos haja vista estas estruturas serem extremamente sensíveis à exposição ambiente. Esta cobertura deve também ter uma espessura adequada para resistir à radioterapia que é frequentemente empregada.

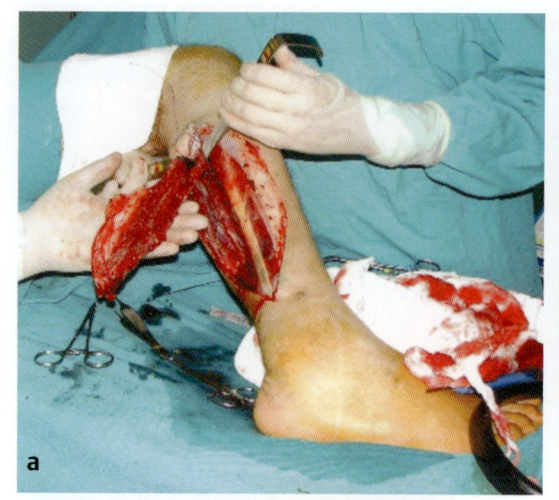

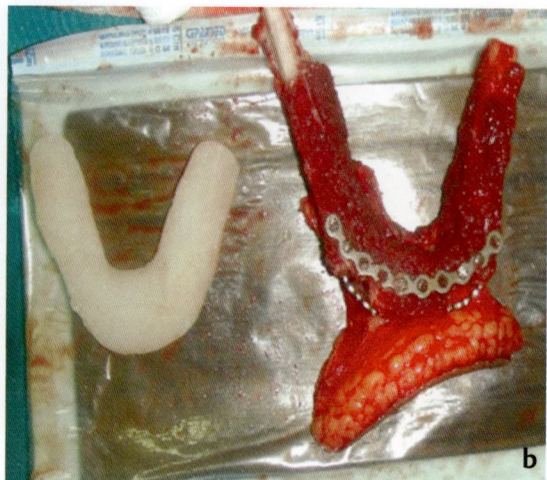

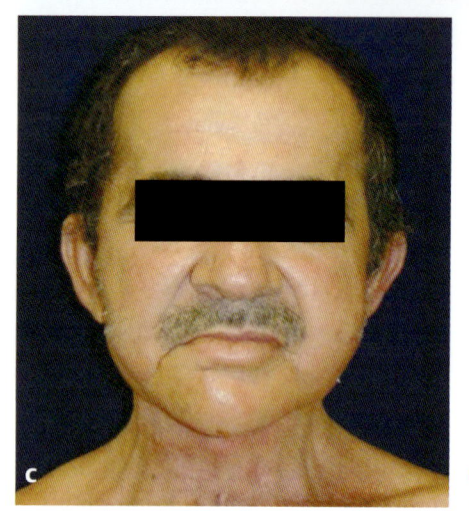

Fig. 44-5. Reconstrução mandibular com retalho fibular. (**a**) Fíbula na perna; (**b**) modelagem; (**c**) resultado final.

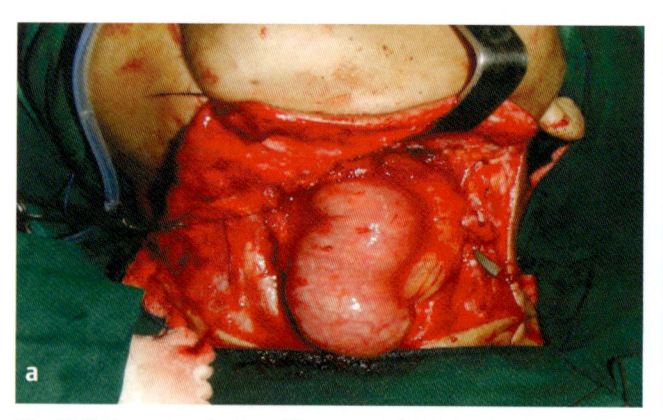

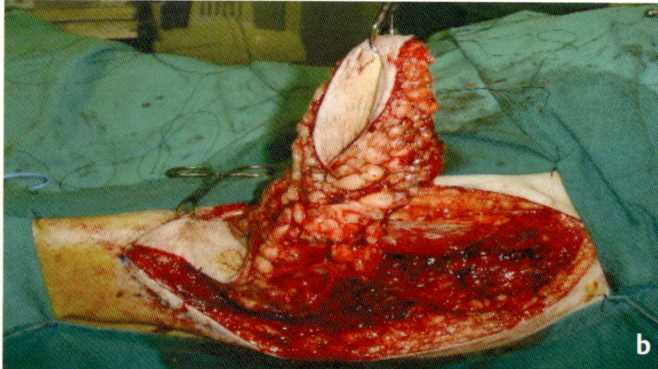

Fig. 44-6. Reconstrução do esôfago cervical. (**a**) Alça de jejuno; (**b**) anterolateral da coxa.

A reconstrução óssea deverá ser empregada sempre que possível e de preferência com tecido autólogo, como enxertos de calota, costela e ilíaco, porém algumas falhas ósseas extensas não são passíveis de reconstrução, sendo necessário o emprego de material aloplástico. Como materiais aloplásticos frequentemente empregados no crânio temos: telas de ligas metálicas (principalmente titânio), hidroxiapatita e acrílico. Os retalhos livres mais empregados nesta região são o anterolateral da coxa e o retoabdominal (Fig. 44-7).[19]

CONCLUSÃO

A reconstrução em cirurgia de cabeça e pescoço é um campo abrangente da cirurgia plástica. O emprego dos retalhos microcirúrgicos trouxe um maior refinamento e melhor resultado estético e funcional aos pacientes.

No entanto, deve-se ter uma sólida base nas reconstruções tradicionais por causa da crescente necessidade de emprego de retalhos simultâneos em paciente com múltiplas cirurgias prévias, radioterapia e pouca disponibilidade de vasos receptores cervicais.

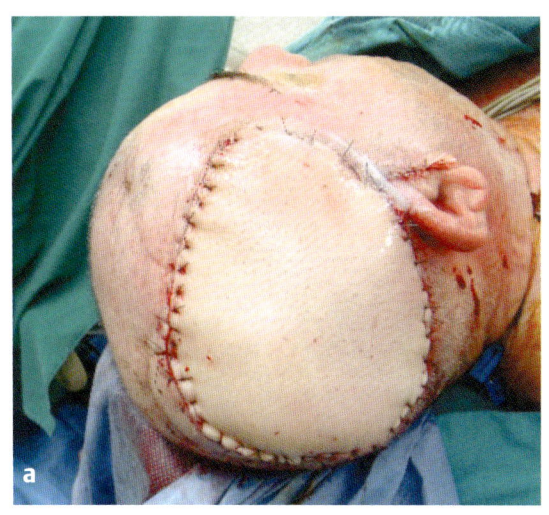

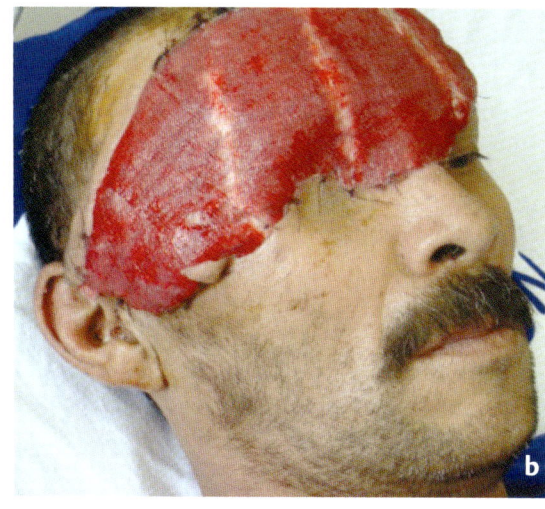

Fig. 44-7. Reconstruções craniofaciais. (**a**) Anterolateral da coxa; (**b**) reto abdominal.

REFERÊNCIAS BIBLIOGRÁFICAS

1. Baker SR, Nacify S. *Principles of nasal reconstruction*. St Louis: Mosby; 2002.
2. Converse JM. *Kazanjian & Converse´s Surgical treatment of facial injuries*. Baltimore: The Williams e Wilkins company; 1974.
3. Bakamjian VY. A two-stage method for pharyngoesophageal reconstruction with a primary pectoral skin flap. *Plast Reconstr Surg* 1965;36:173.
4. Aryian S. The pectoralis major myocutaneous flap. A versatile flap for reconstruction in the head and neck. *Plast Reconstr Surg* 1979;63:73-81.
5. de Bree R, Reith R, Quak JJ et al. Free radial forearm flap versus pectoralis major myocutaneous flap reconstruction of oral and oropharyngeal defects: a cost analysis. *Clin Otolaryngol* 2007;32(4):275-82.
6. Smeele LE, Goldstein D, Tsai V et al. Morbidity and cost differences between free flap reconstruction and pedicled flap reconstruction in oral and oropharyngeal cancer: Matched control study. *J Otolaryngol* 2006;35(2):102-7.
7. Hirsch DL, Bell RB, Dierks EJ et al. Analysis of microvascular free flaps for reconstruction of advanced mandibular osteoradionecrosis: a retrospective cohort study. *J Oral Maxillofac Surg* 2008;66(12):2545-56.
8. Cohn AB, Lang PO, Agarwal JP et al. Free-flap reconstruction in the doubly irradiated patient population. *Plast Reconstr Surg*. 2008;122(1):125-32.
9. Spyropoulou GA, Lin PY, Chien CY et al. Reconstruction of the hypopharynx with the anterolateral thigh flap: defect classification, method tips, and outcomes. *Plast Reconstr Surg* 2011;127(1):161-72.
10. Heffelfinger RN, Malhotra PS, Fishman MA. Aesthetic considerations in mandibular reconstruction. *Facial Plast Surg* 2008;24(1):35-42.
11. McCarthy CM, Kraus DH, Cordeiro PG. Tracheostomal and cervical esophageal reconstruction with combined deltopectoral flap and microvascular free jejunal transfer after central neck exenteration. *Plast Reconstr Surg* 2005;115(5):1304-10.
12. Wei FC, Celik N, Yang WG et al. Complications after reconstruction by plate and soft-tissue free flap in composite mandibular defects and secondary salvage reconstruction with osteocutaneous flap. *Plast Reconstr Surg* 2003;112(1):37-42.
13. Hueston JT, McConchie IH. A compound pectoral flap. *Aust NZ J Surg* 1968;38:61-63.
14. Mathes SJ, Nahai F. Classification of the vascular anatomy of muscles: experimental and clinical correlation. *Plast Reconstr Surg* 1981;67(2):177-87.
15. Yamamoto Y, Sugihara T, Furuta Y, Fukuda S. Functional reconstruction of the tongue and deglutition muscles following extensive resection of tongue cancer. *Plast Reconstr Surg* 1998;102(4):993-8.
16. Disa JJ, Pusic AL, Hidalgo DH, Cordeiro PG. Simplifying microvascular head and neck reconstruction: a rational approach to donor site selection. *Ann Plast Surg* 2001;47(4):385-9.
17. Yu P, Hanasono MM, Skoracki RJ et al. Pharyngoesophageal reconstruction with the anterolateral thigh flap after total laryngopharyngectomy. *Cancer* 2010;116(7):1718-24.
18. Zafereo ME, Weber RS, Lewin JS et al. Complications and functional outcomes following complex oropharyngeal reconstruction. *Head Neck* 2010;32(8):1003-11.
19. Amin A, Rifaat M, Civantos F et al. Free anterolateral thigh flap for reconstruction of major craniofacial defects. *J Reconstr Microsurg* 2006;22(2):97-104.

TUMORES ODONTOGÊNICOS

Renato Luiz Maia Nogueira
Rafael Lima Verde Osterne
Roberta Barroso Cavalcante
Eduardo Sant'Ana

INTRODUÇÃO

Tumores odontogênicos são lesões incomuns que ocorrem exclusivamente na região maxilofacial, e representam cerca de 0,7 a 2,97% de todas as lesões das regiões oral e maxilofacial enviados a serviços de anatomia patológica. Estes neoplasmas são derivados de componentes epiteliais ou ectomesenquimais, que participam ou participaram da odontogênese. O comportamento biológico deste grupo de lesões é bastante heterogêneo, podendo variar desde lesões hamartomatosas indolentes até neoplasias malignas agressivas.

EMBRIOLOGIA

Dois tecidos embrionários participam da odontogênese, o ectomesenquimal e o ectodérmico. As células ectomesenquimais originadas da crista neural migram para a região dos maxilares nos locais onde serão formados os dentes, formando a papila dentária. Estas células sinalizam para a migração das células epiteliais do ectoderma que revestem a futura cavidade oral, dando origem à lâmina dental, que se tornará o órgão do esmalte. O epitélio interno do órgão do esmalte irá se transdiferenciar em ameloblastos, que produzem e secretam a matriz de esmalte. Células do ectomesênquima em íntimo contato com o órgão do esmalte se diferenciam em odontoblastos. Estes secretam a matriz de dentina que induz a secreção de matriz de esmalte pelos ameloblastos. Cementoblastos e fibroblastos do ectomesênquima depositam o cemento na raiz dental e produzem o ligamento periodontal, respectivamente.

Remanescentes do epitélio odontogênico permanecem no ligamento periodontal e na gengiva, denominados de restos epiteliais de Malassez e de Serres, respectivamente. Não está claro se restos ectomesenquimais permanecem como restos embrionários, já que o ectomesênquima que participou da odontogênese não pode ser distinguido de outros tecidos do mesoderma. Estes tecidos remanescentes, assim como células epiteliais que revestem cistos odontogênicos, podem originar tumores odontogênicos.

Características morfológicas e indutivas de diferentes fases da odontogênese podem estar presentes em maior ou menor intensidade nos tumores odontogênicos (Fig. 45-1). Desta forma, em algumas lesões, como no ameloblastoma, pode ser observada a presença de epitélio semelhante ao órgão esmalte.

Já nos odontomas pode ser visualizada a presença de várias estruturas calcificadas semelhante a dentes (Fig. 45-2). A etiologia destes tumores odontogênicos ainda não é totalmente compreendida, fatores causativos não foram identificados.

CLASSIFICAÇÃO

A classificação de tumores odontogênicos da OMS é com base no comportamento da lesão, sendo os tumores divididos em tumores odontogênicos benignos e malignos. Os tumores odontogênicos benignos são subclassificados de acordo com o tipo de tecido odontogênico envolvido: neoplasias derivadas de epitélio odontogênico com estroma mesenquimal maduro, sem ectomesênquima odontogênico; neoplasias de epitélio e ectomesênquima odontogênico, com ou sem a formação de estruturas calcificadas; e neoplasias de ectomesênquima odontogênico com ou sem a presença de epitélio odontogênico maduro (Quadro 45-1).

EPIDEMIOLOGIA

Parece haver uma variação geográfica na prevalência e frequência relativa dos tumores odontogênicos. Série de casos dos Estados Unidos, México e Chile mostra o Odontoma como lesão mais prevalente, representando de 45 a 75% de todos os tumores odontogênicos. Relatos da China, Nigéria, Índia, Sri Lanka, Istambul apontam o ameloblastoma como lesão mais prevalente dentro deste grupo. No Brasil, relatos atuais apontam o ameloblastoma e o tumor odontogênico ceratocístico como os tumores odontogênicos mais prevalentes. A variação geográfica destes tumores odontogênicos é questionada por alguns autores, que afirmam que pode haver um menor envio do odontoma para exame histopatológico em países subdesenvolvidos, já que muitas vezes o diagnóstico de odontoma pode ser feito com base em exames clínico-imagenológicos.

As neoplasias odontogênicas malignas são lesão raras, mas podem representar até 5% de todos os tumores odontogênicos. O carcinoma de células escamosas intraósseo primário originado de epitélio odontogênico e o carcinoma ameloblástico são os mais frequentes tumores odontogênicos malignos. Os sarcomas odontogênicos são extremamente incomuns.

CAPÍTULO 45 ▪ TUMORES ODONTOGÊNICOS

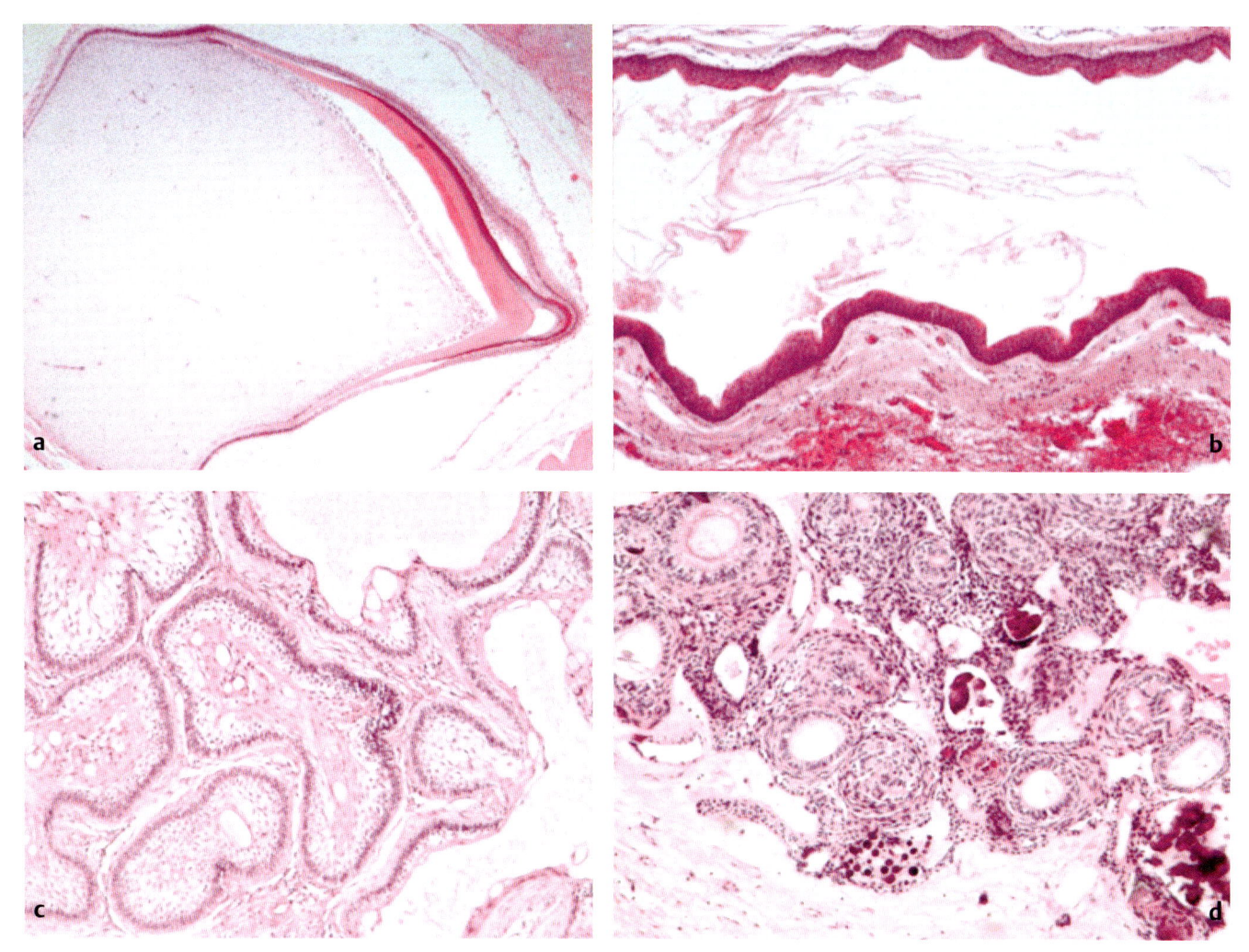

Fig. 45-1. (**a**) Fase de campânula da odontogênese, apresentando papila dentária, odontoblastos, dentina, matriz de esmalte, ameloblastos e retículo estrelado do órgão de esmalte; (**b**) cavidade cística revestida por epitélio escamoso estratificado paraceratinizado, com camada basal hipercromática, característico do tumor odontogênico ceratocístico; (**c**) ameloblastoma folicular, apresentando ilhas epiteliais, com células basilares hipercromáticas e em paliçada, e áreas centrais com degeneração cística; (**d**) proliferação epitelial em ninhos e estruturas ductiformes, com destaque para focos de mineralização.

Quadro 45-1. Classificação dos Tumores Odontogênicos de Acordo com a OMS

Tumores Odontogênicos			
Benignos			**Malignos**
De epitélio e ectomesênquima odontogênico	**De epitélio odontogênico com estroma mesenquimal maduro**	**De ectomesênquima odontogênico**	Carcinoma de células escamosas intra-ósseo primário
Fibroma ameloblástico	Ameloblastoma	Fibroma odontogênico	Carcinoma ameloblástico
Fibro-odontoma ameloblástico	Tumor odontogênico escamoso	Mixoma odontogênico	Ameloblastoma maligno
Tumor odontogênico cístico calcificante	Tumor odontogênico epitelial calcificante	Cementoblastoma	Carcinoma odontogênico de células claras
Odontoameloblastoma	Tumor odontogênico adenomatoide		Carcinoma odontogênico de células fantasmas
Odontoma	Tumor odontogênico ceratocístico		Fibrossarcoma ameloblástico
Tumor dentinogênico de células fantasmas			Fibro-odontossarcoma ameloblástico

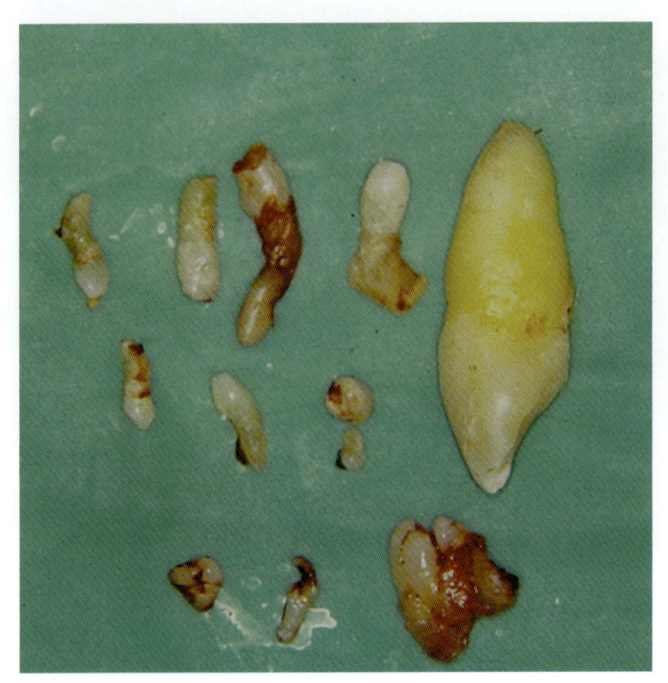

Fig. 45-2. Múltiplos dentículos de um odontoma composto associado a um dente canino.

CARACTERÍSTICAS CLÍNICAS E DIAGNÓSTICO

Os tumores odontogênicos apresentam características clínicas não específicas. As lesões geralmente ocorrem centralmente nos maxilares, porém casos periféricos são relatados, acometendo a região de gengiva ou mucosa alveolar. A maioria dos tumores odontogênicos benignos são lesões expansivas assintomáticas ou com pouca sintomatologia.

Lesões de crescimento rápido, associadas à sintomatologia dolorosa ou parestesia, são mais frequentes em neoplasias malignas. Queixas de ausência de erupção, deslocamento e mobilidade dentária, assim como alterações oclusais e tumefações ósseas, podem ser relatadas pelos pacientes. Em decorrência de grande número de neoplasias e lesões não neoplásicas que podem afetar os ossos gnáticos, características clínico-epidemiológicas básicas, como idade, sexo, localização aliadas a características imagenológicas, são extremamente úteis na elaboração de diagnóstico diferencial dos tumores odontogênicos.

A literatura é divergente quanto à predileção dos tumores odontogênicos por gênero. Dados do Brasil e México mostram uma maior prevalência no gênero feminino, enquanto que casuísticas da China e Egito demonstram uma maior ocorrência no gênero masculino. Os tumores odontogênicos acometem pacientes em todas as faixas etárias, porém cerca de 65% dos casos ocorrem da primeira a terceira décadas de vida, o que é de grande preocupação, já que pode afetar o desenvolvimento dentário e maxilo-mandibular de pacientes jovens.

A radiografia panorâmica permanece como exame complementar inicial obrigatório na suspeita de tumores odontogênicos nos maxilares. Como estas lesões podem ser compostas por tecidos moles e duros, a aparência radiográfica pode variar entre radiolúcido e radiopaco, podendo muitas lesões apresentarem uma característica mista. Tomografia computadorizada e ressonância magnética fornecem um melhor detalhamento e delineamento dos tumores odontogênicos, detectando a presença de perfuração de cortical e envolvimento de tecidos moles, e ainda auxiliam na realização do procedimento de biópsia de forma mais precisa. A punção aspirativa de lesões osteolíticas é realizada previamente à biópsia para descartar lesões vasculares e é útil no diagnóstico de alguns cistos ou neoplasias císticas.

Neste capítulo abordaremos primeiro o diagnóstico dos principais tumores odontogênicos, dividindo-os em tumores odontogênicos benignos não calcificantes, tumores odontogênicos benignos calcificantes e outras lesões dos maxilares.

TUMORES ODONTOGÊNICOS BENIGNOS NÃO CALCIFICANTES

Ameloblastoma

Ameloblastoma é um tumor histologicamente benigno, porém localmente agressivo, originado de epitélio odontogênico, que pode atingir grandes dimensões e causar desfigurações faciais. Corresponde a um dos tumores odontogênicos mais comuns. Os ameloblastomas acometem uma ampla faixa etária, porém a maioria dos casos é diagnosticada entre 30 e 60 anos, média de idade de 33,2 anos. Esta neoplasia não exibe uma clara tendência por sexo. São lesões mais comuns na mandíbula, com razão maxila/mandíbula de até 1/10. Em mandíbula, a lesão é mais frequente em região posterior, acometendo região de ramo mandibular, molares e pré-molares. Em maxila a região posterior e seio maxilar são os mais acometidos. Três tipos de ameloblastomas podem apresentar comportamento e tratamentos diferentes: o ameloblastoma sólido ou multicístico, o tipo mais comum; o ameloblastoma unicístico, variante que se apresenta como cisto; e o ameloblastoma periférico, tipo menos prevalente. O ameloblastoma unicístico pode ainda ser classificado nos tipos luminal, intraluminal e mural. O intraluminal é referido quando o epitélio ameloblastomatoso é encontrado apenas na limitante epitelial da cavidade cística. O tipo intraluminal apresenta uma proliferação do epitélio ameloblastomatoso para o interior da cavidade cística. Na variante mural, o epitélio ameloblastomatoso é encontrado na parede conjuntiva do cisto. Lesões pequenas são achados ocasionais de exames imagenológicos de rotina, pacientes com lesão extensa tipicamente apresentam uma massa de crescimento lento, geralmente assintomática com frequente expansão cortical. Radiograficamente, o ameloblastoma pode variar de acordo com o tipo de lesão. Ameloblastoma sólido ou multicístico apresenta-se como lesão osteolítica unilocular ou multilocular. Lesões uniloculares podem ser semelhantes radiograficamente a cistos. Lesões multiloculares são frequentemente descritas como semelhante a "bolhas de sabão" ou "favos de mel". Dentes não erupcionados podem estar envolvidos na lesão (Fig. 45-3). A reabsorção de raízes dentárias adjacentes é um achado comum. Em uma tomografia computadorizada de um ameloblastoma de mandíbula, não é incomum encontrar o canal alveolar inferior deslocado para cortical vestibular ou para basilar da mandíbula. O ameloblastoma unicístico geralmente apresenta uma imagem unilocular, bem delimitada, que é frequentemente associada a um dente não erupcionado, principalmente um terceiro molar inferior. Raízes de dentes adjacentes podem ser reabsorvidas. O cisto dentígero é umas das principais lesões incluídas no

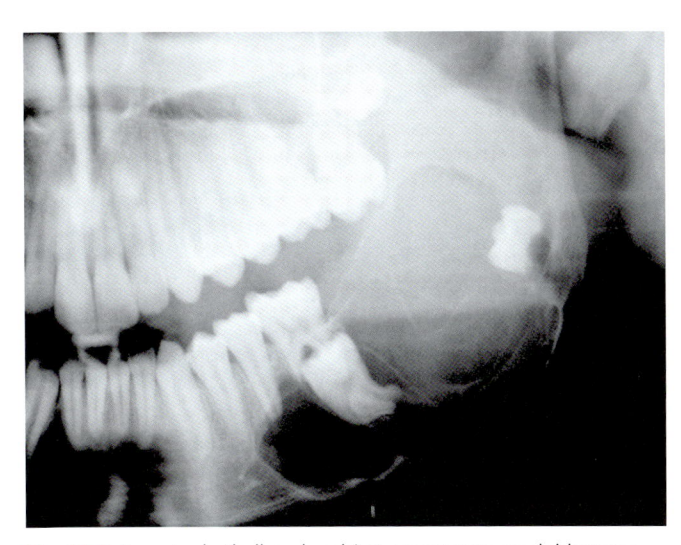

Fig. 45-3. Aspecto de "bolhas de sabão" em extenso ameloblastoma de corpo, ângulo e ramos ascendentes de mandíbula, associados a dois dentes inclusos.

diagnóstico diferencial de um ameloblastoma unicístico associado a um dente incluso.

Vários padrões histopatológicos do ameloblastoma são observados, sendo padrões folicular e plexiforme os mais comuns. Em uma única lesão, é possível encontrar diferentes padrões, e estes não interferem na modalidade terapêutica.

Estudos com ameloblastoma sólido/multicístico mostraram que a margem radiográfica da lesão não corresponde à margem histológica, o tumor geralmente é encontrado com extensão variando de 2 a 8 mm além da margem radiográfica, com média de 4,5 mm sendo recomendada no tratamento a remoção de uma margem óssea de 1 a 1,5 cm. O ameloblastoma sólido/multicístico apresenta um alto potencial de recidiva após curetagem, sendo tratado de forma mais agressiva. O ameloblastoma unicístico apresenta um menor potencial de recidiva, podendo, principalmente, as variantes luminal e intraluminal ser tratadas de forma conservadora.

Tumor Odontogênico Ceratocístico

Tumor odontogênico ceratocístico é uma neoplasia benigna de epitélio odontogênico, previamente classificado como cisto odontogênico de desenvolvimento e denominado ceratocisto odontogênico.

Esta neoplasia intraóssea é uni ou multicística e histologicamente representada como uma ou mais cavidades císticas revestidas por epitélio estratificado pavimentoso, que apresenta camada basal em paliçada e camada de paraceratina revestindo o epitélio.

A introdução desta lesão como neoplasia tornou-a uma das mais frequentes neoplasias odontogênicas.

O tumor odontogênico ceratocístico é geralmente uma lesão solitária que apresenta um comportamento agressivo, com alto potencial de infiltração na medular óssea. Pacientes com múltiplas lesões frequentemente apresentam a síndrome do carcinoma nevoide basocelular (síndrome de Gorlin).

Esta neoplasia possui predileção pela região posterior de mandíbula: cerca de 75% dos casos acometem a mandíbula.

Acomete principalmente a terceira e quarta décadas de vida, com média de 43 anos, com predileção pelo gênero masculino.

Por causa do potencial de infiltração óssea, esta neoplasia frequentemente apresenta grandes dimensões antes de causar expansão óssea, apresentando menor potencial de expansão que o ameloblastoma.

Radiograficamente, a lesão apresenta-se como áreas osteolíticas pequenas, arredondadas ou ovaladas; ou lesões osteolíticas extensas, por vezes multiloculares (Fig. 45-4). Esclerose óssea nas margens lesionais não são incomuns. Dentes adjacentes podem ser deslocados, porém a reabsorção radicular não é um achado radiográfico comum. As características imagenológicas do tumor odontogênico ceratocístico não são patognomônicas, o ameloblastoma, cisto ósseo aneurismático, lesão central de células gigantes podem ser incluídos no diagnóstico diferencial. Uma manobra clínica auxiliar é a punção aspirativa da lesão, no tumor odontogênico ceratocístico a punção aspirativa demonstra a presença de um líquido branco leitoso no interior da cavidade cística.

O tumor odontogênico ceratocístico apresenta um potencial para recorrência local que gera uma grande discussão acerca de sua modalidade terapêutica. De maneira geral, as taxas de recorrências relatadas variam de 0 a 100%, dependendo da modalidade terapêutica, com recorrência média para terapias conservadoras de cerca de 23%. A maioria das recorrências ocorre nos primeiros 5 a 7 anos, embora recorrência após 9 ou mais anos tenha sido relatada.

Mixoma Odontogênico

O mixoma odontogênico é um tumor odontogênico relativamente incomum, localmente agressivo, sem potencial metastático. Ele corresponde a cerca de 2,6 a 8,5% dos tumores odontogênicos. Esta neoplasia apresenta uma razão maxilo-mandibular de 1:1,1, ocorrendo principalmente em região posterior. O diagnóstico ocorre principalmente em pacientes da segunda à quarta décadas de vida, com leve predileção pelo gênero feminino.

Os pacientes geralmente apresentam uma expansão óssea assintomática de crescimento lento. Radiograficamente, apresenta-se como lesão osteolítica, geralmente multilocular, que pode ser bem ou mal definida. Um fino trabeculado, apresentando um padrão retangular, quadrangular ou triangular pode ser visível.

Durante o crescimento, esta neoplasia pode deslocar dentes e reabsorver raízes dentárias e provocar deformidade facial. O diagnóstico final é realizado por exame histopatológico, em que é observada a presença de células fusiformes ou estreladas em um tecido mixomatoso rico em substâncias mucoides intercelulares. Epitélio odontogênico inativo pode ou não fazer parte do quadro histopatológico.

Mixoma odontogênico apresenta comportamento agressivo e tendência à recorrência local. A modalidade terapêutica de escolha ainda é controversa na literatura, variando desde curetagem até ressecção em bloco. A curetagem simples é relacionada com taxas de recorrência tão altas quanto 25%, que geralmente ocorre nos dois primeiros anos pós-operatórios.

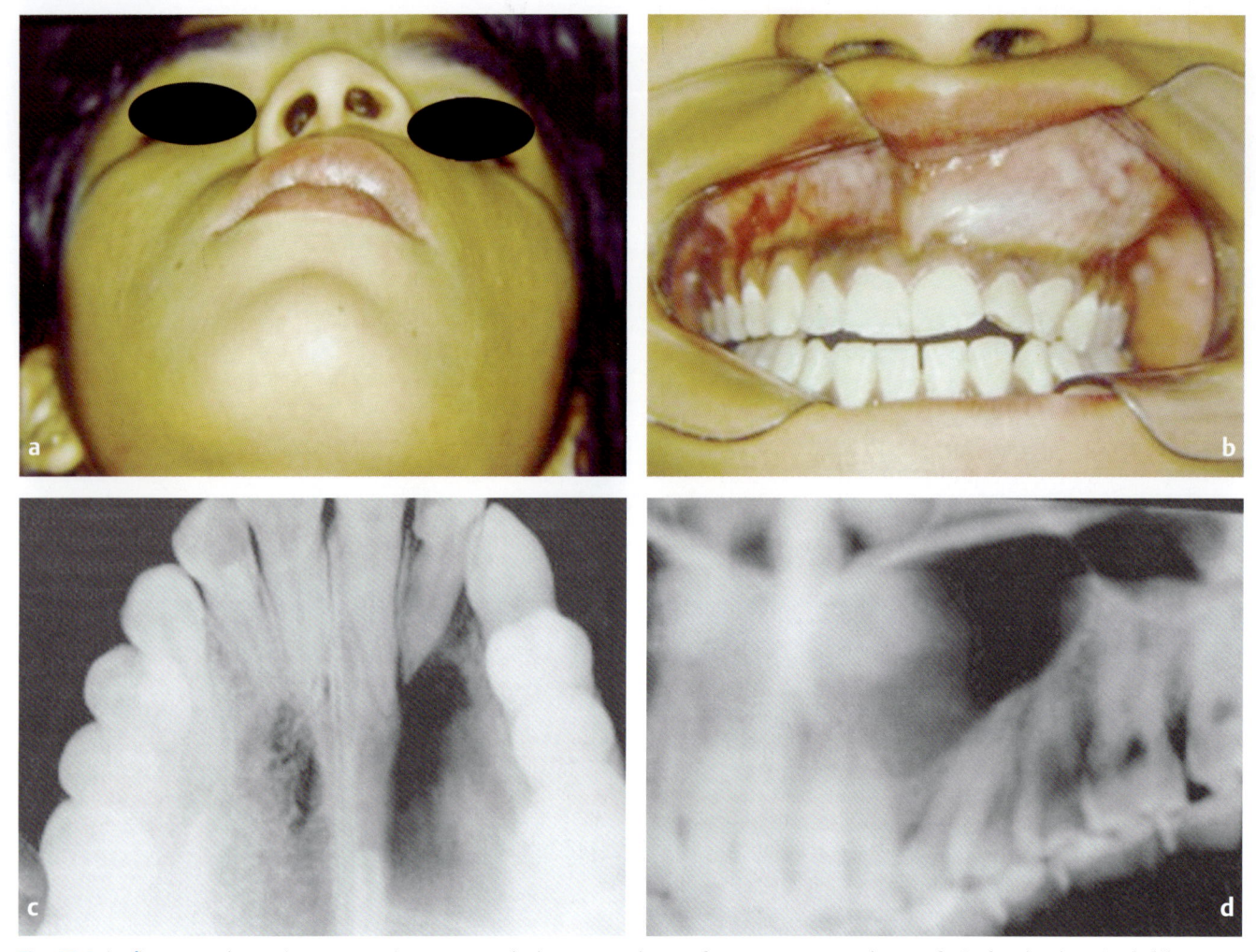

Fig. 45-4. (a-d) Tumor odontogênico ceratocístico em maxila de paciente do sexo feminino, provocando tumefação facial e elevação do lábio superior, apagamento do fundo de sulco vestibular. Radiograficamente, apresenta-se como lesão radiolúcida bem delimitada, provocando afastamento de raiz dental.

Fibroma Ameloblástico

O fibroma ameloblástico é um tumor odontogênico benigno misto, incomum, representando cerca 0,9 a 2,4% dos tumores odontogênicos, quase exclusiva da primeira e segunda décadas de vida. O fibroma ameloblástico ocorre principalmente em região posterior de mandíbula, com razão maxilo/mandibular de até 1:4,4, com discreta predileção pelo gênero feminino. Tipicamente a lesão ocorre como tumefação óssea assintomática que pode estar associada a dentes não erupcionados, lesões pequenas são descobertas em exames radiográficos de rotina.

Em estudos de imagem, o fibroma ameloblástico apresenta-se como lesão osteolítica, uni ou multilocular, que com frequência apresenta dentes inclusos associados. É comum a presença de bordas escleróticas circundando a lesão. Cistos e tumores odontogênicos são geralmente incluídos no diagnóstico diferencial. As características histopatológicas do fibroma ameloblástico incluem a presença de epitélio odontogênico, formando cordões anastomosados ou pequenas ilhas semelhantes ao estágio folicular do órgão do esmalte embebidas em um estroma mixoide ricamente celularizado por células estreladas, lembrando a papila dentária primitiva. Em alguns casos pode estar presente a produção de dentina, estes são denominados fibrodentinoma ameloblástico e podem apresentar pequenos focos de calcificação em exames de imagem.

Taxas variáveis de recorrência variando entre 0 e 43% foram relatadas após terapia conservadora do fibroma ameloblástico. A recorrência pode estar relacionada com incompleta enucleação da lesão. As terapias conservadoras devem ser utilizadas como primeira modalidade terapêutica.

TUMORES ODONTOGÊNICOS BENIGNOS CALCIFICANTES

Odontoma

Os odontomas são tumores odontogênicos mistos relativamente comuns, apontados por algumas casuísticas como o mais prevalente tumor odontogênico. A real natureza neoplásica dos odontomas tem sido questionada, e esta lesão pode ser considerada um hamartoma. Os odontomas apresentam prevalência praticamente igual entre os gêneros, e com maior frequência são diagnosticados na segunda e terceira décadas de vida. Estas lesões podem ser subdivididas em odontomas complexo e composto. O odontoma composto tipicamente acomete a região anterior da maxila, enquanto que o odontoma complexo apresenta predileção pela região de pré-molares e molares da mandíbula. Os odontomas são geralmente achados incidentais em exames radiográficos de rotina, porém alguns casos podem apresentar atraso na erupção de dentes permanentes ou tumefação óssea.

Em estudos de imagem, os odontomas apresentam-se como massas radiopacas circundadas por halo radiolúcido. O odontoma composto apresenta múltiplas estruturas calcificadas semelhantes a dentes, enquanto que o odontoma complexo apresenta-se como uma única massa radiopaca sem formato específico. Afastamento dental, impacção dental, reabsorção radicular e expansão de cortical são outras achados que podem ser detectados.

Os odontomas são tratados de maneira conservadora e não apresentam potencial para recidiva local. Dentes impactados envolvidos na lesão muitas vezes podem ser tracionados ortodonticamente e posicionados no arco dental.

Fibro-Odontoma Ameloblástico

O fibro-odontoma ameloblástico é uma neoplasia odontogênica mista que apresenta as características histológicas do fibroma ameloblástico associadas à presença de dentina e esmalte. Este neoplasma não agressivo e raro representa cerca de 0,2 a 0,9% das neoplasias odontogênicas. Alguns autores acreditam que esta neoplasia representa um estágio de desenvolvimento do odontoma. Esta neoplasia é geralmente diagnosticada nas duas primeiras décadas de vida, sendo incomuns casos após os 20 anos de idade. Clinicamente a lesão apresenta-se como tumefação assintomática em região posterior de maxila ou mandíbula, que pode ser associada a um dente incluso.

Em estudos de imagem, a lesão apresenta-se como área osteolítica uni ou multilocular bem delimitada contendo múltiplos focos de material radiopaco de formato e tamanho irregulares. Histologicamente a lesão é semelhante às características histológicas do fibroma ameloblástico associado à formação de dentina e esmalte. O fibro-odontoma ameloblástico apresenta ótimo prognóstico e tem sido tratado com sucesso por terapias conservadoras, com baixo potencial de recidiva.

Tumor Odontogênico Adenomatoide

O tumor odontogênico adenomatoide é uma neoplasia odontogênica composta de epitélio odontogênico sem ectomesênquima odontogênico, que representa entre 0,5 a 7% dos tumores odontogênicos. Esta neoplasia acomete principalmente pacientes nas primeira e segunda décadas de vida, e até 85% dos casos somente na segunda década. Apresenta uma predileção pelo gênero feminino, em algumas casuísticas a razão homem:mulher pode chegar a 1:5,6. A lesão é mais comum na maxila, acometendo principalmente a região de caninos. O tumor odontogênico adenomatoide apresenta três variantes clínicas, a tipo folicular, em que a lesão envolve um dente não erupcionado, sendo este tipo a mais comum; a variante extrafolicular, que se apresenta como lesão intraóssea, porém sem envolver dentes; e a variante periférica, que ocorre em gengiva, sendo esta extremamente incomum.

Em exames de imagem, a neoplasia apresenta-se como lesão osteolítica unilocular bem delimitada que geralmente envolve um dente incluso (variante folicular), a região de canino é acometida em cerca de 60% dos casos. Em cerca de 2/3 dos casos, focos finos e discretos radiopacos podem ser detectados, principalmente por meio de radiografias intraorais. Achados de deslocamento do dente envolvido e reabsorções de raízes dentárias vizinhas podem completar o quadro imagenológico. Histologicamente, a neoplasia é composta por células epiteliais odontogênicas, que formam ninhos, cordões ou massas epiteliais em estroma fibroso. Estruturas epiteliais semelhante a rosetas são geralmente presentes, assim como estrutura semelhante a ductos ou túbulos. Pequenos focos de calcificação são espalhados pela lesão. O tumor odontogênico adenomatoide é tratado com sucesso por terapias conservadoras, com raros casos de recorrência.

Cementoblastoma

O cementoblastoma é uma neoplasia benigna de ectomesênquima odontogênico, caracterizada pela formação neoplásica de cemento em conexão com a raiz dentária. Esta neoplasia é incomum, representando cerca de 1,6 a 3,7% dos tumores odontogênicos. O cementoblastoma apresenta uma predileção pela mandíbula, com razão maxila:mandíbula de 1:2,8, acometendo principalmente a região de primeiro molar permanente, porém raros casos em dentes decíduos foram relatados. Esta neoplasia é diagnosticada principalmente da segunda à quarta década de vida, com média de idade de aproximadamente 20 anos. O achado clínico mais comum é a tumefação óssea sintomática, porém alguns casos podem ser assintomáticos ou apresentam-se com parestesia. O dente envolvido não apresenta a vitalidade pulpar alterada.

Radiograficamente, o cementoblastoma demonstra-se como lesão radiopaca ou mista bem delimitada, geralmente de formato arredondado delimitado por fino halo translúcido. Uma característica importante é uma continuidade entre a raiz do dente envolvido e a lesão. Reabsorção radicular, perda do limite radicular e obliteração do espaço do ligamento periodontal geralmente são observadas. As características histológicas do cementoblastoma revelam a presença de cemento acelular aderidos à raiz dental. Cementoblastos podem ser visíveis embebidos na matriz de cemento. Trabéculas semelhantes a osteoides podem fazer parte do quadro histopatológico, podendo ser confundido com um osteoblastoma. O diagnóstico de cementoblastoma não pode ser feito com base somente nos achados histopatológicos, mas estes devem ser associados aos exames de imagem, demonstrando a continuidade da lesão com a raiz dental. O cementoblastoma pode ser tratado de maneira conservadora, com baixo potencial de recidiva.

Tumor Odontogênico Epitelial Calcificante

O tumor odontogênico epitelial calcificante é uma neoplasia de epitélio odontogênico rara, representando cerca de 0,5 a 3,7% dos tumores odontogênicos. Esta neoplasia, também denominada como tumor de Pindborg, é mais frequente na mandíbula, com razão maxilo/mandibular de 1:3, acometendo principalmente a região posterior. Esta neoplasia é mais comum durante a quarta, quinta e sexta décadas de vida, com média de idade variando entre 37 e 43 anos, sem predileção clara por sexo. Clinicamente, a lesão geralmente apresenta-se como tumefação óssea assintomática de crescimento lento, que pode estar associado a um dente incluso. Em exames de imagem, apresenta-se como lesão uni ou multilocular, geralmente apresentando áreas mistas radiolúcidas e radiopacas. Lesões mais imaturas podem apresentar-se completamente radiolúcidas, o que ocorre em até 32% dos casos. Estruturas calcificadas de tamanhos e formatos variados geralmente são mais proeminentes ao redor da coroa do dente impactado, que geralmente é um terceiro molar inferior.

O tumor de Pindborg é uma neoplasia localmente invasiva, e o tratamento recomendado pode variar de curetagem local à ressecção segmentar. Uma taxa de cerca de 14% de recorrência foi relatada, o acompanhamento em longo prazo é recomendado.

OUTRAS LESÕES DOS MAXILARES

Apesar de não se classificarem como tumores odontogênicos, as lesões fibro-ósseas são frequentemente consideradas no diagnóstico diferencial de alguns tumores odontogênicos. Entre estas lesões, podemos citar o fibroma ossificante, displasia fibrosa, lesão central de células gigantes, cisto ósseo aneurismático e cisto ósseo simples. São lesões que podem apresentar características clínicas e imagenológicas semelhantes a alguns tumores odontogênicos, geralmente como lesões solitárias expansivas, de cresimento lento, embora a displasia fibrosa possa ser poilostótica, e alguns casos de lesão central de células gigantes possam apresentar crescimento rápido e sintomatologia dolorosa. Em exames de imagem, a lesão central de células gigantes, os cistos ósseos simples e aneurismático apresentam-se como lesão osteolítica uni ou multilocular. O fibroma ossificante e displasia fibrosa são lesões que apresentam calcificação em seu interior, gerando imagens mistas ou radiopacas, a displasia fibrosa geralmente apresenta-se radiopaca, com aspecto de "vidro fosco" que se funde com osso normal adjacente.

Estas lesões apresentam grande variação em sua modalidade terapêutica, variando de osteoplastia para correção de deformidades na displasia fibrosa à ressecção segmentar em alguns casos agressivos de lesão central de células gigantes. Casos de cisto ósseo simples regridem após exploração cirúrgica da cavidade. Cisto ósseo aneurismático é geralmente tratado por curetagem. O fibroma ossificante é tratado por enucleação da lesão, já que esta se destaca facilmente do osso normal adjacente. A lesão central de células gigantes pode inicialmente ser tratada por corticoterapia intralesional acetonido de triancinolona (10 mg/mL) ou hexacetonido de triancinolona (20 ou 40 mg/mL), com dose de 1 mL para cada 1 cm³ de lesão, aplicadas semanalmente ou quinzenalmente, com 6 aplicações em cada ciclo. Casos agressivos, extensos e não responsivos à corticoterapia são indicados para curetagem ou ressecção em bloco.

TRATAMENTO DOS TUMORES ODONTOGÊNICOS

O diagnóstico de um tumor odontogênico não implica imediatamente em ressecção em bloco da lesão, de fato, o tratamento pode variar de acordo com o tipo, a localização e o tamanho da neoplasia, a idade do paciente e a experiência individual da equipe cirúrgica. As opções terapêuticas variam de biópsias excisionais, utilizadas para lesões menores que 3 cm, à ressecção segmentar. Tratamentos conservadores incluem marsupialização, enucleação e curetagem. Enucleação é designada como a remoção de toda a lesão intacta, incluindo sua superfície capsular ou pseudocapsular. A curetagem é a remoção de toda a lesão em fragmentos, muito utilizada para lesões friáveis ou sem cápsulas. Um tratamento radical é uma ressecção cirúrgica da lesão, envolvendo uma quantidade de osso normal adjacente à lesão.

Uma informação pré-operatória importante é a de quais barreiras anatômicas foram envolvidas, este dado é obtido por exames clínico e imagenológico. A primeira barreira de uma lesão central é a barreira óssea cortical, quando esta é violada, o periósteo deve ser sacrificado, ao menos uma barreira intacta deve ser mantida em lesões agressivas. Portanto, em lesões com perfuração de cortical, deve ser realizada uma dissecção supraperiosteal, deixando uma barreira na lesão, reduzindo a possibilidade de lesão residual.

Tratamento Conservador
Marsupialização/Descompressão Seguida de Enucleação

Tumores odontogênicos císticos extensos, como o ameloblastoma unicístico, o tumor odontogênico ceratocístico e o tumor odontogênico cístico calcificante podem inicialmente ser abordados por marsupialização ou descompressão. Ambas as técnicas apresentam a mesma função e são com base no mesmo princípio básico, a redução de pressão intraluminal. A marsupialização é um procedimento de estágio único, em que uma janela é aberta expondo a cavidade cística ao meio oral. Na descompressão, um dispositivo é cirurgicamente instalado para impedir o fechamento da janela aberta. A marsupialização/descompressão geralmente resulta em uma modificação do epitélio cístico, que é substituído por epitélio da cavidade oral. Estas técnicas são utilizadas para obter redução da lesão para posterior enucleação ou curetagem (Fig. 45-5). A duração da marsupialização/descompressão é bastante variável, Nakamura et al., 2002, relataram uma variação de 3 meses a 9 1/2 anos em ameloblastomas e obtiveram um resultado efetivo em 74,2% (23/31) dos casos.

Série de cuidados para o tratamento por marsupialização é recomendada: durante a abertura da janela cística, qualquer crescimento lesional para o interior da luz cística deve ser totalmente excisado, pois apresenta o potencial de progressão durante o tratamento; um acompanhamento clínico-radiográfico rigoroso deve ser realizado, caso seja detectado uma ausência de resposta, um tratamento adicional deve ser imediatamente realizado; enucleação ou curetagem do tecido adjacente deve ser realizada após a marsupialização/descompressão.

Enucleação e Curetagem

A enucleação é utilizada para lesões que apresentem uma cápsula verdadeira ou não e que tenham condições de separação fácil do osso adjacente. Entre os tumores odontogênicos que podem ser tratados por este método, incluem-se o odontoma, o cisto odontogênico calcificante, o fibroma odontogênico, o fibroma ameloblástico, o fibro-odontoma ameloblástico, o tumor odontogênico adenomatoide e o cementoblastoma. O tumor odontogênico ceratocístico pode apresentar essa opção

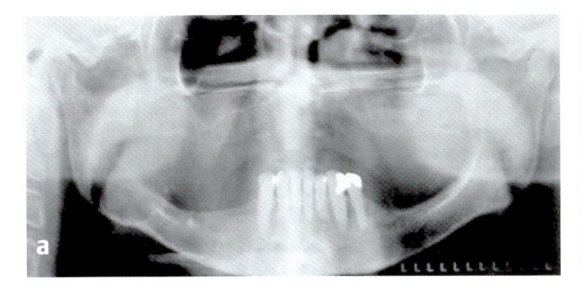

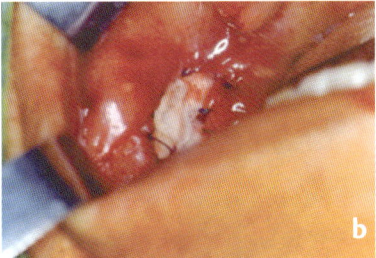

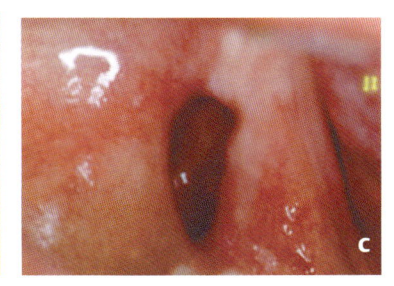

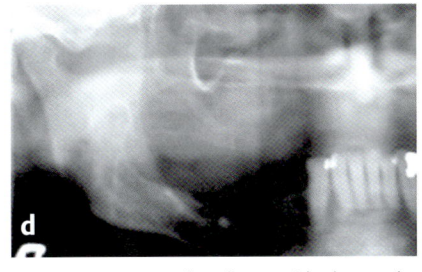

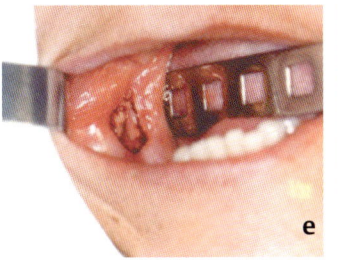

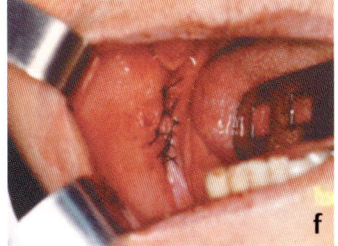

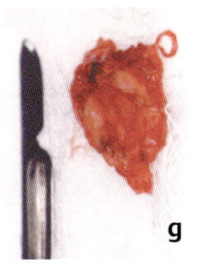

Fig. 45-5. Marsupialização seguida de enucleação de um tumor odontogênico ceratocístico. (**a**) Lesão radiolúcida, bem delimitada em região posterior de mandíbula do lado direito; (**b**) confecção de janela cirúrgica para início de marsupialização; (**c**) aspecto clínico da marsupialização após cicatrização; (**d**) aspecto radiográfico da lesão após 9 meses de marsupialização; (**e, f**) enucleação da lesão; (**g**) peça cirúrgica.

de tratamento (Fig. 45-6), porém por causa do potencial de infiltração medular, taxas elevadas de recidiva são relatadas. Cápsula fina friável, acesso cirúrgico limitado, principalmente em regiões dentadas e em lesões multiloculares, experiência e habilidade cirúrgicas, perfuração de cortical podem resultar em dificuldade de enucleação total do tumor odontogênico ceratocístico e insucesso da terapia.

O ameloblastoma unicístico pode ser abordado de forma conservadora por enucleação/curetagem e apresenta taxas de recidivas menores em comparação à curetagem do ameloblastoma sólido/multicístico.

Um ponto de discussão na literatura diz respeito à variante mural do ameloblastoma unicístico, que para alguns deve ser abordada de forma mais agressiva, semelhante ao tratamento do ameloblastoma sólido/multicístico. A invasão para a cápsula pode resultar em uma invasão da medular óssea por células neoplásicas e a permanência destas após uma curetagem simples. A natureza real do ameloblastoma unicístico somente será evidente após a remoção completa da lesão e sua posterior avaliação histológica.

Em casos onde a variante mural é detectada após a enucleação/curetagem, uma segunda abordagem cirúrgica pode ser levada em consideração, e o paciente deve ser acompanhado por um período mínimo de 10 anos.

O tratamento de enucleação/curetagem pode ser complementado por terapias adjuvantes, como corticotomia periférica com brocas, solução de Carnoy (3 mL de clorofórmio, 6 mL de álcool absoluto, 1 mL de ácido glacial acético e 1 g de clorito férrico) e crioterapia. Todas estas técnicas complementares apresentam o objetivo de eliminar células tumorais residuais infiltradas no osso trabecular.

Dentes impactados decorrentes de neoplasias odontogênicas podem, em alguns casos, ser mantidos após a enucleação do tumor. Alguns dentes em fase de formação radicular apresentam um potencial de erupção, aqueles com raiz já formada podem ser tracionados por dispositivos ortodônticos e reposicionados no arco dental. Em casos de cementoblastoma, uma das opções terapêuticas inclui a enucleação/curetagem da lesão com amputação radicular, porém sem remoção do dente.

Tratamentos Agressivos
Ressecção em Bloco

Terapia agressiva é utilizada para o tratamento de tumores odontogênicos que apresentam um comportamento biológico agressivo, com alto potencial de invasão local e recorrência. Entre as neoplasias odontogênicas que se enquadram, incluem-se principalmente o ameloblastoma sólido/multicístico, o odontoameloblastoma e o mixoma odontogênico (Fig. 45-7).

A ressecção em bloco diz respeito à remoção completa da lesão, com sacrifício de uma margem óssea de cerca de 1 a 1,5 cm além da margem radiográfica, conseguindo-se uma margem livre de doença. Uma radiografia da peça cirúrgica ressexada pode auxiliar na visualização da margem óssea. A utilização de biópsia por congelação também é uma manobra de grande valia para auxiliar na obtenção de margens livres de doença.

A face apresenta uma importância central nas interações diárias pela expressão de sentimentos, beleza e identidade, além de função e estética, portanto, em tumores odontogênicos mandibulares, sempre que possível a ressecção em bloco deve ser planejada para um completa remoção da neoplasia com preservação da base mandibular, sendo denominada de ressecção marginal em bloco (Fig. 45-8), que auxiliará em uma futura reconstrução óssea e reabilitação oral do paciente. Em casos onde o osso basal é comprometido pela neoplasia, um ressecção segmentar é realizada (Fig. 45-9). Nestes casos, uma reconstrução pode ser realizada com auxílio de placas de reconstrução e enxerto ósseo.

As reconstruções ósseas podem ser primárias (reconstruções na mesmo tempo cirúrgico do tratamento) ou secundárias (em um segundo momento cirúrgico). Inicialmente devem ser determinados o tamanho, o local e as necessidades

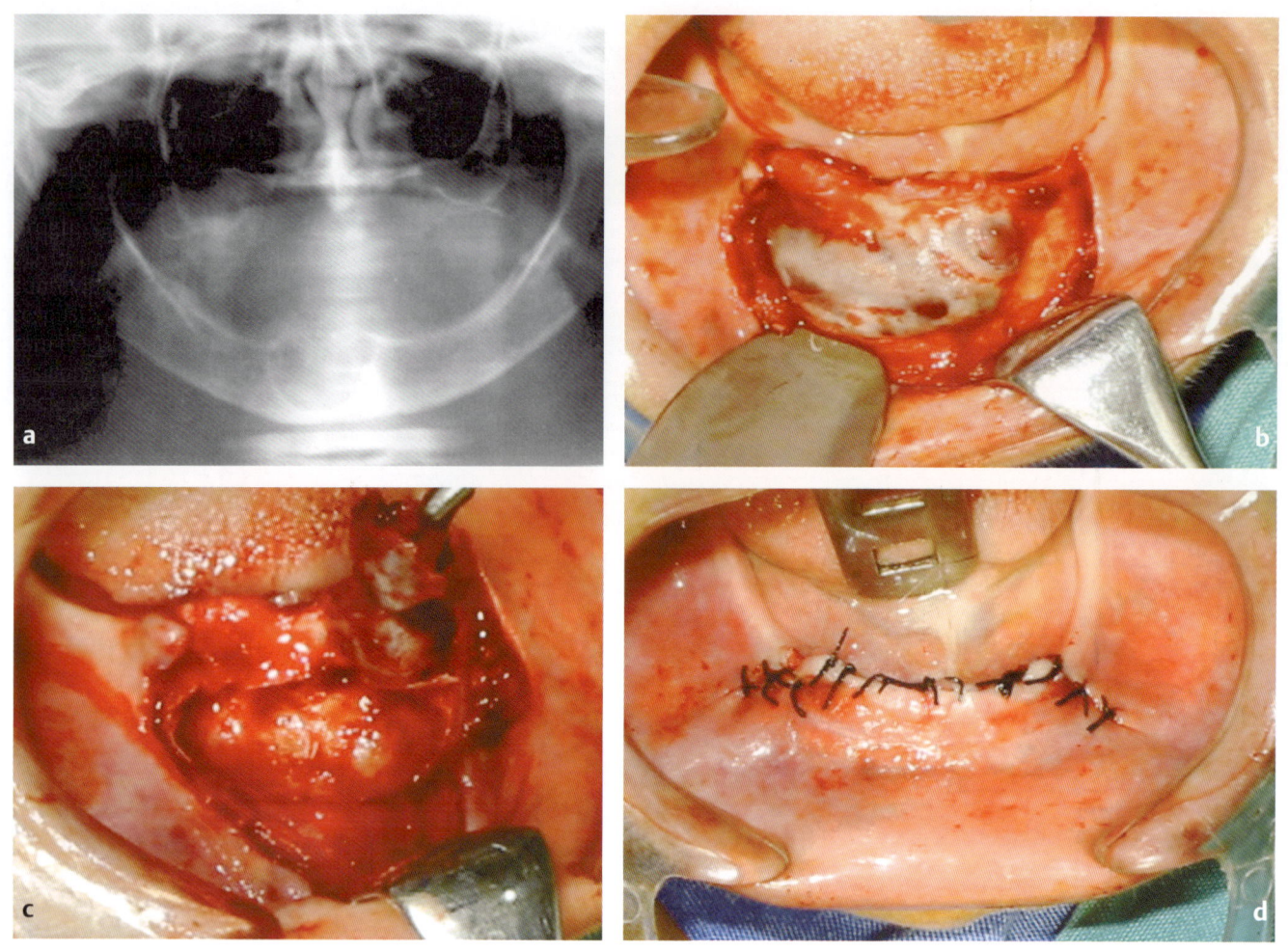

Fig. 45-6. (a-d) Enucleação de tumor odontogênico cearatocístico.

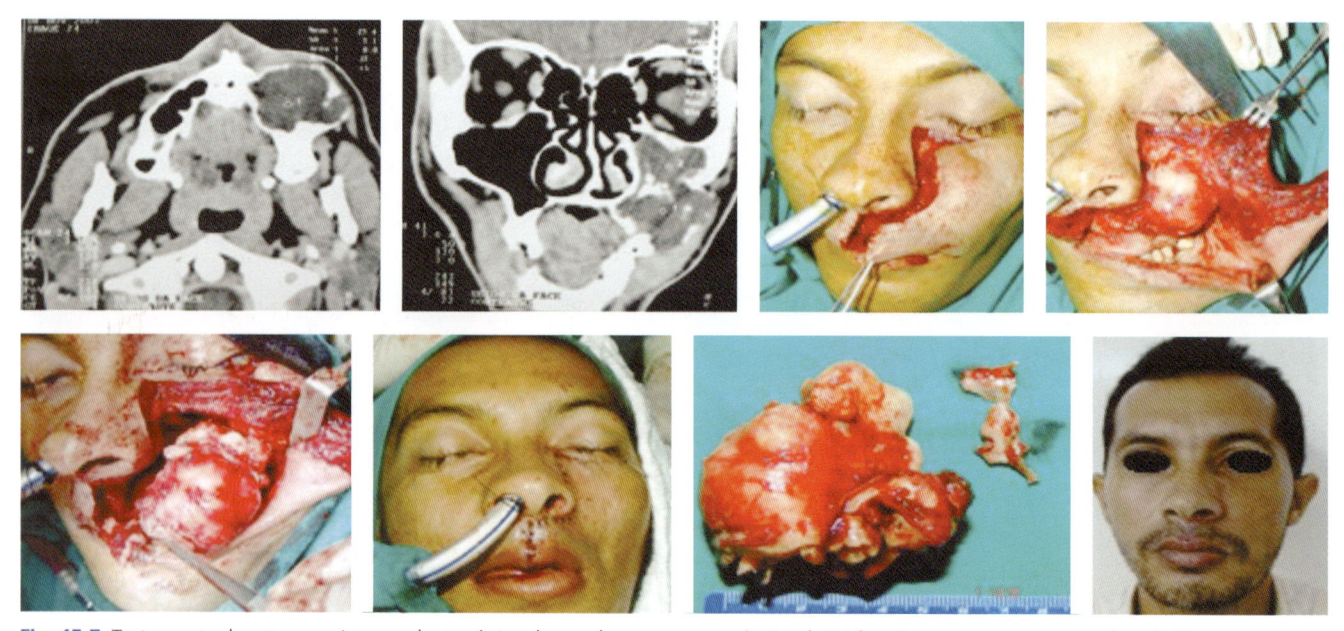

Fig. 45-7. Tratamento de extenso mixoma odontogênico de maxila por acesso cirúrgico de Weber-Fergunsson com extensão subciliar e maxilectomia parcial.

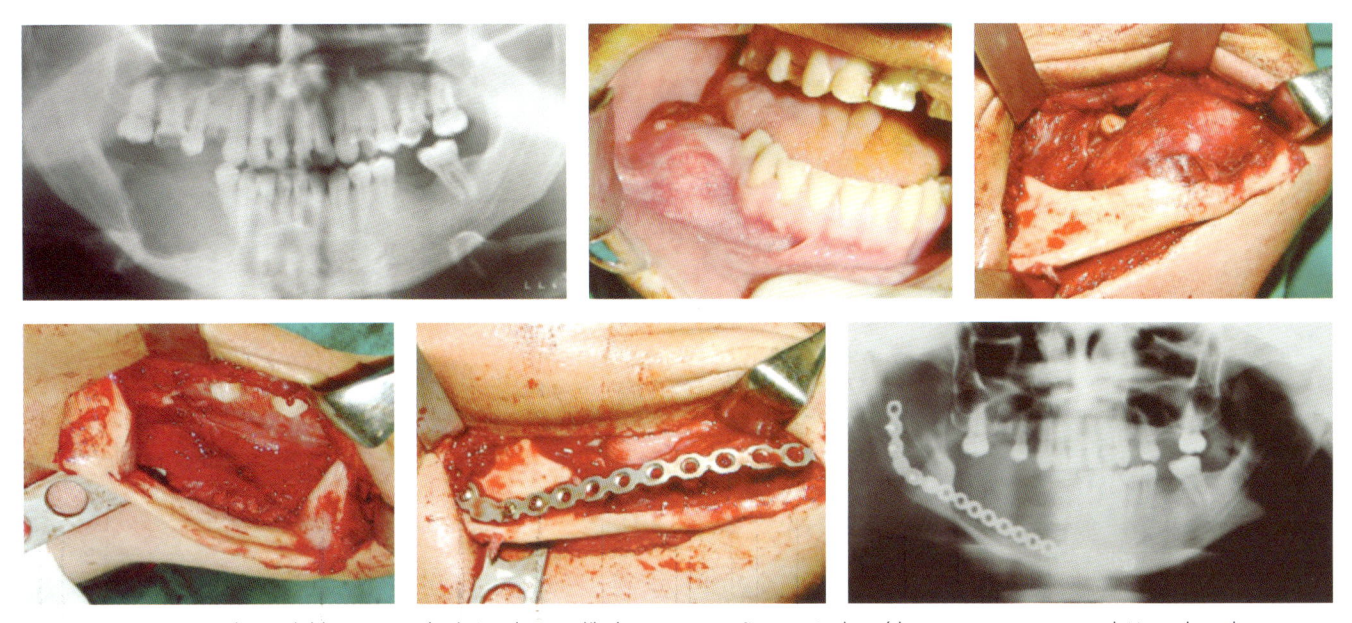

Fig. 45-8. Tratamento de ameloblastoma multicístico de mandíbula, por ressecção marginal em bloco por acesso extraoral. Uma placa de reconstrução foi instalada para prevenir fratura da mandíbula.

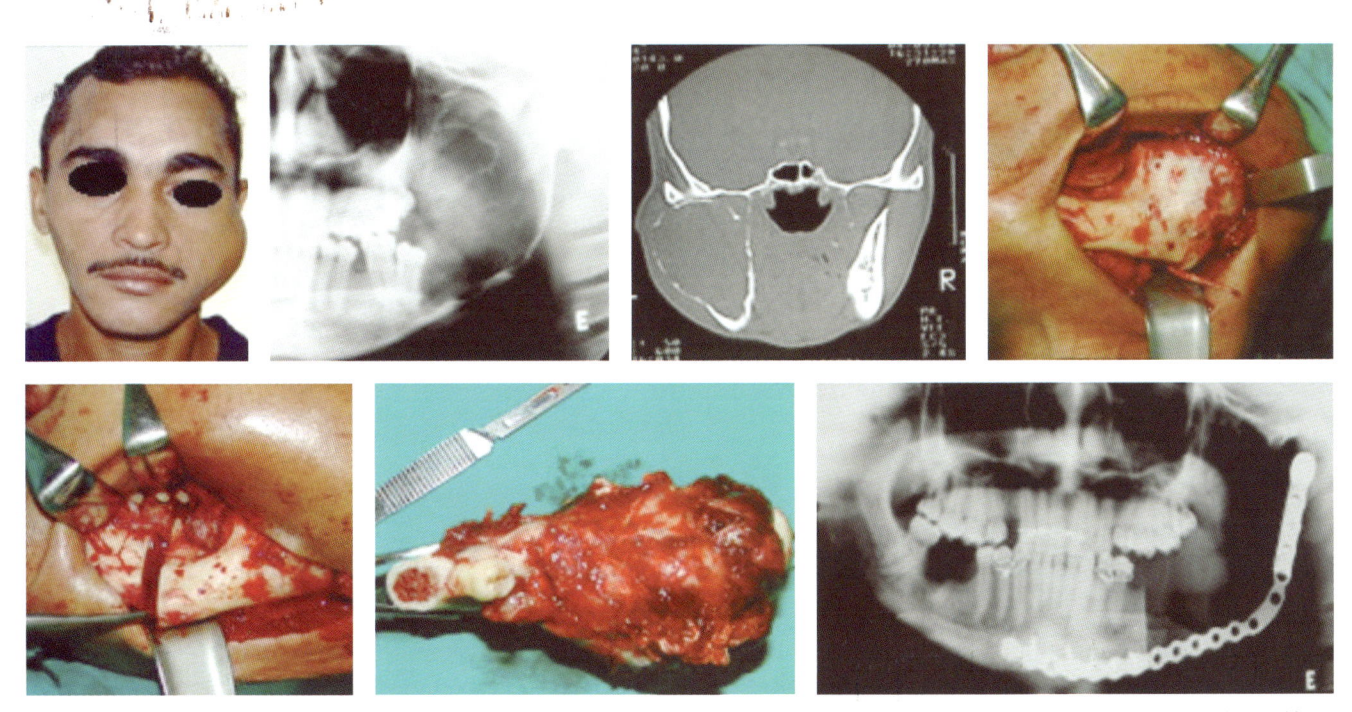

Fig. 45-9. Tratamento de extenso ameloblastoma multicístico de mandíbula, por ressecção segmentar da mandíbula e desarticulação de côndilo mandibular. A reconstrução foi realizada com placa de reconstrução e prótese de côndilo.

estéticas e funcionais da reconstrução. Com relação ao tamanho, defeitos alveolares pequenos após ressecção marginal podem, em algumas situações, ser abordados por enxerto ósseo de área doadora intraoral. Defeitos extensos, com perda de continuidade, necessitam de volume ósseo maior, geralmente sendo utilizada área doadora extraoral, como crista ilíaca, calota craniana, costela e tíbia. Com relação à localização, defeitos ósseos distais ao segundo molar, áreas que não serão reabilitadas, necessitam apenas restaurar a continuidade e contorno, com quantidade de enxerto necessária para suportar cargas funcionais. Em áreas onde uma reabilitação é planejada, um maior volume ósseo é necessário para uma posterior instalação de implantes dentais. Os tecidos moles também devem ser avaliados, em casos com escassez de tecidos moles, a reconstrução óssea pode ser comprometida, técnicas para se obter quantidades adequadas de tecidos moles podem ser empregadas.

Dependendo do tipo de defeito e reconstrução planejada, é necessária a estabilização com fixação interna rígida utilizada com um ou dois pontos. Para que uma estabilização de dois pontos apresente vantagem sobre fixação em apenas um ponto é necessário que exista uma boa altura na parede lateral da área que será reconstruída, para que as miniplacas possam ficar um pouco afastadas entre si. Nestes casos uma miniplaca do sistema 2.0 é posicionada na basilar da mandíbula, abaixo do canal mandibular do segmento remanescente, e a outra miniplaca reposicionada acima do canal. Em casos de reconstruções ósseas com altura lateral limitada, com menos de 15 mm, não existe vantagem em se utilizar duas miniplacas. Nestes casos, uma placa de reconstrução com perfil mais largo pode ser utilizada na basilar óssea, abaixo do canal mandibular para a fixação interna rígida, com no mínimo 3 parafusos em cada extremidade da placa. Uma estereolitografia realizada previamente à cirurgia reconstrutiva pode auxiliar na modelagem de placas de reconstrução e na determinação do tamanho e forma do enxerto ósseo necessário, havendo assim um ganho importante de tempo cirúrgico. Em um segundo, após a reconstrução óssea, implantes dentais podem ser utilizados. Estes servirão de suporte para uma prótese parcial ou total fixa. Em casos que implantes são instalados em diferentes segmentos, a prótese fixa sobre os implantes ajuda a reforçar a área reconstruída.

No tratamento de tumores odontogênicos, sempre que possível, um tratamento conservado dever ser utilizado, evitando assim grandes mutilações. Ao se planejar o tratamento dos tumores odontogênicos, as opções de reabilitação do paciente também devem ser levadas em consideração. Pacientes que foram submetidos a tratamento de tumores odontogênicos devem ser submetidos a um acompanhamento em longo prazo, por exames clínicos e de imagem, já que recorrências foram relatadas após 10 anos do tratamento inicial. Estudos imuno-histoquímicos e moleculares têm ajudado na melhor compreensão do comportamento biológico destas lesões importantes para as áreas de cirurgia e patologia maxilofacial e podem, no futuro, modificar a abordagem de terapêutica.

BIBLIOGRAFIA

Avelar RL, Antunes AA, Santos TT, et al. Odontogenic tumors: clinical pathology study of 238 cases. *Rev Bras Otorrinolaringol* 2008;74(5):668-73.

Barnes L, Eveson JW, Reichart P, Sidransky D. World Health Organization Classification of Tumours. *Pathology and Genetics of Head and Neck Tumours*. Lion: IARC Press; 2005.

Black CC, Addante RR, Mohila CA. Intraosseous ameloblastoma. *Oral Surg Oral Med Oral Pathol Oral Radiol Endod* 2010;110(5):585-92.

Boffano P, Ruga E, Gallesio C. Keratocystic odontogenic tumor (odontogenic keratocyst): preliminary retrospective review of epidemiologic, clinical, and radiologic features of 261 lesions from University of Turin. *J Oral Maxillofac Surg* 2010;68(12):2994-9.

Borges HO, Machado RA, Vidor MM et al. Calcitonin: a noninvasive giant cells therapy. *Int J Pediatr Otorhinolaryngol* 2008;72(7):959-963.

Brannon RB, Fowler CB, Carpenter WM, Corio RL. Cementoblastoma: an innocuous neoplasm? A clinicopathologic study of 44 cases and review of the literature with special emphasis on recurrence. *Oral Surg Oral Med Oral Pathol Oral Radiol Endod* 2002;93(3):311-20.

Buchner A, Merrell PW, Carpenter WM. Relative frequency of central odontogenic tumors: a study of 1,088 cases from Northern California and comparisons to studies from other parts of the world. *J Oral Maxillofac Surg* 2006;64(9):1343-52.

Carlson ER, Marx RE. The ameloblastoma: primary, curative surgical management. *J Oral Maxillofac Surg* 2006;64(3):484-94.

Cavalcante RB, Pereira KM, Nonaka CF et al. Immunohistochemical expression of MMPs 1, 7, and 26 in syndrome and nonsyndrome odontogenic keratocysts. *Oral Surg Oral Med Oral Pathol Oral Radiol Endod* 2008;106(1):99-105.

Chuong R, Kaban LB, Kozakewich H, Perez-Atayde A. Central giant cell lesions of the jaws: a clinicopathologic study. *J Oral Maxillofac Surg* 1986;44(9):708-13.

Fregnani ER, da Cruz Perez DE, de Almeida OP et al. Clinicopathological study and treatment outcomes of 121 cases of ameloblastomas. *Int J Oral Maxillofac Surg* 2010;39(2):145-9

Ghandhi D, Ayoub AF, Pogrel MA et al. Ameloblastoma: a surgeon's dilemma. *J Oral Maxillofac Surg* 2006;64(7):1010-4.

Hisatomi M, Asaumi JI, Konouchi H et al. A case of complex odontoma associated with an impacted lower deciduous second molar and analysis of the 107 odontomas. *Oral Dis* 2002;8(2):100-5.

Huffman GG, Thatcher JW. Ameloblastoma--the conservative surgical approach to treatment: report of four cases. *J Oral Surg* 1974;32(11):850-4.

Jing W, Xuan M, Lin Y et al. Odontogenic tumours: a retrospective study of 1642 cases in a Chinese population. *Int J Oral Maxillofac Surg* 2007;36(1):20-5.

Lima GM, Nogueira RLM, Rabenhorst SHB. Considerações atuais sobre o comportamento biológico dos queratocistos odontogênicos. *Rev Bras Cir Traumatol Buco-Maxilo-Facial* 2006;6:9-16.

Lo Muzio L, Nocini P, Favia G et al. Odontogenic myxoma of the jaws: a clinical, radiologic, immunohistochemical, and ultrastructural study. *Oral Surg Oral Med Oral Pathol Oral Radiol Endod* 1996;82(4):426-33

Luo HY, Li TJ. Odontogenic tumors: A study of 1309 cases in a Chinese population. *Oral Oncol* 2009;45(8):706:11.

Mendes RA, Carvalho JF, van der Waal I. Characterization and management of the keratocystic odontogenic tumor in relation to its histopathological and biological features. *Oral Oncol* 2010;46(4):219-25.

Mohamed A, Singh AS, Raubenheimer EJ, Bouckaert MM. Adenomatoid odontogenic tumour: review of the literature and an analysis of 33 cases from South Africa. *Int J Oral Maxillofac Surg* 2010;39(9):843-6.

Motamedi MH, Navi F, Eshkevari PS et al. Variable presentations of aneurysmal bone cysts of the jaws: 51 cases treated during a 30-year period. *J Oral Maxillofac Surg* 2008;66(10):2098-103.

Nakamura N, Higuchi Y, Mitsuyasu T et al. Comparison of long-term results between different approaches to ameloblastoma. *Oral Surg Oral Med Oral Pathol Oral Radiol Endod* 2002;93(1):13-20.

Neville BW, Damm DD, Allen CM, Bouquot JE. *Oral and maxillofacial pathology*. Saint Louis: Elsevier; 2009.

Nogueira RLM, Teixeira RC, Cavalcante RB et al. Intralesional injection of triamcinolone hexacetonide as an alternative treatment for central giant-cell granuloma in 21cases. *Int J Oral Maxillofac Surg* 2010;39(12):1204-1210.

Ochsenius G, Ortega A, Godoy L et al. Odontogenic tumors in Chile: A study of 362 cases. *J Oral Pathol Med* 2002;31(7):415-20.

Osterne RL, Brito RG, Alves AP et al. Odontogenic tumors: a 5-year retrospective study in a Brazilian population and analysis of 3406 cases reported in the literature. *Oral Surg Oral Med Oral Pathol Oral Radiol Endod* 2011;111(4):474-81

Philipsen HP, Reichart PA, Praetorius F. Mixed odontogenic tumors and odontomas. Considerations on interrelationship. Review of the literature and presentation of 134 new cases of odontomas. *Oral Oncol* 1997;33(2):86-99.

Philipsen HP, Reichart PA. Adenomatoid odontogenic tumour: facts and figures. *Oral Oncol* 1999;35(2):125-31.

Philipsen HP, Reichart PA. Classification of odontogenic tumours. A historical review. *J Oral Pathol Med* 2006;35(9):525-9.

Regezi JA. Odontogenic cysts, odontogenic tumors, fibroosseous, and giant cell lesions of the jaws. *Mod Pathol* 2002;15(3):331-41.

Santos JN, Pereira Pinto L, de Figueredo CRLV, de Souza LB. Odontogenic tumors: analysis of 127 cases. *Pesqui Odontol Bras* 2001;15(4):308-313.

Suei Y, Taguchi A, Tanimoto K. Simple bone cyst of the jaws: evaluation of treatment outcome by review of 132 cases. *J Oral Maxillofac Surg* 2007;65(5):918-23.

Teixeira RC, Horz HP, Damante JH *et al*. SH3BP2-encoding exons involved in cherubism are not associated with central giant cell granuloma. *Int J Oral Maxillofac Surg* 2011;40(8):851-5.

Theodorou SJ, Theodorou DJ, Sartoris DJ. Imaging characteristics of neoplasms and other lesions of the jawbones: part 1. Odontogenic tumors and tumorlike lesions. *Clin Imaging* 2007;31(2):114-9.

Theodorou SJ, Theodorou DJ, Sartoris DJ. Imaging characteristics of neoplasms and other lesions of the jawbones: part 2. Odontogenic tumor-mimickers and tumor-like lesions. *Clin Imaging* 2007;31(2):120-6.

Tonietto L, Borges HO, Martins CA *et al*. Enucleation and liquid nitrogen cryotherapy in the treatment of keratocystic odontogenic tumors: a case series. *J Oral Maxillofac Surg* 2011;69(6):e112-7.

Van Dam SD, Unni KK, Keller EE. Metastasizing (malignant) ameloblastoma: review of a unique histopathologic entity and report of Mayo Clinic experience. *J Oral Maxillofac Surg* 2010;68(12):2962-74.

Vieira AP, Meneses JM Jr, Maia RL. Cementoblastoma related to a primary tooth: a case report. *J Oral Pathol Med* 2007;36(2):117-9.

Zecha JA, Mendes RA, Lindeboom VB, van der Waal I. Recurrence rate of keratocystic odontogenic tumor after conservative surgical treatment without adjunctive therapies – A 35-year single institution experience. *Oral Oncol* 2010;46(10):740-2.

CISTOS MAXILOFACIAIS

Renato Luiz Maia Nogueira
José Maria Sampaio Menezes Júnior
Fabrício Bitu Sousa
Rafael Lima Verde Osterne

INTRODUÇÃO E CLASSIFICAÇÃO

Cistos são cavidades patológicas, revestidas por epitélio, que podem acumular em seu interior substâncias líquidas ou semissólidas. A região maxilofacial é sede de inúmeros cistos derivados de epitélio envolvido na odontogênese ou não. Os cistos odontogênicos são os mais comuns dos maxilares, são lesões com potencial de destruição óssea, que podem ser classificadas em duas categorias, cistos odontogênicos de desenvolvimentos e cistos odontogênicos inflamatórios. Os cistos odontogênicos inflamatórios originam-se de uma proliferação epitelial induzida pelo processo inflamatório, com posterior liquefação central, com formação de cavidade cística. Os cistos odontogênicos de desenvolvimento não apresentam sua etiopatogênese completamente compreendida. Aqueles cistos derivados de epitélio não odontogênico são classificados como cistos não odontogênicos de desenvolvimento (Quadro 46-1).

Quadro 46-1. Classificação dos Cistos da Região Maxilofacial

CISTOS	
ODONTOGÊNICOS	
DESENVOLVIMENTO	**INFLAMATÓRIO**
■ Cisto Dentígero ■ Cisto de erupção ■ Cisto periodontal lateral ■ Cisto odontogênico ortoceratinizado ■ Cisto odontogênico glandular ■ Cisto gengival do recém-nascido ■ Cisto gengival do adulto	■ Cisto radicular ■ Cisto residual ■ Cisto paradentário
DESENVOLVIMENTO NÃO ODONTOGÊNICOS	
■ Cisto do ducto nasopalatino ■ Cisto nasolabial ■ Cisto palatino mediano ■ Cistos palatinos do recém-nascido ■ Cisto dermoide ■ Cisto epidermoide ■ Cisto do ducto tireoglosso ■ Cisto linfoepitelial ■ Cisto da fenda branquial	

O cistos odontogênicos originam-se de epitélio odontogênico que participam ou participaram do odontogênese, podendo originar do epitélio do órgão do esmalte, epitélio reduzido do órgão do esmalte, restos epiteliais de Mallassez ou remanescentes da lâmina dentária (restos epiteliais de Serres). Os cistos de desenvolvimento não odontogênicos foram historicamente denominados de cistos fissurais, pois acreditava-se que estes se originam de restos epiteliais aprisionados em linhas de fusão durante a formação da face. Porém, a teoria de origem fissural tem sido questionada, e a etiopatogênese destes cistos permanece desconhecida.

EPIDEMIOLOGIA

Os cistos dos maxilares apresentam uma prevalência variável na literatura, representando entre 0,8 e 45,9% de todas as lesões submetidas a serviços de patologia oral, em uma casuística brasileira, os cistos da região maxilofacial representaram 15,2% de todas as lesões. Entre estes cistos, os cistos odontogênicos são os mais prevalentes, enquanto que os cistos não odontogênicos de desenvolvimento representam cerca de 3,2 a 5,45% de todos os cistos da região maxilofacial. Quando analisados em conjunto, os cistos não apresentam uma clara predileção por sexo, porém, quando analisados individualmente, esta variação está presente em alguns cistos, como o cisto nasolabial que é mais comum no sexo feminino, enquanto que o cisto periodontal lateral e mais prevalente no sexo masculino. Os cistos da região maxilofacial podem ocorrer em qualquer idade, porém são mais prevalentes da segunda à quarta décadas de vida.

O cisto radicular é, entre todos os cistos da região maxilofacial, o mais prevalente, representando isoladamente entre 38,8 e 61,4% dos cistos. Considerando apenas os cistos não odontogênicos, o cisto do ducto nasopalatino, com prevalência variando entre 2,2 e 4% de todos os cistos, é o mais prevalente, seguido pelo cisto nasolabial. Outros cistos de desenvolvimento não odontogênicos são consideravelmente incomuns.

CARACTERÍSTICAS CLÍNICAS E IMAGENOLÓGICAS GERAIS

Os cistos da região maxilofacial apresentam-se como lesões assintomáticas, de crescimento lento, que podem provocar graus variáveis de tumefação facial. Em lesões infectadas secundariamente sintomatologia clínica pode ser relatada. Em lesões nos maxilares, deslocamento ou ausência de erupção de dentes pode ser relatado pelos pacientes. O exame clínico dos cistos dos maxilares, a palpação das lesões que provocam tumefação óssea, geralmente demonstram uma lesão endurecida, já que inicialmente os cistos tendem a afastar as corticais ósseas. Quando a cortical óssea é rompida, o que ocorre mais frequentemente em maxila do que em mandíbula por causa de a cortical maxilar ser menos espessa, ou naqueles cistos que ocorrem nos tecidos moles, a palpação pode mostrar uma lesão flutuante.

Em estudos de imagem, os cistos geralmente apresentam-se como lesões osteolíticas, bem delimitadas, de formato circular ou oval, muitas vezes com halo esclerótico circundando a lesão. Estas características refletem o padrão de crescimento expansivo dos cistos, que ocorre por aumento da pressão hidrostática intraluminal, que induz crescimento do cisto e reabsorção óssea de forma concêntrica. As modalidades de exames imagenológicos mais utilizados para lesões nos maxilares incluem as radiografias convencionais, incluindo radiografias odontológicas panorâmicas, oclusais e periapicais; tomografia computadorizada e ressonância magnética. A tomografia computadorizada permite um melhor delineamento da lesão e detalhamento da anatomia óssea circundante, já a ressonância magnética fornece uma melhor análise de cistos nos tecidos moles. Uma punção aspirativa dos cistos pode ser útil na elaboração de diagnóstico diferencial com lesões sólidas e vasculares.

Neste capítulo abordaremos inicialmente as carcaterísticas clínicas e imagenológicas dos principais cistos da região maxilofacial, dividindo-os em cistos odontogênicos de desenvolvimento, cistos odontogênicos inflamatórios e cistos de desenvolvimento não odontogênicos.

CISTOS ODONTOGÊNICOS DE DESENVOLVIMENTO
Cisto Dentígero

O cisto dentígero é o cisto odontogênico de desenvolvimento mais prevalente, também denominado como cisto folicular. O cisto dentígero é formado pelo acúmulo de líquido entre um dente incluso e o folículo que o circunda. O cisto envolve a coroa do dente incluso, ocorrendo principalmente em terceiros molares mandibulares e caninos maxilares, ocasionalmente, cistos dentígeros podem ocorrer circundando dentes supranumerários. Pacientes jovens na segunda e terceira décadas de vida são mais frequentemente acometidos, uma leve predileção pelo sexo masculino pode ser demonstrada.

O cisto dentígero geralmente ocorre de forma assintomática, sendo descoberto em exames radiográficos de rotina ou em pesquisa decorrente da não erupção de um dente permanente (Fig. 46-1). Cistos dentígeros podem provocar deslocamento dental, e lesões infectadas secundariamente podem apresentar sintomatologia dolorosa. Em exames de imagem, o cisto dentígero apresenta-se como lesão osteolítica unilocular circundando a coroa de um dente incluso. Em análise histopatológica, o cisto dentígero revela uma cavidade limitada por epitélio pavimentoso de duas a quatro camadas de células sem produção de queratina. O limite entre epitélio

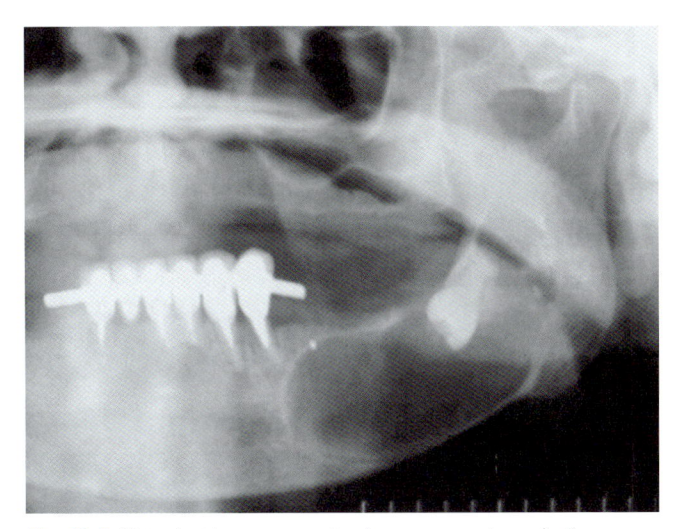

Fig. 46-1. Cisto dentígero apresentando-se como extensa lesão radiolúcida bem delimitada associada ao dente 38 incluso.

e conjuntivo geralmente é plano, e o cisto é envolto por uma cápsula de tecido conjuntivo. Em casos de cistos inflamados, as características histopatológicas podem ficar semelhantes ao cisto radicular (ver adiante). O cisto dentígero é tratado por marsupialização seguida de enucleação ou enucleação isolada. Casos em que o dente incluso envolvido na lesão esteja em boa posição, este pode ser mantido no arco para esperar sua erupção ou ser tracionado ortodonticamente. Recidivas de cisto dentígero são extremamente incomuns. Casos raros de tumores odontogênicos e de carcinoma de células escamosas originados de cisto dentígeros foram relatados.

Uma variante em tecido mole do cisto dentígero é conhecida como cisto de erupção, que ocorre por acúmulo de líquido entre a coroa dental e o folículo que o envolve, quando a coroa dental já encontra-se em tecido mole para erupcionar na cavidade oral. Pode ocorrer na dentição primária ou permanente, apresentando-se como tumefação em forma de cúpula do tecido mole que envolve a coroa de um dente em erupção. O cisto de erupção é tratado pela remoção do teto da cavidade cística, expondo a coroa dental à cavidade oral, não apresentando recorrências.

Cisto Odontogênico Ortoceratinizado

O cisto odontogênico ortoceratinizado era previamente reconhecido como um variante do antigo ceratocisto odontogênico, agora denominado tumor odontogênico cístico ceratinizante. Embora o ceratocisto odontogênico seja atualmente considerado um tumor odontogênico, o cisto odontogênico ortoceratinizado é reconhecido como lesão distinta do tumor odontogênico ceratocístico e é classificado como cisto odontogênico de desenvolvimento. Este cisto é relativamente incomum, sendo mais frequentemente diagnosticado em região de molar e ramo ascendente da mandíbula, com razão maxilo:mandibular de 1:9,1. Este cisto apresenta uma predileção pelo sexo masculino, com pico de diagnóstico na quarta década de vida.

Clinicamente, o cisto odontogênico ortoceratinizado apresenta-se como lesão assintomática de crescimento lento que pode provocar expansão de coritcias ósseas. Em estudo de imagem, a lesão é osteolítica, frequentemente unilocular, embora em cerca de 13% dos casos multilocular. Dentes inclusos podem estar envolvidos em cerca de 50% dos cistos odontogênicos ortoceratinizados. Ameloblastoma, tumor odontogênico ceratocístico são frequentemente inclusos no diagnóstico diferencial, o cisto odontogênico ortoceratinizado normalmente não provoca reabsorção radicular, como o ameloblastoma e o tumor odontogênico ceratocístico, e tende a provocar uma maior expansão óssea que o tumor odontogênico ceratocístico. Casos semelhantes a cistos radiculares foram descritos.

Histologicamente, a lesão apresenta-se como cavidade cística revestida por epitélio de 4 a 9 células de espessura, com produção de ortoceratina. A camada granulosa pode ser proeminente, e a camada basal geralmente é composta por células chatas ou cuboidais. Uma leve tendência para núcleos hipercromáticos e em paliçada na camada basal pode ser observada. O cisto odontogênico ortoceratinizado é tratado por marsupialização seguido de enucleação ou enucleação isolada, recorrência é incomum.

Cisto Odontogênico Glandular

O cisto odontogênico glandular é um cisto odontogênico de desenvolvimento incomum, também denominado de cisto sialo-odontogênico, que apresenta comportamento clínico agressivo. A lesão é mais frequente em adultos de meia-idade, com pico de ocorrência na quinta década de vida, apresentando uma predileção pelo sexo masculino. A lesão ocorre principalmente na região anterior da mandíbula, muitas vezes cruzando a linha média, de forma assintomática com crescimento lento. Lesões extensas podem provocar sintomatologia dolorosa ou parestesia.

Em estudos de imagem, o cisto odontogênico glandular apresenta-se como lesão osteolítica unilocular ou multilocular, que pode produzir reabsorção de raízes dentárias, e alguns poucos casos podem ser associados a dentes inclusos. Histopatologicamente, este cisto é caracterizado por uma cavidade cística limitada por epitélio escamoso de espessura variável. Células mais superficiais tendem a ser cuboidais ou cilíndricas, algumas vezes com superfície papilífera. Cílios podem ocasionalmente estar presentes. Células mucosas podem ou não estar presentes. A interface entre epitélio e conjuntivo geralmente é plana, a cápsula fibrosa do cisto comumente não apresenta células inflamatórias. Algumas vezes, pode ser difícil a diferenciação do cisto odontogênico na glândula de um carcinoma mucoepidermoide intraósseo com degeneração cística.

O cisto odontogênico glandular apresenta comportamento clínico agressivo. A maioria dos casos tem sido tratada por enucleação e curetagem, porém, por causa da tendência de recorrência em cerca de 17,5 a 30% dos casos, alguns autores recomendam ressecção em bloco da lesão.

Cisto Periodontal Lateral

O cisto periodontal lateral é um cisto odontogênico de desenvolvimento incomum, representando cerca de 0,2 a 1,5% dos cistos da região maxilofacial. Acredita-se que este cisto origina-se de restos epiteliais de Serres e ocorre lateralmente à raiz de um dente, sem alterar a vitalidade pulpar deste. Uma variante multicística tem sido denominada de cisto odontogênico botrioide. O cisto periodontal lateral ocorre principalmente da quinta à sétima décadas de vida, sem clara predileção por sexo. A mandíbula é mais acometida que a maxila, e a região de pré-molares e caninos mandibulares geralmente é a envolvida. São lesões geralmente assintomáticas, que podem provocar tumefação da região. Dor, parestesia e drenagem podem ser relatadas pelos pacientes.

Radiograficamente, o cisto periodontal lateral apresenta-se como lesão osteolítica bem delimitada, geralmente unilocular. A variante botrioide geralmente produz uma aparência radiográfica multilocular. Histopatologicamente, o cisto periodontal lateral demonstra uma cavidade cística limitada por um fina camada epitélial de células escamosas ou cuboidais, áreas focais de espessamento nodular do epitélio geralmente são visualizadas. Células claras podem estar presentes. Hialinização justaepitelial é frequentemente observada, e inflamação geralmente é observada na fina cápsula fibrosa. A variante botrioide apresenta uma aparência multicística. Microcistos podem estar presentes. O cisto periodontal lateral é tratado de maneira conservadora, relatos de recorrência da variante botrioide têm sido documentados. Uma variante em tecido mole do cisto periodontal lateral, com características histológicas idênticas, é denominada de cisto gengival do adulto.

CISTOS ODONTOGÊNICOS INFLAMATÓRIOS
Cisto Radicular e Cisto Residual

O cisto radicular é um cisto odontogênico inflamatório, sendo o cisto mais comum da região maxilofacial, correspondendo a 38,8 a 61,4% de todos os cistos. O cisto radicular é originado no ápice de um dente com polpa necrótica. O processo inflamatório crônico induz proliferação de células dos restos epiteliais de Malassez presentes no ligamento periodontal. A proliferação sofre liquefação central, com formação de uma pequena cavidade cística, que lentamente é expandida por aumento da pressão hidrostática intraluminal. Quando o dente é extraído, e o cisto não é enucleado, o cisto persistente é denominado de cisto residual. O cisto radicular apresenta uma maior incidência na terceira e quarta décadas de vida, mais da metade dos casos ocorrendo nestas duas décadas de vida, sendo raros os casos na dentição primária. A maxila é mais acometida que a mandíbula, e a região anterior da maxila pode isoladamente ser acometida em até 33% dos casos. O cisto radicular apresenta-se como lesão assintomática de crescimento lento. Casos extensos podem provocar grande tumefação facial.

Em estudo de imagem, este cisto aparece como lesão osteolítica unilocular bem delimitada associada ao ápice de um dente, com bordas escleróticas na periferia (Fig. 46-2). No caso do cisto residual, o dente não está presente. Ocasionalmente, os cistos radiculares podem provocar afastamento dental ou reabsorção radicular. Lesões extensas podem provocar perfuração da cortical vestibular. No exame histopatológico, o cisto radicular apresenta-se como uma cavidade cística limitada por apitélio escamoso estratificado, geralmente com espongiose e exocitose. Projeções epiteliais em direção ao conjuntivo, muitas vezes em forma de arco, estão presentes. Corpos hialinos de tamanhos e formatos variáveis muitas vezes estão presentes e são denominados de corpos de Rushton. A cápsula

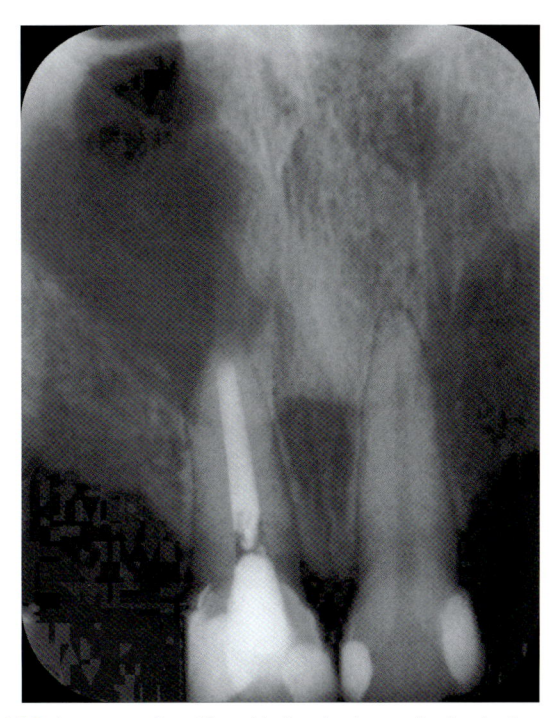

Fig. 46-2. Aspecto radiográfico clássico do cisto radicular: lesão radiolúcida, bem delimitada associada ao ápice de um dente não vital.

fibrosa exibe um infiltrado inflamatório misto, composto de plasmócitos, linfócitos e neutrófilos.

O tratamento dos cistos radicular e residual é conservador, podendo ser utilizada a marsupialização seguida de enucleação ou enucleação isolada. Recidivas são extremamente incomuns.

Cisto Paradental

O cisto paradental ou paradentário é um cisto odontogênico inflamatório incomum, correspondendo a cerca de 0,5 a 5,6% dos cistos da região maxilofacial. O cisto paradental é um cisto que ocorre na margem cervical lateral de raízes, como consequência de um processo inflamatório no sulco periodontal. O cisto paradental inclui também os denominados cistos da bifurcação vestibular, que ocorre geralmente na face vestibular de primeiros e segundos molares mandibulares. A maioria dos casos de cisto paradental é relacionada com terceiros molares inferiores que apresentam a coroa parcialmente recoberta por tecido gengival. O processo inflamatório que ocorre na bolsa periodontal que se forma pode induzir uma proliferação epitelial e formação do cisto; outros autores afirmam que essa bolsa periodontal pode ser obstruída, gerando assim um acúmulo de fluido e expansão cística. O cisto periodontal lateral apresenta características histológicas semelhantes ao do cisto radicular, e é tratado de maneira conservadora.

CISTOS DE DESENVOLVIMENTO NÃO ODONTOGÊNICOS

Cisto do Ducto Nasopalatino

O cisto do ducto nasopalatino é o cisto não odontogênico mais comum da região maxilofacial, correspondendo entre 2,2 e 4% de todos os cistos, também tem sido denominado de cisto do canal incisivo. Acredita-se que este cisto origina-se de restos epiteliais do ducto nasopalatino, uma comunicação entre a cavidade nasal e a maxila anterior no período fetal, que origina o canal incisivo. Em um estudo de 334 casos deste cisto uma predileção pelo sexo feminino foi observada, embora pequenas séries de casos tenham apontado uma leve predileção pelo sexo masculino. O pico de incidência do cisto do ducto nasopalatino ocorre na quinta à sétima década de vida, com média de idade de 42,5 anos. A lesão é geralmente assintomática, descoberta em exames radiográficos de rotina, embora lesões extensas causem tumefação da região anterior da maxila e elevação da asa do nariz. Em alguns casos, o cisto ocorre nos tecidos moles da papila incisiva, sem envolvimento ósseo, podendo ser denominado de cisto da papila incisiva.

A lesão é encontrada entre as raízes dos incisivos centrais superiores, como uma lesão osteolítica bem delimitada. Ocasionalmente, a lesão pode aparecer com um formato de coração por causa da presença do septo nasal superiormente e da espinha nasal anteriormente (Fig. 46-3). Afastamento dental e reabsorção radicular podem estar presentes. Histologicamente, apresenta-se como uma cavidade cística limitada por epitélio que pode ser escamoso isoladamente ou em combinação com epitélio cilíndrico pseudoestratificado que

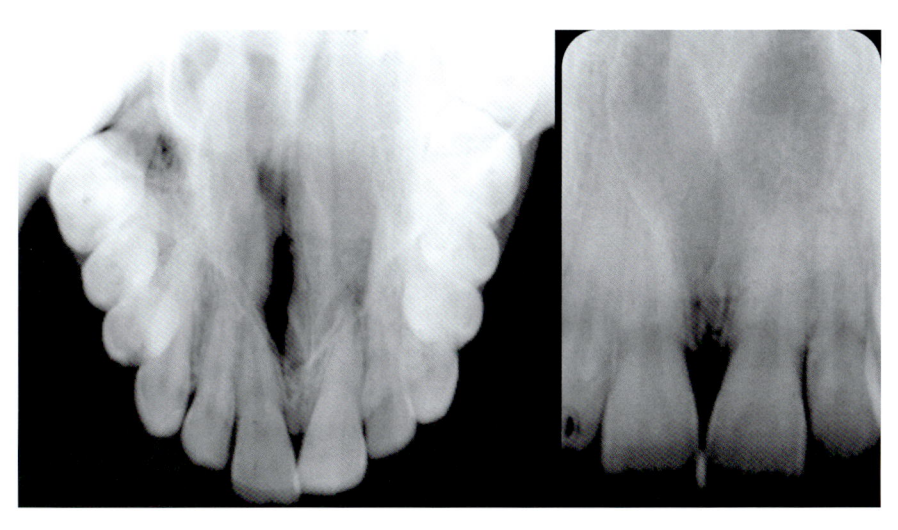

Fig. 46-3. Aspecto radiográfico radiolúcido, bem delimitado, em região anterior da maxila, correspondente a um cisto do ducto nasopalatino.

pode ou não ser ciliado. A cápsula cística fibrosa geralmente contém fibras nervosas e vasos sanguíneos. Glândulas salivares menores e ilhas cartilaginosas podem estar presentes. O cisto do ducto nasopalatino é tratado de maneira conservadora, geralmente por acesso palatino. Recorrência pode ocorrer em 2 a 9% dos casos.

Cisto Nasolabial

O cisto nasolabial é um cisto de desenvolvimento não odontogênico incomum, representando cerca de 1% de todos os cistos da região maxilofacial, sendo também denominado de cisto nasoalveolar. Este cisto ocorre em tecidos moles no lábio superior lateralmente à linha média, podendo causar elevação da asa do nariz, tumefação labial, apagamento do fundo de sulco vestibular, elevação da mucosa nasal e obstrução nasal. A etiopatogênese deste cisto ainda permanece incerta, porém duas teorias são discutidas; a primeira seria a teoria fissural, em que restos epiteliais ficariam retidos ao longo da linha de fusão dos processos nasal lateral, nasal medial e maxilar; a segunda teoria sugere que seja originada por células epiteliais originadas do ducto nasolacrimal. O cisto nasolabial é mais comum no sexo feminino, ocorrendo principalmente na quarta e quinta décadas de vida, com média de idade de 38 anos. Cistos bilaterais podem estar presentes em até 10% dos casos.

Radiografias geralmente não revelam qualquer alteração óssea, porém, em casos extensos, uma erosão óssea no osso maxilar pode ser percebida. Exames de ressonância magnética ou tomografia computadorizada podem revelar detalhadamente a lesão e sua natureza cística, bem como sua relação com o tecido ósseo. Em ressonância magnética, o cisto apresenta uma hipodensidade ou isodensidade em T1, e hiperintensidade em T2. Histopatologicamente, a lesão revela uma cavidade cística limitada por epitélio pseudoestratificado com células caliciforme e ciliada. Em caso de cistos infectados, pode haver metaplasia escamosa. Epitélio cuboidal também pode ser observado. A cápsula cística geralmente não apresenta infiltrado inflamatório, salvo em casos de infecção secundária.

O cisto nasolabial pode ser tratado de maneira conservadora por enucleação por acesso sublabial intraoral. Marsupialização por acesso transnasal guiada por endoscopia também tem sido utilizada com sucesso. A recorrência é incomum.

Cistos Dermoide e Epidermoide

Os cistos dermoide e epidermoide são malformações císticas benignas limitadas por epitélio escamoso estratificado. São cistos relativamente incomuns, e o cisto dermoide pode ser considerado teratoma por alguns autores. Histologicamente, o cisto epidermoide é limitado por epitélio escamoso estratificado ortoceratinizado, sem anexos cutâneos; no cisto dermoide, a cavidade cística de epitélio escamoso estratificado ortoceratinizado apresenta anexos cutâneos; é denominado cisto dermoide teratoide quando outros tecidos, como músculo, cartilagem e osso, também estão presentes. Algumas teorias têm sido propostas para

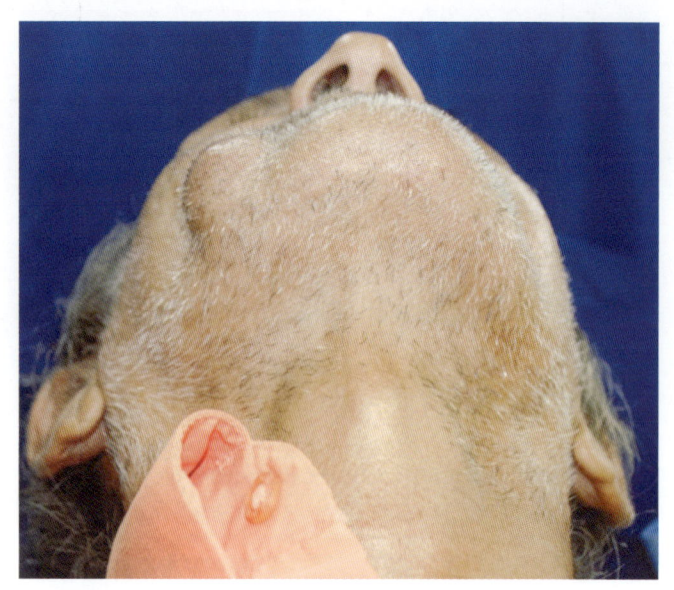

Fig. 46-4. Aspecto clínico de lesão nodular bem delimitada, flutuante à palpação, móvel, diagnosticado como cisto epidermoide.

o desenvolvimento do cisto dermoide: pode ser resultado do aprisionamento de tecido ectodérmico do primeiro e segundo arcos branquiais durante a vida fetal; pode ser desenvolvido a partir da implantação traumática de células epiteliais em tecidos profundos; aqueles casos de cisto epidermoide de pele podem ser originados de uma proliferação de células epiteliais do infundíbulo em resposta a um processo inflamatório (Fig. 46-4).

Estes cistos são mais prevalentes na segunda e terceira décadas de vida, em comparação ao cisto epidermoide, o cisto dermoide tende a ocorrer mais frequentemente em linhas de fusão embrionária. Estes cistos ocorrem principalmente na região periorbital. Outras localizações incluem região cervical, região nasal, glândula parótida e cavidade oral. Em cavidade oral, a lesão geralmente ocorre na linha média do assoalho bucal. Quando ocorre superiormente ao músculo gênio-hióideo, provoca uma elevação sublingual, com elevação da língua e dificuldade de fonação, alimentação e respiração. Nos casos abaixo de músculo gênio-hióideo, a lesão provoca uma tumefação em região submentoniana. Estudos de imagem, como tomografia computadorizada e ressonância magnética, podem ser utilizados para uma melhor delimitação da lesão e planejamento do tratamento.

O tratamento cirúrgico é a terapia de escolha para os cistos dermoides e epidermoides. Aqueles localizados em cavidade oral, acima do músculo gênio-hióideo, são acessados cirurgicamente por abordagem intraoral, oferecendo bons resultados, sem preocupações estéticas. Aqueles casos localizados abaixo do músculo gênio-hióideo são abordados por acesso extraoral submentoniano. A recorrência não é esperada. Raros casos de carcinomas de células escamosas originados de cistos epidermoides foram relatados.

Cisto Linfoepitelial Cervical

O cisto linfoepitelial cervical ou cisto da fenda branquial é um cisto de desenvolvimento não odontogênico incomum, originado principalmente do segundo arco branquial, geralmente caracterizado histologicamente por limitante epitelial escamoso estratificado, e cápsula com abundante tecido linfoide. Diversas teorias têm sido propostas para a gênese deste cisto, entre elas a mais aceita seria que este cisto seja originado de remanescentes das fendas branquiais. Outra teoria sugere que este cisto seria uma degeneração de epitélio da glândula parótida retida no interior de linfonodos. A lesão ocorre mais frequentemente na região cervical lateral, na borda anterior do músculo esternocleidomastóideo, acomete principalmente pacientes da terceira e quarta décadas de vida.

Clinicamente, apresenta-se como massa mole, frequentemente flutuante, de tamanho variável. Tumores do lobo inferior da parótida, linfadenite, linfangioma, cisto dermoide, linfoma, lipoma, rânula cervical e outras lesões cervicais devem entrar no diagnóstico diferencial deste cisto. Uma ressonância magnética pode ajudar na delimitação do cisto e na elaboração do diagnóstico diferencial, em casos em que a lesão cística aparece dissecando o milo-hióideo e envolve espaços cervicais e o espaço sublingual, uma rânula cervical deve ser o primeiro diagnóstico. O cisto linfoepitelial cervical é tratado por remoção cirúrgica.

Uma lesão histologicamente semelhante ao cisto linfoepitelial cervical ocorre em cavidade oral e é denominada de cisto linfoepitelial oral. Duas teorias têm sido propostas, a do aprisionamento e da obstrução. A primeira sugere que focos ectópicos de epitélio glandular ficam aprisionados em tecidos linfoides e podem proliferar para formar um cisto. A segunda sugere que são resultados da obstrução das criptas de tonsilas orais normais. De acordo com esta segunda teoria, o cisto linfoepitelial oral representa uma cripta das tonsilas orais obstruídas e dilatadas, com acúmulo de material purulento e células epiteliais descamadas.

O cisto linfoepitelial oral é uma lesão incomum que se apresenta como pequeno nódulo elevado, bem delimitado, assintomático e móvel à palpação, de coloração amarelada, branco-amarelada ou transparente. Aparece com maior frequência em áreas onde existem tecido linfoide extra-amigdaliano. As localizações mais prevalentes são língua e assoalho de boca. O cisto linfoepitelial oral é tratado cirurgicamente, e a recorrência é incomum. Raros casos de cisto linfoepitelial oral e carcinoma de células escamosas ocorrendo simultaneamente foram relatados.

TRATAMENTO

Marsupialização/Descompressão Seguida de Enucleação

Cistos extensos da região maxilofacial podem inicialmente ser abordados por marsupialização ou descompressão. Ambas as técnicas apresentam a mesma função e são com base no mesmo princípio básico, a redução de pressão intraluminal, permitindo umas reparações ósseas, com redução de lesão para posterior enucleação. A marsupialização isolada por acesso transnasal guiada por endoscopia tem sido utilizada com sucesso para o tratamento do cisto nasolabial. O acompanhamento do paciente em marsupialização/descompressão deve ser feito no mínimo a cada 3 meses, até que a lesão reduza seu tamanho e possa ser enucleada sem causar grandes danos a estruturas vizinhas. Portanto, uma colaboração por parte do paciente é essencial, já que é uma modalidade terapêutica em longo prazo.

Enucleação

A enucleação é utilizada para aquelas lesões císticas que apresentem tamanho que possibilite a remoção de toda a lesão em um único ato cirúrgico, podendo ser utilizada para todos os cistos aqui descritos (Figs. 46-5 a 46-7). Cápsula fina friável, acesso cirúrgico limitado, principalmente em regiões dentadas e em lesões multiloculares, experiência e habilidade cirúrgicas, perfuração de cortical podem resultar em dificuldade de enucleação total de uma lesão cística e resultar em insucesso da terapia. Alguns autores recomendam a ressecção em bloco do cisto odontogênico glandular, em razão do seu potencial clínico agressivo e sua taxa de recidiva. Independente de terapia escolhida, quer seja marsupialização com enucleação ou enucleação isolada, dentes envolvidos na lesão, sempre que possível, devem ser mantidos para que entrem em função. O prognóstico para a grande maioria dos cistos da região maxilofacial é excelente, porém, um acompanhamento em longo prazo, por exames clínicos e radiográficos, deve ser realizado.

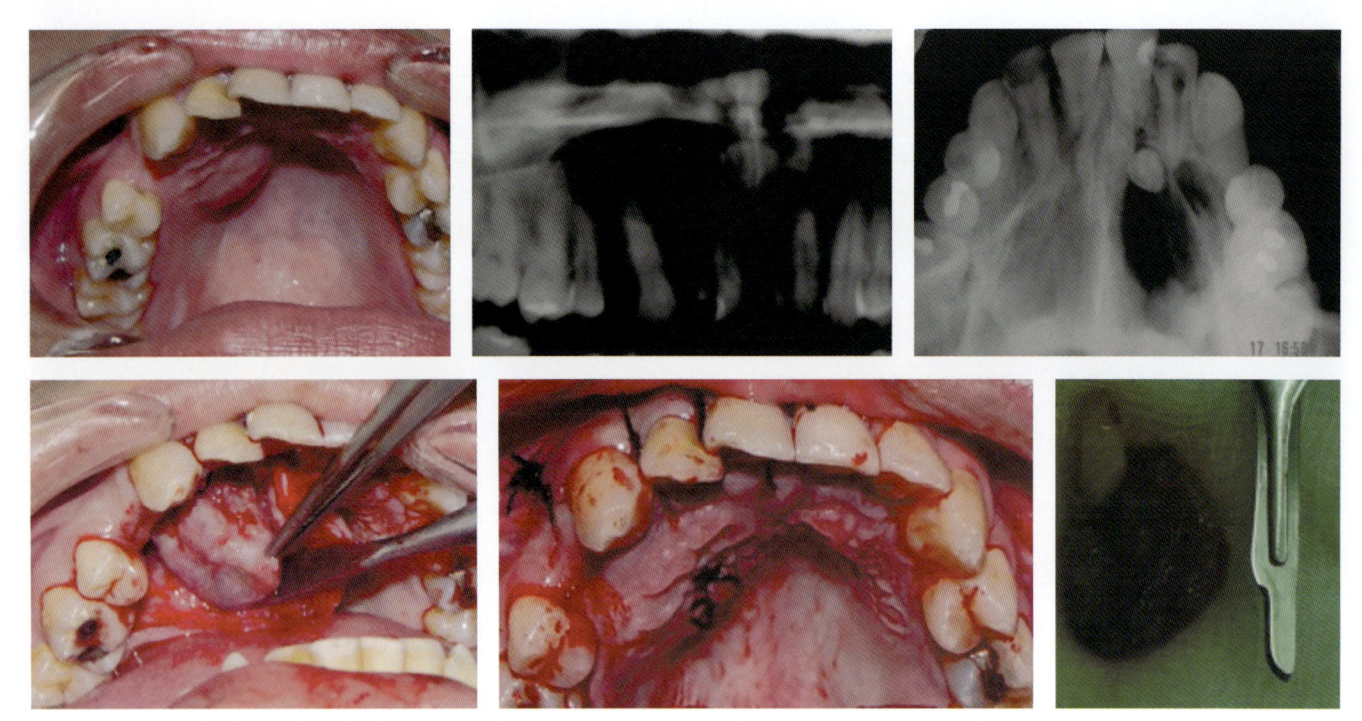

Fig. 46-5. Enucleação de um cisto dentígero associado a um dente supranumerário, por acesso cirúrgico palatino.

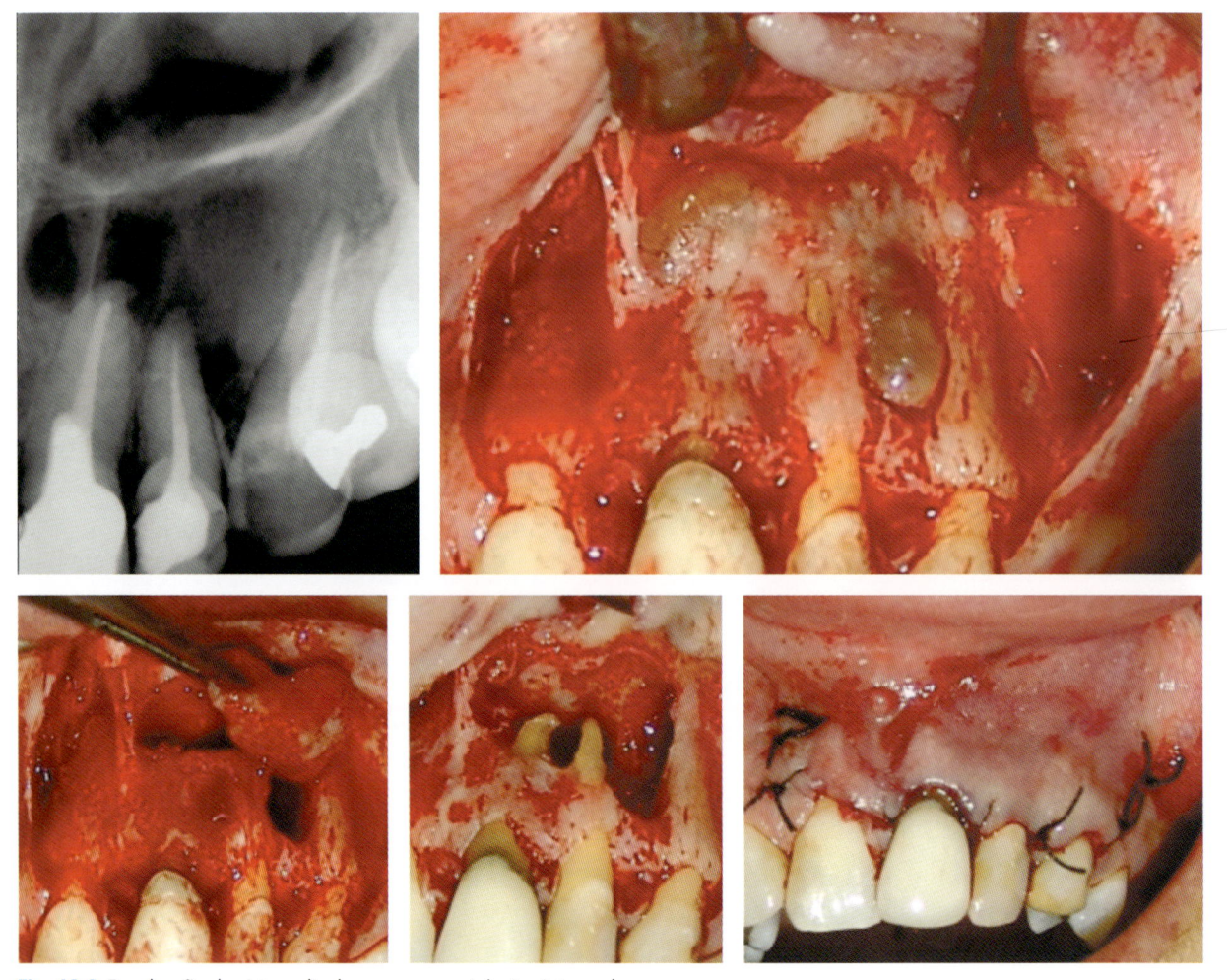

Fig. 46-6. Enucleação de cisto radicular por acesso cirúrgico intraoral.

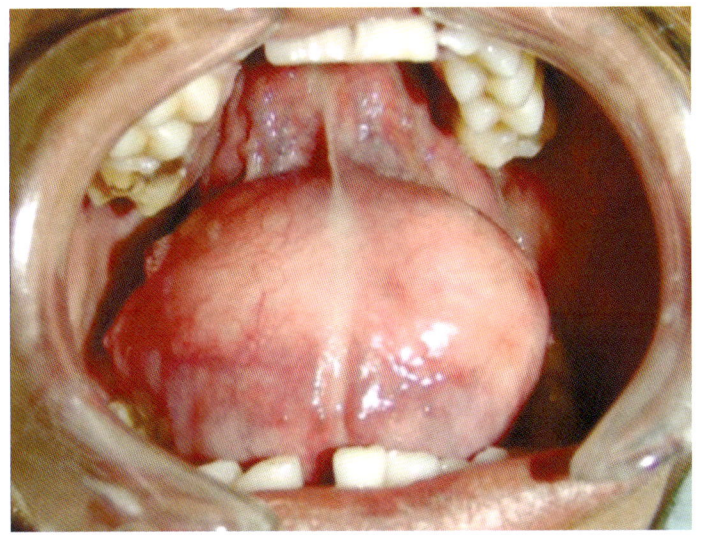

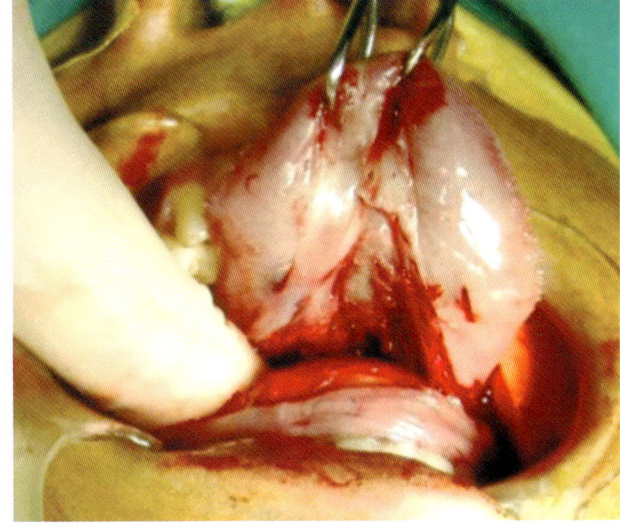

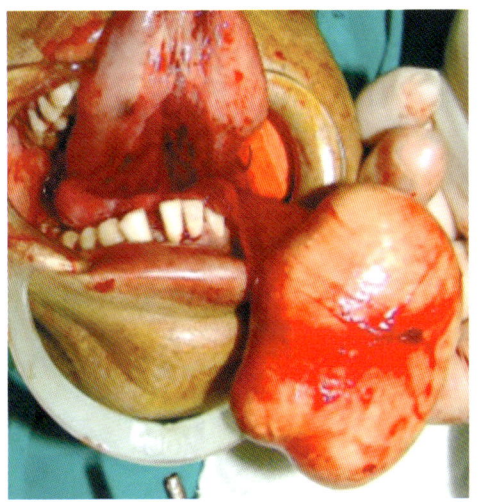

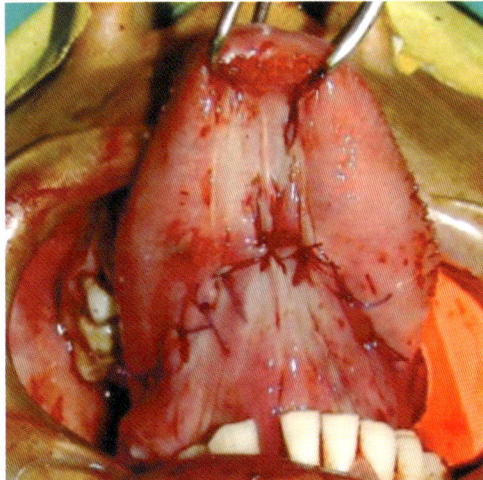

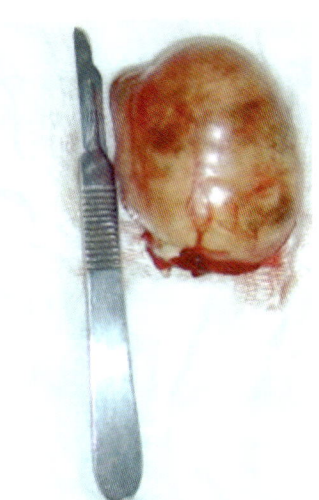

Fig. 46-7. Enucleação cirúrgica de extenso cisto dermoide em assoalho de boca, por acesso intraoral.

BIBLIOGRAFIA

Al-Khateeb TH, Al-Masri NM, Al-Zoubi F. Cutaneous cysts of the head and neck. *J Oral Maxillofac Surg* 2009;67(1):52-7.

Aquilino RN, Bazzo VJ, Faria RJA et al. Nasolabial cyst: presentation of a clinical case with CT and MR images. *Rev Bras Otorrinolaringol* 2008;74(3):467-71.

Araújo de Morais HH, José de Holanda Vasconcellos R, de Santana Santos T et al. Glandular odontogenic cyst: case report and review of diagnostic criteria. *J Craniomaxillofac Surg* 2012 Feb;40(2):e46-50.

Bharatha A, Pharoah MJ, Lee L et al. Pictorial essay: cysts and cyst-like lesions of the jaws. *Can Assoc Radiol J* 2010;61(3):133-43.

Bonet-Coloma C, Mínguez-Martínez I, Palma-Carrió C et al. Orofacialdermoid cysts in pediatric patients: A review of 8 cases. *Med Oral Patol Oral Cir Bucal* 2011;16(2):e200-3.

Booth D, Bouquot J. Clinico-pathologic conference: case 6. Glandular odontogeniccyst. *Head Neck Pathol* 2010;4(4):351-5.

Choi SS, Zalzal GH. Branchial anomalies: a review of 52 cases, *Laryngoscope* 1995;105(9 Pt 1):909-13.

Daley TD, Wysocki GP, Pringle GA. Relative incidence of odontogenic tumors and oral and jaw cysts in a Canadian population. *Oral Surg Oral Med Oral Pathol* 1994;77(3):276-80.

De Ponte FS, Brunelli A, Marchetti E, Bottini DJ. Sublingual epidermoidcyst. *J Craniofac Surg* 2002;13(2):308-10.

Dong Q, Pan S, Sun LS, Li TJ. Orthokeratinized odontogenic cyst: a clinicopathologic study of 61 cases. *Arch Pathol Lab Med* 2010;134(2):271-5.

Escoda-Francolí J, Almendros-Marqués N, Berini-Aytés L, Gay-Escoda C. Nasopalatine duct cyst: Report of 22 cases and review of the literature. *Med Oral Patol Oral Cir Bucal* 2008;13(7):E438-43.

Formoso-Senande MF, Figueiredo R, Berini-Aytés L, Gay-Escoda C. Lateral periodontal cysts: A retrospectivestudyof 11 cases. *Med Oral Patol Oral Cir Bucal* 2008;13(5):E313-7.

Glosser JW, Pires CA, Feinberg SE. Branchial cleft or cervical lymphoepithelial cysts: etiology and management. *J Am Dent Assoc* 2003;134(1):81-6.

Golledge J, Ellis H. The aetiology of lateral cervical (branchial) cysts: past and present theories. *J Laryngol Otol* 1994;108(8):653-9.

Gondim JO, Neto JJ, Nogueira RL, Giro EM. Conservative management of a dentigerous cyst secondary to primary tooth trauma. *Dent Traumatol* 2008;24(6):676-9.

Grossmann SM, Machado VC, Xavier GM et al. Demographic profile of odontogenic and selected nonodontogenic cysts in a Brazilian population. *Oral Surg Oral Med Oral Pathol Oral Radiol Endod* 2007;104(6):e35-41.

Gültelkin SE, Tokman B, Türkseven MR. A review of paediatric oral biopsies in Turkey. *Int Dent J* 2003;53(1):26-32.

Hisatomi M, Asaumi J, Konouchi H *et al.* MR imaging of epithelial cysts of the oral and maxillofacial region. *Eur J Radiol* 2003;48(2):178-82.

Jham BC, Duraes GV, Jham AC, Santos. Epidermoid cyst of the floor of the mouth: a case report. *J Can Dent Assoc* 2007;73(6):525-8.

Jones AV, Craig GT, Franklin CD. Range and demographics of odontogenic cysts diagnosed in a UK population over a 30-year period. *J Oral Pathol Med* 2006 Sep;35(8):500-7.

Ledesma-Montes C, Hernández-Guerrero JC, Garcés-Ortíz M. Clinico-pathologic study of odontogenic cysts in a Mexican sample population. *Arch Med Res* 2000;31(4):373-6.

MacDonald-Jankowski DS, Li TK. Orthokeratinizedodontogenic cyst in a Hong Kong community: the clinical and radiological features. *Dentomaxillofac Radiol* 2010;39(4):240-5.

Macdonald-Jankowski DS. Glandular odontogenic cyst: systematic review. *Dentomaxillofac Radiol* 2010;39(3):127-39.

Mosqueda-Taylor A, Irigoyen ME, Diaz MA, Torres MA. Odontogenic cysts. Analysis of 856 cases. *Med Oral* 2002;7(2):89-96.

Neville BW, Damm DD, Allen CM, Bouquot JE. *Oral and maxillofacial pathology.* Saint Louis: Elsevier; 2009.

Nonaka CF, Henriques AC, de Matos FR *et al.* Nonodontogenic cysts of the oral and maxillofacial region: demographic profile in a Brazilian population over a 40-year period. *Eur Arch Otorhinolaryngol* 2011;268(6):917-22.

Philipsen HP, Reichart PA, Ogawa I *et al.* The inflammatory paradental cyst: a critical review of 342 cases from a literature survey, including 17 new cases from the author's files. *J Oral Pathol Med* 2004;33(3):147-55

Pusiol T, Zorzi MG, Piscioli F. Squamous cell carcinoma arising in epidermal and human papillomavirus associated cysts: report of three cases. *Pathologica* 2010;102(3):88-92.

Ramer M, Valauri D. Multicystic lateral periodontal cyst and botryoidodontogenic cyst. Multifactorial analysis of previously unreported series and review of the literature. *N Y State Dent J* 2005;71(4):47-51.

Regezi JA. Odontogenic cysts, odontogenic tumors, fibroosseous, and giant cell lesions of the jaws. *Mod Pathol* 2002;15(3):331-41.

Roofe SB, Boyd EM Jr, Houston GD, Edgin WA. Squamous cell carcinoma arising in the epithelial lining of a dentigerous cyst. *South Med J* 1999;92(6):611-4.

Shetty S, Angadi PV, Rekha K. Radicular cyst in deciduous maxillary molars: a rarity. *Head Neck Pathol* 2010;4:27-30

Su CY, Chien CY, Hwang CF. A new transnasal approach to endoscopic marsupialization of the nasolabial cyst. *Laryngoscope* 1999;109(7):1116-8.

Swanson KS, Kaugars GE, Gunsolley JC.Nasopalatine duct cyst: an analysis of 334 cases. *J Oral Maxillofac Surg* 1991;49(3):268-71.

Tababi S, Chahed H, Sellami M et al Fifty-four cases of nasolabial cysts. *Rev Stomatol Chir Maxillofac* 2011;112(3):151-154.

Theodorou SJ, Theodorou DJ, Sartoris DJ. Imaging characteristics of neoplasms and other lesions of the jawbones: part 1.Odontogenic tumors and tumorlike lesions. *Clin Imaging* 2007;31(2):114-9.

Tiago RSL, Maia MS, do Nascimento GM *et al*. Nasolabial cyst: diagnostic and therapeutical aspects. *Rev Bras Otorrinolaringol* 2008;74(1):39-43.

Vasconcelos R, de Aguiar MF, Castro W *et al.* Retrospective analysis of 31 cases of nasopalatine ductcyst. *Oral Dis* 1999;5(4):325-8.

Yang X, OwA, Zhang CP *et al.* Clinical analysis of 120 cases of intraoral lymphoepithelial cyst. *Oral Surg Oral Med Oral Pathol Oral Radiol Endod* 2012;113(4):448-52.

Yeo JF, Rosnah BZ, Ti LS *et al.*Clinicopathological study of dentigerous cysts in Singapore and Malaysia. *Malays J Pathol* 2007;29(1):41-7.

TRATAMENTO ODONTOLÓGICO E REABILITAÇÃO PROTÉTICA

Wagner Araújo de Negreiros
Alexandre Simões Nogueira
Liandra Rayanne de Sousa Barbosa

INTRODUÇÃO

O presente capítulo abordará o tratamento odontológico e a reabilitação protética do paciente portador de câncer da região de cabeça e pescoço. Didaticamente será subdividido em duas partes, abordando-se inicialmente o tratamento odontológico básico e especializado e posteriormente a reabilitação protética, com ênfase nas próteses bucomaxilofaciais.

O paciente com diagnóstico de câncer da região da região de cabeça e pescoço deverá ser avaliado por um cirurgião-dentista em todas as etapas do seu tratamento.[1] Além das condutas de orientação, supervisão e controle das condições de saúde bucal, geralmente os procedimentos clínicos a serem realizados são de baixa complexidade, não necessitando obrigatoriamente de atenção especializada, que é reservada para casos onde se requer reconstruções dos maxilares e reabilitações por próteses intraorais e/ou bucomaxilofaciais. O cirurgião-dentista clínico geral tem em sua formação básica de graduação o preparo necessário para conduzir a atenção odontológica visando à adequação da cavidade oral dos pacientes que receberão tratamentos cirúrgicos, radioterápicos e/ou quimioterápicos.

De forma didática, o tratamento odontológico voltado ao paciente portador de câncer na região de cabeça e pescoço pode ser dividido nas seguintes fases:

1. Pré-tratamento: avaliação clínica/imagiológica, adequação do meio bucal e orientações ao paciente.
2. Suporte durante o tratamento propriamente dito (em especial nos casos de radioterapia e/ou quimioterapia).
3. Pós-tratamento e controle mediato (tardio).
4. Reabilitação oral: enxertos, próteses dentárias associadas ou não aos implantes dentários e próteses bucomaxilofaciais associadas ou não aos implantes faciais.

O plano de tratamento oncológico deverá ser de conhecimento de todos os componentes da equipe, incluindo dose e duração da radioterapia, conduta cirúrgica a ser adotada, tempo de internação entre outros aspectos que permitam elaborar a conduta odontológica mais adequada a ser adotada em cada situação. Independentemente da fase de tratamento, é de grande importância a participação do cirurgião-dentista na equipe interdisciplinar do tratamento oncológico, e a realização de avaliação odontológica criteriosa, em fases pré-rádio e quimioterapia, é necessária para que se tenha um bom tratamento desses pacientes.[2] Tal participação gera inegáveis impactos na melhoria da qualidade de vida durante e após o tratamento oncológico.

A maior parte dos pacientes acometidos pelo câncer da região de cabeça e pescoço advém de classes socioeconômicas menos favorecidas.[3] Partindo-se da premissa de que no Brasil representam justamente o perfil de usuários do sistema único de saúde (SUS), as diversas fases do tratamento odontológico relacionadas com o paciente portador de câncer de cabeça e pescoço serão contextualizadas de acordo com o nível de atenção e a organização dos serviços públicos odontológicos adotados pelo programa federal Brasil Sorridente, iniciado em 2004 e ainda vigente.

ATENÇÃO PRIMÁRIA

Considerando a política nacional de atenção básica e a inserção cada vez mais crescente do cirurgião-dentista nas equipes das Unidades Básicas de Saúde (UBSs) vinculadas ao SUS pelo Programa Saúde da Família (PSF), notoriamente se ampliaram as possibilidades de atendimento odontológico para a população SUS-dependente.[4] As equipes de saúde bucal passaram a compor a estratégia de saúde da família por meio da Portaria GM/MS nº 1.444, de 28 de dezembro de 2000.[5]

De acordo com a Portaria 2.488 de 2011 do Ministério da Saúde,[6] que revisa as diretrizes e normas para a organização da atenção básica na estratégia da saúde da família, deverá o cirurgião-dentista, entre outras atribuições, realizar diagnóstico com a finalidade de obter o perfil epidemiológico para o planejamento e a programação em saúde bucal, realizar a atenção em saúde bucal (promoção e proteção da saúde, prevenção de agravos, diagnóstico, tratamento, acompanhamento, reabilitação e manutenção da saúde) e coordenar e participar de ações coletivas voltadas à promoção de saúde e à prevenção de doenças bucais. Neste contexto se insere a participação do profissional da atenção básica voltada para o câncer da região de cabeça e pescoço, em especial o câncer bucal. A caracterização dos casos de câncer bucal permite definir o perfil epidemiológico dos pacientes acometidos e possivelmente represente grande contribuição para o estabelecimento de políticas preventivas relacionadas com a doença.[7]

É incontestável que a atenção primária representa a principal "arma" dos profissionais da Odontologia relacionada com o câncer de boca. A prioridade do cirurgião-dentista deve ser direcionada para a prevenção (reconhecimento de lesões potencialmente malignas), diagnóstico precoce de lesões malignas, prestação de informação adequada ao paciente e ao encaminhamento dos mesmos para unidades especializadas, além do tratamento preventivo dos pacientes que receberam terapia oncológica.[8]

Somos de opinião de que a realização do exame da cavidade oral e das cadeias ganglionares cervicais, quando adotada de modo rotineiro e sistemático por parte dos profissionais, representa importante contribuição para o diagnóstico precoce e a consequente referência para tratamento especializado de pacientes portadores de lesões em estágios iniciais. Campanhas isoladas de prevenção ao câncer de boca, apesar de constituirem excelente forma de divulgação do tema para os leigos, não terão efeito se forem esporádicas, devendo a sistemática de prevenção fazer parte das estratégias e planos municipais de saúde bucal por um programa amplo que envolva também a capacitação dos profissionais.

O rastreamento de lesões orais pelos exames visual e tátil corresponde a um dos componentes importantes na detecção das alterações bucais, incluindo lesões potencialmente malignas e cânceres em estágio inicial, porém as evidências científicas são insuficientes para afirmar que resultam em menores taxas de mortalidade pela doença. O padrão ouro de diagnóstico das lesões potencialmente malignas e do câncer de boca propriamente dito continua sendo o exame histopatológico decorrente da realização de biópsia.[9]

A educação permanente voltada para os profissionais da atenção básica, seguramente, representa importante medida na luta contra o câncer da região de cabeça e pescoço, sendo responsabilidade dos gestores a sua promoção. Em outros países, a exemplo do Reino Unido, reconhecidamente um país cuja estrutura e organização dos serviços públicos são consideradas de excelência, a educação na prática da oncologia de cabeça e pescoço tem sido identificada como um dos principais desafios no século XXI.[10] Nesse contexto, entendemos que a integração entre academia e serviços representa o melhor elo para capacitação dos cirurgiões-dentistas, devendo ser fomentada por gestores e coordenadores de graduação e de programas de pós-graduação.

Os grupos de baixa renda e desfavorecidos estão geralmente mais expostos a fatores de risco evitáveis, como carcinógenos ambientais, álcool, agentes infecciosos e uso de tabaco. Esses grupos também têm menos acesso aos serviços de saúde e à educação em saúde que os capacitariam a tomar decisões para proteger e melhorar sua própria saúde.[11] Dessa forma, na atenção básica, os profissionais também deverão estar capacitados para orientar os pacientes sobre os fatores de risco para o desenvolvimento do câncer bucal, em especial o tabagismo e o etilismo, adotando estratégias de divulgação sistemática dessas informações, inclusive com o apoio dos agentes comunitários de saúde. Os pacientes deverão ser orientados sobre a necessidade de visitas regulares ao cirurgião-dentista e a busca imediata por apoio profissional diante do aparecimento de qualquer lesão suspeita e que não cicatrize espontaneamente.

Do ponto de vista clínico, são realizados tratamentos que visem à adequação do meio bucal de pacientes que já apresentam diagnóstico de lesões malignas, em especial carcinomas espinocelulares, e que serão tratados por cirurgias, radioterapia e/ou quimioterapia.

Via de regra, para um adequado planejamento das ações a serem instituídas, deve-se realizar um criterioso exame clínico, com ênfase nas condições dentárias e gengivais/periodontais, associado à radiografia panorâmica que permita avaliação das alterações ósseas e dentárias. Quando necessário, para melhor esclarecimento diagnóstico, radiografias periapicais deverão ser obtidas.

Dentes viáveis serão abordados conservadoramente (tratamento de cárie e gengiva/periodonto que os sustentam, além de tratamento endodôntico – de canal), e aqueles com prognóstico duvidoso, ou não restauráveis, serão extraídos. Dentes que se localizem diretamente nas áreas do tumor a ser removido não serão extraídos, visto que farão parte da peça cirúrgica. A participação do cirurgião-dentista nessa fase pré-tratamento é de fundamental importância, visto que necessidades de extrações pós-radioterapia podem ocasionar quadros de osteorradionecrose, de difícil condução e com evolução incerta. Quando necessários, os tratamentos endodônticos são realizados na atenção secundária.

A depender do tipo e localização da lesão maligna, seu comportamento biológico, além de diversos outros fatores, diferentes abordagens radioterapêuticas podem ser utilizadas. Com base no conhecimento do tipo, dosagem e frequência da radioterapia e das perspectivas de manutenção de higiene oral por parte do paciente, o cirurgião-dentista tomará a decisão mais apropriada para o caso, adotando condutas radicais (exodontias) diante de dentes com prognóstico incerto em casos de previsão de altas dosagens de radiação, por exemplo.[12] Evidente que o referencial conservador deverá nortear a tomada de decisão, desde que escolhas inadequadas não impliquem em necessidade de posterior exodontias.

Se para o paciente não oncológico a manutenção de adequadas condições de saúde bucal é importante, no paciente em tratamento de câncer na região de cabeça e pescoço essa condição é ainda mais necessária. Focos residuais (raízes dentárias, por exemplo) poderão comprometer o resultado do tratamento como um todo, ocasionando desde dor e inflamação até infecções de maior severidade, em especial naqueles pacientes que apresentem concomitantemente doenças sistêmicas ou comprometimento de sua saúde geral durante o tratamento oncológico, ocorrência não rara. Por isso a grande importância do profissional da atenção básica atuando de modo preventivo e criterioso na definição de suas condutas clínicas.

Ressalte-se que o manual de especialidades odontológicas, publicação oficial do Ministério da Saúde, recomenda que biópsias poderão ser realizadas pelos profissionais da atenção básica, desde que se sintam capacitados para tal.[13] De uma forma geral, a maioria dos pacientes é encaminhada para o nível secundário de atenção.

ATENÇÃO SECUNDÁRIA

Na rede de assistência dos serviços públicos odontológicos a atenção secundária ou especializada é realizada nos Centros de Especialidades Odontológicas (CEOs), implantados pela Portaria Nº 599 de 23 de março de 2006.[14] Representou um grande avanço para a Odontologia à medida que oportunizou a realização de procedimentos de média complexidade na rede pública, além da inserção de especialistas nos serviços.

Organizados para atender micro ou macrorregiões, possuem em seus quadros, entre outros, profissionais especialistas em Cirurgia e Traumatologia Bucomaxilofacial, Odontologia para pacientes com necessidades especiais e Estomatologia, que realizam procedimentos de maior complexidade não abrangidos pelas unidades básicas.

Do ponto de vista organizacional dos serviços, segundo o Manual de Especialidades Odontológicas publicado pelo Ministério da Saúde em 2008,[13] no nível médio de complexidade (atenção secundária), é responsabilidade dos profissionais da área de Estomatologia o diagnóstico e o tratamento das lesões bucais por meio de exames clínicos e complementares, biópsia, terapêuticas cirúrgica (nível ambulatorial) e medicamentosa, quando pertinentes, além do planejamento do atendimento odontológico do paciente oncológico que será submetido à radioterapia ou quimioterapia.[13]

O monitoramento dos pacientes pelo uso de saliva artificial e o controle clínico/medicamentoso de casos de xerostomia, candidose e mucosite também são realizados nos CEOs, além do controle químico-mecânico do biofilme bucal. Cáries de radiação são possíveis efeitos colaterais da radioterapia, e também são adotados medidas preventivas e tratamento nas referidas unidades de saúde, além de casos de evolução para osteorradionecrose, que podem demandar atendimentos ambulatoriais, ainda abrangidos no nível secundário de atenção.

A multidisciplinaridade deve nortear o tratamento oncológico dos pacientes portadores de câncer na região de cabeça e pescoço. Apenas para exemplificar, dispositivos odontológicos, como abridores de boca, poderão ser bastante úteis no sentido de minimizar os efeitos da radioterapia em áreas livres do tumor primário pelo simples fato de manter o distanciamento entre as arcadas dentárias durante a irradiação. Agravamentos de quadros de mucosite, xerostomia e dor podem gerar grande dificuldade de alimentação e consequente desidratação ou até mesmo redundar em quadros de desnutrição, culminando em possível necessidade da suspensão ou descontinuidade do tratamento oncológico, o que pode afetar a própria sobrevida do paciente.[1]

Com frequência são publicados por parte de associações e/ou entidades científica internacionais protocolos ou diretrizes ("*Guidelines*") voltados para temas específicos, devendo os profissionais manterem-se atualizados em suas condutas clínicas. É apresentada a melhor evidência científica disponível para nortear e embasar as condutas a serem adotadas, o que vem a facilitar o trabalho de quem está na linha de frente dos atendimentos.

A associação multinacional de cuidados de suporte em câncer e sociedade internacional de oncologia oral estabeleceram as diretrizes para casos de mucosite oral com base em evidências científicas advindas de revisões sistemáticas da literatura com a finalidade de orientar os profissionais que atuam na área.[15]

Em relação à osteorradionecrose, diversos protocolos foram propostos na literatura, não havendo consenso em razão das diferentes apresentações clínicas que requerem condutas de acordo com o caso. Atualmente há limitações dos estudos em gerar evidências científicas sobre o gerenciamento dos casos de osteorradionecrose.[16] Especificamente em relação às exodontias pós-radioterapia, apesar de indesejáveis, podem ser necessárias, e têm sido sugeridos (resumidamente): utilização de bochechos de clorexidina a 0,2% antes do procedimento; uso de antibióticos no pré e no pós-operatório; princípio do mínimo trauma e fechamento primário da ferida cirúrgica; operador experiente para conduzir os casos; possível oxigenação hiperbárica em casos de exodontias de molares mandibulares em áreas fortemente irradiadas; revisão após 5 dias e revisão semanal até a completa cicatrização.[17]

É importante que as diretrizes sugeridas, apesar de representar a melhor evidência disponível, sejam adequadas para cada serviço de acordo com a sua característica. Apenas para citar um exemplo, um grupo asiático de especialistas da área de oncologia de cabeça e pescoço foi convocado, em 2012, para revisar os consensos e diretrizes de prática clínica da Rede Nacional de Câncer e da Sociedade Europeia de Oncologia Médica e desenvolver recomendações práticas sobre a sua aplicabilidade aos asiáticos. Ao final, sugeriram modificações levando-se em conta diferenças demográficas, epidemiológicas, sistema de referenciamento, gestão e de recursos disponíveis naqueles países. Após a revisão, a criação de fóruns de discussão e a colaboração entre países, estados e instituições foram encorajadas no sentido de estabelecer os melhores protocolos e práticas clínicas voltadas para a atenção ao paciente portador de câncer de cabeça e pescoço.[18]

Importante associação odontológica britânica recentemente publicou uma abrangente estratégia de gestão em saúde bucal para detecção precoce e prevenção do câncer de boca, incluindo desde aspectos práticos relacionados com o atendimento propriamente dito até os aspectos organizacionais de gerenciamento do problema, a exemplo de se evitarem atrasos no diagnóstico.[19]

Da mesma forma que mencionado na atenção primária, os gestores devem promover programas de educação permanente aos especialistas da rede secundária de atenção, oportunizando aos mesmos a adoção das práticas mais atuais e recomendadas internacionalmente, adequando-as à realidade local. Tal medida terá inegável impacto na qualidade da assistência prestada aos usuários.

ATENÇÃO TERCIÁRIA

Em Odontologia a atenção terciária é realizada pelos cirurgiões bucomaxilofaciais. Trabalhando em equipes multidisciplinares, a atuação hospitalar da especialidade é bastante abrangente em relação ao paciente oncológico. Em conjunto com o cirurgião de cabeça e pescoço, realizam a reconstrução dos maxilares pós-ressecções cirúrgicas. Desde o uso de placas de reconstrução isoladamente para manutenção da posição de cotos mandibulares até a realização de enxertias ósseas livres ou microvascularizadas, o cirurgião bucomaxilofacial é fundamental na reabilitação dos pacientes sob tratamento oncológico.

Retalhos livres microcirúrgicos representam a principal opção reconstrutiva para a maioria dos defeitos decorrentes de cirurgias oncológicas da região de cabeça e pescoço. A reabilitação dentária é parte fundamental em casos de reconstrução mandibular, incluindo a utilização de implantes osseointegrados. Em relação à maxila, opções protéticas implicam em menor morbidade e podem levar a excelentes resultados, mas opções reconstrutivas devem ser consideradas à medida que se têm defeitos de maior extensão.[20]

A reconstrução óssea de defeitos maxilares e mandibulares visa à posterior reabilitação protética, seja ela muco, dento ou implanto-suportada. Estética e função representam os objetivos do tratamento realizado na atenção terciária, que deve se pautar na reabilitação de pacientes que tiveram perda de substância decorrente de ablações cirúrgicas. Materiais de fixação (parafusos e miniplacas de titânio) e o uso de enxertos representam a rotina na atuação do cirurgião bucomaxilofacial, geralmente em associação a outros especialistas que promovem a remoção de enxertos de sítios extraorais para reconstrução dos maxilares.

Casos pós-radioterapia que evoluem para osteorradionecrose também podem demandar condutas mais agressivas de desbridamento, curetagem e reconstrução dos maxilares, e, nestes casos, são realizadas em centro cirúrgico hospitalar pelo cirurgião bucomaxilofacial. Considerando a complexidade de tratamento e as múltiplas formas de apresentação clínica, reforça-se a necessidade de atuação preventiva em relação à osteorradionecrose decorrente da avaliação odontológica antes da realização de radioterapia, em especial pela dificuldade de manejo dos casos e ausência de protocolo único aplicáveis a todas as situações.

Outra forma de participação do cirurgião bucomaxilofacial na atenção ao paciente oncológico é a contribuição em cirurgias para a remoção de lesões de difícil acesso, em especial aquelas localizadas na orofaringe. Acessos transmandibulares, por exemplo, são práticos e proporcionam excelente visualização para que o cirurgião de cabeça e pescoço promova a efetiva remoção da lesão com margens de segurança, além de proporcionar a conservação da estrutura óssea mandibular que seria sacrificada.[21] Da mesma forma, a realização de osteotomias tipo LeFort I para acesso a tumores do terço médio da face pode otimizar os resultados, quando a terapia cirúrgica é indicada.

Em todas as opções citadas anteriormente, a conduta deverá ser estabelecida quando do estadiamento do paciente de forma conjunta entre os profissionais envolvidos. Certo é que a Odontologia, seja no nível primário, secundário ou terciário, tem relevante papel na problemática do câncer de cabeça e pescoço, oportunizando aos pacientes a minimização de sequelas advindas das diversas formas de tratamento existentes e a perspectiva de restabelecimentos estético e funcional, com a consequente melhoria de sua qualidade de vida.

PRÓTESE BUCOMAXILOFACIAL (PBMF)

A Odontologia se preocupa com a saúde e manutenção dos tecidos moles e duros da cavidade bucal e estruturas adjacentes, bem como a relação dessas regiões anatômicas com a saúde sistêmica. Assim, considerando-se os atuais conceitos de Odontologia Baseada com Base em Evidências (OBE), os cirurgiões-dentistas utilizam-se de medidas preventivas e corretivas para preservar a saúde do órgão dentário, periodonto, língua, lábios, mucosa jugal, palato, assoalho bucal, músculos mastigatórios, articulações temporomandibulares e ligamentos. Vale ressaltar que a área de atuação do cirurgião-dentista é até mais ampla do que se imagina, compreendendo os 2/3 inferiores da face, da glabela ao osso hioide, e do meato acústico externo direito ao meato acústico esquerdo.[22]

A reabilitação protética de um nariz de um paciente acometido por um carcinoma espinocelular, por exemplo, pode ser planejada e executada pelo cirurgião-dentista dentro de uma área denominada de Prótese Bucomaxilofacial (Fig. 47-1). O profissional especialista nesta área estuda com profundidade a anatomia e a fisiologia dos 2/3 inferiores da face; desenvolve habilidades, como escultura, desenho, estética, cores/pigmentos; lida com materiais de simulação e impressão/moldagem, como ceras, resinas, godivas, silicones; e domina técnicas de instalação de implantes osseointegráveis. De acordo com o Conselho Federal de Odontologia, dados de 2016 indicam que existem apenas 62 especialistas nessa área atualmente no Brasil.[23] A Prótese Bucomaxilofacial integra parte dos conceitos da Anaplastologia, que é a arte e a ciência que restauram estruturas corporais ausentes ou malformadas utilizando meios artificiais. Esta grande área permite confeccionar próteses com a mais alta tecnologia para pacientes portadores das mais variadas deformidades de todo o corpo humano.[24]

Histórico das PBMF

Escavações arqueológicas mostraram múmias egípcias com olhos, narizes e orelhas artificiais. Os povos Maias e Astecas

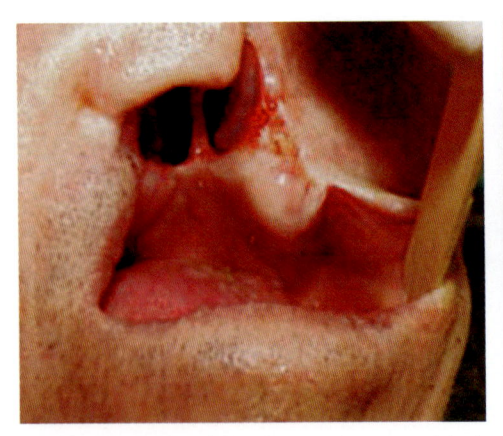

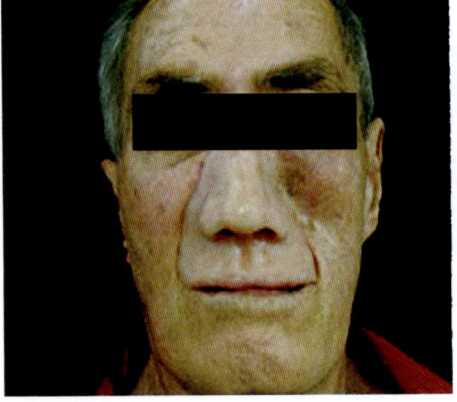

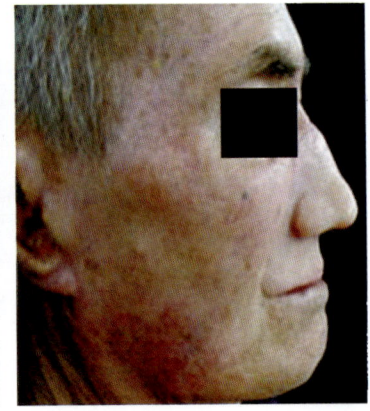

Fig. 47-1. Reabilitação facial com prótese nasolabial implantorretida.

usavam pedras preciosas para adornar a cavidade orbitária nas máscaras como símbolo de devoção aos deuses.

Ambroise Paré, em 1509, inventou inúmeros aparelhos da especialidade, como próteses nasais em ouro e obturadores palatinos em esponja marinha. Claude Martin voltou sua atenção especialmente para próteses oculopalpebrais. Na Segunda Guerra Mundial, com a impossibilidade de os EUA receberem os olhos artificiais alemães, odontólogos americanos desenvolveram a fabricação de olhos de plástico, dando início à utilização da resina acrílica na confecção das próteses oculares. Contudo, sabe-se que a especialidade Prótese Bucomaxilofacial foi introduzida no ensino odontológico brasileiro, em 1925, pelo decreto 16.782 (reforma João Luiz Alves), seguindo as denominações: Ortodontia e Prótese dos Maxilares, Prótese Bucofacial e, por último, Prótese Bucomaxilofacial.

Indicações Clínicas das PBMF

Doenças congênitas, traumas e neoplasias podem gerar deformidades faciais importantes, sendo possível a indicação de três tipos de condutas clínicas: 1. transplante facial; 2. cirurgia plástica reconstrutiva; 3. prótese bucomaxilofacial. O primeiro transplante de face bem documentado foi executado na Universidade de Maryland no paciente Richard Lee Norris (37 anos), que foi acometido por projétil de arma de fogo na face, em um procedimento de mais de 36 horas que envolveu cerca de 100 profissionais da área médica. A indicação desse procedimento se restringe a grandes mutilações faciais, sendo necessária equipe especializada para execução. A cirurgia plástica é notadamente a melhor indicação nos casos de defeitos de face à medida que repara ou reconstrói os tecidos moles ou duros perdidos com "tecidos vivos" oriundos ou não do próprio paciente.

Quando a cirurgia plástica está contraindicada ou foi refutada pelo paciente, a prótese bucomaxilofacial pode ser indicada em situações de defeitos reduzidos ou mesmo extensos. A neoplasia de cabeça e pescoço tem sido o principal fator etiológico para ocorrência de deformidades faciais no Brasil, havendo a necessidade de centros especializados para reabilitação com PBMF.[25] Dessa maneira, a prótese pode ser bem indicada para reabilitação parcial ou total da maxila ou mandíbula, além de perda ocular, nasal, auricular e de toda uma hemiface (Fig. 47-2). Em termos gerais, a prótese pode oferecer os seguintes benefícios: 1. recuperar a estética facial; 2. prevenir o colapso e a deformidade tecidual; 3. restaurar a direção da secreção lacrimal; 4. proteger a sensível cavidade cirúrgica contra agressões de elementos externos, como microrganismos, poeira e fumaça; 5. otimizar mastigação, deglutição e fonação; 6. restaurar a autoestima e o convívio social.[26]

INTEGRAÇÃO ENTRE O CIRURGIÃO DE CABEÇA E PESCOÇO E O CIRURGIÃO-DENTISTA

Em muitas situações clínicas é fundamental o planejamento interdisciplinar prévio a uma terapia cirúrgica de uma ablação tumoral. Considerando-se o planejamento de uma maxilectomia, pode-se confeccionar uma prótese obturadora palatina

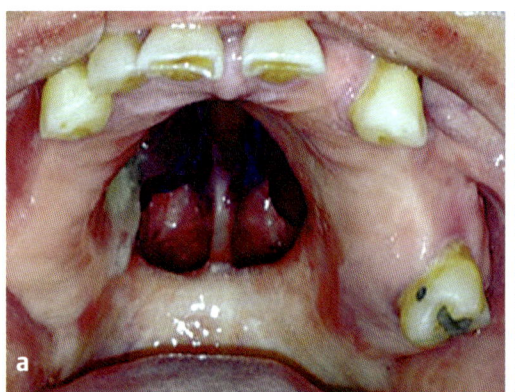

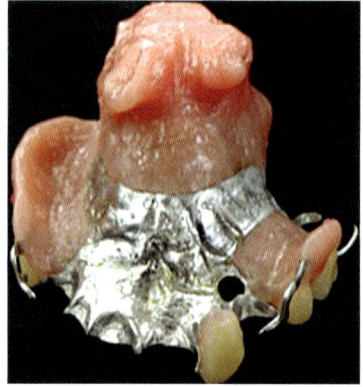

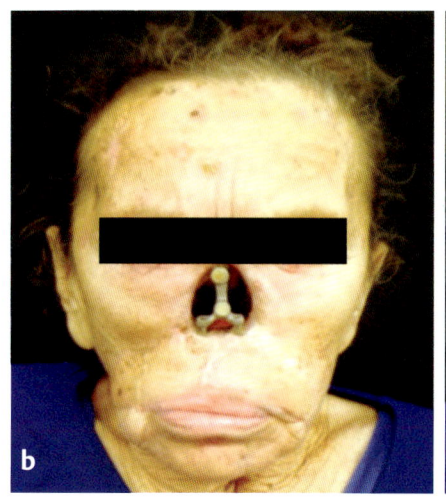

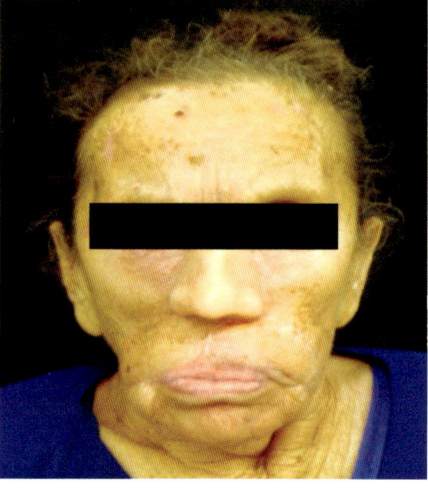

Fig. 47-2. (**a**) Prótese parcial removível a grampos obturadora palatina. (**b**) Prótese nasal implantorretida.

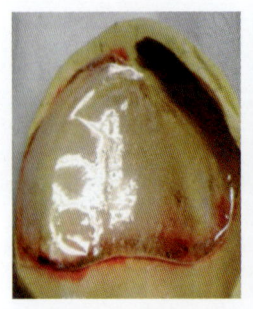

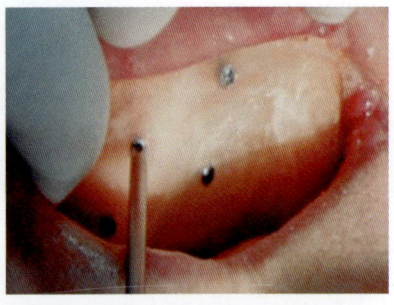

Fig. 47-3. Dispositivo obturador palatino de resina acrílica instalado imediatamente após a remoção do tumor.

provisória a ser instalada durante o procedimento cirúrgico por meio de parafusos ou fios metálicos (Fig. 47-3).

Esse dispositivo permite ao paciente sair da sala cirúrgica com maior facilidade para execução das funções orais (mastigação, fonação e deglutição) dispensando, em muitos casos, a sondagem nasoentérica. Alguns pacientes sentem-se até "reabilitados" no pós-operatório imediato, diminuindo o trauma cirúrgico, o sofrimento e angústia diante da sensação inicial de perda de estruturas anatômicas importantes (Fig. 47-4). Deve-se considerar também a instalação de implantes dentários concomitante à remoção de tumores. Sobretudo em situações de indicação de radioterapia, a colocação de implantes permite a reabilitação do paciente logo após a terapia oncológica. Em outras situações, o cirurgião de cabeça e pescoço pode deixar restos teciduais sadios (tecido mole) ao redor de defeitos nasais para reduzir o trauma do paciente quanto à perda completa do membro. Contudo a manutenção de tais tecidos pode acarretar dificuldade de adaptação da prótese e aparência estética final desagradável, principalmente quando isto ocorre próximo à linha mediana do paciente (Fig. 47-5).

MATERIAIS INDICADOS NAS REABILITAÇÕES

O cirurgião-dentista lida com diversos grupos de materiais para a confecção de próteses, sendo os principais tipos:[27,28]

- *Materiais/instrumentais para planejamento protético:* articulador, delineador, câmera fotográfica, régua e compasso de pontas secas.
- *Materiais de moldagem/impressão:* hidrocoloides irreversíveis (alginatos), elastômeros (poliéteres e silicones) e gessos.
- *Materiais para enceramento e simulação:* ceras, godivas e resinas acrílicas.
- *Materiais para confecção da prótese propriamente dita:* silicones, resinas acrílicas, íris artificiais, ligas metálicas, clipes e magnetos.
- *Materiais de caracterização intrínseca e extrínseca:* pigmentos, tintas, lápis de cor, cílios e cabelos (naturais e sintéticos).
- *Materiais para retenção protética:* implantes osseointegráveis, adesivos para pele, tiara, óculos, fivelas e fones de ouvido.
- *Materiais e equipamentos eletrônicos: scanner* facial, impressora 3D, computadores e *softwares* específicos (Fig. 47-6).

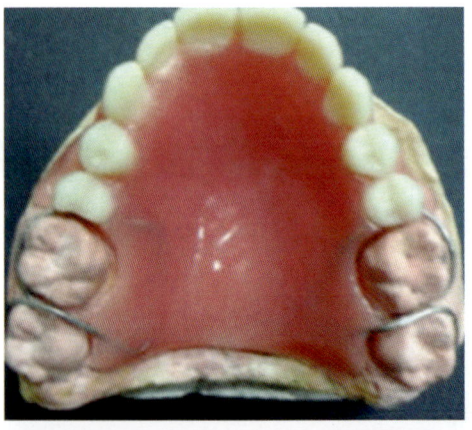

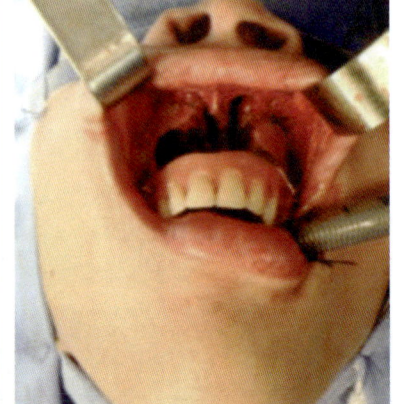

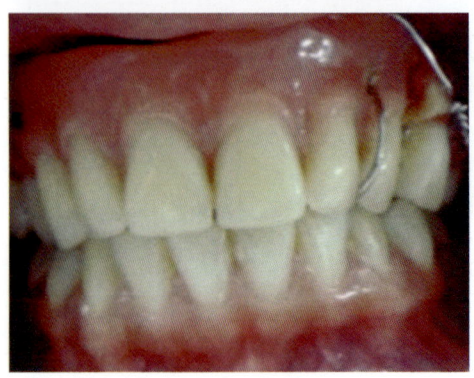

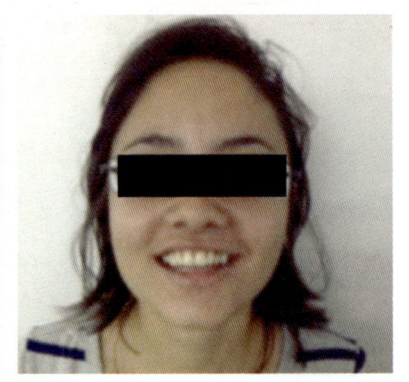

Fig. 47-4. Prótese obturadora palatina instalada imediatamente após a remoção do tumor.

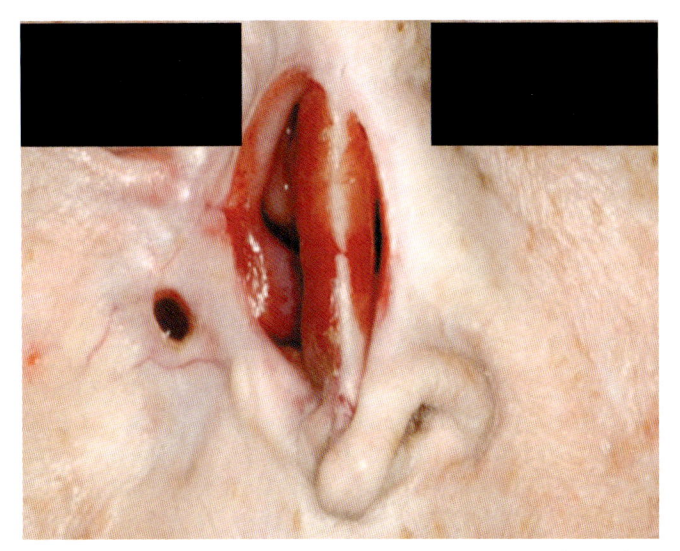

Fig. 47-5. Vista frontal pós-operatória do pavilhão nasal: tecidos moles presentes dificultam a adaptação e a estética final de uma prótese nasal.

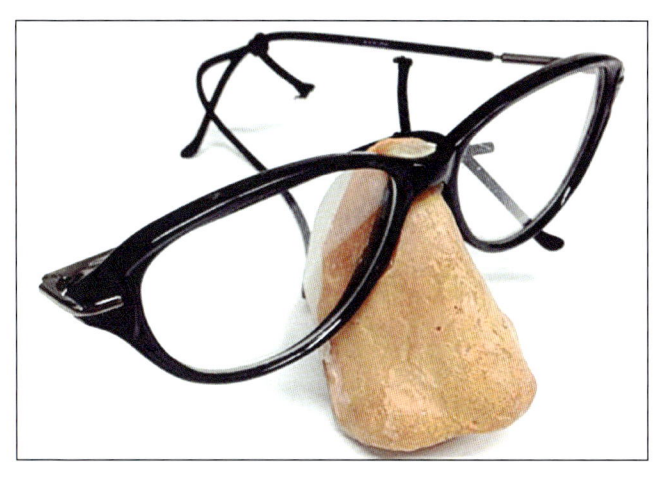

Fig. 47-7. Prótese nasal retida por óculos.

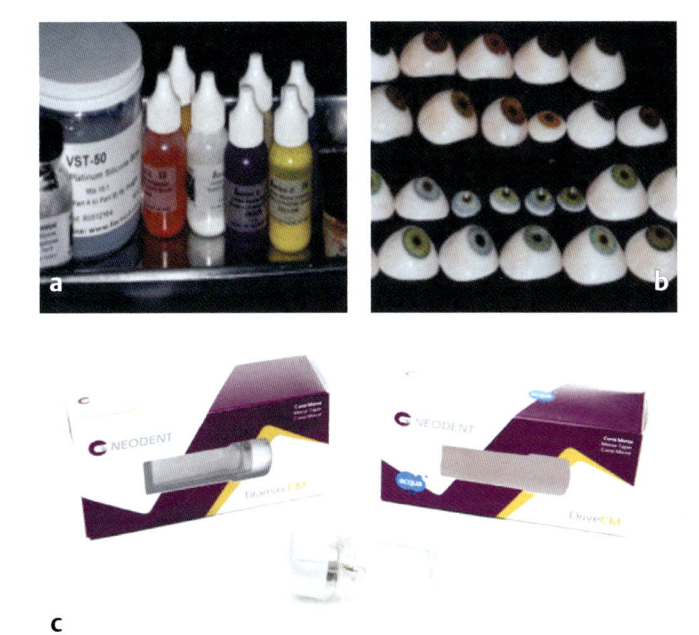

Fig. 47-6. Diversidade de materiais utilizados na confecção de PBMF: silicone facial com pigmentos (**a**), íris artificiais (**b**) e implantes osseointegráveis (**c**).

MÉTODOS DE RETENÇÃO EM PBMF

Inicialmente as PBMFs eram fixadas em peças do vestuário utilizadas pelos pacientes, como óculos, tiaras, fivelas e até fones de ouvido.[29]

Vantagens, como a agilidade na execução, ausência de procedimento cirúrgico, aparência estética agradável e custo reduzido, são atingidas com esse método de fixação. Contudo o principal inconveniente é o fato de, ao se removerem os óculos, por exemplo, a prótese é igualmente deslocada e expõe o defeito, o que gera dificuldades e constrangimentos para muitos pacientes (Fig. 47-7). Objetivando sanar parte dessas dificuldades, criaram-se adesivos e fitas adesivas específicos para retenção das próteses em silicone diretamente na pele do paciente.[30] No entanto, problemas rotineiros são mencionados por muitos pacientes: falta de confiança na retenção da prótese, ocorrência de alergias ou ulcerações ao redor dos defeitos, interação com o suor e dificuldade de retenção de próteses extensas.

Com efeito, em 1977, Bränemark e Albrektsson realizaram a fixação de implantes na região mastóidea para a condução de estímulos auriculares. Em 1979, ocorreu, pela primeira vez, a instalação de implante intraósseo na região mastóidea para reter uma prótese auricular. Contudo apenas em 1990 essa técnica foi introduzida no Brasil, porém limitada por causa do alto custo dos implantes importados. Jensen *et al.* (1992) foram pioneiros em estudar a morfometria craniofacial visando à instalação de implantes, dividindo áreas anatômicas de acordo com o aporte ósseo médio: local alfa: volume ósseo de ≥ 6 mm; local beta: volume ósseo de 4-5 mm; local delta: volume ósseo de ≤ 3 mm (Fig. 47-8).[31]

Ressalte-se que, em 1994, o Prof. Marcus Aurélio Rabelo Lima Verde trouxe a técnica dos Estados Unidos (Hospital

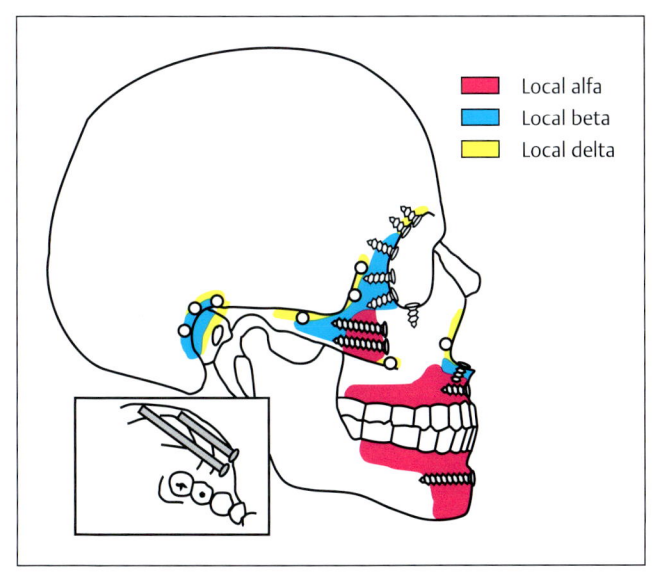

Fig. 47-8. Morfometria craniofacial proposta por Jensen *et al.*, 1992.

Memorial *Sloan Kettering* de Nova Yorque) para o Ceará, criando o Núcleo de Defeitos da Face da Universidade Federal do Ceará. A partir de 2000, empresas nacionais iniciaram a fabricação de implantes de alta qualidade, gerando maior acessibilidade. O uso de implantes como método de retenção oferece alta confiabilidade aos pacientes, permitindo a realização de atividades laborais e tarefas comuns do dia a dia.[32] A prótese só é removida para higienização e facilmente reposicionada.[33] Disponibilidade óssea e saúde sistêmica adequadas são pré-requisitos fundamentais, e o índice de sobrevivência dos implantes é maior em osso não irradiado (Fig. 47-9).

NOVAS TECNOLOGIAS EM PBMF

Recentemente têm sido introduzidos novos equipamentos e técnicas para confecção de PBMF. Se uma moldagem completa da face com alginato e gesso pode levar até 40 minutos, gerando desconforto físico e até constrangimento ao paciente mutilado ao ter que suportar diversos materiais de impressão sobre sua face, uma moldagem digital com uso de um *scanner* facial pode demorar 5 minutos e sem haver qualquer contato com o paciente. O enceramento manual de uma prótese nasal é bem mais laborioso e demorado do que a seleção rápida de um padrão de nariz já existente em um banco de dados (Fig. 47-10). As imagens obtidas são transmitidas e manipuladas em computador por meio de *softwares* específicos que podem medir o nível de precisão, adaptação, extensão da peça protética, assim como suas nuances e diferentes tonalidades.

Conectado ao computador pode haver um terminal de execução/fabricação de objetos, por meio de duas técnicas distintas: 1. fabricação subtrativa: processo tradicional de desgaste de um bloco por meio de fresas, criando peças protéticas conforme o projeto digital, gerando excelentes resultados clínicos apesar de gerar resíduos, perda de material, exigir maior custo e tempo para finalização; 2. fabricação aditiva: processo que evita desperdício de materiais ao fabricar a peça desejada, camada por camada, até ser atingida a forma final (Fig. 47-11). A estereolitografia é um processo de fabricação aditiva que funciona concentrando-se um *laser* ultravioleta (UV) em um tonel de resina fotopolimerizável, auxiliado por *software* (CAM). Como os fotopolímeros são sensíveis à luz ultravioleta, a resina solidifica e forma uma única camada 3D do objeto desejado.[34] Atualmente empresas fabricantes americanas e alemãs desenvolveram excelentes impressoras 3D para os diversos usos, podendo ser aplicadas para confecção de membros artificiais.[35]

Conhecida como "prototipagem rápida", a impressão 3D é uma forma de fabricação aditiva que consiste em um processo de criar objetos sólidos tridimensionais a partir de modelos digitais.[36] As aplicações das novas tecnologias incluem otimização nos processos de diagnóstico clínico e imagiológico, moldagem e enceramento digital, criação de escalas digitais de membros da face, seleção precisa da cor dos tons de pele, manufatura de barras e sobrebarras, além da confecção da PBMF propriamente dita em diversos tipos de materiais.[37]

A reposição de um membro perdido, mesmo de forma artificial, pode restabelecer parte das funções fisiológicas e otimizar a aparência estética.[38] Na realidade, o paciente mutilado quer se fazer despercebido socialmente, sem perder suas marcas de expressão facial, sua identidade.[39]

Felizmente a área da PBMF tem experimentado evoluções na qualidade dos materiais e nas técnicas de confecção, oferecendo mais conforto, funcionalidade, estética e, sobretudo, qualidade de vida aos pacientes. Trata-se de uma área relevante desde a etapa de planejamento do tratamento oncológico do paciente com câncer de cabeça e pescoço, durante o pré e o pós-operatório, até as etapas de controle e manutenção da reabilitação protética final.

CONSIDERAÇÕES FINAIS

Por todas as razões apresentadas anteriormente, depreende-se que na atualidade não existe qualquer justificativa para ausência do cirurgião-dentista nas equipes oncológicas e de cirurgia de cabeça e pescoço. A prévia avaliação das condições bucais é condição básica para todo paciente oncológico, em especial os portadores de cânceres na região de cabeça e pescoço. A promoção, a prevenção e a recuperação da saúde bucal desses pacientes representam um direito de cada cidadão, e para este fim são os cirurgiões-dentistas os profissionais capacitados a fazê-lo, desde uma simples restauração dentária à confecção de grandes próteses bucomaxilofaciais.

Atualmente inúmeros estudos têm sido voltados para avaliar a qualidade de vida dos pacientes sob tratamento oncológico e melhorar as condições de deglutição, mastigação, paladar, fonação, e a própria estética dos pacientes sob tratamento do câncer da região de cabeça e pescoço é responsabilidade dos profissionais que atuam no suporte a esses pacientes, contribuindo sobremaneira para sua plena recuperação. Tratamentos mais radicais, decorrentes de cirurgias realizadas em pacientes com lesões em estágios avançados,

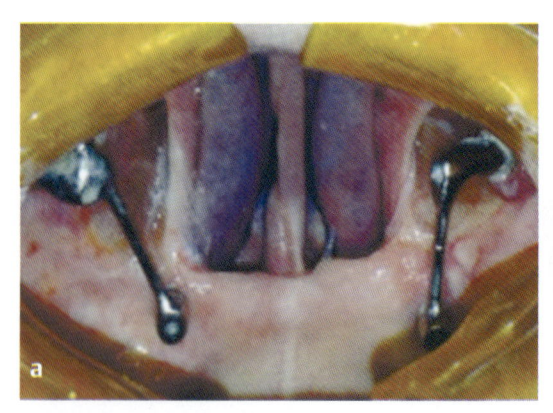

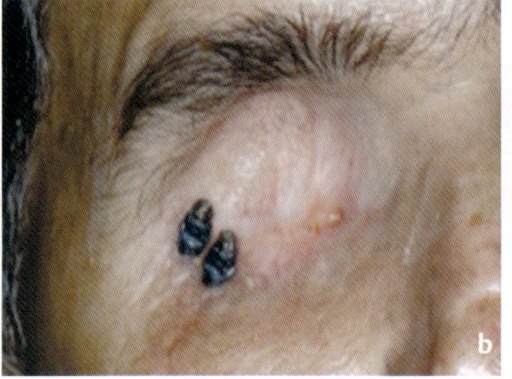

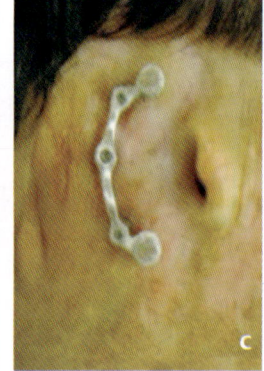

Fig. 47-9. Implantes osseointegráveis instalados intraoralmente (**a**), na órbita (**b**) e no processo mastoide (**c**).

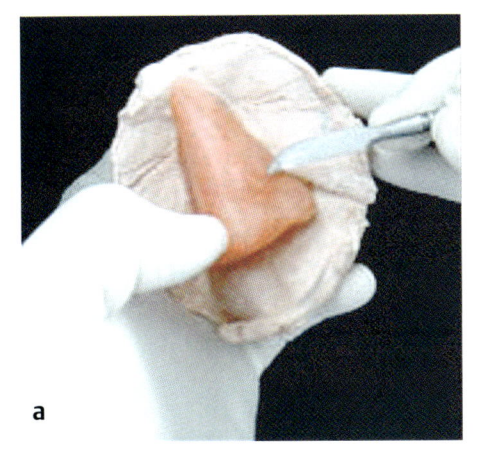

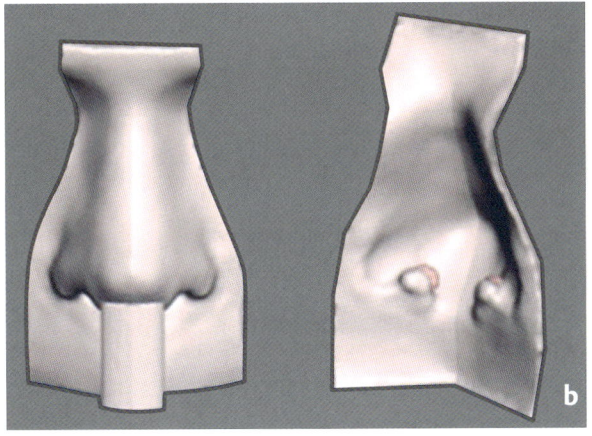

Fig. 47-10. (a) Enceramento manual de uma prótese nasal; (b) padrão de nariz selecionado em um banco de dados digitais.

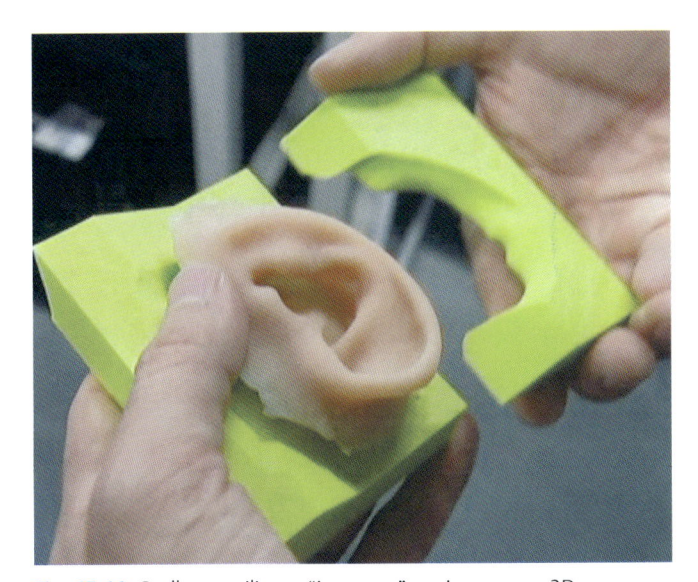

Fig. 47-11. Orelha em silicone "impressa" em impressora 3D (fabricação aditiva).

resultam em pior qualidade de vida aos pacientes, o que reforça a importância da detecção precoce das lesões e o consequente tratamento menos invasivo.[40]

Trabalhos multidisciplinares, orientados por diretrizes previamente estabelecidas, proporcionam melhores resultados e redução do tempo de tratamento dos pacientes, sendo considerada uma estratégia padrão ouro em diversos países do mundo para o diagnóstico, estadiamento, planejamento de tratamento e gestão dos pacientes portadores de câncer na região de cabeça e pescoço.[41]

Nessa perspectiva, os cursos de graduação em Odontologia deverão ter como diretriz proporcionar formação adequada aos seus egressos em suas disciplinas curriculares, projetos de pesquisa ou extensão, tornando-os aptos para integrar equipes multidisciplinares, seja na qualidade de clínico geral ou atuando em determinada especialidade em prol do paciente oncológico.

Cabe aos diversos profissionais que integram a equipe de cuidadores entender a importância que cada um representa no contexto do tratamento do paciente portador de câncer de cabeça e pescoço, trabalhando de forma integrada, visando à reabilitação integral dos pacientes.

HOMENAGEM ESPECIAL

Dedicamos este capítulo em Memória ao Prof. Dr. Marcus Aurélio Rabelo Lima Verde, pela idealização do Núcleo de Defeitos da Face (NUFACE-UFC), pelo aperfeiçoamento e difusão dos conceitos da Prótese Bucomaxilofacial em todo o Estado do Ceará.

REFERÊNCIAS BIBLIOGRÁFICAS

1. Matsuzaki H. The role of dentistry or her than oral care in patients undergoing radiotherapy for head and neck cancer. *J Dent Sci Rev* 2017;53(2):46-52.
2. Osterne RLV. Saúde buccal em pacientes portadores de neoplasias malignas: Estudo clínico-epidemiológico e análise de necessidades odontológicas de 421 pacientes. *Rev Bras Cancerol* 2008;54(3):221-226.
3. Boing AF, Antunes JLF. Condições socioeconômicas e câncer de cabeça e pescoço: uma revisão sistemática de literatura. *Ciência & Saúde Coletiva* 2011;16(2):615-622.
4. Morita MC, Haddad AE, Araújo ME. *Perfil atual e tendências do cirurgião-dentista brasileiro.* Maringá. Dental Press; 2010. 96p.
5. Brasil. Ministério da Saúde. Portaria n. 1444 de 28 de dezembro de 2000. Estabelece incentivo financeiro para a reorganização da atenção prestada nos municípios por meio do Programa de Saúde da Família. Diário Oficial da União, Brasília, DF, 29 dez. 2000.
6. Brasil. Ministério da Saúde. Portaria nº 2.488 de 21 de outubro de 2011. Aprova a Política Nacional de Atenção Básica, estabelecendo a revisão de diretrizes e normas para a organização da atenção básica, para a Estratégia Saúde da Família (ESF) e o Programa de Agentes Comunitários de Saúde (PACS). Diário Oficial da União, Brasília, DF, Seção 1, 24 out. 2011, p. 48.
7. Nogueira AS, Pereira KMA, Turatti E. Perfil Epidemiológico de 23 casos de neoplasias malignas da cavidade oral atendidos em uma instituição odontológica de nível secundário. *Rev Bras Cir Cabeça Pescoço* 2012; 41(4):181-5.
8. López-López J, Omaña-Cepeda C, Jané-Salas E. Precáncer y cáncer bucal. *Med Clin* (Barc) 2015;145(9):404-408.
9. Rethman MP, Carpenter W, Cohen EE *et al.* Evidence-based clinical recommendations regarding screening for oral squamous cell carcinomas. *J Am Dent Assoc* 2010;141(5):509-520.
10. Simo R, Robson A, Woodwards B *et al.* Education of trainees, training and fellowships for head an neck oncologic and surgical training in the UK: United Kingdom National Multidisciplinary Guidelines. *J Laryngol Otol* 2016;130(Suppl. S2):218-221.

11. Petersen PE. Oral cancer prevention and control – The approach of the World Health Organization. *Oral Oncol* 2009;45(4-5):454-60.
12. Buglione M, Cavagnini R, Di Rosario F et al. Oral toxicity management in head and neck cancer patients treated with chemotherapy and radiation: Dental pathologies and osteoradionecrosis (Part 1) literature review and consensus statement. *Crit Rev Oncol Hematol* 2016;97:131-42.
13. Brasil. Ministério da Saúde. Secretaria de Atenção à Saúde. Departamento de Atenção Básica. Manual de Especialidades em Saúde Bucal; 2008. 128p.
14. Brasil. Ministério da Saúde. Portaria n°. 599, de 23 de março de 2006. Define a implantação de Especialidades Odontológicas (CEO) e de Laboratórios Regionais de Próteses Dentárias (LRPDs) e estabelecer critérios, normas e requisitos para seu credenciamento. Diário Oficial da União, Brasília, DF, 24 mar. 2006.
15. Lalla RV, Bowen J, Barasch A et al. Clinical practice guidelines for the management of mucositis secondary to cancer therapy. *Cancer* 2014;120(10):1453-6.
16. Peterson DE, Doerr W, Hovan A et al. Osteoradionecrosis in cancer patients: the evidence base for treatment-dependent frequency, current management strategies, and future studies. *Support Care Cancer* 2010; 18:1089-1098.
17. Burke M, Fenlon M. Osteoradionecrosis - a review of prevention and management. *J Dis Oral Health* 2010;11(1):3-9.
18. D'cruz A, Lin T, Anand AK et al. Consensus recommendations for management of head and neck cancer in Asian countries: A review of international guidelines. *Oral Oncol* 2013;49(9):872-7.
19. Speight P, Warnakulasuriya S, Ogden G. Early detection and prevention of oral cancer: a management strategy for dental practice. *BDA* 2010 Nov.
20. Ragbir M, Brown JS, Mehanna H. Reconstructive considerations in head and neck surgical oncology: United Kingdom National Multidisciplinary Guidelines. *J Laryngol Otol* 2016;130(2):191-197.
21. Bergtsson M, Korduner M, Campbbell V. Mandibular access osteotomy for tumor ablation: Could a more tissue-preserving technique affect healing outcome? *J Oral Maxillofac Surg* 2016;74(10):2085-92.
22. Faber J. Odontologia baseada em evidências: o fundamento da decisão clínica. *R Dental Press Ortodon Ortop Facial* 2008;13(1):5.
23. Conselho Federal de Odontologia. http://www.cfo.org.br/dadosestatisticos/especialistas.2016.
24. Menneking H, Raguse J, Nahles S et al. Anaplastology in times of facial transplantation: Still a reasonable treatment option? *J Cranio-Maxillo-Fac Surg* 2015; 43:1049-53.
25. Instituto Nacional do Câncer José Alencar Gomes da Silva. http://www.inca.gov.br/estimativa/2016/index.asp?ID=2.
26. Becker C, Becker AM, Pfeiffer J. Health-related quality of life in patients with nasal prosthesis. *J Cranio-Maxillo-Fac Surg* 2016;44:75-9.
27. Negreiros WA, Verde MA, da Silva AM, Pinto LP. Surgical and prosthetic considerations to rehabilitate an ocular defect using extraoral implants: a clinical report. *J Prosthodont* 2012;21(3):205-8.
28. Carvalho BM, Freitas-Pontes KM, Negreiros WA, Verde MA. Single-stage osseointegrated implants for nasal prosthodontic rehabilitation: A clinical report. *J Prosthet Dent* 2015;114(2):293-6.
29. Shrivastava KJ, Shrivastava S, Agarwal S, Bhoyar A. Prosthetic rehabilitation of large mid-facial defect with magnet-retained silicone prosthesis. *J Indian Prosthodont Soc* 2015;15(3):276-80.
30. Shetty S, Mohammad F, Shetty R, Shenoy K. Prosthetic rehabilitation of an orbital defect. *J Indian Prosthodont Soc* 2016;16(1):91-5.
31. Jensen OT, Brownd C, Blacker J. Nasofacial prostheses supported by osseointegrated implants. *Int J Oral Maxillofac Implants* 1992;7(2):203-11.
32. Tso TV, Tso VJ, Stephens WF. Prosthetic rehabilitation of an extensive midfacial and palatal postsurgical defect with an implant-supported cross arch framework: A clinical report. *J Prosthet Dent* 2015;113:498-502.
33. Thiele OC, Brom J, Dunsche A et al. The current state of facial prosthetics e A multicenter analysis. *J Cranio-Maxillo-Fac Surg* 2015; 43:1038-41.
34. Serdar HC,Yılmaz M. Bone and skin-supported stereolithographic surgical guides for cranio-facial implant placement. *J Maxillofac Oral Surg* 2016; 15(1):76-81.
35. Yoshioka F, Ozawa S, Hyodo I, Tanaka Y. Innovative Approach for Interim Facial Prosthesis Using Digital Technology. *J Prosthodont* 2015;1-5.
36. Fernandes N, van den Heever J, Hoogendijk C et al. Reconstruction of an extensive midfacial defect using additive manufacturing techniques. *J Prosthodont* 2016;1-6.
37. Schwam ZG, Chang MT, Barnes MA, Paskhover B. Applications of 3-Dimensional Printing in Facial Plastic Surgery. *J Oral Maxillofac Surg* 2016;74(3):427-8.
38. Wondergem M, Lieben G, Bouman S et al. Patients' satisfaction with facial prostheses. *Br J Oral Maxillofac Surg* 2016;54:394–9.
39. Melo Filho MR, Rocha BA, Pires MBO et al. Quality of life of patients with head and neck câncer. *Braz J Otorhinolaryngol* 2013;79(1):82-8.
40. Rathod S, Livergant J, Klein J et al. A systematic review of quality of life in head and neck cancer treated with surgery with or without adjuvant treatment. *Oral Oncol* 2015;51(10):888-900.
41. Licitra L, Keilholz U, Tahara M et al. Evaluation of the benefit and use of multidisciplinary teams in the treatment of head and neck cancer. *Oral Oncol* 2016;59:73-9.

ATUALIDADES EM CIRURGIA DE CABEÇA E PESCOÇO

Francisco Januário Farias Pereira Filho
Ana Carolina Montes Ribeiro
Rafaela Jucá Linhares
Liandra Rayanne de Sousa Barbosa

INTRODUÇÃO

A medicina atual objetiva a melhor assistência ao paciente, visando a tratamentos mais eficazes, menos traumáticos e menos invasivos. A cirurgia de cabeça e pescoço não se desvia desse objetivo e, atualmente, vêm sendo desenvolvidas diversas tecnologias de forma a concretizar esta forma de assistência.

Entre as áreas discutidas atualmente em cirurgia de cabeça e pescoço estão a cirurgia robótica, a sialoendoscopia, o tratamento não cirúrgico para câncer de tireoide, a monitorização de nervo intraoperatória, o uso de imunoterapia, além de avanços na estratégia terapêutica de pacientes com câncer de cabeça e pescoço relacionado com o HPV. Estas áreas serão abordadas neste capítulo, constituindo apenas um *roll* explicativo e deixando claro que há uma infinidade de exemplos atuais e que seria inviável abordar todos neste capítulo.

CIRURGIA ROBÓTICA EM CIRURGIA DE CABEÇA E PESCOÇO

Os cânceres de cabeça e pescoço caracterizam-se atualmente como a quinta neoplasia mais frequente no mundo. O tratamento para estas neoplasias consiste na combinação de quimioterapia, radioterapia e cirurgia de acordo com a gravidade do paciente. Contudo, as cirurgias abertas convencionais geralmente são invasivas e conduzem o paciente a uma recuperação lenta, com maior risco de morbidez e prejuízos funcionais e estéticos.

A tecnologia robótica vem evoluindo muito atualmente, e seu emprego nas áreas biomédicas tornou-se de grande valia. Em cirurgia de cabeça e pescoço, contribui para a realização de cirurgias minimamente invasivas, evitando mandibulotomias, incisões labiais, reduzindo a morbidez e apresentando melhores resultados funcionais e estéticos. O robô utilizado, um dos principais atualmente é o sistema da Vinci, é composto por três partes, sendo elas o robô propriamente dito, operante no paciente, o console com o qual o cirurgião coordena os movimentos das pinças e o sistema de vídeo e monitor. Em cirurgia de cabeça e pescoço, geralmente são utilizados uma pinça de preensão e um cautério, além dos materiais costumeiros das demais técnicas cirúrgicas da especialidade. Seu emprego ocorre na cirurgia nasossinusal, tireoidectomia robótica, cirurgia robótica transoral (TORS) e esofagectomia robótica.

A cirurgia robótica transoral vem sendo usada atualmente para o tratamento de afecções benignas e malignas da laringe, região supraglótica e orofaringe, regiões de difícil acesso às quais a TORS possibilitou a realização de procedimentos minimamente invasivos e capazes de identificar, durante as cirurgias, estruturas nobres do pescoço, como os nervos glossofaríngeo, hipoglosso e artérias além de dar maior segurança e poupá-las de lesões. Pode ser empregada também em casos de afecções da base da língua e até mesmo para o tratamento de apneia obstrutiva do sono por meio de uvulopalatofaringoplastia robótica assistida, contribuindo para melhora na qualidade de vida do paciente.

Uma das principais cirurgias realizadas pelos serviços de cirurgia de cabeça e pescoço são as tireoidectomias. Nestas cirurgias também pode ser empregada a técnica de cirurgia robótica, seja para melhor visualização da área e melhor dissecção de estruturas do pescoço e evitar lesões, seja para busca de melhores resultados estéticos (tireoidectomia transaxilar) e evitando a cicatriz no pescoço. Contudo, as cirurgias transaxilares apresentaram maior tempo de duração e também maior cicatriz, sendo estas medidas reduzidas de acordo com a prática e experiência do profissional, além dos conhecimentos anatômicos da região.

As vantagens da cirurgia robótica estão relacionadas com a monitorização em vídeo com maior aumento e visualização dos detalhes, eliminação de tremores, a precisão e delicadeza dos movimentos. Com relação ao prognóstico do paciente, as cirurgias robóticas permitem acesso menos invasivo, poupando estruturas, melhorando a qualidade de vida por causa da melhor recuperação no pós-operatório. Permite também ação em locais em que as técnicas convencionais encontravam dificuldade em ser aplicadas, como faringe, laringe e mediastino superior. Contudo, caracteriza-se como uma tecnologia de altíssimo custo, tanto para aquisição do próprio robô como para insumos, manutenção e treinamento de profissionais especializados, sendo assim de pouca disponibilidade, difícil acesso e obtenção. Outros aspectos negativos estão relacionados com a ausência de sensação tátil pelo cirurgião, com a limitação de acesso à visualização do campo pelo cirurgião posicionado no console, com a abertura de boca do paciente, sendo necessário o uso de afastadores, comumente de alto custo e nem sempre fáceis de encontrar no mercado brasileiro.

SIALOENDOSCOPIA

Os processos patológicos mais comumente associados às glândulas salivares maiores são as neoplasias e os processos inflamatórios. O processo inflamatório das glândulas salivares, sialoadenite, tem como principal etiologia a formação de cálculos em seus ductos, sialolitíase, contudo, pode ser gerado por estenoses, processos autoimunes ou radioiodoterapia prévia. A sialoadenite não apresenta boa resposta ao tratamento cirúrgico, sendo comuns as recidivas, que tornam cada vez mais complicadas as reabordagens, podendo ser necessária a retirada cirúrgica completa da glândula. O processo inflamatório instalado complica a exérese da glândula, o que, no caso da parótida, por exemplo, pode se apresentar como dificuldade para dissecar o nervo facial, podendo ocasionar prejuízos estéticos e funcionais para o paciente.

Em 1999, Marchal *et al.* desenvolveram o sialoendoscópio, um instrumento que permite visualizar e avaliar os ductos de drenagem das glândulas salivares maiores, sendo inserido nos óstios de drenagem dos ductos de Stensen (parotídeos) e os ductos de Wharton (submandibulares), proporcionando uma terapêutica menos invasiva e com menor índice de recidiva após o tratamento de afecções das glândulas salivares maiores. O sialoendoscópio é formado por material semirrígido e sua ponta apresenta ligeira angulação de forma a facilitar a visualização dos ductos. É constituído por fibras ópticas, proporcionando iluminação e visualização, um canal para irrigação e outro para utilização de instrumentos para procedimento.

A sialoendoscopia atua como ferramenta diagnóstica com alta especificidade e sensibilidade para sialolitíase, sendo superior à ultrassonografia e sialografia, e apresenta alta acurácia para avaliação dos ductos salivares. Este método pode ser usado no tratamento de sialoadenites causadas por cálculos, sialoadenite juvenil recidivante e também no tratamento de parotidite pós-radioiodoterapia, tratamento amplamente utilizado em pacientes com câncer de tireoide. Os principais fatores relacionados com a falha do método são cálculos imóveis maiores que 9 mm.

A sialoendoscopia atualmente caracteriza-se como método minimamente invasivo para tratamento de afecções das glândulas submandibulares e parótida, proporcionando redução de recidivas e a preservação das glândulas e estruturas nobres que as circundam. Contudo, esta não é uma técnica fácil e demanda profissionais extremamente capacitados para sua boa execução.

TIREOIDECTOMIA × ACOMPANHAMENTO NÃO CIRÚRGICO DO CÂNCER DE TIREOIDE

Os avanços na caracterização biológica e genética dos cânceres de tireoide, aliados ao desenvolvimento de novas terapias não cirúrgicas, como as terapias moleculares direcionadas, têm levado a significativas descobertas no campo do diagnóstico e tratamento dos pacientes portadores de tais enfermidades.

Carcinomas bem Diferenciados de Tireoide

São divididos em basicamente dois grupos: o carcinoma papilífero e o carcinoma folicular que geralmente apresentam curso mais indolente e melhor prognóstico que os carcinomas com menos diferenciação, como já discutido no capítulo pertinente deste livro. É fato que o principal tratamento para o câncer de tireoide ainda é a cirurgia, que tem potencial curativo, entretanto já é mostrado em alguns estudos, por exemplo, que microcarcinomas papilíferos em sua maioria não progridem, e assim poderiam ser tratados clinicamente. As terapias clínicas, entretanto, como a radioablação e as terapias sistêmicas (quimioterapia e radioterapia), não são com frequência utilizadas isoladamente. A quimioterapia é reservada ao tratamento de pacientes com doenças metastáticas com maior risco de complicação e pacientes em paliação. Certos inibidores de tirosina-quinase também se encontram em teste, sendo que alguns (sorafenibe e levantinibe) já são aprovados nos EUA para tratamento de pacientes com metástase e que são refratários ao tratamento com radioiodo.

Carcinoma Anaplásico da Tireoide

Tipo mais raro de carcinoma tireóideo, é também o de pior prognóstico. A atuação do tratamento radioablativo é muito limitada, não sendo utilizada normalmente. Quando possível, o tratamento deve ser a cirurgia seguida de radioterapia e/ou quimioterapia, porém na maior parte dos casos o paciente já se encontra em estado de paliação.

Carcinoma Medular da Tireoide

Originado das células produtoras de calcitonina, o carcinoma medular da tireoide (CMT) pode ser um evento esporádico ou fazer parte de uma síndrome hereditária, como já descrito em outras oportunidades neste livro. Como na maioria dos outros tipos de carcinoma da tireoide, este também tem como tratamento principal a cirurgia. A terapia sistêmica com quimioterápicos é usada em pacientes com doença progressiva e metastática. Estão ainda em estudos inibidores de tirosina-quinase que também podem ser benéficos no paciente com doença sistêmica.

MONITORIZAÇÃO INTRAOPERATÓRIA DE NERVO EM CIRURGIAS DE CABEÇA E PESCOÇO

A monitorização intraoperatória de nervo ou monitorização neurofisiológica intraoperatória (MNIP) é um importante artifício complementar que adiciona segurança tanto para os cirurgiões quanto para os pacientes durante procedimentos cirúrgicos. Com o propósito de ajudar a identificar e monitorizar a função desses nervos durante e após as cirurgias, tem sido desenvolvida nas últimas décadas uma variedade de dispositivos médicos. Tais dispositivos apresentam a capacidade de converter as atividades muscular e neural de determinadas estruturas reativas a eventos intraoperatórios, controlados ou não pelo cirurgião, em sinais audíveis e eletromiográficos que são interpretados e que podem ainda ser registrados e usados para referências futuras. Por sua vez, essa documentação pode ter aplicações tanto na área forense quanto na avaliação do prognóstico dos pacientes em longo prazo.

Essa técnica se baseia na correlação, a cada momento, entre a mudança nas respostas neurofisiológicas registradas e os eventos intraoperatórios. Desse modo são identificados potenciais riscos de lesão à estrutura, facilitando a manutenção da integridade funcional e estrutural do nervo monitorizado durante a sua manipulação, por conseguinte, diminuindo o risco de lesão iatrogênica. Podem ser delineados os objetivos principais da MNIP que são: evitar lesões intraoperatórias em estruturas neurais, facilitar fases do procedimento cirúrgico, reduzir o risco de lesão neurológica pós-operatória permanente e ainda auxiliar o cirurgião na identificação de estruturas neurais. É importante lembrar que esse procedimento é um processo interativo, devendo haver harmonia entre o cirurgião e o time de monitorização.

Com relação a cirurgias de cabeça e pescoço, são notáveis algumas estruturas que se destacam como alvos dessa técnica: os nervos laríngeos recorrentes, o nervo facial, o nervo vago e o nervo laríngeo superior.

As lesões, disfunções e paralisias de corda vocal relacionadas com manipulação do nervo laríngeo recorrente (NLR) são, depois do hipoparatireoidismo, as complicações mais comuns da cirurgia de tireoide; felizmente elas não são complicações de ocorrência tão frequente. Entretanto tais inconvenientes podem causar grande impacto na qualidade de vida dos pacientes afetados porque causam deficiência, comprometendo a capacidade de comunicação social, trazendo problemas psicológicos e até mesmo problemas relacionados com o trabalho. A incidência de paralisia de corda vocal relacionada com a disfunção do NLR varia muito a depender do tipo de doença, se benigna ou maligna, do tipo de ressecção tireóidea a que o paciente foi submetido, subtotal ou total, da técnica cirúrgica utilizada e da própria experiência do cirurgião que a realiza. Já foi identificado que a simples visualização do nervo já é um fator muito importante para a diminuição de disfunções pós-operatórias, porém a MNIP tem como vantagens quanto a esse método a detecção precoce de possíveis alterações por meio de sinais de alerta e a confirmação da posição do nervo por estimulação direta. As desvantagens residem no alto custo, maior tempo de instalação e, algumas vezes, sensação de falsa segurança em situações em que não acontecem sinais de alerta por causa do funcionamento inadequado do equipamento.

A lesão do nervo facial se constitui da complicação mais importante da cirurgia de parotidectomia, podendo ocorrer desde paralisia facial temporária até permanente. Estudos mostram que cirurgiões que utilizam a técnica de monitorização intraoperatória do nervo facial têm menor incidência de processos e complicações relacionadas com a cirurgia. O uso da MNIP está cada vez mais frequente, tendo ampla aceitação em cirurgias de maior risco e sendo indicada quando houver acesso a essa tecnologia, desde que seja sempre avaliada a relação custo-benefício para cada cirurgia.

IMUNOTERAPIA NO CÂNCER DE CABEÇA E PESCOÇO

A disfunção do sistema imune parece desempenhar um papel tanto no desenvolvimento quanto na progressão do câncer de cabeça e pescoço. A imunidade é mediada em grande parte por linfócitos T citotóxicos, e a presença de antígenos de células tumorais desencadeia uma resposta natural de células T, que poderia potencialmente destruir as células tumorais. A interrupção desta resposta das células T, seja por imunossupressão, seja pelos mecanismos de evasão imunológica tumoral, pode desempenhar um papel fundamental na progressão do carcinoma de células escamosas de cabeça e pescoço (CEC).

O CEC de cabeça e pescoço é uma doença imunossupressora, apresentando baixos níveis de linfócitos circulantes, comprometimento da atividade de células NK e de linfócitos T infiltrantes de tumores, e um prejuízo da função das células apresentadoras de antígenos. Além disso, esses tumores evadem a resposta imune por múltiplos mecanismos de resistência imunológica, incluindo: desenvolvimento da tolerância às células T, modulação de citocinas inflamatórias e angiogênicas, *downregulation* do processamento de antígenos e expressão de ligantes e receptores no "ponto de controle" imune.

Dois dos mecanismos inibitórios de ponto de controle mais comumente envolvidos são o CTLA-4 e PD-1/PD-L1, que atuam em estágios anteriores e posteriores de resposta imune a tumores. O CTLA-4 é um receptor inibitório que modifica para baixo os estágios iniciais da ativação das células T. É expresso por células CD4 e CD8 e liga-se ao CD80 e CD86 expressos apenas em células apresentadoras de antígenos, transmitindo um sinal inibitório para células T. O receptor PD-1 é um receptor de ponto de controle imune expresso em células T ativadas. Ele liga dois ligantes distintos, PD-L1 e PD-L2, para reduzir a atividade efetora das células T e finalizar a resposta imune, com o objetivo de proteger células saudáveis de uma resposta inflamatória ou autoimune excessiva. O PD-L1 é expresso em uma ampla gama de células hematológicas e não hematológicas, incluindo células tumorais. A PD-L2 é expressa mais restritivamente nas células apresentadoras de antígeno. A expressão de ambos os ligantes é induzida por sinais pró-inflamatórios extrínsecos, incluindo IFN-γ, TNF-α, IL-4 e GM-CSF.

Pacientes com CEC metastático ou recidivado que não respondem à quimioterapia com cisplatina apresentam prognóstico reservado, com sobrevida média menor que 6 meses, e historicamente não são responsivos a qualquer modalidade de terapia. Recentemente, no entanto, a imunoterapia tem-se tornado uma possibilidade para esses pacientes, com resultados promissores.

Os anticorpos monoclonais anti-PD-L1, *nivolumab* e *pembrolizumab*, demonstraram que melhoram a sobrevida livre de progressão e a sobrevivência global em melanoma avançado, câncer de pulmão não pequenas células e câncer urotelial, em comparação à terapia sistemática padrão. A utilização desses agentes também foi investigada no CEC em cabeça e pescoço. O estudo KEYNOTE-012 recentemente publicado foi o primeiro a demonstrar a eficácia da inibição do ponto de controle imune no CEC. Este foi um ensaio de fase 1b destinado a avaliar a eficácia clínica e a segurança do *pembrolizumab* para tumores sólidos avançados, incluindo CEC recidivante ou metastático. Na coorte inicial de 60 pacientes com CEC de cabeça e pescoço, todos com pelo menos 1% de expressão de PD-L1 em células tumorais e estromais, os pacientes receberam *pembrolizumab* 10 mg/kg IV, uma vez a cada 2 semanas. A taxa de resposta objetiva foi de 21%, a sobrevida média sem progressão da doença foi de 2 meses, e a sobrevida global foi de 13 meses. Os eventos adversos grau III relacionados com a droga ocorreram em 17% dos pacientes.

Numa coorte de expansão subsequente, 132 pacientes adicionais com CEC de cabeça e pescoço foram incluídos no estudo independentemente do estado de expressão de PD-L1, e uma posologia menos frequente, de 200 mg IV uma vez ao dia durante 3 semanas, foi utilizada. A taxa de resposta global foi de 18%, ao custo de eventos adversos grau III relacionados com a droga, presente em 9% dos pacientes. A sobrevida sem progressão em 6 meses foi de 23%. O grau de expressão de PD-L1 foi fortemente preditivo para a melhor resposta global, sobrevida livre de progressão e sobrevida global. A taxa de resposta global foi de 22% para os pacientes que apresentaram PD-L1 positivo (≥ 1%), em comparação a 4% para pacientes com PD-L1 negativo (< 1%) (p 1/4 0,021). Além disso, os pacientes com doença associada ao HPV apresentaram uma taxa de resposta global maior de 32%, em comparação a 14% para aqueles com doença HPV-negativa. A sobrevida global média foi de 8 meses, que se aproxima da sobrevida global de 10 meses obtida com cisplatina de primeira linha, 5-FU e cetuximabe para CEC recidivante ou metastático, apesar do fato de que a maioria dos pacientes neste estudo já havia recebido 2 ou mais linhas de terapia anterior. Além disso, alguns estudos têm avaliado a possibilidade de associar radioterapia e imunoterapia. A terapia de radiação (RT) com cetuximabe mostrou oferecer controle locorregional e sobrevida global superiores, em comparação à radioterapia exclusiva, para CEC de cabeça e pescoço com invasão locorregional, sem aumentar a incidência aguda de mucosite, toxicidade hematológica ou toxicidade gastrointestinal.

ESTRATÉGIAS DE TRATAMENTO PARA CEC EM CABEÇA E PESCOÇO RELACIONADO COM O HPV

O CEC de cabeça e pescoço é o sexto câncer mais comum no mundo, com uma incidência de mais de meio milhão de casos anualmente. Os possíveis locais de acometimento incluem cavidade oral, cavidade nasal, laringe, hipofaringe e orofaringe. Houve uma redução dos casos de CEC em laringe e hipofaringe nas últimas décadas, que foi atribuída à maior conscientização da sociedade quanto ao risco de câncer associado ao tabagismo e ao etilismo e ao consequente declínio dessas práticas.

No entanto, nota-se um aumento na incidência do CEC em orofaringe, que se relaciona com uma mudança do perfil epidemiológico dos pacientes acometidos. Torna-se cada vez mais frequente encontrar esse tipo de câncer em adultos jovens, principalmente homens, caucasianos, sem os fatores de risco clássicos (tabagismo, etilismo, idade avançada), com uma melhor condição socioeconômica e um maior nível educacional. Essa mudança do perfil tradicional está intimamente relacionada com a ascensão do papilomavírus humano (HPV) como agente etiológico dos cânceres de cabeça e pescoço, sendo notável o aumento da prevalência dos tumores associados ao HPV nas últimas décadas. De fato, levando em consideração as atuais taxas de crescimento, prediz-se que, nos Estados Unidos, o CEC de orofaringe superará até o ano de 2020 a incidência do CA de colo uterino relacionado com o HPV. Essa situação não afeta apenas os EUA, devendo ser encarada como um problema mundial de saúde pública.

As estratégias terapêuticas disponíveis atualmente para o CEC de cabeça e pescoço incluem cirurgia, quimioterapia e radioterapia. Ainda não há nos *guidelines* uma distinção da terapêutica entre o CEC HPV-negativo e o HPV-positivo, e poucos ensaios clínicos têm feito essa separação, mesmo com as diferenças evidentes na patogenia e na etiologia desses tumores. Determina-se a terapêutica de acordo com o estágio do tumor, a sua localização, os desfechos funcionais esperados, além da preferência do profissional e do paciente, que levam em conta a preservação das estruturas anatômicas e a qualidade de vida do paciente. O câncer de cabeça e pescoço classifica-se nas seguintes categorias: estágio inicial ou estágio I/II, localmente avançado, ou estágio III/IV e fase de recorrência ou de metástase. O estágio inicial normalmente é tratado com uma única modalidade de tratamento, como radioterapia ou ressecção cirúrgica. Para o manejo dos estágios III/IV, utiliza-se uma combinação de múltiplas terapias (abordagem de tratamento multimodal) para que haja resultados superiores; por exemplo, cirurgia com radioterapia ou quimioterapia adjuvantes, sendo a quimioterapia utilizada quando há achados patológicos na peça cirúrgica que classificam o tumor como de alto risco.

Nos últimos 30 anos, ocorreram avanços na radioterapia e na quimioterapia, tornando-se possível alcançar desfechos favoráveis sem a necessidade da abordagem cirúrgica aberta. Nesse período, surgiu a cirurgia transoral (TOS) minimamente invasiva para CEC de orofaringe em estágio inicial, com a possibilidade de redução de morbimortalidade e de maior preservação de estruturas. Essa cirurgia permite a ressecção do tumor por meio da abertura da boca, com menor dano dos tecidos saudáveis e da musculatura quando comparado às abordagens transcervical e transmandibular. A possibilidade de ter a abordagem cirúrgica como uma opção terapêutica segura restabeleceu a vantagem de utilizar a peça cirúrgica para estadiamento patológico definitivo, o que pode auxiliar na escolha do tratamento adjuvante. O subgrupo de pacientes que mais pode se beneficiar desse avanço tecnológico é o de pacientes com CEC HPV-positivo, já que são pacientes jovens, não fumantes, com uma boa perspectiva de sobrevida em longo prazo.

A microcirurgia transoral a *laser* (TLM) e a cirurgia transoral robótica (TORS) são as principais técnicas de TOS utilizadas no câncer de cabeça e pescoço. Quando comparadas à cirurgia aberta, proporcionam redução das complicações, da mortalidade e do tempo de recuperação no pós-operatório. Além disso, há algumas evidências de que a TORS pode possibilitar o uso de doses mais baixas de radiação no tratamento adjuvante, com eficácia similar e com menor morbidade. Novas técnicas, como a radioterapia de intensidade modulada (IMRT), possibilitam, ainda, uma maior precisão do procedimento e, por consequência, menor irradiação dos tecidos normais circunjacentes ao tumor. Alguns ensaios clínicos estão sendo realizados com o intuito de avaliar as respostas a uma redução das doses no tratamento radio/quimioterápico adjuvante do CEC de orofaringe relacionado com o HPV, evidenciando a tendência atual de utilizar tratamentos menos agressivos e com menores prejuízos para a qualidade de vida em longo prazo de pacientes que possuem melhor prognóstico e maior sobrevida – a positividade para o HPV confere uma redução de 60 a 80% na mortalidade do CEC quando comparado a tumores HPV-negativos tratados de forma similar.

Quanto ao tratamento quimioterápico, a cisplatina é o agente mais utilizado, alcançando uma sobrevida de 90% em

3 anos. Há estudos que mostram uma associação entre o CEC HPV-positivo e uma melhor resposta a agentes quimioterápicos derivados de platina quando comparado ao CEC HPV-negativo. Outra possibilidade de tratamento inclui o anticorpo monoclonal direcionado ao EGFR (Cetuximabe) associado à radiação. Quando comparado à radioterapia isolada, apresentou aumento na sobrevida do CEC de cabeça e pescoço de 36,4% para 45,6%, mas não foi feita diferenciação entre o perfil de pacientes HPV-positivo e HPV-negativo, o que pode ter afetado os resultados.

BIBLIOGRAFIA

Achim V, Light TJ, Andersen PE. Gland Preservation in Patients Undergoing Sialoendoscopy. *Otolaryngol Head Neck Surg* 2017;157 issue(1):53-57.

Adams AK, Wise-Draper TM, Wells SI. Human papillomavirus induced transformation in cervical and head and neck cancers. *Cancers* 2014;6:1793-1820.

Arap SS, Moyses RA, Brandão LG et al. Câncer de Faringe Tratado com Tonsilectomia Radical Transoral por Cirurgia Robótica. *Rev Bras Cir Cabeça Pescoço* 2009 janeiro/fevereiro/março;38(1):54-55.

Barczyński M, Konturek A, Cichoń S. Randomized clinical trial of visualization versus neuromonitoring of recurrent laryngeal nerves during thyroidectomy. *Br J Surg* 2009;96:240-6.

Bol V, Gregoire V. Biological basis for increased sensitivity to radiation therapy in HPV-positive head and neck cancers. *BioMed Res Int* 2014;696028.

Bonner JA, Harari PM, Giralt J et al. Radiotherapy plus cetuximab for locoregionally advanced head and neck cancer: 5-year survival data from a phase 3 randomised trial, and relation between cetuximab-induced rash and survival. *Lancet Oncol* 2010;11:21-28.

Boscolo-Rizzo P, Del Mistro A, Bussu F et al. New insights into human papillomavirus-associated head and neck squamous cell carcinoma. *Acta Otorhinolaryngol Ital* 2013;33:77-87.

Byrd JK; Duvvuri U.Current trends in robotic surgery for otolaryngology. *Curr Otorhinolaryngol Rep* 2013 Sep 1;1(3):153-157.

Cadena E, Guerra R, Pérez-Mitchell C. Cirugía Robótica Transoral (TORS), en el manejo de lesiones neoplásicas de cabeza y cuello. *Rev colomb cancerol* (Bogotá) 2014 July/Sept;18(3).

Cernea CR et al. Sialoendoscopia: relato dos dois primeiros casos tratados no Brasil, no Hospital Israelita Albert Einstein. *Rev Bras Cir Cabeça Pescoço* 2010 abril/maio/junho;39(2):153-156.

Dralle H, Sekulla C, Lorenz K et al. Intraoperative Monitoring of the Recurrent Laryngeal Nerve in Thyroid Surgery. *World J Surg* 2008;32:1358-1366.

Eisele DW, Wang SJ, Orloff LA. Electrophysiologic Facial Nerve Monitoring during parotidectomy. *Head Neck* 2010 Mar;32(3):399-405.

Elrefaey S, Massaro MA, Chiocca S et al. HPV in oropharyngeal cancer: The basics to know in clinical practice. *Acta Otorhinolaryngol Ital* 2014;34:299–309.

Fagin JA, Wells SA. Biologic and Clinical Perspectives on Thyroid Cancer. *New Engl J Med* 2016;375(11):1054-1067.

Foley CS, Agcaog LU, Sipersteins AE, Berber E. Robotic transaxillary endocrine surgery: a comparison with conventional open technique. *Surg Endo* 2012 August;26(8):2259-2266.

Gillison ML, Koch WM, Capone RB et al. Evidence for a causal association between human papillomavirus and a subset of head and neck cancers. *J Nat Cancer Inst* 2000;92(9):709-720.

Lee JM, Weinstein GS, O'Malley Jr, Thaler ER. Transoral robot-assisted lingual tonsillectomy and uvulopalatopharyngoplasty for obstructive sleep apnea.*Ann Otol Rhinol Laryngol* 2012 Oct;121(10):635-9.

Lewis CM, Chung WT, Holsinger FC. Feasibility and surgical approach of transaxillary robotic thyroidectomy without CO2 insufflation. *J Sci Special Head Neck* 2010 January;32(1):121-126.

Ling DC et al. Role of Immunotherapy in Head and Neck Cancer. *Semin Radiat Oncol* 2018 Jan;28(1):12-16.

Lydiatt DD. Medical Malpracticeand facial nerve paralysis. *Arch Otolaryngol Head Neck Surg* 2003;129:50-53.

Moore KA 2nd, Mehta V. The growing epidemic of HPV-positive oropharyngeal carcinoma: A clinical review for primary care providers. *J Am Board Fam Med* 2015;28:498-503.

Neurophysiologic intraoperative monitoring. Ad Hoc Committee on Advances in Clinical Practice. American Speech-Language-Hearing Association. *ASHA Suppl* 1992 Mar;(7):34-6.

Oda H, Miyauchi A, Ito Y et al. Incidences of unfavorable events in the management of low-risk papillary microcarcinoma of the thyroid by active surveillance versus immediate surgery. *Thyroid* 2016;26:150-5.

O'Malley BW Jr, Weinstein GS, Snyder W, Hockstein NG. Transoral Robotic Surgery (TORS) for Base of Tongue Neoplasms. *Laryngoscope* 2006 August;116(8):1465-1472.

Pniak T et al. Sialoendoscopy, sialography, and ultrasound: a comparison of diagnostic methods. *Open Med* 2016;11:461-464.

Psyrri A, Sasaki C, Vassilakopoulou M et al. Future directions in research, treatment and prevention of HPV-related squamous cell carcinoma of the head and neck. *Head Neck Pathol* 2012;6(Suppl. 1):S121-S128.

Shindo M, Chheda NN. Incidence of vocal cord paralysis with and without recurrent laryngeal nerve monitoring during thyroidectomy. *Arch Otolaryngol Head Neck Surg* 2007;133(5):481-5.

Snyder SK, Sigmond BR, Lairmore TC et al. The long-term impact of routine intraoperative nerve monitoring during thyroid and parathyroid surgery. *Surgery* 2013;154(4):704-13.

Tosoni A et al. Immunotherapy in head and neck cancer: evidence and perspectives. *Immunotherapy* 2017 Dec;9(16):1351-1358.

Van Kempen PM, Noorlag R, Braunius WW et al. Differences in methylation profiles between HPVpositive and HPVnegative oropharynx squamous cell carcinoma: A systematic review. *Epigenetics* 2014;9:194-203.

Weinberger PM, Yu Z, Haffty BG et al. Molecular classification identifies a subset of human papillomavirus–associated oropharyngeal cancers with favorable prognosis. *J Clin Oncol Off J Am Soc Clin Oncol* 2006;24(5):736-747.

Whang S, Filippova M, Duerksen-Hughes P. Recent progress in therapeutic treatments and screening strategies for the prevention and treatment of HPVassociated head and neck cancer. *Viruses* 2015;7:5040-5065.10.3390/v7092860.

LIGA DE CIRURGIA DE CABEÇA E PESCOÇO

Walber de Oliveira Mendes
Natália Almeida Falcão Costa

INTRODUÇÃO

Ligas acadêmicas são entidades que congregam estudantes cursando diferentes anos da graduação médica e preceptores relacionados com uma área ou especialidade médica específica, vinculados a uma instituição ou hospital de ensino para desenvolver atividades de ensino, pesquisa e extensão.[1] Tais grupos constituem atividades extracurriculares de grande importância para complementar a formação e o treinamento dos acadêmicos, favorecendo maior contato do estudante com as especialidades médicas. O número de ligas acadêmicas tem aumentado significativamente no país nos últimos anos, observando-se o surgimento de diversas associações nacionais de ligas acadêmicas.[1]

O contato com temas de Cirurgia de Cabeça e Pescoço (CCP) na graduação médica varia de acordo com a grade curricular de cada instituição, não estando incluída como disciplina na grade curricular regular da maioria dos cursos de graduação médica. Atualmente, na Faculdade de Medicina da Universidade Federal do Ceará (UFC), a disciplina semestral de CCP é optativa (40 horas-aula), sendo ofertada a um máximo de 40 alunos ao ano, número que corresponde a 25% dos graduandos do curso. Afecções de elevada prevalência e importância médico-social, como câncer de boca e de laringe, não são abordadas de maneira sistemática no conteúdo programático da graduação médica.

A Liga de Cirurgia de Cabeça e Pescoço (LCCP), vinculada à UFC, iniciou suas atividades em julho de 2007, sob a orientação do Dr. Francisco Monteiro de Castro Júnior, com apenas três acadêmicos de Medicina. Desde então, vem-se desenvolvendo e ampliando sua atuação nos mais diversos aspectos. Incluem-se entre as diversas atividades da liga: organização de cursos para estudantes e profissionais da área de saúde, estágios em diversos hospitais de referência, dentro e fora do estado do Ceará e participação em pesquisas clínicas. A atuação da liga está sempre pautada, entre outros aspectos, na difusão dos conhecimentos dessa especialidade cirúrgica no âmbito da graduação. O acesso à LCCP é realizado por meio de processo seletivo (prova objetiva e entrevista).

O presente capítulo objetiva descrever a história da LCCP, as suas atividades realizadas ao longo dos 10 anos de existência e avaliar de forma quantitativa e qualitativa as suas atividades nos âmbitos de ensino, pesquisa e extensão, além de analisar a visão geral dos acadêmicos de Medicina da UFC sobre a liga.

SOBRE A HISTÓRIA E OS RESULTADOS DA LCCP

Foi realizado um estudo observacional, retrospectivo e longitudinal, realizado a partir da revisão dos arquivos e bases de dados pertencentes à LCCP, compreendendo o período entre a sua fundação em julho de 2007 até outubro de 2017. As variáveis analisadas foram: pôsteres apresentados em eventos científicos, apresentações orais em eventos científicos, membros ativos, artigos publicados em revista indexada e eventos científicos com participação de representantes da liga no período supracitado.

Entre 2007 e 2017, a liga participou de 30 eventos científicos (Fig. 49-1), entre congressos e jornadas. Nos primeiros anos, obteve-se um número crescente de trabalhos selecionados para pôsteres apresentados em congressos, notando-se nova ascensão da curva no ano de 2017 (Fig. 49-2a). Observa-se o mesmo comportamento no que concerne ao número de artigos publicados em revista indexada (Fig. 49-2b) e de apresentações orais em congressos (Fig. 49-2c). O número de membros (Fig. 49-2d) manteve tendência ao crescimento nos anos iniciais e estabilização nos últimos anos.

A partir de 2013, a LCCP passou a organizar cursos e simpósios e, em 2013, participou de uma atividade de extensão universitária (anteriormente havia participado de quatro atividades de extensão em 2012, duas em 2011 e nenhuma nos anos anteriores).

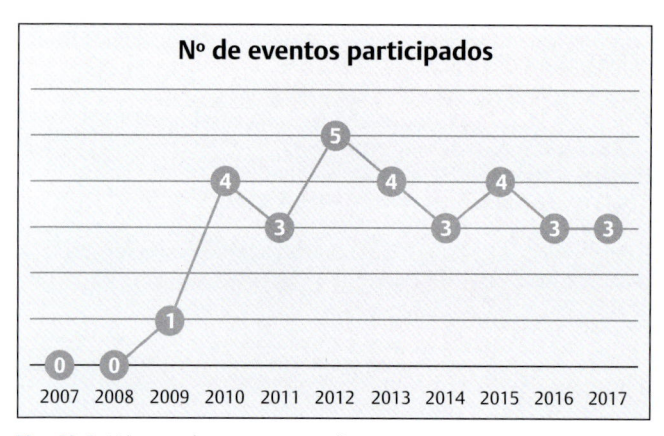

Fig. 49-1. Número de eventos científicos em que a LCCP esteve representada entre os anos de 2007 e 2017.

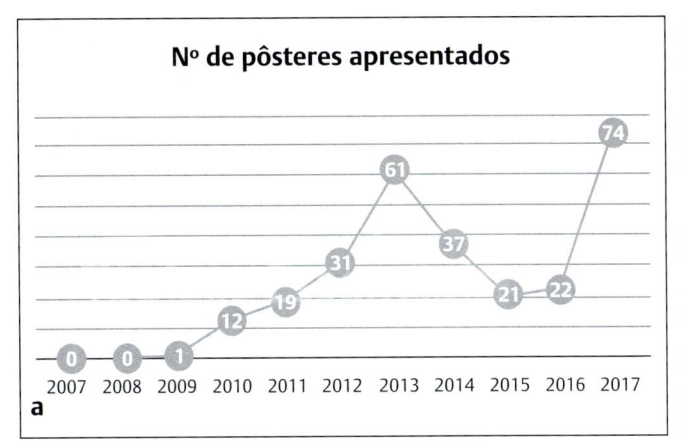

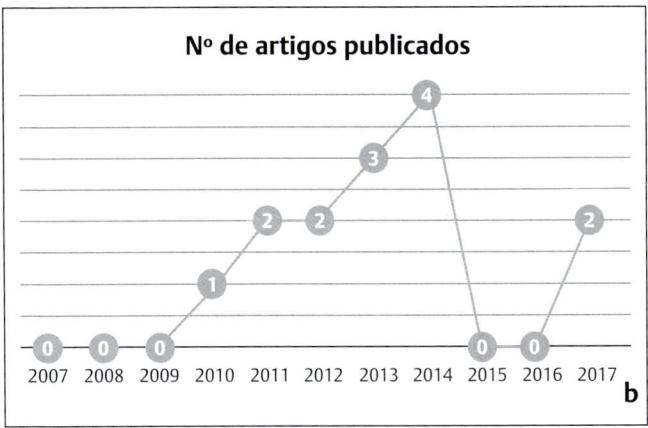

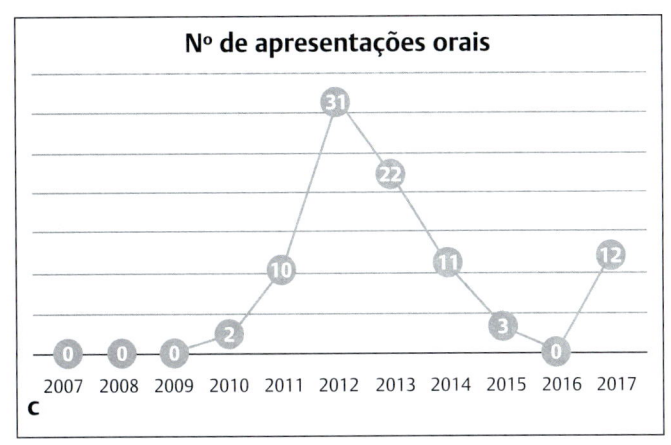

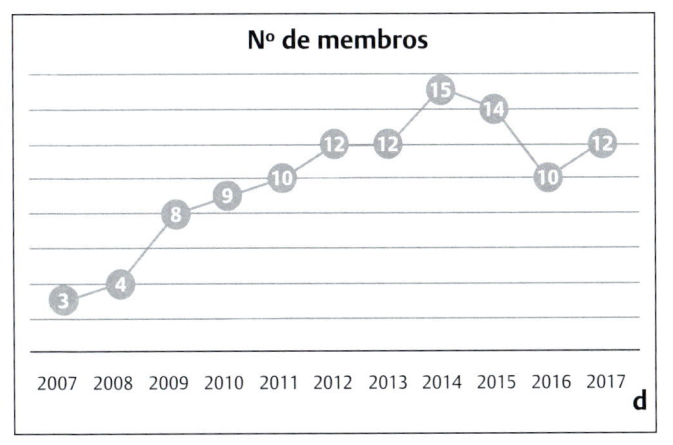

Fig. 49-2. Levantamento do arquivo e bases de dados da LCCP no que concerne à produção científica (**a-c**) e ao número de membros (**d**) entre os anos de 2007 e 2017.

Alguns eventos de extensão universitária ocorreram em colaboração com entidades como a Associação de Amigos do Centro Regional Integrado de Oncologia (CRIO), com a Sociedade Brasileira de Endocrinologia e Metabologia (Semana Internacional da Tireoide). Como exemplos, foram organizadas de forma independente pela LCCP a campanha para prevenção ao câncer de boca e uma atividade de conscientização sobre HPV e Câncer de Orofaringe para alunos do ensino médio em uma escola pública de Fortaleza, Ceará, além de uma Campanha contra o Tabagismo, fator associado ao câncer de cabeça e pescoço.

Ainda, em 2012, a LCCP organizou o I Curso de Atualização em Neoplasias da Cavidade Oral e o I Simpósio de Fonoaudiologia em Cirurgia de Cabeça e Pescoço, eventos que obtiveram ótima aceitação por parte dos participantes. Em 2014, foi organizada a segunda edição do Curso de Atualização em Neoplasias da Cavidade Oral. Já em 2015, realizou o I Simpósio de Atualização e Reconstrução em Neoplasias da Cavidade Oral. Todos os eventos tiveram grande aceitação por seus públicos-alvo, recebendo elogios quanto à organização e qualidade dos eventos.

PAPEL DA LIGA NA FORMAÇÃO DO PROFISSIONAL MÉDICO

O primeiro registro de liga acadêmica no Brasil data de 1920, com a criação da Liga de Combate à Sífilis na Faculdade de Medicina da Universidade de São Paulo (USP).[2] Desde então, as ligas acadêmicas têm aumentado em número nas universidades brasileiras de maneira significativa, culminando com a criação de organizações nacionais que agregam ligas que abordam áreas de conhecimentos ou interesses comuns, como o Comitê Brasileiro de Ligas de Cirurgia, a Sociedade Brasileira das Ligas de Clínica Médica e o Comitê Brasileiro das Ligas do Trauma entre outros.

Existem ainda controvérsias acerca do papel das ligas acadêmicas na educação médica, uma vez que alguns integrantes destes grupos podem ser levados a dedicar mais atenção às atividades extracurriculares em detrimento das atividades de graduação; argumenta-se também que atividades em grupos de estudo específicos podem favorecer uma "especialização precoce", e que tal direcionamento seria nocivo à sua formação generalista.[3] No entanto, devem ser levados em conta os benefícios da atuação em ligas acadêmicas, como a oportunidade singular de desenvolver ações de promoção da saúde e pesquisa fora do escopo curricular obrigatório da faculdade, o aprendizado ativo pelas atividades desenvolvidas pelos próprios acadêmicos, como cursos, simpósios e campanhas de extensão, além da possibilidade de trabalhar em grupo, integrando-se aos colegas de curso.[3,4]

É visível, pelos resultados apresentados pelo levantamento de dados relativos à LCCP, o predominante crescimento da Liga em termos de produtividade científica, número de membros e atividades de extensão e assistência à comunidade. O crescente número de apresentações em eventos científicos e publicações em revistas indexadas.[5-10] Isto demonstra o crescimento acadêmico da LCCP e de seus integrantes, justificando o destaque obtido pela liga entre os diversos projetos de extensão existentes na UFC.

Além disso, LCCP conta com dois programas de estágio em hospitais no estado do Ceará e dois no estado de São Paulo. Os estágios oferecidos também contribuem para o contato e a integração dos membros da Liga com realidades de diferentes serviços de CCP.

A LIGA E A ESPECIALIDADE SOB A VISÃO DOS ACADÊMICOS

Em novembro de 2013, foram aplicados 120 questionários para acadêmicos de Medicina não internos do primeiro ao quarto ano da UFC, sendo pesquisados 15 estudantes por semestre. Todos os acadêmicos participantes afirmaram ter conhecimento sobre a existência da LCCP. A média de idade foi de 21,16 anos (± 2,63), sendo 63 (52,5%) estudantes do sexo feminino e 57 (47,5%) do sexo masculino.

Um total de 46 (38,3%) acadêmicos não conhecia a especialidade de Cirurgia de Cabeça e Pescoço e tomou conhecimento da mesma pela LCCP. As respostas às demais perguntas do questionário podem ser observadas nos Quadros 49-1 a 49-3.

Quando perguntados sobre como conheceram a liga, a maioria, 56 estudantes (46,6%), afirmou que tomou conhecimento por colegas de turma (Quadro 49-1).

De forma subjetiva, a LCCP foi colocada entre as 10 melhores ligas da Faculdade de Medicina da UFC na opinião de 67 alunos (55,8%) e entre as 5 melhores na opinião de 30 alunos (25,0%) (Quadro 49-2).

Quando perguntados sobre o que chama atenção na LCCP e solicitados para marcar até três alternativas, os acadêmicos em sua maioria referiram a boa qualidade dos estágios como algo que chama a atenção na liga (22,4%), seguido do volume de publicações e de trabalhos científicos (19,2%) (Quadro 49-3).

A experiência com a Liga de Cirurgia de Cabeça e Pescoço dentro da graduação tem, de fato, grande importância, uma vez que torna os alunos mais familiarizados com uma especialidade não abordada com regularidade na grade curricular da instituição onde foi realizado este estudo. Tal constatação fica evidente no significativo resultado de que 38,3% dos acadêmicos questionados passaram a conhecer a especialidade por intermédio da liga. O contato do membro da liga com a especialidade, principalmente em semestres iniciais do curso de Medicina, faz com que o aluno adquira maior familiaridade com muitos aspectos da cirurgia e do exame clínico, que são abordados a partir do quarto semestre da graduação, além de despertar o interesse pelo desenvolvimento de pesquisas científicas.

Nota-se do exposto a evolução e o crescimento sólido que a LCCP vem apresentando desde sua fundação, aumentando sua visibilidade e reconhecimento perante o meio acadêmico/científico e gerando valorosos benefícios aos acadêmicos de Medicina membros da liga, aos médicos colaboradores e à sociedade.

Quadro 49-1. Meios pelos Quais os Acadêmicos Relataram ter Tomado Conhecimento da Existência da LCCP

	Nº	Fr. (%)
Colegas de turma	56	46,7
Aula de apresentação*	24	20
Cartaz de concurso para seleção de novos membros	21	17,5
Redes sociais	19	15,8
Total	120	100

LCCP: Liga de Cirurgia de Cabeça e Pescoço.
* Refere-se a uma aula de apresentação das ligas que ocorre na semana anterior ao início das aulas do primeiro semestre do curso de Medicina.

Quadro 49-2. Posição Ocupada, Segundo Acadêmicos de Medicina, pela LCCP entre as Ligas da UFC – Campus Fortaleza

	Nº	Fr. (%)
Melhor liga da UFC	1	0,8
Entre as 3 melhores ligas da UFC	10	8,3
Entre as 5 melhores ligas da UFC	30	25
Entre as 10 melhores ligas da UFC	67	55,8
Nenhuma das alternativas anteriores	12	10
Total	120	100

LCCP: Liga de Cirurgia de Cabeça e Pescoço; UFC: Universidade Federal do Ceará.

Quadro 49-3. Atributos da LCCP que Chamam a Atenção Segundo Acadêmicos de Medicina da UFC – Campus Fortaleza

	Nº	Fr. (%)
Boa qualidade dos estágios	55	22,4
Volume de publicações e de trabalhos científicos	47	19,2
Número de estágios	40	16,3
A boa imagem da liga	34	13,9
Integração/contato com vários serviços de CCP***	31	12,7
Considerável crescimento acadêmico dos membros	16	6,5
Atuação na organização de eventos	11	4,5
Nenhuma das alternativas anteriores	11	4,5
Total	245	100,0

LCCP: Liga de Cirurgia de Cabeça e Pescoço; UFC: Universidade Federal do Ceará; CCP: Cirurgia de Cabeça e Pescoço.

AGRADECIMENTOS

Aos acadêmicos membros e ex-membros da LCCP, que por esforços contínuos solidificaram o projeto, tornando-o robusto, dinâmico e inovador.

Aos *staffs* e residentes do Serviço de Cirurgia de Cabeça e Pescoço do HUWC, que contribuem significativamente para o crescimento da liga, proporcionando grandes oportunidades acadêmicas e compartilhando suas valorosas experiências na especialidade.

REFERÊNCIAS BIBLIOGRÁFICAS

1. Ramalho AS, Silva FD, Kronemberger TB *et al.* Ensino de Anestesiologia durante a Graduação por meio de uma Liga Acadêmica: qual o Impacto no Aprendizado dos Alunos? *Rev Bras Anestesiol* 2012;62(1):63-73.
2. Burjato Júnior D. História da Liga de Combate à Sífilis e a evolução da sífilis na cidade de São Paulo (1920-1995). São Paulo; 1999. Mestrado [Dissertação] - Faculdade de Medicina. Universidade de São Paulo.
3. Monteiro LLF, Cunha MS, Oliveira WL, Bandeira NG, Menezes JV. Ligas acadêmicas: o que há de positvo? Experiência da implantação da Liga Baiana de Cirurgia Plástica. *Rev Bras Cir Plást* 2008;23(3):158-161.
4. Pego-Fernandes P, Mariani A. Medical teaching beyond graduation: undergraduate study groups. *Rev Paulista Med* 2010;128:257-8.
5. Peres CM. Atividades extracurriculares: percepções e vivências durante a formação médica. Ribeirão Preto; 2006. Mestrado [Dissertação] – Faculdade de Medicina de Ribeirão Preto. Universidade de São Paulo.
6. Brito HDMS, Souza LS, Brito PKST *et al.* Distribuição corporal e situação das margens em cirurgias de carcinomas cutaneos - 331 casos. *Rev Bras Cir Cabeça Pescoço* 2012;41(4):167-71.
7. Ferreira LAA, Castro Junior FM, Pinto CMSA *et al.* Dupla mandibulotomia com preservação do feixe vásculo-nervoso alveolar inferior para acesso a tumores do espaço parafaríngeo. *Rev Bras Cir Cabeça Pescoço* 2012;41(2):80-4.
8. Castro Junior FM, Ferreira LAA, Arruda LR *et al.* Microcarcinoma papilífero da tireoide: análise em 523 tireoidectomias. *Rev Bras Cir Cabeça Pescoço* 2010;39(2):88-92.
9. Castro Junior FM, Bomfim Júnior FAC, Nogueira RO *et al.* Metástase óssea frontal de carcinoma papilífero da tireoide: excepcional resposta a radioiodoterapia - relato de caso. *Rev Bras Cir Cabeça Pescoço* 2011;40(2):93-5.
10. Macedo MSR, Castro Junior FM, Bomfim Júnior FAC *et al.* Traqueostomia aberta à beira do leito da UTI em Hospital Universitário. *Rev Bras Cir Cabeça Pescoço* 2011;40(1):21-5.

ÍNDICE REMISSIVO

Entradas acompanhadas por um *f* ou *q* em *itálico* indicam figuras e quadros, respectivamente.

A

Ablação
  por radiofrequência, 36
    ultrassonografia na, 36
Acesso Cirúrgico
  às vias aéreas, 72-76
    superiores, 72-76
      anatomia, 72
      cânulas de traqueostomias, 75
      classificações, 73
      complicações, 75
      indicações, 74
      pacientes pediátricos, 75
      técnica, 74
ACP (Analgesia Controlada pelo Paciente), 226
Adenoma(s)
  folicular, 195
    apresentação clínica, 195
    definição, 195
    diagnóstico, 196
      diferencial, 197
      técnicas complementares para, 196
    exame, 195
      macroscópico, 195
      microscópico, 195
    fatores, 196
      preditivos, 196
      prognósticos, 196
      variantes histológicas, 196
  pleomórfico, 104, 151
    carcinoma em, 105
Agente(s)
  quimioterápicos, 238
Alteração(ões)
  do desenvolvimento, 22
    do aparelho branquial, 22
    na migração, 23
      da tireoide, 23
        complicações, 23
        diagnóstico, 23
        epidemiologia, 23
        quadro clínico, 23
        tratamento, 23
Ameloblastoma, 290, 291*f*
  multicístico, 297*f*
    de mandíbula, 297*f*
      tratamento de, 297*f*
Analgésico(s)
  não opioides, 226
    doses terapêuticas dos, 227*q*
  opioides, 227

Anatomia
  da cabeça, 9-16
    crânio, 9
      calota craniana, 9
      couro cabeludo, 9
      fossas cranianas, 9
    face, 11
      glândula parótida, 11
      mandíbula, 11
      maxila, 11
      nervo facial, 11
    nariz, 10
      cavidade nasal, 10
      externo, 10
    órbitas, 10
      globo ocular, 10
      pálpebras, 10
      sistema lacrimal, 10
    orelha, 10
    região oral, 11
      bochechas, 11
      cavidade oral, 11
      e estruturas, 11
      gengivas, 11
      lábios, 11
      língua, 12
      palato, 12
    seios paranasais, 10
  da órbita, 127
  do pescoço, 9-16
    drenagem linfática, 14
    laringe, 15
    limites, 12
    nervos, 14
    partes cervicais, 15
      da traqueia, 15
      do esôfago, 15
    plano muscular, 12
      profundo, 13
      superficial, 12
    triângulos do, 15
      anterior, 15
      posterior, 16
    trígonos do, 15
      carotídeo, 16
        inferior, 16
        muscular, 16
        superior, 16
      digástrico, 15
      posterior, 16
        inferior, 16
        occipital, 16

subclávio, 16
superior, 16
submandibular, 15
submentoniano, 16
vascularização, 13
vísceras cervicais, 15
Angiossarcoma, 113f
Anomalia(s)
branquiais, 23
complicações das, 23
cuidados das, 23
tratamento das, 23
congênitas, 21-25
de cabeça e pescoço, 21-25
principais, 22
do arco branquial, 22
primeiro, 22
quarto, 23
segundo, 23
terceiro, 23
Aparelho
branquial, 22
alterações do desenvolvimento do, 22
cistos, 22
fístulas, 22
Arco(s)
branquial, 22, 23
anomalias do, 22, 23
primeiro, 22
quarto, 23
segundo, 23
terceiro, 23
faríngeos, 21
Artéria
carótida, 253
lesão em, 253
Aspecto(s) Multiprofissional(is)
em CCP, 249-327
assistência de enfermagem em, 277-280
fisioterapia em, 271-275
suporte nutricional, 266-269
no câncer, 266-269
Assistência
de enfermagem, 274-280
em cabeça e pescoço, 277-280
cuidados gerais, 278, 279q
no pós-operatório, 278
no pré-operatório, 278
no transoperatório, 278
prevenção, 277
Assoalho
bucal, 263
ressecção do, 263
disfagia após, 263
Atualidade(s)
em CCP, 319-327
cirurgia robótica, 319
estratégias de tratamento para CEC, 322
relacionado com HPV, 322
imunoterapia, 321
no câncer, 321
LCCP, 324-326
monitorização intraoperatória em, 320
de nervo, 320
sialoendoscopia, 320

tireoidectomia, 320
versus acompanhamento não cirúrgico, 320
do câncer de tireoide, 320
AUS (Atipia de Significado Indeterminado), 177
Avaliação
de linfonodos cervicais, 64
RM na, 64
de neoplasias, 44, 47, 49, 51, 52, 54, 61-63
RM na, 61-63
da cavidade oral, 61
da hipofaringe, 62
da laringe, 62
da nasofaringe, 61
da orofaringe, 61
das glândulas salivares, 63
TC na, 44, 47, 49, 51, 52, 54
da cavidade oral, 47
da hipofaringe, 52
da laringe, 44
da nasofaringe, 49
da orofaringe, 51
de linfonodos cervicais, 54
nutricional, 266
no câncer, 266
de cabeça e pescoço, 266
ultrassonografia na, 34, 38
das glândulas paratireoides, 38
hiperparatireoidismo primário, 38
de linfonodos, 34
dimensões, 34
ecogenicidade, 35
ecotextura interna, 35
localização, 34
morfologia, 34
vascularização, 35

B
Biópsia(s), 20
Boca
câncer de, 83-86
diagnóstico, 84
exames complementares, 84
estadiamento, 85
TNM, 85q
lesões precursoras, 83
prognóstico, 86
tratamento, 85
Bochecha(s), 11
Bolsa(s)
faríngeas, 21
Braquiterapia, 233
intersticial, 234f

C
Cabeça e Pescoço
anomalias congênitas de, 21-25
principais, 22
classificação, 22
definição, 22
câncer de, 6q, 261-265, 321
deglutição no, 261-265
mecânica, 261
disfagia no, 261-265
mecânica, 261
avaliação da, 261
após cirurgias, 262, 263
da cavidade oral, 262

ÍNDICE REMISSIVO

      da glândula tireoide, 263
      da laringe, 263
      da orofaringe, 262
     pós-radioterapia, 264
     após tratamento adjuvante, 264
      quimioterápico, 264
      radioterápico, 264
    dogmas, 265
     sonda, 265
     traqueostomia, 265
    formas de tratamento do, 261
    imunoterapia no, 321
    realidades, 265
     sonda, 265
     traqueostomia, 265
  CEC em, 322
    relacionado com HPV, 322
     estratégias de tratamento, 322
  embriologia de, 21-25
    arcos faríngeos, 21
    bolsas faríngeas, 21
    da tireoide, 22
    fendas faríngeas, 22
  exame regional de, 17-20
    biópsias, 20
    clínico, 17
     físico, 17
     laringoscopia indireta, 19
     otoscopia, 20
     rinoscopia, 20
    história clínica, 17
  RM em, 58-66
    aspectos técnicos, 58
    celulite, 64
     orbitária, 64
     periorbitária, 64
    na avaliação de linfonodos, 64
     cervicais, 64
    na avaliação de neoplasias, 61
     da cavidade oral, 61
     da hipofaringe, 62
     da laringe, 62
     da nasofaringe, 61
     da orofaringe, 61
    neoplasias, 63
     das glândulas salivares, 63
    relação com radioterapia, 65
    visão geral, 59
  TC em, 40-57
    achados tomográficos, 55
     após radioterapia, 55
    anatomia tomográfica, 41
     do pescoço, 41
    aspectos técnicos, 40
    na avaliação de neoplasias, 44, 47, 49, 51, 52, 54
     da cavidade oral, 47
     da hipofaringe, 52
     da laringe, 44
     da nasofaringe, 49
     da orofaringe, 51
     de linfonodos cervicais, 54
  tumores de, 5q
  locais primários de, 5q
Cabeça
  anatomia da, 9-16
    crânio, 9
     calota craniana, 9

     couro cabeludo, 9
     fossas cranianas, 9
    face, 11
     glândula parótida, 11
     mandíbula, 11
     maxila, 11
     nervo facial, 11
    nariz, 10
     cavidade nasal, 10
     externo, 10
    órbitas, 10
     globo ocular, 10
     pálpebras, 10
     sistema lacrimal, 10
    orelha, 10
    região oral, 11
     bochechas, 11
     cavidade oral, 11
     e estruturas, 11
     gengivas, 11
     lábios, 11
     língua, 12
     palato, 12
    seios paranasais, 10
Calota
  craniana, 9
Câncer
  de boca, 83-86
    diagnóstico, 84
     exames complementares, 84
    estadiamento, 85
     TNM, 85q
    lesões precursoras, 83
    prognóstico, 86
    tratamento, 85
  de cabeça e pescoço, 6q, 261-265, 321
    deglutição no, 261-265
     mecânica, 261
    disfagia no, 261-265
     mecânica, 261
     avaliação, 261
     após cirurgias, 262, 263
      da cavidade oral, 262
      da glândula tireoide, 263
      da laringe, 263
      da orofaringe, 262
     pós-radioterapia, 264
     após tratamento adjuvante, 264
      quimioterápico, 264
      radioterápico, 264
    dogmas, 265
     sonda, 265
     traqueostomia, 265
    formas de tratamento do, 261
    imunoterapia no, 321
    realidades, 265
     sonda, 265
     traqueostomia, 265
  de laringe, 135-140
    dados epidemiológicos, 137
    diagnóstico, 138
    disseminação do, 137
     barreiras à, 137
     vias de, 137
    divisão anatômica, 135
    fatores de risco, 139
     para CEC, 139q

PV, 136
  ultraestrutura das, 136
  tratamento, 140
    indicações clássicas de, 140q
de nasofaringe, 93-98
  anatomia, 93
  diagnóstico, 94
    linfonodos, 95
    tumor primário, 95
  epidemiologia, 93
  estadiamento, 94
    UICC/TNM, 94q
  fatores prognósticos, 95
  história natural, 94
  manifestações clínicas, 94
  patologia, 93
  resultados, 96
  tratamento, 95
de orofaringe, 87-91
  acompanhamento, 91
  anatomia, 87
  avaliação clínica, 88
  CEC de, 87q
    fatores de risco, 87q
  estadiamento, 89
  histopatologia, 88
  screening, 89
  tratamento, 90
de tireoide, 31, 320
  acompanhamento não cirúrgico do, 320
    tireoidectomia versus, 320
  CP, 32
  folicular, 33
dor no, 228
  de cabeça e pescoço, 228
  epidemiologia, 228
dos lábios, 123-125
  classificação TNM, 124
  fatores de risco, 123
  prognóstico, 125
  tipos histológicos, 124
    segundo a localização, 124
  tratamento, 125
Carcinoma(s)
  adenoide, 105
    cístico, 105
  da tireoide, 33, 55f, 209, 320
  de células acinares, 105
  derivados do epitélio folicular, 175f
    classificação dos, 175f
  em adenoma pleomórfico, 105
  folicular, 203
    apresentação clínica, 203
    definição, 203
    diagnóstico, 205
      diferencial, 206
      testes complementares para, 205
    exame, 203
      macroscópico, 203
      microscópico, 204
    fatores, 206
      preditivos, 206
      prognósticos, 206
    indiferenciado, 33
    tipos histológicos, 205
    variantes histológicas, 205

mucoepidermoide, 105
pouco diferenciado, 33, 208
  definição. 208
  exame microscópico, 208
  perfil genético, 209
CAT (Carcinoma Anaplásico da Tireoide), 33, 181-184
  definição, 209
  diagnóstico, 183
  epidemiologia, 181
  estudo imuno-histoquímico, 209
  etiopatogenia, 181
  patologia, 182
  perfil genético, 209
  perspectivas, 184
  sinais, 183q
  sintomas, 183q
  tireoidectomia, 320
    versus acompanhamento não cirúrgico, 320
  tratamento, 183
  variantes histológicas, 209
Cavidade
  nasal, 100q, 101q
    estadiamento, 101q
    neoplasias de, 100q
  oral, 11, 47, 61, 234, 262
    avaliação de neoplasias da, 47, 61
      RM na, 61
      TC na, 47
    CEC da, 50f
    cirurgia da, 262
      disfagia após, 262
    estadiamento T, 48q
    RT na, 234
CBC (Carcinoma Basocelular), 108, 109, 110f
  diagnóstico diferencial, 110
  fatores prognóstico, 111
  histopatologia, 110
  tratamento, 114
    cirurgia micrográfica, 115
      de Mohs, 115
    cirúrgico, 114
      convencional, 114
    QT, 115
    RT, 115
CBDT (Carcinoma bem Diferenciados da Tireoide), 170-173
  acompanhamento, 173, 320
    não cirúrgico, 320
      tireoidectomia versus, 320
  CP, 170
  estadiamento do, 171q
  fatores prognósticos, 171
  folicular, 171
  sobrevida, 171, 172q
  tratamento, 172
CCF (Cirurgia Craniofacial), 132-134
  no HUWC, 133
CCM (Carcinoma de Células de Merkel), 112, 113f
CCP (Cirurgia de Cabeça e Pescoço), 324
  aspectos gerais, 1-79
    acesso cirúrgico, 72-76
      às vias aéreas superiores, 72-76
    anatomia, 9-16
    anomalias congênitas, 21-25
    cuidados, 77-79
      pré-operatórios, 77-79
      pós-operatórios, 77-79
    embriologia, 21-25

ÍNDICE REMISSIVO

exame regional, 17-20
introdução, 3-8
  normatização da especialidade, 5
    no Brasil, 5
  notas históricas, 3
  peculiaridades, 5
  resenha histórica, 6
    no Ceará, 6
RM, 58-66
TC, 40-57
tumores cervicais, 67-71
  diagnóstico diferencial dos, 67-71
ultrassonografia, 27-39
aspectos multiprofissionais em, 249-327
  assistência de enfermagem, 277-280
  fisioterapia, 271-275
  suporte nutricional, 266-269
    no câncer, 266-269
atualidades em, 319-327
  cirurgia robótica, 319
  estratégias de tratamento para CEC, 322
    relacionado com HPV, 322
  imunoterapia, 321
    no câncer, 321
  LCCP, 324-326
  monitorização intraoperatória, 320
    de nervo, 320
  sialoendoscopia, 320
  tireoidectomia, 320
    versus acompanhamento não cirúrgico, 320
      do câncer de tireoide, 320
cistos maxilofaciais, 300-307
complicações, 251-254
  anatômicas, 251
    lesões, 251, 252
      em nervos, 251
      em vasos, 252
  fisiológicas, 23
    hipoparatireoidismo, 253
    linfedema, 253
  funcionais, 254
  outras, 254
    FS, 254
    síndrome de Frey, 254
  técnicas, 253
    com traqueostomias, 253
    respiratórias, 253
    sépticas, 254
neoplasias, 81-153
  diagnóstico e tratamento das, 81-153
    câncer, 83-98, 123-125, 135-140
      de boca, 83-86
      de laringe, 135-140
      de nasofaringe, 93-98
      de orofaringe, 87-91
      dos lábios, 123-125
    CCF, 132-134
    CPDCP, 148-150
    CPNM, 108-115
    EC, 142-147
    melanoma de pele, 117-121
    tumores, 100-106, 127-131, 151-153
      das glândulas salivares, 104-106
      de seios paranasais, 100-103
      do espaço parafaríngeo, 151-153
      nasais, 100-103
      orbitários, 127-131

oncologia em, 223-247
  manejo da dor, 225-229
  medicina nuclear, 243-247
  princípios de QT, 237-241
  tumores, 231-235
    princípios de RT em, 231-235
reabilitação, 249-327
  câncer, 261-265
    deglutição no, 261-265
    disfagia no, 261-265
  protética, 309-317
    tratamento odontológico e, 309-317
  vocal, 255-259
    após laringectomia total, 255-259
reconstrução(ões), 249-327
  craniofaciais, 285
  da língua, 284
  da mandíbula, 284
  do esôfago cervical, 285
  retalhos, 282
    locais, 282
    microcirúrgicos, 284
    pediculados, 282
  tumores odontogênicos, 288-298
CDT (Carcinoma Diferenciado da Tireoide), 164
  e PCI, 244
CEC (Carcinoma de Células Escamosas), 44, 108, 112f
  da tireoide, 209
    definição, 209
    estudo imuno-histoquímico, 210
  de cavidade oral, 50f
  de hipofaringe, 54f
  de laringe, 47f, 56f, 139q
    fatores de risco para, 139q
  de língua oral, 50f
  de orofaringe, 52f, 53f, 87q
    fatores de risco, 87q
  diagnóstico diferencial, 111
  em cabeça e pescoço, 322
    relacionado com HPV, 322
      estratérias de tratamento, 322
  envolvendo, 48f
    a glote, 48f
    a subglote, 48f
  fatores prognóstico, 111
  histopatologia, 111
  transglótico, 47f
    nos níveis da supraglote, 47f
  tratamento, 114
    cirurgia micrográfica, 115
      de Mohs, 115
    cirúrgico, 114
      convencional, 114
    QT, 115
    RT, 115
Célula(s)
  acinares, 105
    carcinoma de, 105
  de Hurthle, 206
    definição, 206
    perfil genético, 207
    tumor de, 206
Celulite
  orbitária, 64
  periorbitária, 64
Cementoblastoma, 293
Cetuximabe, 238

CFT (Carcinoma Folicular da Tireoide), 189
Ciclo
  celular, 231
    efeitos no, 231
      da RT, 231
Cintilografia
  de paratireoides, 243
  de tireoide, 244
  óssea, 243
Cirurgia(s)
  disfagia após, 262, 263
    da cavidade oral, 262
    da glândula tireoide, 263
    da laringe, 263
    da orofaringe, 262
  micrográfica, 115
    de Mohs, 115
      no CPNM, 115
  radioguiada, 246
  robótica, 319
    em CCP, 319
Cirurgião
  de cabeça e pescoço, 313
    e cirurgião-dentista, 313
      integração entre, 313
Cisto(s)
  branquiais, 22
  dentígero, 301
  dermoide, 304
  do ducto, 23, 303
    nasopalatino, 303
    tireoglosso, 23
      complicações, 23
      diagnóstico, 23
      epidemiologia, 23
      quadro clínico, 23
      tratamento, 23
  epidermoide, 304
  epiteliais, 24
    complicações, 24
    diagnóstico, 24
    epidemiologia, 24
    quadro clínico, 24
    tratamento, 24
  linfoepitelial, 305
    cervical, 305
  maxilofaciais, 300-307
    características, 300
      clínicas, 300
      imagenológicas gerais, 300
    classificação, 300
      da região maxilofacial, 300q
    de desenvolvimento, 303
      não odontogênicos, 303
    epidemiologia, 300
    odontogênicos, 301
      de desenvolvimento, 301
        glandular, 302
        ortoceratinizado, 301
        inflamatórios, 302
    tratamento, 305
      enucleação, 305
        marsupialização/descompressão seguida de, 305
  nasolabial, 304
  paradental, 303
  periodontal, 302
    lateral, 302
    radicular, 302
    residual, 302
Cistoadenoma
  papilífero, 105
    linfomatoso, 105
Citologia
  nos tumores bem diferenciados, 174-179
    da tireoide, 174-179
      aspectos atuais, 174-179
        AUS, 177
        CPs, 177
        FLUS, 177
          suspeito, 177
        indeterminada, 177
        lesões foliculares, 176
        neoplasia, 175
CMFCP (Camada Média da Fáscia Cervical Profunda), 41
CMT (Carcinoma Medular da Tireoide), 33, 186-191
  acompanhamento, 191
  apresentação clínica, 186, 207
  classificação para, 189q
  definição, 207
  diagnóstico, 187, 208
    bioquímico, 188
    clínico, 187
    diferencial, 208
    patológico, 189
    por imagem, 187
      PAAF guiada por US, 187
  epidemiologia, 186
  estadiamento, 189
  estudo imuno-histoquímico, 208
  exame, 207
    macroscópico, 207
    microscópico, 207
  formas hereditárias, 186
    gene *RET* e, 186
  perfil genético, 208
  prognóstico, 189
  terapia-alvo molecular, 190q
    ensaios clínicos, 190q
  tireoidectomia, 191, 320
    profilática, 191
    versus acompanhamento não cirúrgico, 320
  tratamento, 189
Complicação(ões)
  em CCP, 251-254
    anatômicas, 251
      lesões, 251, 252
        em nervos, 251
        em vasos, 252
    fisiológicas, 23
      hipoparatireoidismo, 253
      linfedema, 253
    funcionais, 254
    outras, 254
      FS, 254
      síndrome de Frey, 254
    técnicas, 253
      com traqueostomias, 253
      respiratórias, 253
      sépticas, 254
Core-biopsy
  ultrassonografia na, 36
Couro
  cabeludo, 9

CP (Carcinoma Papilífero)
　apresentação clínica, 200
　definção, 200
　diagnóstico, 203
　　diferencial, 203
　　técnicas complementares para, 203
　　　exame intraoperatório, 203
　estudo imuno-histoquímico, 203
　etiologia, 200
　exame, 200
　　macroscópico, 200
　　microscópico, 200
　fatores, 203
　　preditivos, 203
　　prognósticos, 203
　perfil genético, 203
　variantes histológicas, 201
CPDCP (Carcinoma Primário Desconhecido de Cabeça e Pescoço), 148-150
　apresentação clínica, 148
　diagnóstico, 148
　　estratégia diagnóstica, 148q
　epidemiologia, 148
　estadiamento, 148
　　classificação clínica, 148q
　follow-up, 150
　história natural, 148
　patologia, 148
　tratamento, 149
　　cirurgia exclusiva, 149
　　IMRT, 149
　　QT, 148
　　RT definitiva, 149
　　RT3DC, 149
CPFCP (Camada Profunda da Fáscia Cervical Profunda), 41
CPNM (Câncer de Pele Não Melanoma), 108-115
　CBC, 109
　CEC, 111
　classificação para, 113
　　TNM, 113
　estadiamento, 114q
　fatores de risco, 109
　histologia da pele, 109
　　epiderme, 109
　margens de segurança, 108f, 115q
　　laterais, 115q
　outros tipos de, 112
　　CCM, 112
　　DB, 112
　tratamento para, 114
　　CBC, 114
　　CEC, 114
　　cirurgia micrográfica, 115
　　　de Mohs, 115
　　cirúrgico, 114
　　　convencional, 114
　　QT, 115
　　RT, 115
CPT (Carcinoma Papilífero da Tireoide), 32, 170, 177, 189
　metástases linfonodais de, 55f
Crânio
　anatomia do, 9
　　calota craniana, 9
　　couro cabeludo, 9
　　fossas cranianas, 9
Craniofacial(is)
　reconstruções, 285, 287f
CSFCP (Camada Superficial da Fáscia Cervical Profunda), 41

Cuidado(s)
　pós-operatórios, 77-79
　　alterações do cálcio, 79
　　antibioticoterapia, 79
　　proteção gástrica, 79
　　tromboembolismo, 79
　　　profilaxia do, 79
　pré-operatórios, 77-79
　　avaliação, 78
　　　e doença cardíaca, 78
　　　pulmonar, 78
　　princípios do planejamento, 77
Curetagem
　enucleação e, 294
　　de tumores odontogênicos, 294

D

DB (Doença de Bowen), 112, 113f
Deglutição
　no câncer, 261-265
　　de cabeça e pescoço, 261-265
　　　mecânica, 261
Dermatofibrossarcoma
　protuberans, 113f
Descompressão
　seguida de enucleação, 294, 305
　　de cistos maxilofaciais, 305
　　de tumores odontogênicos, 294
Desnutrição
　no câncer, 266
　　de cabeça e pescoço, 266
Dieta
　imunomoduladora, 268
　no câncer, 268
　　de cabeça e pescoço, 268
Disfagia
　no câncer, 261-265
　　de cabeça e pescoço, 261-265
　　　após cirurgias, 262, 263
　　　　da cavidade oral, 262
　　　　da glândula tireoide, 263
　　　　da laringe, 263
　　　　da orofaringe, 262
　　　após tratamento adjuvante, 264
　　　　quimioterápico, 264
　　　　radioterápico, 264
　　　avaliação, 261
　　　mecânica, 261
　　　pós-radioterapia, 264
　　dogmas, 265
　　　sonda, 265
　　　traqueostomia, 265
　　formas de tratamento, 261
　　realidades, 265
　　　sonda, 265
　　　traqueostomia, 265
Doença(s)
　da tireoide, 29, 155-221
　　CAT, 181-184
　　CBDT, 170-173
　　citologia nos tumores da, 174-179
　　　bem diferenciados, 174-179
　　CMT, 186-191
　　difusas, 29
　　funcionais, 212-215
　　　hipotireoidismo, 212
　　　tireotoxicose, 213

nodular, 29
nódulos tireóideos, 157-163
conduta nos, 157-163
patologia dos tumores da, 194-210
tireoidectomias, 157-167
para carcinoma, 164-167
das paratireoides, 155-221
DRC, 219
hiperparatireoidismo secundário à, 219
fisiologia das, 217
HPTP, 217
morfologia das, 217
localmente avançada, 239
desafios da, 239
na QT, 239
metastática, 240
tratamento paliativo da, 240
QT no, 240
orbitárias, 128
outras, 128
Dor
aguda, 225
pós-operatória, 225
avaliação da, 225
no câncer, 228
de cabeça e pescoço, 228
epidemiologia, 228
DRC (Doença Renal Crônica)
hiperparatireoidismo secundário à, 219
avaliação diagnóstica, 220
fisiopatologia, 219
manifestações clínicas, 219
tratamento, 220
Drenagem
linfática, 14
do pescoço, 14
Ducto
linfático, 253
lesão em, 253
nasopalatino, 303
cisto do, 303
tireoglosso, 23
cisto do, 23
complicações, 23
diagnóstico, 23
epidemiologia, 23
quadro clínico, 23
tratamento, 23

E

EC (Esvaziamento Cervical), 142-147
avaliação, 144
classificação das zonas, 143
complicações, 146
fístula linfática, 146
hematoma, 146
lesão de nervo frênico, 147
músculo esternocleidomastóideo, 146
nervo, 146, 147
espinhal acessório, 146
hipoglosso, 147
lingual, 147
vago, 147
perda do retalho de pele, 146
ramo marginal do nervo facial, 147
veia jugular interna, 146
conceito, 142

diagnóstico, 144
histórico, 142
lesões nervosas pelo, 273
linfedema cervicofacial, 274
paralisia facial, 274
trismo, 275
tratamento cirúrgico, 144
classificação dos tipos de, 144
ECR (Esvaziamento Cervical Radical), 144
ECRM (Esvaziamento Cervical Radical Modificado), 144, 1455f
ECS (Esvaziamento Cervical Seletivo), 144, 145
Embriologia
de cabeça e pescoço, 21-25
arcos faríngeos, 21
bolsas faríngeas, 21
da tireoide, 22
fendas faríngeas, 22
Enfermagem
assistência de, 274-280
em cabeça e pescoço, 277-280
cuidados gerais, 278, 279q
no pós-operatório, 278
no pré-operatório, 278
no transoperatório, 278
prevenção, 277
Enucleação
de cistos maxilofaciais, 305
de tumores odontogênicos, 294, 295f, 296f
e curetagem, 294
marsupialização/descompressão seguida de, 294, 295f
Epiderme
tipos celulares da, 109
outros, 109
Epitélio
folicular, 175f
carcinomas derivados do, 175f
classificação dos, 175f
Esôfago
cervical, 285
reconstrução do, 285, 286f
partes cervicais do, 15
Espaço
parafaríngeo, 151-153
tumores do, 151-153
adenomas pleomórficos, 151
anatomia, 151
complicações, 153
diagnóstico, 151
paragangliomas, 151
prognóstico, 153
schwannomas, 151
tratamento, 152
Estadiamento
tumoral, 210
patológico, 210
Exame Regional
de cabeça e pescoço, 17-20
biópsias, 20
clínico, 17
físico, 17
laringoscopia indireta, 19
otoscopia, 20
rinoscopia, 20
história clínica, 17
Exenteração
óssea, 131f
da órbita, 131f
reconstrução após, 130

F

Face
  anatomia da, 11
    glândula parótida, 11
    mandíbula, 11
    maxila, 11
    nervo facial, 11
Fármaco(s)
  analgésicos, 226
    não opioides, 226
    opioides, 227
FCP (Fáscia Cervical Profunda), 41
FCS (Fáscia Cervical Superficial), 41
Fenda(s)
  branquial, 22
  faríngeas, 22
Fibroma
  ameloblástico, 292
Fibro-Odontoma
  ameloblástico, 293
Fisioterapia
  em cabeça e pescoço, 271-275
    no pós-operatório, 273
      imediato, 273
      tardio, 273
    no pré-operatório, 271
      avaliação respiratória, 272
    traqueostomia, 272
      cuidados com a, 272
Fístula(s)
  branquiais, 22
  orofaringocutâneas, 254
FLUS (Lesão Folicular de Significado Indeterminado), 177
Fossa(s)
  cranianas, 9
FOV (*Field of View* – Campo de Visão), 58
Frey
  síndrome de, 254
FS (Fístula Salivar), 254, 267
FT-UMP (Tumor Folicular de Potencial Maligno Incerto)
  definição, 198

G

Gengiva(s), 11
Glândula(s)
  paratireoides, 38, 217
    avaliação das, 38
      ultrassonografia na, 38
    fisiologia das, 217
    morfologia das, 217
  parótida, 11
  salivares, 63, 104-106
    neoplasias das, 63
    tumores das, 104-106
      benignos, 104
      diagnóstico, 105
      malignos, 105
      tratamento, 106
  tireoide, 263
    cirurgias da, 263
      disfagia após, 263
Globo
  ocular, 10
Glossectomia
  disfagia após, 262
    parcial, 262
    total, 262
Glote
  CEC envolvendo a, 48*f*
  estadiamento T, 45*q*

H

HCC (Hiperplasia de Células C), 198
Hemangioma(s)
  classificação, 24
  diagnóstico, 24
  epidemiologia, 24
  quadro clínico, 24
  tratamento, 24
Hematoma
  obstrução por, 253
    respiratória, 253
Higroma(s)
  císticos, 25
    diagnóstico, 25
    epidemiologia, 25
    quadro clínico, 25
    tratamento, 25
Hiperparatireoidismo
  primário, 38
  secundário à DRC, 219
    avaliação diagnóstica, 220
    fisiopatologia, 219
    manifestações clínicas, 219
    tratamento, 220
Hipofaringe
  avaliação de neoplasias da, 52, 62
    RM na, 62
    TC na, 52
  CEC de, 54*f*
  estadiamento N, 53*q*
  estadiamento T, 53*q*
  RT na, 235
Hipoparatireoidismo, 253
Hipotireoidismo
  causas, 212
  definição, 212
  diagnóstico, 212, 213
    clínico, 212
    laboratorial, 213
  quadro clínico, 212*q*
  tratamento, 213
HPTP (Hiperparatireoidismo Primário), 217
  avaliação diagnóstica, 218
  manifestações clínicas, 218
  tratamento, 218
HPV (Papilomavírus Humano)
  CEC relacionado com, 322
    em cabeça e pescoço, 322
      estratégias de tratamento, 322
HUWC (Hospital Universitário Walter Cantídio)
  CCF no, 133

I

IGRT (Radioterapia Guiada por Imagens), 233
Implante(s)
  osseointegráveis, 316*f*
IMRT (Radioterapia com Intensidade Modulada), 233
IMRT (Radioterapia com Modulação da Intensidade do Feixe)
  no CPDCP, 149
Imunoterapia
  no câncer, 321
    de cabeça e pescoço, 321

L

Lábio(s), 11
  câncer dos, 123-125
    classificação TNM, 124
    fatores de risco, 123
    prognóstico, 125
    tipos histológicos, 124
      segundo a localização, 124
    tratamento, 125
  tumores de, 262
    cirurgia de, 262
      disfagia após, 262

Laringe, 15
  avaliação de neoplasias da, 44, 62
    RM na, 62
    TC na, 44
      estadiamento N, 46*q*
      estadiamento T, 45*q*
  câncer de, 135-140
    dados epidemiológicos, 137
    diagnóstico, 138
    disseminação do, 137
      barreiras à, 137
      vias de, 137
    divisão anatômica, 135
    fatores de risco, 139
      para CEC, 139*q*
    PV, 136
      ultraestrutura das, 136
    tratamento, 140
      indicações clássicas de, 140*q*
  CEC de, 47*f*, 56*f*
  cirurgias da, 263
    disfagia após, 263
  eletrônica, 258
  RT na, 235

Laringectomia
  parcial, 48*f*, 263
    disfagia após, 263
  total, 49*f*, 255-259
    disfagia após, 263
    reabilitação vocal após, 255-259
      acompanhamento, 256
        pós-operatório, 256
        pré-operatório, 256
      comparando técnicas, 258
      fonoaudiológica, 255
      gustação, 256
      olfato, 256
      técnicas de, 257
        laringe eletrônica, 258
        prótese vocal, 257
        voz esofágica, 257

Laringoscopia
  indireta, 19

LCCP (Liga de Cirurgia de Cabeça e Pescoço), 324-326
  e a especialidade, 326
    visão dos acadêmicos, 326
  história da, 324
  papel da, 325
    na formação, 325
      do profissional médico, 325
  resultados da, 324

Lesão(ões)
  em nervos, 251
    acessório, 252
    facial, 251
    frênico, 252
    hipoglosso, 252
    trigêmeo, 251
    vago, 252
  em vasos, 252
    artéria carótida, 253
    ducto linfático, 253
    veia jugular, 252
      interna, 252
  foliculares, 176
  maxilares, 294
    outras, 294
  nervosas, 273
    pelo EC, 273
      linfedema cervicofacial, 274
      paralisia facial, 274
      trismo, 275
  plexo braquial, 252

Limite(s)
  do pescoço, 12

Linfangioma(s)
  diagnóstico, 25
  epidemiologia, 25
  quadro clínico, 25
  tratamento, 25

Linfedema, 253
  cervicofacial, 274
    pelo EC, 274

Linfoma
  cutâneo, 113*f*

Linfonodo(s)
  avaliação de, 34
    ultrassonografia na, 34
      dimensões, 34
      ecogenicidade, 35
      ecotextura interna, 35
      localização, 34
      morfologia, 34
      vascularização, 35
  cervicais, 54
    neoplasias de, 54
    TC na avaliação de, 54

Língua, 12
  reconstrução da, 284, 285*f*
    retalhos para, 285*f*
  ressecções da, 262
    disfagia após, 262

M

Mandíbula, 11
  reconstrução da, 284
    com retalho fibular, 286*f*

Mandibulectomia(s)
  disfagia após, 263

Manejo da Dor
  em CPP, 225-229
    analgesia, 228
      na tireoidectomia, 228
    no câncer, 228
    período perioperatório, 225
      dor aguda pós-operatória, 225
      fármacos analgésicos, 226
      técnicas analgésicas, 226

Manejo Nutricional
  nas complicações agudas, 268
    gastrointestinais, 268
      diarréia, 268

mucosite, 269
náuseas, 269
vômitos, 269
orais, 268
disfagia, 269
xerostomia, 269
Marcação
pré-cirurgica, 37
ultrassonografia na, 37
Marsupialização
seguida de enucleação, 294, 305
de cistos maxilofaciais, 305
de tumores odontogênicos, 294
Maxila, 11
Medicina Nuclear, 243-247
CDT, 244
e PCI, 244
cintilografia, 243
de paratireoides, 243
de tireoide, 244
óssea, 243
cirurgia radioguiada, 246
novas perspectivas, 247
PET-CT, 246
radioiodoterapia, 245
Melanoma
de pele, 117-121
em CCP, 117-121
classificação TNM, 119q
diagnóstico, 117
estadiamento, 119
estádios clinicopatológicos, 120q
fatores de risco, 117
tratamento, 120
principais tipos de, 118q
características, 118q
frequência, 118q
retroauricular, 118f, 121f
Metástase(s)
linfonodais, 55f
de CPT, 55f
Micose
fungoide, 113f
Mixoma
odontogênico, 291
Mohs
cirurgia micrográfica de, 115
no CPNM, 115
Monitorização
de nervo, 320
intraoperatória, 320
em CCP, 320

N

Nariz
anatomia do, 10
cavidade nasal, 10
externo, 10
Nasofaringe
avaliação de neoplasias da, 49, 61
RM na, 61
TC na, 49
câncer de, 93-98
anatomia, 93
diagnóstico, 94
linfonodos, 95
tumor primário, 95
epidemiologia, 93
estadiamento, 94
UICC/TNM, 94q
fatores prognósticos, 95
história natural, 94
manifestações clínicas, 94
patologia, 93
resultados, 96
tratamento, 95
CEC de, 51f
estadiamento N, 51q
estadiamento T, 50q
Necessidade(s)
nutricionais, 268
no câncer, 268
de cabeça e pescoço, 268
Neoplasia(s)
bem diferenciadas, 175
da tireoide, 175
de cabeça e pescoço, 81-153
diagnóstico e tratamento das, 81-153
câncer, 83-98, 123-125, 135-140
de boca, 83-86
de laringe, 135-140
de nasofaringe, 93-98
de orofaringe, 87-91
dos lábios, 123-125
CCF, 132-134
CPDCP, 148-150
CPNM, 108-115
EC, 142-147
melanoma de pele, 117-121
tumores, 100-106, 127-131, 151-153
das glândulas salivares, 104-106
de seios paranasais, 100-103
do espaço parafaríngeo, 151-153
nasais, 100-103
orbitários, 127-131
de pele, 128
nasossinusais, 128
com invasão orbitária, 128
Nervo(s)
cervicais, 14
facial, 11
lesões em, 251
acessório, 252
facial, 251
frênico, 252
hipoglosso, 252
trigêmeo, 251
vago, 252
monitorização de, 320
intraoperatória, 320
em CCP, 320
NIFTP (Neoplasia Folicular da Ireoide Não Invasiva com Características Nucleares Papilífero-Símile)
apresentação clínica, 199
definição, 198
diagnóstico, 199
diferencial, 199
técnicas complementares para, 199
estudo imuno-histoquímico, 199
exame intraoperatório, 199
histoquímica, 199
perfil genético, 199
exame, 199
macroscópico, 199

microscópico, 199
fatores, 199
  preditivos, 199
  prognósticos, 199
Nódulo(s)
  tireóideos, 157-163
    conduta nos, 157-163
      acompanhamento, 161
      exames complementares, 160
      tireoidectomia, 157
        complicações, 161, 162*q*
        novas tecnologias, 161
        por hipertireoidismo, 158
        por suspeita de malignidade, 158

O
Obstrução
  respiratória, 253
    por hematoma, 25
Odontoma, 292
  composto, 290*f*
  múltiplos dentículos de, 290*f*
Órbita(s)
  anatomia da, 10, 127
    globo ocular, 10
    pálpebras, 10
    sistema lacrimal, 10
  assoalho da, 130
    reconstrução do, 130
  exenteração da, 131*f*
    óssea, 131*f*
Orelha
  anatomia da, 10
Orofaringe
  avaliação de neoplasias da, 51, 61
    RM na, 61
    TC na, 51
  câncer de, 87-91
    acompanhamento, 91
    anatomia, 87
    avaliação clínica, 88
    estadiamento, 89
    histopatologia, 88
    screening, 89
    tratamento, 90
  CEC de, 52*f*, 87*q*
    fatores de risco, 87*q*
  cirurgia da, 262
    disfagia após, 262
  estadiamento N, 52*q*
  estadiamento T, 52*q*
  RT na, 234
Otoscopia, 20
Oxigênio
  efeito do, 232
    na RT, 232

P
PAAF (Punção Aspirativa por Agulha Fina), 22
  ultrassonografia na, 36
Palato, 12
  ressecções de, 263
    disfagia após, 263
Pálpebra(s), 10
Paraganglioma(s), 151

Paralisia
  facial, 274
    pelo EC, 274
Paratireoide(s)
  cintilografia de, 243
  doenças das, 155-221
    DRC, 219
      hiperparatireoidismo secundário à, 219
    fisiologia das, 217
    HPTP, 217
    morfologia das, 217
PBMF (Prótese Bucomaxilofacial)
  histórico, 312
  indicações clínicas, 313
  métodos de retenção em, 315
  novas tecnologias em, 316
PCI (Pesquisa de Corpo Inteiro)
  CDT e, 244
Pele
  histologia da, 109
    epiderme, 109
Pelvectomia
  disfagia após, 263
Pescoço
  anatomia do, 9-16, 41
    drenagem linfática, 14
    laringe, 15
    limites, 12
    nervos, 14
    partes cervicais, 15
      da traqueia, 15
      do esôfago, 15
    plano muscular, 12
      profundo, 13
      superficial, 12
    tomográfica, 41
    triângulos, 15
      anterior, 15
      posterior, 16
    trígonos, 15
      carótideo, 16
        inferior, 16
        muscular, 16
        superior, 16
      digástrico, 15
      posterior, 16
        inferior, 16
        occipital, 16
        subclávio, 16
        superior, 16
      submandibular, 15
      submentoniano, 16
    vascularização, 13
    vísceras cervicais, 15
PET-CT (Tomografia Computadorizada por Emissão de Pósitrons), 246
Plano Muscular
  do pescoço, 12
    profundo, 13
    superficial, 12
Plexo
  braquial, 252
    lesão em, 252
Pneumotórax
  na CCP, 253
Procedimento
  cervical, 35ultrassonografia no, 35
    ablação por radiofreqüência, 36

   core-biopsy, 36
   marcação pré-cirurgica, 37
   PAAF, 36
Prótese
 implantorretida, 312*f*, 313*f*
  nasal, 313*f*
  nasolabial, 312*f*
   reabilitação facial com, 312*f*
 traqueosofágica, 259*q*
  desvantagens, 259*q*
  vantagens, 259*q*
 obturadora palatina, 314*f*
 vocal, 257
Pseudotumor
 orbitário, 128

Q

QT (Quimioterapia)
 em tumores de cabeça e pescoço, 237-241
  princípios de, 237-241
   adjuvância, 238
   agentes quimioterápicos, 238
   cetuximabe, 238
   desafios da doença localmente avançada, 239
   doença metastática, 240
    tratamento paliativo da, 240
   terapia-alvo, 238
 no CPDCP, 149
 no CPNM, 115

R

Radioiodoterapia, 245
Reabilitação(ões)
 em CCP, 249-327
  câncer, 261-265
   deglutição no, 261-265
   disfagia no, 261-265
  materiais indicados nas, 314
  protética, 309-317
   tratamento odontológico e, 309-317
  vocal, 255-259
   após laringectomia total, 255-259
 facial, 312*f*
  com prótese nasolabial, 312*f*
  implantorretida, 312*f*
Reconstrução(ões)
 após exenteração, 130
 do assoalho da órbita, 130
 em CCP, 249-327
  craniofaciais, 285
  da língua, 284
   retalhos para, 285*f*
  da mandíbula, 284
   com retalho fibular, 286*f*
  do esôfago cervical, 285
  retalhos, 282
   locais, 282
   microcirúrgicos, 284
   pediculados, 282
Região Oral
 anatomia da, 11
  e estruturas, 11
   bochechas, 11
   cavidade oral, 11
   gengivas, 11
   lábios, 11
   língua, 12
   palato, 12
Ressecção(ões)
 disfagia após, 262
 da língua, 262
 de palato, 263
 do assoalho bucal, 263
 retromolares, 263
 em bloco, 295
 de tumores odontogênicos, 295
Retalho(s)
 fibular, 286*f*
  reconstrução mandibular com, 286*f*
 na CPP, 282
  locais, 282, 283*f*
  microcirúrgicos, 284
  pediculados, 282
   deltopeitoral, 283
   peitoral maior, 284
 para reconstrução, 285*f*
  da língua, 285*f*
Rinoscopia, 20
RM (Ressonância Magnética)
 em cabeça e pescoço, 58-66
  aspectos técnicos, 58
  celulite, 64
   orbitária, 64
   periorbitária, 64
  na avaliação de linfonodos, 64
   cervicais, 64
  na avaliação de neoplasias, 61
   da cavidade oral, 61
   da hipofaringe, 62
   da laringe, 62
   da nasofaringe, 61
   da orofaringe, 61
  neoplasias, 63
   das glândulas salivares, 63
  relação com radioterapia, 65
  visão geral, 59
RT (Radioterapia)
 achados tomográficos após, 55
 conformacional, 233
 definitiva, 149
  no CPDCP, 149
 disfagia após, 264
 em tumores de cabeça e pescoço, 231-235
  princípios de, 231-235
   efeitos, 231, 232
    do oxigênio, 232
    no ciclo celular, 231
   indicações, 234
   interação com os tecidos, 231
   modalidades, 232
   tipos de radiação, 231
   toxicidade, 235
 externa, 232
 no CPNM, 115
 RM e relação com, 65
RT3DC (Radioterapia Tridimensional Conformada)
 no CPDCP, 149

S

SAC (Síndrome Anorexia-Caquexia)
 no câncer, 266
  de cabeça e pescoço, 266
SBNT (Sistema Bethesda de Nomenclatura para a Citopatologia de Tireoide), 174

SCC (Carcinoma de Células Escamosas), 100
Schwannomas, 151
Seio(s)
    paranasais, 10, 100-103
        tumores de, 100-103
            aspectos gerais, 100
            diagnóstico, 101
            estadiamento, 101q
            manifestações clínicas, 101
            neoplasias, 100q
            prognóstico, 102
            tratamento, 102
Sialoendoscopia, 320
Síndrome
    de Frey, 254
Sistema
    lacrimal, 10
    vascular, 24
        desenvolvimento anômalo do, 24
            hemangiomas, 24
            higromas císticos, 25
            linfangiomas, 25
Sonda
    e disfagia, 265
Subglote
    CEC envolvendo a, 48f
    estadiamento T, 45q
    níveis da, 47f
        CEC transglótico nos, 47f
Suporte Nutricional
    no câncer, 266-269
        de cabeça e pescoço, 266-269
            avaliação nutricional, 266
            desnutrição, 266
            dieta imunomoduladora, 268
            manejo nas complicações agudas, 268
                gastrointestinais, 268
                orais, 268
            necessidades nutricionais, 268
            SAC, 266
            TN, 267
Supraglote
    estadiamento T, 45q

T

TC (Tomografia Computadorizada)
    em cabeça e pescoço, 40-57
        achados tomográficos, 55
            após radioterapia, 55
        aspectos técnicos, 40
        anatomia tomográfica, 41
            do pescoço, 41
        na avaliação de neoplasias, 44, 47, 49, 51, 52, 54
            da cavidade oral, 47
            da hipofaringe, 52
            da laringe, 44
            da nasofaringe, 49
            da orofaringe, 51
            de linfonodos cervicais, 54
Tecido(s)
    interação com os, 231
        da RT, 231
Teleterapia
    convencional, 232

Terapia-Alvo
    cetuximabe, 238
TIRADS® (*Thyroid Imaging Reporting and Data System*)
    classificação, 29q
        para achados tireoidianos, 29q
Tireoide
    câncer de, 31, 320
        acompanhamento não cirúrgico do, 320
            tireoidectomia *versus*, 320
        CP, 32
        folicular, 33
    cintilografia de, 244
    citologia da, 159q
        interpretação dos laudos, 159q
    doenças da, 155-221, 212-215
        CAT, 181-184
        CBDT, 170-173
        citologia nos tumores, 174-179
            bem diferenciados, 174-179
        CMT, 186-191
        funcionais, 212-215
            hipotireoidismo, 212
            tireotoxicose, 213
        nódulos tireóideos, 157-163
            conduta nos, 157-163
        patologia dos tumores, 194-210
        tireoidectomias, 157-167
            para carcinoma, 164-167
    embriologia da, 22
    migração da, 23
        alterações na, 23
            complicações, 23
            diagnóstico, 23
            epidemiologia, 23
            quadro clínico, 23
            tratamento, 23
    tumores da, 194-210
        patologia dos, 194-210
            adenoma folicular, 195
            carcinoma, 203, 207
                anaplásico, 209
                folicular, 203
                medular, 207
                pouco diferenciado, 208
            CEC, 209
            classificação, 194q
            CP, 200
            de células de Hurthle, 206
            estadiamento tumoral, 210
            foliculares *borderline*, 198
            TTH, 197
    ultrassonografia na, 27
        anatomia, 27
        câncer, 31
            folicular, 33
            papilífero, 32
        carcinoma, 33
            anaplásico, 33
            indiferenciado, 33
            pouco diferenciado, 33
        CMT, 33
        dimensões, 28
        doença(s), 29
            difusas, 29
            nodular, 29
        ecotextura, 28
        embriologia, 27

Tireoidectomia(s), 157-163
   complicações, 161, 162q
   disfagia após, 264
   indicação de, 157
      pelo tamanho, 157
         resumo, 157q
      por hipertireoidismo, 158
      por suspeita de malignidade, 158
   novas tecnologias, 161, 168
   para carcinoma, 164-167
      táticas, 164-167
         total, 165
      técnicas, 164-167
         total, 165
      tipos, 164-167
         definição dos, 164q
   profilática, 191
      no CMT, 191
   versus acompanhamento não cirúrgico, 320
      do câncer de tireoide, 320
   videoassistida, 163q
      contraindicações, 163q
      indicações, 163q
Tireotoxicose
   causas, 213, 214q
   definição, 213
   diagnóstico, 214
      clínico, 214
      laboratorial, 214
   quadro clínico, 214q
   tratamento, 214
TN (Terapia Nutricional)
   no câncer, 267
      de cabeça e pescoço, 267
         pós-operatório, 267
         pré-operatório, 267
Toxicidade
   da RT, 235
Traqueia
   partes cervicais da, 15
Traqueostomia(s)
   complicações com, 253
   deglutição e, 265
Tratamento Odontológico
   e reabilitação protética, 309-317
      atenção, 309-311
         primária, 309
         secundária, 310
         terciária, 311
      integração entre cirurgião de cabeça e pescoço, 313
         e cirurgião-dentista, 313
      materiais indicados, 314
      PBMF, 312, 315
         métodos de retenção em, 315
         novas tecnologias, 316
Triângulo(s)
   do pescoço, 15
      anterior, 15
      posterior, 16
Trígono(s)
   do pescoço, 15
      carotídeo, 16
         inferior, 16
         muscular, 16
         superior, 16
      digástrico, 15
      posterior, 16
         inferior, 16
         occipital, 16
         subclávio, 16
         superior, 16
      submandibular, 15
      submentoniano, 16
Trismo
   pelo EC, 275
TTH (Tumor Trabecular Hialinizante), 197
   apresentação clínica, 197
   definição, 197
   diagnóstico, 197
      diferencial, 198
      fatores, 198
         preditivos, 198
         prognósticos, 198
      técnicas complementares para, 197
         estudo imuno-histoquímico, 197
         exame intraoperatório, 197
         histoquímica, 197
         perfil genético, 198
   exame, 197
      macroscópico, 197
      microscópico, 197
Tumor(es)
   da nasofaringe, 93f
      drenagem linfática dos, 93f
   da tireoide, 174-179, 194-210
      bem diferenciados, 174-179
         citologia nos, 174-179
            aspectos atuais, 174-179
   das glândulas salivares, 104-106
      benignos, 104
         adenoma pleomórfico, 104
         cistoadenoma papilífero linfomatoso, 105
      diagnóstico, 105
         clínico, 105
         métodos de imagem, 105
         punção biópsia, 106
      malignos, 105
         carcinoma, 105
            adenoide cístico, 105
            de células acinares, 105
            em adenoma pleomórfico, 105
            mucoepidermoide, 105
         misto, 105
         outros, 105
      tratamento, 106
   de cabeça e pescoço, 5q, 231-235
      locais primários de, 5q
      princípios de QT em, 237-241
         adjuvância, 238
         agentes quimioterápicos, 238
         cetuximabe, 238
         desafios da doença localmente avançada, 239
         doença metastática, 240
         terapia-alvo, 238
            tratamento paliativo da, 240
      princípios de RT em, 231-235
         efeitos, 231, 232
            do oxigênio, 232
            no ciclo celular, 231
         indicações, 234
         interação com os tecidos, 231
         modalidades, 232
         tipos de radiação, 231

toxicidade, 235
de lábios, 262
  cirurgia de, 262
    disfagia após, 262
de seios paranasais, 100-103
  aspectos gerais, 100
  diagnóstico, 101
  estadiamento, 101q
  manifestações clínicas, 101
  neoplasias, 100q
  prognóstico, 102
  tratamento, 102
    complicações, 102
do espaço parafaríngeo, 151-153
  adenomas pleomórficos, 151
  anatomia, 151
  complicações, 153
  diagnóstico, 151
  paragangliomas, 151
  prognóstico, 153
  schwannomas, 151
  tratamento, 152
nasais, 100-103
  aspectos gerais, 100
  diagnóstico, 101
  estadiamento, 101q
  manifestações clínicas, 101
  neoplasias, 100q
  prognóstico, 102
  tratamento, 102
    complicações, 102
odontogênicos, 288-298
  benignos calcificantes, 292
    adenomatoide, 293
    cementoblastoma, 293
    epitelial calcificante, 293
    fibro-odontoma ameloblástico, 293
    odontoma, 292
  benignos não calcificantes, 290
    ceratocístico, 291, 292f
    fibroma ameloblástico, 292
    mixoma odontogênico, 291
  características clínicas, 290
  classificação, 288, 289q
  diagnóstico, 290
  embriologia, 288
  epidemiologia, 288
  lesões maxilares, 294
    outras, 294
  tratamento(s), 294
    agressivos, 295
    conservador, 294
orbitários, 127-131
  anatomia da órbita, 127
  classificação, 128
  cuidados pós-operatórios, 131
    complicações possíveis, 131
  diagnóstico por imagem, 129
  invasão orbitária, 129
    grau de, 129
  propedêutica, 129
  reabilitação, 131
  reconstrução, 130
    após exenteração, 130
    do assoalho da órbita, 130
  sinais, 129
  sintomas, 129

  tipos de cirurgia, 130
    extensão, 130
  tipos tumorais, 128
    neoplasias, 128
      de pele, 128
      nasossinusais, 128
      outras doenças orbitárias, 128
      outros tumores, 129
      pseudotumor, 128
patologia dos, 194-210
  adenoma folicular, 195
  carcinoma, 203, 207
    anaplásico, 209
    folicular, 203
    medular, 207
    pouco diferenciado, 208
  CEC, 209
  classificação, 194q
  CP, 200
  de células de Hurthle, 206
  estadiamento tumoral, 210
  foliculares *borderline*, 198
  TTH, 197
Tumor(es) Cervical(is)
  diagnóstico diferencial dos, 67-71
    anomalias congênitas, 70
      da linha média, 70
      doenças linfoproliferativas, 70
      laterais, 70
      lipomas, 71
      malformações vasculares, 70
    considerações gerais, 67
    etiologia, 69
      infectoparasitária, 69
      inflamatória, 69
    exames físicos, 68
      geral, 68
      locorregional, 68
    história clínica, 67
    propedêutica complementar, 69

U

Ultrassonografia
  em cabeça e pescoço, 27-39
    avaliação de linfonodos, 34
      dimensões, 34
      ecogenicidade, 35
      ecotextura interna, 35
      localização, 34
      morfologia, 34
      vascularização, 35
    das glândulas paratireoides, 38
      hiperparatireoidismo primário, 38
    na tireoide, 27
      anatomia, 27
      câncer, 31
      dimensões, 28
      doença(s), 29
        difusas, 29
        nodular, 29
      ecotextura, 28
      embriologia, 27
    procedimento cervical, 35
      ablação por radiofrequência, 36
      core-biopsy, 36
      marcação pré-cirurgica, 37
      PAAF, 36

V

Vascularização
  cervical, 13, 14
    arterial, 13
    venosa, 14
Vaso(s)
  lesões em, 252
    artéria carótida, 253
    ducto linfático, 253
    veia jugular, 252
      interna, 252
Veia
  jugular, 252
    interna, 252
      lesão em, 252
Via(s) Aérea(s)
  superiores, 72-76
    acesso cirúrgico às, 72-76
      anatomia, 72
      cânulas de traqueostomias, 75
      classificações, 73
      complicações, 75
      indicações, 74
      pacientes pediátricos, 75
      técnica, 74
Víscera(s)
  cervicais, 15
Voz
  esofágica, 257, 259q
    desvantagens, 259q
    vantagens, 259q

W

WDT-UMP (Tumor bem Diferenciado de Potencial Maligno Incerto)
  definição, 198